儿童肾移植

名誉主编 薛武军 朱有华

主　编 丰贵文 王长希

副主编 徐 虹 丁 洁 尚文俊 刘龙山

编　者（按姓氏拼音排序）

Bradley A. Warady　　陈 刚 陈 径 陈 松　陈光杰 陈丽植 陈小湧
代贺龙 党西强 邓荣海 丁 洁 丁晨光 丰贵文 付迎欣 傅 茜 傅海东
高伊昉 官 阳 郭 晖 郭 勇 郝国祥 何湘湘 胡善彪 胡秀芬 黄 刚
黄洪锋 黄铃斐 Judith Sebestyen VanSickle　贾莉敏 江文诗 蒋小云
金 贝 李 军 李 秋 李秋宇 梁乃宁 林 俊 林 涛 刘 飞 刘 磊
刘俊梅 刘龙山 Marion Siebelink　毛建华 Pierre Cochat 彭龙开
饶 佳 任雅丽 戎瑞明 尚文俊 沈 茜 沈 田 沈月坤 史 赢 史佩佩
苏白鸽 Thibault Bercier 王 芳 王 墨 王海波 王继红 王继纳 王军祥
王素霞 王宣传 王长希 王志刚 吴成林 吴道奇 项 鹏 徐 虹 徐 可
阳海平 杨 璐 杨宝辉 叶东枚 余少杰 曾 力 曾慧勤 翟亦晖 张 健
张 雷 张 瑜 张爱华 张高福 张桓熙 张建江 张琰琴 赵 菁 赵 维
赵闻雨 赵一俊 郑 瑾 钟旭辉 周建华 周稚烨 朱 冬 朱 兰 朱有华

人民卫生出版社
·北 京·

图书在版编目（CIP）数据

儿童肾移植/丰贵文，王长希主编. —北京：人民卫生出版社，2022.8

ISBN 978-7-117-33439-6

Ⅰ.①儿… Ⅱ.①丰…②王… Ⅲ.①小儿疾病-肾-移植术（医学） Ⅳ.①R699.2

中国版本图书馆 CIP 数据核字（2022）第 142716 号

| 人卫智网 | www.ipmph.com | 医学教育、学术、考试、健康，购书智慧智能综合服务平台 |
| 人卫官网 | www.pmph.com | 人卫官方资讯发布平台 |

儿童肾移植
Ertong Shenyizhi

主　　编：丰贵文　王长希
出版发行：人民卫生出版社（中继线 010-59780011）
地　　址：北京市朝阳区潘家园南里 19 号
邮　　编：100021
E - mail：pmph @ pmph.com
购书热线：010-59787592　010-59787584　010-65264830
印　　刷：北京顶佳世纪印刷有限公司
经　　销：新华书店
开　　本：889×1194　1/16　印张：38
字　　数：1204 千字
版　　次：2022 年 8 月第 1 版
印　　次：2022 年 9 月第 1 次印刷
标准书号：ISBN 978-7-117-33439-6
定　　价：229.00 元

打击盗版举报电话：010-59787491　E-mail：WQ @ pmph.com
质量问题联系电话：010-59787234　E-mail：zhiliang @ pmph.com
数字融合服务电话：4001118166　E-mail：zengzhi @ pmph.com

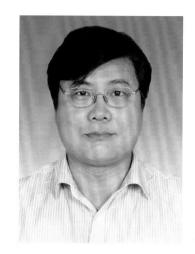

丰贵文

郑州大学第一附属医院肾移植科主任、教授、硕士研究生导师、肾脏移植知名专家。目前担任中华医学会器官移植学分会委员、中国医疗保健国际交流促进会肾脏移植分会常委、国家卫生健康委员会肾脏移植质量控制中心委员、中国医师协会器官移植医师分会委员、中国人体健康科技促进会理事、河南省医师协会器官移植医师分会会长、河南省医学会器官移植分会副主任委员、河南省器官捐献委员会委员。担任 *Clinical Surgery Research Communications*、《国际血液净化与移植杂志》《器官移植》等杂志编委。

从事泌尿外科、肾移植以及血液净化工作 33 年，目前主持完成了肾移植手术 4 000 余例，儿童肾移植 400 余例。曾完成"国内体重最小（6 公斤,1.5 岁）受者""河南年龄最大（79 岁）受者"肾移植手术；成功实施河南省首例 ABO 血型不相容肾移植，填补了省内空白；国际首例成功应用"3D 打印技术+机器人微创手术治疗肾移植术后复杂尿路梗阻及尿路重建"，填补了国际空白。参与《中国儿童肾移植临床诊疗指南》《中国未成年人逝世后捐献肾脏的功能维护、评估和应用指南》《中国肾移植排斥反应临床诊疗指南》《中国器官移植术后糖尿病诊疗指南》等临床技术诊疗指南的制定。主持或参与国家自然科学基金及省部级科研课题 4 项，发表科研论文 60 余篇，其中 SCI 收录 20 余篇、中华系列杂志收录 10 余篇，参与编写专著 4 部，荣获国家发明专利 2 项、河南省医学科技进步奖二等奖 1 项、医疗技术临床应用创新特等奖 1 项。

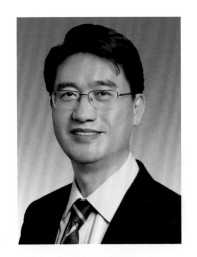

王长希

中山大学附属第一医院肾移植科主任、教授、博士生导师,国家留学归国人员。目前担任中国医师协会器官移植医师分会副会长,中国医药生物技术协会移植技术分会副主任委员,中华医学会器官移植学分会肾移植学组副组长、儿童移植学组副组长,中华医学会泌尿外科学分会肾移植学组副组长,海峡两岸医药卫生交流协会器官移植分会常务委员、副总干事,中国医疗保健国际交流促进会肾脏移植学分会常务委员,中国器官移植发展基金会专家委员会委员,广东省医学会器官移植学分会副主任委员,广东省医师协会器官移植医师分会副主任委员,广东省器官捐献与移植免疫重点实验室副主任,广东省器官捐献与移植质量控制中心副主任兼肾移植质控专家组组长等。《中华器官移植杂志》副总编辑,*Chinese Medical Journal*、《中华移植杂志》《器官移植》等期刊编委。

至今连续在临床一线工作 30 年,主刀完成肾移植逾 1 000 例。儿童肾移植、儿童供者捐献肾移植的例数和疗效居国内前列,主编、参编《临床肾移植学》《移植学》等论著 9 部。主持国家、省部级基金项目 10 余项,荣获广东省科技进步奖一等奖、广东医学科技奖二等奖等奖项。发表中英文论文近 400 篇,其中作为第一/通讯作者发表 SCI 论文 60 余篇。荣获国家发明专利 1 项,荣获 2013 年全国泌尿外科年会"扁鹊奖",入选 2015 年《岭南名医录》《中国名医百强榜》。

主要研究方向:①免疫抑制剂药代动力学研究和药物基因组学研究;②抗体介导的排斥反应;③移植免疫耐受;④间质干细胞在肾移植临床的应用研究;⑤儿童肾移植;⑥自体肾移植。

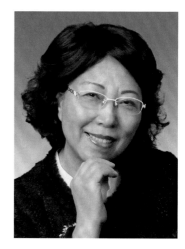

徐　虹

复旦大学附属儿科医院党委书记、教授、博士生导师、小儿肾脏病和泌尿系统疾病诊治中心主任、肾脏科和风湿科学科带头人。目前担任国际儿科肾脏病学会理事、国际儿科肾脏病学会培训中心（中国上海）主任、中国医师协会儿科医师分会肾脏专家委员会主任委员、中华医学会儿科学分会人文建设委员会主任委员、中华医学会儿科学分会委员、中国儿童遗尿疾病管理协作组组长、中国儿童肾移植管理专家协作组组长、上海市医学会儿科分会肾脏病学组组长、上海市肾脏发育和儿童肾脏病研究中心主任。曾担任 2013 年第 16 届国际儿科肾脏病大会主席。

长期致力于儿童肾脏病研究，在国际上率先建立早期发现儿童肾脏病的"两阶段双项筛查"模式；主编、参编《全国儿童泌尿道感染和膀胱输尿管反流专家共识/指南》《中国儿童单症状性夜遗尿疾病管理专家共识》；建立国内首个且规模最大的规范化慢性肾脏替代治疗（透析和肾移植）基地，率先在国内应用自动腹膜透析技术治疗儿童尿毒症，建立国际小儿透析登记网络 IPPN-中文版（www. pedpd. org. cn）。先后主持国家级和省部级课题 20 余项，近 5 年以第一/通讯作者发表 SCI 论文 50 余篇、核心期刊论文 50 余篇。相关研究获"2014 年度上海市科学技术奖"和"宋庆龄儿科医学奖（2015 年）"。个人先后获得上海市三八红旗手（2003 年）、全国巾帼建功标兵（2007 年）、上海市优秀学科带头人（2010 年）、上海市医学领军人才（2015 年）、上海市慈善之星（2015 年）、上海市首届"医树奖"（2016 年）、中国女医师协会五洲女子科技奖（2017 年）、中国儿科医师奖（2018 年）、上海市劳动模范（2020 年）、第四届"国之名医·卓越建树"荣誉称号（2020 年）等。

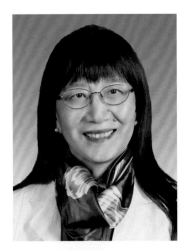

丁　洁

北京大学第一医院原副院长、儿科教授、博士生导师、全国政协委员、英国曼彻斯特大学客座教授。先后担任国际儿科学会常务委员、亚洲小儿肾脏病学会理事、中华医学会理事会理事、国务院学位委员会成员、教育部科学技术委员会生物与医学学部委员、中华医学会儿科学分会肾脏学组组长、北京医学会罕见病分会主任委员、中国女医师协会副会长及儿科专业委员会主任委员、中国医师协会循证医学专业委员会常务委员、中国医师协会儿科医师分会肾脏专家委员会副主任委员、中国研究型医院学会罕见病分会副会长、中国研究型医院学会儿科学分会副主任委员及常务委员、中国医师协会循证医学专业委员会常务委员及儿科学组主任委员、中国医师协会儿童健康专业委员会委员。担任《临床儿科杂志》副主编、《中华临床医师杂志(电子版)》副总编辑、*PEDIATRICS* 中文版副主编及 *American Journal of Kidney Diseases*、*Kidney International*、*Pediatric Nephrology* 等多个 SCI 杂志编委。

长期从事并擅长"儿童肾脏疾病研究与诊治""遗传性肾脏疾病的临床诊治、基因诊断以及机制研究""肾病综合征蛋白尿发生机制的研究"等方面的基础和临床研究工作。目前已主持国家和部委级课题 35 项,国际国内发表论文 290 余篇,其中 SCI 收录 80 余篇。作为第一完成人曾获国家科学技术进步奖二等奖、中华医学科技奖一等奖、北京市科学技术进步奖二等奖、中国女医师协会五洲女子科技奖临床医学科研创新奖、第六届中国儿科医师奖。

郑州大学第一附属医院肾移植科副主任、教授、硕士生导师、郑州大学医学院外科教研室副主任。目前担任中华医学会器官移植学分会围手术期管理学组委员、中国医师协会器官移植医师分会儿童器官移植学组委员、中国医药生物技术协会移植技术分会常务委员、中国医疗保健国际交流促进会肾脏移植分会委员、河南省医师协会器官移植医师分会副主任委员、河南省医学会器官移植分会青年委员会主任委员、河南省医学会器官移植分会常务委员、河南省医学会输血医学分会常务委员;担任《中华器官移植》《器官移植》等杂志编委。

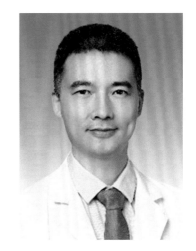

尚文俊

从事肾移植工作近 20 年,在国内率先开展"低龄低体重儿童肾移植"及"肾脏移植的精准医疗"等系列研究,为国内儿童肾移植的规范化诊疗做了持续性工作。2004 年和 2017 年分别在加拿大蒙特利尔大学和美国维克森林大学再生医学中心访问学习,参与了多项新型免疫抑制剂的研发。主持国家自然科学基金 1 项,省部级课题 6 项;担任主编、副主编编写专著 3 部,发表科研论文 40 余篇,SCI 论文 10 余篇;荣获河南省科学技术进步奖三等奖 1 项、国家发明专利 1 项。

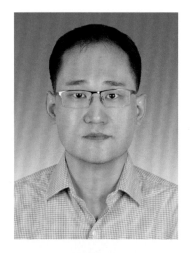

刘龙山

中山大学附属第一医院副主任医师、硕士生导师,国家留学归国人员。目前担任中国生物医学工程学会免疫治疗工程分会移植免疫专业委员会副主任委员,中国医药生物技术协会移植技术分会委员/副秘书长,中国医师协会器官移植医师分会青年委员会委员,中国医疗保健国际交流促进会肾脏移植分会青年委员会委员,中华医学会器官移植学分会器官获取与评估学组秘书,中国药理学会治疗药物监测研究专业委员会青年委员会常委,广东省器官捐献与移植质量控制中心秘书,广东省健康管理学会干细胞与再生医学专业委员会秘书长、常务委员,中国免疫学会会员,国际移植学会会员;《中华器官移植杂志》编委。

从事肾移植临床工作 10 余年,主要从事"抗体介导的排斥反应""间充质干细胞治疗""移植免疫耐受""免疫抑制剂药物基因组学"等方面的研究。2005—2007 年在加拿大蒙特利尔大学留学,从事移植免疫研究。主持国家自然科学基金面上项目、青年基金项目各 1 项,省部级基金项目 5 项。以第一/通讯作者发表中英文论文 40 余篇,其中 SCI 论文 28 篇;参编专家共识 1 部、担任指南或专家共识审稿专家 8 部;参编《移植学》等著作;国家发明专利申请 2 项、授权 1 项,完成科技成果转化 1 项;荣获广东医学科技奖二等奖。

医疗特长:①儿童肾移植;②抗体介导的排斥反应。

　　器官移植已成为治疗终末期脏器功能衰竭患者的最佳手段,其中肾移植又为最成熟的实体器官移植类型,其移植数量和长期存活时间均明显优于现有的其他实体器官移植。儿童肾移植作为肾移植的一个重要组成部分,我国起步于 1979 年,但其发展在相当长的时间内一直处于滞后水平。随着 2010 年公民逝世后器官捐献工作的开展和 2014 年中国人体器官捐献与移植委员会的成立,同时遵照《伊斯坦布尔宣言》和世界卫生组织关于人体器官移植的相关指导原则并结合我国国情,一个科学的、符合伦理规范的器官捐献与移植体系正式建立。事实证明"中国模式"是成功的,其明显促进了中国器官捐献和器官移植工作的发展,当然也包括了儿童器官捐献和移植的发展。从 2010 年起,我国儿童肾移植数量从 58 例逐渐增加到 2018 年的 273 例,仅次于美国,居世界第二。为了进一步促进儿童肾移植的发展,我国于 2018 年修改了器官移植分配政策,使儿童受者享有优先分配儿童供者的权利。尽管如此,我国每年进行儿童肾脏移的数量仍与美国有较大差距。究其原因,儿童肾移植的发展不仅仅是移植医师的事情,同时需要小儿内科、肾内科等多学科的共同参与。在此背景下,郑州大学第一附属医院和中山大学附属第一医院共同发起了我国首本儿童肾移植领域的专著——《儿童肾移植》的撰写工作。本书稿共分为五十二章,邀请了中国儿童肾脏病学领域和肾移植领域有建树的专家共同撰写,涵盖了儿童肾移植相关的内科知识和外科知识,内容丰富、翔实,图文并茂,是当代儿童肾移植专业领域的权威专著,希望本书不仅能对儿童肾脏疾病和移植领域的年轻医生有帮助,更能造福全国的终末期肾脏病患儿。

　　最后,我们向所有编著者的辛勤劳动和艰苦付出表示感谢! 患儿的家庭会感谢你们,肾移植的同道们会感谢你们! 你们为社会、为人民大众作出了贡献!

石炳毅

2022 年 4 月

前　言

器官移植是过去 100 余年来医学史上的重大科学成就之一。1952 年，Michon 等人为一名 16 岁的男孩进行了世界首例儿童亲属活体肾移植，由此揭开了人类儿童肾移植临床应用的序幕。1979 年，章咏裳教授为一例 1 岁半双侧肾胚胎瘤切除患儿进行了成人供肾的肾脏移植术，完成了我国首例儿童肾移植，患儿随访 5 年以上且存活良好。近 30 年来，我国儿童肾移植通过不断的临床实践取得了重大进展，2010 年后，随着我国公民逝世后器官捐献工作的大力发展，儿童器官捐献工作得到了极大的推动，我国儿童肾移植发展至儿童捐献-儿童移植新阶段，儿童肾移植例数逐年增长。中华医学会器官移植学分会先后组织专家制定了《儿童供肾的功能维护、评估及应用操作规范（2019 版）》《中国儿童肾移植临床诊疗指南（2019 版）》等多项儿童肾移植技术规范，为我国儿童肾移植发展奠定了坚实的基础。儿童肾移植不仅提高了儿童终末期慢性肾脏病的救治率，且显著提高患儿的生活质量与生存质量，能够改善其心理缺陷，公平享有教育与工作的权利与机会。

自 20 世纪 80 年代以来，新型免疫抑制剂环孢素和他克莫司在儿童肾移植中先后使用，显著提高了儿童受者远期存活率，减少了大剂量激素的应用，更有利于儿童受者的生长发育。20 世纪 90 年代，多种生物免疫制剂被批准并应用于临床，如白介素-2 受体拮抗剂、达克珠单抗和巴利昔单抗、T 细胞清除剂等，有效降低了儿童肾移植围手术期排斥反应的发生率。我国多家肾移植中心先后在儿童供-受者匹配、免疫抑制治疗方案的优化、外科技术改进及术后肾病复发与长期存活等方面开展了原创性探索，取得了一系列成果。2019—2021 年，3 年来我国累计完成儿童肾移植 1 314 例，移植例数仅次于美国，移植效果达到国际水平。我国儿童肾移植领域的成就日益得到国际同行的肯定。

然而，我国儿童肾移植发展很不均衡，在科学化、规范化、临床管理等方面仍需提高和完善。自 2018 年以来，我国儿童供者器官分配新规定发布并开始实施，至此我国儿童肾移植进入大力发展、规范发展和良性发展的新阶段。有鉴于此，我们邀集国内外一批在小儿内科、遗传、药学、伦理、肾移植等多领域具有丰富理论知识与临床实践经验的专家、学者，经过近三年的努力，编写了我国第一部系统介绍儿童肾移植的专业书籍——《儿童肾移植》。

全书共五十二章，120 余万字，其内容涵盖了儿童泌尿系统的发生发育，儿童肾脏疾病，遗传性肾脏疾病，儿童肾脏病替代治疗，儿童供肾的评估、获取与保存，儿童肾移植手术技巧、围手术期管理、并发症的预防和处理等，内容丰富，结构严谨。本专著融科学性、实用性于一体，以满足从事儿童肾脏疾病一体化诊疗的医务人员、研究生及高年级医学生之所需。作为本书的编写者，能够为更加规范并提高我国儿童肾移植水平贡献一份绵薄之力，甚感欣慰。

最后，还要对仔细审阅本书、参加撰写和修改的各位专家、教授，致以诚挚的敬意和由衷的感谢。

鉴于时间和篇幅所限，本书内容难免会有不完善和疏漏之处，殷切希望医学同道和广大读者不吝指正，以便再版时修正。

丰贵文　王长希

2022 年 4 月

目 录

第一章　儿童泌尿系统的发生发育

泌尿系统包括肾脏、输尿管、膀胱和尿道。肾脏的主要生理功能是排泄功能和内分泌功能。排泄功能主要是通过生成尿液排出体内的代谢废物、有害物质和多余的水分,进而调节人体的水盐代谢和酸碱平衡,维持机体内环境的稳定;内分泌功能包括分泌或活化激素,例如肾素、肾上腺素、前列腺素、血管紧张素及红细胞生成素等;肾脏还是某些肾外激素的靶器官和降解场所。输尿管、膀胱和尿道的主要功能分别是输送尿液、贮存尿液和排出尿液。

第一节　肾脏的胚胎发育过程

哺乳动物的肾脏发生于间介中胚层(intermediate mesoderm,IM),在胚胎发育过程中,肾脏的结构发育在时间和空间序列上要经历相互联系、重叠、交叉的三个阶段,即前肾(pronephros)、中肾(mesonephros)、后肾(metanephros)。前肾和中肾是暂时性的器官,在胚胎发育过程中逐渐退化或成为生殖系统的一部分,后肾则发育为成年永久性的分泌器官。

一、前肾

胚胎第3周末,间介中胚层细胞向腹侧移动并形成左右两条纵行的条索状的生肾索(nephrogenic cord)。人胚胎22天左右,生肾索头端部分细胞受诱导分化形成7~10对横行小管状结构,称为前肾小管(pronephric tubule)。前肾小管的外侧端部分向尾部延伸形成相互连接的纵行上皮细胞性小管,称为前肾管(pronephric duct)。前肾小管内端开口于胚内体腔,外端与头尾走向的前肾管相通。除鱼类和两栖动物外,前肾管在脊椎类动物中没有排泄功能,因此前肾阶段仅仅是一个发育阶段,不能被理解为一个功能实体。于第4周末,前肾小管相继退化,但前肾管大部分保留下来继续向尾部延伸为中肾管(mesonephric duct),亦称沃尔夫管(Wolffian duct,即Wolffian管),最终与泄殖腔相连。

二、中肾

人胚胎24天,中肾即开始在生肾索内发育。前肾小管退化时,位于胸腰部的生肾索受到邻近前肾管信号诱导,先后自上而下共形成约80对中肾管。最初,生肾索内的细胞团形成中肾小泡,后演变为横行的S形中肾小管。中肾小管内侧膨大凹陷为双层囊,即肾小囊,包绕来自背主动脉的毛细血管球合成为肾小体;外侧与中肾管相通。中肾管继续向尾端延伸,于第4周末从背外侧与膀胱前体细胞器官泄殖腔融合。中肾在两栖动物和哺乳动物的胚胎肾脏中有一定的排泄作用,在人类中无明显的排泄功能。到胚胎第12周,中肾小管大部分退化,中肾组织演化为生殖系统的发生组织。在男性,部分残留的中肾小管可以分化为输精小管,Wolffian管分化为附睾、部分输精管和精囊;在女性,部分残留的中肾小管形成卵巢及副卵巢。

三、后肾

人胚胎28天,中肾仍在发育之际,后肾已开始形成。后肾由输尿管芽、后肾间充质和基质细胞三部分组成。

（一）输尿管芽

Wolffian 管尾侧端近泄殖腔部位的上皮细胞受到周围的间充质细胞的信号诱导,向其背侧头端突出一个上皮性的盲管,称为输尿管芽(ureteric bud,UB)。在后肾间充质的诱导下,UB 侵入后肾间充质,沿着输尿管尖端的中线分出两个分支(即所谓的二叉分支的形式),形成两个新的输尿管芽分支,呈 T 型对称分布,随着 UB 向外周皮质部不断延伸,在人类怀孕 5~15 周内,UB 反复分支 15 级,主干形成输尿管,起始的 2 级分支通过再吸收及扩张的形式形成肾盂,第 3、4 级分支形成肾盏和肾乳头,后续的分支则不被吸收,并大大伸长形成集合管,与后肾间充质细胞分化而来的远端肾小管融合。

（二）后肾间充质

由位于 Wolffian 管尾端周围弥散性分布的、来源于间介中胚层的间充质细胞,经 UB 信号诱导、聚集、增生而成。UB 和后肾间充质(metanephric mesenchyme,MM)这种互以对方为条件相互影响分化的现象,称为相互诱导作用。来自 UB 细胞的信号诱导 MM 细胞聚集、增殖、上皮化、分化,形成肾小管上皮和成熟肾单位。此过程称之为间充质-上皮细胞转分化(mesenchymal-to-epithelial transformation,MET)。相反,来自 MM 细胞的信号诱导 UB 的形成、生长、分支、规范其分支发生的空间位置,形成整个肾集合管系统。此过程称之为 UB 分支的形态发生。

弥散分布于 UB 分支末端周围的未被诱导的 MM 细胞,在 UB 信号的诱导下分裂增生并聚集成团,形成以 UB 为中心的帽状间充质(cap mesenchyme,CM)。CM 是一群具有自我更新能力的多能祖细胞,亦称为肾单位祖细胞。其经过间充质-上皮转分化、管状折叠和延长、分割和细胞分化等复杂的过程,分化为肾小泡(renal vesicle,RV)、Comma 型小体、S 型小体。其中 S 型小体的下支或远端部分膨大凹陷成包绕毛细血管球的双层肾小囊,其外侧将发育为肾小球的壁层上皮细胞,内侧发育为肾小球的脏层小泡细胞,即足细胞;中间支演化为近端小管、髓袢;上支将演化为远端小管并与弓形集合管相通。最终形成成熟的肾单位。

在早期肾单位形成过程中,UB 形成 T 形分支,在 T 形两侧末端均诱导 MM 细胞集中形成 CM,一小部分 CM 最终分化为肾小球,故肾小球是成对出现的,肾小球的数量是由 UB 的 T 形末端的数量决定的,UB 分支越多,最终形成的肾小球数量越多。

目前,人类发育过程中第一个肾小球出现及肾小球发育停止时间存在争议。有观察发现,人妊娠第 9 周开始形成后肾来源的肾小球,从肾发生带消失情况观察,妊娠 31~32 周已明显减少,33~34 周消失,提示肾单位分化在妊娠 33~34 周停止,虽然有学者认为新的肾单位形成一直可延续到妊娠第 36~38 周,但多数学者认为新的肾单位形成维持到 34~35 周。不同个体最终肾单位的数量是不同的,最终成人每侧肾脏形成 60 万~100 万个肾单位。

后肾最初位于盆腔,随着 UB 的生长及腔体弯曲度的减小,腰骶部距离增大,后肾位置逐渐上升,至胎儿出生时升至腰部。

（三）基质细胞

到目前为止,基质细胞(stromal cells)的起源尚不清楚。这些细胞传统被认为是由某部分特定的没有被诱导聚集和上皮化的 MM 细胞发育而来。现在也有学者认为这些细胞来自 MM 内独立的细胞系,甚至更有人认为这些细胞可能起源于神经嵴。因为有研究发现小鼠肾脏基质细胞表达神经嵴的标志物:二碘神经节苷脂 GD3、神经丝的轻蛋白和中蛋白。基质细胞最终形成肾脏包膜、肾间质和纤维结缔组织。

有研究发现,当 UB 开始分支、肾单位开始被诱导发生时,基质祖细胞出现在肾脏发生区域,基质细胞出现在 UB 分支末端和肾单位周围,这被称为初级肾间质。这些基质细胞表达 GD3、细胞黏合素和翼螺旋转录因子 Foxd1(BF-2)。妊娠晚期,随着肾小管的发育和髓袢的延伸,次级肾间质被定义为两个截然不同的间质群:皮质间质和髓质间质。

肾间质广义上被认为是发育中的肾单位和集合管周围的支持框架,由合成和分泌细胞外基质(extracellular matrix,ECM)和生长因子的间质细胞组成,对肾脏的发育起至关重要的作用。最近研究发现,肾间质为肾脏的发育提供的不仅仅是结构上的支持,也能部分地调节后肾间充质-上皮细胞转分化和输尿管分支,研究较多的是 Foxd1(BF2)和维生素 A-视黄醛酸受体 RARα 和 RARβ2。

第 10 周时人胚胎肾脏开始出现泌尿功能,尿液成为羊水的主要来源之一。在胚胎期,胎儿的肾脏不承担排泄废物、维持体内环境稳定的功能,这一功能主要由胎盘替代,此时即使肾脏有严重的结构和功能缺陷,胎儿仍可以正常生长发育。胚胎 19 周之前是肾发育关键时期,任何围产因素都有可能影响肾脏的发育,造成肾发育的异常,如肾缺如、重复肾、异位肾、肾旋转异常、双输尿管和异位输尿管、肾血管异常、肾囊肿等。

第二节　排泄尿道的胚胎发育过程

妊娠第 4~8 周,泄殖腔被尿直肠隔分隔为背侧的原始直肠和腹侧的泌尿生殖窦,膀胱和输尿管膀胱交界处主要形成于泌尿生殖窦。泌尿生殖窦上段较大,发育为膀胱;中段狭窄,保持管样结构,在男性形成尿道的前列腺部和膜部,在女性形成尿道;下段在男性形成尿道的海绵体部,在女性则扩大为阴道前庭。

Wolffian 管和膀胱的相互作用形成输尿管膀胱交界处。UB 起源于 Wolffian 管,在三角区并入发育中的膀胱。以前认为三角区肌肉组织主要由 Wolffian 管发育而来,现已被证明其主要由膀胱间质发育而来。随着输尿管从沃尔夫管中发育而来,维生素 A 诱导的细胞凋亡造成广泛的上皮重构,从而将输尿管带至其最终的三角位。如果这一发育过程受到干扰则会造成梗阻或尿液反流。临床上多见的先天性畸形包括输尿管重复畸形和膀胱外翻畸形。

第三节　泌尿系统发生发育的分子生物学机制

一、肾脏发育的分子生物学机制

肾脏是由 Wolffian 管来源的 UB 上皮细胞和间介中胚层来源的 MM 细胞相互诱导发育而成。随着人类遗传性疾病基因突变分析、动物基因敲除和体外组织细胞培养等技术的发展,影响后肾发育过程中调控 UB 分支形成和肾单位形成的分子学机制的研究取得了很大进展。目前,UB 和 MM 细胞之间相互诱导作用的分子机制,是肾脏发育生物学研究的热点领域。两种细胞之间的相互诱导作用涉及复杂的基因表达程序,多种转录因子、细胞因子、生长因子、细胞外基质和黏附分子等(图 1-1)。

（一）肾单位发生的分子调控

1. 肾单位祖细胞　后肾,脊椎动物的永久性肾脏,在小鼠妊娠期 10.5 天左右由 IM 的后肢发育而来。由 MM 细胞在 UB 信号的诱导下分裂增生并聚集成团而形成的 CM 是一群具有自我更新功能的多能祖细胞,亦称为"肾单位祖细胞",能表达多种信号因子,如 Cited1,Hox11 旁系物(Hoxa11、Hoxc11、Hoxd11),Osr1,Pax2,Eya1,Wt1,Sall1,Six1,Six2 和 GDNF 等。Cited1 是早期肾单位祖细胞的重要分子标记,但 Cited1 本身对肾脏的发育并不是必需的。Hoxa11 和 Hoxd11 的缺失可导致输尿管的异位和肾脏的发育不良。Hox11 旁系物与 Pax2、Eya1 一起激活 Six2 和 GDNF 的表达,刺激肾单位祖细胞的自我更新和肾管的分支发育。同时,Hox11 旁系物调节后肾特异性小管与诱导的 CM 发生反应,从而形成一个具有正确结构的肾单位。Eya1 突变体和 Hox11 突变体一样,不能诱导 UB 形成,也不能表达 Six2 和 GDNF,可致后肾缺如。在人体内单纯 Eya1 基因缺乏可导致支气管-耳-肾综合征和支气管眼综合征。Osr1、Pax2、Wt1、Sall1 和 Six1 中的突变体均可致中肾和后肾发育异常。

除 Hox11 旁系物外,Foxc1(Mf1)亦参与 Pax2-Eya1-Six2 调节途径。Foxc1 属于叉头/翼螺旋转录基因家族,该家族似乎直接参与 Pax2-Eya1-Six2 调节途径。基因敲除实验显示该家族通过调节细胞增殖、细胞归属和细胞分化等多个方面在胚胎发育中发挥重要作用。Foxc1 和 Robo2/Slit2 信号通路能将 GDNF 的表达限制在某个位点,为肾管在 MM 的发育提供了确切的位置。Foxc1 基因缺乏可出现重复肾和输尿管畸形,额外形成的输尿管位于正常输尿管之前,但不能与膀胱连接。

Six2 是维持肾单位祖细胞所必需的基因之一,亦是其标志性转录因子。能维持细胞的自我更新及使细胞维持在祖细胞状态并抑制其过早分化。在多种信号通路的诱导下,最终,Six2 阳性肾单位祖细胞形成

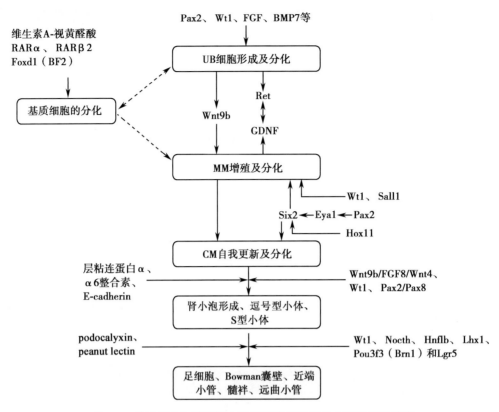

图 1-1 输尿管芽和后肾间充质相互诱导的部分分子机制示意图

肾单位结构,包括近端和远端小管、足突细胞、鲍曼囊和肾小球。小鼠肾脏中 Six2 的功能失活导致间充质细胞 MET 的异位分化,以及 CM 中肾单位祖细胞的耗竭,导致严重的肾发育不全。

维持肾单位祖细胞存活所需的因素得到了大家普遍关注。成纤维细胞生长因子(fibroblast growth factor,FGF)通路成为维持祖细胞形态的候选信号。CM 中早期肾单位祖细胞中表达一类 FGFs(FGF1/9/20),它们通常与 FGF 受体 c 亚型结合,促进早期 Cited1+肾单位祖细胞的更新,亦有研究发现 FGF/EGF 受体配体激活 RTK 以 RAS 依赖的方式维持早期 Cited1+肾单位祖细胞表型。FGF2 由 UB 细胞分泌,体外培养发现重组 FGF2 能维持培养体系中 MM 细胞增殖。发育中的肾脏间充质中 FGF 受体 1 和 2 的复合条件失活导致肾发育在 E11.5 前停止,表明 FGF 信号在 MM 发育中起着重要作用。遗传失活研究已经揭示了FGF7、FGF8 和 FGF10 突变体的表型。但是,在 FGF2 缺失的小鼠模型中未发现相应的肾脏发育异常的表型,提示其他信号通路可能参与这一过程。有报道称,人体中 FGF20 的突变可导致肾发育不全,FGF9 和FGF20 同时敲除的小鼠体内 MM 细胞凋亡增加。目前为止,在肾发育过程中触发 FGFs 正确表达的分子机制尚不清楚。

Wt1 在早期 MM 中表达,整个肾脏发育过程中持续表达于肾单位祖细胞中,在肾单位形成的近端也有表达。Wt1 敲除小鼠出现双侧肾脏发育不全,表现为 MM 细胞凋亡和 UB 不能形成。最近有文献指出 Wt1缺乏能破坏 FGF 的功能,导致间充质细胞凋亡,体外培养发现加入重组的 FGFs 能挽救 Wt1 缺乏引起的祖细胞凋亡,提示在维持祖细胞存活方面,Wt1 可能是 FGF 信号通路关键调控因子。

人类 Sall1 基因突变可导致 Townes-brocks 综合征(肛门-耳-肢体畸形综合征),这是一种常染色体显性遗传病。表现为耳发育不良、多指畸形、肛门闭锁以及肾脏、心脏畸形。Sall1 编码一种多锌指转录因子,与核小体重构和去乙酰化酶(NuRD)复合物结合,该因子是小鼠正常肾脏发育所必需的。它在肾单位祖细胞和 CM 衍生的分化结构如管前聚集物(pretubular aggregates,PTA)、肾小泡(renal vesicle,RV)、Comma 型小体和 S 型小体中高表达。Sall1 控制着肾单位祖细胞自我更新和分化之间的平衡。在 Sall1 敲除小鼠中,Six2+肾单位祖细胞由于快速分化为肾小泡而耗尽,这会导致生长停滞和肾脏严重发育不良;在 Six2+细胞中条件删除 Sall1 产生了类似的表型,表明细胞自主抑制肾单位祖细胞的分化需要 Sall1。有文献报道在维持肾单位祖细胞的自我更新方面需要 NuRD-特异性成分 Mi2-β(Chd4)的参与。

2. 肾单位的形成　肾单位的大多数组成部分,包括肾小球、近端小管、髓袢、远端小管和连接小管,都来自肾单位祖细胞。而肾小球的系膜细胞和内皮细胞来源于不同的祖细胞。成熟肾单位的发育分为四个阶段:第 1 阶段,上皮性肾小泡形成;第 2 阶段,展开为 Comma 型和 S 型小体;第 3 阶段,在近端形成肾单位血管球;第 4 阶段,成熟为有功能的肾单位。目前为止,调控肾单位和输尿管端部融合进而使两个上皮性的管腔连接的具体机制尚不清楚。

脊椎动物 Pax 基因家族是基于果蝇部分基因的序列同源性确定的,这些基因编码一个保守的 DNA 结合域,称为配对框。Pax2 基因对于肾脏和生殖器官的发育至关重要,这两者都来源于间介中胚层。Pax2 与相关基因 Pax8 和同源域蛋白 Lhx1 一起,是间介中胚层最早的标记之一。Pax2 阳性间介中胚层产生肾管,或称 Wolffian 管。Wolffian 管的一个分支称为 UB,其周围的后肾间充质称为 MM。当 UB 侵入 MM 并传递诱导信号(如 Wnt9b)促进 UB 尖端周围 MM 聚集形成 CM 时,肾脏发育就开始了。

Wnt9b 由 UB 上皮分泌,诱导 CM 祖细胞分化为上皮性 RV 细胞。新形成的 RV 经过极化和伸长,形成 Comma 型和 S 型小体。后者与 UB 端上皮融合形成肾单位。肾脏发育过程中 Pax2 在 Wolffian 管、UB、未被诱导的 MM、CM、Comma 型小体均有表达,在 S 型小体的表达下降,仅在邻近分支 UB 的部位表达,成熟肾单位其表达消失。在 Pax2-/-等位基因缺失的小鼠体内,肾脏和生殖道完全缺失,进一步分析发现胚胎发育过程中 Wolffian 管仅部分发育,而 UB 不能形成,可能与 Pax2 缺失导致 MM 不能正常表达 GDNF 有关。人体内,已经在肾缺损综合征患者中发现了多个 Pax2 突变,其特征是发育不良、发育不全和膀胱输尿管反流。

在间充质细胞-上皮转化过程中,基质蛋白和细胞间黏附分子也发生了变化,表现为间充质特异性的基质蛋白(Ⅰ型胶原蛋白和Ⅲ型胶原蛋白)停止表达,取而代之的是上皮基质蛋白(Ⅳ型胶原蛋白和Ⅴ型胶原蛋白、层粘连蛋白 α、硫酸肝素蛋白聚糖、E-cadherin、α6 整合素)等,随着肾小球足细胞发育成熟,逐渐出现 podocalyxin、peanut lectin 等足细胞标志蛋白。

(1) 肾小泡的形成:哺乳动物 Wnt 家族包括 19 种脂质修饰的分泌糖蛋白。其中有几种调节哺乳动物肾脏发育的不同方面。Wnt9b 在外生的 UB 的上皮细胞中均匀表达,并诱导 MM 细胞形成 RV,基因突变已经证明 Wnt9b 对于肾单位祖细胞的特异性分化或 UB 的生长不是必需的,但是在诱导 MM 形成 RV 过程中是必需的。为保证 RV 的正常发育,Wnt9b 信号通路在管前聚集物(PTA)中激活二次信号 FGF8 和第二个 Wnt 成员 Wnt4 的表达。基因分析显示 Wnt4 的活化离不开 FGF8 的支持,而 FGF8 的表达及其自身的活化以及转录调节因子 LIM homebox 1(Lhx1)的重新激活也离不开 Wnt4 信号通路。这两个基因的遗传分析表明,FGF8 位于 Wnt4 的上游。Wnt4 通过自分泌或旁分泌的形式作用于压缩的间充质细胞,促使其上皮化,并协调 Pax2、Pax8 一起引导层粘连蛋白 α、α6 整合素、E-cadherin 基因表达,刺激间充质向上皮分化,进一步形成 RVs;同时重新激活 Lhx1 参与肾单位远端的发育。Wnt9b 和 Wnt4 的早期诱导是由典型的 Wnt 信号通路调控 β-catenin 磷酸化实现的。从遗传学角度来说,在 PTA 中 β-catenin 的高表达可以模拟 Lhx1 行动,然而典型通路激活能抑制 MET。由此,有人推测 Wnt4 在上皮化的最后阶段可能采用了另一种机制,这一假设得到了钙/NFAT 通路分析的支持。基因敲除实验显示 Wnt4-/-的大鼠 UB 诱导下间充质可以形成聚集,但不能形成 RV。

BMP7 属于 TGF-β 超家族成员之一。间充质细胞开始聚集后,主要在 CM 分化的肾单位祖细胞和分支早期的 UB 上皮中表达。基因敲除研究发现,在没有 BMP7 的情况下,间充质细胞大量凋亡,提示 BMP7 在维持肾单位祖细胞群起着不可或缺的作用。此外,E12.5 后 BMP7 的缺失诱导肾单位祖细胞的过早分化,表明 BMP7 活性对祖细胞分化也很重要。体外实验发现,BMP7 可以诱导 MM 组织形成肾小管上皮细胞结构。BMP7 基因敲除的突变小鼠体内,UB 分支明显减少,且肾单位的数量明显减少,提示 BMP7 在肾单位发育过程中发挥重要作用。

(2) 近端小管、髓袢和远端小管的发育:RV 形成后,Wnt4 和 Lef1 在 RV 远端呈极化表达模式,提示 Wnt 信号梯度可能是调控早期 RV 极性的因素之一。但是,极化的 Notch 信号在近端肾单位诱导中的关键作用得到了很好的研究。MM 中特异性敲除 Notch2 后仅形成远端上皮结构,表明 Notch2 信号对近端肾单位(足细胞和近端小管)的发育至关重要。三个 Notch 配体——Dll1、Lfng 和 Jag1 很好地位于发育中的肾单位的远端(早期 RV)或中间区域(S 型小体期),以调节近端 Notch 信号。与 Dll 作用相一致,Dll 亚等位基因可以导致肾单位数目减少和近端小管缺失。

肾单位祖细胞和 PTA 中去除 Hnf1b(一种含有转录因子的 POU 结构域)可以出现通过短管连接到集合管的扩张的肾小球,此肾小球中肾小管近端小管和髓袢完全缺如。同时,研究发现 Notch 配体 Dll1、Lfng 和 Jag1 的表达随着 Hnf1b 的缺失而减少。此外,Hnf1b 与 Dll1 和 Lfng 的启动子结合,提示 Hnf1b 具有直接调控作用。Hnf1b 还与在 S 型小体内侧段表达的转录调控基因 Irx1 和 Irx2 的启动子相关,这两种转录调控基因在 Hnf1b 突变体的分化结构中表达水平下降。这些数据表明,Hnf1b 下游的 Irx1/2 可能也发挥了作用。

与 Notch 信号在近端肾单位的作用相反,Lhx1、Pou3f3(Brn1)和 Lgr5 对远端肾单位的发育起着重要作用。Lhx1、Dll1 和转录因子 Brn1 一起在远端 RV 中表达。特异性去除 Lhx1 的 MM 形成的 RV 缺乏这些远端极性标记物,尽管远端仍表达 Wnt4。Lhx1 突变体中缺乏正常的 S 型小体。Brn1 突变体中,尽管肾脏有正常的肾小球和近端小管计数,但是髓袢的延伸和分化以及远端小管的分化,包括位于这一节的特殊的盐敏感细胞致密斑的分化均严重减少。在哺乳动物肾脏中,Lgr5 在早期肾单位祖细胞群中不表达,而是在 Comma 型和 S 型小体的远端被激活。命运图谱研究显示,这些细胞产生了髓袢(亨利环)的增厚环路和远曲小管。与其他器官不同,Lgr5 的表达仅限于发育中的肾脏,在成熟肾单位中丢失,在成人肾脏中未被发现。目前的数据表明,如果 Lgr5 在肾脏中有功能,它可能局限于内侧和/或远端小管的发育。

(3) 肾小球的发育:肾单位的过滤单位,称为肾小球。由近端 RV 发展而来。RV 形成后,在连续的内陷作用下形成 S 型小体,形成包括壁层和脏层肾小球上皮细胞在内的几种不同的肾单位细胞类型。当内部血管形成后,壁层和脏层上皮细胞形成肾小球。脏层上皮细胞形成足细胞,而壁层上皮细胞形成鲍曼囊壁层。足细胞成熟需要近端 RV 中 Wt1 的参与。Notch 转录中介 Rbpj 可直接与足细胞必需因子 Wt1 和 Foxc2 结合,调控足细胞发育所必需的基因在体外表达。同时,Wt1 可能也可以通过直接抑制近端 Pax2 的活性来促进足细胞的发育。

肾小球毛细血管的形成依赖于内皮细胞、足细胞和系膜细胞的协同作用。肾小球毛细血管形成始于 S 型小体阶段,并且其发育必须与足细胞发育相一致。RV 形成后,鲍曼囊的壁层上皮细胞表达高水平的 Vegfa,可以从周围的间质吸引成血管细胞进入肾小球裂隙,迁徙的内皮细胞随着肾小球的生长经历有丝分裂,分化增殖为毛细血管,上皮足细胞和血管内皮细胞共同产生细胞外基质成分,形成基底膜(GBM),其后系膜细胞亦被招募入肾小球。系膜细胞发生可能来源于后肾内特定的 MM 细胞,PDGFB/PDGFB 受体通路能控制系膜细胞募集。系膜细胞有助于毛细血管袢的形成和固定。在毛细血管形成阶段,血管内皮生长因子(vascular endothelial growth factor,VEGF)和血管生成素-1 发挥着重要作用。基因敲除的结果证实,VEGF 及其受体参与脉管发生,血管生成素-1 及其受体参与血管发生。

(4) 肾单位的成熟:肾单位发育成熟是指完全分化的上皮细胞为适应其排泄最终代谢产物、毒物,维持水电解质平衡的功能而具有的较胚胎期上皮细胞更为复杂的膜形态,包括基底侧的绒毛、膜顶端的微绒毛以及大量表达的转运蛋白等。生后肾脏内部结构/功能的完善与成熟需要相当长的一段时间。新生儿体内肾小球的平均直径只有成人的 1/3~1/2,肾小管平均长度相当于成人的 1/10。这种结构上的差异在出生后 12~14 个月消失,因此,肾脏的各种生理功能在 1~1 岁半后才达到成人水平。

(二)集合系统发育的分子调控

多种 MM 细胞分泌的信号参与 UB 的发生及分支形成的调控,包括转录因子 Pax2、Wt1、Lim1、多肽因子 GDNF 等。UB 受 MM 细胞诱导以二叉分支的形式逐渐形成肾盂、肾盏、输尿管和集合管系统。

1. 输尿管芽的形成和后肾间充质的诱导 Pax2 参与胚胎肾脏各个发育阶段的调控。在肾脏发育的早期,Pax2 通过激活未诱导的间充质表达 GDNF 而协调 UB 的出芽和定位,并调节随后的 UB 分支形成。有研究发现许多已知的肾脏发育调节因子,如 Gata3、GDNF、c-Ret、Six2、Sall1 和 Lhx1,以及与糖基化、细胞膜、细胞-细胞信号和细胞黏附相关的基因和蛋白质,都可能受间介中胚层及其早期衍生物(肾管、中肾和后肾间充质)中 Pax2 的调控。最近又有研究指出在前肾和中肾发育过程中,由 Pax2、Gata3 和 Lhx1 组成的核心转录网络调控肾脏发育下游效应因子的表达。

调控原始 UB 生长和分支的关键因子 GDNF 由 MM 分泌,而其受体 Ret 分布于 UB 上皮细胞上。MM 分泌的 GDNF 激活 WD 上的 Gfrα1/Ret 受体酪氨酸激酶复合体,同时启动了一个信号级联反应,表现为 Ret 受体表达上调,从而触发 Ret 阳性细胞从 WD 沿着 GDNF 信号生长。在 E10~10.5,WD 在高度受限的 MM 中广泛肿胀。在 E11,从肿胀的 WD 最尾部长出一个芽,背朝着 MM 方向生长,形成 UB。UB 是一个上皮管,有一个连续的腔,周围有基底膜。最终,UB 的伸长导致分化为两种不同的结构,一种是 UB 远端分支形成集合管,另一种是 UB 主干形成输尿管和肾盂。上述任何信号的异常或丢失,都会导致小鼠肾脏发育完全失败和肾脏发育不全。

Wilms 肿瘤 1 基因(Wilms'tumour 1 gene,Wt1)编码一种转录因子。该转录因子既是肿瘤抑制因子,又是肾脏器官生成的关键调控因子。作为一种锌指转录因子,其编码的 Wt1 蛋白的表达在时间和空间上受到严格的调控,在哺乳动物胚胎泌尿生殖系统的器官形成和功能维护中起着重要作用。Wt1 在诱导前的 MM 表达水平较低,在压缩间充质、肾小泡、Comma 型小体、S 型小体近端形成足细胞部分表达水平较高,成熟肾单位中仅在足细胞和鲍曼囊中有表达。在肾脏发育早期,Wt1 作为 UB 形成的诱导信号,同时亦为间充质细胞接受 UB 反馈信号的受体进而维持间充质的存活。当 Wt1 的表达发生障碍时,可导致 Wilm 肿瘤、Frasier 综合征、Denys-Drash 综合征、孤立的弥漫性系膜硬化和特发性的持续性肾病综合征。

2. 控制输尿管芽生长和分支的分子信号　一个复杂的信号网络控制着 UB 的生长和分支。肾脏发育领域的第一个和重要的发现之一就是揭露了 MM 和 UB 之间的相互作用:MM 可以诱导 UB 的生长和分支,UB 可以诱导 MM 通过 MET 参与肾发育。这些过程受到许多不同的刺激或抑制信号的调节。MM 细胞释放促进 UB 尖端生长和分支的因子。围绕 UB 主干的肾单位上皮和基质细胞促进其延伸,但抑制其分支。一些促进 UB 生长和分支的因子如 GDNF、FGF、BMPs 等也有防止 UB 出现异位芽和输尿管外芽异常分裂的作用。

(1) GDNF-Ret 信号系统:在 UB 形成和分支发育过程中均发挥着重要作用。GDNF 或 Ret 基因失活均可导致 UB 形成及分支障碍,导致肾脏不能发育或发育不良。GDNF 是 MM 分泌的一种肽类生长因子,属于 TGF-β 超家族,在环绕 UB 的间充质中表达,是 Ret 的配体。Ret 是一种受体酪氨酸激酶,表达于 UB 顶端部位。Ret 可以通过激活多条信号通路如 ERK MAP 激酶,PI3K 和 PLCγ 通路参与 UB 的分支过程。GDNF-Ret 信号通路的重要功能之一是上调 UB 尖端 Etv4、Etv5、Met、Mmp1、Spry、Wnt11 等不同靶基因的表达。然而,只有 ETS 转录因子 Etv4 和 Etv5 是 UB 从肾管中生长所必需的。

此外,基质细胞表达的维生素 A-视黄醛酸受体 RARα/RARβ2 及转录因子 Foxd1(BF2)对于维持 UB 分支顶端 Ret 的表达也发挥至关重要的作用。实验模型发现,RARα/RARβ2、Foxd1 突变,可影响 Ret 的表达,导致 UB 分支明显减少,进而出现肾单位形成减少、肾脏体积缩小的表型。

(2) FGF 信号通路:成纤维细胞生长因子(fibroblast growth factor,FGF)是由基质细胞分泌的一种生长因子,通过与 Fgfr1 和 Fgfr2 两种受体结合传递信号诱导 UB 的形成。这两种受体表达于 UB 和 MM。Fgfr2 在 Wolffian 管各部位均有表达,维持 Wolffian 管的形态和功能。其中一种受体的缺失不会导致肾脏畸形,但两者的缺失会导致肾脏发育不全。两者受体缺失也可导致 Pax2、Six2 和 Sall1 的缺失,即使 Eya1、Six1 和 Wt1 仍然表达。同时,研究表明,FGF-7、FGF-10 基因缺失的大鼠可出现髓质发育障碍,表现为肾乳头发育不良。

MM 中 FGF 信号通过一种未知的机制阻止了异位 UB 的形成,目前,BMP4 对 UB 分支和 GDNF 功能的强烈抑制从而阻止输尿管异位芽的生长和输尿管外芽的分裂已被报道。

(3) Six1 和 Sall1 信号通路:Six1 是一种同源盒蛋白,在未诱导的 MM 中表达,对早期肾脏发育至关重要。Sall1 不仅表达于肾单位祖细胞和 CM 衍生的分化结构中,控制着肾单位祖细胞自我更新和分化之间的平衡,亦表达于环绕 UB 的间充质。Sall1 依赖于 Six1 存在,如果 Six1 缺失,则 Sall1 也不表达。Sall1 缺失则导致 UB 不能从 Wolffian 管中形成,进而导致肾缺如。

(4) Wnt 信号通路:哺乳动物 Wnt 家族包括 19 种脂质修饰的分泌糖蛋白。遗传、生物化学和培养实验表明,典型的 Wnt 信号通路是启动哺乳动物肾脏发育的中心通路。Wnts 在 UB(Wnt5a、-5b、-6、-9b 和-11)以及 MM(Wnt2b、-4 和-5a)中均有表达。Wnt 信号通路在诱导和调节肾发育中发挥重要作用。

从 E13.5 开始,Wnt7b 在集合管上皮细胞中表达,它在皮质-髓质轴的形成中起着至关重要的作用。Wnt5a 是最近发现的参与肾脏发育的 Wnt 家族成员,许多肾癌及其他疾病可能与 Wnt5a 的表达缺失有关。Wnt5a 突变导致的 Robinow 综合征是众所周知的,表现为短肢侏儒症、脊柱节段性缺失、头面和外生殖器的发育畸形。

在胚胎发育后期,UB 的主干伸长发育成肾髓质和乳头的集合管,而有丝分裂纺锤体的取向是集合管伸长的重要机制。有报道称 Wnt7b 和 Wnt9b 可以调控细胞分裂过程。如果缺乏 Wnt7b,可以观察到小鼠的肾髓质和肾盂发育失败,形成异常短而宽的集合管。Wnt9b 也表达于 UB 的主干上皮细胞中,在胎儿晚期和出生后的集合管发育过程中,参与调控有丝分裂细胞的方向。非典型 Wnt/PCP 信号通路通过 RHO 和 JNK 途径参与该过程的调控。生存信号在髓质和乳头集合管的形成过程中具有重要意义。这些信号包括 Wnt7b、Hgf、Egf 和层粘连蛋白。如果小鼠乳头集合管中 Wnt7b 或 Egf 缺失,则它们就会死亡。同时,ECM 中层粘连蛋白的存在通过维持 Wnt7b 的正常表达,参与促进集合管细胞的存活。

(5) 金属蛋白酶:UB 分支侵入 MM 过程中,消化溶解其分支顶端 ECM 中的金属蛋白酶活性,如 MMP2/9(metalloproteases2/9)和尿激酶等,对于 UB 分支形态的发育至关重要。体外实验证实,抗 MMP9 中和抗体可抑制培养肾脏的 UB 形态发育;组织金属蛋白酶抑制剂 1/2(tissue inhibitor of metalloproteases 1/2,TIMP1/2)及具有蛋白酶活性的化合物在培养的肾脏及 UB 中均明显地抑制 UB 分支生长及形态发育。

3. 输尿管芽分支发育的成熟及终止　到目前为止,影响 UB 分支发育成熟及终止的机制尚不明确。随着 UB 分支不断延伸进入外周皮质,其分支顶端 Ret 表达开始下降,被诱导分化的 MM 分泌 GDNF 减少,转录因子 Pax2 表达降低,导致促进上皮细胞生长的信号减弱,细胞增生速率减慢;另一方面,分化成熟肾小管和基质细胞来源的负反馈调节信号可能逐渐增强,最后导致 UB 分支逐渐减慢,直至停止。体外器官培养结果显示,TGF-β 超家族成员(如 TGF-β1、BMP2、BMP4 和 activin)对于胚胎肾脏及其细胞株的生长(特别是 UB)均具有明显的抑制作用。但是,TGF-β1 和 activin 敲除小鼠体内没有发现明显的肾脏发育异常(表 1-1)。

表 1-1　部分基因突变与肾脏发育异常一览表

基因	表达部位	肾脏发育中的作用	突变对肾脏发育的影响
Hoxa11 Hoxd11	未诱导的 MM	早期的肾脏发育	无肾畸形
Eya1	MM	后肾非常早期的发育	支气管耳肾综合征、支气管眼综合征
Foxc1	MM	为肾管在 MM 中发育提供确切的位置	重复肾和输尿管畸形
Six2	CM	维持细胞的自我更新及使细胞维持在祖细胞状态并抑制其过早分化	肾发育不全
FGF20	CM	促进早期 Cited1+肾单位祖细胞的更新	肾发育不全
FGF2	UB 上皮细胞	维持 MM 的发育	暂未发现
Sall1	肾单位祖细胞、PTA、RV、Comma 型小体和 S 型小体	控制肾单位祖细胞自我更新和分化之间的平衡	肾脏生长停滞、肾脏严重发育不良、膀胱输尿管反流
Pax2	UB 上皮细胞、压缩的 MM	诱导 MM 中 GDNF 高表达	肾脏发育不良、发育不全、膀胱输尿管反流
Wnt9b	UB 上皮细胞	肾单位祖细胞和正常输尿管芽的更新和分化,MET	RV 发育过程受阻
Wnt4	CM、PTA、肾单位祖细胞	间充质-上皮转分化(MET)	
FGF8	CM?	诱导 MM 形成 RV	

续表

基因	表达部位	肾脏发育中的作用	突变对肾脏发育的影响
LIM1(Lhx1)	PTA、Comma 型小体	肾小泡形成的初始阶段	缺乏正常的 S 型小体
Notch2	MM	近端肾单位发育成熟	肾单位数目减少、近端小管缺失
Pou3f3(Brn1)	远端 RV	远端肾单位的发育	髓袢、远端小管和致密斑的分化均严重减少
Lgr5	Comma 型、S 型小体的远端	内侧和/或远端小管的发育	髓袢的增厚环路和远曲小管发育受损
BMP7	肾单位祖细胞、分支早期的 UB 上皮细胞	维持肾单位祖细胞群和调控肾单位祖细胞分化	UB 分支、肾单位数量明显减少
BMP4	WD 周围间质细胞、UB 茎周围间质细胞	防止输尿管异位芽的生长和输尿管外芽的分裂	重复输尿管、肾发育不良
VEGF	S 型小体	促进内皮细胞增殖、分化	脉管发育受损
GDNF	MM	诱导 UB 从 WD 中生长，与 Ret 相互作用	肾脏发育失败、肾脏发育不全
Wt1	早期 MM、肾单位祖细胞、S 型小体近端形成足细胞部分	确保 GDNF 高表达	Wilm 肿瘤、Frasier 综合征、Denys-Drash 综合征、孤立的弥漫性系膜硬化、特发性的持续性肾病综合征
Ret	UB 上皮细胞	与 GDNF 相互作用，诱导 UB 从 WD 生长出来	肾脏不能发育或发育不良
Fgfr1 Fgfr2	UB 上皮细胞、MM	诱导 UB 的形成，参与后肾的早期发育	同时缺失出现肾脏发育不全
Six1	未诱导的 MM	肾脏的早期发育	肾缺如
Wnt5a	UB 上皮细胞、MM	诱导肾发生和异位芽形成	Robinow 综合征（短肢侏儒症、脊柱节段性缺失、头面和外生殖器的发育畸形）
Wnt7b	集合管上皮细胞	参与皮质-髓质轴的形成	肾髓质和肾盂发育失败

二、膀胱发育的分子生物学机制

膀胱是通过泌尿生殖窦内胚层和间介中胚层之间的间充质-上皮相互作用而形成的。内胚层产生膀胱上皮，周围的间充质发育为中间固有层和外层平滑肌层。唯一的例外是膀胱的基底部，即三角区。在这里中肾导管的尾端及其输尿管芽逐渐并入膀胱壁。成熟膀胱的组织学结构包括：膀胱上皮、基底膜、固有层（主要为结构 I 型胶原、结构 Ⅲ 型胶原和成纤维细胞）、逼尿肌层（逼尿肌平滑肌细胞和结构 I 型胶原、结构 Ⅲ 型胶原）和浆膜层。目前，在膀胱发育过程中，上皮细胞和间充质相互作用的具体机制尚不完全清楚。但是，同肾脏发育一样，多种细胞因子、转录因子和细胞外基质参与其中。

（一）Shh/BMP4 信号通路

Shh(sonic hedgehog)由膀胱上皮产生，是驱动间充质分化和生长的关键因子，在膀胱发育早期表达。Shh 的浓度梯度在膀胱肌肉组织的发育中尤为重要，表现为 Shh 能通过突然的开/闭浓度梯度诱导间充质向平滑肌分化。虽说平滑肌的分化离不开 Shh，但是，不同浓度的 Shh 对平滑肌的作用是不同的——高浓度的 Shh 抑制平滑肌的分化，低浓度的 Shh 诱导平滑肌的分化。Shh 一方面通过与其受体 Ptc 结合促进平滑肌的分化，另一方面通过诱导其靶标转录因子 Gli2 表达，上调靠近膀胱上皮的间充质细胞表达 BMP4，减少平滑肌的分化。

（二）Smads/TGF-β/BMP4 信号通路

TGF-β 超家族成员在一系列关键生物活动中发挥重要作用，包括增殖、分化、迁移、调节多种细胞类型的遗传分化方向和凋亡等。已经证实,TGF-β在多方面参与膀胱发育过程:①调节尿路上皮和膀胱平滑肌细胞的生长和分化;②调节胶原蛋白的表达;③调节纤维化细胞表型,如调节膀胱纤维化的结缔组织生长因子(connective tissue growth factor,CTGF)。

BMP4是TGF-β超家族成员之一。可由Shh诱导其周围的间充质细胞表达。BMP4参与间充质细胞向输尿管上皮周围平滑肌层(SM层)的分化。有研究发现,与TGF-β一样,在小鼠妊娠期14.5天,BMP4在肌层间质和固有层均有表达,这就提出了BMP4和TGF-β共同调控平滑肌形成和分化的可能性,因为这两种途径都参与了细胞增殖、分化、凋亡和迁移。

Smads家族蛋白在将TGF-β信号从细胞表面受体传导至细胞核的过程中起关键作用。哺乳动物中有8个已知的Smad家族成员,根据其功能分为受体活化型Smad(R-Smads)、共同通路型Smad(Co-Smads)和抑制型Smad(I-Smads)。一部分R-Smads(Smad1、Smad5和Smad8)通过BMP信号通路传递信号,另一部分R-Smads(Smad2和Smad3)通过TGF-β、激活素和节点信号通路介导信号传递。Co-Smad包括Smad4,是TGF-β家族各类信号传导过程中共同需要的介质。I-Smads包括Smad 6和Smad 7,可与激活的Ⅰ型受体结合,抑制或调节TGF-β家族的信号转导。

研究发现,TGF-β和BMP4通过胞质信号转换器Smads发挥作用,而每个Smad在膀胱发育过程中表现出不同的表达模式。Smad1和Smad5可能通过BMP4信号通路参与维持膀胱上皮/尿路上皮的特性。Smad2和Smad3可能在调控平滑肌分化的多条信号通路如TGF-β、Shh和BMP4中存在交叉作用。Smad4是调节Smads转位到细胞核所必需的,并且是TGF-β、BMP和激活素等Smad依赖的信号传导途径的共同中介。抑制性Smad中,Smad7和Smad6分别主要通过抑制TGF-β和BMP信号通路抑制生长停滞和细胞凋亡。

(三)Fgfr2

据我们所知,在膀胱发育过程中,Fgfr2是Shh和TGF-β超家族信号通路之外的第三个已知信号通路。Wolffian管基质中Fgfr2缺失导致Shh活性增强,同时Boc和Cdo水平增加,最终,这些分子的变化导致了膀胱平滑肌组成成分的异常,表现为平滑肌水平下降、胶原蛋白水平增加,从而导致排尿功能障碍、膀胱收缩力降低、顺应性下降。

(四)细胞外基质

细胞外基质(extracellular matrix,ECM)是蛋白质、蛋白聚糖和黏多糖组成的结构支架,为膀胱细胞提供支持和信号传递。

1. 成熟膀胱组织中的细胞外基质成分

(1)膀胱上皮:在保护膀胱不受尿液损害以及储存尿液等方面发挥重要作用。膀胱上皮对各种尿液有毒成分和细菌感染具有保护作用和不透水性,与覆盖在尿路上皮细胞上的黏多糖(主要是软骨素和硫酸肝素)和骨桥蛋白有关。同时,尿激酶如PP5和MMP7能维持膀胱上皮的周期性脱落并有助于防止细菌感染。

(2)基底膜:位于上皮和内皮之下,也围绕着结缔组织细胞,如成纤维细胞和平滑肌细胞(smooth muscle cells,SMC),它的结构高度保守,在蠕虫、果蝇和人体中均由四种基本成分组成:层粘连蛋白、Ⅳ型胶原蛋白、巢蛋白和基底膜聚糖。层粘连蛋白黏附并结合细胞表面的受体,包括整合素。然后它们通过结合Ⅳ型胶原进一步与巢蛋白和基底膜聚糖交叉连接。Ⅳ型胶原通过与黏附性胶原(如Ⅶ型和Ⅸ型)与结构胶原(Ⅰ型和Ⅲ型)相连。相比之下,纤维连接蛋白进化较晚,仅存在于脊椎动物的基底膜中。

(3)固有层:是膀胱上皮层和间充质层之间的一道屏障。它包含成纤维细胞、神经纤维、淋巴管和血管,主要由Ⅲ型、Ⅳ型、Ⅶ型胶原蛋白、层粘连蛋白和弹性纤维组成。如果固有层受损,将影响神经纤维对力学变化的感应能力。

(4)黏膜下层:黏膜下层基质中含有丰富的生长因子和胶原,包括Ⅰ~Ⅳ型胶原蛋白、VEGF、BMP4、PDGF-BB、KGF、TGF-β1、IGF、bFGF、EGF和TGF-α。同时,也含有丰富的糖蛋白和透明质酸。多种生长因子可能有助于刺激该部位的细胞增殖。

(5)逼尿肌层:逼尿肌或外肌层分为三层,由Ⅰ型、Ⅲ型胶原蛋白、层粘连蛋白和骨桥蛋白覆盖并整合而成。也有一部分Ⅵ型和Ⅶ型微纤维胶原。平滑肌束和外膜周围有透明质酸。角膜上皮组织成复杂的褶皱,在生理性充盈和排空过程中促进膀胱的扩张和收缩。膀胱平滑肌细胞能产生Ⅰ型、Ⅲ型、Ⅳ型胶原蛋白和纤维连接蛋白。

2. 参与ECM细胞相互作用的可能分子机制

(1)金属蛋白酶(metalloproteases,MMP):是锌依赖的内肽酶。作为前肽分泌,可被MMP1、MT-MMP、丝氨酸蛋白酶和其他多种酶消化成有活性的形式。MMPs有多种功能,包括暴露周围基质中的促增殖新表位以及松动基质之间的连接,后者可以增加膀胱的顺应性和扩大膀胱容量。MMP对体内膀胱功能的影响尚未被明确描述。目前发现与膀胱发育有关的有MMP1、MMP2、MMP7、MMP9和MMP28等。

(2)ADAMTs:是新发现的一类Zn^{2+}依赖的分泌型金属蛋白酶。ADAMT-2和ADAMT-3分别在发育的膀胱壁黏膜和上皮下(固有层)区域表达,可以通过影响Ⅰ型、Ⅱ型和Ⅲ型胶原的合成导致膀胱顺应性的改变。

(3)整合素:是一类普遍存在于脊椎动物细胞表面,依赖于Ca^{2+}或Mg^{2+}的异亲型细胞黏附分子。介导细胞和细胞之间以及细胞和ECM之间的相互识别和黏附,具有联系细胞外部与细胞内部结构的作用。它们通过与FAK、Rho和RhoK的相互作用连接ECM、细胞骨架和细胞核,是细胞和ECM之间的关键介质。整合素α6β4是膀胱上皮中的主要黏附介质,而在平滑肌中,以整合素αvβ3、α5β1、α3、α2和α1为主。整合素在膀胱平滑肌细胞的发育和菌株诱导的增殖反应中起着重要作用。

(4)非整合素样ECM受体:非整合素ECM受体在膀胱发育中的作用才刚刚开始被重视。它们包括透明质酸受体CD44、Toll样受体4(TLR4)和透明质酸介导的运动受体(receptor for hyaluronan-mediated motility,RHAMM)。整合素和非整合素ECM受体与基质酶相互作用参与生长因子的释放和激活。CD44与透明质酸和硫酸肝素蛋白聚糖结合可以影响HB-EGF的配体结合和受体激活。CD44可与胶原蛋白、纤维连接蛋白和骨桥蛋白形成复合物,并介导MMP依赖的TGFβ的激活。TLR4可与硫酸肝素片段、纤维蛋白原和许多其他ECM片段,包括透明质酸片段相互作用。膀胱扩张损伤中RHAMM表达增多,其阻断可抑制应变诱导的Ⅰ、Ⅲ和Ⅶ胶原mRNA的表达。

(5)赖氨酰氧化酶:赖氨酰氧化酶(lysyl oxidase,LOX)是稳定细胞外基质的关键酶。主要功能是调节细胞黏附、迁移及基因转录等。人表皮生长因子样结构域蛋白7、炎症介质和O_2的水平可以调节LOX的活性。在生理条件下,LOX和其他类似LOX的蛋白质通过活化单胺氧化酶介导胶原纤维和弹性蛋白中规则赖氨酸的交联形成。尽管LOX诱导的交叉连接是如何影响膀胱ECM组成和细胞表型的,目前还不清楚,但是如果没有LOX家族的蛋白质,细胞外基质的关键结构成分胶原蛋白和弹性蛋白就无法正常交联,从而导致膀胱过度膨胀,失去有效收缩的能力。

(6)其他ECM组成成分:细胞黏合素C(tenascin-C)参与血管平滑肌细胞的血管生成和增殖,当膀胱平滑肌细胞张力增大时,其水平可升高,同时,层粘连蛋白B1、B2、纺锤蛋白、血小板反应蛋白-1、软骨素蛋白多糖、硒蛋白P和EFEMP1的表达均增多,这些蛋白在这一过程中可能发挥特定的作用,但是,目前该具体机制尚未阐明。

其他如DDR2和Lgal1在发育中的膀胱逼尿肌中有表达,但是目前对这两种分子的功能研究仅限于膀胱外的部位。一些GAGs如肝素、透明质酸、皮肤硫酸盐和HAPlN1(透明质酸和蛋白多糖连接蛋白1)在膀胱黏膜有表达,但在膀胱发育过程中的作用目前尚不明确。

综上所述,泌尿系统发育是由复杂的基因调控网络协调的,多种分子信号通路参与其中。阐明泌尿系统发育过程中复杂的分子信号通路有助于揭示引起先天性肾脏和泌尿道发育畸形的分子机制,为肾脏病的诊治提供新的思路。

(王墨　杨宝辉)

参考文献

[1] 易著文,何庆南.小儿临床肾脏病学.2版.北京:人民卫生出版社,2016.

[2] 王海燕.肾脏病学.3版.北京:人民卫生出版社,2014.

[3] SHAW G,RENFREE M B. Wolffian duct development. Sex Dev,2014,8(5):273-280.

[4] MIKUZ G. Ectopias of the kidney,urinary tract organs and male genitalia. Pathologe,2019,40(Suppl 1):1-8.

［5］SHORT K M,SMYTH I M. The contribution of branching morphogenesis to kidney development and disease. Nat Rev Nephrol, 2016,12(12):754-767.

［6］BROWN A C,ADAMS D,DE C M,et al. FGF/EGF signaling regulates the renewal of early nephron progenitors during embryonic development. Development,2011,138(23):5099-5112.

［7］MUGFORD J W,SIPILÄ P,KOBAYASHI A,et al. Hoxd11 specifies a program of metanephric kidney development within the intermediate mesoderm of the mouse embryo. Dev Biol,2008,319(2):396-405.

［8］KRAUSE M,RAK-RASZEWSKA A,PIETILÄ I,et al. Signaling during Kidney Development. Cells,2015,4(2):112-132.

［9］O'BRIEN L L,MCMAHON A P. Induction and patterning of the metanephric nephron. Semin Cell Dev Biol,2014,36:31-38.

［10］MOTAMEDI F J,BADRO D A,CLARKSON M,et al. WT1 controls antagonistic FGF and BMP-pSMAD pathways in early renal progenitors. Nat Commun,2014,5:4444.

［11］BASTA J M,ROBBINS L,DENNER D R,et al. A Sall1-NuRD interaction regulates multipotent nephron progenitors and is required for loop of Henle formation. Development,2017,144(17):3080-3094.

［12］SAXÉN L,SARIOLA H. Early organogenesis of the kidney. Pediatr Nephrol,1987,1(3):385-392.

［13］RANGHINI E J,DRESSLER G R. Evidence for intermediate mesoderm and kidney progenitor cell specifiication by Pax2 and PTIP dependent mechanisms. Dev Biol,2015,399(2):296-305.

［14］PERANTONI A O,TIMOFEEVA O,NAILLAT F,et al. Inactivation of FGF8 in early mesoderm reveals an essential role in kidney development. Development,2005,132(17):3859-3871.

［15］KURTZEBORN K,KWON H N,KUURE S. MAPK/ERK Signaling in Regulation of Renal Differentiation. Int J Mol Sci,2019, 20(7):1779.

［16］CHOW T,WONG F T M,MONETTI C,et al. Recapitulating kidney development in vitro by priming and differentiating mouse embryonic stem cells in monolayers. NPJ Regen Med,2020,5:7.

［17］YUN K,AJIMA R,SHARMA N,et al. Non-canonical Wnt5a/Ror2 signaling regulates kidney morphogenesis by controlling intermediate mesoderm extension. Hum Mol Genet,2014,23(25):6807-6814.

［18］LIAW A,CUNHA G R,SHEN J,et al. Development of the human bladder and ureterovesical junction. Differentiation,2018, 103:66-73.

［19］AITKEN K J,BÄGLI D J. The bladder extracellular matrix. Part I:architecture,development and disease. Nat Rev Urol,2009, 6(11):596-611.

［20］IKEDA Y,ZABBAROVA I,SCHAEFER C M,et al. Fgfr2 is integral for bladder mesenchyme patterning and function. Am J Physiol Renal Physiol,2017,312(4):F607-F618.

第二章 儿童泌尿系统解剖和生理特点

肾、肾上腺、输尿管和部分膀胱是腹膜后腔的重要器官。腹膜后腔的前界是腹膜;后界为骶棘肌、腰方肌和腰背筋膜;两侧以两侧腹膜的腹横肌为界;上界为横膈;下界与腹膜外盆腔结构毗邻。肾脏贴在后壁,位于脊柱的两侧。在两肾的上方有肾上腺附着。两肾的下方,输尿管于脊柱的两侧向下走行,越过髂外血管进入骨盆腔入膀胱。两肾的内侧,脊柱的前方,有腹主动脉、下腔静脉、肾血管、性腺血管、腹腔神经节、交感干等。

腹膜后间隙是一个潜在的腔隙,有大量疏松结缔组织,推开腹膜扩张后腹腔可获得满意的腹膜后操作空间。肾脏和输尿管的手术可采用腰腹部的小切口或后腹腔镜技术,在腹膜外进行。

第一节 肾 上 腺

肾上腺是成对的内分泌腺体。左右各一,左侧呈半月形,右侧呈三角形,表面呈金黄色,颜色深于周围脂肪组织,宽2~3cm,长4~6cm,每个腺体重量约5g。肾上腺位于肾脏上方,相当于11~12肋骨水平,右侧略高于左侧,被肾周筋膜和肾周脂肪组织包裹。每个腺体通过一层薄薄的结缔组织与同侧肾上极分开。双侧肾上腺向肾内侧倾斜,底部与肾门血管紧邻,分为肾面、腹面及背面。肾面即肾上腺底部,呈凹陷状,右侧肾上腺肾面与肾上极重叠贴合,靠近肾血管,左侧肾面靠近肾上极内侧。腹面有一凹陷,肾上腺静脉自此穿出。背面与横膈相贴。

肾上腺由皮质和髓质两部分组成。其在胚胎发生、结构与功能上均不相同,实际上是两种相互独立的内分泌腺。肾上腺皮质约占肾上腺重量的90%,来自体腔上皮(中胚层),其组织学上从外向内分别为球状带、束状带和网状带三个带。分别分泌盐皮质激素、糖皮质激素和少量雄激素。在病理状态下,皮质醇类分泌过多可引起库欣综合征;雄激素分泌过多(先天性肾上腺皮质增生症)可引起性征异常。肾上腺髓质位于中央部,周围为皮质包绕,主要分泌肾上腺素和去甲肾上腺素。肾上腺素主要作用于心肌,使心跳加快、加强,去甲肾上腺素主要使小动脉平滑肌收缩,升高血压。髓质病变在儿童以神经细胞瘤或嗜铬细胞瘤多见。

肾上腺血供极为丰富,动脉供应分为肾上腺上、中、下动脉,分别来自膈下动脉、腹主动脉和肾动脉。肾上腺的前后面是相对无血管区。静脉回流不和动脉伴行,主要以静脉窦的形式分布,汇流后注入中央静脉,右侧较短,直接注入下腔静脉,左侧较长,与左膈下静脉汇合后注入左肾静脉。中央静脉回流常有变异。血管的出入部位形成肾上腺门,肾上腺门以外的部位并无血管出入。

肾上腺髓质主要受交感神经支配。肾上腺的淋巴系统仅存在于被膜、皮质内小梁及大静脉内的结缔组织内,肾上腺淋巴管直接伴同肾的淋巴管回流入主动脉旁淋巴结。

第二节 肾 脏

一、肾脏形态

肾脏位于腰部脊柱两侧,左右各一,紧贴腹后壁的上部,位于腹膜后间隙内。成年男性肾脏重约150g,

女性约 135g,肾脏长 10~12cm,宽 5~7cm,厚约 3cm。由于肝的挤压,右肾略短而宽。小儿的肾脏相对更大,出生时表面多呈分叶状,为肾内部结构分叶表现,由于肾皮质单位的增长,肾表面分界通常在 1 岁以内消失,偶有持续存在至成年。新生儿肾脏重量约为成人的 1/10,重约 12g,相对重量是成人的 2 倍。小儿肾重量增加较快,至 6 个月时增加 1 倍,1 岁时增加 3 倍,到性成熟时增加 10 倍。

肾实质从外周向中心延续,直至肾窦。在内侧边界,肾窦缩窄形成肾门,有肾动脉、肾静脉、输尿管、神经和淋巴管等出入。这些结构被黄色肾窦脂肪包绕,在进行肾脏手术如肾部分切除时是容易辨认的标志。肾窦内肾盂血液供应良好,可做任意方向切口,即使缝合不够完全,由于肾组织压迫,也不易发生尿外渗或形成尿瘘。肾门前后唇有一定弹性,手术中可借助这种弹性,牵开前后唇,对显露肾窦、分离肾盂输尿管、寻找血管、肾窦内肾盂切开取石等提供有利条件。

肾蒂是出入肾门所有结构的总称。肾蒂各结构的排列具有一定规律:由前往后依次为肾静脉、肾动脉和输尿管;由上往下依次为肾动脉、肾静脉和输尿管。

在人类肾发育的过程中,分为前肾、中肾和后肾 3 个相互连续又略为重叠的阶段。后肾是真正意义上的肾,在骶部区域形成,是一对被称为输尿管芽的新结构,肾单位起源于后肾间质,而集合系统则起源于输尿管芽。

后肾初形成时位于盆腔,以后由于胎儿腰骶部的生长及身体弯曲度变小,肾沿背侧体壁上升而成为腹膜后器官。肾上升时融合体节血管形成肾动脉。肾门最初位于腹侧,上升过程中旋转 90°转向内侧。

很多畸形与肾、输尿管发育异常有关。肾上升异常可发生盆腔异位、肾回转不全。双侧肾融合形成马蹄肾。输尿管芽形成障碍或输尿管芽和后肾汇合障碍,可产生肾发育不全。如果输尿管芽多生一个副输尿管芽,可以发生输尿管重复畸形。

二、肾脏结构

肾脏冠状面外 1/3 为肾皮质,富含血管,新鲜标本呈红褐色,内有细小红色点状颗粒;内 2/3 为肾髓质,主要由肾小管和肾小体构成。皮质覆盖髓质,并延伸至肾锥体之间形成肾柱(Bertin 肾柱)。肾血管从肾窦穿至外周皮质时要经过这些肾柱,肾脏手术时应注意避开。髓质血管分布较少,由多个独立的圆锥形区域(肾锥体)组成,每个肾锥体都向中心集中于肾乳头。

肾乳头是髓质肾锥体的顶部,构成肾集合系统的一级大体结构。通常每个肾脏有 7~9 个肾乳头,但数目变异较大,范围可为 4~18 个。每个肾乳头都被一个肾小盏杯形覆盖,在肾脏的上极和下极,肾锥体有时可互相融合出现混合肾盏,这种解剖结构使得尿液更容易反流至肾实质,导致更严重的肾瘢痕。每个肾小盏杯口向下变窄形成一个漏斗,漏斗融合形成 2~3 个肾大盏(上、中、下盏),这些肾盏排列起来形成肾盂,肾盂出肾门后移行为输尿管。

新生儿肾脏肉眼观皮质较薄,肾单位数量与成人相同,但组织学上还未成熟,滤过面积不足,肾小管容积不足,浓缩和稀释功能较弱,但能维持生理需要,缺乏对水负荷的迅速利尿反应。足月新生儿尿液浓缩最多只能到 100mOsm/L,大儿童及成人能到 1 200~1 500mOsm/L。几乎所有的新生儿在生后 24 小时内均有尿液排出,如果超过 24 小时仍未见尿液排出,应当怀疑是否存在肾功能障碍。新生儿少尿的定义一般是尿量少于 1mL/(kg·h)。最初 2~3 天尿量较少,每日可仅约 30mL,随摄入量增加,尿量可递增至每日 120~150mL。小儿正常每小时尿量随年龄不同(表 2-1)。

表 2-1　小儿正常每小时尿量

年龄	出生~<1 岁	1~<4 岁	4~<7 岁	7~<12 岁	成人
尿量(mL)	8~20	20~24	24~28	28~33	50

6 个月后肾浓缩功能即可达到成人水平,但滤过功能仍较弱。小婴儿肾脏的葡萄糖回吸收功能也较低,输入过多葡萄糖液可出现尿糖。到 1 岁左右肾功能基本完善,随后达到滤过和回收之间的平衡,即肾小球-肾小管平衡。

三、肾脏位置、毗邻和被膜

肾脏在腹膜后的位置受到左右侧、呼吸程度、体位变化和解剖异常的影响，差异较大，一般随呼吸上下移动的范围多不超过一个椎体。左右肾门分别正对第1、第2腰椎横突，右肾因为肝脏关系比左肾略低1~2cm。如果胚胎时期的肾胚芽未能随胎儿的生长由盆腔上升到正常的位置，肾脏可停留在盆腔或位于下腹部，有的甚至转向另一侧，形成异位肾。

肾脏后面的毗邻关系在左、右肾大致相同。肾脏上1/3(右侧)或1/2(左侧)与膈肌相邻，膈肌下缘由内到外依次为内侧弓状韧带、外侧弓状韧带和末肋。它们的下方依次为腰大肌、腰方肌和腹横肌腱膜。值得注意的是外侧弓状韧带的上方，膈肌常(尤以左侧)留下一个大小不等的三角形肌肉缺损区，称为腰肋三角。此处胸膜和肾筋膜直接接触，肾脏手术时应当小心，否则易误入胸膜腔。

肾脏前面的毗邻关系除上极前面与肾上腺毗邻外，其余左右不同。右肾前面上极除与肾上腺相邻外，大部分隔腹膜与肝相毗邻，小部分无腹膜处为肝裸区，肝肾之间的腹膜延伸为肝肾韧带。前面近肾门处与十二指肠降部直接相邻，下极邻结肠肝区，内侧隔腹膜与空肠或回肠毗邻。左肾前面上极内侧邻左肾上腺，上外侧隔腹膜与脾脏相邻，两者之间腹膜形成脾肾韧带。中部近肾门处与胰尾和脾血管直接相邻。胰尾上方隔网膜囊与胃后壁相邻，胰尾下方直到肾下极，内侧隔腹膜与空肠相邻，外侧与结肠脾曲相邻。

肾脏的被膜由外到内依次为肾周筋膜、肾脂肪囊和肾纤维膜。肾周筋膜或称Gerota筋膜，分为肾前筋膜和肾后筋膜前后两层，共同包绕肾脏和肾上腺，保护和固定肾脏。Gerota筋膜在肾脏上方、内侧和外侧封闭，下方形成一个开放的潜在腔隙，对于恶性肿瘤的扩散起到屏障作用，也可以限制肾周液体流出。正确认识Gerota筋膜对开展后腹腔镜手术大有裨益。

肾脂肪囊是脂肪组织层，小儿的肾脂肪囊厚度较薄，长至成人厚度可达2cm。这些脂肪组织具有保护肾脏的作用。此外，较多的脂肪组织较易透过X射线，看见肾脏轮廓，这对诊断肾脏疾病有一定意义。

肾纤维膜为肾固有膜，薄而坚韧，紧覆于肾实质表面，具有保护肾实质的作用。在肾部分切除或外伤时，应缝合纤维膜以防肾实质撕裂。有时由于肾周围的广泛性粘连，不能按寻常程序行肾切除术时，可利用肾纤维膜这一特点，采用被膜下肾切除术。

四、肾脏血供

肾脏一般由主动脉发出的单支动脉供血，在进入肾门前发出肾上腺下动脉和供应输尿管上段的分支。肾动脉靠近肾脏时分为4~5支肾段动脉，每支段动脉供应肾脏的一个独立部分，之间没有交通支。因此，肾段动脉的堵塞或损伤将引起肾段的梗死，在各段间行肾实质切开亦可有效减少出血，这对肾脏局限性病变施行肾段切除术提供了有利条件。

肾静脉的肾内分支与相应动脉分支伴行，但形成无数的吻合支，段静脉分支的堵塞对静脉回流几乎没有影响。出肾后常汇合成一条或数条总干，走行于肾动脉前方。右肾静脉较短，汇入下腔静脉，极少有接受肾外分支。左肾静脉较长，跨过主动脉前方汇入下腔静脉。汇入前常接受膈下静脉、肾上腺静脉、性腺静脉和腰静脉的汇入。注意左肾动脉根部的肾静脉-半奇静脉-腰静脉复合体，该解剖结构的认识有助于活体供肾切取术中安全地游离肾蒂血管和获得满意的肾血管长度。

成人的肾血流量约1 200mL/min，占心搏出量的20%，而胎儿仅占2%~4%，超声多普勒测定胎儿25周时为20mL/min，40周时为60mL/min。肾血流量低的原因是由于肾内血管阻力较高，推测还与肾素-血管紧张素-醛固酮系统、垂体后叶素、心房利尿肽、激肽或交感神经系统有关。出生后2周肾血流量可达到出生时的2倍。不论是足月儿还是早产儿肾小球滤过率都可达到各自出生时的2倍，1.5~2岁时达到成年人水平。肾脏血流的分布也出现变化，自胎儿期的髓质旁近侧中心向皮质部分均匀分布。这种肾脏血流的再分布模式与肾小球形态的成熟，特别是皮质内层、中层及表层肾小球大小的变化密切相关。

五、肾脏淋巴引流

肾脏的淋巴系统主要沿着血管走行穿过Berlin柱，再于肾窦内形成几支粗大的淋巴管。当这些淋巴管离开肾门后,接受来自肾包膜、肾周组织、肾盂和上段输尿管的淋巴回流,随后注入肾门附近的肾静脉周围淋巴结。接下去左右两侧出现差异:左侧进入主动脉外侧淋巴结,右侧进入下腔静脉外侧和下腔静脉主动脉之间的淋巴结。

第三节 输 尿 管

输尿管左右各一,是位于后腹腔的肌性管道。上起于肾盂,下终于膀胱三角,成人为 25～30cm,直径 4～7mm。解剖学上将其分为腹部、盆部和壁内部,输尿管内腔粗细不一,共有三处生理性狭窄:肾盂与输尿管移行处;输尿管跨过髂血管处;输尿管穿过膀胱壁处。这三处狭窄具有临床意义,它们是泌尿系结石排出过程中容易停留的部位。少数情况下可见输尿管异位,如下腔静脉后输尿管或髂动脉后输尿管,这种输尿管容易发生梗阻,需要切断输尿管将其移至正常位置后行输尿管吻合手术。输尿管跨越髂血管时方向向前,随后进入盆腔经后内侧向膀胱后方走行,这个走向的认识是成功和安全施行输尿管镜操作的关键。

右侧输尿管腰部的前方,有十二指肠降部、小肠系膜,至右侧髂窝与回盲部和阑尾相邻,因此髂窝脓肿和盲肠后阑尾炎均可引起输尿管炎症,以致尿中可能出现红细胞和脓细胞,而被误认为泌尿系感染。左侧输尿管腰部的前方,有十二指肠空肠曲、左结肠血管,至左侧髂窝有乙状结肠系膜通过,在直肠手术分离或切断结肠系膜时,需注意保护输尿管,以免发生意外。

输尿管上 1/3 段由肾动脉分支供应;中 1/3 段由来自输尿管内侧的腹主动脉、髂总动脉、精索内动脉/卵巢动脉、子宫动脉的分支供应;下 1/3 段有来自外侧的膀胱下动脉分支供应。这些动脉的分支在进入输尿管浆膜层下有广泛的交通支形成动脉网,因此切断任何一段输尿管对断端局部血液供应并无大影响。

新生儿输尿管长 5～7cm,其管腔在末端较狭,1～1.5mm,中间较宽,约 3mm,走行弯曲,特别在盆部更明显。婴儿期输尿管多处狭窄,肌肉和弹力组织发育不全,易于扩张和尿潴留,易患尿路感染。

第四节 膀 胱

膀胱是储存尿液的器官,其大小、形状和位置均随年龄和尿液充盈的程度而异。膀胱的最大容量随年龄而增加,新生儿的膀胱容量约 20～50mL,1 岁时约 200mL,10 岁时约 750mL,15 岁左右可达到正常成年人水平,约 1 000mL 左右。以年龄为基础的膀胱容积可通过以下公式计算。

Koff 公式
膀胱容积(mL)= 30×(年龄+2)。
或者 Kaefer 公式
2 岁以下小儿膀胱容积(mL)= 32×(2×年龄+2)
2 岁以上膀胱容积(mL)= 30×(年龄÷2+6)。

老年人由于肌张力减低,容量增大。女性膀胱容量较男性小。新生儿膀胱位置比成人高,大部分位于腹腔内,尿道内口可达耻骨联合上缘的平面。以后随年龄增长,骨盆腔增大,膀胱逐渐下降至小骨盆内,约到青春期才达成人位置。成人膀胱位于左、右耻骨和耻骨联合的后方、盆腔的前部,所以耻骨骨折容易损伤膀胱。

膀胱的前外侧面间隙是膀胱和前列腺手术腹膜外入路的分离平面,有丰富的静脉丛和蜂窝组织,亦称耻骨后间隙(retzius space)。膀胱的两侧与肛提肌、闭孔内肌、盆壁筋膜相邻。膀胱后下壁(底)与直肠相邻,在男性两者之间有精囊腺、输精管、输精管壶腹、腹膜会阴筋膜,在女性有膀胱子宫陷凹及子宫体,借助疏松结缔组织与阴道和子宫颈紧密结合。膀胱的上面被以腹膜,随尿液的充盈腹膜也随之上移。沿耻骨联合上线施行膀胱穿刺时可损伤腹膜。

膀胱的肌纤维疏松地相互交错形成内层纵行、中层环形及外层纵行三层肌束。这种网状结构十分有利于将球形的膀胱排空。膀胱收缩时黏膜面形成许多皱褶,扩张时完全消失,膀胱三角无论在膨胀或收缩时均无皱褶。左右输尿管口之间的输尿管嵴可作为膀胱镜寻找输尿管口的标志。

膀胱上动脉供给膀胱上部外侧壁的血液,中动脉营养膀胱底及两侧,下动脉主要供应膀胱下部和底部,以及近端尿道和前列腺。女性的子宫和阴道动脉也发出侧支供应膀胱底。直肠下动脉和闭孔动脉的膀胱支也供应膀胱。

膀胱的静脉不与动脉伴行,在膀胱底构成静脉网,通过膀胱下静脉注入髂内静脉。膀胱静脉网向后在男性与前列腺和精囊腺的静脉相连构成膀胱前列腺丛,在女性则与直肠丛或子宫阴道丛吻合,向前与膀胱前间隙内的阴部丛吻合。

第五节　男　性　尿　道

男性尿道既是尿液由膀胱排出体外的通道,又是射精的通道。新生儿长 5~6cm,成人可达 16~22cm。尿道起自膀胱内的尿道内口,终于阴茎头部的尿道外口,全长可分为前列腺部、膜部、球部、阴茎部和阴茎头部。球部尿道和阴茎部尿道统称为海绵体尿道。尿道全程呈 S 形,在自然状态下有耻骨下弯和耻骨前弯两个弯曲,尿道全长有三个生理性狭窄和扩大。狭窄处分布位于尿道内口、膜部和尿道外口,其中以尿道外口最为狭窄;三处扩大分布为前列腺部、球部和舟状窝处,其中以前列腺部最为宽阔。

前列腺部后壁有一纵嵴为尿道嵴,其中部一纺锤样突起为精阜。精阜的顶端可见前列腺囊的开口,两侧为射精管开口。前列腺囊是苗勒氏管退化不全残存的小囊,在一些性别发育异常的患者中,前列腺囊可以形成较大的憩室,向上和向后伸入到前列腺组织内,造成反复的尿路感染和附睾炎症。膜部尿道为穿过尿生殖膈的一段,长度平均为 1.5~2.0cm,是最短而且狭窄的一段,周围包绕外括约肌,对尿控起到重要作用,外伤时尿道损伤以该部多见。海绵体部为尿生殖膈下筋膜至尿道外口一段,起始部位位于尿道球部,管腔扩大,亦称尿道壶腹。有尿道球腺的导管开口其中,球部尿道损伤最为多见,多见于会阴部撞击伤和骑跨伤。在连接尿道外口处管腔又复扩大,称尿道舟状窝。男性新生儿的尿道生长缓慢,黏膜腺体、弹力纤维和结缔组织的发育均较差。

第六节　女　性　尿　道

女性尿道位于耻骨联合的后方,女孩出生后数月尿道仅长约 1cm,成人长度为 2.5~5cm,平均为 3.5cm,易于扩张,可达 10~13mm。外部有血管丛和致密的结缔组织,开口于阴道前庭,尿道外口最细。尿道黏膜及黏膜下层共同形成的皱襞对尿道闭合起重要作用,绝经后这些结构可发生萎缩,导致压力性尿失禁。尿生殖膈等盆底组织对盆底有支持作用,亦有悬吊尿道作用。这些肌肉损伤,可导致尿道长度缩短及阻力降低。

下尿路的发育与生殖系统关系密切。膀胱形成时尿囊退化成脐尿管,出生后脐尿管成为一条从膀胱顶部到脐的纤维索即脐正中韧带。脐尿管瘘、囊肿、憩室等脐尿管畸形在临床上均可见到,大多数与脐尿管退化不全,在 12 周前下尿路梗阻或由于膀胱膨胀障碍闭合有关。

膀胱尿道重复畸形常伴有其他后肠和下部脊椎重复畸形,与早期胚胎后侧分裂相关。输尿管异位、膀胱输尿管反流和输尿管口旁憩室是由于输尿管芽在中肾管的正常位置更靠近头侧或者尾侧。靠近头侧造成膀胱输尿管反流和憩室,靠近尾侧造成输尿管开口异位。

尿道主要由尿生殖窦的尿道部演变而来,分上、下两段。在男性,上段形成前列腺部及膜部尿道,共同形成男性后尿道,下段形成海绵体部尿道的大部分。在女性,上段的一部分和尿生殖窦形成女性尿道;上段的另一部分和整个下段则发育成阴道前庭的大部分。

(毛建华　陈光杰　傅海东　赵一俊)

参考文献

［1］ VAN A K J,BOYARSKY B J,ORANDI B J,et al. National trends over 25 years in pediatric kidney transplant outcomes. Pediatrics,2014,133(4):594-601.

［2］ 徐虹,丁洁,易著文. 儿童肾脏病学. 北京:人民卫生出版社,2018.

［3］ 中华医学会器官移植学分会,中国医师协会器官移植医师分会. 中国儿童肾移植临床诊疗指南(2015 版). 中华移植杂志(电子版),2016,10(1):12-23.

［4］ VERGHESE P S. Pediatric kidney transplantation:a historical review. Pediatr Res,2017,81(1-2):259-264.

［5］ LIU L,ZHANG H,FU Q,et al. Current status of pediatric kidney transplantation in China:data analysis of Chinese Scientific Registry of Kidney Transplantation. Chin Med J(Engl),2014,127(3):506-510.

［6］ DHARNIDHARKA V R,FIORINA P,HARMON W E. Kidney transplantation in children. N Engl J Med,2014,37(6):549-58.

［7］ 蔡威,张潍平,魏光辉. 小儿外科学. 6 版. 北京:人民卫生出版社,2020.

［8］ 张金哲,潘少川,黄澄如. 实用小儿外科学. 杭州:浙江科学技术出版社,2003.

［9］ 郭应禄,夏术阶,纪志刚. 坎贝尔-沃尔什泌尿外科学. 11 版. 郑州:河南科学技术出版社,2020.

［10］ 张大宏. 经腹腔入路泌尿外科腹腔镜手术操作技巧. 北京:人民卫生出版社,2012.

［11］ 那彦群,吕家驹. 小儿及女性泌尿外科学. 济南:山东科学技术出版社,2007.

［12］ 文建国. 小儿泌尿外科手术图解. 郑州:郑州大学出版社,2005.

第三章　儿童肾脏疾病的症状

肾的生理功能以滤过、重吸收、排泌和内分泌功能为主。肾脏功能和/或结构的受损可导致循环负荷增加、尿液性状改变等，常表现为水肿、高血压、蛋白尿、血尿等症状。症状学表现提供肾脏疾病诊断和鉴别诊断的依据，反映了病情的严重程度。因此，对儿童肾脏疾病症状的掌握，是能否及时诊断和治疗的关键。本章将阐述儿童肾脏疾病常见症状的病理生理学机制、诊断及鉴别诊断等内容。

第一节　水　肿

水肿是以局部或全身性组织间液量增多和组织肿胀为特征的临床病症。按病因可分为局限性水肿和全身性水肿。局限性水肿的常见原因是静脉受压而阻塞，如深静脉血栓形成，而全身性水肿的常见原因是肾脏疾病。

一、发生机制

（一）水肿形成的原因

1. 细胞外液容量增多（钠水滞留）　钠水滞留的基本原因是肾脏排钠、排水减少，多见于肾小球滤过钠、水量的减少及肾小管对钠、水的重吸收增多。

2. 组织液生成增多或回收减少，多见于毛细血管壁通透性增高、毛细血管流体静压增加、血浆胶体渗透压下降等。

3. 淋巴回流减少。

水肿的发生可由上述一种或多种原因造成。

（二）肾性水肿的发病机制

1. 体内外液体交换失衡　肾脏病变时，患者肾小球滤过率下降、肾小管重吸收功能增强，排泄水、钠能力降低，导致机体水钠潴留。

2. 血管内外液体交换失衡　细胞外液增多，分布在血管内及组织间隙中，肾损伤时，致肾损伤因素导致全身毛细血管通透性增强；出现肾病综合征时，大量蛋白尿导致低白蛋白血症，血浆胶体渗透压降低，导致大量水分及血浆蛋白渗入组织间隙而产生水肿。

二、肾性水肿分类

（一）肾病性水肿

由于大量白蛋白自尿液中丢失，血浆白蛋白浓度降低，导致胶体渗透压降低，当白蛋白低于25g/L时液体将在组织间隙积聚；低于15g/L时，则可有腹水或胸腔积液形成，主要见于肾病综合征，因此得名。水肿一般起自组织疏松部位，如眼睑，以后逐渐遍及全身，严重者可有腹腔积液或胸腔积液。由于重力作用，双下肢踝部亦是水肿早期表现的位置，呈凹陷性，晨轻暮重。

（二）肾炎性水肿

由于肾小球滤过能力下降，而肾小管功能对钠和水的重吸收尚好，导致钠在体内蓄积并引起水钠潴留，水肿常较轻，呈非凹陷性（组织间隙中蛋白质含量较高），常合并血尿、少尿、高血压及急性肾功能不全,常见于急性肾小球肾炎,因此得名。

（三）肾小管-间质疾病性水肿

由于肾缺血、中毒、肾毒性药物、过敏因素导致的肾小管间质损害,尿蛋白含量相对较少,初期水肿常不明显,严重少尿时,可发生水肿。

三、鉴别诊断

（一）心源性水肿

右心衰竭或心包狭窄时,全身的血液回流受阻,静脉压和毛细血管压升高,液体外漏至血管外组织间而引起水肿。特点是首先发生在低垂部位的下肢,然后逐渐波及全身,严重时可出现腹水和胸腔积液。水肿形成速度慢,比较坚实,移动性小,严重时不能平卧。

心源性水肿主要是钠水滞留和毛细血管流体静压增高所致。其次是血浆胶体渗透压降低,淋巴回流减少(右心衰竭)。毛细血管壁的通透性增高在胸腔积液、腹水产生中起到一定的作用。心源性水肿多见于充血性心力衰竭、缩窄性心包炎等。患儿常有心脏病史,结合病史及心脏超声等检查,不难鉴别。

（二）肝源性水肿

肝源性水肿常见于肝实质损伤较重的疾病,如重型肝炎、肝硬化或晚期肝病。由于肝硬化时门静脉高压,门静脉血液回流受阻出现水肿。肝硬化后蛋白质合成能力下降,血浆白蛋白浓度降低亦可导致低蛋白性水肿。低蛋白血症也是引起肝性水肿的重要原因。其水肿特点是首发于双下肢,后波及全身,重者肝源性水肿腹水常较明显。慢性肝病病史,以及肝功能检查异常有助于诊断。

（三）营养不良性水肿

严重的蛋白质营养不良或恶性营养不良,可导致白蛋白合成不足,引起低白蛋白血症。随着我国经济发展,老百姓生活水平提高,这种情况已极少见。

（四）结缔组织疾病

常见疾病有系统性红斑狼疮、多发性肌炎、皮肌炎和硬皮病等。临床特点是皮肤、皮下组织呈急性非感染性炎症所致的水肿,多见于头面部、颈胸、上肢等部位,皮肤红肿、肿胀、紧张。患儿多伴有发热、全身不适和关节痛等。

（五）变态反应性

致敏原有致病微生物、异种血清、动植物毒素、某些食物及动物皮毛等。此型水肿往往有过敏史,水肿多突然发生。尿检查可有短暂的蛋白尿和少数管型,但肾功能多正常,一般给予对症治疗后水肿迅速消退。

（六）内分泌性内分泌紊乱所致水肿

1. 抗利尿激素分泌异常综合征　患儿抗利尿激素分泌过多,可导致水钠潴留及低钠血症。可见于中枢神经系统疾病及肺炎、肺结核、肺脓肿等。

2. 甲状腺功能异常　甲状腺功能低下和甲状腺功能亢进均可出现水肿,且均为黏液性水肿。水肿是由皮下组织细胞间聚集大量黏蛋白及水分形成。常见于眼睑、面颊、四肢,多为非凹陷性。

3. 肾上腺皮质功能亢进　糖皮质激素以皮质醇为代表,皮质醇可促进肾远曲小管及肠道对钠的重吸收,分泌过多可导致水肿。盐皮质激素以醛固酮为代表,原发性醛固酮增多症水肿少见,而继发性醛固酮增多往往是全身性水肿(心源性水肿、肾源性水肿)发病的重要因素之一。

第二节　蛋　白　尿

正常人尿液中仅含有微量蛋白尿,每日排出量<150mg。无论婴儿或儿童24小时尿蛋白定量>150mg,则称为蛋白尿;但因儿童年龄、体质量跨度大,且24小时尿留取困难,建议对婴幼儿采用尿蛋白(mg)/肌酐(mg)<0.2或12~24小时尿蛋白定量<4mg/(m²·h)的标准,以减少蛋白尿的漏诊。

一、发生机制

（一）滤过屏障受损

肾小球囊内静水压增加，滤过压增加导致通过肾小球滤过膜的蛋白质增加，尿中蛋白质异常增多，这种情况主要发生在高血压和直立性蛋白尿的情况下。成分以白蛋白为主，可含有少量 β_2-微球蛋白等小分子蛋白质，又可含有免疫球蛋白等大分子蛋白质。

（二）肾小管对蛋白重吸收减少

肾小球滤过屏障只是对白蛋白等中大分子蛋白质发挥分子筛和电荷屏障作用，血液中小分子蛋白质多肽仍可以自由通过肾小球滤过膜，出现在原尿中。正常情况下，近曲小管将重吸收几乎所有滤过的小分子蛋白质，如果由于各种原因引起近端小管重吸收功能受到损伤时，没有吸收的小分子蛋白质出现在尿中。

（三）溢出性蛋白尿

血中小分子蛋白质浓度异常增高（如免疫球蛋白轻链、肌红蛋白等），超过肾小管重吸收极限时，随尿大量排出，即为溢出性蛋白尿。此时肾小球和肾小管功能大多正常，仅仅是因为原尿中的小分子蛋白质超过肾小管重吸收能力而出现蛋白尿。

（四）局部组织蛋白排泌到尿中

由肾小管、输尿管、膀胱、尿道局部组织破坏或分泌产生的蛋白尿，见于泌尿道感染、损伤、肿瘤等。

蛋白尿的产生主要取决于肾小球的滤过和肾小管的重吸收，与肾小球的机械屏障和电荷屏障相关。近年来，对肾小球滤过屏障的研究取得显著进展，内皮细胞表层和足细胞下间隙成为肾小球滤过屏障新组分，特别是在足细胞分子与蛋白尿关系上研究取得显著进展，使得我们更加深刻认识以蛋白尿为主要表现的肾脏疾病的发病机制，这些足细胞分子也将会成为今后干预的靶标，为治疗肾脏疾病带来新的突破。

二、蛋白尿分类

（一）按蛋白尿发生机制分类

1. 肾小球性蛋白尿　是指由于肾小球滤过膜的改变，通透性增加，血浆蛋白滤出增多，使肾小球滤液中的蛋白质增加，超过肾小管的重吸收能力。尿蛋白以白蛋白为主，是儿童蛋白尿的常见病因。其可能由肾小球疾病（以微小病变最常见）、奥尔波特综合征等引起，或由非病理状况如发热、剧烈运动和直立性蛋白尿引起。

2. 肾小管性蛋白尿　是由小分子蛋白质重吸收减少所致，如 β_2-微球蛋白、α_1-微球蛋白和视黄醇结合蛋白。这些分子正常情况下可被肾小球滤过，随后大部分在近端小管被重吸收。多种肾小管间质疾病干扰近端小管的重吸收，从而导致这些小分子蛋白质的排泄增加。肾小管性蛋白尿通常伴有近端小管的其他功能障碍，包括糖尿、近端小管性酸中毒伴碳酸氢盐消耗，以及高磷酸盐尿。

3. 溢出性蛋白尿　是由小分子蛋白质排泄增加所致。由某种蛋白生成过多、超过了肾小管的重吸收能力而引起。其肾小球滤过膜及肾小管重吸收功能均正常。主要见于过度合成免疫球蛋白轻链的浆细胞病，如成人多发性骨髓瘤患者、轻链病。

4. 分泌性蛋白尿　是肾脏本身的结构蛋白或其分泌排泄的蛋白组成，如 IgA、IgE 或大分子的 Tamn-Horsfall 蛋白。近年来研究证明肾小管上皮细胞的薄膜、刷状缘绒毛、微丝等细胞骨架结构比较脆弱，在缺血、炎症、中毒等情况下，可发生显著的构型改变，完整性发生破坏。可见于各种肾脏疾病、感染、系统性疾病；肾毒性药物、多发性骨髓瘤、高浓度造影剂等也可出现。

5. 组织性蛋白尿　是指在尿液形成过程中，肾小管代谢产生的蛋白质和组织破坏分解的蛋白质，以及由于炎症或药物刺激泌尿系统分泌的蛋白质所致的蛋白尿，常见于各种泌尿系统疾病如病毒、细菌感染、组织坏死、肿瘤等。

6. 混合性蛋白尿　是指肾小球和肾小管都有损伤，尿液中出现由肾小管分泌的、不能有效重吸收的 α_1-微球蛋白、β_2-微球蛋白、溶菌酶等小分子蛋白质，同时还有通过肾小球滤出的中分子蛋白质，如白蛋白,所以称为混合型蛋白尿。如肾盂肾炎,病初为肾小管损伤,随着病情进展,可能累及肾小球出现肾小球性蛋白尿。

（二）生理性蛋白尿和病理性蛋白尿

1. 生理性蛋白尿 是指完全没有疾病的症状和其他表现,以蛋白尿为唯一症状的状态。可分为功能性蛋白尿和体位性蛋白尿。生理性蛋白尿定性一般不超过(+),定量24小时常小于0.5g,多见于青少年。

（1）功能性蛋白尿:功能性蛋白尿发生在剧烈运动后、发热过程中,过度寒冷、高温作业、精神紧张等交感神经高度兴奋状态。一般为暂时性的。蛋白尿以白蛋白为主,患儿肾脏无器质性病变,诱因去除后即可消失。

（2）体位性蛋白尿或直立性蛋白尿:体位性蛋白尿是指由于直立体位或腰部前凸时引起的蛋白尿。发生机制可能与直立时肾的位置下移,使肾静脉扭曲而至肾脏处于淤血状态以及淋巴、血流受阻有关。并有报道胡桃夹现象是青少年直立性蛋白尿主要原因之一。

2. 病理性蛋白尿 病理性蛋白尿主要是肾小球滤过和肾小管重吸收障碍的结果。其特点是持续性的,蛋白质量较多,且常伴有红细胞尿、管型尿及相应临床表现。

（三）诊断与鉴别诊断

区分是真性蛋白尿和假性蛋白尿。所谓假性蛋白尿是指临床上有一些"蛋白尿"不是真正的蛋白尿,而是由于某些原因造成尿常规检查中蛋白质呈阳性反应。假性蛋白尿一般见于以下几种情况,应注意鉴别。

1. 尿中混入血液、脓液、炎症或肿瘤分泌物等 常规蛋白尿定性检查均可呈阳性反应。这种尿的沉渣中可见到多量红细胞、白细胞和扁平上皮细胞,而无管型;将尿离心沉淀或过滤后,蛋白定性检查会明显减少甚至转为阴性。

2. 尿液长时间放置或冷却后,可析出盐类结晶,使尿呈白色混浊,易被误认为蛋白尿;但加温或加少许醋酸后能使混浊尿转清,有助于区别。

3. 尿中混入前列腺液或下尿道炎症分泌物等 此时尿蛋白反应可呈阳性,患者有下尿路或前列腺疾病的表现,尿沉渣可找到较多扁平上皮细胞等,可作区别。

4. 淋巴尿 含蛋白较少,不一定呈乳糜状。

5. 药物因素 如利福平、山道年等从尿中排出时,可使尿色混浊类似蛋白尿,但蛋白定性反应为阴性。

第三节 血 尿

正常尿液中无或仅有少量红细胞,尿液离心后将沉渣涂片,用显微镜观察10个高倍视野(high power field,HPF)计数红细胞,若平均≥3个/HPF则称为血尿。红细胞量少时,尿色可无异常,仅能靠显微镜检查做出诊断,称镜下血尿。若每升尿液中有1mL血液时即为肉眼血尿,酸性尿时呈烟灰水色或棕红色,中性或碱性尿时呈鲜红或洗肉水样。

一、发生机制

肾小球性血尿的发生机制复杂,目前尚无学说能够完全解释其成因。当前的研究主要集中在肾小球滤过膜异常及红细胞的本身异常方面。

（一）肾小球基底膜异常

肾小球是滤过单位,肾小球毛细血管内皮细胞、基底膜和足细胞构成了肾小球的滤过屏障,称为滤过膜。滤过膜主要通过膜屏障作用和静电屏障作用来完成滤过功能。肾小球基底膜损伤的发生机制可以分为以下几个方面。

1. 免疫损伤 免疫反应异常是此类疾病的始发机制。在此基础上多种介质的参与导致发生肾小球基底膜损伤和临床症状,此外肾脏本身局部因素在发病上也起了重要作用。临床以链球菌感染后肾小球肾炎、IgA 肾病、紫癜性肾炎最常见。发病机制主要有循环免疫复合物沉积、抗体与肾内抗原(固有抗原或植入抗原)形成原位免疫复合物、细胞免疫及非抗体依赖性的补体活化致病等。

2. 介质导致肾小球基底膜损伤　在最初的免疫紊乱的基础上,介质的局部聚集及活化引起组织损伤,介质通常分为可溶性及细胞性两大类。

(1) 可溶性介质:主要为补体系统。生理情况下,大多数补体以无活性酶前体形式存在,在某些活化物作用下,补体成分依次活化,形成一系列扩大的连锁反应,同时活化过程中产生的补体片段也参与了免疫调节与炎症反应。这些激活途径有共同的末端途径即形成膜攻击复合物及其溶细胞效应。可溶性肽中的生长因子和细胞因子借助其特异的表面受体与靶细胞结合而引起各种细胞反应。

(2) 细胞性炎症介质:多形核白细胞由于趋化因子作用,聚集在病变处,进行免疫吞噬及分泌氧自由基和蛋白溶酶产生相关炎症反应;单核/巨噬细胞由于多种趋化物(如高亲和力抗体,活化 T 淋巴细胞产生的淋巴因子、纤维蛋白等)作用聚集于病变处,通过抗原提呈作用、吞噬作用、产生细胞因子等机制损伤肾脏组织。

3. 家族遗传因素　基底膜发育异常往往有遗传倾向。临床常表现为肾小球性血尿。基因异常导致Ⅳ型胶原纤维合成障碍,从而不能维持基底膜的正常结构,引起基底膜滤过异常。但红细胞如何通过受损的基底膜导致血尿机制仍不清楚。其中以奥尔波特综合征和薄基底膜肾病(thin basement membrane nephropathy,TBMN)最为多见。大量的研究证明奥尔波特综合征是由于编码肾小球基底膜Ⅳ型胶原 α3、α5 链的基因突变所致,其中 COL4A3 和 COL4A4 定位于 2 号染色体的 q34,COL4A5 定位于 X 染色体的 q22。对于 TBMN,定位于 2 号常染色体 COL4A3/COL4A4 基因区域。因此,本病为常染色体遗传病,而且可能类似于奥尔波特综合征,为基底膜胶原的缺陷病,但尚不清楚该病的全部遗传方式及确切发病机制。

（二）红细胞本身异常

随着肾穿刺的普及,一些血尿患者电镜检查并无基底膜异常,即使个别患儿存在基底膜异常,但分子质量比红细胞小得多的尿蛋白却不见漏出。因此,血尿的形成很可能与其红细胞本身异常有关。但目前相关研究少见。正常情况下红细胞膜表面带负电荷,而基底膜同时也带负电荷,因此当红细胞靠近基底膜时由于电荷的排斥作用导致正常情况下红细胞很难从基底膜漏出。相关实验应用离子染剂检测红细胞表面负电荷的含量,结果证实孤立性血尿患儿红细胞膜离子染剂结合量明显低于正常儿童。提示孤立性血尿患儿存在红细胞膜电荷的异常,因其负电荷的减少,从而导致肾小球滤过率增加,导致红细胞漏出。有研究发现肾小球肾炎中亦存在红细胞免疫功能的变化及膜负电荷的减少。因此,孤立性血尿患儿红细胞膜负电荷下降可能参与了血尿的发生、发展过程,但具体调控机制值得进一步研究。

二、诊断与鉴别诊断

（一）区分真性血尿与假性血尿

尿液发红不一定就是血尿,应排除以下可导致尿液呈现红色的干扰因素。

1. 食物因素　甜菜、辣椒、番茄叶、红心火龙果、蜂蜜、胡萝卜素等。

2. 药物因素　利福平、苯妥英钠、吩噻嗪、氯喹、吲哚美辛、奎宁、酚酞等。

3. 血液混入　月经污染、痔疮出血。

4. 非致病性黏质沙雷菌　感染。

5. 血红蛋白尿或肌红蛋白尿。

6. 卟啉尿。

7. 新生儿尿中尿酸盐可使尿布呈红色。

8. 肛周黏膜破损或新生儿假性月经等。

（二）确定尿红细胞来源

排除假性血尿后,需要对尿中的红细胞(red blood cell,RBC)来源进行判断,以分析其病因。尿中红细胞来源可分为肾小球性和非肾小球性,目前肾小球性血尿的常用标准有 3 种:①尿沉渣红细胞形态检查;②尿红细胞平均体积测定;③尿红细胞电泳。其中,尿沉渣红细胞形态检查最常用,普及也最广泛,其具体标准为:尿 RBC 严重变形率(面包圈样、穿孔样、芽孢样)≥30%;或变异形 RBC 率≥60%;或多形型(尿 RBC 形态≥3 种)。有观点认为,尿中砚圈状红细胞(G1 细胞)或棘形红细胞数量≥5%时,亦提示为肾小球性血尿。符合上述条件的为肾小球性血尿,否则为非肾小球性血尿。

（三）肾小球性血尿鉴别诊断

1. 常见疾病判断

（1）原发性肾小球疾病,如感染后肾炎、急进性肾炎、IgA 肾病等。

1）感染后肾炎:感染后肾炎是最常见的儿童肾炎类型。5~12 岁儿童发生风险最高。其症状多变,从无症状、微量镜下血尿到存在肉眼血尿的急性肾炎综合征均可出现。采集病史时,需要询问 A 组链球菌皮肤(2~6 周)、呼吸道(1~2 周)感染史。实验室检查可见 C3 降低、C4 正常或一过性轻微下降。患儿通常在病程 2 周左右随着尿量增加逐渐好转,镜下血尿可持续 3~6 个月甚至更久,补体水平 4~6 周后恢复正常。若 C3 水平持续降低,尤其是对于蛋白尿或血尿持续不缓解的患儿,需要行肾穿刺活检检查。

2）IgA 肾病、过敏性紫癜:IgA 肾病患儿在发作间期通常表现为持续的镜下血尿,发生大量镜下血尿常与合并感染性疾病相关。可以合并不同程度的蛋白尿,通常无肾病家族史。过敏性紫癜被认为与 IgA 肾病是同类疾病,是儿童最常见的系统性血管炎种类。该病以突出皮面的紫癜样皮疹、非损毁性单关节炎/关节痛、腹痛、肾病为特征。超过半数的患儿有肾脏受累,通常表现为血尿和/或蛋白尿,伴或不伴 RBC 管型。

（2）继发性肾小球疾病,如紫癜性肾炎、系统性红斑狼疮肾炎、乙型肝炎病毒相关性肾炎等。

1）如有过敏性紫癜病史,则警惕紫癜性肾炎。

2）如实验室检查乙肝表面抗原和/或 e 抗原阳性,则应警惕乙肝病毒相关性肾炎。

3）如实验室检查补体持续下降、抗核抗体、抗双链 DNA 抗体阳性等,提示狼疮性肾炎。

（3）遗传性肾小球疾病,如奥尔波特综合征、薄基底膜肾病等。

1）奥尔波特综合征:奥尔波特综合征是一种遗传性疾病。可出现镜下血尿或肉眼血尿,是 40 岁前进展为终末期肾病的高危因素。遗传方式通常为 X 连锁、常染色体隐性或显性遗传,相关基因为 COL4A3-5。由于Ⅳ型胶原也存在于耳和眼中,患儿也常合并神经性耳聋和视力异常,包括圆锥状晶状体。

2）薄基底膜肾病:患儿通常表现为持续的镜下血尿,但没有明确的慢性肾功能不全进展风险。肾活检可见肾小球基底膜弥漫性变薄。需要注意的是,虽然薄基底膜肾病通常为良性过程,但其也具有一定的异质性,与基因突变相关的情况预后相对较差。

2. 肾穿刺活检　儿童肾穿刺活检相对成人更慎重,但若患儿符合以下肾穿刺活检指征时,需要穿刺取病理进行诊断。

（1）孤立性血尿持续≥3 个月。

（2）孤立性血尿伴有阳性家族史。

（3）持续性肉眼血尿≥2 周且除外非肾性因素。

（4）血尿合并蛋白尿(定量≥1g/24h)。

（5）血尿伴有不明原因高血压或肾功能减退。

儿童最常见的病理类型为系膜增生性肾炎、IgA 肾病、薄基底膜肾病、轻微病变型肾炎及局灶节段性肾小球硬化。

（四）非肾小球性血尿鉴别诊断

1. 非肾小球性血尿常应用尿三杯试验对血尿部位进行判断。

（1）第一杯红细胞增多为前尿道出血。

（2）第三杯红细胞增多则为膀胱基底部、前列腺、后尿道或精囊出血。

（3）三杯均有出血,则为膀胱颈以上部位出血。

此外,尿中出现血块通常提示是非肾小球性疾病。

2. 常见疾病判断

（1）高钙尿症:高钙尿症与持续的无症状镜下血尿相关。2 岁以上儿童高钙尿症的定义为尿钙-肌酐比>0.2。由于婴儿的尿钙排泄量较高、肌酐排泄量较低,因而对于6个月以下婴儿,尿钙-肌酐比<0.8是可以接受的,而对于6~12个月婴儿,尿钙肌酐比<0.6可以被认为是正常的。高钙尿症可以是单独存在的,也可以与肾钙质沉着症相关。

(2)肾结石:肾结石既可以造成微量镜下血尿,也可以造成大量镜下血尿,在特定位置的结石也可以造成中重度腹痛、侧腹痛。许多肾结石患儿均无症状,在进行影像学检查时发现。

(3)肾静脉受压综合征(胡桃夹综合征):肾静脉受压综合征的形成机制是左肾静脉受到主动脉和近段肠系膜上动脉压迫。研究显示,不明原因血尿患儿中有30%~45%经超声证实符合肾静脉受压综合征。多数患儿没有症状,少数有左侧腹痛、腹痛及精索静脉曲张。超声、CT或MRA均可诊断。

(4)凝血机制障碍:全身系统疾病引起的出血,如血小板减少性紫癜、血友病等。

第四节　高　血　压

肾性高血压是指由肾脏疾病所致的高血压,包括肾实质性高血压和肾血管性高血压。肾实质性高血压主要指肾实质病变所致的高血压;肾血管性高血压指各种原因引起的单侧或双侧肾动脉入口、主干或其主要分支狭窄或完全闭塞从而引起的肾实质缺血所产生的继发性高血压。在肾脏疾病进展过程中可产生高血压,而高血压又可加剧肾脏病变使肾功能减退,形成恶性循环;高血压是慢性肾脏病的常见病因和并发症,是慢性肾脏病(chronic kidney disease,CKD)患者发生心肾不良终点事件的重要危险因素之一。良好的血压管理对改善CKD患者远期预后具有重要的临床意义。

一、发生机制

(一)盐潴留与细胞外容量增加

正常人盐摄入量与血压呈S形的非线性正相关,反映人群中不同个体对盐敏感的差异。当盐摄入量在50~150mmol/d时,"盐敏感"个体无法将过多盐排出体外,产生水钠潴留,此范围内高血压发生率几乎随盐摄入量增加呈线性升高。故盐摄入及容量与高血压的关系在慢性肾功能不全患者中相对密切。

肾实质病变时,由于肾小球滤过率下降,致钠水滤过减少;肾小管功能损伤,钠水运转失常;由于肾缺血、肾实质损伤等因素导致肾素增多、舒血管物质减少、交感神经兴奋,肾小管重吸收钠水增加,引起体内水钠潴留,从而使血容量及细胞外液增加,心搏出量增多,产生高血压。

(二)肾素血管紧张素系统活性增加

血液循环系统中的肾素主要是由肾球旁细胞合成和分泌的一种酸性蛋白酶。血浆或组织中的血管紧张素原,在肾素的作用下水解,产生血管紧张素Ⅰ。血管紧张素Ⅰ在肺循环血管内皮表面的血管紧张素转化酶的作用下,生成为血管紧张素Ⅱ。血管紧张素Ⅱ通过:①刺激肾上腺皮质球状带,促使醛固酮分泌,促进肾小管对Na^+的重吸收,潴留水钠;②刺激交感神经末梢,增加交感神经递质和提高特异性受体的活性等;③反馈性地抑制肾脏分泌肾素和刺激肾脏分泌前列腺素,使得患者血压升高。

肾血流灌注不足导致肾组织缺氧和促使球旁细胞增加肾素分泌,通过肾素-血管紧张素系统(renin-angiotensin system,RAS)作用引起高血压。

(三)激肽-缓激肽系统活性下降

激肽-缓激肽系统是血压调节的重要组成部分。其中缓激肽(bradykillin,BK)在调节过程中发挥了重要作用。BK作用于集合管,抑制钠的重吸收、减少肾小管对水的通透性,并可调节前列腺素,一氧化氮和血小板活化因子等,发挥扩张血管、调节血流和抑制平滑肌增殖等多种效应,有效控制高盐饮食和血管紧张素Ⅱ引起的高血压。而当肾缺血时,激肽释放酶生成减少,缓激肽相应减少,从而引起血压升高。

(四)交感神经系统活性增加

交感神经系统的激活亦是肾性高血压的发病机制之一。交感兴奋直接增加心排血量和外周血管阻力,并通过肾上腺素受体介导刺激RAS,间接增加外周血管阻力。此外,交感神经兴奋可直接促进近端小管对钠重吸收,降低GFR和肾血流量,从而促进肾素分泌。慢性肾脏病患者血管紧张素-醛固酮系统激活、瘦素水平过高及不对称二甲基精氨酸(ADMA)堆积等综合作用,引起交感神经系统活性增加,使儿茶酚胺分泌增多,儿茶酚胺调节血管收缩、血管阻力、心率。肾素释放及肾小管重吸收钠维持水盐平衡,血浆儿茶酚胺水平升高,正性作用增强,从而血压升高。

(五)一氧化氮减少

CKD 患者通常会发生 NO 缺乏。NO 产生于血管内皮细胞,起扩张血管、降低血压的作用,并可被 ADMA 所抑制。通常 CKD 患者血清 ADMA 浓度增高,普遍高于正常人 6~10 倍,有学者发现血清 ADMA 浓度下降时,患者血压也相应下降,ADMA 不能被透析完全清除,故 CKD 患者 NO 缺乏,血压升高。

(六)肾血管疾病

CKD 患者中出现肾血管闭塞性疾病所造成肾动脉狭窄是导致肾性高血压发生的另一个重要因素。Goldblatt 实验经典模型:两肾一夹高血压模型中,人为使一侧肾动脉狭窄,而对侧肾脏正常,结果仅引起血压中度升高。可以发现,一侧肾动脉狭窄并不引起容量扩张,但血浆肾素水平升高,仍然可以使血管收缩引起高血压。

二、临床分类

(一)肾实质性高血压

最常见的继发性高血压,发病率仅次于原发性高血压,见于肾小球肾炎、肾发育不良、肾肿瘤、肾外伤、肾积水、多囊肾、肾硬化等。在肾性高血压中,以肾小球疾病最为多见。

(二)肾血管性高血压

肾血管性高血压占儿童高血压的 5%~10%。此类高血压往往药物难以控制,从而导致严重并发症,包括高血压脑病和脑卒中、左心室肥厚合并舒张功能障碍、充血性心力衰竭及肾功能减退等。临床常见于肾动脉狭窄、深静脉血栓形成、纤维肌性发育不良等。

三、诊断与鉴别诊断

(一)诊断

根据患儿病史、体格检查及检验检查做出诊断。

1. 高血压诊断标准　目前国内外尚缺乏统一的标准,多采用 2004 年美国国家高血压教育项目(national high blood pressure education program,NHBPEP)儿童青少年工作组对儿童高血压的定义。

(1)高血压指经过 3 次及以上不同时间测得的平均收缩压和/或平均舒张压≥同年龄、性别和身高儿童血压的第 95 百分位数。

(2)高血压前期为血压>P90 或 120mmHg/80mmHg(1mmHg=0.133kPa),但小于 P95。

(3)高血压 1 期血压为 P95~P99+5mmHg。

(4)高血压 2 期血压为≥P99+5mmHg。

最近由美国儿科学会(American Academy of Pediatrics,AAP)及其质量改进和患者安全委员会制订的《临床实践指南》中对该诊断标准进行了更新。

(1)1~13 岁儿童正常血压及高血压前期诊断标准同前;高血压 1 期血压为 P95~P95+12mmHg 或 130/80~139/89mmHg;高血压 2 期血压≥P95+12mmHg 或≥140/90mmHg。

(2)年龄≥13 岁者正常血压<120/80mmHg;高血压前期血压为 120/<80mmHg~129/<89mmHg;高血压 1 期血压为 130/80mmHg~139/89mmHg;高血压 2 期血压≥140/90mmHg。

由于上述诊断标准在临床实践中复杂且烦琐,为了便于操作,有学者提出了更为简洁的诊断标准:6~11 岁儿童收缩压或舒张压>120/80mmHg;12~17 岁儿童收缩压或舒张压大于 130/85mmHg,同样可以预测高血压和亚临床心血管疾病的发生。

近年来,动态血压检测作为一项有价值的评估方法被越来越多的应用于儿童和成人高血压的诊断。动态血压监测可以鉴别白大衣性高血压及隐匿性高血压,还可以全面反映不同时段、多种状态下血压水平和血压波动特点的功能,多用于 5 岁以上儿童患者。

2. 影像学检查 诊断儿童肾血管性高血压的影像学方法包括无创影像技术,如肾脏 B 超、核素扫描、计算机断层扫描(CTA)、磁共振成像(MRI)等,以及侵入性检查,如数字减影血管造影(digital subtraction angiography,DSA),目前 DSA 仍然被认为是诊断儿童肾血管性高血压的唯一金标准。

(二)鉴别诊断

1. 原发性高血压 是指除外其他引起血压升高的病因后的高血压。更多见于青少年。目前原发性高血压的病因仍不能完全明确,可能与超重和肥胖、高盐饮食、遗传、宫内发育迟缓、低出生体重、早产、被动吸烟、睡眠质量差等有关。

2. 内分泌性高血压 所谓内分泌性高血压,就是由于能够引起血压升高的激素分泌过多,如肾素、血管紧张素、醛固酮、儿茶酚胺、生长激素、糖皮质激素等导致血压升高。内分泌性高血压的常见疾病有原发性醛固酮增多症、嗜铬细胞瘤、库欣综合征、肢端肥大症、甲状腺功能异常导致的高血压等。

3. 颅脑疾病 颅脑疾病如颅内肿瘤,可合并不同程度的高血压。可表现为头痛以及随着肿瘤不断增大,可出现该部位脑神经压迫症状。

4. 其他血管性疾病 病史中可造成肾动脉狭窄的原因,如大动脉炎、动脉瘤、创伤、肿瘤、肌纤维发育异常等。

第五节 脓 尿

临床上将变性的白细胞称为脓细胞。脓尿指尿液中含有脓液或新鲜清洁中段尿离心沉淀检查每高倍视野出现 5 个以上白细胞。仅于镜下发现白细胞增多者,称为镜下脓尿。当尿中有凝块,含有大量白细胞和脓球,肉眼见尿液浑浊或乳白色者,称为肉眼脓尿。脓尿常见于泌尿系感染,如肾盂肾炎。亦可见于急慢性肾小球肾炎、急进型肾炎、肾小管酸中毒、尿钙化症及尿路的非感染性疾患,如结石及肿瘤等。

一、病因

(一)肾脏与尿路疾病

1. 泌尿系感染 导致尿白细胞增加最常见的原因,包括肾脏、输尿管、膀胱和尿道感染。常见的尿路感染多为下尿路感染,若治疗不当,细菌可上行至肾脏,导致肾脏感染。女性尿路感染的发生率高于男性。

2. 免疫性疾病 如急性肾小球肾炎、狼疮性肾炎、过敏性间质性肾炎、移植排斥反应等。

3. 肾结石 尿白细胞大量增加可能是肾结石的先兆。正常尿液中含有可溶性矿物质和无机盐,矿物质和无机盐增加可形成结石。当结石进入泌尿系统,阻塞尿路可导致细菌积聚,继而引起感染。

4. 尿路梗阻 尿路梗阻亦可出现脓尿。常见原因有创伤、肾结石、肿瘤或异物。

5. 其他原因 癌症,如膀胱癌、前列腺癌、肾癌;血液疾病,如镰状细胞贫血;镇痛药,如血液稀释剂;剧烈运动或运动过度。

(二)泌尿系周围器官和组织感染

如肾周围炎、肾周围脓肿、输尿管周围炎或脓肿,阑尾周围炎或脓肿等。

二、发病机制

脓尿主要系细菌通过多种途径到达尿路,造成感染所致。

1. 如细菌上行性感染 此种途径较为常见。细菌从尿道至膀胱,经输尿管到达肾脏。

2. 血行感染 此种途径较少见。常发生在上呼吸道感染、肺炎、败血症等之后,细菌经血循环到达肾脏。

3. 淋巴道感染 肠道与肾脏有淋巴管相通,当肠道有感染时也可造成泌尿系感染。

4. 泌尿系统邻近器官和组织有感染时可直接蔓延至肾脏。

细菌进入尿路是否发病,与身体抵抗力、细菌数量及细菌毒力大小有关。但泌尿系的畸形、结石、异物、尿路损害及膀胱输尿管反流、梗阻等,可增加对感染的易感性。

三、诊疗思路

（一）尿常规检查

若尿中有多量脓球,病变多在肾脏,如肾盂肾炎。若脓尿中含有较多红细胞,则肾结石、肾结核、肾肿瘤可能性较大。若脓尿中含有乳糜尿,则有丝虫病的可能。

（二）了解病变部位

通过尿三杯试验,尿的前段有脓尿而后段阴性者,病变位于尿道。终末段有脓尿而前段阴性者,病变可能位于后尿道、膀胱三角区或颈部。全程脓尿者表示病变位于膀胱颈以上,如膀胱炎、输尿管炎、肾盂肾炎、肾脓肿、肾积脓等。

（三）伴随症状

伴有膀胱刺激征(如尿频、尿急、尿痛等),首先考虑泌尿道感染,特别是下尿路感染。伴寒战、发热、腰痛者可能有肾盂肾炎。伴有肾绞痛者多提示病变在肾脏或输尿管,肾结石伴感染。肾区扪及包块应考虑肾脓肿、肾积脓、肾周围脓肿、肾肿瘤。伴有下腹部疼痛及局部肌紧张,应考虑腹腔内邻近组织病变,如阑尾周围脓肿、盆腔脓肿等。

（四）病原学检查

如尿细菌培养、尿检抗酸杆菌等。病原学检查有时需反复进行。

（五）特殊检查

经过上述步骤如诊断仍未明确,则需要有目的地进行有关特殊检查。如 X 线腹部平片、肾超声检查、核素肾图、静脉肾盂造影、膀胱镜检查等。

四、诊断与鉴别诊断

（一）诊断

新鲜清洁中段离心尿镜检白细胞>5 个/HPF 即可做出诊断,但以 12 小时 Addis 计数白细胞>100 万和 1 小时尿白细胞排出率计数>40 万个诊断脓尿更准确。

白细胞尿的检测方法有以下几种。

1. 试纸法及干化学尿液分析　尿白细胞分析是基于白细胞破坏后释放吲哚酚酯酶水解试带中的化学物质而显色,尤其碱性和/或低比重尿、细菌尿、白带污染均可呈阳性反应,只能作为一种筛查手段,不能代替显微镜检查。凡阳性标本须再做尿沉渣显微镜检,确认细胞成分。

2. 尿沉渣有形成分分析　经沉渣涂片染色可将白细胞分为以下几种常见类型。

（1）中性粒细胞:尿中性粒细胞呈圆形,大小与末梢血中中性粒细胞相同(直径 7~13μm),有 2~3 个分叶核,胞浆中有颗粒。尿中性粒细胞数增加,分类计数达 80%,除泌尿系感染外,也见于急性间质性肾炎、急性肾小球肾炎及急进性肾炎早期。对于女性患者应注意阴道分泌物污染。

（2）嗜酸性粒细胞:瑞氏染色可辨认嗜酸性粒细胞,但不如 Hansel 染色特异。嗜酸性粒细胞呈圆形,大小与中性粒细胞相似,有一个或两个核形似"墨镜",胞浆呈红色并可见嗜酸性颗粒。尿白细胞计数嗜酸性粒细胞>5%,即有临床意义,严重者甚至可达 30%。嗜酸性粒细胞尿主要见于过敏性间质性肾炎,偶见于尿路血吸虫感染,急进性肾小球肾炎。

（3）淋巴细胞:尿淋巴细胞需要染色才能确认,淋巴细胞尿见于肾移植排斥反应,丝虫病和淋巴细胞白血病,也可见于局灶节段性肾小球硬化及狼疮性肾炎。

（二）鉴别诊断

在确定真性脓尿前必须排除假性脓尿。小儿的假性脓尿见于女性阴道分泌物混入尿中所致,故留取尿液标本时应注意外阴清洁,防止污染,取中段尿或导尿即可区别。肉眼脓尿呈浑浊乳白色时则须与乳糜尿及大量无机盐混浊尿相鉴别。乳糜尿加乙醚后即可澄清,无机盐混浊可用加热法相鉴别,若加热后混浊消失则为尿酸盐晶体尿。只有在加热后和加酸后均不变者才是脓尿。

确定为真性脓尿后,尿病原学检查(尿沉渣涂片直接找细菌、寄生虫或虫卵),以尿细胞学培养对确定病变性质有决定性意义。具有脓尿的常见疾病应注意以下鉴别诊断。

1. 急性肾盂肾炎与单纯性急性膀胱炎　两者均有脓尿。但急性肾盂肾炎几乎全部均有不同程度的脓尿,且多为镜下脓尿,白细胞常为"+",结合临床表现一般可以诊断。单纯性急性膀胱炎以耻骨上腹痛及压痛为主,而无腰痛及肾区叩痛;膀胱刺激征明显,较多出现终末血尿,一般无管型尿及蛋白尿。

2. 慢性肾盂肾炎与肾结核　脓尿是诊断慢性肾盂肾炎的重要依据,其特点多为小量的镜下脓尿,常为"+~++",间歇出现。肾结核患者几乎全部都有不同程度的脓尿,早期仅于镜下发现少量白细胞及红细胞。后期如发展为结核性肾积脓时,则尿中可出现干酪样物质,使尿液呈米汤样混浊。结合两者的病史、临床表现及其他实验室检查不难鉴别。

3. 肾肿瘤与肾积脓　肾、输尿管肿瘤引起尿路梗阻或因肿瘤本身溃烂、坏死,容易合并细菌感染而出现不同程度的脓尿。但这些患者初期常以血尿为主。肾积脓突出的临床表现为脓尿,可出现持续大量肉眼血尿。如果炎症瘢痕、水肿、痉挛而引起梗阻时,也可呈间歇性脓尿。肾超声波检查、静脉肾盂造影、放射性核素肾图有助于诊断。

4. 膀胱憩室伴感染　膀胱憩室一般无症状,当合并感染时可发现膀胱刺激症状和脓尿,膀胱镜或膀胱造影检查可确诊。

5. 尿道炎　为小儿泌尿道感染常见疾病。多见于女性。常由大肠杆菌、链球菌、葡萄球菌等所致,临床主要表现为尿频、尿急、尿痛、脓尿,严重者可出现血尿,一般无发热、腰痛、肾区压痛及叩击痛。

6. 肾周围脓肿　各年龄均可发病。感染部位在肾周围的脂肪组织,多为单侧性,病原菌常为金黄色葡萄球菌,多数由肾外感染,尤以皮肤感染经血循环而达肾周围,亦可由肾实质感染(如肾盂肾炎、肾积脓等)直接蔓延至肾周围组织。临床表现为高热、寒战、恶心、呕吐、腰痛、腹痛、肾区隆起、腰肌紧张,肋脊角压痛。本病与肾盂肾炎同时存在可出现尿频及脓尿等,或肾周围脓肿向肾盂穿破时则出现脓尿,伴全身症状与局部症状明显减轻。外周血白细胞增高,尿检查可有脓尿、菌尿表现,亦可正常。X线腹部平片检查示肾脏影密度增加。肾和腰大肌影像不清,脊柱向患侧弯曲,膈肌上升或运动受限,在深吸气和深呼气时双曝光可见肾较固定。静脉肾盂造影见呼吸时肾脏固定不动。CT已用于本病的诊断。

7. 膀胱输尿管反流　可由于输尿管先天缺陷,尿路重复畸形或尿路感染,组织水肿,炎症细胞浸润、柔韧度消失或下尿路梗阻造成,如后尿道瓣膜。临床多见于2岁以内女婴,大龄女孩有反复尿路感染亦应考虑本病。膀胱尿道造影,可发现在排尿时有反流或排尿终了时反流尿再入膀胱以及输尿管蠕动。

第六节　少尿或无尿

一、定义

少尿:学龄儿童每天排尿量<400mL,学龄前儿童每天排尿量<300mL,婴幼儿每天排尿量<200mL,均为少尿。24小时内尿量<50mL或新生儿尿量<0.5mL/(kg·h)称为无尿。

二、发生机制

(一)肾前性

由于全身有效循环量减少,肾血流量灌注不足所致。肾小球滤过压及滤过率降低,继发醛固酮增多,促使水钠潴留,以致尿量减少或无尿。

(二)肾性

由于肾实质损害,与肾血流动力学改变有关,肾血流减少,并重新分布所致。由于肾缺血损害肾小球上皮细胞,上皮细胞足突肿胀、融合,使肾小球毛细血管通透性降低。由于缺氧、肾中毒、缺血,使肾小管血液供应受到影响,发生肾小管壁上皮细胞坏死、脱落、肾小管基膜断裂及肾小管管腔内大量管型堆积,使管腔堵塞,致肾小管内静水压升高,肾小球滤过率降低。再者,由于肾小管管壁受损害,管内的原尿向管外渗出,造成间质水肿,同时肾小管内压力增加使肾小球滤过率下降而致少尿。

（三）肾后性

由于尿路梗阻，肾小管内压力增高，发生少尿或无尿。因少尿或无尿，肾排泄功能降低，发生水、钠潴留，形成稀释性低钠血症。肾排钾、镁、磷减少，形成高钾、镁、磷血症。酸中毒可使游离钙增加，但因甲状旁腺分泌减少，且磷自肠道排出与钙结合不能吸收，故发生低钙血症。由于肾排酸保碱功能下降，肾小管对酸性物质的吸收增加而发生代谢性酸中毒。蛋白质分解代谢增加，肾排泄障碍，因而血中尿素氮、肌酐等增加。

三、诊断、病因及鉴别诊断

（一）肾前性少尿

常有明显临床表现，如心力衰竭、休克、重症肝病、重度脱水和电解质紊乱等。重度低白蛋白血症，可出现凹陷性水肿，但肾功能多在正常范围之内。病因及分类如下。

1. 休克及血容量不足　多种原因引起的休克，如出血性、过敏性、心源性、创伤性及挤压综合征；多种原因引起的血容量不足，如腹泻、呕吐以及术后造成的大量脱水、出血，大面积烧伤，大量出汗等。

2. 心脏排血功能下降　各种原因所致的心功能不全，严重的心律失常，心肺复苏后体循环功能不稳定。血压下降所致肾血流减少。

3. 肾血管病变　肾血管狭窄或炎症、肾病综合征、狼疮性肾炎、长期卧床不起所致的肾动脉栓塞或血栓形成；高血压危象、肾缺血导致急性肾衰竭。

4. 大量溶血　如蚕豆病、新生儿溶血症、血型不合输血、药物性溶血等。

（二）肾性少尿

一般可根据详细的病史、体征及实验室检验、检查等做出临床诊断。少数患儿需进一步检查，如放射线检查、肾穿刺活检术等。常见原因有以下几类。

1. 肾脏病变　各种肾脏疾病均可引起少尿。较常见的有急性肾小球炎症（包括原发性和继发性肾小球疾病、溶血尿毒综合征、血栓性血小板减少性紫癜等），慢性肾小球肾炎，急性肾小管坏死，急性肾小管-间质炎症（包括重症急性肾盂肾炎、肾乳头坏死、急性间质性肾炎），恶性肾硬化，多囊肾，结节性多动脉炎，肺出血肾炎综合征，肾发育不良等。

2. 严重全身感染引起肾损害　如败血症、中毒性菌痢、中毒性肺炎、急性出血坏死性肠炎、流脑、胰腺炎等。

3. 肾中毒　如应用肾毒性药物，生物毒素、重金属、有机物、一氧化碳中毒等。

（三）肾后性少尿

可有上尿路梗阻病史及临床表现，如排尿异常及肾绞痛等。常有少尿和多尿交替出现，尿比重、尿钠、尿渗透压多在正常范围之内。对于诊断有困难的病例可继续完善超声、静脉肾盂造影、逆行肾盂造影、放射性核素检查等帮助诊断。常见原因有以下几类。

1. 各种原因引起的机械性尿路梗阻　如结石、血凝块、坏死组织阻塞输尿管、膀胱进出口或后尿道。

2. 尿路的外部压迫　如肿瘤、腹膜后淋巴瘤、特发性腹膜后纤维化、前列腺肥大。

3. 其他　输尿管手术后、结核或溃疡愈合后瘢痕挛缩、肾严重下垂或游走肾所致的肾扭转、神经源性膀胱等。

临床上主要是鉴别肾性少尿或肾前性少尿。一般不难鉴别。鉴别困难时可以行补液利尿实验。具体方法是：1 份生理盐水加入 2 份 5% ~ 10% 葡萄糖液，按体重 20mL/kg 静脉滴注。如少尿系肾前性，静脉滴注后 1 ~ 2 小时内即有尿排出。如尿量仍不增多，再静注 20% 甘露醇 5 ~ 10mL/kg，呋塞米 1 ~ 2mg/kg，若出现尿量增加亦可确定为肾前性少尿，而肾性少尿时，尿量无明显增加。

第七节　多　尿

正常新生儿每日尿量为 400mL，婴幼儿为 400 ~ 600mL，学龄前期儿童为 600 ~ 800mL，学龄期儿童为

800~1 400mL。凡尿量明显增多者称为多尿(polyuria)。多尿的定义是 24 小时尿量超过 2L/(m² · d),或新生儿期超过 150mL/(kg · d),2 岁以内儿童超过 100~110mL/(kg · d),年长儿和成人超过 40~50mL/(kg · d)。多尿与尿频的区别在于后者仅次数增多,而总尿量并不增多。

一、发生机制及病因分类

(一)多尿产生的原因与下列因素有关

1. 内分泌-代谢功能障碍　抗利尿激素(anti diuretic hormone,ADH)分泌减少或缺如、糖代谢紊乱、醛固酮或甲状旁腺激素分泌过多等。

2. 各种原因引起肾小管功能障碍,影响其重吸收或浓缩功能或肾小管对 ADH 反应性降低或无反应。

3. 精神神经性因素致使饮入水分过多而导致多尿,如精神性多饮多尿症。

(二)多尿病因分类

1. 内分泌代谢障碍性疾病

(1) 尿崩症:①原发性。②继发性:继发于肿瘤、炎症、外伤等。

(2) 糖尿病。

(3) 原发性甲状旁腺功能亢进症。

(4) 原发性醛固酮增多症。

2. 肾小管功能障碍

(1) 遗传性肾源性尿崩症。

(2) 肾小管性酸中毒。

(3) 肾性氨基酸尿症。

(4) 肾性糖尿。

(5) 抗维生素 D 佝偻病。

(6) 假性醛固酮减少症。

(7) 巴特综合征(Bartter 综合征)。

(8) 急性肾小管坏死多尿期。

(9) 慢性肾脏病导致肾浓缩功能受损,如慢性肾炎等。

3. 精神性多饮、多尿症。

二、诊断及鉴别诊断

多尿的病因很多,需要临床医师详细询问病史,仔细的体格检查,并借助必要的实验室及影像学检查,最终做出明确诊断。

(一)病史

婴儿期起病或有家族史者应考虑肾小管酸中毒、肾源性尿崩症。肾源性尿崩症多为男性发病。糖尿病患者亦可年幼发病,除多饮、多尿外,常有多食及消瘦。甲状旁腺功能亢进症常伴有骨痛;肾衰竭者多有慢性肾脏病史;继发于颅内炎症、肿瘤、外伤者之尿崩症,可询问出相应病史。

(二)体格检查

多数患者表现为失水、消瘦或烦渴,继发性尿崩症可出现颅内病变的相应体征,韩-薛-柯综合征患儿可表现为眼球突出及颅骨缺损。抗维生素 D 佝偻病、Fanconi 综合征、甲状旁腺功能亢进症可出现佝偻病的骨骼畸形体征,慢性肾功能不全可出现贫血。

(三)辅助检查

1. 常规检查　多尿、多饮者应常规测尿比重,尿比重持续降低应考虑为尿崩症。尿比重高应考虑为糖尿病或肾性糖尿,可进一步检查血糖及尿糖。空腹血糖>7mmol/L 多为糖尿病。90% 小儿为糖尿病肾病 1 期。考虑甲状旁腺功能亢进、原发性醛固酮增多症、肾小管酸中毒时应测定血及尿中电解质,并进行酸碱平衡的有关检查。疑似低血钾者还应做心电图检查。

X线颅骨平片可发现韩-薛-柯氏综合征的颅骨缺损,长骨及断端照片可发现佝偻病征。必要时通过CT检查颅内有无病变。

疑肾功不全者应做尿常规检查,常可发现蛋白、管型或红白细胞计数增加。肾功能检查亦可有异常发现。

2. 特殊检查

(1) 禁水试验:开始禁水前测体重、血钠及尿比重,应允许患儿自由饮水。整个禁水试验过程中应密切监视患儿,以避免其偷偷地喝水,同时注意监测生命体征。通常禁水6小时已足够,每2小时记尿量、测比重,最后一次复查体重、血清钠。精神性烦渴可能需要适当延长禁水时间。限水期间要严密观察,有严重失水表现(体质量下降超过5%)则需要终止试验。

结果判断:禁水后尿渗透压达不到血渗透压的2.5倍以上,而血渗透压升高(渗透压>305mOsm/kg 可终止试验)为尿崩症。其中尿渗透压<血渗透压者为完全性尿崩症,尿渗透压>血渗透压者为部分性尿崩症。如果年幼儿童有明显的白天多饮,日夜尿量差别较大,虽然多饮、多尿而无缺水体征,基础血钠降低或为正常下限,禁水试验中尿量减少,体质量下降轻微,血钠和血渗透压维持正常,则初步考虑为精神性烦渴。当禁水试验难以区分精神性烦渴和部分性尿崩症时,主动限水2~4周再行禁水/加压素试验,可提高试验的准确性。

(2) 垂体后叶素或醋酸去氨加压素试验:鉴别中枢性尿崩症和肾性尿崩症。该试验应在禁水试验结束后过一段时间再进行,以保证患儿充分水化。皮下注射垂体后叶激素水剂0.10~0.15U/kg(或服醋酸去氨加压素)能纠正多尿、低渗尿者为中枢性尿崩;用加压素后反应不良,尿量、尿渗透压无明显变化者为肾性尿崩。高渗盐水试验及血浆精氨酸加压素测定仅在少数情况下才需要。近年来和肽素及 AQP2(Aquaporin 2,AQP2)也被用中枢性尿崩和肾性尿崩症的鉴别。AQP2 是在肾脏合成,尿中排泄,对精氨酸加压素有反应。中枢性尿崩症患者脱水后 AQP2 没有增加,但给予去氨加压素后其排泄增加,提示中枢性尿崩症患者存在 AQP2 表达。给予去氨加压素后如果 AQP2 排泄不增加则提示肾性尿崩症。

第八节 尿路刺激征

婴儿出生后的最初几天,每天排尿4~5次,1周后可增至每天20~25次,1岁时每天15~16次,学龄期每天6~7次。单位时间内排尿次数明显超过正常范围称为尿频。年长儿童一有尿意即迫不及待地要排尿的症状称为尿急;排尿时会阴、耻骨上或尿道内感到挛缩样疼痛或烧灼感称为尿痛。尿频伴有尿急、尿痛及排尿不尽感,称为尿路刺激征或膀胱刺激征。

一、发生机制

尿路刺激征主要原因是肾脏、膀胱及尿道疾病。其发生机制主要分为肾脏排泄尿量增加和膀胱储尿功能减少两类。膀胱储尿功能减少主要包括以下三种病理基础。①膀胱受激惹:如膀胱、尿道的炎症、结石、肿瘤、异物等刺激膀胱,兴奋尿意中枢,少量尿即对膀胱形成刺激,引起膀胱收缩,出现反射性尿频。②膀胱容量减少:如膀胱有占位性病变,或膀胱壁由于失去舒张能力,膀胱绝对容量减少而发生尿频。膀胱如被一定量的残余尿所占,膀胱有效容量减少也可致尿频。③膀胱神经调节功能失常:如精神紧张、癔症及各种引起膀胱调节功能障碍的周围或中枢神经疾病,均可使膀胱排尿功能障碍而致尿频。尿急伴有尿痛者多由于膀胱三角区、后尿道等部位急性炎症或膀胱容量显著缩小所致,或因尿液成分的明显改变,脓尿、结石等刺激膀胱,引起收缩而发生。

二、病因及分类

(一)尿频

生理性尿频是因饮水过多,精神紧张或气候寒冷时排尿次数增多,属正常现象。特点是每次尿量不少,也不伴随尿急、尿痛等其他症状。

病理性尿频按病因不同,可分为以下几类。

1. 尿量增多　常见于内分泌疾病、肾脏疾病、精神以及神经性疾病。

2. 膀胱壁受刺激

(1) 感染性因素:多见于急慢性尿道炎、急慢性膀胱炎,继发于肾脏感染如肾结核、肾盂肾炎、肾积脓等,以及邻近器官感染灶的影响,如阑尾炎、阴道炎等。

(2) 非感染性因素:见于尿路疾病,如膀胱结石、异物、肿瘤等;化学性因素,如环磷酰胺等药物。

3. 膀胱容量减少　常见于下尿路感染,如尿道狭窄、尿路结石、尿路肉阜、针孔包茎等,或膀胱颈挛缩、结核性小膀胱、先天性病变、部分膀胱切除术后、外在压迫(腹疝)等。

4. 神经源性　见于脑、脊髓损伤或病变所引起的神经性膀胱功能障碍。

（二）尿急

尿急,按病因分为以下几种。

1. 炎症　急性膀胱炎、尿道炎,特别是膀胱三角区和后尿道炎症,尿急症状特别明显;急性前列腺炎常有尿急,慢性前列腺炎因伴有腺体增生肥大,故有排尿困难,尿线细和尿流中断。

2. 结石和异物　膀胱和尿道结石或异物刺激黏膜产生尿频。

3. 肿瘤　膀胱癌和前列腺癌。

4. 神经源性　精神因素和神经源性膀胱。

5. 高温环境下尿液高度浓缩,酸性高的尿可刺激膀胱或尿道黏膜产生尿急。

（三）尿痛

引起尿急的病因几乎都可以引起尿痛。疼痛部位多在耻骨上区、会阴部和尿道内。尿痛性质可为灼痛或刺痛。尿道炎多在排尿开始时出现疼痛;后尿道炎、膀胱炎和前列腺炎常出现终末性尿痛。

（张建江　史佩佩　曾慧勤　贾莉敏）

参考文献

[1] 胡亚美,江载芳,诸福棠实用儿科学.8版.北京:人民卫生出版社,2014.

[2] 易著文,何庆南,小儿临床肾脏病学.2版.北京:人民卫生出版社,2016.

[3] 徐虹,丁洁,易著文,儿童肾脏病学.北京:人民卫生出版社,2018.

[4] 易著文,王秀英,儿科临床思维.北京:科学出版社,2003.

[5] 王海燕,肾脏病学.3版.北京:人民卫生出版社,2008.

[6] 廖清奎,李钦伯.儿科症状鉴别诊断学.2版.北京:人民卫生出版社,2005.

[7] 张宏文,姚勇.蛋白尿的诊断思路.临床儿科杂志,2020,38(06):401-405.

[8] 罗钢,姜红.生理性蛋白尿与病理性蛋白尿的界定.中国实用儿科杂志,2016,31(11):812-815.

[9] 周建华.蛋白尿的发生机制研究.中国实用儿科杂志,2016,31(11):808-812.

[10] XIAO L,NIU,YING,et al. Value of micro-proteinuria in combination with ultrasonography of the left renal vein in the diagnosis of orthostatic proteinuria. Annals of translational medicine,2019,7(23):780-780.

[11] 易著文.儿童血尿的诊断思路.中国实用儿科杂志,2014(4):252-255.

[12] 中国医师协会肾脏内科医师分会,中国中西医结合学会肾脏疾病专业委员会.中国肾性高血压管理指南2016(简版).中华医学杂志,2017,97(20):1547-1555.

[13] 王琴,王玉,赵明辉.动态血压监测在慢性肾脏病患者血压管理中的应用价值.中华肾脏病杂志,2021,37(3):239-243.

[14] 陈咏冰,杜军保.儿童高血压的病因及鉴别诊断.中华实用儿科临床杂志,2015,30(013):965-967.

[15] 宋玮,姜一农.《2020年加拿大成人和儿童高血压预防、诊断、风险评估和治疗指南》解读.中国医学前沿杂志(电子版),2021,13(1):47-59.

[16] BERNARDA,VITERI,JESSICA. Hematuria and Proteinuria in Children. Pediatrics in Review,2018,39(12):573-587.

[17] FOGAZZI G B,EDEFONTI A,GARIGALI G,et al. Urine erythrocyte morphology in patients with microscopic haematuria caused by a glomerulopathy. Pediatric Nephrology,2008,23(7):1093-1100.

[18] MICHAEL B. Swiss consensus recommendations on urinary tract infections in children. European Journal of Pediatrics,2020,180:663-674.

［19］辛颖.儿童尿崩症诊治进展.中华实用儿科临床杂志,2013,28(8):638-640.

［20］沈茜.儿童泌尿道感染诊治规范.中华实用儿科临床杂志,2021,36(05):337-341.

［21］周洁清,姜红.血尿的病因及发生机制.中国实用儿科杂志,2014,29(04):245-248.

［22］张佳瑜,易岂建.儿童高血压的诊治进展.国际儿科学杂志,2018,45(08):593-596.

［23］赵鑫,吴琳.儿童肾血管性高血压的诊断与治疗.中华实用儿科临床杂志,2019(22):1757-1760.

［24］缪千帆,徐虹.蛋白尿的临床流行病学.中国实用儿科杂志,2016,31(11):806-808.

［25］周剑伟.终末期肾病透析患者的生存质量的影响因素分析.福建医科大学,2019.DOI:10.27020/d.cnki.gfjyu.2019.000409.

［26］刘标.肾血管性高血压肾血管损伤情况分析.石河子大学,2017.

［27］张佳瑜.34例川崎病并冠状动脉血栓患儿临床分析.重庆医科大学,2019.

［28］夏正坤,何威.儿童血尿的诊断与治疗策略.发育医学电子杂志,2015,3(03):132-138.

［29］王宏书.尿沉渣显微镜检查对肾脏病诊断的作用.中国中医药咨讯,2012,4(2):136.

［30］林静,丁小强,吉俊,等.慢性肾脏病患者高血压现状的横断面调查.中华肾脏病杂志,2009(11):827-831.

［31］赵安琪.解读排尿问题.中国药店,2015(12):78-81.

［32］张婧,张爱华.慢性肾脏病合并高血压新机制.中国血液净化,2010,9(02):103-105.

［33］杨秀春,宗义君,肖冰.慢性肾脏病合并高血压的治疗.临床荟萃,2016,31(06):626-630.

第四章　儿童肾脏病的检查

肾脏是人体重要的排泄器官。其主要功能是通过肾小球的滤过和肾小管的重吸收与分泌,产生尿液,排泄体内代谢废物并维持水、电解质、酸碱等代谢平衡;同时具有内分泌功能,包括产生促红细胞生成素、活性维生素 D 以及肾素等,从而调控红细胞生成、钙磷代谢和血压。当肾小球滤过功能正常时,血液中的水溶性小分子和中分子物质几乎全部从肾小球滤过进入肾小囊而形成原尿。原尿流经肾小管腔时,肾小管上皮细胞以主动或被动的方式根据机体的需求重吸收原尿中的水、电解质、有机物等,同时一些物质也从肾小管上皮细胞分泌进入肾小管腔,最终形成尿液,经肾盏、肾盂、输尿管、膀胱和尿道排出体外。当肾小球滤过功能下降时,生成原尿障碍,导致代谢废物潴留以及水、电解质和酸碱平衡紊乱;当肾小管功能异常时,由于肾小管上皮细胞的重吸收和/或分泌功能障碍,即使肾小球滤过功能正常,也会发生电解质和酸碱平衡紊乱。本章节主要介绍儿童肾脏病的检查方法,包括尿液、肾小球滤过功能和肾小管重吸收与分泌等功能检查。

第一节　尿液的检查

临床尿液检查以清晨起床第一次尿液标本最为理想,因晨尿浓缩且偏酸性,有形成分相对较多且完整,无饮食因素干扰,不影响尿液的化学测定等优点。但若进行特殊检验,则必须根据不同实验的具体要求留取尿标本。留取后的尿标本应在 1 小时内立即进行有关检查,否则需做特殊处理,常见的处理方法有:①置 4℃冰箱冷藏以防一般细菌生长,但不能超过 24 小时;②若为碱性尿应滴加冰醋酸使成酸性,以免管型遭到破坏;③加防腐剂以防尿液腐败。

一、一般性状检查

（一）颜色

正常人尿液有很宽的色谱带,从无色到深琥珀色变化较大,这主要取决于尿液中色素的浓度及尿液的酸碱度。许多食物、药物及疾病(如乳糜尿、卟啉尿、黑尿病等)均可以改变尿液的颜色。血尿是儿童肾脏病重要的临床表现之一。

（二）浊度

正常新鲜尿液清晰透明,尿路感染可出现尿液混浊。另外,若泌尿系有病理改变,血细胞、上皮细胞、黏液、乳糜尿、脂肪尿、脓尿等也可使尿液变混浊。

（三）气味

正常新鲜尿由于含有挥发性芳香族酸而具有一定的气味。体外放置一段时间后,由于尿素的分解而放出氨味。新鲜尿若带有氨臭味,需警惕尿路感染;若具有苹果味,需警惕代谢性疾病;苯丙酮尿症患儿的尿有陈腐霉臭味或鼠尿样臭味。此外,当进食葱、韭菜、芥菜以及某些药物时也可使尿中带有特殊气味。

（四）泡沫

正常尿液中没有泡沫,或者少许的泡沫可以短时间内消失。若尿液中蛋白含量较多,由于表面张力增加,排出的尿液表面会漂浮一层细小泡沫且不易消失。婴幼儿先天性畸形后尿道瘘或产气菌引起的尿路感染等也可引起尿中泡沫增多。

（五）比重与渗透压

尿液比重与渗透压测定主要用于评价肾脏的浓缩及稀释功能。

尿液比重反映的是单位容积尿中溶质的质量，受溶质克分子浓度及其分子量大小的影响，蛋白质、糖、矿物质、造影剂等均可使尿液比重升高。

尿液渗透压反映的是单位容积尿中溶质分子与离子的颗粒数，仅与溶质的克分子浓度有关，与分子量的大小无关。

正常情况下，24小时尿渗透压应高于血渗透压。尿渗透压与尿比重的关系为：渗透压（mOsm/L）＝（比重－1.000）×40 000。通过计算可知：40mOsm/L尿渗透压相当于1.001尿比重。

临床意义：尿渗透压在200mOsm/L以下，比重小于1.005为低张尿，固定性低张尿多见于精神性多尿、尿崩症（中枢性、肾性）；尿渗透压在800mOsm/L以上，比重大于1.020，常见于脱水、糖尿病、心功能不全及肾病综合征等少尿。固定性低比重尿（1.010左右）常见于慢性肾炎、慢性肾衰竭。若尿渗透压/血浆渗透压比值降低，则表示肾脏浓缩功能减退。

（六）酸碱度

肾脏是体内调节酸碱平衡的重要器官之一。它不断排出组织代谢过程中所产生的非挥发性酸。尿pH在4.8~7.8，一般在6左右。

尿液的pH受饮食影响。以食动物蛋白为主则尿多呈酸性，以食蔬菜、水果为主则尿多呈碱性。若酸血症患者出现碱性尿，常提示肾小管酸中毒。碱血症患者出现酸性尿往往预示低钾。

持续酸性尿主要是由于高蛋白饮食、代谢性酸中毒、急性呼吸性酸中毒、发热、脱水、严重失钾以及氯化铵、维生素C等药物引起。而持续性碱性尿则主要是由于素食、尿路感染、代谢性碱中毒、急性呼吸性碱中毒、肾小管酸中毒Ⅰ型以及NaHCO₃、乙酰唑胺或噻嗪利尿药等药物引起。

二、尿生化检查

尿生化的检查包括尿蛋白质、肌酐、电解质、尿酸、糖、氨基酸、酮体等。

（一）尿蛋白

正常健康儿童尿液中含有微量的白蛋白、糖蛋白、脂蛋白、β_2-微球蛋白等。其中约有一半来自血浆，其余为脱落的上皮细胞、细菌、腺体分泌物及肾小管分泌的T-H黏蛋白，每天正常排泄量为30~100mg，若超过150~200mg，则为异常。

1. 尿蛋白定性检测　尿常规检查多为定性结果，也可达到粗略半定量结果。常规采用试纸法检测，可显示为"－~＋＋＋＋"不同结果。尿蛋白定性试验受试验方法的敏感性与尿量、患者活动状态等的影响。正常人若饮水量少可出现假阳性反应；肾脏病患者由于肾脏浓缩功能的影响或饮水过多可出现假阴性结果。故在做尿蛋白定性时应同时关注尿比重/渗透压，并连续检测3次，均阳性者需进一步行定量检查。

2. 尿蛋白定量检测　尿蛋白定量测定的方法有许多种，常见的有沉淀法、浊度法、双缩脲法、折射法以及凯氏定氮法等。定量的标准主要有两种：①24小时尿蛋白定量，＞150mg可诊断为蛋白尿，按照体重计算≥50mg/（kg·d）则为大量蛋白尿。②随机尿总蛋白/肌酐比值，其正常值为2岁以上儿童＜0.2mg/mg（或20mg/mmol），6个月~2岁儿童＜0.5mg/mg（或50mg/mmol）。尿总蛋白/肌酐比值＞2.0mg/mg考虑为大量蛋白尿。

3. 尿蛋白电泳分析　目前常用的检测方法是十二烷基磺酸钠-聚丙烯酰胺凝胶电泳（SDS-PAGE）法。

（1）基本原理：SDS能与尿中蛋白质结合形成带负电的SDS-蛋白质复合物，电泳时向正极移动，通过聚丙烯酰胺凝胶的分子筛作用后可相互分离，若同时与标准蛋白电泳，则根据移动的距离，判断尿中所含各种蛋白质的分子量范围与性质。

（2）结果观察：电泳后尿蛋白按分子量大小不同可以分成以下类型（表4-1）。

（3）临床意义：①有利于肾脏疾病的定位诊断：若尿蛋白以高、中分子为主，往往为肾小球病变；若以低分子蛋白或混合性蛋白尿（三种分子量蛋白混合）为主，则提示为肾小管及间质的病变。②有助于肾脏疾病的早期诊断:临床上有的患儿仅有微量尿蛋白,其他实验指标均无异常,而患儿本身尚有扁桃体炎、腮腺炎等病史时,需警惕隐匿性肾炎。③尿蛋白的选择性:是指肾脏在排出蛋白质时对蛋白质分子量大小的选择,某种意义上可反应肾小球基底膜损害程度。小分子蛋白能排出而大分子不能排出则称"有选择性",大、小分子蛋白均能排出的称为"无选择性"。目前临床上较为常用的评估策略是选择性蛋白尿指数(selective proteinuria index,SPI)。SPI>0.2,选择性差,主要见于增殖性肾炎、膜性及膜增殖性肾病,往往对激素反应差;SPI 在 0.1~0.2,选择性一般;SPI<0.1,选择性好,见于微小病变型肾病,对激素敏感,预后相对较好。

表 4-1　尿蛋白按分子量大小分类

类别	分子量范围	蛋白类型
低分子尿蛋白	1 万~7 万	α_1-微球蛋白、β_2-微球蛋白、溶菌酶、Ig 轻链
中分子尿蛋白	5 万~10 万	白蛋白
高分子尿蛋白	1 万~100 万	免疫球蛋白、糖蛋白

4. 几种特殊的尿蛋白

(1) T-H 蛋白(tamm-horsfall protein,THP):尿液中 THP 是肾小管髓袢升支粗段和远端肾小管上皮细胞合成及分泌的一种大分子糖蛋白,其分子量约 $7×10^6$,由一些分子量约 80 000 的亚单位组成。正常人尿液中排泄少量 THP,当梗阻、炎症、肾毒性物质等各种原因造成肾脏损害时,THP 从尿中排泄量增加,并与肾脏损害程度一致。此外,THP 还是管型的基本成分,其聚集物也是肾结石基质的重要前身。检查 THP 的方法有化学沉淀法、酶联免疫吸附试验(enzyme-linked immunosorbent assays,ELISA)免疫扩散法、放射免疫法及单克隆抗体定量测定等。由于方法不同等原因,THP 的 24 小时参考排泄量各家报告各异。有人报告正常人每天尿液中 THP 含量为 30~60mg,也有人报告为 50~150mg 等。

(2) β_2-微球蛋白(beta-2-microglobulin,β_2-MG):是由 100 个氨基酸残基组成的分子量为 11 800 的单链多肽低分子蛋白质,因电泳区带在 β_2 区而得名。除成熟红细胞和胎盘滋养层细胞外,其他细胞中均含有 β_2-MG。生理情况下,血、尿液、脑脊液、羊水等多种体液中含有低浓度的 β_2-MG。由于 β_2-MG 分子量小,进入血循环后可被肾小球自由滤过至原尿中,约 99.9% 被近端肾小管上皮细胞重吸收,再经溶酶体酶分解成氨基酸,故仅约 0.1% 的 β_2-MG 随终尿排出。β_2-MG 在肾脏的分解代谢几乎完全,不再以原形回到血流。肾病患者的 β_2-MG 生成速度比正常高 4~7 倍。尿液 β_2-MG 是提示近端肾小管受损的非常灵敏和特异性指标。

尿液 β_2-MG 测定目前主要应用放射免疫分析(radioimmunoassay,RIA)和酶联免疫分析(enzyme immunoassay,EIA)。正常人尿液 β_2-MG 参考值为 0.03~0.37mg/d,也有报告为 0.03~0.14mg/L。

尿液 β_2-MG 升高见于以下情况:①肾小管疾患,如 Fanconi 综合征、Lowe 综合征、Dent 病、Bartter 综合征、Wilson 病、胱氨酸尿症、糖尿病肾病、子痫、重金属中毒性肾病等;②上尿路感染;③间质性肾炎;④肾移植者发生排异反应;⑤当肾小球损伤、自身免疫性疾病和恶性肿瘤时,由于 β_2-MG 合成增多,其血清中值升高,若超过肾小管的重吸收界限时尿中 β_2-MG 也随之升高。

(3) 视黄醇结合蛋白(retinol-binding protein,RBP):是 Lipocatin 蛋白超家族成员,系亲脂载体蛋白,分子量约 26 000。主要功能是将维生素 A 从肝脏转运到上皮细胞。由于其分子量小,血清中 RBP 迅速经肾小球滤过,且绝大部分被近段肾小管细胞分解,少量从尿液中排出。尿中 RBP 测定亦是评价近段肾小管功能较为灵敏的指标。尿液中 RBP 测定目前主要应用放射免疫法和酶联免疫法。其临床意义与 β_2-MG 相似,但与 β_2-MG 相比,RBP 有两大优点:①在酸性尿液中稳定性好,留取尿液标本无须特殊处理;②特异性高。血清 RBP 增高一般仅见于肾小球滤过功能减退以及近段肾小管重吸收功能障碍,因此可根据尿 RBP 浓度与肾小球滤过率之间的比例判断 RBP 增高的原因。需要注意的是利尿剂可影响肾脏 RBP 的排出,测定 RBP 时应停用利尿剂。

(4) 免疫球蛋白(immunoglobulin,Ig):是存在于血浆、体液和淋巴细胞表面的一类具有免疫功能的球蛋白。主要由 B 淋巴细胞分化成的浆细胞产生的。Ig 分子量较大,正常情况下不被肾小球滤过。但在肾小球通透性受损,滤过功能发生改变时,Ig 从肾小球滤过至尿中。尿中 Ig 排出的量及种类与肾小球损伤程度有关,因此,尿中 Ig 浓度和种类可作为部分肾小球疾病的分型、疗效观察及预后评估的客观指标。此外,若泌尿系统存在细菌感染时,由于局部的免疫反应,尿中也可出现 Ig。

尿中 Ig 定量测定的方法主要有对流免疫电泳法、双向免疫电泳法、火箭电泳法、免疫比浊法、放射免疫法。目前较为常见的酶联免疫法,其正常值为:IgG<10mg,IgA<1.1mg,IgM 一般为零。临床上,80% 以上的单纯型肾病患者和急性肾炎患者以及 60% 的肾炎型肾病患者的尿 IgG 24 小时排出 10~100mg。

(5)本-周蛋白(Bence-Jones protein,BJP):首先由 Bence-Jones 于 1840 年发现并命名,后经 Edelman 证实为免疫球蛋白的轻链成分。由于其特殊的物理性质,即含 BJP 的尿液加热至 56℃ 左右时出现白色絮状沉淀,当继续加热至 100℃ 时絮状沉淀又复溶,故其又名凝溶蛋白。BJP 系恶性增生的浆细胞大量产生的单克隆蛋白,即轻链过剩,分为 κ 及 λ 两种。而并非由免疫球蛋白在血或尿中分解游离的轻链。BJP 单体分子量为 22 000,二聚体约为 44 000,故能通过肾小球基膜滤过。在血中 BJP 多为二聚体形式,有时也可见到其单体和四聚体,尿中检出的通常为二聚体。蛋白电泳时,BJP 呈 M 蛋白带在 γ 至 α_2 之间。BJP 是溢出性蛋白尿的一种成分。

尿 BJP 多见于多发性骨髓瘤外,也可见于巨球蛋白血症、良性单克隆免疫球蛋白血症、淋巴瘤、慢性淋巴细胞白血病、骨转移性肿瘤及肾淀粉样变性等。此外,新生儿亦可出现 BJP 微弱阳性。

测定尿液 BJP 的方法较多,加热试验虽较特异,但敏感性较低、操作费时,且易受共存蛋白的干扰。磺基水杨酸法(sulfosalicylic acid,SSA)可检测尿液中的所有蛋白质,对不明原因的急性肾损伤(acute kidney injury,AKI)患者可能有用。SSA 阳性结合试纸阴性通常表明尿液中存在非白蛋白蛋白,但应用该方法检测尿液中 BJP 同样受共存蛋白的影响,且 BJP 对试剂反应迟缓。其他如盐析法等也存在不足之处。

(二)尿糖

尿液中排出的糖主要是葡萄糖。正常情况下尿糖阴性。尿糖阳性见于:①糖尿病患者血糖升高(>180mg/dL,或 10mmol/L)超过肾阈值,即滤过的糖超过了近端肾小管重吸收能力;②肾性糖尿:各种原因导致近端肾小管功能受损影响糖的重吸收,此时,血糖一般正常,但尿糖为阳性。目前检测尿糖的方法很多,临床上常用葡萄糖氧化酶法。

(三)尿氨基酸

正常人每天从肾小球滤过的游离氨基酸约 1.1g,几乎全部由近端小管重吸收,尿中排出氨基酸种类和量个体间有很大差异,这主要与血液中氨基酸浓度和肾小管重吸收能力有关,年龄、饮食、遗传等因素也有一定影响。肾小管对氨基酸的重吸收是依赖肾小管上皮细胞刷状缘载体的主动转运。一些遗传性疾病由于转运缺陷,导致肾小管对一种或一组氨基酸重吸收障碍,引起氨基酸尿。胱氨酸尿(cystinuria)是一种常染色体隐性遗传病。由于近端肾小管刷状缘膜和胃肠道对二碱基氨基酸(胱氨酸、赖氨酸、精氨酸、鸟氨酸)转运障碍,造成尿液中该组氨基酸大量丢失所致。尿氨基酸>200mg/L 时,易形成结晶。胱氨酸结石呈棕黄色、很坚硬,易并发尿路感染。除遗传性疾病外,药物、毒物也可引起肾性氨基酸尿。

检测方法:①晨尿沉渣镜检:胱氨酸结晶呈扁平六角形。②氰化硝普盐试验:是一种胱氨酸定性试验。阳性反应呈深樱桃红色;假阳性见于同型半胱氨酸、丙酮酚、全氨基酸尿等。③氨基酸薄层色谱分析、离子交换层析等可定量检测胱氨酸。

(四)尿电解质

肾脏的主要生理功能之一是保持机体内环境(包括电解质)的平衡。正常人每天约有 38g 钾离子、500g 以上的氯化钠、11g 钙离子、5.4~8.1g 无机磷通过肾小球滤出,其中绝大部分又可被肾小管和集合管重吸收。如肾脏功能出现异常,尤其是肾小管病变,则会影响电解质平衡。如 Fanconi 综合征出现尿钾、尿磷升高;Dent 病出现尿钙排泄增加;Bartter 综合征出现尿钾、氯、钠升高;低磷性佝偻病出现尿钙、尿磷升高等。尿电解质的测定有助疾病的诊断及鉴别诊断。尿电解质正常值如表 4-2,也有应用尿电解质/尿肌酐的第 5 百分位数至第 95 百分位数的可信区间来表示(表 4-3),临床工作中应综合评估。

表 4-2　尿电解质的正常值(24 小时尿)

项目	正常值		项目	正常值	
	法定单位	旧单位制		法定单位	旧单位制
钠	<5mmol/kg	<5mEq/kg	儿童	<0.1mmol/kg	<4mg/kg
钾	1.03±0.7mmol/kg	1.03±0.7mEq/kg	磷		
氯	<4mmol/kg	<4mEq/kg	婴儿	<6.4mmol	<200mg
钙			儿童	0.5~0.6mmol/kg	15~20mg/kg
婴儿	<1.0mmol	<40mg			

表 4-3　尿电解质/尿肌酐的参考范围(第 5 百分位数至第 95 百分位数的可信区间)

电解质/肌酐	年龄															
	1 月龄~<1 岁		1~2 岁		2~<3 岁		3~<5 岁		5~<7 岁		7~<10 岁		10~<14 岁		14~<17 岁	
mol/mol	P5	P95	P5	P95	P5	P95	P5	P95	P5	P95	P5	P95	P5	P95	P5	P95
钠/肌酐	2.5	54	4.8	58	5.9	56	6.6	57	7.5	51	7.5	42	6	34	—	28
钾/肌酐	11	74	9	68	8	63	6.8	48	5.4	33	4.5	15	3.4	15	—	13
钙/肌酐	0.09	2.2	0.07	1.5	0.06	1.4	0.05	1.1	0.04	0.8	0.04	0.7	0.04	0.7	0.04	0.7
镁/肌酐	0.4	2.2	0.4	1.7	0.3	1.6	0.3	1.3	0.3	1	0.3	0.9	0.2	0.7	0.2	0.6
磷/肌酐	1.2	19	1.2	14	1.2	12	1.2	18	1.2	5	1.2	3.6	0.8	3.2	0.8	2.7

三、尿沉渣检查

尿沉渣主要用来检查肾实质疾病。对肾小球肾炎、肾病综合征、间质性肾炎、急性肾损伤、尿路感染和胱氨酸尿等疾病的诊断尤其有用。故有学者将其称为"体外肾活检"毫不为过。

（一）检查方法标准化和规范化

根据中华医学会医学检验专家座谈会制订的《尿液检查标准化方案》，尿沉渣定量检查操作规程为：新鲜尿液 10mL，以相对离心力(relative centrifugation force, RCF)400g(或 3 000rpm)离心 5 分钟，弃上清，剩余沉渣约为 0.2mL，混匀吸取沉渣物 20μL 滴于载玻片上，以合适大小的盖玻片覆盖后镜检。先用低倍镜(10×10)观察全片，再用高倍镜(10×40)进一步检查。细胞检查 10 个高倍视野(high power field, HPF)，管型检查 20 个低倍视野(low power field, LPF)。目前，大部分中心已开展尿沉渣专用离心管和专用的一次性尿沉渣定量检测板同时进行检测。

（二）干化学试纸法和流式细胞仪检测

利用干化学试纸法检测尿细胞成分大大提高了检测速度，但特异性不够。如隐血试验，其原理是尿液血红蛋白中的亚铁血红素具有过氧化物酶样活性，在氧化氢茴香素或过氧化氢烯钴存时，可催化邻联甲苯胺氧化而呈色。其可测完整红细胞也可测游离血红蛋白。而且易受干扰造成假阳性或假阴性结果，如尿中存在次氯酸盐、细菌产生的氧化物质等可导致假阳性；而尿中存在维生素 C、硫代硫酸钠等还原物质则可导致假阴性。尿白细胞酯酶试验是基于白细胞破坏后释放吲哚酚酯酶，水解试带中的吲哚酚酯，生成吲哚酚和有机酸，进一步氧化后呈靛蓝色。细菌尿、阴道污染均可呈阳性反应。而糖尿（尿糖超过 20g/L）、蛋白尿（大于 5g/L），尿比重过低，或尿中有抗生素如头孢菌素等，可呈假阴性。因此，干化学试纸法可作初步筛查手段，不能代替显微镜检查。现今流式细胞仪已用于尿沉渣分析，采用非离心尿标本通过对核酸和细胞膜染色，结果以散点图和数字显示在屏幕上供分析。虽然此方法可以辨别尿沉渣中许多颗粒物并可定量，尤其是白细胞。但红细胞计数往往由于细菌、结晶、酵母菌等干扰而过高。流式细胞仪也不能辨认脂质、结晶型、管型及区分尿路上皮细胞抑或肾小管上皮细胞。

（三）尿沉渣有形成分分析

尿液中有形成分包括细胞（白细胞、红细胞、上皮细胞）、结晶、管型、细菌和其他物质。应用普通光学显微镜或相差显微镜或偏振光显微镜对上述尿有形成分进行辨认并计数。

1. 红细胞　正常人离心尿沉渣红细胞计数<3 个/HPF，外形皱缩体积偏小。若≥3 个/HPF，而尿外观无血色称镜下血尿；如果每个视野均有 1~2 个红细胞，即使未达到镜下血尿诊断标准，也应密切追踪观察。目前多数医院已应用相差显微镜观察尿液中红细胞形态，根据其大小是否均一、形态是否正常或变形，将红细胞分为肾小球源性、非肾小球源性及混合性。肾小球源性红细胞大小不等，细胞形态呈多样性；非肾小球源性红细胞一般呈圆形扁盘状、形态正常、大小均一；介于两者之间称为混合性。目前以尿中棘红细胞（细胞呈面包圈样的基础上伸出 1 至数个小泡）占红细胞数 5%~10% 作为区分肾小球源和非肾小球源血尿更具特异性。但仍需结合临床及其他检查结果，若尿检同时有明显蛋白尿和/或红细胞管型，有助于肾小球源性血尿的确定。此外，也有细胞容积分析、流式细胞及自动扫描尿沉渣分析等方法，但均不能完全取代显微镜检查。

2. 白细胞　尿液中白细胞主要是中性粒细胞，还包括嗜酸性粒细胞、单核巨噬细胞和淋巴细胞。正常离心尿沉渣白细胞数<5 个/HPF，计数 20 万个/h。

（1）中性粒细胞：尿中性粒细胞呈圆形，大小与末梢血中中性粒细胞相同（直径 7~13μm），有 2~3 个分叶核，胞浆中有颗粒。尿中性粒细胞数增加最常见于泌尿系感染，也可见于急性间质性肾炎、急性肾小球肾炎及急进性肾炎早期。对于女性患儿应注意外阴分泌物污染。

（2）嗜酸性粒细胞：瑞氏染色可辨认嗜酸性粒细胞，但不如 Hansel 染色特异。嗜酸性粒细胞呈圆形，大小与中性粒细胞相似，有一个或两个核形似"墨镜"，胞浆呈红色并可见嗜酸性颗粒。尿液中嗜酸性粒细胞>5% 即有临床意义，严重者可达 30%。尿液嗜酸性粒细胞增多主要见于过敏性间质性肾炎，尿路血吸虫感染和急进性肾小球肾炎也可见嗜酸性粒细胞尿。

（3）淋巴细胞：尿淋巴细胞需染色才能确认。淋巴细胞尿见于淋巴细胞白血病、丝虫病和肾移植排异反应，偶见于局灶节段性肾小球硬化和狼疮性肾炎。

（4）巨噬细胞：尿巨噬细胞大小 15~100μm，形态不一，可呈圆形、卵圆形甚或不规则形，有一个大而明显的核偏于细胞一侧，胞浆中有较多颗粒和吞噬物，常有空泡，见于急性肾盂肾炎、膀胱炎、尿道炎等。肾病综合征患者尿巨噬细胞吞噬脂肪滴，称卵圆脂肪小体。

3. 上皮细胞　上皮细胞从泌尿道内任何地方脱落后，均可能出现在尿液中。不同部位的上皮细胞各具形态特点。

（1）肾小囊脏层上皮细胞：亦称足细胞。光镜下不易辨认，需用免疫化学法通过对其特异性标记蛋白染色而确认。目前已知足细胞的特异性标记蛋白有足糖萼蛋白（podocalyxin）、Wilms 肿瘤蛋白 1（Wilms tumor protein 1，WT1）、突触足蛋白（synaptopodin）和足突蛋白（podocin）等。应用上述特异抗体进行免疫荧光或免疫细胞化学染色，镜下观察足细胞呈圆形体积较中性粒细胞大，有一个圆形核位于细胞中央或偏一侧。近年关于免疫荧光技术检测尿足细胞的临床意义的研究报道越来越多，如可鉴别肾病综合征的原发病系微小病变或局灶节段性肾小球硬化，作为评估糖尿病肾病进展的指标，以及监测肾小球病变的活动等，这项检测技术的临床应用正受到关注。

（2）肾小管上皮细胞：肾小管上皮细胞大小 11~15μm。可为圆形、矩形或柱形，有一个圆形大核，核膜厚，胞浆内常常有颗粒。若肾小管上皮细胞摄入血红蛋白或脂肪仍保留其柱状特征，则较易辨认。含脂肪球的肾小管上皮细胞称卵圆脂肪小体，偏振光下可与其他细胞区别。尿中发现肾小管上皮细胞往往提示肾小管损伤，多见于急性肾小管坏死、肾移植急性排异反应及急性间质性肾炎。此外，肾病综合征、肾小球肾炎伴有大量蛋白尿时，尿中也可见肾小管上皮细胞。

（3）移行上皮细胞：起源于肾盂至尿道近端的任何部位，比肾小管上皮细胞稍大。它们外观差别较大。尿沉渣中移行上皮细胞增多一般见于泌尿系炎症。其中，大圆形上皮细胞见于膀胱炎，尾状上皮细胞见于肾盂肾炎。

（4）扁平上皮细胞：来自尿道表层上皮，胞浆呈多角形，有一个小而圆或椭圆形的核。正常尿液中有少量扁平上皮细胞,炎症或炎症恢复期增多。女性患儿应冲洗外阴后再留尿,以免被阴道上皮细胞污染。

(5) 多核巨细胞:形态呈多角形、椭圆形,体积较大,内有数个椭圆形核,胞浆内可见嗜酸性包涵体。一般认为由尿道的移行上皮细胞脱落而来。见于病毒感染性疾病,如水痘、麻疹、腮腺炎等。

4. 肿瘤细胞　泌尿系统除肾脏外都是中空器官,脱落细胞可进入尿液中,尿脱落细胞检查可为泌尿系肿瘤诊断提供帮助。恶性肿瘤细胞的形态特征是细胞体积大,呈多形性,细胞核大,直径可超过1/2细胞直径,核/浆比例增加,核染色质颗粒粗糙,核仁增大、增多,易出现多个核。腺癌细胞的核仁增大较明显,核膜清楚。根据细胞形态特征可采用巴氏分级法进行细胞学诊断,巴氏分级法分为五个等级:Ⅰ级未见异常细胞;Ⅱ级细胞有非典型性,但无恶性特征;Ⅲ级怀疑恶性,但证据不足;Ⅳ级高度提示恶性;Ⅴ级肯定恶性。

5. 管型　管型在肾脏远端肾小管和集合管形成,呈圆柱形。小管液浓缩、偏酸性以及尿液淤塞有利于管型形成。管型由Tamm-Horsfall蛋白、细胞等成分组成,根据其所含成分不同将管型分为以下数种:①透明管型,正常尿中偶见;②红细胞管型,主要见于急性增殖性肾小球炎症;③血红蛋白管型,呈棕色,基质中包埋由红细胞降解产生的颗粒。临床意义与红细胞管型相同,也可见于血管内溶血的血红蛋白尿患者;④白细胞管型,含不同数量中性多形核白细胞。见于尿路感染、急性间质性肾炎;⑤小管上皮细胞管型,多见于肾小管严重受损,如急性间质性肾炎、急性肾小管坏死,也见于肾小球肾炎和肾病综合征;⑥粗颗粒管型和蜡样管型,含有蛋白凝聚物,由各种细胞管型降解而来。粗颗粒管型见于各种肾脏疾病,伴色素沉着的粗颗粒管型(即泥棕色或血红素颗粒管型)被认为是急性肾小管坏死的特征性表现。蜡样管型被认为是颗粒管型退化的最后阶段,为非特异性的,可以在肾衰竭和急进性肾炎中观察到;⑦脂肪管型,含有脂质和卵圆脂肪小体,用偏振光显微镜或苏丹Ⅲ染色光镜观察,见于肾病综合征;⑧混合管型,指基质中含多种成分如颗粒-蜡样、颗粒-细胞,其意义与含单一的成分相同。此外,管型基质中也可包埋微生物(细菌、酵母菌)和结晶。除少量透明管型外,凡观察到的管型都属于病理状态。

6. 结晶和盐类　当尿液较浓缩、偏酸性,冷藏后出现盐类结晶没有病理意义。酸性尿常见的结晶有草酸钙结晶、尿酸结晶和非晶形尿酸盐。草酸钙晶体可能以一水合物形式出现,具有典型的哑铃样外观,或以二水合物形式出现,呈包膜状结构。碱性尿常见的结晶有磷酸盐结晶,其次为尿酸铵结晶、非晶形磷酸盐,加酸加热能使其溶解。胱氨酸晶体是特征性的六角形。大量、持续出现的结晶尿可能是疾病的征兆,如胱氨酸、酪氨酸、亮氨酸、胆固醇、磺胺类药物、氨苄西林结晶等均为病理性。

7. 微生物　尿液中的细菌或真菌最常见于污染,尤其是标本留取不当或器皿不清洁。如果细菌尿与白细胞尿并存则提示感染;肾炎患者经长期大剂量糖皮质激素治疗,或大剂量广谱抗生素应用后易出现真菌感染。

四、尿液细菌学检查

尿液细菌学检查对确诊泌尿系感染、鉴定病原、选择药物和观察疗效都很重要。因此,要特别注意尿标本收集过程的无菌操作,同时也要防止防腐剂及外阴消毒剂混入尿标本而抑制细菌生长,影响细菌培养阳性检出率。

(一) 尿培养常见的病原菌

包括革兰氏阴性菌(大肠杆菌、肺炎克雷伯菌、变形杆菌、产气肠杆菌、淋病奈瑟菌、沙门氏菌等)和革兰氏阳性菌(表皮葡萄球菌、金黄色葡萄球菌、肠球菌等)。其中大肠埃希菌最常见。

(二) 尿液细菌学检查方法

1. 直接涂片检查　用于一般细菌检查,以无菌方法取尿沉渣涂成薄膜片,自然干燥或火焰微热固定。革兰氏染色镜检最常用,根据染色和细菌形态特点可以明确革兰氏阳性(球菌)或革兰氏阴性(杆菌),阳性菌呈紫色,阴性菌呈红色。姜-尼(Ziehl-Neelsen)抗酸染色法或改良姜-尼抗酸染色法,可鉴别抗酸杆菌(红色)和非抗酸杆菌(蓝色)。由于染色过程要经涂片、干燥、固定、染色、脱色、复染和冲洗等基本步骤。因此,涂片要均匀,用少量无菌血清或蛋白溶液与尿液一起涂布可防止脱片。

假丝酵母菌的检查方法是将尿沉渣滴于清洁玻片上,加盖玻片并轻压,再在高倍镜下观测孢子和菌丝。如果沉渣物太多可滴加100g/L氢氧化钾溶液使沉渣物溶解再镜检。

2. 尿液细菌培养　一般细菌培养需分别接种在血平板和中国蓝平板上,同时接种肉汤培养基 1 支,经培养 48 小时才能出报告。

（三）尿液细菌计数

有倾注平板法和定量接种法。对结果的判定标准是:若同一份标本中检测到 3 种以上不同种微生物认为是污染,但有 10% 的尿路感染者,可能在一份标本中分离到两种病原菌。尿液标本中革兰氏阳性球菌菌落计数 $>10^4$ CFU/mL,革兰氏阴性杆菌菌落计数 $>10^5$ CFU/mL,才有诊断意义。结果报告应包括鉴定结果及药敏。

五、尿的蛋白生物标志物

随着检测技术的提高,近年发现了许多肾损伤生物标志物能够早期出现在患者尿液中,有助于疾病的早期诊断。

尿液中肾小管酶由近端肾小管上皮抗原(human proximal renal tubular epithelial antigen-1,HRTE-1)、π-谷胱甘肽 S-转移酶(pi-glutathione S-transferase,π-GST)、α-谷胱甘肽 S-转移酶(alpha-glutathione S-transferase,α-GST)、γ-谷氨酰转肽酶(gamma-glutamyl transpeptidase,γ-GT)、丙氨酸氨基肽酶(alanine aminopeptidase,AAP)、乳酸脱氢酶(lactate dehydrogenase,LDH)、碱性磷酸酶(alkaline phosphatase,ALP)和 N-乙酰-β-氨基葡萄糖苷酶(N-acetyl-beta-glucosaminidase,NAG)组成。其中多数酶于急性肾损伤 12 小时内由近端小管上皮细胞释放,比血清肌酐升高早 4 天。

尿液中,中性粒细胞明胶酶相关脂质沉积蛋白(neutrophil gelatinase-associated lipocalin,NGAL)、肾损伤分子-1(kidney injury molecule-1,KIM-1)、胱抑素 C(cystatin C,Cys C)等也是急性肾损伤早期的标记分子。

此外,肾脏的系膜细胞、内皮细胞、肾小球上皮细胞和肾小管上皮细胞均能产生细胞因子,如白细胞介素(interleukin,IL)、肝细胞生长因子(hepatocyte growth factor,HGF)、血小板源生长因子(platelet derived growth factor,PDGF)、转化生长因子-β(transforming growth factor-beta,TGF-β)、表皮生长因子(epidermal growth factor,EGF)、单核细胞趋化因子-1(monocyte chemotactic protein-1,MCP-1)等。可应用分子生物学检测方法检测细胞因子 mRNA 表达和蛋白质表达。细胞因子的检测有助于临床评估肾脏疾病的严重性、疾病的进展及药物疗效。研究报道,局灶节段性肾小球硬化和糖尿病肾病患者尿液中 TGF-β_1 的增加与肾小球硬化程度和血清肌酐水平增加呈平行变化;膜性肾病患者尿液 TGF-β_1 水平增或减与蛋白尿、肾功能改变也相一致;新月体型 IgA 肾病患者尿 TGF-β_1 水平升高,糖皮质激素治疗 1 个月后恢复。此外,检测尿中 IL-6、MCP-1 水平可监测肾盂肾炎、狼疮性肾炎、抗中性粒细胞胞浆抗体(antineutrophil cytoplasmic antibodies,ANCA)相关性肾炎是否活动;检测尿液上皮生长因子可用进行评估急性肾小管坏死后上皮细胞再生和肾功能恢复的程度;检测尿巨噬细胞移动抑制因子水平可在一定程度上反映肾小球疾病的严重性和作为移植肾排异的诊断工具。

总之,关于各种肾小球疾病检测尿细胞因子的相关报道较多,这可能与尿细胞因子检测可代替血浆细胞因子检测有关,其优点是无创,便于连续多次检测。但细胞因子的半衰期较短、尿含量低,结果的准确性受尿量、尿液标本留取的时间窗及肾功能等因素影响,检测方法仍需进一步完善。

第二节　肾小球滤过功能检查方法及评价

肾小球滤过功能是肾脏主要的功能之一。可用肾小球滤过率[glomerular filtration rate,GFR,mL/(min·1.73m²)]表示。临床上,准确监测 GFR 对于正确评估肾功能进展速度、判断慢性肾脏病(CKD)的分期和评价干预的疗效、调整经肾脏排泄的药物剂量以及判断开始肾脏替代治疗的时机等方面均有重要意义。

一、肾小球滤过率及其检测标志物

GFR 是指单位时间内(min)肾小球滤出的血浆液体量,即单位时间内(min)两侧肾脏生成的超滤液体量(mL/min)。GFR 不能直接测定,只能通过某种标志物的肾脏清除率或者血浆清除率来间接推测。

理想的标志物需具有这样的特征:①如是内源性标志物,其产生应当稳定;②如是外源性物质,进入人体后应能迅速均匀分布于整个细胞外液中,对人体无害,也不参与任何的机体代谢,也不被机体利用;③在血液中全部以游离的形式存在,不与蛋白质相结合;④分子量小,可被肾小球自由滤过;⑤不能被肾小管上皮细胞重吸收、分泌或代谢;⑥不经肾外途径清除;⑦易从血、尿液中进行准确定量测定,且可重复性好。事实上,目前未发现完全理想的标志物。

常用来间接测定 GFR 的标志物可分为以下两大类。

（一）内源性标志物

是指体内本身存在的物质,如尿素氮、肌酐、中低分子量蛋白质(胱抑素 C、β_2-微球蛋白)等。

（二）外源性标志物

1. 多糖类　如菊粉(inulin)等。

2. 放射性核素标记物　包括水溶性标记螯合物,如锝-99m-二乙烯三胺五醋酸(^{99m}Tc-DTPA)、铬-51-乙二胺四乙酸(^{51}Cr-EDTA)等,以及碘-125(^{125}I)或碘-131(^{131}I)标记的造影剂,如泛影葡胺(hypaque)、碘他拉葡胺(conray)等。

3. 非放射性标记的造影剂　如碘海醇(iohexol)等。

二、评价肾小球滤过率的金标准

（一）菊粉肾脏清除率

菊粉肾脏清除率(Clin)目前被认为是检测 GFR 的金标准。菊粉是一种由 32 个果糖组成的多聚糖,分子量 5.2kD,可从大丽菊等植物的块茎中提取,是理想的 GFR 标志物。检测是需患者夜间空腹静卧,次日晨饮用温开水 10~15mL/kg。留置导尿管,以便尿液不断流出,并维持饮用量以保证尿量稳定在 4mL/min。先予负荷量的菊粉,后持续静脉输入维持量,以确保血浆菊粉浓度稳定。当菊粉浓度达到稳定状态时,可每隔 30 分钟收集 1 次尿液标本,共收集 3~4 次,并同时采血检测血液中菊粉浓度,应用下述公式计算得到 Clin。再取数次计算结果的均值为最终结果。

$$Clin(mL/min) = \frac{尿菊粉浓度×尿量(mL/min)}{血浆菊粉浓度×稀释倍数}$$

$$稀释倍数 = \frac{实际尿量+冲洗液量}{实际尿量}$$

虽然 Clin 是评价 GFR 的金标准,但在临床应用上存在很多不足:①尿液的留取:标准测量 Clin 时留置导尿管,因自然留尿的标本会由于膀胱不完全排空,影响测量的准确性,特别是患有神经源性膀胱或前列腺疾病的患者。②尿管的置入也会带来一定的风险,不易被患者普遍接受。③在测量过程中,为保证尿量的稳定,患者需大量饮水,这将给患者带来不适。④多次静脉采血及持续静脉点滴亦给患者带来不适。⑤菊粉有时可引起发热。⑥价格昂贵。因此,临床上不能常规使用。

（二）放射性核素对评价肾小球滤过率应用

使用某些放射性核素标记物来评估 GFR 比菊粉更方便、易行,且准确性高,被认为是临床工作中评价 GFR 的“金标准”。通过测定其血浆清除率、肾脏清除率来间接测定 GFR。最初,人们应用 ^{51}Cr-EDTA 清除率来测定 GFR,因为其清除与菊粉的清除很接近,是一种实用的示踪剂,在欧洲被广泛使用。后来人们发现,^{99m}Tc-DTPA 与 ^{51}Cr-EDTA 的清除相关性很好,且更经济、放射剂量低,并具有可进行 γ-显像的优点,因此,^{99m}Tc-DTPA 被广泛使用。

三、临床上常用的其他评价肾小球滤过率的方法

（一）血清肌酐

肌酐是生物体内肌肉组织中储能元件肌酸(creatine)的代谢终产物。肌酸由甲基、脒基和甘氨酸组成。食物中的蛋白质通过胃肠道消化吸收代谢成血液中的氨基酸,蛋氨酸和精氨酸分别提供甲基和脒基,与甘氨酸在肝脏、胰腺及肾脏合成肌酸,血流将肌酸运转到全身肌肉组织,发生磷酸化生成高能化合物磷

酸肌酸。磷酸肌酸是重要的储能物质,在磷酸肌酸激酶的催化下其高能磷酸键转移给 ADP 生成 ATP。磷酸肌酸分解形成肌酐,肌肉内每天约有 1% ~ 2% 肌酸分解,正常机体内每 20g 肌肉每日代谢产生 1mg 肌酐,每天肌酐的生成量是恒定的。

肌酐的分子量为 113D,无毒,在血液循环中不与蛋白质结合,可自由通过肾小球,不能被肾脏代谢,可被肾小管排泌。肾小管对肌酐的排泌在不同个体及同一个体不同时间段均存在差异。随着肾功能的进行性下降,肾脏排出肌酐的总量下降。肾小管对肌酐的排泌也可被西咪替丁、氨苯砜、甲氧苄啶及乙胺嘧啶抑制。此外,肌酐亦可在胃肠道被细菌分解为二氧化碳和甲胺,经胃肠道排泄。肾功能下降时,经胃肠道排出肌酐的比例增加。

血清肌酐(serum creatinine,Scr)包括内源性和外源性肌酐。内源性肌酐由肌酸代谢产生,受肌肉容积、肌肉活动情况影响。外源性肌酐与饮食关系密切,饮食中摄入动物的骨骼肌,特别是食用加热后的动物肌肉,其中肌酸转变为肌酐,肌酐在胃肠道中能被迅速吸收,导致血肌酐水平迅速增高。食物中摄入的肌酐可达肌酐排泄总量的 30%。在肌肉容积及活动相对稳定、肾小管对肌酐的排泌及肌酐的肾外排泄恒定以及严格控制饮食的情况下,血清肌酐水平取决于肾小球滤过功能。血清肌酐的测量方便且经济,成为当前间接评估 GFR 应用最广泛的指标。

（二）肌酐清除率

事实上,临床上应用肌酐清除率(creatinine clearance,Ccr)来评估 GFR,即使避免肌肉容积变化及肌酐肾外清除的影响,但其测量结果的准确性依然受肾小管对肌酐的排泌、留尿过程中血清肌酐水平的波动以及血、尿肌酐测量误差等影响。原则上肾脏的 Ccr 应为尿肌酐除以留尿时间内血清肌酐浓度-时间曲线下面积来获得。临床工作中一般仅用单次尿肌酐除以单次血清肌酐浓度获得 Ccr,但这是以血清肌酐浓度在留尿时间内恒定为前提的。实际上,血清肌酐水平在留尿的 24 小时内是有波动的,主要受饮食和运动的影响,因此,临床使用单次血清肌酐浓度计算降低了 Ccr 的准确性。

科学家们研究总结获得多个经验公式,旨在运用经验公式计算 Ccr 或 GFR,避免受到留取尿液的影响,提高 GFR 结果的精确性,更适用于少尿的患者。目前已总结出多个经验公式(表 4-4)。我国 eGFR 协

表 4-4　应用血清肌酐及其他临床参数评估 GFR 的经验公式

作者	公式	单位
Jelliffe	$\dfrac{100}{Scr}-(12\,男性)-(7\,女性)$	mL/(min·1.73m²)
Mawer	$男性=\dfrac{体重\times(29.3-0.204\times年龄)}{Scr\times14.4}$;$女性=\dfrac{体重\times(29.3-0.175\times年龄)}{Scr\times14.4}$	mL/min
Jelliffe	$\dfrac{98-16\times(年龄-20)}{20/Scr}\times(0.90\,女性)$	mL/(min·1.73m²)
Cockroft	$\dfrac{(140-年龄)\times体重(kg)}{72\times Scr}\times(0.85\,女性)$	mL/min
Hull	$\left(\dfrac{145-年龄}{Scr}-3\right)\times(0.85\,女性)$	mL/(min·70kg)
Bjornsson	$男性=\dfrac{27-(0.173\times年龄)}{Scr}$;$女性=\dfrac{27-(0.175\times年龄)}{Scr}$	mL/min
Levey	$GFR(mL/min·1.73m²)=170\times(Scr,mg/dL)^{-0.999}\times(年龄,岁)^{-0.176}\times(BUN,mg/dL)^{-0.170}\times(Alb,g/dL)\times(0.726\,女性)\times(1.180\,黑人)$	mL/(min·1.73m²)
Levey	$186\times(Scr,mg/dl)^{-1.154}\times(年龄,岁)^{-0.203}\times(0.742\,女性)\times(1.210\,黑人)$	mL/(min·1.73m²)
Lewis	$222\times Scr^{-0.974}\times年龄^{-0.267}\times(0.757\,女性)\times BUN^{-0.108}\times Alb^{+0.372}$	mL/(min·1.73m²)
Nankivell	$\dfrac{体重(kg)}{4}-\dfrac{BUN}{2}-\dfrac{100}{身高(m^2)}+(35\,男性,25\,女性)$	mL/min

注:Scr,血清肌酐,单位 mg/dL;BUN,血清尿素,单位 mg/dL;Alb,白蛋白,单位 g/dL。

作组于 2006 年发表了适合我国人群的 GFR 评估公式,公式的形式为:GFR$[mL/(min \cdot 1.73m^2)] = 175 \times$(Scr,mg/dL)$^{-1.234} \times$(年龄,岁)$^{-0.179} \times$(0.79 女性)。因血清肌酐水平与 GFR 存在明确的独立负相关关系,故所有公式都把其作为最重要的独立变量。理想条件下,GFR 应等于稳定的肌酐肾脏排泄率除以血清肌酐浓度,然而肌酐生成量的差异(个体内及个体间的差异,特别是肌肉容积的差异),肾小管的排泄以及肌酐的肾外清除均会影响此方法的稳定性(非理想状态)。

（三）血清胱抑素 C

由于使用血肌酐、尿素评价 GFR 存在很多问题,人们努力寻找其他的内源性小分子物质来替代肌酐。事实证明,血清胱抑素 C(cystatin C)与 GFR 的相关性优于血清肌酐。其分子量为 13kD,由 120 个氨基酸残基组成,是一种低分子、碱性、非糖化、分泌性蛋白质。编码胱抑素 C 的基因属"管家基因",即该基因在所有有核细胞恒定持续地转录及表达,无组织学特异性,不受炎症或肿瘤的影响,也不受肌肉容积和性别的影响。肾脏是清除循环中胱抑素 C 的唯一器官,所以其血清浓度主要由 GFR 决定。因其为小分子量蛋白质,且在生理状态下带正电荷,可经肾小球自由滤过,在近曲小管被重吸收并降解,不被肾小管排泄,故尿中浓度很低,因此,不可能应用尿中胱抑素 C 的水平来评价 GFR。但某些学者认为,尿中胱抑素 C 可作为评价肾小管功能的潜在指标。

四、肾小球滤过率的标准化

健康个体的 GFR 因存在生理上的变异,故其正常范围很难界定。学者们一直在寻求将 GFR 标准化的最佳方案。目前体表面积被选定为将 GFR 标准化的指标,原因在于肾脏的质量及基础代谢率与不同年龄以及个体的体表面积成正比。DuBios 公式(使用身高及体重)被用于计算体表面积,但该公式在年龄过高或过低时准确性下降。此外,肥胖也会影响体表面积和肾血流动力学之间的关系。因肾脏的主要功能是为了维持细胞外体液容积的稳定,故有学者提出,细胞外体液容积可被用作评估 GFR 的标准化指标。研究分别应用细胞外体液容积和体表面积作为 GFR 的标准化指标,发现两种方法得到的结果类似。与细胞外体液容积相似,血容量与体表面积的相关性也较好。此外,肾脏以及肾小球的体积与体表面积也有一定相关性。目前,体表面积的测量最为方便,故被广泛用作 GFR 的标准化指标。但最近有学者提出不同看法,认为 GFR 不应当用体表面积标准化:对于体重在正常范围者,体表面积标准化 GFR 和 GFR 绝对值没有差异,标准化或不标准化,不影响医生对疾病的判断。但对于肥胖的患者,往往有肾小球的高滤过和与之相关的肾小球硬化,标准化 GFR 显著低于 GFR 绝对值达到正常水平,使医生无法判断患者是否有高滤过状态。

虽然正常个体 GFR 的变异性可通过体表面积等标准化方法而降低,但还有其他指标会影响 GFR 的变异性,如年龄、蛋白质的摄入、盐的摄入、液体的消耗、体位及每日正常的变异均可影响正常个体的 GFR。有研究证明,口服大量蛋白质后会动员 GFR 的储备而增加 GFR。若使肾脏在短时间内发挥最大的功能,则个体内的 GFR 的生理变异将有可能会减少。口服大量蛋白质或使用其他调动肾功能的方法,使肾功能最大化,则会减少由于肾功能的自动调整而造成的 GFR 的生理波动。但此方法可能使检测过程变得复杂,且花费高。

综上所述,目前评价 GFR 的方法虽然很多,但尚没有一种方法完全适用于所有的临床情况。检测准确性和精确性较高的方法往往费用高且不易操作。临床工作中选择何种方法来评价 GFR,临床医师需要综合考虑各种测量方法的精确性、安全性、费用及操作方便程度等因素,结合特定的患者人群特征,选择最适合于临床情况的最佳方法。

第三节 肾小管功能检查方法及评价

一、近端肾小管功能评价方法

近端肾小管的主要功能是重吸收,当某种或某些成分重吸收不良时,出现于尿液中或在尿液中浓度升高。

（一）葡萄糖的重吸收

葡萄糖在肾小球自由滤过，原尿中的浓度等于血清浓度。当血清葡萄糖浓度正常时，原尿中的葡萄糖经由近端肾小管完全重吸收。

进入近端肾小管管腔的葡萄糖首先通过上皮细胞管腔侧的钠依赖葡萄糖转运蛋白（sodium-glucose cotransporter，SGLT1 和 SGLT2）进入肾小管上皮细胞，再通过基底膜侧的葡萄糖转运体（glucose transporter，GLUT1 和 GLUT2）转移出上皮细胞。被近曲肾小管重吸收的葡萄糖可用下式计算：$TGlu = (GFR \times PGlu) - (UGlu \times V)$。式中，$TGlu$ 为葡萄糖吸收量$[mmol/(min \cdot 1.73m^2)]$，$GFR$ 为肾小球滤过率$[mL/(min \cdot 1.73m^2)]$，$PGlu$ 为血浆葡萄糖浓度（mmol/mL），$UGlu$ 为尿葡萄糖浓度（mmol/mL），V 为尿量（mL/min）。只要肾小球滤出的葡萄糖不超过近曲肾小管的最大重吸收能力（$TmGlu$），则葡萄糖不出现于尿中，即（$UGlu \times V$）= 0，这样肾小管重吸收的葡萄糖等于肾小球滤出的葡萄糖，即 $TGlu = (GFR \times PGlu)$。如果尿中出现了葡萄糖，表明肾小球滤过的葡萄糖超出了肾小管的重吸收能力，此时的 $TGlu$ 即为肾小管的最大重吸收能力 $TmGlu$。由于 $TmGlu$ 受 GFR 的影响，因此需要用 GFR 进行校正，即 $TmGlu/GFR$。$TmGlu$ 和 $TmGlu/GFR$ 的正常值分别为 $1.37\pm0.2mmol/(min \cdot 1.73m^2)$ 和 $12.4\pm0.98mmol/(L \cdot 1.73m^2)$。

如果血糖正常、尿糖阳性，则提示肾脏重吸收葡萄糖能力下降，被定义为肾性糖尿。注意需要同时测定空腹尿糖及空腹血糖进行判断。葡萄糖最大重吸收试验可以测定肾小管重吸收葡萄糖的最大能力。给予患者静脉葡萄糖负荷后，以不断增加的速率静脉点滴葡萄糖溶液，动脉插管多次取血，并留置导尿，测定动脉血和尿液葡萄糖随输液的变化，同时还需要测定 GFR。由于临床操作复杂并给受试者造成痛苦，临床应用并不广。肾性糖尿可由近端肾小管 SGLT1 或 SGLT2 基因突变所致，亦可继发于多种原发或继发性肾脏实质性疾病，例如特发性或药物过敏性间质性肾炎、多发性骨髓瘤肾损害等。后者往往同时伴发其他物质的重吸收障碍，例如磷、尿酸、氨基酸等。因此需要进行多种检测明确肾性糖尿是单发的还是合并的。

（二）氨基酸的重吸收

大约98%的氨基酸在近端肾小管重吸收。可以测定近端肾小管针对每一种氨基酸的最大重吸收能力。但临床上常通过尿中是否出现氨基酸、尿氨基酸/肌酐比值和氨基酸排泄分数来鉴别、诊断氨基酸尿。氨基酸转运障碍包括单种或多种氨基酸转运障碍。其检测的临床意义见本章第一节。

（三）尿酸的转运

近端肾小管不但重吸收尿酸盐，同时也分泌尿酸盐，最终肾脏的尿酸排泄分数为9%～15%。当尿酸重吸收减少或分泌增加，导致低尿酸血症；若尿酸重吸收增加或排泄减少则可导致高尿酸血症。很多药物可以影响肾脏对尿酸的重吸收或分泌。例如噻嗪类利尿剂、吡嗪酰胺可抑制尿酸分泌，引起高尿酸血症；丙磺舒、苯溴马隆等可促进尿酸排泄，从而降低血清尿酸浓度。

（四）肾脏对磷酸盐的处理

磷的重吸收几乎全部发生在近端肾小管。在近端肾小管，磷通过 2a 型钠依赖磷载体（type 2a sodium-phosphate cotransporter，NPT2a）被吸收进入肾小管上皮细胞。影响磷重吸收的主要因素是甲状旁腺激素。甲状旁腺激素可减少 NPT2a 在肾小管上皮的表达，从而减少磷的重吸收，增加磷排泄。儿童中罕见却不少见的低血磷性佝偻病正是一种磷重吸收减少的遗传性疾病。

生理状态下，正常成人磷排泄分数$=[（尿磷/血清磷）\div（尿 Cr/血清 Cr）\times 100]$，约为 20%，但临床常用磷的最大重吸收率（$Tmpi$）来评估肾小管对磷的重吸收功能。由于直接测定 $Tmpi$ 困难，目前根据血磷和血肌酐、尿磷和尿肌酐计算 $Tmpi$ 的公式如下（血和尿标本来自清晨空腹）。

1. 当磷排泄分数小于 0.14 时，$Tmpi/GFR = (1-磷排泄分数) \times 血清磷（mmol/L）$。

2. 当磷排泄分数大于 0.14 时，$Tmpi/GFR = [0.3 \times (1-磷排泄分数)] \div [1-0.8 \times (1-磷排泄分数)] \times 血清磷（mmol/L）$。

正常成人男性，$Tmpi/GFR$ 正常参考范围为 0.8～1.35mmol/L，女性为 0.8～1.44mmol/L，该值是血清

磷水平的主要决定因素。当遇有低磷血症或高磷血症时,测定 Tmpi/GFR 可协助判断血磷异常是否为肾性,但解释 Tmpi/GFR 时要结合血甲状旁腺激素水平。Tmpi/GFR 下降,如果甲状旁腺激素水平正常,伴低磷血症,可见于家族性低磷性佝偻病、Fanconi 综合征、和 NPT2a 基因突变。

（五）低分子量蛋白的重吸收

低分子量蛋白是指分子量小于 25kDa 或者直径小于 2.3nm 的蛋白质,经过肾小球自由滤过,至近端肾小管上皮细胞重吸收后由溶酶体降解,少部分回吸收入血。循环中的低分子量蛋白约 30% ~ 80% 经由肾脏清除。

1. 血和尿 β_2-微球蛋白（β_2-MG）　近曲肾小管上皮细胞是体内唯一分解 β_2-MG 的场所,故近曲肾小管受损时尿 β_2-MG 明显升高。除可见于药物介导的肾毒性外,尿 β_2-MG 升高还见于低钾性肾病、重金属中毒性肾病、镇痛剂肾病、子痫等。急性上尿路感染时,因肾脏实质受累,尿 β_2-MG 升高,可区别于急性膀胱炎。如果急性肾盂肾炎控制后尿 β_2-MG 仍高,应考虑有否转为慢性肾盂肾炎可能。β_2-MG 水平易受尿 pH、温度及蛋白水解酶的影响。尿液 pH（5.7 ~ 5.8）可使大量 β_2-MG 降解,而 pH = 4 的尿液 4℃保存 24 小时后只能保留 85.7% 的 β_2-MG 活性,因此应留取新鲜尿液并尽快检测。此外,庆大霉素和细菌对 β_2-MG 有降解作用。正常情况下,由于其尿中含量极微,需要用放射免疫分析法（radioimmunoassay,RIA）测定,给临床常规应用造成一定困难。

2. α_1-微球蛋白（α_1-microglobulin,α_1-MG）　α_1-MG 由 182 个氨基酸残基的多肽链组成,其分子量约 33kD,主要由肝细胞产生,广泛存在于人体各种体液。血清 α_1-MG 含量与肌酐、尿素呈正相关,与菊粉清除率、24 小时内生肌酐清除率等呈负相关,可作为评价 GFR 的指标之一,其含量增高则提示体内合成增多,或 GFR 降低,血清浓度对评估肾小管损伤价值不大。若尿液中含量增高则提示肾小管重吸收降低或机能障碍。α_1-MG 稳定性比 β_2-MG 好,室温下保存 4 天仍能保留 86.4% 的活性,测定方法除 RIA 等以外,可用免疫浊度法自动分析,简便快速。α_1-MG 的另一个优势是尿中排出量 5 ~ 50mg/d,高于 β_2-MG,因此可减少测定误差,提高准确度,可重复性好,是评价近曲肾小管损害较理想的指标。

3. 视黄醇结合蛋白（retinal binding protein,RBP）　RBP 在肝细胞内受维生素 A 刺激后分泌生成,特异性地结合全反式维生素 A。它是一种单一肽链的蛋白质,含有 184 个氨基酸残基,分子量约 21kDa。正常时,RBP 的尿排出量很少,因为经肾小球滤过的 RBP 多在近曲肾小管被重吸收、分解。其尿浓度升高可提示近曲肾小管重吸收能力下降。近曲肾小管受损时,尿 RBP 排量增加。酸性环境下 RBP 较 β_2-MG 稳定,故认为 RBP 比 β_2-MG 更容易发现近端肾小管损伤。肾衰竭时肾小球滤过 RBP 减少,血清 RBP 相应增高。

二、肾脏的浓缩和稀释功能检查

肾脏对维持机体的水平衡起着举足轻重的作用。从肾小球滤过的水分在近端肾小管、细支降段和集合管重吸收。近端肾小管重吸收水分是等渗的,水分随着溶质的重吸收而被重吸收,如果尿中溶质不能被近端小管重吸收,则水分也不能被重吸收,产生利尿作用,称为渗透性利尿,例如糖尿病血糖控制不佳导致的糖尿、静脉输注甘露醇等。在升支粗段和远曲肾小管没有水分的净吸收。如果没有抗利尿激素的作用,远端肾小管和集合管对水分的通透性极差,只有在抗利尿激素的作用下,水分才能通过远端小管和集合管被重吸收。如果抗利尿激素的水平足够高,集合管全段均可重吸收水分,导致尿液极度浓缩。

（一）尿浓缩功能检查

检查前一天 18：00 开始禁食、禁水和一切饮料,次日晨抽血、留尿。其血浆渗透压正常 280 ~ 295mOsm/kgH$_2$O,尿渗透压可达到 600mOsm/kgH$_2$O。如果禁水 18 小时以上,尿流率可降低到 0.4mL/min 以下,尿渗透压可达到 1 000mOsm/kgH$_2$O 以上。但是长时间禁水对存在尿浓缩功能不良的患者可能存在危险,因此需要每小时监测体重和血压,每两小时监测血浆渗透压。如果尿渗透压超过 800mOsm/kgH$_2$O,

应当终止试验,因为能达到这个数值,表明肾脏不存在明显的浓缩功能下降,没有必要继续试验。如果血浆渗透压超过正常高限 $296mOsm/kgH_2O$,也应当停止试验。如果继续试验,患者血浆渗透压将进一步升高,可出现容量不足、低血压威胁生命。此外,皮下注射 1-脱氨基-8-D-精氨酸-血管加压素(dDAVP),可协助鉴别是肾性尿崩症或是中枢性尿崩症。对于中枢性尿崩症,注射 dDAVP 后 2 小时内尿渗透压可达到 $750mOsm/kgH_2O$ 以上;而肾性尿崩症的尿渗透压对注射 dDAVP 没有反应。如上述试验必须进行,务必严密观察,并做好抢救准备工作。尿浓缩功能除了和血管加压素有关外,还和肾脏皮质和髓质的渗透压梯度有关系。慢性肾脏病时,例如特发性或药物过敏性间质性肾炎、慢性肾小球肾炎、髓质海绵肾、镰状细胞贫血肾损害等,肾脏皮质髓质渗透梯度损害,因此也表现尿浓缩功能下降。

(二)肾脏稀释功能

试验时让患者大量饮水(20 分钟内饮水 20mL/kg)。正常情况下,尿渗透压可于 2 小时内降到 $100mOsm/kgH_2O$ 甚至更低,并且 4 小时内排出 80% 的饮水量,而血浆渗透压始终正常。肾脏稀释功能下降可见于血管升压素部分抑制、肾上腺功能下降、甲状腺机能低下、低钾血症或某些肝脏疾病。进行稀释试验需要注意:对于肾功能不全或严重肾病综合征等尿量减少的患者,大量饮水可能导致水分潴留,对于充血性心力衰竭的患者可能诱发肺水肿。因此对这些患者进行试验要慎重。

三、尿酸化功能检查

机体代谢不断产生氢离子,氢离子立即被缓冲系统所缓冲,以保证正常血清 pH。肾脏对酸碱平衡调节的实现是通过重吸收被肾小球滤出的碳酸氢根、再生碳酸氢根、分泌氢离子并产生缓冲物质结合氢离子排出体外。

(一)碳酸氢根的重吸收

大部分肾小球滤过的碳酸氢钠是从近端肾小管重吸收的。近端肾小管重吸收碳酸氢钠是通过在肾小管上皮管腔侧的钠/氢交换实现的,肾小管腔中的钠进入细胞,同时细胞内的氢离子进入管腔。氢离子也通过细胞管腔侧的氢-ATP 酶分泌进入管腔。管腔中的氢离子和碳酸氢根反应,生成碳酸,后者在 4 型碳酸酐酶的作用下分解为水和二氧化碳。二氧化碳迅速弥散进入上皮细胞,胞浆内的 2 型碳酸酐酶将二氧化碳和水合成碳酸,碳酸分解为氢离子和碳酸氢根。碳酸氢根在上皮细胞基底膜侧和氯交换进入组织和血液。静脉输注碳酸氢盐时,肾小球滤过碳酸氢盐的量增加,超过肾小管的最大重吸收能力后,随着血液碳酸氢盐浓度的增加,从尿中排出碳酸氢根随血浆水平平行升高。类似葡萄糖最大重吸收试验,可测量碳酸氢根最大重吸收能力。在 Ⅱ 型肾小管酸中毒(近端型)时,碳酸氢根的重吸收能力下降,导致其从尿液丢失,血浆碳酸氢根浓度逐步下降,当血浆浓度降到肾脏重吸收阈值以下,肾小管能完全吸收经肾小球滤过的碳酸氢根,尿液 pH 呈酸性,机体在酸性环境达到氢离子产生和排泄的平衡。但当给患者补充碳酸氢盐等碱性药物,血浆碳酸氢根浓度提高,超出肾小管重吸收能力从尿液排出,尿即呈碱性。近端小管酸中毒可以是 Fanconi 综合征的一部分,也可以单独存在。可见于间质性肾炎、多发性骨髓瘤肾损害等。

(二)尿中氢离子的缓冲系统

正常成人每日产生 50~80mEq 的氢离子,必须从尿液排出。如此大量的氢离子如果不经缓冲出现于尿中,尿液 pH 将极低,而实际上尿液 pH 罕见低于 4.5。这是因为氢离子排出体外前经过了磷酸盐和铵离子的缓冲。大约 30% 的氢离子和磷酸盐结合,称为可滴定酸;70% 的氢离子和氨结合形成铵离子。因此尿中氢离子的净排泄量=铵离子+可滴定酸-碳酸氢根。氨产生自近端肾小管,酸中毒和低钾血症可刺激氨的产生,氨在肾小管上皮细胞内或管腔内和氢离子结合形成铵。

对于原因不明的酸中毒,测定尿铵对鉴别诊断很有帮助。尿铵排泄减少,见于肾小管酸中毒、慢性肾衰竭等。如果铵排泄增加则需考虑氢离子产生过多,例如酮症酸中毒、高分解代谢、某些药物如水杨酸、酒精中毒等。盐皮质激素水平不足导致的慢性高钾血症可抑制氨产生,此时虽然尿净酸排泄量是减少的,但由于缺乏缓冲系统,可表现酸性尿。

并不是所有的实验室可测定尿铵离子,可以通过计算尿阴离子间隙(urine anion gap,UAG)=尿钠+尿钾-尿氯,间接代替铵离子。在血浆阴离子间隙正常的酸中毒患者,可以通过计算 UAG 判断是否为肾脏泌铵障碍。如果计算值为正值,提示肾脏泌铵减少;如果计算值为负值,提示氢离子产生过多。

(三)远端肾小管对氢离子的分泌

升支粗段、远曲肾小管和集合管均可分泌氢离子,这些部位分泌氢离子的详细机制参见相关章节。如果静脉注射或口服一定剂量的碳酸氢盐,过量的碳酸氢盐逃逸近端肾小管的重吸收进入远端肾小管,在远端肾小管内和远端肾小管分泌的氢离子结合形成碳酸,后者缓慢降解为二氧化碳和水,二氧化碳不能弥散进入集合管,而完全从尿中排出。这样,根据尿中二氧化碳的多少可确定远端肾小管分泌氢离子的能力。具体操作时,在给予碳酸氢钠负荷后,每 30 分钟进行血气和尿气分析。正常情况下,当尿 pH 超过血 pH 后,尿二氧化碳分压将远远超过血二氧化碳分压;而在 I 型肾小管酸中毒,尿二氧化碳分压超出血二氧化碳分压不明显,因为近端肾小管对碳酸氢根的最大重吸收能力正常。但在慢性肾衰竭患者,碳酸氢钠负荷甚至不能使尿二氧化碳分压超过血液。由于二氧化碳是挥发性气体,因此血液和尿液离开人体时要立即与空气隔绝。动脉血气检查有专门的血气采集空针;要事先在收集尿液的容器内放置足量的液状石蜡,嘱患者直接将尿尿入容器内,使尿液完全覆盖在液状石蜡下。

四、肾脏对钠、钾、钙的转运能力

(一)钠重吸收率

钠的重吸收发生在肾单位的全段,但不同部位机制不同。近曲肾小管重吸收滤过钠的 60%,通过耗能的过程,钠离子和有机或无机溶质偶联,或通过钠-氢交换的形式被主动转运进入上皮细胞;或者经过细胞间途径被浓度梯度吸引进入肾小管周围组织。升支粗段重吸收滤过钠的 30%,通过钠-钾-氯联合转运或钠-氢交换进入肾小管细胞,呋塞米通过抑制钠-钾-氯-ATP 酶而抑制钠重吸收。远曲肾小管重吸收滤过钠的 10%,通过噻嗪类敏感的氯化钠载体进入上皮细胞。在肾小管的各段,上皮细胞内的钠都是通过钠-钾 ATP 酶被泵出上皮细胞。

肾小管重吸收钠的总体能力用钠排泄分数(filtration excretion fraction of Na^+,FENa)表示:$FENa=(UNa \times V)/(P_{Na} \times GFR)$。在采用菊粉清除率评估 GFR 的情况下,由于 $GFR=(U_{inulin} \times V)/P_{inulin}$,经过转换可知:$FENa=(UNa/PNa)/(Uinulin/Pinulin)$。其中,UNa 和 PNa 分别代表尿和血浆钠离子浓度,U_{inulin} 和 P_{inulin} 分别代表尿和血浆菊粉浓度,V 代表尿量。由于用菊粉肾脏清除率的方法测定 GFR 非常困难,临床多用肌酐清除率代替菊粉清除率,这样 FENa 公式变为:$FENa=(UNa/PNa)/(Ucreatinine/Pcreatinine)$。

FENa 可用于辅助鉴别肾前性急性肾损伤和急性肾小管坏死。在肾前性急性肾损伤,肾脏低血流灌注导致 GFR 下降,但由于肾小管功能正常,因此钠重吸增加,FENa 低于 1%;而在急性肾小管坏死,肾小管重吸收钠减少,FENa 常高于 2%。

(二)肾脏对钾的重吸收和排泄

近端肾小管重吸收原尿中约 70% 的钾,通过细胞间途径和伴随钠重吸收,因此近端肾小管不直接调节肾脏钾的排泄。在升支粗段,钾通过钠-钾-氯联合载体被主动重吸收;同时,钾再循环进入管腔使管腔产生正电位,利于其他二价离子重吸收。调节钾排泄的部位是集合管的主细胞,钠通过上皮钠离子通道(epithelial Na^+ channel,ENaC)进入上皮细胞,这样肾小管管腔产生负电位,有利于钾从肾小管排出。盐皮质激素可增加钠重吸收,刺激钾分泌。与主细胞分泌钾相反,集合管的铰链细胞 α 和 β 主要从肾小管腔内重吸收钾,并通过氢-钾-ATP 酶排泄氢离子。

肾脏净排泌钾的能力可用以下方法进行评估:钾排泄分数(filtration excretion fraction of K^+,FEK)、24 小时尿钾、一次尿钾/肌酐比值(U_K/U_{Cr})。如果肾脏对钾的调节功能正常,则在低钾血症时,钾的排泄减少,而高钾血症时钾排泄增高,否则应当怀疑肾脏对钾的调节能力出现缺陷,例如慢性肾衰竭时高钾血症是由于肾单位减少导致 GFR 下降和远端肾小管总体排泄钾的能力下降的共同结果;而在急性间质性肾炎、Barter 综合征等的低钾血症,是由于肾脏排钾病理性升高所致。

1. 钾排泄分数(FEK)　FEK = (UK/PK)/(Ucreatinine/Pcreatinine)。当临床出现低钾血症或高钾血症时,可测量 FEK。

2. 24 小时尿钾　肾外原因所致低钾血症时,24 小时尿钾应<15mmol。如低钾血症时,24 小时尿钾>20mmol,存在肾性失钾。

3. 随机尿钾/肌酐比值(U_K/U_{Cr})　肾外原因所致低钾血症应<1.5mmol/mmol(或<13mmol/g)。肾外原因所致高钾血症时,应>20mmol/mmol(或>200mmol/g)。

(三)钙和镁在肾脏的转运

在近端小管,60% 的钙和镁随着水和其他溶质的吸收而被重吸收。在升支粗段,二价离子的重吸收和钠-钾-氯载体的活性有关,与钠的重吸收平行(和钾的再循环有关)。如果使用呋塞米等袢利尿剂抑制该载体,可引起高尿钙和高尿镁。在 Barter 综合征(一种钾通道基因突变所致),也可出现高尿钙和高尿镁。有两个因素可以促进升支粗段对钙的重吸收:甲状旁腺激素可以刺激钠-钾-氯载体,促进钙重吸收;上皮基底膜侧存在钙受体,血浆离子钙和该受体结合可抑制钠-钾-氯转运体的活性,从而抑制钙重吸收。在远曲肾小管,钙通过上皮细胞钙通道(epithelial Ca^{2+} channel,ECaC)进入上皮细胞,通过钠-钙交换或钙-ATP 酶从上皮细胞基底膜侧进入组织。ENaC 被噻嗪类利尿剂抑制,或 Gitelman 综合征时,钙重吸收增加,尿钙排泄降低。甲状旁腺激素和维生素 D 促进钙重吸收。

有两种方法测定肾脏对钙的排泄,每日尿钙排出量和晨尿钙浓度。每日尿钙排泄量和钙的摄入、胃肠道重吸收、肾脏重吸收多种因素有关,其尿中的最终浓度为 1.0~7.5mmol/d,常常用体重标准化,如果每公斤体重超过 0.1mmol,应当认为存在钙排泄异常,需要查找原因。清晨空腹钙浓度常常用尿肌酐标化,称为尿钙肌酐比值。正常人该比值<0.5mmol/mmol。

判断肾脏调控钙的功能是否正常应当结合血清其他化验结果,例如离子钙浓度、维生素 D 和甲状旁腺激素,进行判解。当血浆钙离子浓度下降,肾脏将增加钙的重吸收,而当血浆钙离子浓度升高,肾脏将增加钙的排泄。肾小管升支粗段基底膜侧的钙敏感受体可发生两种类型的突变,分别导致高尿钙性低钙血症和低尿钙性高钙血症。低钙饮食 3 天,如果血钙正常而尿钙排泄仍高,提示肾脏保留钙能力下降并同时提示存在溶骨性改变。还有一种情况称为吸收性高钙尿症,表现清晨空腹尿钙/肌酐比值正常,而每日总钙排泄增加,给这类患者口服一定量的钙负荷,可见尿钙/肌酐比值明显增加。

(张爱华)

参考文献

[1] BERNIER G M. Beta 2-Microglobulin:structure,function and significance. Vox Sang,1980,38(6):323-327.

[2] MICANOVIC R,LAFAVERS K,GARIMELLA P S,et al. Uromodulin(Tamm-Horsfall protein):guardian of urinary and systemic homeostasis. Nephrol Dial Transplant,2020,35(1):33-43.

[3] WU T H,LI K J,YU C L,et al. Tamm-Horsfall Protein is a Potent Immunomodulatory Molecule and a Disease Biomarker in the Urinary System. Molecules,2018,23(1):200.

[4] 胡皓夫. 现代儿科治疗学. 北京:人民军医出版社,1999.

[5] MATOS V,VAN M G,BOULAT O,et al. Urinary phosphate/creatinine,calcium/creatinine and magnesium/creatinine ratios in a healthy pediatric population. J Pediatr,1997,131(2):252-257.

[6] SCHREZENMEIER E V,BARASCH J,BUDDE K,et al. Biomarkers in acute kidney injury-pathophysiological basis and clinical performance. Acta Physiol(Oxf),2017,219(3):554-572.

[7] CHANRAT E,WORAWICHAWONG S,RADINAHAMED P,et al. Urine epidermal growth factor,monocyte chemoattractant protein-1 or their ratio as predictors of complete remission in primary glomerulonephritis. Cytokine,2018,104:1-7.

[8] 王海燕. 肾脏病学. 北京:人民卫生出版社,2017.

［9］全国 e GFR 课题协作组. MDRD 方程在我国慢性肾脏病患者中的改良和评估. 中华肾脏病学杂志,2006,229（10）:589-595.

［10］易著文. 实用小儿肾脏病手册. 北京:人民卫生出版社,2005.

［11］GRIFFIN B R,FAUBEL S,EDELSTEIN C L. Biomarkers of Drug-Induced Kidney Toxicity. Ther Drug Monit,2019,41（2）:213-226.

［12］PONS B,LAUTRETTE A,OZIEL J,et al. Diagnostic accuracy of early urinary index changes in differentiating transient from persistent acute kidney injury in critically ill patients:multicenter cohort study. Crit Care,2013,17:R56.

第五章 儿童肾脏病理概要

第一节 概 述

肾穿刺活检病理诊断是绝大多数肾脏病确诊必不可少的手段之一,儿童肾脏病也不例外。其意义在于明确肾脏病的病理类型、病情变化、病变的严重程度,从而为临床治疗方案的准确制定和调整、疾病预后的判断及发展规律的探究提供可靠的依据。

肾穿刺活检自 20 世纪 50 年代初以来已成为肾脏疾病病理诊断的金标准,是获取关键信息的首选方法。但是,肾活检是一种具有潜在风险的侵入性手术,只有在需要通过肾组织做出可能影响治疗、提供疾病进展或预后信息的明确诊断时,才推荐进行肾活检。如果穿刺对患者的潜在风险超过获取肾组织可能带来的益处,应避免活检。

肾穿刺活检的适应证包括急性肾炎综合征、急进性肾炎综合征、原发性肾病综合征、部分急性肾损伤、无症状性持续性蛋白尿、反复发作的镜下或肉眼血尿、隐匿性或迁延性肾炎、遗传性肾脏病、不明原因的慢性肾功能不全等。已知或疑似系统性红斑狼疮或其他继发性肾炎如血清乙型肝炎病毒抗原阳性的患者出现血尿或蛋白尿,无论血肌酐水平是否升高,一般都应进行活检以明确病理改变,并指导后续治疗。此外,之前做过活检的狼疮肾炎患者也可以在重复活检中获益,以评估肾脏疾病的活动性并指导治疗。移植肾出现肾功能明显下降但病因不明、对移植肾排斥反应治疗效果不好、难以决定是否切除移植肾及怀疑移植肾出现原有肾脏病复发时亦应进行肾活检。

任何可能增加术后大出血风险的因素都是肾穿刺活检的禁忌证,包括未控制的高血压、使用抗凝剂、使用抗血小板药物等情况。有禁忌证存在的情况下应该采取相应的措施减少风险后再予以穿刺。对不可逆的晚期慢性肾脏病患者,穿刺活检一般不能获得有意义的信息,通常应避免进行穿刺。肾积水患者在梗阻逆转之前也不应进行活检。两种绝对禁忌证是在针头插入部位有活动性肾脏感染或皮肤感染,这些情况会增加败血症的风险。

肾穿刺活检潜在的并发症包括出血、动静脉瘘形成和感染等,程度从轻微至严重不等。出血是最常见的并发症,以腹膜后血肿和肉眼血尿最常见。其中,腹膜后血肿见于 11% ~ 18% 的儿童肾穿刺患者,但需要输血或手术等进一步处理的比例非常低。出血的原因包括:肾脏的血管丰富;肾脏位于腹膜后深处,很难通过压迫止血;穿刺针较大;尿毒症和高血压等因素增加了出血的风险。为了减少并发症的发生,应严格遵守肾穿刺活检的适应证和禁忌证;严格控制患者血压;减少出血的风险因素;严格无菌操作,避免在有感染迹象的区域穿刺。

经皮肾穿刺活检通常在超声或 CT 引导下进行,目前国内都采用前者。对于年龄稍大且能够配合的儿童,应于术前进行指导性谈话以解除患儿的恐惧感,给予示范手术动作,并指导其练习呼吸动作。对于年龄较小或无法配合的儿童,术前可予以镇静。患儿常规取俯卧位,由于腹胀、腹水或插管等原因不能保持俯卧的患者可采用侧卧位或坐位。俯卧时,需要在患者腹部下方垫枕头等予以支撑,将肾脏提升到更接近背部表面的位置。穿刺部位通常选择左肾或右肾的下极。左肾没有其他器官妨碍组织的获取;但在脾大的情况下,可能对脾造成损伤。右肾的一部分位于肝下方,要注意避免在术中穿到肝组织。因此,应充分评估两侧肾脏的具体情况后选择在哪一侧穿刺,一般取右肾下极为穿刺点。操作时常规消毒,铺巾,在超声引导下以 1% 利多卡因局部浸润麻醉到肾被膜外,采用 16G 穿刺活检针,设置好取材长度,从穿刺点进针斜向肾下极,穿刺路径应避开血管及集合系统,当活检针到达肾被膜时,稍微下压形成凹迹,快速弹射活检针,根据取出组织的情况确定穿刺次数。

肾穿刺样本通常为1~3条组织,大小为(1~2)mm×(1~1.5)cm,以肾皮质为主或含皮质和髓质部分。将穿刺组织合理分割送检可以最大限度地发挥肾穿刺的作用。因此,掌握相关方法非常重要。不同数量穿刺组织的分割方法有所不同(图5-1)。分割应在低温的蜡板上尽快进行并正确保存及送检,以保证组织结构完好。用于做电镜检查的样本应及时放入预冷的固定液并置于0~4℃环境中固定,样本中应保证含有至少1个非球性硬化的肾小球,最好有2~3个。一般从肾皮质区切取大小约1mm的组织2~3块,避免选择肾被膜下的皮质,因为此处对缺血较敏感,易出现硬化的肾小球。

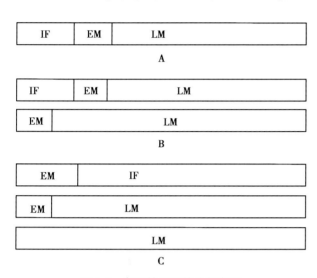

图5-1　肾活检组织的分割方法
A:1条肾组织的分割方式;B:2条肾组织的分割方式;C:3条肾组织的分割方式。左侧为肾皮质端,右侧为肾髓质端。LM:光镜;IF:免疫荧光;EM:电镜。

肾穿刺活检标本的病理检查包括三方面内容:光镜检查、免疫学检查和电镜检查。三者相辅相成,对疾病的判断不可或缺。目前,前两者是必检项目,电镜检查由于部分单位认识不足或者条件所限而成为选择性送检项目,这种做法非常不可取。一方面,电镜对于细微病变的观察是光镜望尘莫及的;另一方面,电镜对于部分病变的判断和确诊具有决定性作用,例如足突融合程度的判断、薄基底膜肾病、Alport综合征、致密物沉积病、伴有特殊结构形成的肾病等疾病的诊断。资料显示,约20%的肾活检病理在缺乏电镜检查的情况下无法明确诊断,而且几乎都是肾小球疾病。这个比例在儿童肾活检中可能更高。因此,如果一定要舍弃部分病例不送检电镜,笔者认为只能是一部分肾小管间质病变,凡可能涉及肾小球病变的穿刺标本都应该常规送检。

儿童常见肾病谱与成人有所不同。儿童中IgA肾病、过敏性紫癜肾炎、微小病变肾小球病、局灶节段性肾小球硬化症、遗传性肾脏病等发病率较高,而膜性肾病、糖尿病肾病、特殊蛋白沉积病等比较少见。同一疾病在儿童与成人的病理表现基本相同,只是儿童肾脏病在病理学上的严重程度和复杂程度常较成人更轻。此外,由于儿童尤其是低龄儿童的肾脏仍处于发育阶段,因此,有时需结合年龄对病变做出判断。例如,薄基底膜肾病的诊断就需结合不同年龄段儿童的肾小球基底膜厚度来确定,肾小球直径的判断也需结合年龄进行。

本章主要从光镜特征、免疫荧光和电镜特征三方面对儿童中常见或特征性肾脏病的病理特征进行简要论述,包括肾小球疾病、肾小管和肾间质疾病、血管性疾病肾损伤、遗传性肾脏病中的部分疾病。

第二节　肾小球疾病

一、原发性肾小球疾病

(一)微小病变肾小球病

微小病变肾小球病在儿童中以低龄更常见,平均年龄为3岁,男女比例为2∶1,临床上表现为肾病综合征。水肿是最常见的症状。部分患者伴有急性肾小管损伤。

1. 光镜特征　肾小球正常或仅有轻度系膜增生。肾小管、肾间质通常无明显病变。

2. 免疫荧光　全部免疫球蛋白和补体均为阴性,或者仅见IgM在系膜区较弱的非特异性沉积。

3. 电镜特征　最突出的是脏层上皮细胞足突广泛性融合,可伴有胞质内空泡变性,足细胞微绒毛样改变(图5-2);一般无电子致密物沉积,但系膜区极少量小块低密度电子致密物沉积不影响诊断。电镜特

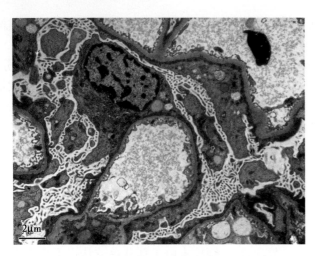

图 5-2　微小病变肾小球病
足突广泛融合,足细胞微绒毛样改变,透射电镜×8 000。

征是确诊微小病变肾小球病的主要依据。

（二）局灶节段性肾小球硬化症

局灶节段性肾小球硬化症（focal segmental glomerulosclerosis,FSGS）是以肾小球局灶节段性硬化为病变特征的一类疾病。如果不考虑病因,单从形态学上以光镜特征为主要依据进行分类,通常将其分为五个亚型,按照优先诊断顺序依次是塌陷型、顶端型、细胞型、门周型和非特殊型。

1. 光镜特征　最重要的特征是肾小球局灶节段性硬化病变的形成,因早期病变较轻、累及肾小球比例较少或取材位置等原因,可能诊断为微小病变肾小球病。对伴有肾病综合征而肾小球病变轻微的病例,如果肾小管和肾间质的慢性病变较明显或者足细胞有肿胀,应警惕 FSGS 的存在。

（1）塌陷型:塌陷型的诊断优先于所有其他类型。特征是至少一个肾小球发生节段性或球性塌陷,病变外被覆的足细胞表现为肥大、增生（图 5-3A）,病变可能累及毛细血管袢的任何节段。其他肾小球可能表现为任何类型的节段性病变或球性硬化。

（2）顶端型:诊断时需要排除塌陷型。该病变位于顶端区域,即近曲小管起源处毛细血管袢的外 25%,表现为细胞性或硬化性病变（图 5-3B）。至少一个节段性病变的肾小球有以上改变时方能诊断。病变区常见泡沫细胞。受累节段常有被覆足细胞的肥大或增生。需要注意的是,只要标本中发现肾小球门周部有节段性硬化或毛细血管内细胞增生就不能诊断为顶端型。

（3）细胞型:诊断时需要排除顶端型和塌陷型。特征是至少一个肾小球表现为毛细血管腔内细胞增多（可能是泡沫细胞、巨噬细胞、内皮细胞、中性粒细胞、淋巴细胞）并导致毛细血管腔阻塞,受累毛细血管袢占该肾小球的 25% 以上。节段性病变外被覆的足细胞常肥大和增生（图 5-3C）。

（4）门周型:诊断时需要排除细胞型、顶端型和塌陷型。诊断标准是至少一个肾小球有门周玻璃样变性;节段性硬化的肾小球中 50% 以上必须伴门周硬化和/或玻璃样变性（图 5-3D）。

（5）非特殊型:排除其余四型后方能诊断。非特殊型表现为细胞外基质增加导致肾小球毛细血管管腔消失,毛细血管袢局灶性和节段性实变,可能会有节段性肾小球毛细血管壁塌陷,通常不伴有被覆足细胞增生或肥大。该型中玻璃样变性和球囊粘连常见。此型是 FSGS 最常见的病理类型,可由其余四型中的任一型演变而来。

2. 免疫荧光　免疫球蛋白和补体均为阴性,部分病例可见 IgM 非特异性轻度至中等强度着色,位于系膜区或硬化区。

3. 电镜特征　主要表现为无电子致密物沉积的足突弥漫融合,常伴有足细胞的微绒毛样改变,有时伴有基底膜皱缩。需要指出的是,由于病因不同,相当一部分病例足突融合不广泛。此外,发生玻璃样变性的区域需与免疫复合物性电子致密物相鉴别。

（三）膜性肾病

膜性肾病从病因上可以分为原发性和继发性两种。对于儿童尤其是 10 岁以下的儿童,继发性膜性肾病更常见,最常见的继发因素是乙型肝炎病毒感染和系统性红斑狼疮。提示继发性病变的线索包括存在内皮下沉积,免疫荧光显示"满堂亮",IgG 亚型中不是以 IgG4 为主等。具体表现见下文相关内容。此处仅介绍原发性膜性肾病。

1. 光镜特征　光镜下的主要特征是上皮下或基底膜内有免疫复合物沉积伴有基底膜增厚。Ⅰ期病变轻微,肾小球基底膜无明显增厚,或轻度增厚伴僵直感,免疫复合物沉积数量少时可能不易观察到,需要电镜观察进一步明确诊断;Ⅱ期的主要特点是肾小球基底膜弥漫性增厚伴钉突形成;Ⅲ期的肾小球基底膜

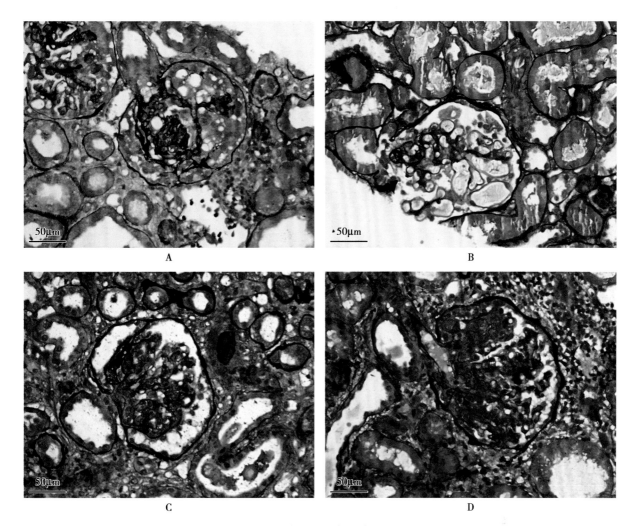

图 5-3　局灶节段性肾小球硬化症

A:塌陷型,毛细血管襻塌陷,被覆足细胞增生、肥大;B:顶端型,肾小球硬化发生在尿极处;C:细胞型,毛细血管腔内细胞增多,管腔闭塞,被覆足细胞增生;D:门周型,门部区域玻璃样变性及节段硬化。六胺银染色×400。

弥漫性增厚呈链环样改变(图 5-4A);Ⅳ期常伴部分肾小球硬化,免疫复合物沉积数量少。Ⅱ期和Ⅲ期病变常有大量免疫复合物沉积。肾小管和肾间质通常无明显病变,晚期则可伴有慢性改变,即肾小管萎缩和肾间质纤维化。

2. 免疫荧光　IgG、C3 呈细颗粒样沿肾小球基底膜沉积,IgG 亚型以 IgG4 为主或者共同为主,早期可能以 IgG1 为主。PLA2R 和 THSD7A 抗体是判断成人原发性膜性肾病的重要标志物。现有的少量研究表明,PLA2R 可见于一定比例年龄稍大的儿童,但其在儿童膜性肾病中的阳性率和意义仍待更多资料证明。

3. 电镜特征　电镜下以上皮下或基底膜内电子致密物沉积和足突广泛融合为特点。Ⅰ期的上皮下沉积呈小丘状(图 5-4B),部分可呈小驼峰状,数量不等,极少数沉积很少的病例上皮足突可能节段融合;Ⅱ期的突出特点是大量规律有序的电子致密物和增生的基底膜相间排列(图 5-4C);Ⅲ期表现为肾小球基底膜弥漫性增厚并包绕电子致密物,沉积以基底膜内为主;Ⅳ期病变的基底膜仍弥漫性增厚,沉积物多数被溶解吸收,导致基底膜呈虫蚀样改变(图 5-4D)。Ⅲ期或Ⅳ期病变在儿童中不多见。儿童膜性肾病在电镜下还常见到不典型的表现,即基底膜无明显增厚,沉积位于上皮下和基底膜内。这种改变未必和继发性肾炎相关,但是当叠加系膜区或内皮下的沉积时,继发性疾病导致膜性肾病的可能性明显增加,如乙型肝炎病毒感染、丙型肝炎病毒感染或狼疮肾炎等。

（四）IgA 肾病

IgA 肾病是儿童和青少年的常见病,在亚洲地区儿童肾活检组织中发生率为 40%。儿童 IgA 肾病的

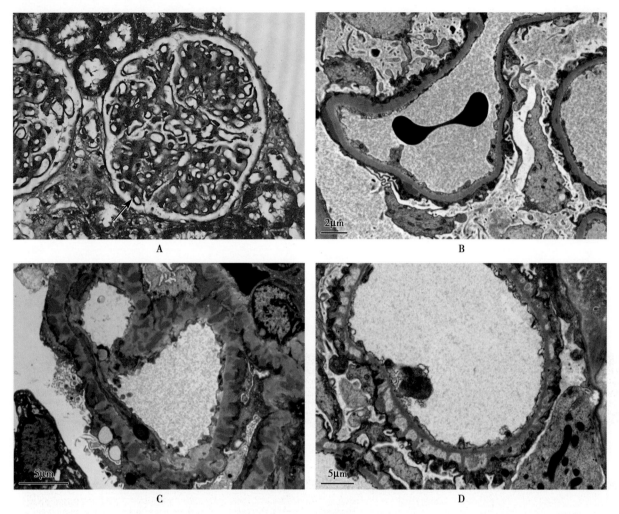

图 5-4　膜性肾病

A：肾小球基底膜增厚伴嗜复红蛋白沉积，箭头处可见链环形成，Masson 染色×400；B：Ⅰ期，上皮下小丘状电子致密物沉积，透射电镜×8 000；C：Ⅱ期，电子致密物与增生基底膜相间排列，透射电镜×6 000；D：Ⅳ期，基底膜显著增厚，因沉积物吸收呈虫蚀样改变，透射电镜×10 000。

预后通常较好，部分发生远期进展。组织学表现相对比较多样。相较于成人而言，肾小球硬化、肾小管萎缩和肾间质纤维化等慢性病变通常更少见。

1. 光镜特征　光镜下形态多样，以系膜增生性肾小球肾炎最为常见，也可以表现为毛细血管内增生、膜增生或者新月体性肾小球肾炎等，可见以系膜区为主的嗜复红蛋白沉积。儿童 IgA 肾病的分型与成人相同，目前主要参照牛津分型，并在基本分型的基础上对其进行 MEST-C 评分。M 指系膜细胞增生（≥4 个系膜细胞的肾小球是否超过肾小球总数的 50%，分为 M0 和 M1）；E 指毛细血管内细胞增多（毛细血管腔内是否超过 2 个细胞核，分为 E0 和 E1）；S 指肾小球节段性硬化（建议注明是否伴有足细胞肥大及顶端型病变，分为 S0 和 S1）；T 指肾小管萎缩和肾间质纤维化（根据病变在肾皮质内累及范围评分，T0：0% ~ 25%；T1：26% ~ 50%；T2：>50%）；C 指新月体形成的情况（新月体>10% 肾小球周径者方计数，以细胞性或纤维细胞性新月体占肾小球总数的百分比来评分，C0：0%；C1：1% ~ 25%；C2：>25%）。根据评分情况对 IgA 肾病的预后进行评估。随着病程的延长，肾小管和肾间质的慢性病变常逐渐加重。

2. 免疫荧光　以 IgA 沉积为主或者共同为主，通常是 IgA 和 C3 沿系膜区呈团块状、颗粒状沉积，有时可见于节段毛细血管壁，常伴 IgM 沉积，少数病例也可有 IgG 沉积。

3. 电镜特征　典型者表现为系膜区及副系膜区的团块状沉积，足突不同程度融合（图 5-5），对于弥漫融合者应除外合并足细胞病。

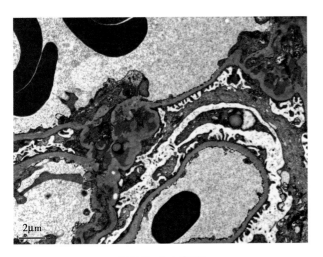

图 5-5　IgA 肾病

系膜区团块状电子致密物沉积,上皮足突节段融合,透射电镜×8 000。

（五）毛细血管内增生性肾小球肾炎

毛细血管内增生性肾小球肾炎常见于感染后,可能为各种细菌、真菌、病毒及其产生的抗原所引起。其中,在儿童中更常见的是细菌感染,可表现为急性感染或持续性慢性感染。尽管各种感染相关的肾小球肾炎在病理学上形态多样,但也有相似之处。在此,以引起儿童急性肾小球肾炎最常见的急性链球菌感染后肾小球肾炎和非链球菌感染中最常见的葡萄球菌感染相关的肾小球肾炎为例进行介绍。

1. 急性链球菌感染后肾小球肾炎　急性链球菌感染后肾小球的病理改变呈动态变化,因肾穿刺活检的时间不同而明显不同。

（1）发病后 2 周内:呈现早期病变,肾小球毛细血管内细胞增多呈局灶节段性分布。免疫荧光检查显示 C3 和 IgG 呈星空状分布。电镜下可见系膜区块状、上皮下驼峰状电子致密物沉积(可有上皮下普通沉积)。

（2）发病后 2~4 周:出现该病的典型病理改变,即肾小球弥漫性球性增生(图 5-6A),早期肾小球内中性粒细胞显著增多,呈渗出性改变;后期则以淋巴细胞、单核细胞、系膜细胞和内皮细胞为主。免疫荧光检查显示 C3 和 IgG 呈星空状或花瓣样分布。电镜下见系膜区块状、上皮下驼峰状电子致密物沉积(图 5-6B),也可有内皮下沉积。一般情况下,肾小球纤维蛋白样坏死和新月体罕见,但这些病变也可以在少数病例中非常突出。

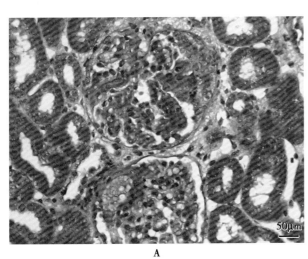

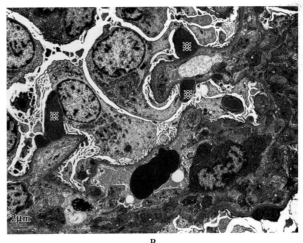

A

B

图 5-6　急性链球菌感染后肾小球肾炎

A:毛细血管内细胞增多,中性粒细胞浸润,上方肾小球可见小型细胞性新月体形成,HE 染色×400;B:上皮下驼峰状电子致密物沉积(※),透射电镜×5 000。

（3）发病后 4~6 周以上:显示后期病变,常仅有系膜增生,毛细血管腔内通畅。免疫荧光检查显示 C3 分布于系膜区,可能伴或不伴 IgG 沉积。电镜下主要是系膜区沉积,上皮下驼峰状沉积可能找不到或者仅有极少量位于系膜的弯折区。

除了肾小球病变之外,链球菌感染后肾小球肾炎可能伴有急性肾小管损伤。间质水肿和炎症通常较轻。但是,肾间质和肾小管中性粒细胞的浸润有时可以相当明显,尤其是在渗出性肾小球肾炎中。此外,慢性肾小管间质损伤不是链球菌感染后肾小球肾炎的特征,如果出现,可能提示肾小球先期存在新月体或高张力性肾硬化等其他因素。同时需要注意,其他感染继发的肾小球肾炎,如急性感染后心内膜炎相关的肾小球肾炎在形态上可能与急性链球菌感染后肾小球肾炎难以鉴别,需要结合临床综合考虑。

2. 葡萄球菌感染相关的肾小球肾炎　可能继发于心内膜炎、内脏深部的脓肿、房室分流、下肢溃疡感染及其他感染(直肠脓肿、腹膜炎、胰腺炎等),相关感染治愈后,肾炎即好转甚至治愈。

(1) 光镜特征:病变比较多样化;有时似急性链球菌感染后肾小球肾炎;有时病变轻微,仅系膜细胞轻度增生;个别可有类似冷球蛋白的透明血栓。

(2) 免疫荧光:典型病变与原发性 IgA 肾病相似,以 IgA 沉积为主或共同为主,C3 阳性,偶见 IgG 阳性,C1q、C4 常为阴性。

(3) 电镜特征:总有系膜区沉积,可有上皮下沉积,偶有内皮下和基底膜内沉积,有时见上皮下驼峰状沉积,但数量较少。

(六) 系膜增生性肾小球肾炎

系膜增生性肾小球肾炎以系膜增生为主要表现,常伴有免疫复合物沉积,但是组织学证据不足以诊断其他类型的肾小球病。根据免疫复合物沉积类型的不同,还可以对其中一部分病例进行分类,例如以 IgM 沉积为主的病变命名为 IgM 肾病,以 C1q 沉积为主的病变命名为 C1q 肾病。

(七) 膜增生性肾小球肾炎

膜增生性肾小球肾炎最初完全是通过形态学特征命名的。其特征是以基底膜增厚和系膜增生(包括系膜细胞和基质)引起的系膜区增宽为主要表现并伴有免疫性沉积。最初曾根据其病理特征分为 I 型、II 型和 III 型,以 I 型最为常见。随着对疾病发病机制的认识,其中的 II 型和以 C3 沉积为主的病例目前已经单独归类为 C3 肾小球病,详见下文。在此介绍 I 型和 III 型。

1. 光镜特征　I 型和 III 型都常表现为系膜细胞和基质显著增生,伴有系膜插入,早期以细胞增生为主,后期基质渐增多,甚至发生硬化。肾小球毛细血管腔内细胞显著增多,常呈球性,可见结节分叶状改变(图 5-7),常伴有中性粒细胞、单核细胞、巨噬细胞浸润。增厚的基底膜由于内皮下新形成的基底膜常呈现双轨征表现。I 型的免疫复合物沉积主要位于内皮下和系膜区,上皮下沉积可能偶见。III 型可见到较多上皮下沉积,甚至有钉突形成。部分病例伴有新月体形成。儿童新月体性肾炎的病例中约 1/4 为 I 型膜增生性肾小球肾炎。除了沉积的部位不同之外,与 I 型相比,III 型的肾小球分叶状改变常更局限;基底膜增厚常更显著;细胞丰富程度更轻。

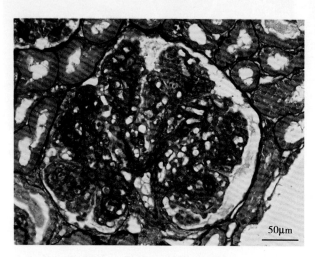

图 5-7　膜增生性肾小球肾炎
系膜广泛插入,肾小球呈结节分叶状改变,六胺银染色×400。

2. 免疫荧光　C3 和 IgG 沿肾小球基底膜和系膜区呈颗粒状分布,也常见 IgM 沉积。

3. 电镜特征　与光镜表现一致。I 型的电子致密物沉积位于内皮下和系膜区,可见内皮下新生的基底膜,可有上皮下散在的驼峰状沉积;III 型的沉积位于系膜区、内皮下、上皮下,甚至基底膜内,上皮下沉积可形成钉突,可有多层基底膜。

(八) C3 肾小球病

C3 肾小球病是补体旁路途径激活所引发的肾小球病。光镜下表现多样,主要依靠免疫荧光诊断,其中包括了膜增生性肾小球肾炎原病理分类中的 II 型及部分 I 型和 III 型病例。根据电镜下的特征可以将 C3 肾小球病分为致密物沉积病和 C3 肾小球肾炎。

1. 光镜特征　光镜下的表现非常多样化,以膜增生性和系膜增生性病变最为常见。常伴有不同程度的毛细血管内细胞增多,毛细血管腔内可见单核细胞、巨噬细胞或中性粒细胞,可能呈现弥漫性毛细血管内增生性改变,也可伴有新月体形成,甚至呈现新月体性肾小球肾炎的表现,肾小球可有节段性或球性硬化。

2. **免疫荧光**　以 C3 沉积为主,沿毛细血管基底膜伴系膜区条带样、颗粒样沉积,也可见于肾小囊壁和部分肾小管基底膜。免疫球蛋白沉积很少或者没有,C3 的强度超过免疫球蛋白在肾小球内沉积强度的两个等级以上。

3. **电镜特征**　致密物沉积病和 C3 肾小球肾炎均表现为基底膜中部高密度的电子致密物沉积,可伴有基底膜增厚,系膜区的沉积则比典型的免疫复合物性沉积更趋球性,常可见上皮下驼峰状沉积。典型致密物沉积病的沉积物沿基底膜中部呈飘带状、腊肠样分布(图 5-8A),约半数病例可在肾小囊壁和肾小管基底膜上见到相似特征的沉积;典型的 C3 肾小球肾炎则表现为孤立的沉积(图 5-8B)。

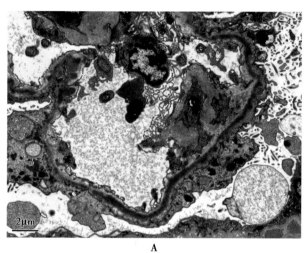 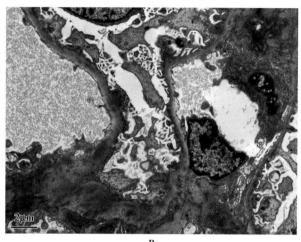

图 5-8　C3 肾小球病

A:致密物沉积病,基底膜中部呈飘带状的电子沉积物;B:C3 肾小球肾炎,基底膜内的沉积呈孤立分布。透射电镜×8 000。

需要注意的是,以 C3 沉积为主的病变不一定都是 C3 肾小球病。由于儿童链球菌感染后肾小球肾炎的发病率较高,其中一部分病例,尤其是疾病后期,无论是免疫荧光还是电镜下的特征都难以与 C3 肾小球肾炎相鉴别,必须结合临床特征综合确诊。因此对这类疾病有时冠以"以 C3 沉积为主的肾小球肾炎"的诊断,这有助于鉴别需要研究补体途径的患者。

(九)新月体性肾小球肾炎

新月体性肾小球肾炎以弥漫分布的新月体为特征(图 5-9),又称为毛细血管外增生性肾小球肾炎。根据病因不同分为三型。抗肾小球基底膜抗体导致者称为Ⅰ型新月体性肾小球肾炎,以 IgG 和 C3 沿肾小球毛细血管壁线样沉积和大量新月体形成为主要特征,儿童极罕见,不做详述;由免疫复合物介导者称为Ⅱ型新月体性肾小球肾炎,见于多种肾炎,详见相应内容;寡免疫复合物性新月体性肾小球肾炎为Ⅲ型,多为抗中性粒细胞胞质抗体(antineutrophil cytoplasmic antibodies,ANCA)相关血管炎肾损伤,详见下文。其中Ⅰ型和Ⅱ型常一次性突然发病,肾小球病变单一。Ⅲ型常反复发作而表现为不同时期新月体

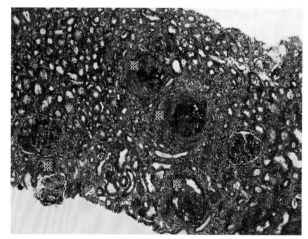

图 5-9　新月体性肾小球肾炎

视野内 7 个肾小球,可见 4 个新月体(※),六胺银染色×400。

混合存在。综上所述,新月体性肾小球肾炎是一种病理学分类,根据病因可能是原发性或继发性,也可能是血管性疾病所致。因此,划分于原发性肾小球疾病并不准确。

二、继发性肾小球疾病

（一）过敏性紫癜肾炎

过敏性紫癜可发生于任何年龄,儿童发病多见。其中约 30% 累及肾。过敏性紫癜肾炎和 IgA 肾病在光镜、免疫荧光和电镜下的特征非常相似,鉴别诊断常主要依靠临床。

1. 光镜特征　与 IgA 肾病相比,过敏性紫癜肾炎在组织学上有三个重要特征:①伴有中性粒细胞的炎性浸润和毛细血管内细胞增多更常见,尤其是早期病变。②新月体形成更常见,且更常见大型细胞性新月体。③祥坏死更常见。由于新月体的形成是儿童过敏性紫癜肾炎的一个重要组织学特征,与其预后密切相关,因此国际儿童肾病研究组(International Study of Kidney Disease in Children,ISKDC)制订病理学分型的一个重要参考因素是新月体的比例。根据 ISKDC 的建议,儿童过敏性紫癜肾炎分为六型。其中,伴有新月体形成者根据比例不同分为Ⅲ~Ⅴ型,同时根据系膜增生的程度分为 a(局灶性)和 b(弥漫性),具体如下。Ⅰ型:轻微病变型,光镜下除嗜复红蛋白沉积外无其他表现;Ⅱ型:单纯系膜增生,可以伴有毛细血管腔内细胞增多;Ⅲ型:新月体比例<50% 伴系膜局灶性(Ⅲa)或弥漫性(Ⅲb)增生;Ⅳ型:新月体比例为 50%~75% 伴系膜局灶性(Ⅳa)或弥漫性(Ⅳb)增生;Ⅴ型:新月体比例>75% 伴系膜局灶性(Ⅴa)或弥漫性(Ⅴb)增生;Ⅵ型:膜增生样病变。

2. 免疫荧光　与 IgA 肾病相似,但伴 IgG 和 C3 毛细血管壁沉积的病例更常见,也更常伴有 IgG、IgM 和纤维蛋白相关抗原的沉积。

3. 电镜特征　与 IgA 肾病相似,但内皮下沉积更常见。

（二）狼疮肾炎

1. 光镜特征　狼疮肾炎的病理表现非常多样化。肾小球的基本组织学(图 5-10A)表现包括免疫复合物沉积常伴有白金耳样结构、肾小球增生(系膜增生、毛细血管内增生或毛细血管外增生)、白细胞浸润、肾小球坏死和硬化。肾小管和肾间质可有急性或慢性病变。小动脉伴发血栓性微血管病改变的概率相对较多。根据其基本病理表现,诊断分为两部分——病理学分型和活动性评分,判断依据主要依据光镜下的表现。

（1）病理学分型:分为Ⅰ~Ⅵ型,其中Ⅰ型为轻微病变型,Ⅱ型为系膜增生型,Ⅲ型为局灶型,Ⅳ型为弥漫型,Ⅴ型为膜型,Ⅵ型为晚期硬化型。Ⅴ型可与Ⅲ型、Ⅳ型合并存在。Ⅰ型狼疮肾炎在光镜下病变轻微,没有系膜增生和白细胞浸润,仅免疫荧光和电镜检查证实有免疫复合物沉积。Ⅱ型以系膜增生(≥4 个系膜细胞)和系膜区电子致密物沉积为主要表现;无白细胞浸润。Ⅲ型和Ⅳ型表现为光镜下可见的内皮下免疫复合物沉积及白细胞浸润,节段或球性毛细血管内和/或毛细血管外增生性肾小球肾炎,伴或不伴系膜增生,其中Ⅲ型累及肾小球数量(除外缺血性硬化)<50%,Ⅳ型≥50%;这两型伴有大量的上皮下沉积时为合并Ⅴ型。Ⅴ型表现为上皮下大量免疫复合物沉积;伴或不伴系膜增生;无白细胞浸润。Ⅵ型发生球性硬化的肾小球≥90%。

（2）活动性评分:评分内容包括活动性指数(表 5-1)和慢性化指数(表 5-2)。活动性指数的评分内容是六项:毛细血管内细胞增多、中性粒细胞和/或核碎裂形成、纤维蛋白样坏死、白金耳和/或透明血栓、细胞性和/或纤维细胞性新月体及间质炎细胞浸润,其中出现纤维蛋白样坏死和新月体时相应评分要加倍。慢性化指数的评分内容包括四项:球性和/或节段性硬化、纤维性新月体、肾小管萎缩及肾间质纤维化。其中,球性硬化仅指受狼疮影响导致者,表现为纤维化包裹的碎片状毛细血管祥及肾小囊断裂,免疫荧光和电镜下可以看到 IgM 和 C3 以外的免疫球蛋白阳性及电子致密物沉积。典型的肾动脉硬化所导致的球性缺血性硬化不参与狼疮肾炎慢性化评分。

2. 免疫荧光　免疫复合物可沉积于肾的所有结构中,包括肾小球、肾小管、肾间质和血管。典型病例表现为"满堂亮",即免疫球蛋白 IgG、IgA、IgM 均阳性,通常 C3、C1q 也阳性,且 C1q 常染色较强。伴有坏死和新月体的部位常有较强的纤维蛋白阳性。

表 5-1　狼疮肾炎的活动性评分

评分内容	病变占比	积分
毛细血管内细胞增多	<25% 为 1+；25% ~ 50% 为 2+；>50% 为 3+	0~3
中性粒细胞和/或核碎裂	同上	0~3
纤维蛋白样坏死	同上	(0~3)×2
白金耳和/或透明血栓	同上	0~3
细胞性和/或纤维细胞性新月体	同上	(0~3)×2
间质炎细胞浸润*	同上*	0~3
总分		0~24

注：*指病变在肾皮质中的占比，其余为病变肾小球占总肾小球的比例。

表 5-2　狼疮肾炎的慢性化评分

评分内容	病变占比	积分
球性和/或节段性硬化	<25% 为 1+；25% ~ 50% 为 2+；>50% 为 3+	0~3
纤维性新月体	同上	0~3
肾小管萎缩	同上*	0~3
肾间质纤维化	同上*	0~3
总分		0~24

注：*指病变在肾皮质中的占比，其余为病变肾小球占总肾小球的比例。

3. 电镜特征　绝大多数病例表现为内皮下、系膜区、上皮下、基底膜内、肾小囊的多部位沉积(图 5-10B)，甚至可见肾小管基底膜和肾间质的沉积。狼疮肾炎患者沉积物的电子密度通常较其他免疫复合物性疾病更深，也更容易见到有形结构，如指纹状结构。伴有微管状沉积者应除外冷球蛋白血症肾损伤。

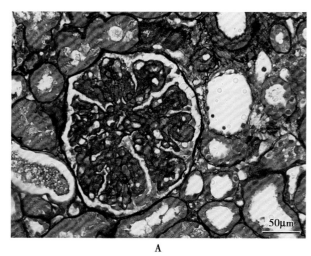 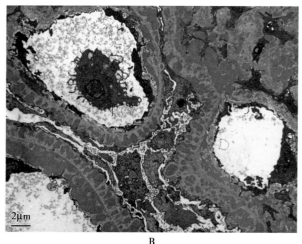

图 5-10　狼疮肾炎

A：毛细血管内细胞增多，基底膜增厚，可见白金耳结构，六胺银染色×400；B：上皮下、基底膜内、内皮下、系膜区多部位高密度电子致密物沉积，透射电镜×6 000。

（三）肝炎病毒感染相关的肾小球肾炎

发生在儿童的乙型肝炎病毒感染相关性肾炎在病理学上以伴有细胞增生、系膜区和内皮下沉积的不典型膜性肾病(图 5-11)最为常见，免疫荧光显示与典型膜性肾病相同，但伴有 IgM、IgA 沉积者相对更常见。有些病例可以在组织上检测到乙肝病毒相关抗原和抗体。其次常见的类型是膜增生性肾小球肾炎。

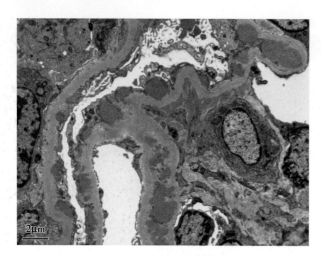

图5-11 不典型膜性肾病

上皮下、系膜区电子致密物沉积,透射电镜×8 000。

丙型肝炎病毒感染相关肾炎的病理类型则以Ⅰ型膜增生性肾小球肾炎最为常见。

三、代谢异常导致的肾小球疾病

代谢异常导致的肾小球疾病如糖尿病肾病、痛风肾等在儿童都非常罕见,不作介绍,这里仅介绍肥胖相关性肾小球病(obesity-related glomerulopathy,ORG)。该病的发病率随着儿童肥胖率的逐年升高而升高,病理学上表现为肾小球肥大和适应性局灶节段性肾小球硬化症。

（一）肾小球肥大

1. 光镜特征 诊断要求测量活检组织中所有的肾小球或者包含门部切面的肾小球的直径。研究表明,肥胖者的肾小球平均直径是正常对照的1.34倍。

2. 免疫荧光 免疫球蛋白和补体均为阴性。

3. 电镜特征 可能看到肾小球体积和毛细血管腔增大,足细胞、系膜细胞、肾小管上皮细胞(尤其是近端小管)内可能有蛋白质或脂质吸收滴,可能有少量足突融合。无其他异常。

（二）局灶节段性肾小球硬化症

1. 光镜特征 肥胖相关性局灶节段性肾小球硬化症患者的节段硬化主要发生在肥大的肾小球,常发生于门周,与血管极相延续,但可累及肾小球的任何部位。节段硬化肾小球的比例通常比原发性局灶节段性肾小球硬化症低。病理学亚型以门周型最常见。入球小动脉和肾小球毛细血管腔可能增大。肾小球密度常降低,提示肾小球数量少可能是肥胖相关性肾小球病的潜在危险因素或者是先发事件。可能伴有系膜增生和肾小球基底膜增厚。

2. 免疫荧光 硬化区或玻璃样变性区域可有IgM和C3非特异性沉积。硬化区被覆足细胞胞质内可能有蛋白吸收滴呈IgG、IgA或白蛋白阳性。

3. 电镜特征 可能见到细胞内蛋白质或脂质吸收滴。足突融合不似原发性局灶节段性肾小球硬化症广泛,通常小于50%。

第三节 肾小管和肾间质疾病

肾小管和肾间质的病变可能由肾小球病变、血管病变等原因引起,也可能因药物或者毒性物质等直接损伤引起,两者常常伴行。当肾小管和肾间质的病变与肾小球病变不平行时,需要单独列出诊断。本节主要是针对这一部分病变进行阐述。

一、急性肾小管损伤

肾小管的急性病变主要表现为肾小管上皮细胞的损伤,肾小球通常没有明显病变,但可能呈缺血性塌陷,伴肾小囊腔扩张。从病因学上讲,常见的急性肾小管损伤主要有两种类型,即缺血性急性肾小管损伤和肾毒性急性肾小管损伤。

（一）缺血性和肾毒性急性肾小管损伤的共同特征

1. 光镜特征 根据损伤时间、严重程度的不同,两者均表现为肾小管上皮细胞损伤的系列形态学变化:①细胞表面可见刷状缘脱落,基底部细胞折叠消失,细胞顶部胞质出芽。②胞质肿胀、空泡化,细胞变大,染色变浅,可能含大小不等互不相连的空泡。③上皮细胞坏死伴裸基底膜形成,坏死可累及单个或多个细胞,细胞脱落后形成节段裸基底膜。④肾小管腔内细胞碎片、管型。⑤肾小管管腔扩张,上皮扁平。

⑥再生改变,特征是上皮细胞扁平,胞质嗜碱性,细胞大小和形态异型性,核质比高,可见核分裂象。⑦肾间质常有不同程度水肿,可能有轻度炎细胞浸润。

2. 免疫荧光　没有特异性免疫性沉积。

3. 电镜特征　电镜对于评估急性肾小管损伤上皮细胞的改变有帮助。损伤的上皮细胞散在分布,呈现不同的细胞学改变,包括顶端微绒毛的丢失;顶部胞质的出芽,出芽的胞质可以脱落入管腔中;明显肿胀伴线粒体嵴浓聚;单个细胞凋亡,表现为核碎片、细胞皱缩等。

（二）缺血性和肾毒性急性肾小管损伤的鉴别要点

缺血性和肾毒性急性肾小管损伤的鉴别除上述的组织学表现外,以下特点也有助于鉴别。

1. 细胞损伤程度不同　缺血者细胞学改变较轻,毒性者细胞学改变更明显(图 5-12)。而且,毒性急性肾小管损伤的小管上皮细胞坏死常更广泛,肾单位受累更一致。当然,由于药物不同、剂量不等及穿刺时间不一,其受累范围和严重程度也不同。

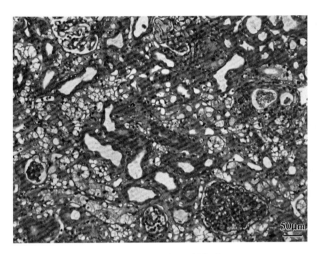

图 5-12　急性肾小管损伤
肾小管上皮细胞弥漫损伤,表现为空泡变性,刷状缘脱落,节段裸基底膜形成,HE 染色×200。

2. 细胞内包涵体　药物损伤时更容易见到,如大剂量环孢素可致强嗜酸性包涵体(电镜下为溶酶体或巨大线粒体);两性霉素和杆菌肽可致肾小管上皮细胞钙化。

3. 肾小管腔内细胞碎片、管型或结晶　在毒性急性肾小管损伤中更常见。管型或晶体中可以含有细胞或细胞碎片。如麻醉剂的肾毒性可能见到肾小管内结晶;造影剂肾毒性可能发现管型和双折光结晶;色素性管型见于少数暴发性药物反应及部分药物所致的横纹肌溶解。

4. 损伤肾小管的部位不同　对于近端肾单位的损伤,缺血者损伤的肾小管呈斑片状分布,常仅累及近直小管的一段和髓袢升支的部分区域;毒性者损伤近端小管上皮的范围更广,不同毒物损伤的范围又有不同。对于远端肾单位的损伤,毒性者比缺血者引起的急性肾小管损伤范围更小,位置也更不固定。

二、急性间质性肾炎

急性间质性肾炎是指以肾间质炎症为主要表现的肾病。不同原因所致的急性间质性肾炎在形态上通常表现相同,无法鉴别。单纯的急性间质性肾炎比较少见。

1. 光镜特征　肾间质水肿,炎细胞弥漫或灶片状浸润,炎细胞的成分主要是淋巴细胞（CD4[+]T 细胞数量最多）、巨噬细胞、嗜酸性粒细胞和浆细胞。由于过敏所致者可能有明显的嗜酸性粒细胞浸润。肾间质肉芽肿可见于部分药物所致的间质性肾炎、结节病、结核病和其他一些感染等。间质性肾炎常伴有肾小管上皮损伤。肾小球和肾血管正常。

2. 免疫荧光　大部分病例为阴性,偶尔可见 IgG 或 C3 沿肾小管基底膜颗粒状或线样沉积,见于抗肾小管基底膜抗体介导的病变或者少数药物所致病变。

3. 电镜特征　无特异发现。

三、肾小管间质肾炎

肾小管和肾间质病变同时存在,炎细胞主要浸润肾间质和肾小管,常有肾间质水肿、纤维化和肾小管萎缩。由于肾间质炎症常伴有肾小管损伤,因此更常以肾小管间质肾炎来描述此类病变。引起肾小管间质肾炎的原因很多,从组织学上通常很难鉴别。根据形态学表现,可以将肾小管间质肾炎分为急性肾小管间质肾炎和慢性肾小管间质肾炎。

（一）急性肾小管间质肾炎

1. 光镜特征

（1）肾间质炎细胞浸润及水肿：炎细胞常呈多灶状或弥漫分布（图5-13A），程度不一。单个核细胞浸润为主，早期以T淋巴细胞为主，后期则以单核细胞或巨噬细胞为主。中性粒细胞常见，也可能有数量不等的浆细胞。药物反应者在单个核细胞浸润的基础上，通常有嗜酸性粒细胞，但是没有并不能除外药物相关性损伤。

（2）肾间质肉芽肿形成（图5-13B）：可见于药物反应、结节病、特发性病变，但是不常见，病变中可能有多核巨细胞。

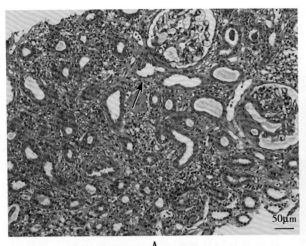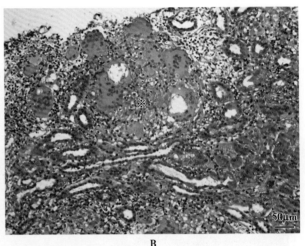

图5-13 急性肾小管间质肾炎
A：肾间质水肿，弥漫炎细胞浸润，肾小管上皮细胞刷状缘脱落，箭头处见节段裸基底膜形成；B：肾间质肉芽肿性病变，可见多核巨细胞（※）。PAS染色×200。

（3）肾小管损伤：因病原体不同，病变可能有所不同。常见的表现是小管炎，远端肾单位更常受累，可有肾小管上皮细胞坏死，刷状缘脱落，裸基底膜形成（见图5-13A），甚至基底膜断裂，肾小管萎缩、消失。可以伴有上皮细胞再生，表现为上皮细胞胞质嗜碱性，核大且常有明显的核仁。

（4）肾间质纤维化：修复过程的表现，在急性病变中不常见，可见于病变晚期活检标本。

（5）肾小球：急性肾小管间质肾炎的肾小球常不受累。

2. 免疫荧光 无意义。抗体和补体沿肾小管基底膜线样沉积提示抗体与肾小管基底膜直接或交叉反应；抗体或补体颗粒状分布于肾小管基底膜和/或肾间质提示免疫复合物介导，但通常是非特异性的（尤其是C3）。C3非特异性沉积于萎缩肾小管基底膜常见。

3. 电镜 意义有限。偶尔可见肾小管基底膜或肾间质电子致密的免疫复合物沉积，尤其是有狼疮肾炎的情况下。电镜有助于发现感染上皮细胞内的病毒颗粒。

（二）慢性肾小管间质肾炎

1. 光镜特征

（1）肾小管萎缩，肾间质纤维化：这是慢性肾小管间质肾病最重要的组织学特征，也是诊断慢性肾小管间质肾炎最基本的特征。

肾小管萎缩在形态学上可以表现为三种，但诊断价值有限。①经典型萎缩：最常见。PAS阳性的肾小管基底膜明显增厚，常常皱缩，并伴分层。②内分泌型萎缩：肾小管管腔狭窄或消失，直径常明显减小，被覆单层上皮，基底膜薄，常成簇分布，形似内分泌腺。该型常见于慢性缺血性改变，包括肾动脉狭窄。③甲状腺型萎缩：基底膜轻度增厚，被覆单层扁平上皮，腔内充满嗜酸性PAS阳性均质蛋白样物质，似甲状腺滤泡，也成簇分布。该型常见于慢性肾盂肾炎瘢痕、缺血性瘢痕等。儿童患者很少见到后两型改变。

肾间质纤维化是慢性肾小管间质肾炎较为特征性的改变，纤维化常呈多灶状或弥漫分布，对间质纤维化的评估需注意结合具体部位考虑。

（2）炎细胞浸润：由数量不等的淋巴细胞、单核细胞、巨噬细胞、浆细胞组成。炎细胞数量通常较少。

（3）肾小管代偿性肥大：常见。表现为被覆高大近端小管样上皮细胞,管腔大且不规则。在肾小管瘢痕化区域可有肾小管微囊状扩张。

（4）肾小球变化：慢性肾小管间质肾炎的肾小球常因继发于肾小球血流灌注不足而有改变,表现为毛细血管袢皱缩、塌陷,肾小囊增厚,球周纤维化和肾小球硬化。

2. 免疫荧光 同急性肾小管间质肾炎。

3. 电镜 诊断价值非常有限。萎缩肾小管的基底膜不仅增厚,而且常分层。

第四节 血管性疾病肾损伤

血管性疾病肾损伤在儿童患者中相对常见的是血栓性微血管病肾损伤和抗中性粒细胞胞质抗体（ANCA）相关血管炎肾损伤。

一、血栓性微血管病

儿童血栓性微血管病的发病率虽然低,但是鉴于其早期治疗的重要性,在此予以介绍。其发病原因虽不似成人复杂,但同样多样化,可能是溶血尿毒综合征、血栓性血小板减少性紫癜、药物相关、移植相关的表现,或者是继发于其他病变如 IgA 肾病、狼疮肾炎等。无论何种病因,其形态学上均表现相似,常常难以鉴别。根据血栓性微血管病发展的不同阶段,形态学上可以分为急性期和慢性期。以内皮细胞的损伤、血管和/或肾小球内的血栓形成为主要表现。肾小球、肾小管、肾间质及动脉均可能受累,其中肾小球和动脉的病变具有诊断意义。

1. 光镜特征

（1）急性期

1）肾小球：内皮细胞肿胀,内皮下间隙增宽,偶尔可见基底膜双轨征;毛细血管管腔可能狭窄、闭塞,一方面是由于内皮细胞、系膜细胞肿胀所致,另一方面与毛细血管腔内红细胞碎片、纤维蛋白、血小板聚集,甚至纤维蛋白血栓形成有关;系膜细胞一般不增生,有时伴有系膜溶解。造血干细胞移植相关性血栓性微血管病常伴有广泛的系膜溶解（图 5-14A）。溶血尿毒综合征患者急性期如果出现缺血性肾小球损伤改变,如毛细血管袢塌陷、基底膜增厚皱缩等,提示有严重的血管病变,如动脉血栓、动脉内膜急性增厚或者同时存在动脉硬化,后者很少见于儿童。

2）动脉和小动脉：主要表现为内皮细胞肿胀,内皮下间隙增宽,内膜黏液样水肿,进而呈洋葱皮样外观,管腔狭窄,有时伴动脉壁的纤维蛋白样坏死。血栓性血小板减少性紫癜最明显的特征是终末小叶间动脉的嗜酸性、颗粒状血栓,以入球小动脉更常见。

3）肾小管和肾间质：肾小管常有急性损伤性改变。肾间质常水肿,伴炎细胞浸润。

（2）慢性期

1）肾小球：系膜区增宽,主要是系膜基质增多,系膜细胞轻微增多或者不增多;基底膜可增厚伴双轨征形成;可有节段硬化;出现慢性缺血性改变,如基底膜增厚、皱缩,肾小球塌陷,肾小囊腔增宽伴胶原聚集等;病变后期肾小球可呈现膜增生样改变。

2）动脉：动脉壁玻璃样变性,内膜纤维化,动脉内的血栓可发生机化甚至再通。

3）肾小管和肾间质：肾小管萎缩,肾间质纤维化。

2. 免疫荧光 免疫荧光仅见少量 IgM、C3 沉积于肾小球毛细血管壁及小动脉壁,伴有纤维蛋白样坏死及血栓形成时,可见纤维蛋白颗粒状或线样沉积。

3. 电镜特征

（1）急性期

1）肾小球：内皮细胞肿胀,局部胞质可与基底膜分离;内皮下间隙不同程度增宽,其内可见电子透明的无定形物质及疏松的绒毛样结构,毛细血管腔狭窄(图5-14B);有时见破碎变形的红细胞嵌于内疏松层及溶解的系膜区;可能见到血小板、纤维蛋白的聚集,偶见血栓形成;系膜基质肿胀可呈细颗粒或者纤维样外观。肾小球内皮细胞肿胀、内皮下间隙增宽对于不伴有血栓形成和典型血管病变的血栓性微血管病有辅助诊断价值。

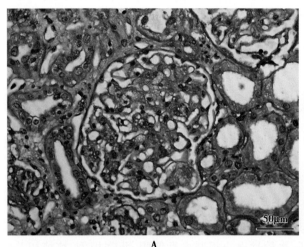
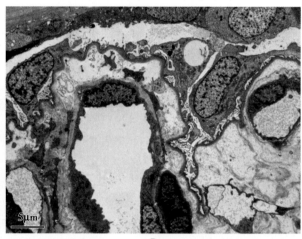

图5-14　血栓性微血管病

A:广泛系膜溶解,六胺银染色×400;B:基底膜内疏松层弥漫增宽,可见电子透明的无定形物质及疏松的绒毛样结构,毛细血管腔狭窄,透射电镜×4 000。

2)小动脉:电镜下观察到小动脉内皮细胞损伤的概率较小。其改变与肾小球相似,可见内皮细胞肿胀甚至分离;内膜增厚,色淡呈电子透明状。

(2)慢性期:肾小球基底膜皱缩、塌陷,可有新生基底膜,系膜插入,呈不伴电子致密物沉积的膜增生样改变。动脉内膜纤维性增生硬化。小动脉肌内膜细胞变长,围绕增厚的内膜。动脉内可能见到血栓机化。

二、抗中性粒细胞胞质抗体相关血管炎肾损伤

儿童抗中性粒细胞胞质抗体(ANCA)相关血管炎的肾受累常见,常于成年后进展为慢性肾病。所有类型的ANCA相关血管炎,无论是系统性的显微镜下多血管炎(microscopic polyangiitis,MPA)、肉芽肿性多血管炎(granulomatosis polyangiitis,GPA)和嗜酸性肉芽肿性多血管炎(eosinophilic granulomatosis polyangiitis,EGPA),还是局限于肾的血管炎(renal limited vasculitis,RLV),其最常见的典型病变都是寡免疫复合物性坏死性新月体性肾炎。肾穿刺活检是诊断的金标准。

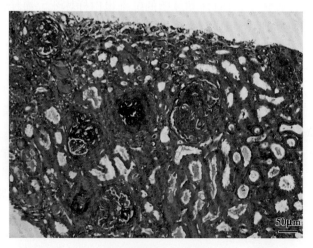

图5-15　ANCA相关血管炎肾小囊破坏(六胺银染色×200)

1. 光镜特征　最具特征性的病变是新月体形成和纤维蛋白性坏死。后者Masson染色呈红色,可以与硬化(蓝色或绿色)相鉴别。受累肾小球数量不等,纤维蛋白性坏死常伴有新月体形成。PAS染色和六胺银染色可见纤维蛋白性坏死区的肾小球基底膜断裂,也常见肾小囊断裂(图5-15)。坏死区域附近的毛细血管腔内常可见纤维蛋白性血栓,也常有炎细胞浸润,最先是中性粒细胞,之后以单个核细胞为主。肾小球周肉芽肿见于部分病例,且在MPO-ANCA病变中

比 PR3-ANCA 病变中更常见。

2. 免疫荧光　非硬化和非坏死的肾小球免疫球蛋白阴性或者弱阳性(≤2+),可能是 IgG、IgM 或 IgA,通常位于系膜区或以系膜区为主。其中以 IgM 更常见。硬化肾小球可有 IgM、C3、C1q 的非特异性沉积。坏死区域可见不同程度 C3、IgM 和其他免疫球蛋白沉积,但更突出的是纤维蛋白强阳性。新月体的纤维蛋白阳性。

3. 电镜特征　通常没有电子致密物沉积,但也可有少量散在分布。早期病变可有节段内皮细胞肿胀,内皮下间隙节段增宽,内皮细胞坏死,裸基底膜形成,含有纤维蛋白和血小板的血栓形成。在基底膜断裂的区域,纤维蛋白可进入肾小囊内,常形成新月体。后期肾小球发生硬化。

第五节　遗传性肾病

一、遗传性肾小球病

(一)薄基底膜肾病

1. 光镜特征　多表现为正常的肾小球,肾小管和肾间质无明显病变。

2. 免疫荧光　免疫球蛋白和补体均为阴性。

3. 电镜特征　确诊依赖于电镜。正常肾小球基底膜厚度变异较大,与年龄、性别、组织处理过程、测量方法等均有关,也会受到某些药物治疗的影响。建议不同实验室建立自己的标准。对于儿童而言,年龄因素非常重要。一般认为,出生后基底膜厚度逐年递增,11~12 岁时发育至成年人的厚度。具体的数值各方报道不一。薄基底膜肾病的诊断标准是 50% 以上的毛细血管袢基底膜厚度小于相应年龄的正常值。笔者实验室采用的参考值是出生时 120nm,每年递增 10nm,12 岁起采用成人标准,即 WHO 建议的基底膜厚度<250nm。基底膜除变薄外,不伴有分层或撕裂等结构改变,上皮足突仅有少量融合,且融合程度较轻,多数主要是足突根部的裂孔膜消失。如果伴有结构改变,或者足突融合程度较重或范围较广,要考虑其他疾病的可能性,例如形态不典型的 Alport 综合征。同时需要注意,有些 Alport 综合征早期是以基底膜弥漫变薄为表现的,和薄基底膜肾病从形态上不能鉴别。

(二)Alport 综合征

1. 光镜特征　光镜下无特异性表现,早期肾小球病变轻微,或仅见系膜细胞和基质轻度增生。随着疾病进展,可见肾小球节段性或球性硬化,程度不等的肾小管萎缩和肾间质纤维化,肾间质内常伴灶状泡沫细胞浸润。需要注意的是,虽然间质泡沫细胞浸润在 Alport 综合征更为常见,数量也可能更多,但是泡沫细胞浸润可见于引起肾病综合征的多种肾小球病,因此,不能作为 Alport 综合征的诊断依据。

2. 免疫荧光　免疫球蛋白和补体全部阴性,但系膜区 IgM 或 IgA 呈弱阳性到中等强度颗粒状着色者也并不少见。

3. 电镜特征　超微结构是诊断 Alport 综合征的金标准。通常表现为肾小球基底膜厚度不均一,大部分表现为基底膜的节段或弥漫性增厚,可与正常厚度或变薄的基底膜间隔存在,典型者致密层分层状、撕裂状改变(图 5-16A),形成网状外观,上皮足突不同程度融合,基底膜上或系膜区常可见到散在电子致密增高区域(图 5-16B),这是基底膜正常结构被降解重新堆积的结果,易误认为免疫复合物性沉积。有些病例形态不典型,看不到明确的分层状改变,但是基底膜结构模糊或可见小的空洞样结构,结合基底膜薄厚不均的表现,也可高度疑诊。薄基底膜肾病早期或病变不典型时,可表现为基底膜弥漫性变薄,尤其是年幼 Alport 综合征患者,需要与薄基底膜肾病鉴别。

(三)先天性肾病综合征

先天性肾病综合征大多数是遗传性的。这里仅介绍芬兰型先天性肾病综合征和弥漫性系膜硬化。

1. 芬兰型先天性肾病综合征　是由于足细胞足突裂孔膜的重要蛋白裂隙素(nephrin)基因突变所致。

(1) 光镜特征:系膜基质扩张和细胞增生,肾小球进行性硬化。微囊状扩张是近端小管的典型特征。

(2) 免疫荧光:无免疫复合物沉积。

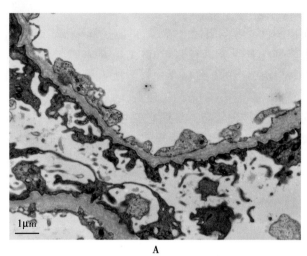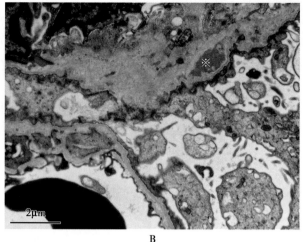

图 5-16　Alport 综合征

A:基底膜致密层分层状和撕裂状改变;B:基底膜内电子密度较高的物质(※)。透射电镜×15 000。

（3）电镜特征:足突弥漫性融合和消失,也可见伴有基底膜变薄或节段性分层。

2. 弥漫性系膜硬化　相关的致病基因较多。

（1）光镜特征:典型表现是肾小球体积小,外观致密,早期病变可见松散的系膜胶原增多,可发展为硬化,胶原致密,无细胞增生。足细胞一般不增生,但可能是未成熟和鹅卵石样。这种改变不见于芬兰型中。

（2）免疫荧光:无特异性染色。

（3）电镜特征:足突广泛消失,无沉积,但系膜区胶原增加。

（四）指甲-髌骨综合征

1. 光镜特征　指甲-髌骨综合征为常染色体显性遗传性疾病。光镜下无特异表现,后期可出现节段性或球性肾小球硬化。

2. 免疫荧光　无阳性发现。

3. 电镜特征　肾小球基底膜节段或弥漫性不规则增厚,低倍镜下可见基底膜虫蚀样改变,高倍镜下可见基底膜内含周期约65nm的Ⅲ型胶原束。在系膜基质中也可见类似的胶原纤维。足突节段性消失。超微结构病变的严重程度与临床肾脏表现无相关性。因此,典型的电镜检查结果可能出现在临床缺乏肾受累证据的情况下。

二、遗传性囊性肾病

（一）常染色体显性遗传多囊肾病

常染色体显性遗传多囊肾病(autosomal dominant polycystic kidney disease,ADPKD)在儿童中非常罕见。发生在婴儿和低龄儿童者称为早发型 ADPKD。光镜下可见局灶肾小管扩张和肾小球囊性变。与其他囊性肾病的鉴别常常比较困难。

（二）常染色体隐性遗传多囊肾病

常染色体隐性遗传多囊肾病(autosomal recessive polycystic kidney disease,ARPKD)在光镜下非常具有特征性。肾实质被大量弥漫存在的微囊代替,肾的轮廓依然保留。矢状面可见大量与肾皮质垂直的纺锤形、圆柱状囊。囊性变主要累及集合管。间质无增生。可能有肾小球囊肿,圆筒状或圆柱状囊是其经典形态,不应误认为肾的其他囊性疾病。但是,婴儿和新生儿的 ARPKD 偶尔会呈现分支状而非弥漫的圆柱状囊,需与婴儿的 ADPKD 鉴别,肾活检有利于两者的鉴别。有些临床上未怀疑青少年 ARPDK 的大童活检标本组织学表现可能比较轻,可能仅表现为髓质小管的轻度扩张,仅偶见经典的圆柱状囊,组织学上与ADPKD 很难鉴别。免疫荧光和电镜对确诊没有帮助。

（三）肾髓质囊性病

肾髓质囊性病是常染色体隐性遗传性囊性肾病，是引起儿童和青少年终末期肾病常见的遗传性疾病之一。

1. 光镜特征　病理学表现为三联征：肾小管基底膜断裂，肾间质纤维化，脓肿形成。常有不同程度的肾小球硬化。典型病变可以看到位于皮髓质交界区或髓质内的囊肿。组织学上，肾间质弥漫炎细胞浸润伴肾小管扩张，囊性扩张累及远端小管和集合管。扩张小管中常见无细胞性物质，T-H 蛋白阳性。

2. 免疫荧光　免疫球蛋白和补体为阴性，或见少量非特异性沉积。

3. 电镜特征　扩张肾小管向外不规则突出，基底膜薄厚不均，增厚、分层、复制与变薄、缺失交替存在，这些被认为是修复的表现。增厚的肾小管基底膜可见均质状基质中夹杂透明区域，类似 Alport 综合征。但是，其Ⅳ型胶原和层粘连蛋白表达通常正常。肾小球内无沉积。

三、系统性遗传病累及肾

（一）脂蛋白肾小球病

脂蛋白肾小球病是一种显性遗传病，非常罕见。临床表现为肾病综合征水平的蛋白尿，血清载脂蛋白 E 和残余脂蛋白浓度升高。本病的组织学特征是肾小球毛细血管内存在含脂蛋白的层状栓子。

1. 光镜特征　肾小球毛细血管腔高度扩张，其内栓子 PAS 染色呈弱阳性，六胺银染色呈阳性，Masson 染色呈淡蓝色。高倍镜下栓子呈空泡样（图 5-17A）或层状。冷冻切片油红 O 染色为阳性。随着疾病进展，可见肾小球系膜增生伴系膜溶解，节段性系膜插入等，部分肾小球出现节段性或球性硬化。可有继发性肾小管间质病变。

2. 免疫荧光　免疫荧光免疫球蛋白和补体为阴性，β 脂蛋白、载脂蛋白 B、载脂蛋白 E 为阳性，主要沉积于肾小球毛细血管腔。

3. 电镜特征　栓子为大小不一的脂质空泡与细颗粒样结构（图 5-17B），部分可形成同心圆状或漩涡样排列，系膜基质增生伴节段性插入，基底膜节段双轨征形成，上皮足突常节段融合，与蛋白尿水平有关。

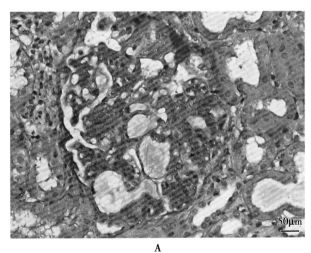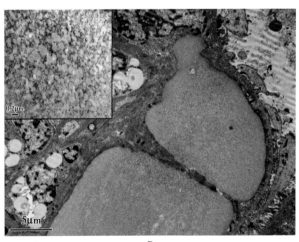

A 　　　　　　　　　　　　　　　B

图 5-17　脂蛋白肾小球病
A：光镜下毛细血管腔内栓子，PAS 染色×400；B：电镜下毛细血管腔内栓子呈空泡状，透射电镜×5 000，小图×50 000。

（二）溶酶体贮积病

目前已经发现的溶酶体贮积病有几十种，大多数可继发性侵及肾，但不一定有肾的表现。少数可原发于肾或者引起肾的症状。大多数溶酶体贮积病的形态学特征都表现为受累细胞的泡沫状改变，可以累及肾的绝大多数细胞。不同类型受累的细胞会有差别。下面仅介绍少数几种。

1. Fabry 病　是一种 X 连锁遗传的溶酶体贮积病。由于编码 α 半乳糖苷酶的基因突变导致其代谢的底物神经鞘脂类化合物在溶酶体内持续堆积。Fabry 病累及肾时几乎所有类型的肾细胞均受累,包括内皮细胞、系膜细胞、足细胞、壁层上皮细胞和肾小管上皮细胞,一般在足细胞中堆积最多。此外,在血管和肾间质也可有沉积。

（1）光镜特征:受累细胞胞质空泡化（图 5-18A），特别是足细胞。随后系膜细胞和内皮细胞受损。随着疾病的进展,除了间质纤维化和肾小管萎缩外,系膜基质可能增加,肾小球发生节段性或球性硬化。

（2）免疫荧光:通常无免疫复合物沉积。

（3）电镜特征:溶酶体内的沉积物是电子致密结构,夹杂着电子透明的薄片,形成髓鞘状或斑马体（图 5-18B）。

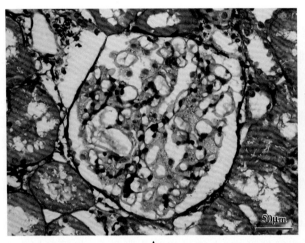 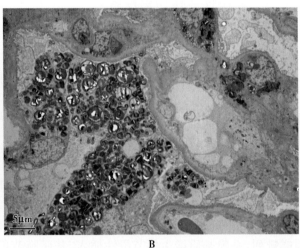

图 5-18　Fabry 病
A:足细胞胞质广泛空泡化,六胺银染色×400;B:足细胞内见大量髓磷脂样小体,透射电镜×3 000。

2. 肾的涎酸贮积症及其变型　光镜下足细胞增大泡沫状。PAS 染色有细颗粒感。肾小管上皮尤其是近端小管、肾间质细胞也呈空泡状。肾血管内皮细胞亦可受累。电镜下可见空泡为有膜包绕的几乎中空的结构,有些空泡内可以有电子致密的颗粒或膜状结构。

3. 戈谢病　戈谢病是最常见的溶酶体贮积病。其典型特征是光镜下戈谢细胞胞质呈皱纹纸样外观。电镜下戈谢细胞体积大,呈圆形、卵圆形或多边形;细胞质丰富,细胞质内有许多圆形、卵圆形乃至梭形的囊泡。高倍镜下可见戈谢细胞的溶酶体中充满平行排列的管状结构,胞质内还可见向各种方向排列成束或不成束的细丝。这些是葡糖脑苷脂在溶酶体中沉积的特征,是戈谢细胞特有的超微结构。

4. 尼曼-皮克病　光镜下胞质内有大小较为一致的小空泡。电镜下尼曼-皮克细胞体积大,呈长椭圆形或圆形。细胞质丰富,细胞质内可见许多嗜锇板层小体,大多呈平行排列的髓鞘状,有的嗜锇板层小体中有裂隙和少量空泡。

（任雅丽　王素霞）

参考文献

［1］ LUCIANO RL,MOECKEL GW. Update on the Native Kidney Biopsy:Core Curriculum 2019. Am J Kidney Dis,2019,73（3）:404-415.

［2］ VARNELL CD JR,Stone HK,WELGE JA. Bleeding Complications after Pediatric Kidney Biopsy:A Systematic Review and Meta-Analysis. Clin J Am Soc Nephrol,2019,14（1）:57-65.

［3］ 邹万忠.肾活检病理学.3 版.北京:北京大学医学出版社,2014.

［4］ CHRUG J，BERNSTEIN J，GLASSOCK R J. World Health Organization（WHO）Monograph. Renal disease：classification and atlas of glomerular diseases. 2nd ed. Tokyo：Igaku-Shoin，1995.

［5］ D'AGATI V D，FOGO A B，BRUIJN J A，et al. Pathologic classification of focal segmental glomerulosclerosis：a working proposal. Am J Kidney Dis，2004，43（2）：368-382.

［6］ DE VRIESE A S，SETHI S，NATH K A，et al. Differentiating Primary，Genetic and Secondary FSGS in Adults：A Clinicopathologic Approach. J Am Soc Nephrol，2018，29（3）：759-774.

［7］ AYALON R，BECK L H Jr. Membranous nephropathy：not just a disease for adults. Pediatr Nephrol，2015，30（1）：31-39.

［8］ SAFAR-BOUERI L，PIYA A，BECK L H Jr，et al. Membranous nephropathy：diagnosis，treatment and monitoring in the post-PLA2R era. Pediatric Nephrolog，2021 Jan；36（1）：19-30.

［9］ Working Group of the International IgA Nephropathy Network and the Renal Pathology Society，CATTRAN DC，COPPO R，et al. The Oxford classification of IgA nephropathy：rationale，clinicopathological correlations and classification. Kidney Int，2009，76（5）：534-545.

［10］ TRIMARCHI H，BARRATT J，CATTRAN D C，et al. Oxford Classification of IgA nephropathy 2016：an update from the IgA Nephropathy Classification Working Group. Kidney Int，2017，91（5）：1014-1021.

［11］ BALASUBRAMANIAN R，MARKS S D. Post-infectious glomerulonephritis. Paediatr Int Child Health，2017，37（4）：240-247.

［12］ ITO N，OHASHI R，NAGATA M. C3 glomerulopathy and current dilemmas Clin Exp Nephrol，2017，21（4）：541-551.

［13］ HOLLE J，BERENBERG-GOβLER L，WU K，et al. Outcome of membranoproliferative glomerulonephritis and C3-glomerulopathy in children and adolescents. Pediatr Nephrol，2018，33（12）：2289-2298.

［14］ COOK H T，PICKERING M C. Histopathology of MPGN and C3 glomerulopathies Nat Rev Nephrol，2015，11（1）：14-22.

［15］ RAVINDRAN A，FERVENZA F C，SMITH R J H，et al. C3 glomerulonephritis with a severe crescentic phenotype. Pediatr Nephrol，2017，32（9）：1625-1633.

［16］ DAVIN J C，COPPO R. Henoch-Schönlein purpura nephritis in children. Nat Rev Nephrol，2014，10（10）：563-573.

［17］ WEENING J J，D'AGATI V D，SCHWARTZ M M，et al. The classification of glomerulonephritis in systemic lupus erythematosus revisited. Kidney Int，2004，65（2）：521-530.

［18］ BAJEMA I M，WILHELMUS S，ALPERS C E，et al. Revision of the International Society of Nephrology/Renal Pathology Society classification for lupus nephritis：clarification of definitions and modified National Institutes of Health activity and chronicity indices. Kidney Int，2018，93（4）：789-796.

［19］ Bomback AS，Markowitz GS. Lupus Podocytopathy：A Distinct Entity. Clin J Am Soc Nephrol，2016，11（4）：547-548.

［20］ D'AGATI V D，CHAGNAC A，De VRIES APJ，et al. Obesity-related Glomerulopathy：Clinical and Pathologic Characteristics and Pathogenesis. Nat Rev Nephrol，2016，12（8）：453-471.

［21］ JENNETTE J C，OLSON J L，SCHWARTZ M M，et al. Heptinstalls pathology of the kidney. 6th ed. USA：Lippincott Williams & Wilkins，2007，1083-1189.

［22］ PRAGA M，GONZÁLEZ E. Acute interstitial nephritis. Kidney Int，2010，77（11）：956-961.

［23］ LUSCO M A，FOGO A B，NAJAFIAN B，et al. AJKD Atlas of Renal Pathology：Thrombotic Microangiopathy. Am J Kidney Dis，2016，68（6）：e33-e34.

［24］ JOLY BS，COPPO P，VEYRADIER A. Pediatric thrombotic thrombocytopenic purpura. Eur J Haematol，2018，101（4）：425-434.

［25］ JARIWALA M P，LAXER R M. Primary Vasculitis in Childhood：GPA and MPA in Childhood. Front Pediatr，2018，6：226.

［26］ CABRAL D A，CANTER D L，MUSCAL E，et al. Comparing presenting clinical features in 48 children with microscopic polyangiitis to 183 children who have granulomatosis with polyangiitis（Wegener's）：an ARChiVe Cohort Study. Arthritis Rheumatol，2016，68（10）：2514-2526.

［27］ JENNETTE J C，NACHMAN P H. ANCA Glomerulonephritis and Vasculitis. Clin J Am Soc Nephrol，2017，12（10）：1680-1691.

［28］ 刘乐，孙思，张芳成，等. 不同遗传型 Alport 综合征肾小球超微结构分析. 中华病理学杂志，2019，48（8）：633-635.

［29］ REYNOLDS B C，OSWALD R J A. Diagnostic and Management Challenges in Congenital Nephrotic Syndrome. Pediatric Health Med Ther，2019，10：157-167.

［30］ FOGO A B，LUSCO M A，NAJAFIAN B，et al. AJKD Atlas of Renal Pathology：Diffuse Mesangial Sclerosis. Am J Kidney Dis，2015，66（4）：e23-e24.

［31］NAJAFIAN B,SMITH K,LUSCO M A,et al. AJKD Atlas of Renal Pathology：Nail-Patella Syndrome-Associated Nephropathy. Am J Kidney Dis,2017,70(4):e19-e20.

［32］WOLF MT. Nephronophthisis and related syndromes. Curr Opin Pediatr,2015,27(2):201-211.

［33］TSIMIHODIMOS V,ELISAF M. Lipoprotein glomerulopathy. Curr Opin Lipidol,2011,22(4):262-269.

［34］CHEN W,YANG S,SHI H,et al. Histological studies of renal biopsy in a boy with nephrosialidosis. Ultrastruct Pathol,2011, 35(4):168-171.

［35］杨雪梅,李玉秀,孙可聘,等.电镜鉴别诊断戈谢病和尼曼-匹克病各 1 例.疑难病杂志,2010,9:(10):792-793.

第六章 原发性肾小球疾病

儿童原发性肾小球疾病的疾病谱复杂多样,不同病因可以导致相似的临床表现或肾脏病理改变。本章系统介绍了儿童急进性肾小球肾炎、原发性肾病综合征、局灶节段性肾小球硬化、IgA 肾病以及 C3 肾小球病的发病机制、病理特点、临床表现、诊疗措施以及肾移植时机与复发风险评估等多方面的专家共识与最新进展,为儿童原发性肾小球疾病的规范诊疗和儿童肾移植临床实践提供参考。

第一节 原发性肾小球疾病分类

原发性肾小球疾病的疾病谱复杂多样,相同的临床表现可有不同的肾脏病理改变,相同的肾脏病理改变也可表现为不同的临床表现。目前国内外尚无对儿童原发性肾小球疾病全面、统一的分类法,多以临床分类和病理分类为主,结合病因和发病机制进行分类。

一、原发性肾小球疾病的临床分类

参照中华医学会儿科学分会肾脏病学组 2000 年珠海会议修订的《小儿原发性肾小球疾病临床分类标准》的诊断标准,其中对原发性肾小球疾病的分类如下。

（一）肾小球疾病

1. 急性肾小球肾炎 病程多在 1 年内。急性起病,多有前驱感染,血尿为主,伴不同程度蛋白尿,可有水肿、高血压或肾功能不全,大多预后良好。可分为急性链球菌感染后肾小球肾炎和急性非链球菌感染后肾小球肾炎。

2. 急进性肾小球肾炎 起病急,可有血尿、蛋白尿、管型尿、高血压、水肿,常出现持续性少尿或无尿,短时间内肾功能进行性减退。若缺乏积极有效的治疗,预后差。

3. 迁延性肾小球肾炎 有明确的急性肾炎病史,血尿和/或蛋白尿迁延达 1 年以上;或没有明确的急性肾炎病史,血尿和蛋白尿超过 6 个月,不伴肾功能损伤或高血压。

4. 慢性肾小球肾炎 病程超过 1 年,或隐匿起病。有不同程度的肾功能损伤或肾性高血压的肾小球肾炎。

（二）肾病综合征

1. 诊断标准 ①大量蛋白尿:1 周内 3 次尿蛋白定性+++～++++,或随机尿或晨尿尿蛋白/肌酐(UPCR,mg/mg)≥2.0;24 小时尿蛋白定量≥50mg/kg;②低蛋白血症:血浆白蛋白<25g/L;③高脂血症:血浆胆固醇>5.7mmol/L;④不同程度的水肿。其中前两条是必备条件。诊断原发性肾病综合征(nephrotic syndrome,NS)需排除继发性、遗传性等病因。

2. 临床分型

（1）单纯型 NS(simple type NS):仅有上述表现者。

（2）肾炎型 NS(nephritic type NS):除以上表现外,尚具有以下四项之一或多项者:①2 周内 3 次离心尿镜检 RBC≥10 个/每高倍镜视野(HPF),并证实为肾小球源性血尿;②反复或持续出现高血压,≥3 次不同时间点测量的收缩压和/或舒张压大于同性别、年龄和身高的儿童青少年血压的第 95 百分位数,并除外糖皮质激素等原因所致;③肾功能下降,除外由于血容量不足等所致;④持续低补体血症。

（三）孤立性血尿或蛋白尿

孤立性血尿或蛋白尿指仅有肾小球源性血尿或蛋白尿,而无其他临床症状、化验改变和肾功能改变者。孤立性血尿分为持续性和再发性血尿;孤立性蛋白尿分为体位性和非体位性蛋白尿。

（四）其他类型

如 IgA 肾病、C3 肾小球病等靠肾组织免疫病理诊断。

二、原发性肾小球疾病的病理分类

原发性肾小球疾病的病理分类目前大多仍参考 1995 年世界卫生组织（WHO）发表的第 2 版肾小球疾病的病理学分类,具体如下。

1. 肾小球轻微病变和微小病变

2. 局灶节段性病变　包括局灶性肾小球肾炎和局灶节段性肾小球硬化（focal segmental glomerulosclerosis,FSGS）。

3. 弥漫性肾小球肾炎

（1）膜性肾小球肾炎（膜性肾病）。

（2）增生性肾小球肾炎:包括系膜增生性肾小球肾炎（包括 IgA 肾病）、毛细血管内增生性肾小球肾炎、膜增生性肾小球肾炎、新月体性和坏死性肾小球肾炎。

（3）硬化性肾小球肾炎。

4. 未分类的肾小球肾炎　本章对在儿童期终末期肾脏病（end stage renal disease,ESRD）发生率高、肾移植术后复发率也较高的部分原发性肾小球疾病进行详细阐述,包括急进性肾小球肾炎、原发性肾病综合征、FSGS、IgA 肾病。C3 肾小球病在 2010 年才被正式命名,虽是儿童较罕见的肾脏疾病,但儿童患者占40%,且该病常进展至 ESRD,肾移植术后易复发,本章也对该病进行阐述。

第二节　急进性肾小球肾炎

一、概述

急进性肾小球肾炎（rapidly progressive glomerulonephritis,RPGN）,简称急进性肾炎。是由多种病因引起的一种临床病理综合征。其临床特征为起病急、病情重、进展迅速,在血尿、水肿、蛋白尿、高血压等肾炎表现的基础上,迅速进展至少尿或无尿,起病 3 个月内肾功能急剧恶化,如患儿未获及时有效的治疗,几周或几个月内可进入 ESRD。该病病理改变主要为肾小球包曼氏囊内广泛新月体形成,因此也称为新月体肾炎或毛细血管外肾炎。近年来有作者建议,凡肾炎患者在 3 个月内肾小球滤过率降至 50% 以下,即可诊断为 RPGN 而不拘于肾脏病理新月体的多少。RPGN 多见于成人,在儿童常见于较大儿童或青春期儿童,最小发病年龄为 5 岁,平均发病年龄 10.1 岁,男孩多于女孩。

RPGN 可分为原发性和继发性两大类。继发性 RPGN 可见于多种疾病:①继发于全身性疾病,如系统性红斑狼疮、ANCA 相关性血管炎、溶血尿毒综合征、IgA 血管炎、Goodpasture 病、结节性多动脉炎、冷球蛋白血症等;②继发于感染性疾病,如严重的链球菌感染后肾小球肾炎、丙型肝炎病毒感染等;③可见于 IgA 肾病、膜增生性肾炎等原发性肾小球疾病;④可能与以下药物使用有关,如肼苯达嗪、别嘌醇、利福平、青霉胺、丙硫氧嘧啶、甲巯咪唑、柳氮磺胺吡啶、索菲布韦等。原发性 RPGN 原因未明,需排除系统性疾病、感染性疾病、其他肾脏疾病和药物因素等方能诊断。

二、病因和发病机制

原发性 RPGN 病因未明,可能为环境和遗传因素共同作用的结果。半数患儿在起病前有上呼吸道感染,提示可能与感染相关。某些化学毒物（如烃化物）和药物（青霉胺-D、肼苯哒嗪）可能与 RPGN 有关。85% 的 Ⅰ 型 RPGN 患儿携带 HLA-DR2 基因,提示 HLA-DR2 可能是 RPGN 的易感基因。

该病发病机制未明,主要与免疫反应(体液免疫和细胞免疫)、凝血障碍及炎性机制有关。其中免疫损害是关键。凝血障碍、炎性机制是疾病进展和肾功能进行性减退的重要原因。根据免疫病理的不同,该病可分为以下五型。

1. 抗肾小球基底膜抗体型肾炎(Ⅰ型)　患儿血中可检出抗 GBM 抗体,肾组织免疫荧光检查见 IgG 沿肾小球基底膜呈线性沉积,可伴 C3 沿肾小球基底膜呈线性或颗粒状沉积。

2. 免疫复合物型肾炎(Ⅱ型)　患儿血中可检出免疫复合物。肾组织免疫荧光检查见免疫球蛋白或补体以不同组合呈颗粒状或团块状沉积于肾小球系膜区和/或毛细血管壁。其沉积方式取决于肾小球肾炎的类型。

3. 寡免疫复合物型肾炎(Ⅲ型)　患儿血 ANCA 阳性。肾组织免疫荧光检查免疫球蛋白和补体均阴性,或仅有少量微弱沉积。

4. 混合型肾炎(Ⅳ型)　患儿血中可同时检出抗 GBM 抗体和 ANCA。肾组织免疫荧光检查见 IgG 和 C3 沿肾小球毛细血管壁或基底膜呈线状沉积。

5. 免疫缺少型肾炎(Ⅴ型又称特发型)　患儿血中既无抗 GBM 抗体和免疫复合物,又无 ANCA。肾组织免疫荧光检查阴性。

三、临床表现

起病急,病初患儿即有水肿,并逐渐加重。多数伴有血尿,约 1/3 表现为肉眼血尿。多有中度蛋白尿,少数患儿表现为大量蛋白尿,甚至达肾病综合征水平蛋白尿。患儿常有高血压。多数早期即有明显贫血,且与肾损伤程度不平行。患儿多在起病后数天至 2~3 个月内发生进行性肾损伤,持续少尿或无尿,出现水、电解质紊乱、酸中毒,贫血和慢性肾衰竭症状(如倦怠、烦躁、恶心、呕吐、皮肤瘙痒、出血倾向、尿毒症性心包炎或脑炎等)。抗 GBM 阳性和/或 ANCA 阳性者可伴咯血、呼吸困难等肺出血表现。

四、实验室检查

1. 尿常规检查　蛋白++~+++,红细胞++~+++,白细胞+~++,可有红细胞管型和颗粒管型。尿比重低而恒定。持续性血尿是本病重要特点之一。

2. 血常规检查　外周血血红蛋白和红细胞进行性下降,有时伴血小板或白细胞升高。

3. 肾功能检查　血肌酐和尿素氮进行性增高,肌酐清除率明显下降。

4. 其他血液学检查　血沉增快,抗链球菌溶血素 O(ASO)和血补体水平正常。部分病例血中可测到抗 GBM 抗体、ANCA 或免疫复合物。血纤维蛋白原增高,凝血时间延长,血 FDP 增高。少尿期可有低钠、高钾、高镁、低氯、低钙和高磷血症等。

5. B 超　双肾增大。

五、肾活检病理检查

1. 光镜　可见肾小球细胞增多,毛细血管腔变窄,50% 以上肾小球有大新月体形成(占肾小球囊切面 50% 以上面积),即可诊断为新月体肾炎。新月体可分为细胞性、纤维细胞性新和纤维性新月体三种。

2. 免疫荧光检查　Ⅰ型可见 IgG 沿肾小球基底膜呈线性沉积,可伴 C3 沿肾小球基底膜呈线性或颗粒状沉积;Ⅱ型可见免疫球蛋白或补体以不同组合呈颗粒状或团块状沉积于肾小球系膜区和/或毛细血管壁,其沉积方式取决于肾小球肾炎的类型;Ⅲ型免疫球蛋白和补体均阴性,或仅有少量微弱沉积。

3. 电镜　可见 GBM 和鲍曼囊膜断裂。Ⅰ型和Ⅲ型无电子致密物沉积;Ⅱ型肾小球内皮下及系膜区可见电子致密物沉积,其沉积方式取决于肾小球肾炎的类型。

六、诊断与鉴别诊断

目前公认的诊断标准为:①发病 3 个月内肾功能急剧恶化;②少尿或无尿;③肾实质受累,表现为蛋白尿和血尿;④既往无肾脏病史;⑤肾脏大小正常或轻度增大;⑥肾活检显示 50% 以上肾小球有新月体形成。有的作者认为20%肾小球呈新月体病变即可考虑诊断。临床考虑RPGN者应争取尽早做肾活检,同时完善检查,做出病因诊断,估计病情及指导治疗。原发性RPGN需与下列疾病鉴别。

1. 严重急性链球菌感染后肾小球肾炎　起病及临床表现与RPGN相似,但前者病初多有链球菌感染史,ASO升高,少尿持续时间短,很少超过两周,肾功能恢复快,血清补体C3呈规律性变化。而RPGN血C3多不降低,血尿和少尿持续时间长,肾功能进行性恶化。AGN肾组织病理改变主要为内皮和系膜细胞增生,可见白细胞渗出,而RPGN主要为毛细血管外上皮细胞增生,>50%的肾小球有新月体形成。

2. 溶血尿毒症综合征　参阅“第七章　继发性肾小球疾病”中“第四节非典型溶血尿毒综合征”的内容。

3. 狼疮性肾炎　参阅“第七章　继发性肾小球疾病”中“第二节　狼疮性肾炎”的内容。

4. 紫癜性肾炎　参阅“第七章　继发性肾小球疾病”中“第一节　紫癜性肾炎”的内容。

5. Goodpasture病　多见于青年人。临床特点是咯血、呼吸困难、血尿及蛋白尿,可出现水肿及高血压,迅速出现肾衰竭。多数患者先出现咳嗽、咯血及呼吸困难等肺部症状,数日到数周后出现肾炎症状;部分患者肺部症状和肾炎症状同时出现;少数患者先有肾炎症状,继之出现肺部症状,多数患者在6个月内死于慢性肾衰竭或咯血所致的窒息。胸部X线片可见散在斑片状或粟粒状阴影,痰内有含铁血黄素细胞有助鉴别。

6. 急性肾小管坏死　有引起肾缺血或肾中毒的原因(如休克、药物和鱼胆中毒等),尿少、尿比重低,尿钠增高。常无血尿和红细胞管型。肾活检有助鉴别。

7. 急性间质性肾炎　常表现为急性肾损伤或进行性肾功能恶化。可有发热、皮疹、嗜酸性粒细胞增高,常无血尿和红细胞管型,部分可查出药物过敏因素。肾活检有助鉴别。

七、治疗

尽早明确诊断,及时采取针对病因的综合治疗措施。

1. 一般治疗　卧床休息,低盐、低蛋白饮食。积极防治感染,避免应用对肾脏有损害药物。保护残余肾功能,注意维持水与电解质平衡,纠正代谢性酸中毒。少尿早期可用利尿剂和血管扩张剂。有高血压者应积极控制血压。贫血明显时(Hb<60g/L)可输少量洗涤压积红细胞,后期可考虑用外源性促红素。

2. MP冲击　甲基泼尼松龙(MP)15~30mg/(kg·d)(最大剂量≯1g/d)加入5%葡萄糖液100~200mL中,1~2小时内静脉滴入,隔日或每日1次,3次为1个疗程,最多可用3个疗程,继以泼尼松1.5~2mg/kg隔日或每日口服,1~2个月后减量(参照NS减量法),总疗程不少于6个月。MP冲击过程中可出现头痛、面红、震颤、恶心、高血压、高凝状态、心律失常、消化道溃疡、出血等,应注意密切观察和处理。

3. 环磷酰胺(CTX)冲击　CTX 0.75~1g/m² 加入生理盐水250mL中静脉滴注,每月1次,共6次。冲击前后注意充分水化。如有肾衰竭,须在透析的基础上应用。CTX冲击与MP冲击合用,可增强疗效,对Ⅱ型和Ⅲ型疗效好。CTX常见的不良反应为胃肠道反应、白细胞减少、脱发、肝功能损害和出血性膀胱炎;少见的不良反应为抗利尿激素释放引起异常抗利尿激素分泌综合征和肺纤维化;远期的不良反应为性腺损害和诱发肿瘤,前者与疗程、总剂量相关,1年内不重复使用,避免青春期用药。

4. 利妥昔单抗　每次剂量375mg/m²,将注射液加入生理盐水或5%葡萄糖液中,浓度为1mg/mL,静脉滴注,每周1次,共4周。用药前后监测外周血CD19+B细胞和IgG水平,注意感染、过敏反应等不良反应,建议用药后加用复方磺胺甲噁唑预防卡氏肺囊虫感染。

5. 四联疗法

(1) 糖皮质激素:MP冲击同前。序贯泼尼松1.5~2mg/(kg·d),每日或隔日口服,总疗程至少6个月。

(2) 环磷酰胺:CTX 2~3mg/(kg·d),疗程2~3个月。

(3) 双嘧达莫:4~6mg/(kg·d),分3次饭后口服,疗程6个月。

(4) 肝素序贯华法林:肝素125U/(kg·次)加入5%葡萄糖液中静脉滴注,每8小时1次,疗程10~14天。之后改用华法林,0.04~0.6mg/(kg·d),分次口服,推荐初始剂量3~5mg/d,儿童、肝肾功能不全建议从较低初始剂量开始。华法林需要与肝素重叠使用 5~7 天。使用抗凝剂需常规检测出凝血常规,使用肝素应使凝血时间延长 1 倍,使用华法林要求 INR 2~3。肝素常见的不良反应包括:①出血:发生率 7% ~ 10%;②肝素相关血小板减少或血栓形成综合征:发生率 30%,病死率高,多在肝素治疗第 5 天(2~14 天)后出现。临床表现类似 DIC、微血管性贫血,多数表现为下肢深静脉血栓形成,其次为肺栓塞,死亡多与肺栓塞有关。

6. 血浆置换 可降低血中抗体、循环免疫复合物、其他免疫活性物质及对肾脏有损害的介质,阻止或减少免疫反应,中止或减轻病理变化,对 I 型 RPGN 早期使用有较好的疗效。置换血浆量为估计患儿血浆量(为体重的 5%)的 1.5~2 倍,每日或隔日交换 1 次,3~5 次后改为每周 2 次,直至血浆中检测不到抗 GBM 抗体。

7. 透析 本病的突出临床表现为进行性肾功能恶化,故主张早期进行透析治疗。透析的指征:①容量超负荷伴心功能不全、肺水肿或严重高血压;②血 BUN>29.5mmol/L;③持续或反复高钾血症:血钾>6.5mmol/L;④严重代谢性酸中毒:血 HCO_3^-<12mmol/L。

八、预后

本病的预后与以下因素有关。

（一）临床表现

以下临床表现提示预后不良。

1. 少尿出现在起病 1 周后。

2. 少尿持续 3 周以上。

3. 无尿不仅在病初而且在病程中反复出现。

4. 严重高血压、水肿、肉眼血尿、大量蛋白尿、出血及神经症状。

5. 病程小于半年,血肌酐>400~530μmol/L 者,预后更差。

（二）病理组织学

1. 新月体的类型 细胞性新月体预后较好,纤维性新月体预后差。

2. 新月体的百分数 新月体的百分数(%) = (新月体的肾小球数+退变的肾小球数)/肾小球总数× 100。百分数越大,ESRD 发生率和死亡率越高。新月体百分数>80% 者肾脏存活率很低,死亡率也高,<76% 者尚有缓解的希望。

3. 新月体的大小 大型新月体的预后较差。

4. 肾小管和间质的病变程度 肾小管萎缩和间质纤维化程度越严重,预后越差。

（三）疾病类型

II 型、III 型较 I 型预后好。抗 GBM 肾炎起病时即需要透析者,经积极治疗,1 年后仅 8% ~20% 肾功能可恢复,大部分进展至 ESRD;不需立即透析者且血肌酐小于 500μmol/L 者,1 年和 5 年肾脏存活率分别为 95% 和 94%;不需要立即透析但血肌酐大于 500μmol/L 者,1 年和 5 年肾脏存活率仅为 82% 和 50%。儿童 III 型 RPGN 预后较成人差,20% ~40% 进展至 ESRD。

第三节 原发性肾病综合征

一、概述

肾病综合征(nephrotic syndrome,NS)是由多种病因引起的肾小球滤过膜对血浆蛋白的通透性增高、大量血浆蛋白自尿中丢失而导致一系列病理生理改变的临床综合征。具有以下四大特点:①大量蛋白尿;②低蛋白血症;③高脂血症;④不同程度的水肿。NS 可分为原发性、继发性和先天性三种类型。原发性肾病综合征(primary nephrotic syndrome,PNS)是儿童期常见的肾小球疾病。国外报道儿童 PNS 的年发病率 2~4/10 万人,患病率为 16/10 万人。2014 年我国 37 所医院的调研显示,PNS 占泌尿系统疾病住院患儿的

20.0%，可见于各年龄组，3~5岁为发病高峰年龄。男孩多见，男女比例为3.2~3.7:1。

二、病因和发病机制

PNS的病因和发病机制目前尚未完全明确。

PNS的病因可能与以下因素有关：①感染：患儿起病或复发前常有前驱感染，尤其是呼吸道感染。2012年中华医学会儿科学分会肾脏学组牵头的PNS诊治现状的多中心回顾性调查结果显示：上呼吸道感染占复发诱因的88.1%。对复发患儿的研究显示：在60次上呼吸道感染中，33次分离到7种不同的病毒，提示复发是机体对感染的非特异性反应诱发的免疫紊乱所致，而非特异性抗原抗体反应的结果。②特应性体质：临床可观察到特应性体质患儿吸入牧草、花粉或真菌等可引起大量蛋白尿；蚊虫叮咬、荨麻疹后可引起NS复发。患儿起病与复发时血清IgE升高，但在肾小球并未发现IgE的沉积，因此，尚不清楚IgE在发病中所起的作用。③遗传因素：国内报道激素敏感型NS患儿HLA-DR7抗原频率高达38%，频复发患儿则与HLA-DR9相关。这些患儿用CTX治疗后仍有较高的复发率。部分NS有家族聚集性，且绝大多数是同胞患病。④人种和环境：黑人发病率高于其他人种，且病情较重，病理多表现为FSGS，更易进展至ESRD。

PNS的发病机制涉及免疫、环境和遗传等因素。体液免疫、细胞免疫功能紊乱和肾脏固有细胞参与的免疫机制在发病中起重要作用。在环境、遗传的基础上和免疫因素的参与下，免疫复合物、细胞因子等炎性介质引起肾小球结构屏障改变或/和电荷屏障的破坏，使肾小球足细胞损伤、滤过膜通透性增加，大量血浆蛋白自尿中丢失是NS发病机制的重要环节。

儿童PNS最常见的病理类型为微小病变。其发病机制主要是肾小球滤过膜阴离子丢失增多，电荷屏障受损，导致大量带负电荷的中分子白蛋白滤出，形成高选择性蛋白尿。引起电荷屏障改变的始动原因尚未完全明确，多数学者认为可能与T细胞功能紊乱，导致其分泌的细胞因子（如IL-2、IL-6、IL-8）增加或产生血管通透因子（VPF）、肾小球通透因子（GPF）等，最终影响电荷屏障有关。而在非微小病变NS，常见免疫球蛋白和/或补体成分在肾内沉积，局部免疫病理过程可使分子屏障也受累，故大分子蛋白也同时漏出，形成非选择性蛋白尿。

三、临床表现

1. 起病情况 一般起病缓慢、隐匿，常无明显诱因。约1/3病例有病毒或细菌感染病史。

2. 主要临床表现 多有不同程度的水肿，病初仅表现为晨起眼睑水肿，渐累及四肢、全身，严重者（血浆白蛋白<15g/L时）可出现腹腔积液和胸腔积液，腹壁水肿时肚脐呈一字形，男孩可有阴囊水肿。水肿严重时有尿量减少，尿中有较多泡沫，肉眼血尿少见。腹腔积液主要表现为腹胀，可伴腹痛、呕吐，腹痛持续时应注意自发性腹膜炎，大量腹腔积液可压迫双肺引起呼吸困难。胸腔积液可引起双肺压缩性肺不张，患儿可有呼吸急促、发绀等呼吸困难表现。患者常有疲倦、厌食。少数患儿可有高血压症状。病程久和长期应用糖皮质激素者常有生长迟缓。患儿可发生感染、低血容量性休克、电解质紊乱、血管栓塞和急性肾损伤等并发症。

四、实验室检查

1. 血常规 因血容量降低可有红细胞数、血红蛋白和红细胞比容的升高。白细胞计数可正常或升高，与是否存在感染灶和是否使用激素有关，常见血小板计数升高。

2. 尿常规 尿蛋白+++~++++，约15%患儿有红细胞，部分可有透明管型和颗粒管型。

3. 尿蛋白定量 24小时尿蛋白定量≥50mg/kg或尿蛋白≥40mg/(h·m^2)。

4. 尿蛋白/尿肌酐（UPCR） 婴幼儿不易留取24小时尿时，可测UPCR，UPCR(mg/mg)≥2.0。

5. 血清蛋白、胆固醇测定 血浆总蛋白及白蛋白降低，白蛋白<25g/L。血清总胆固醇>5.7mmol/L，甘油三酯、LDL和VLDL升高，HDL正常。

6. 血生化检查 可有低钠血症、低钾血症和低钙血症。

7. 肾功能检查 部分病例可有暂时性 GFR 降低,血尿素氮和肌酐升高。

8. 血沉 增快。

9. 免疫学检查 血 IgG 常降低,部分病例血清补体 C3 降低。

10. 高凝状态和血栓形成的检查 血小板计数增多,粘附性和聚集率增高;血纤维蛋白原增高;凝血因子 Ⅱ、Ⅴ、Ⅶ、Ⅹ 增加;血浆抗凝血酶Ⅲ减少;D-二聚体增高。

11. PPD 皮试 了解有无合并结核菌感染。

12. 胸部正侧位 X 线片或胸部 CT 了解心肺情况,排除肺部感染尤其结核感染。

13. 泌尿系 B 超 了解双肾、膀胱及输尿管情况,了解肾静脉有无血栓形成。

14. 排除系统性疾病的血清学检查 对新诊断的年长儿童应查抗核抗体、抗 dsDNA 抗体、抗 Sm 抗体、抗中性粒细胞胞质抗体(ANCA)等检查。

五、肾活检病理检查

(一)肾活检指征

多数 PNS 患儿不需要肾活检。有下列指征时行肾穿刺活检:①发病年龄<1 岁;②临床分型为肾炎型;③原发或继发激素耐药;④钙调蛋白磷酸酶抑制剂(CNI)治疗中出现进行性肾功能减退者;⑤频复发或激素依赖 NS 者,非必需指征,但对治疗方案的选择有帮助。

(二)病理类型

儿童 PNS 常见的病理类型有微小病变(minimal change disease,MCD)、系膜增生性肾炎(mesangial pro-liferative glomerulonephritis,MsPGN)、局灶节段性肾小球硬化(focal segmental glomerulosclerosis,FSGS)、膜性肾病(membranous nephropathy,MN)、膜增生性肾炎(membranoproliferative glomerulonephritis,MPGN)等。其中 MCD 约占 80%,FSGS 占 7%,MsPGN 占 4.6%,MPGN 占 7.5%,MN 占 1.5%。

我国多中心调查结果显示,2008—2011 年 35 家医院共 577 例 SRNS 患儿纳入研究,其中肾活检 276 例。主要病理类型依次为 MsPGN(35.9%)、FSGS(25.4%)、轻微病变(12.0%)、微小病变(10.1%)和其他(16.6%)。我国 1 268 例儿童慢性肾衰竭(CRF)调查显示 FSGS 在 CRF 病因中占 12.9%,高于欧美、日本报道的 1.8%~7.7%。

六、诊断与鉴别诊断

完整的诊断和鉴别诊断包括以下几方面。

(一)确定为肾病综合征

1. 大量蛋白尿 1 周内 3 次尿蛋白定性+++~++++,或随机尿或晨尿尿蛋白/肌酐(UPCR,mg/mg)≥2.0;24 小时尿蛋白定量≥50mg/kg。

2. 低蛋白血症 血浆白蛋白<25g/L。

3. 高脂血症 血浆胆固醇>5.7mmol/L。

4. 不同程度的水肿

其中前两条是必备条件。

(二)明确肾病综合征的临床分型

1. 单纯型 NS(simple type NS) 仅有上述表现者。

2. 肾炎型 NS(nephritic type NS) 除以上表现外,尚具有以下四项之一或多项者:①2 周内 3 次离心尿镜检 RBC≥10 个/每高倍镜视野(HPF),并证实为肾小球源性血尿;②反复或持续出现高血压,≥3 次不同时间点测量的收缩压和/或舒张压大于同性别、年龄和身高的儿童青少年血压的第 95 百分位数,并除外糖皮质激素等原因所致;③肾功能下降,除外由于血容量不足等所致;④持续或反复低补体血症。

(三)排除先天性和继发肾病综合征

应结合病史、体检及有关的实验室检查,除外引起先天性和继发性 NS 的各种原因,如先天性肾病综合征、狼疮性肾炎、紫癜性肾炎和乙型肝炎病毒相关性肾炎等,确定为 PNS。

（四）激素治疗的反应

1. 激素敏感型 NS　指足量激素治疗 4 周内尿蛋白转阴者。

2. 激素耐药型 NS　足量激素治疗 4 周,尿蛋白仍阳性者。

3. 激素依赖型 NS　对激素敏感,但减量或停药 2 周内复发,重复 2 次以上者。

（五）复发

1. 复发　连续 3 天,晨尿蛋白由阴性转为+++~++++或晨尿尿蛋白/肌酐(UPCR,mg/mg)≥2.0 或 24 小时尿蛋白定量≥50mg/kg。

2. 非频复发　首次完全缓解后 6 个月内复发 1 次,或 1 年内复发 1~3 次。

3. 频复发　指病程中 6 个月内复发≥2 次,或 1 年内复发≥4 次。

（六）肾穿刺活检术

有肾活检指征时行病理检查明确病理诊断。单纯型 NS 的病理类型多为微小病变,而肾炎型多为非微小病变。

七、治疗

（一）一般治疗

1. 休息　除高度水肿、严重高血压、低血容量和并发感染外,一般不需卧床休息。需卧床者应在床上转动体位,以避免出现栓塞并发症。

2. 饮食　水肿、高血压患儿予少盐(每日 2g)饮食,严重水肿和严重高血压者予限盐,但须按血钠水平加以调整,不宜长期戒盐。高度水肿和/或尿少者适当限制入液量。给予同龄儿正常需要量的热量和蛋白质,不宜高蛋白饮食。蛋白质摄入量为 1.5~2g/(kg·d),以高生物学效价的动物蛋白(如乳、鱼、蛋、禽、牛肉等)为宜。高脂血症时予低脂饮食。

3. 补充维生素 D 和钙剂　在应用激素过程中每日应补充维生素 D 400IU,同时加服适量钙剂。服药期间需要监测血钙,以免血钙过高。

4. 防治感染　①加强护理:注意皮肤、口腔的清洁,避免交叉感染。②一旦发生感染应及时治疗,避免使用肾毒性药物。不宜常规预防性使用抗生素。对 PPD 皮试阳性(++)而临床无结核证据时,需预防性抗结核治疗。异烟肼(INH)10mg/(kg·d),最大剂量≤300mg/d,每天 1 次,晨顿服,疗程 6 个月;或同时用利福平(RFP)10mg/(kg·d),最大剂量≤300mg/d,每天 1 次,疗程 3 个月。注意监测药物不良反应及 RFP 对激素疗效的影响。③疫苗的接种:活疫苗的接种应在病情完全缓解且停用激素 3 个月后进行。推荐所有 2 岁以上的缓解期患儿及非每日用激素的患儿接种肺炎球菌疫苗。对于未接种过水痘疫苗的患儿,建议在缓解期及停用激素后接种 2 次水痘疫苗,间隔 4 周。对接触水痘的患儿,在接触后 96 小时内尽早肌注水痘-带状疱疹病毒免疫球蛋白,也可静脉滴注丙种球蛋白(intravenous immunoglobulin,IVIG)2.5~5g/d。PNS 患儿出现水痘时,应尽早激素减量、IVIG 和抗病毒治疗。抗病毒治疗一般在皮疹出现的 48 小时内开始,首先阿昔洛韦,疗程 7~10 天,口服每次 20mg/kg(<800mg),每日 4 次;每次静脉滴注 10~20mg/kg,q8h。未接种过麻疹疫苗的 PNS 患儿,接触麻疹患者后应预防性使用 IVIG。

5. 疾病宣教　使患儿及父母很好地了解 NS 的有关知识,增强治病信心,积极配合治疗,提高治疗的依从性。教会家属试纸检验尿蛋白的方法。

（二）对症和辅助治疗

1. 利尿治疗　水肿严重或伴高血压者给予利尿剂。常用氢氯噻嗪(每日 2~5mg/kg,分次口服)、螺内酯(每日 1~3mg/kg,分次口服)。无效者给予呋塞米,每次 1~2mg/kg,每 4~6 小时口服或注射。顽固水肿且血容量偏低者可予白蛋白等扩容,之后给予呋塞米 1~2mg/kg 静脉输注。使用利尿剂应适度,避免发生电解质紊乱、低血容量或加重高凝状态。

2. 抗凝治疗　有高凝状态者给予肝素或低分子肝素抗凝;予抗血小板聚集药双嘧达莫,每日 2~6mg/kg,分 3 次饭后口服,6 个月为 1 疗程。

3. 控制高血压　伴高血压者积极控制目标血压,随机血压小于同年龄、性别和身高儿童血压的第 90

百分位。除休息、饮食、利尿外,应加用药物降压,可选血管紧张素转化酶抑制剂(angiotensin converting enzyme inhibitor,ACEI)和/或血管紧张素受体阻滞药(angiotensin receptor blockers,ARB)、钙离子拮抗剂、β受体阻滞剂等。

4. 降脂治疗 耐药病例、NS 长期不缓解而呈持续高脂血症者,除饮食控制外是否加用降脂药在儿童尚有争议。

5. 穿刺引流 伴大量胸腔或腹腔积液,出现呼吸困难等压迫症状时,可考虑给予腹腔穿刺引流或胸腔穿刺引流,减轻压迫症状。引流液应行胸腹水常规、生化和病原学检查,合并胸膜炎、腹膜炎时,应积极引流和抗感染治疗。

6. 肾脏替代治疗 NS 患儿进展至 ESRD 或合并 AKI 的透析时机和透析方式选择参考儿童血液净化治疗相关章节。对存在顽固性严重水肿 NS 患儿,利尿治疗无效时,可考虑给予单纯持续超滤治疗。

（三）糖皮质激素

1. 初治病例 确诊后即开始足量泼尼松治疗,分以下两阶段治疗:①诱导缓解阶段:足量泼尼松 2mg/(kg·d)(按身高的标准体重计算)或 60mg/(m² · d),最大剂量 60mg/d。先分次口服,尿蛋白转阴后改为晨顿服,共 4~6 周。②巩固维持阶段:泼尼松 2mg/kg(按身高的标准体重计算),最大剂量 60mg/d,隔日晨顿服,维持 4~6 周,每 2~4 周减量 2.5~5.0mg,激素总疗程达 6~9 个月为中疗程,总疗程达 9~12 个月为长疗程。患儿存在糖尿病、肥胖(BMI>30kg/m²)、潜在感染如病毒性肝炎、结核病、继发性疾病如肝硬化、活动性消化道溃疡和未控制的精神病等情况时,应慎用或暂时不使用糖皮质激素。此外,还需注意长期激素治疗的不良反应:如感染风险增加、高血压、兴奋症状、代谢紊乱、骨质疏松、生长抑制、股骨头坏死、肾上腺皮质功能不全、白内障或类固醇青光眼等。

2. 非频复发病例 ①积极寻找复发诱因,及时控制感染,部分患儿控制感染后可缓解;②重新激素诱导缓解:泼尼松 2mg/(kg·d)(按身高的标准体重)或 60mg/(m² · d),最大剂量 60mg/d,分次或晨顿服口服,尿蛋白连续转阴 3 天后改 1.5mg/kg 或 40mg/m²,隔日晨顿服 4 周,然后用 4 周以上的时间逐渐减量;③在感染时增加激素维持量:在巩固治疗阶段出现上呼吸道感染或胃肠道感染时改隔日口服激素治疗为同剂量每日口服,连用 7 天。

3. 频复发或激素依赖病例 上述诱导缓解后,可采用激素拖尾疗法。采用能维持缓解的最小有效激素量(0.5~0.25mg/kg),隔日口服,连用 9~18 个月;若隔日激素治疗时复发,可用能维持缓解的最小有效激素量,每日口服;也可更换激素种类,如用泼尼松者可换为等剂量甲泼尼龙。

4. 激素耐药病例 MP 冲击治疗,MP 每次 15~30mg/kg(总量不超过 1g),加入 5%~10% 葡萄糖液中静脉滴注 1~2 小时,每日或隔日 1 次,连用 3 次为 1 疗程。如果尿蛋白转阴,泼尼松逐渐减量;如尿蛋白仍阳性者或起病年龄<1 岁者,建议尽早行肾活检,再根据不同病理类型选择免疫抑制剂。冲击治疗时可引起高血压、电解质紊乱和心律失常,注意血压和心电监测。有下列情况时暂缓使用:①伴活动性感染;②高血压及高眼压;③有胃肠道溃疡或活动性出血者。

（四）免疫抑制剂治疗

NS 使用免疫抑制剂指征包括:①激素耐药病例。②激素依赖和频复发病例。③出现激素相关不良反应,不能继续使用者。在激素依赖、频繁复发的 NS 中,环磷酰胺、他克莫司、环孢素、吗替麦考酚酯、利妥昔单抗等有比较充分的证据能延长缓解期和减少复发,选用时应考虑免疫抑制剂的不良反应、治疗的时间和费用、结合患儿的个体差异和对药物的耐受情况,由医生和患儿(或家属)共同选择,同时要避免过度和不恰当的使用,以避免药物的滥用和不良反应。激素耐药患儿的肾脏病理多为非微小病变,不同病理类型之间的治疗方案差异较大,建议积极肾活检以明确病理诊断、指导治疗和判断预后。

1. 环磷酰胺 2~3mg/(kg·d),分次口服,疗程 8 周;或 8~12mg/(kg·d)静脉冲击疗法,每 2 周连用 2 天,总累积剂量≤168mg/kg;或每个月 1 次静脉注射,每次 500~750mg/m²,共 6 次,总累积剂量≤168mg/kg。用药时应注意胃肠道反应、骨髓抑制、肝功能损害、出血性膀胱炎等近期不良反应,并严格掌握总累积剂量,防止远期性腺毒性,避免在青春期用药;冲击时注意水化,嘱多饮水及适当补液。外周血白细胞<4.0×10⁹/L 时,CTX 减半使用,白细胞<3.0×10⁹/L 时,暂停使用 CTX。谷丙转氨酶(ALT)超过正常值的 4 倍时,

CTX 暂停使用,注意查找 ALT 升高的原因并予护肝治疗。

2. 环孢素　3~5mg/(kg·d),分两次口服(每 12 小时 1 次),餐前 1 小时或餐后 2~3 小时服用,服药 1 周后监测血药浓度并据此调整治疗剂量,维持谷浓度 80~120µg/L,诱导 6 个月后逐渐减量维持,疗程 12~24 个月。药物不良反应有高血压、多毛、齿龈增生、高血钾、低镁血症,特别是长期用药可致肾功能损伤(肾小管间质改变),用药期间需定期监测血药浓度和肝肾功能。

3. 他克莫司　0.05~0.15mg/(kg·d),分两次口服(每 12 小时 1 次),餐前 1 小时或餐后 2~3 小时服用,服药 1 周后监测血药浓度并据此调整治疗剂量,维持谷浓度 5~10µg/L,疗程 12~24 个月。用药期间注意高血压、高血糖和中枢兴奋的不良反应,需定期监测血药浓度和肝肾功能。

4. 吗替麦考酚酯　20~30mg/(kg·d),分两次口服(每 12 小时 1 次),最大剂量≤2g/d,疗程 12~24 个月。药物不良反应主要有胃肠道反应和感染;少数患者出现骨髓抑制和肝脏损害,需定期监测血常规和肝功能,有条件的单位可监测血药浓度。

5. 利妥昔单抗　每次剂量 375mg/m²,将注射液加入生理盐水或 5% 葡萄糖液中,浓度为 1mg/mL,静脉滴注,每周 1 次,共 4 周。用药前后监测外周血 CD19+B 细胞和 IgG 水平,注意感染、过敏反应等不良反应,建议用药后加用复方磺胺甲噁唑预防卡氏肺囊虫感染。

(五)免疫调节剂

左旋咪唑　一般作为激素的辅助治疗,适用于常伴感染的激素依赖或频复发患儿。剂量:每次 2.5mg/kg,隔日服用,疗程 12~24 个月。该药不良反应轻微,多表现为胃肠不适、流感样症状、皮疹、中性粒细胞下降等,停药可恢复。

八、预后

PNS 预后与其病理类型及激素治疗效应密切相关。MCD 者预后最好,FSGS 预后最差。MCD 者 90% 激素治疗敏感,但 80%~90% 的患儿出现复发,其中 40%~50% 表现为频繁复发。

频繁复发与下列因素有关:①初发年龄在 4 岁以下。②初次治疗疗程结束后 3 个月内复发者。③携带 HLA-DR9 者易复发,携带 HLA-DR7 即使用免疫抑制剂也不能减少复发。④病理类型为非 MCD。非频复发病例预后好,频复发者有可能出现病理类型转变和转化为继发激素耐药。FSGS 仅约 20% 激素敏感,MsPGN 40%~50% 敏感。激素耐药者预后差,经 10~15 年随访,40%~50% 可发展至 ESRD。并发症亦影响预后,部分患儿可死于感染或血栓并发症。

第四节　局灶节段性肾小球硬化

一、概述

局灶节段性肾小球硬化(focal segmental glomerulosclerosis,FSGS)是一种常见的原发性肾小球疾病。1957 年由 Rich 首先描述,临床以大量蛋白尿及肾病综合征为突出表现。FSGS 占儿童原发性肾小球疾病中占 7%~35%,近十多年来,FSGS 的发病率有逐步上升的趋势。国内调查显示 FSGS 占儿科肾活检的 7%,约占原发性肾病综合征的 10%,占 SRNS 患儿的 25.4%,占慢性肾衰竭病因的 12.9%。原发病为 FSGS 的 ESRD 患者接受肾移植,移植肾发生 FSGS 的比例也较高。

二、病因和发病机制

FSGS 分原发性与继发性两类。原发性病因不明,继发性可见于病毒感染(如 HIV、巨细胞病毒、微小病毒 B19、EBV、HCV 等)、药物诱导(如 mTOR 抑制剂、CNIs、合成代谢类固醇等)、肾单位数量的减少(如反流性肾病、肾发育不良、年龄相关性 FSGS 等)、肾单位数量正常的肥胖相关性肾小球病、原发性肾小球疾病、系统性疾病等。

FSGS 的发病机制目前还未完全清楚。因 FSGS 的肾小球节段性病变主要是细胞外基质蓄积构成的瘢痕,与遗传因素、循环因子、病毒感染、足细胞损伤、血流动力学改变、细胞外基质合成与降解失衡、细胞因子介导免疫损伤、高脂血症和脂质过氧化,以及细胞凋亡密切相关。有作者认为 FSGS 可能由 MCD 和系膜增殖病变演变而来。

（一）遗传因素

大量的资料显示,FSGS 的发病具有明显的种族差异和家族聚集性。FSGS 是南非和非洲裔美国人 NS 最常见的病理类型。西班牙裔儿童 FSGS 的发生与 HLA-DR8 相关,德国裔 FSGS 儿童则与 HLA-DR3 和 DR8 相关。ACTN4 基因变异可能引起家族性常染色体显性遗传 FSGS。NPHS2 基因变异可引起家族性常染色体隐性遗传 FSGS。

（二）循环因子

多数学者认为循环因子与移植肾 FSGS 复发相关。但循环因子究竟为何物还不很清楚,在原发性 FSGS 发病机制中的重要性知之甚少。研究发现 84.3% 成人和 55.3% 儿童的 FSGS 患者血清可溶性尿激酶受体(suPAR)升高。

（三）病毒感染

HIV 和微小病毒 B19 可能参与了原发性塌陷型 FSGS 的发生和发展。

（四）足细胞损伤

足细胞病变、氧自由基和脂质过氧化酶过度堆积所致的足突消失、足细胞骨架结构稳定性的破坏均参与了 FSGS 的发生。

（五）肾小球高滤过

大量蛋白质或氨基酸摄入可增加肾小球的血流灌注及滤过率。持久超滤加重了肾小球负荷,使肾小球内皮细胞从基底膜剥离,加之血浆中的巨分子物质进入系膜区,进一步损伤肾小球基底膜,可出现大量蛋白尿,引起肾小球呈局灶性节段性硬化,甚至呈全球性硬化。在肾单位数量减少的情况下,剩余肾单位出现代偿性肥大和高压,这种代偿性改变会导致肾脏上皮细胞和内皮细胞的损伤,最终导致肾脏的节段性硬化。

（六）凝血机制障碍

许多肾小球疾病可出现高凝状态,损害毛细血管壁,暴露肾小球基底膜,促使血小板聚集,释放血管活性物质及阳离子蛋白,中和肾小球阴离子,造成肾小球系膜功能障碍,导致肾小球硬化。

三、临床表现

FSGS 患儿常表现为大量蛋白尿、血尿、高血压、肾功能损害、对激素治疗不敏感及进行性进展等特点。起病前可有上呼吸道感染症状。以急性肾炎综合征起病者常有血尿,伴有蛋白尿,其中 10% ~20% 可有肉眼血尿。约 22% 患者有高血压。以 NS 起病者常有大量蛋白尿伴有镜下血尿。血尿为肾小球源性,蛋白尿为非选择性。少数患儿病初即有氮质血症,很快出现高血压和 ESRD 的症状和体征。

四、实验室检查

血生化检查参考 NS 或 RPGN 章节。血尿呈肾小球源性,蛋白尿多呈非选择性。血清补体正常。尿 FDP 和血浆纤维蛋白原多增高。

五、肾活检病理检查

肾组织病理学检查是诊断 FSGS 的金标准。光镜下以局灶性节段性肾小球硬化为主要特征,随病情进展可发展为球性硬化。病变最早出现在皮髓交界处肾小球。免疫荧光大多为阴性,亦可见到硬化节段 IgM 或 C3 渗出样阳性。电镜检查主要可见非硬化节段肾小球中,脏层上皮细胞(足细胞)足突广泛融合(>50%)。FSGS 的病理分型仍然采用国际肾脏病理学会制定的类型,包括非特异型、门部型、细胞型、顶端型及塌陷型等 5 个亚型。内容详见第五章相关章节。

六、诊断与鉴别诊断

肾活检病理检查如为 FSGS,根据临床表现、家族史、实验室检查鉴别原发性 FSGS 和继发性 FSGS。在疾病早期,病变肾小球仅局灶分布于皮髓质交界处,对肾组织标本要做系列切片检查,以免漏诊。

七、治疗

原发性 FSGS 的治疗目标是达到蛋白尿的完全或部分缓解,减少复发,并维持肾功能稳定,延缓疾病进展。治疗要注重个体化原则,具体包括以下几方面。

（一）支持治疗

寻找并清除潜在感染灶、积极控制高血压、高血脂等。血管紧张素转化酶抑制剂(ACEI)或血管紧张素 AT1 受体阻滞剂(ARB)能通过血压依赖性及非血压依赖性作用机制减少蛋白尿,延缓肾损害进展,推荐用于所有的原发性 FSGS 患儿的治疗。需注意监测 ACEI 和 ARB 的不良反应。

（二）激素治疗

单独使用泼尼松治疗完全缓解率在 10%~20%,加大剂量可增加缓解率,多主张大剂量、长疗程隔日用药或甲基泼尼松龙冲击治疗。需要注意激素的不良反应和患儿的耐受性。

（三）激素耐药病例的治疗

参照激素耐药 NS 的治疗方案,加用免疫抑制剂。

（四）FSGS 复发病例的治疗

参考 NS 复发的治疗方案,约 75% 复发者经合理治疗后仍能获得缓解。

（五）血浆置换

FSGS 患儿肾移植前可进行血浆置换以减少移植后的复发。移植肾复发 FSGS 也可进行血浆置换。

八、预后

原发性 FSGS 的预后主要与临床表现和病理类型有关。进展的危险因素包括:血清肌酐>115μmol/L、大量蛋白尿(24 小时尿蛋白定量>3.5g)、肾间质纤维化>20%。在 FSGS 亚型中,塌陷型疗效及预后最差,顶端型预后较好。

第五节　IgA 肾病

一、概述

IgA 肾病(IgA nephropathy,IgAN)是免疫病理学诊断名称,指肾小球系膜区和/或毛细血管袢单纯 IgA 或以 IgA 为主的免疫复合物沉积、伴不同程度的系膜细胞和基质增生的一组具有共同免疫病理特征的临床综合征。1968 年由 Berger 首先报道,故又称 Berger 病。目前认为在广泛应用肾活检技术的国家,IgAN 是最常见的原发性肾小球疾病。在不同地域、不同民族患病率不同,在亚洲占原发性肾小球疾病的 40%~50%,北美洲为 8%~12%,欧洲约 25%。我国 33 家医院儿科报道,IgAN 占同期泌尿系统疾病住院患儿的 1.37%,占肾穿刺活检患儿的 11.18%,与韩国和美国儿童的报告的 11% 和 11.5% 相似,但却较日本报告的 24%~30% 低。儿童 IgAN 可发生和确诊于任何年龄,最小发病年龄为 1 个月,最小确诊年龄为 11 个月,发病和确诊高峰年龄在 6 岁后,且随着年龄的增长,发病和确诊例数逐渐增高,男女发病比为 2:1~6:1。

二、病因和发病机制

本病发病机制尚未完全明确。目前认为 IgAN 是免疫复合物性肾炎。其发病与免疫、遗传等因素有关。其发病为多重打击的结果(多重打击学说),即 IgA1 分子糖基化异常、抗聚糖自身抗体产生、免疫复合物沉积于肾脏诱发炎症反应。目前很多的证据表明,IgA 肾病是一个多基因、多因素相关疾病。遗传因素可能在其疾病易感性及病变进展的各个环节起重要作用。

（一）免疫发病机制

IgAN 患者血清中及沉积于肾小球中的 IgA1 分子存在糖基化的异常，这是 IgAN 发生发展的关键因素。糖基化异常的 IgA1 分子易发生自身聚合或与其他免疫球蛋白结合形成大分子聚合物，血清中该聚合物一方面逃避了肝脏的清除，另一方面通过受体的介导与体内的 IgG 或 IgA1 抗体结合，形成免疫复合物，后者与胞外基质（如 fibronectin、Ⅳ型胶原）亲和力增加，从而沉积于肾小球系膜区，促进炎症反应和补体激活，导致系膜细胞增生和细胞外基质合成增多。补体激活还可增加血小板衍生生长因子或肿瘤坏死因子-α 等细胞因子或化学趋化因子对足细胞的直接损伤。

（二）遗传因素

IgAN 发病率随种族和地域分布而不同，部分具有家族聚集现象，表明遗传因素在 IgAN 的发病机制中起重要作用。分泌 IgA1 的 B 细胞遗传性缺陷，导致异常糖基化 IgA1 形成增多。异常糖基化 IgA1 在病毒、细菌等抗原的作用下，产生能结合异常 IgA1 的 IgG1 抗体，从而形成循环免疫复合物，最终导致 IgAN 的发生。对 1 194 例我国的汉族人进行 IgAN 的研究，发现 5 个与疾病关联的位点，3 个在主要组织相容复合物（MHC）区域，另两个分别是染色体 1q32 和 22q12 的 CFHR1 和 CFHR3 缺失。

三、临床表现

IgAN 临床表现多样，可从无症状的尿检异常到 ESRD，不同病例临床进程及预后差别很大。发作性肉眼血尿或持续性镜下血尿是本病的主要临床特征，血尿发作前的 1～3 天常有感染史，肉眼血尿持续 1～3 天，个别可达几周，然后转为镜下血尿或恢复正常。隐匿起病者镜下血尿可持续存在，或消退后又因剧烈运动、发热或外伤而诱发。部分患儿可伴有乏力、双侧腰酸痛，少数患儿可有一时性排尿困难或尿频。以急性肾炎或 NS 起病者，起病时可有不同程度的水肿、尿少和高血压，严重者可表现为 RPGN。参照中华医学会儿科学分会肾脏病学组 2000 年珠海会议修订的《小儿原发性肾小球疾病临床分类标准》的诊断标准，根据临床表现将 IgAN 患儿分为：孤立性血尿型（包括复发性肉眼血尿型和镜下血尿型）、孤立性蛋白尿型、血尿和蛋白尿型、急性肾炎型、肾病综合征型、急进性肾炎型及慢性肾小球肾炎型。我国儿童 IgA 肾病的临床分型以血尿和蛋白尿型最常见（占 37.0%），其后依次为肾病综合征型（30.6%）、孤立性血尿型（15.8%）、急性肾炎型（12.7%），而慢性肾小球肾炎型（1.8%）、急进性肾炎型（1.3%）和孤立性蛋白尿型（0.8%）在儿童较少见。

四、实验室检查

（一）尿液检查

尿 RBC+～++++，尿蛋白定性±～++++；NS 型患儿可有大量蛋白尿，24 小时尿蛋白定量 ≥50mg/kg；尿红细胞位相提示尿红细胞呈多形性，或多形性与正形同存，但多形性至少占 30% 以上，G1 细胞>5%。

（二）血液生化

NS 型有低蛋白血症（血浆白蛋白<25g/L）和高脂血症（血总胆固醇>5.7mmol/L）。

（三）血液免疫学检查

1/3 患儿血 IgA 增高，C_3 和 CH_{50} 正常。部分患者可检测到血清异常糖基化 IgA1 和异常糖基化 IgA1-IgG 免疫复合物水平升高。

五、肾活检病理检查

（一）光镜

光镜下观察病变主要累及肾小球。病变类型多种多样，包括肾小球轻微病变、系膜增生性病变、局灶节段性病变、毛细血管内增生性病变、系膜毛细血管性病变、新月体病变以及硬化性病变。IgAN 的病理分级主要有 Lee 氏分级、Hass 分级和世界卫生组织（WHO）分级法。2009 年国际 IgAN 协作组发表了 IgAN 的牛津分型（OXFORD 分型），以系膜细胞增生（M0/1）、内皮细胞增生（E0/1）、节段性硬化或粘连（S0/1）、肾小管萎缩或间质纤维化(T0/1/2)4项指标作为病理参数并进行量化分级。

同时强调IgAN病理报告必须包括：①详细描述光镜、免疫组化、电镜所见的病变程度。②对4项病理指标的总结描述及积分。③总肾小球数目要求最少在8个以上，并报告毛细血管内和毛细血管外增生的肾小球数，球性硬化和节段性肾小球硬化的数目(表6-1)。

表6-1　改良的IgAN牛津分型(MEST-C)

病理指标	定义	积分
系膜细胞增生(M)	肾小球任何系膜区有4个以上的系膜细胞	M0:<50%的肾小球显示系膜细胞增多 M1:>50%的肾小球显示系膜细胞增多
毛细血管内增生性病变(E)	肾小球毛细血管内细胞增殖导致袢腔狭小	E0:无 E1:有
节段硬化与粘连(S)	部分粘连或硬化(毛细血管管腔被基质堵塞)，但非整个肾小球	S0:无 S1:有
间质纤维化或小管萎缩(T)	肾小管萎缩或肾间质纤维化	T0:0%~25% T1:26%~50% T2:>50%
细胞或纤维新月体(C)	具有细胞性或纤维性新月体的肾小球百分比	C0:无 C1:0%~25% C2:≥25%

（二）免疫荧光

是确诊IgAN的重要手段。特征性改变为肾小球系膜区弥漫分布的颗粒或团块状IgA沉积。将荧光强度分为0~(++++)，则IgA的平均沉积强度为(+++)，IgM和IgG的沉积率分别约为84%和62%，但平均沉积强度为(+)。可伴C_3沉积，罕见Clq和C_4沉积。

（三）电镜

电镜下可见不同程度的系膜细胞增生和基质增多，伴团块样电子致密物沉积，部分病例在基底膜、上皮下和内皮下有电子致密物沉积。足突多为正常，罕见系膜细胞插入，少数患儿可见足突融合，病变严重者可见基底膜变薄乃至断裂。

六、诊断和鉴别诊断

IgAN的确诊必须依靠肾组织免疫病理学检查。病理诊断的要点包括：①IgA或以IgA为主的免疫球蛋白在肾小球系膜区弥漫沉积；②光镜下主要表现为系膜增生。病理确诊后，应与继发性和家族性IgAN进行鉴别，并进一步进行病因诊断。继发性IgAN常见于过敏性紫癜、系统性红斑狼疮、慢性肝病等疾病。

七、治疗

由于本病具有临床表现多样、临床与病理的不平行性、病程呈反复性和慢性进展性等特点，因此不应采取统一的治疗方案，需根据患儿的不同表现和病程采取个体化的治疗，目的是减少蛋白尿，保护肾功能，延缓肾病进展。

（一）中华医学会儿科学分会肾脏病学组制订的《儿童原发性IgA肾病诊断治疗循证指南》

1. 以血尿为主要表现病例

（1）持续性镜下血尿：对于孤立性镜下血尿、肾脏病理Ⅰ级或Ⅱ级，目前多数观点认为无特殊治疗，但需定期随访。随访中若出现病情变化(如合并蛋白尿、持续性肉眼血尿、高血压等)则应重新评估。

（2）肉眼血尿：对肉眼血尿持续2~4周以上且新月体肾小球数百分比≥25%者，专家建议可加用1~2个疗程的MP冲击治疗。对与扁桃体感染密切相关的反复发作性肉眼血尿，可酌情行扁桃体摘除术，但是否确能减少肉眼血尿的发生还有待于多中心、大样本的前瞻性研究证实。

2. 合并蛋白尿病例

（1）轻度蛋白尿：对 24 小时尿蛋白定量<25mg/kg，或肾脏病理Ⅰ级、Ⅱ级者是否需要药物治疗目前无统一方案。可以考虑应用 ACEI（如赖诺普利 0.4mg/（kg·d），每日 1 次，最大剂量<20mg/d）治疗。抗氧化剂维生素 E 有降尿蛋白的作用，尚缺少大样本临床试验的证实。

（2）中度蛋白尿：对 24 小时尿蛋白定量 25~50mg/kg，或肾脏病理Ⅰ级、Ⅱ级或仅显示中度以下系膜增生者，建议应用 ACEI 类药物降低尿蛋白，也可以联合应用 ACEI 和 ARB 以增加降低尿蛋白的疗效。注意当内生肌酐清除率<30mL/（min·1.73m^2）时慎用。

对于应用鱼油控制 IgAN 中度蛋白尿、延缓疾病进展的临床研究结果不一，有研究显示使用 ω3 脂肪酸（O3FA），4g/d，疗程 2 年，可减少 IgAN 蛋白尿，但仍需大样本、多中心的随机对照试验研究进一步证实。

（3）NS 型或伴肾病水平蛋白尿：对 24 小时尿蛋白定量>50mg/kg，或肾脏病理显示中度以上系膜增生者，在应用 ACEI 和/或 ARB 基础上，采用长程激素联合免疫抑制剂治疗，免疫抑制剂首选 CTX 冲击。糖皮质激素为泼尼松口服[1.5~2mg/（kg·d）]，4 周后可改为隔日给药并渐减量，总疗程 1~2 年。关于免疫抑制剂的应用问题，如激素疗效不佳或患儿不能耐受，首选 CTX；也可以采用多种药物联合治疗：硫唑嘌呤或联合糖皮质激素、肝素、华法林、双嘧达莫，其疗效显著优于单独应用糖皮质激素。此外，关于吗替麦考酚酯（MMF）、来氟米特等药物的应用尚缺少大样本、多中心的随机对照临床试验的证据，需结合临床实际酌情应用。

3. 急进性肾炎型和/或伴新月体形成的原发性 IgAN 的治疗　这类 IgAN 并不少见，尤其是伴新月体形成者，首选 MP 冲击治疗，每次 15~30mg/kg（最大剂量 1g/d），qd 或 qod，3 次为 1 个疗程，序贯泼尼松口服（用法同上）。同时每月 0.5g/m^{2}CTX 冲击，共 6 个月，也可试用 CTX（冲击治疗或每日口服 1.5mg/kg）联合小剂量泼尼松龙（每日 0.5mg/kg）治疗。

（二）2021 年《KDIGO 临床实践指南：肾小球肾炎》关于儿童 IgAN 的推荐治疗建议

1. 所有 IgAN 患儿尿蛋白>200mg/d 均应接受 ACEI 或 ARB 治疗，并保持健康生活方式、低盐饮食习惯和理想的控制血压（≤同年龄、性别、身高的儿童青少年血压的第 50 百分位数）。

2. 大部分回顾性研究证据表明，糖皮质激素联合或不联合二线免疫抑制剂治疗均可提高 IgAN 患儿的肾脏存活率。

3. 对 24 小时尿蛋白定量>1g 和存在系膜细胞增生（牛津分型 M1）的 IgAN 患儿，确诊时即应开始糖皮质激素联合 RAS 阻断剂治疗。

4. 临床表现为急进性肾炎的 IgAN 患儿，与成人患者一样预后较差，这类患儿的治疗研究证据有限，建议给予糖皮质激素（通常 MP 冲击）联合口服 CTX 治疗。

（三）中山大学附属第一医院儿科的儿童 IgAN 分级治疗方案

中山大学附属第一医院儿科根据国内外经验，结合患儿不同的临床表现和病理分级制订了儿童 IgAN 治疗方案，临床疗效较好，以下 6 个月疗程结束后，开始加用 ACEI 或 ARB 延缓肾功能进展，注意监测肾功能，具体治疗方案如表 6-2。

表 6-2　儿童 IgA 肾病分级治疗方案

临床分型	Lee 病理分级	新月体	硬化	治疗方案
孤立性血尿型	Ⅰ、Ⅱ	无	无	寻找慢性病灶，随访
孤立性血尿型	≥Ⅲ	有	有或无	MP 间歇冲击
血尿蛋白尿型	≥Ⅲ	有或无	有或无	MP 间歇冲击
肾病综合征型	Ⅰ、Ⅱ、Ⅲ	无	无	按 NS 处理
肾病综合征型	Ⅳ、Ⅴ	有	有	MP 间歇冲击+CTX 冲击
急进性肾炎型	Ⅳ、Ⅴ	有	有	四联疗法

注：MP 间歇冲击：第 1 个月 MP 15~30mg/kg（最大剂量不超过 1g）加入 5% 葡萄糖 100mL 中静脉滴注，隔天一次，共 6 次，第 3 个月、5 个月均予同剂量 MP 冲击，隔天一次，共×3 次，冲击间歇期隔天口服泼尼松 0.5mg/kg，疗程 6 个月。CTX 冲击方法：参考"第六章 原发性肾小球疾病"中"第三节 原发性肾病综合征"。四联疗法：参考"第六章 原发性肾小球疾病"中"第二节 急进性肾小球肾炎"。

八、预后

儿童 IgAN 从发病随访 5、10、15 年分别有 5%、6%、11% 进展至 ESRD，而 5 年、10 年、15 年的尿检正常率分别为 28%、58% 和 71%。成人 5 年、10 年、15 年的肾脏生存率依次为 86%~91%、75%~85%、54%~81%；儿童 5 年、20 年的肾脏生存率分别为 94%~98%、70%~89%。

公认的提示预后不良的因素，包括大量蛋白尿、高血压、肾功能损害、严重弥漫性系膜增生、肾小球硬化、新月体形成或球囊粘连、肾小管萎缩、间质纤维化、血管壁增厚、免疫荧光显示 IgA 在毛细血管祥沉积、电镜显示系膜溶解和 GBM 结构异常。伴蛋白尿者肾功能缓慢减退，每年 GFR 的减低速度为 1~3mL/min，NS 型者每年 GFR 的减低速度为 9mL/min，合并高血压时，每年 GFR 的减低速度高达 12mL/min。血尿酸的进行性升高与 IgAN 的组织病理学损伤指数密切相关，为 IgAN 不良预后的危险因子之一。家族性 IgAN 比散发性 IgAN 进展快，前者 15 年的肾存活率仅为 36%。

第六节 C3 肾小球病

一、概述

C3 肾小球病（C3 glomerulopathy，C3G）是一组罕见的肾脏疾病。其特征为肾脏病理免疫荧光见孤立的 C3 沉积，无免疫球蛋白和 C1q 沉积的一类肾脏病。1974 年 Verroust 首次发现，2010 年由 Fakhouri 等正式命名为 C3G。2013 年《C3 肾小球病共识报告》将 C3G 重新定义为：补体 C3 沉积于肾小球，无或少量免疫球蛋白及补体成分沉积（C3 免疫荧光强度大于其他免疫荧光强度++），除外其他病因明确的肾小球疾病。根据电镜下 C3 沉积部位分为致密物沉积病（dense deposit disease，DDD）、C3 肾小球肾炎（C3 glomerulonephritis，C3GN）、补体 H 因子相关蛋白 5 肾病（complement factor H-related protein 5 nephropathy，CFHR5）、家族性Ⅲ型膜增生性肾小球肾炎、单纯补体 C3 沉积的Ⅰ型膜性肾小球肾炎。C3G 发病率为 1~2/100 万，男女比例大致相等，平均发病年龄 21 岁，儿童占 40%。该病常进展为 ESRD，肾移植术后复发率高。

二、病因和发病机制

C3G 的发病机制与补体旁路途径及共同的末端通路先天遗传或后天获得性调节异常，导致补体旁路途径活化异常，其原因主要包括补体基因突变和自身抗体形成。补体旁路途径（complementary alternative pathway）又称第二途径。是不经 C1、C4、C2 途径，而由 C3、B 因子、D 因子参与的激活过程。在经典途径中产生或自发产生的 C3b 与补体因子 B 结合形成 C3bBb（C3 转化酶），C3bBb 裂解 C3 生成 C3a 和 C3b。共同末端通路为 C3bBb 再次与 C3b 结合形成 C3bBb3b（C5 转化酶），裂解成补体片段 C5a 及 C5b，C5b 与 C6-9 结合形成膜攻击复合物（membrane attack complex，MAC），MAC 沉积于肾小球导致肾脏损害。H 因子、I 因子是旁路途径调节因子，H 因子可与 C3 转化酶结合抑制 C3 转化酶活性，促进 C3 转化酶衰变及作为 I 因子辅助因子，抑制补体过度活化，I 因子可促进 C3b 降解。

（一）先天遗传的旁路途径异常

先天遗传的旁路途径异常指补体旁路途径中编码蛋白基因突变。CFHR5 肾病因 CFHR5 基因突变产生延长的 CFHR5 蛋白致病。常见的补体突变基因，包括 CFH、CFB、C3、CFI 和 MCP 等。

（二）后天获得的旁路途径异常

C3 肾炎因子（C3Nef）是一种 IgG 型针对旁路途径 C3 转化酶（C3bBb）的自身抗体，与 C3 转化酶结合后，延长其半衰期，具有稳定 C3 转化酶、拮抗 H 因子的作用，导致 C3 转化酶持续激活，C3 被大量降解，致使血 C3 水平显著降低，补体旁路途径过度激活。

三、临床表现

C3 肾小球病的临床表现无特异性,儿童多以急性肾小球肾炎起病,也可以 NS 起病。有镜下或肉眼血尿、不同程度的蛋白尿、高血压和肾功能损害。其不同亚型临床表现及预后差异较大。

（一）C3 肾小球肾炎

常以急性肾炎综合征或 NS 起病。部分伴血尿、高血压及肾功能损害。大部分存在血清补体 C3 降低,应注意与急性链球菌感染后肾小球肾炎鉴别。进展相对较慢,50% 的 C3GN 患者持续肾功能正常,但有 15% 的患者进展至 ESRD。

（二）致密物沉积病

本病好发于 5~15 岁儿童。发病无明显性别差异,常以 NS 或急性肾炎综合征起病。80%~90% 患儿血清补体 C3 降低。其治疗效果及预后均较差,约 50% 的患儿 10 年内进展至 ESRD,肾移植术后几乎 100% 复发。

（三）补体 H 因子相关蛋白 5 肾病

常表现为持续镜下血尿,感染后肉眼血尿。血清 C3、C4 水平正常,男性重于女性,>80% 的成年男性在 30~70 岁出现进行性肾功能恶化至 ESRD。出现肾功能减退后,可有蛋白尿(<1g/d),应与 IgA 肾病鉴别。

（四）单纯补体 C3 沉积的 I 型膜增生性肾小球肾炎及家族性Ⅲ型膜增生性肾小球肾炎

此两种类型的 C3 肾小球病符合 MPGN 的临床特点,可表现为明显的 NS、无症状性血尿和蛋白尿、慢性进行性肾小球肾炎或伴有肾功能恶化的急进性肾小球肾炎。可有补体 C3 降低,预后相对较差,可进展至 ESRD。

四、实验室检查

除肾脏疾病常规的血、尿检查外,2013 年 C3G 专家共识建议所有患者做的检查有:①C3、C4;②C3Nef;③H 因子;④血清异常蛋白;⑤CFHR5 突变筛查。需要个体化考虑的检查项目有:①B 因子;②C5;③C3 活化产物,如 C3d,C3c,C3a-des-Arg;④C5 活化产物,如 C5a-des-Arg 和 C5b-9;⑤抗 H 因子自身抗体;⑥抗 B 因子自身抗体;⑦补体调节基因(如 CFH、CFI、CD46)、蛋白激活基因(C3、CFB)的突变筛查和对 CFH-CFHR 位点变异拷贝数评估。

五、肾活检病理检查

C3G 的肾组织病理学的共同特征是 C3 在肾小球的沉积。根据电镜下电子致密物沉积的特点分为以下五型。

（一）C3 肾小球肾炎

电镜下可见致密物沉积于毛细血管内皮下和/或系膜区,无基底膜电子致密物沉积,光镜表现不一,多为 MPGN,免疫荧光见孤立的 C3 沉积,免疫球蛋白阴性。

（二）致密物沉积病

电镜下肾小球基底膜可见嗜锇性连续、均质的电子致密物沉积,为本病诊断的金标准。光镜下表现多样,可表现为系膜增生性肾小球肾炎、新月体肾小球肾炎、膜增殖性肾小球肾炎、弥漫性毛细血管内增生性肾小球肾炎。免疫荧光下可见 C3 沿毛细血管袢或系膜区沉积。

（三）补体 H 因子相关蛋白 5 肾病

电镜下可见内皮下或系膜区致密物沉积,光镜下表现系膜增生性肾小球肾炎或膜增生性肾小球肾炎。免疫荧光下可见 C3 沿毛细血管壁及系膜区沉积。

（四）家族性Ⅲ型膜增生性肾小球肾炎

电镜下可见肾小球毛细血管袢上皮侧及内皮下均有电子致密物沉积的 MPGN,免疫荧光仅见 C3 在肾小球毛细血管袢沉积,不伴有免疫球蛋白沉积。

（五）单纯补体 C3 沉积的 Ⅰ 型膜性肾小球肾炎

电镜下见内皮下致密物沉积,光镜下肾小球膜增生样表现,免疫荧光下孤立的 C3 沉积,免疫球蛋白阴性。

六、诊断与鉴别诊断

根据临床表现,血清补体 C3 降低而 C4 正常,除外继发性疾病,即提示本病。上述的实验室检查和肾组织免疫病理学检查是诊断和鉴别诊断本病的主要依据。

七、治疗

C3G 尚无有效治疗手段,治疗目的为延缓肾功能进展。

（一）一般性治疗

采用 ACEI 或 ARB 类药物控制高血压及减少尿蛋白排泄,并予抗凝、降脂等治疗。

（二）针对补体旁路调节异常的治疗

1. 血浆疗法（血浆输注或血浆置换）　可以清除 C3Nef,补充缺乏或功能异常的补体成分。每次输注新鲜血浆 10~15mL/kg,每 14 天 1 次（CFH 半衰期 6 天）,可延缓疾病进展,保护肾功能。

2. 免疫抑制剂　针对 C3Nef 等自身抗体进行治疗,对于活动的 C3G 可能有抑制炎症作用,少数病例治疗后有一定疗效。但是关于病例的入选及免疫抑制药物的选择和用法,目前尚无统一认识。

3. 生物制剂

（1）依库珠单抗（eculizumab）：为抗 C5 单克隆抗体。可阻断终末补体活化产物 MAC 的形成,减轻炎症反应。有部分 C3GN 和 DDD 病例,治疗后病情减轻,但其确切疗效尚需进一步研究验证。

（2）可溶性 CR1 治疗：可溶性 CR1 是一种有效的补体活性调节剂。在缺乏 H 因子的转基因小鼠中,应用可溶性 CR1,可停止旁路途径激活,导致补体 C3 正常,并清除肾小球基底膜的 iC3b。经美国食品药品管理局批准,1 例快速进展至 ESRD 的 8 岁 DDD 患者短期应用可溶性 CR1,初次给予 10mg/kg 负荷剂量,之后每 48 小时给予 5mg/kg。治疗期间,血清 C3 水平明显上升,停药后降至治疗前水平。

（3）Cp40：为第二代补体抑素类似物,是一个由 14 个氨基酸组成的环状肽。目前仍处于临床开发阶段。作用机制为通过结合 C3、C3b 选择性抑制补体激活。Cp40 为 C3G 提供特异性靶向治疗的希望。

八、预后

儿童 C3G 的预后差异大,总体长期预后较差,但儿童较成人预后好。年龄、性别、人种、遗传学背景、自身抗体、肾损害等为影响预后的因素。C3GN 预后较 DDD 好,肾功能进展相对缓慢。有文献报道,DDD 随访 28 个月和 9 年,分别有 47% 和 70% 的患者进展至 ESRD;C3GN 随访 28 个月和 10 年,分别有 23% 和 25% 患者进展至 ESRD。DDD 治疗效果和预后均较差。CFHR5 基因突变者,男性比女性更容易出现持续肾损伤,更易进展至 ESRD。

第七节　肾移植时机与复发风险

肾移植是儿童 ESRD 最佳的肾脏替代治疗方案。儿童期不同的原发性肾小球疾病进展至 ESRD 时,肾移植时机的把握、围手术期的处理要点和复发风险的评估对提高移植肾长期存活率、改善患儿长期预后至关重要。本节对 RPGN、原发性 NS、FSGS、IgAN 和 C3G 等原发性肾小球疾病进展至 ESRD 时,是否适合选择肾移植、肾移植时机与复发风险的评估等进行重点阐述。

一、急进性肾小球肾炎

1. Ⅰ型 RPGN　肾移植时抗 GBM 抗体阳性者,术后复发率达 50%,而肾移植时抗 GBM 抗体阴性者复发率明显降低(<3%),复发导致的移植肾失功较罕见。因此Ⅰ型RPGN肾移植需等待至血中抗GBM抗体转阴至少6个月后,一般需维持透析6个月后再行肾移植,不推荐行抢先肾移植。

2. Ⅲ型RPGN　Ⅲ型RPGN最常见于ANCA相关性肾炎(ANCA-associated glomerulonephritis,AAGN)。儿童AAGN肾移植术后复发率较低(10%~20%),为0.02~0.03次/人年。无复发者的10年移植肾存活率为70%,复发者则移植肾存活率降至47%。AAV缓解6个月内行肾移植者术后复发率和死亡率明显增加,因此Ⅲ型RPGN应在肾外症状完全缓解至少6个月以上再进行肾移植手术,完全缓解但ANCA抗体阳性者不应推迟肾移植。

3. Ⅱ型RPGN　详见"第六章　原发性肾小球疾病"中"第五节　IgA肾病"、"第七章　继发性肾小球疾病"中"第一节　紫癜性肾炎"和"第二节　狼疮性肾炎"。

二、原发性肾病综合征

1. 复发风险　儿童PNS激素耐药者预后差,随访10~15年40%~50%可进展至ESRD,肾移植术后复发率较高(14%~50%),是导致移植物失功的重要原因。首次肾移植术后复发、开始透析年龄>12岁、进展至ESRD的病程<3年、白种人或亚洲人种等因素明确增加SRNS患儿肾移植术后复发的风险,而开始透析年龄<6岁、非裔美国人和遗传性或综合征型NS者复发风险明显降低。

2. 围手术期处理要点和肾移植时机　SRNS患儿移植前必须完善基因检测排除遗传性疾病。NS未缓解时不推荐行抢先肾移植。移植前血浆置换、移植前使用免疫抑制剂以及持续大量蛋白尿者行原肾双肾切除术可能降低儿童SRNS的复发风险。

三、局灶节段性肾小球硬化症

尽管局灶节段性肾小球硬化症(FSGS)是儿童肾移植术后原发病复发风险较高的原发性肾小球疾病之一,肾移植仍是进展至ESRD者最有效的肾脏替代治疗方式。但对持续大量蛋白尿FSGS患儿,不推荐行抢先肾移植。综合评估FSGS患儿肾移植术后复发风险,采取有效的术前预处理和严密的术后检测,可降低复发率和早期发现复发。

1. 复发风险　移植肾FSGS主要表现为肾移植术后数天或数周内出现大量蛋白尿,首次肾移植术后复发率14%~50%,并导致40%~60%移植物失功;二次肾移植复发率高达60%~100%。我国四家较大的儿童肾移植中心报道704例儿童肾移植在随访期间确诊原发病复发共23例,其中FSGS复发11例。识别FSGS肾移植术后复发的高危因素,有助于防治移植肾FSGS。常见的高危因素包括儿童期起病且开始透析年龄>12岁、首次肾移植术后FSGS复发、进展至ESRD的病程<3年、人种等,而年龄小于<6岁的FSGS患儿,遗传性可能性大,复发风险明显降低。儿童FSGS肾移植前应行基因检测了解是否为遗传性FSGS或综合征型FSGS。部分初治激素敏感的FSGS患儿肾移植术后也可出现复发。因此评估FSGS患儿肾移植术后复发风险需综合病史、肾脏病理和基因检测报告进行全面评估。

2. 围手术期预处理要点　对于复发高危人群,可进行预处理降低儿童肾移植术后FSGS复发风险。

(1) 血浆置换预处理:大多数研究表明,FSGS患者在围手术期进行血浆置换可降低复发率。但也有研究显示,围手术期血浆置换未能降低FSGS的复发率,但对首次移植肾FSGS失功有利。在不增加术后感染及出血风险的前提下,血浆置换可作为常规预防手段。活体肾移植可在术前行8~10次血浆置换,尸体肾移植可在术前完成1~2次并在术后追加多次血浆置换。

(2) 移植前免疫抑制剂预处理:国外研究表明,免疫抑制剂预处理可减少FSGS肾移植术后复发,可在移植前1周内开始给予环孢素和吗替麦考酚酯治疗,复发高危人群可联合血浆置换和利妥昔单抗预处理。有研究表明,利妥昔单抗预处理可降低FSGS术后1个月内尿蛋白复发率。

(3) 对持续大量蛋白尿FSGS患儿,移植前原肾双肾切除可能有利于降低复发风险,但目前仍存在争议。

（4）术后密切监测尿蛋白：移植肾 FSGS 多表现为术后早期（数天或数周）内出现大量蛋白尿，因此术后必须密切监测尿常规和 24 小时尿蛋白定量，建议术后 1 周内每天监测尿常规，之后每周 1 次，3 个月后尿蛋白仍阴性，可改每月 1 次。

四、IgA 肾病

1. 复发风险　IgAN 是肾移植术后复发较常见的原发性肾小球疾病之一。文献报道，成人患者肾移植术后复发率约 30%（9.9%~53%），儿童患者复发率为 32%~60%。肾移植术后 IgAN 复发多出现在移植后数年内，罕见发生在肾移植术后 3 年内，是导致移植肾失功的主要原因。在儿童约 3%~7% 导致移植物失功。我国四家较大儿童肾移植中心报道的儿童肾移植 704 例在随访期间确诊原发病复发共 23 例，其中 IgAN 复发 6 例。本院 2013 年 1 月~2019 年 10 月 232 例儿童肾移植中原发病为 IgAN 11 例（占 4.7%），复发 2 例。有关 IgAN 复发的危险因素，目前文献报道存在争议，大多数研究认为年龄越小、男性、起病后快速进展至 ESRD、病理表现为新月体型肾炎、原发病诊断时或肾移植时血清中异常糖基化 IgA1 和异常糖基化 IgA1-IgG 免疫复合物水平升高、肾移植术后 6 个月血清 IgA 水平>222.5mg/dL、HLA 错配活体供肾和术后采用非 ATG 和/或撤激素抗排斥方案是 IgAN 肾移植术后复发的独立危险因素。首次肾移植术后因 IgAN 复发导致移植物失功；进行二次肾移植时，既往认为原发病复发风险高于首次肾移植。但近年研究发现 IgAN 患者进行二次肾移植时复发风险并未增加。

2. 肾移植时机和围手术期处理　目前有关 IgAN 是否适合抢先肾移植、透析多长时间适合实施肾移植均尚无明确结论。若患儿存在较多复发高危因素，建议先积极透析和治疗，待病情缓解后再考虑肾移植，但需要进一步研究。采用 HLA 匹配的公民逝世后器官捐献供体、术后采用包括 ATG 和激素在内的抗排斥治疗方案，可降低 IgAN 肾移植术后复发率。

五、C3 肾小球病

C3G 肾移植复发风险高，DDD 复发风险高于 C3GN。DDD 肾移植术后 50%~100% 复发，通常在移植后的 1~2.5 年内复发，复发导致移植肾失功率高达 80%，移植前、后行血浆置换能否减少复发或治疗复发目前尚不肯定。C3GN 复发率 61%~68%，中位复发时间 28 个月（9 天~11 年以上），复发导致移植肾失功率约 50%，移植物失功的中位时间为 77 个月。因此 DDD 通常不推荐进行肾移植，C3G 可考虑肾移植治疗，存在 C3NeF 或 CFH 基因突变是复发的高危因素，预防性血浆输注或同时进行肝移植可能是有益的，但血清 C3 水平不能预测复发。

综上，儿童原发性肾小球疾病病因和临床表现多样，部分可进展至 ESRD。肾移植虽然是目前最佳的肾脏替代治疗方式，但不同的原发肾小球疾病肾移植术后复发率差异大，影响复发和移植肾失功的因素错综复杂，需要临床医生结合患儿的病因、临床病理特点、基因检测结果和复发高危因素等多方面因素，认真地全面评估每例患儿的肾移植指征、时机、围手术期处理和复发风险，提高原发性肾小球疾病 ESRD 患儿肾移植术后的长期肾脏存活率和生存率，切实改善预后。

（蒋小云　陈丽植）

参考文献

［1］WENDERFER S E,GAUT J P. Glomerular Diseases in Children. Adv Chronic Kidney Dis,2017,24(6):364-371.

［2］NESTER C M,FALK R J. Introduction:Glomerular Disease Update for the Clinician. Clin J Am Soc Nephrol,2016,11(9):1662-1663.

［3］FLOEGE J,BARBOUR S J,CATTRAN D C,et al. Management and treatmentof glomerular diseases(part 1):conclusions from a Kidney Disease:Improving Global Outcomes(KDIGO)Controversies Conference. Kidney Int,2019,95(2):268-280.

［4］ROVIN B H,CASTER D J,CATTRAN D C,et al. Management and treatmentof glomerular diseases(part 2):conclusions from a Kidney Disease:Improving Global Outcomes(KDIGO)Controversies Conference. Kidney Int,2019,95(2):281-295.

［5］　VIVARELLI M,MASSELLA L,RUGGIERO B,et al. Minimal Change Disease. Clin J Am Soc Nephrol,2017,12（2）:332-345.

［6］　RODRIGUES J C,HAAS M,REICH H N. IgA Nephropathy. Clin J Am Soc Nephrol,2017,12（4）:677-686.

［7］　ROSENBERG A Z,KOPP J B. Focal Segmental Glomerulosclerosis. Clin J Am Soc Nephrol,2017,12（3）:502-517.

［8］　COUSER W G. Primary Membranous Nephropathy. Clin J Am Soc Nephrol,2017,12（6）:983-997.

［9］　BLOSSER C D,BLOOM R D. Recurrent glomerular disease after kidney transplantation. Curr Opin Nephrol Hypertens,2017,26（6）:501-508.

［10］　王卫平. 儿科学. 9 版. 北京:人民卫生出版社,2018.

［11］　江载芳,申昆玲,沈颖. 诸福棠实用儿科学. 8 版. 北京:人民卫生出版社,2014.

［12］　徐虹,丁洁,易著文. 儿童肾脏病学. 北京:人民卫生出版社,2017.

［13］　易著文,何庆南. 小儿临床肾脏病学. 2 版. 北京:人民卫生出版社,2016.

［14］　谌贻璞. 肾内科学. 2 版. 北京:人民卫生出版社,2014.

［15］　KLINE M W,BLANEY S M,GIARDING A P,et al. Rudolphs Pediatrics. 23rd Edition. McGraw-Hill Education/Medical,2018,468-472.

［16］　FOGO A B,KASHGARIAN M. Diagnostic Atlas of Renal Pathology. 3rd Edition. Elsevier,2017,19-134.

［17］　HIMMELFARB J,IKIZLER T A. Chronic Kidney Disease,Dialysis and Transplantation. 4th Edition. Elsevier,2019,651-660.

［18］　WENDERFER S E,GAUT J P. Advances in Chronic Kidney Disease. Elsevier,2017,364-371.

［19］　黎磊石,刘志红. 中国肾脏病学. 北京:人民军医出版社,2008.

［20］　王海燕. 肾脏病学. 3 版. 北京:人民卫生出版社,2008.

［21］　CHERTOW G,MARSDEN P,YU A,et al. Brenner and Rector's The Kidney. 10th Edition. Elsevier,2015,1012-1089.

［22］　林果为,王吉耀,葛均波. 实用内科学. 15 版. 北京:人民卫生出版社,2017.

［23］　KLIEGMAN R M,GEME J S. Nelson Textbook of Pediatrics. 21th Edition. Elsevier,2019,2720-2727.

［24］　KHER K,SCHNAPER H W,GREENBAUM L A. Clinical. Pediatric. Nephrology. 3rdEdition. CRC Press. 2016,285-444.

［25］　TRIMARCHI H,BARRATT J,CATTRAN D C,et al. Oxford Classification of IgA nephropathy 2016:an update from the IgA Nephropathy Classification Working Group. Kidney International,2017,91（5）:1014-1021.

［26］　BACCHETTA J,COCHAT P. Primary disease recurrence-effects on paediatric renal transplantation outcomes. Nat Rev Nephrol,2015,11（6）:371-384.

［27］　KASHGARY A,SONTROP J M,LI L,et al. The role of plasma exchange in treating post-transplant focal segmental glomerulosclerosis:A systematic review and meta-analysis of 77 case-reports and case-series. BMC Nephrol,2016,17（1）:104.

［28］　NIE S,HE W,HUANG T,et al. The Spectrum of Biopsy-Proven Glomerular Diseases among Children in China:A National,Cross-Sectional Survey. Clin J Am Soc Nephrol,2018,13（7）:1047-1054.

［29］　全国儿童常见肾脏病诊治现状调研工作组. 慢性肾衰竭肾脏替代治疗现状调查多中心研究. 中华儿科杂志,2013,51（7）:491-494.

［30］　夏正坤,唐雪骁,孙涛,等. 激素耐药型肾病综合征患儿诊治现状多中心调研报告. 中华儿科杂志,2014,52（07）:483-487.

［31］　管娜,丁洁,朱赛楠,等. 中国儿童 IgA 肾病治疗现状多中心回顾性研究. 中华儿科杂志,2013,51（07）:486-490.

［32］　中华医学会儿科学分会肾脏病学组. 91 所医院 1990-2002 年小儿慢性肾衰竭 1268 例调查报告. 中华儿科杂志,2004,42（10）:724-730.

［33］　张桓熙,李军,黄铭川,等. 儿童肾移植 244 例次临床分析. 中华器官移植杂志,2020,41（01）:9-14.

［34］　陈刚. 中国儿童肾移植的现状及对未来发展的思考. 中华器官移植杂志,2020,41（01）:1-2.

［35］　TRAUTMANN A,VIVARELLI M,SAMUEL S,et al. International Pediatric Nephrology Association. IPNA clinical practice recommendations for the diagnosis and management of children with steroid-resistant nephrotic syndrome. Pediatr Nephrol,2020,35（8）:1529-1561.

［36］　中华医学会儿科学分会肾脏学组. 儿童激素敏感、复发/依赖肾病综合征诊治循证指南（2016）. 中华儿科杂志,2017,55（10）:729-734.

［37］　中华医学会儿科学分会肾脏学组. 激素耐药型肾病综合征诊治循证指南（2016）. 中华儿科杂志,2017,55（11）:805-809.

［38］中华医学会儿科学分会肾脏学组.原发性 IgA 肾病诊治循证指南(2016).中华儿科杂志,2017,55(9):643-646.

［39］PICKERING M C,D'AGATI V D,NESTER C M,et al. C3 glomerulopathy:consensus report. Kidney Int,2013,84(6):1079-1089.

［40］MORONI G,BELINGHERI M,FRONTINI G,et al. Immunoglobulin A Nephropathy. Recurrence After Renal Transplantation. Front Immunol,2019,10:1332.

［41］JIANG X Y,MO Y,SUN L Z,et al. Efficacy of methylprednisolone,cyclophosphamide in pediatric IgA nephropathy assessed by renal biopsy. Clin Nephrol,2009,71(6):625-31.

［42］SMITH RJH,APPEL GB,BLOM AM,et al. C3 glomerulopathy-understanding a rare complement-driven. renal disease. Nat Rev Nephrol,2019,15(3):129-143.

第七章 继发性肾小球疾病

第一节 紫癜性肾炎

一、概述

(一)定义

国外最初将过敏性紫癜(anaphylactoid purpura)称为亨-舒综合征(Henöch-Schönlein purpura,HSP),但它并不是过敏性疾病。2012 年国际 Chapel Hill 血管炎会议将其改名称为 IgA 血管炎(IgA vasculitis,IgAV)。这是一种主要累及皮肤或其他器官细小动脉和毛细血管的小血管炎症。常见消化道出血、关节肿胀、皮肤紫癜和急性肾炎等临床症状,但不伴血小板减少。1837 年,Schönlein 提出了紫癜性皮疹、关节炎和尿沉渣异常三联症。1874 年 Henöch 描述了紫癜性皮疹、腹痛伴血性腹泻和蛋白尿的关系。HSP 一词是 Gairdner 在 1948 年使用的。尽管在成人中也有类似的症状报道,但美国风湿病学会(ACR)把 HSP 主要看作是一种儿童疾病。2010 年,欧洲儿科风湿病学会(PRES)的血管炎工作组提出了新的儿科血管炎分类标准,并得到了欧洲抗风湿病联盟(EULAR)的认可,该标准要求可明显感知的下肢紫癜(作为强制性标准)加上以下四个特征中的至少一个:①弥漫性腹痛。②活检显示典型的白细胞碎裂性血管炎或以免疫球蛋白 A(IgA)沉积为主的增殖性肾小球肾炎。③关节炎或关节痛。④肾脏受累(任何血尿和/或蛋白尿)。在不典型分布的紫癜病例中 HSP 活检显示 IgA 沉积是必要的。2010 年欧洲儿科风湿病学会(Paediatric Rheumatology European Society,PRES)的血管炎工作组对过敏性紫癜分类标准如表 7-1。

表 7-1 2010 年欧洲儿科风湿病学会的血管炎工作组对过敏性紫癜分类标准

标准	定义	敏感性	特异性
紫癜(必备)	紫癜(可触及、明显的)或瘀点,以下肢为主*	89%	86%
加下列四条中的任何一条			
腹痛	腹痛呈弥漫性、急性、绞痛性疼痛;可能包括肠套叠和胃肠出血	61%	64%
组织病理学	伴有主要 IgA 沉积物的白细胞分裂性血管炎;或增殖性肾小球肾炎,以 IgA 沉积为主	93%	89%
关节炎或关节痛	关节炎:急性关节肿胀或疼痛,活动受限 关节痛:急性关节疼痛,无关节肿胀或活动受限	78%	42%
肾脏损害	24 小时蛋白尿>0.3g;尿白蛋白与肌酐比>30mmol/mg;或者是尿蛋白定性>++	33%	70%

注:上述分类对 HSP 的敏感性和特异性分别为 100% 和 87%。

* 如果紫癜呈不典型分布,活检可显示 IgA 沉积。

由 IgAV 引起的肾脏损害称为 IgAV 肾炎(IgAV nephritis),但习惯称为紫癜性肾炎(Henöch-Schönlein purpura nephritis,HSPN)。为避免对 HSPN 发病机制的误解,不建议使用过敏性紫癜性肾炎。HSPN 为儿科常见病,国内报道仅次于急性肾小球肾炎、肾病综合征而居儿科住院泌尿系统疾病的第 3 位,是儿童时期最常见的继发性肾小球损害疾病。IgAV 的远期预后取决于肾脏是否受累及其严重程度,据报道有

20%～55% 患儿出现肾损害,高达 14.8%～21% 的患儿进展为终末期肾病。2012 年中华医学会儿科学分会肾脏学组牵头对全国 40 家医院的儿童 HSP 诊治现状进行调研,入选 4 863 例患儿,96.7% 患儿于 IgAV 起病 6 个月内确诊肾损害,因此中华医学会儿科学分会肾脏学组将 HSPN 询证指南(2016)沿用"儿童常见肾脏疾病诊治循证指南(二):HSPN 的诊治循证指南(试行)"的定义,在 IgAV 6 个月内,出现尿检异常,包括血尿和/或蛋白尿,诊断为 HSPN。极少部分患儿在 IgAV 急性病程 6 个月后,再次出现紫癜复发,同时首次出现血尿和/或蛋白尿者,应争取进行肾活检,如为 IgA 系膜区沉积为主的系膜增生性肾小球肾炎,仍可诊断为 HSPN。对这类肾损害发生时间相对较久的患儿在缺少病理资料时,临床诊断需慎重,以免出现对其他肾脏疾病的漏诊、误诊。

（二）流行病学

IgAV 是一种在儿童群体中发病率较高的炎症性疾病,严重威胁儿童身体健康,重者甚至可威胁生命。IgAV 主要出现在 3～10 岁儿童群体中,6 个月儿童也可能患病,平均年龄 6 岁,小于 10 岁的患儿约占总发患者数的 90%,以秋冬季节发病为主。据国外统计每年儿童发病率在 10～20/10 万,其中<5 岁的患儿约占 50%;通常,男女患病之比为 1.2:1。我国台湾地区年发病率为 12.9/10 万,但大陆地区此方面的调查数据缺失。HSPN 是 IgAV 较严重的并发症之一。HSPN 具有迁延倾向,是引起儿童慢性肾衰竭的原因之一。HSPN 在儿童肾脏疾病的发病率仅次于急性肾小球肾炎和肾病综合征。全国儿童常见肾脏病诊治现状调研工作组对我国 40 所医院 2008 年 7 月 1 日～2011 年 6 月 30 日收治的新发过 IgAV、经临床或病理确诊为 HSPN,在调查单位接受治疗的 HSPN 患儿最终符合入选条件、病例完整者 4 863 例,对这些患儿进行了诊治现状多中心回顾性分析,其中男 2 935 例,女 1 928 例,男女比例为 1.52:1。6～13 岁为发病高峰。4 702 例(96.7%)患儿于 IgAV 起病 6 个月内确诊肾损害。

二、病因及发病机制

（一）病因

关于 IgAV 的病因不明,可能为多因素共同参与。研究发现该病并不单纯与过敏相关,仅有不到 30% 的患者在发病前曾有疑似过敏史,而感染后诱发该病更常见。

1. 病原体

（1）细菌感染:目前较为明确的可导致 HSP 的细菌感染包括链球菌和幽门螺杆菌(helicobacter pylori,HP)感染。

（2）病毒感染:目前的研究认为,甲肝病毒、EB 病毒、柯萨奇病毒、微小病毒 B19 感染等均可导致 HSP。

（3）其他病原体:肺炎支原体是导致 HSP 的病因之一。寄生虫感染,如贾第鞭毛虫、滴虫、溶组织内阿米巴和蛔虫等。

2. 药物反应　有报道部分药物,如头孢呋辛、米诺环素、环丙沙星、克拉霉素、丙硫氧嘧啶、苯妥英钠、卡马西平、阿糖腺苷、依那西普等的使用,也可能诱发 HSP。

3. 食物过敏　目前和 HSP 食物过敏相关的研究大部分为回顾性的,缺少对研究对象过敏性定义的证据,目前尚无明确证据证明食物过敏是导致过敏性紫癜的原因。

4. 遗传学　HSP 发病呈现明显的家族聚集倾向。目前认为与 HSP 相关的基因,包括血管舒缩和内皮功能调节基因、血管紧张素转化酶基因、家族型地中海热基因和 IL 基因等。

（1）血管舒缩和内皮功能调节基因:包括 P-选择素基因、亚甲基四氢叶酸还原酶基因、血管内皮生长因子基因等。

（2）血管紧张素转化酶基因:血管紧张素转化酶基因位于 17 号染色体 q23.3 区域,可以调节血管舒缩,影响血管构造。

（3）家族性地中海热基因:近年来的研究表明,家族性地中海热基因共有 80 多种突变。Bayram 的研究表明超过 1/3 的患儿合并该基因突变,其中以 pM694V 基因最为常见;He 研究表明合并 E148Q 基因突变的儿童更易发生 HSP,且易合并关节受累。

（二）发病机制

HSPN 的发病机制仍不明确,目前倾向于由免疫因子介导的全身性小血管炎,而后累及肾脏,由异常糖基化 IgA1 的免疫复合物引起,其他的免疫、补体、细胞因子等机制,共同参与的一种自身免疫性疾病。

1. 体液免疫　目前多认为免疫复合物的产生及激活的补体沉积于肾小球系膜导致 HSPN 的发生。IgA1 糖基化异常可能是引发 HSPN 的主要机制:沉积于肾小球系膜区的半乳糖缺乏 IgA1 免疫复合物,激活了补体系统,如旁路途径及凝集素途径。伴或不伴有肾脏损害的 IgAV 患儿血清中均含有小分子量的 IgA1 循环免疫复合物,但附加的大分子量的 IgA1-IgG 循环免疫复合物只有合并 HSPN 的儿童血清中存在。正常情况下,IgA 在肝细胞内进行分解代谢,但大分子量的循环免疫复合物由于分子量大,直径大于窦周间隙孔径,不能进入肝脏被清除,但能通过肾小球毛细血管内皮细胞间隙,进入并沉积在肾小球系膜区,半乳糖缺乏 IgA1 免疫复合物激活血管细胞,这些机制导致巨噬细胞、淋巴细胞等增殖,以及炎症及纤维细胞因子和趋化因子的产生,这些细胞因子在引起系膜细胞增殖、细胞基质增多,以及炎症细胞的招募中发挥了关键作用。

2. 细胞免疫

（1）T 淋巴细胞亚群失衡:目前多认为 HSPN 与外周血 T 淋巴细胞亚群失衡关联,IgAV 患儿 T 细胞的功能研究成为热点。研究发现 HSPN 患儿外周血 T 淋巴细胞亚群比例较 IgAV 显著升高,尤其 CD8$^+$T 淋巴细胞升高更显著。CD4$^+$T/CD8$^+$值下降标志着抗体水平会通过该途径造成机体免疫力降低,从而使疾病易发。CD4$^+$T 细胞即 Th 细胞,调节细胞免疫和体液免疫,是细胞因子的重要来源。CD4$^+$T 的 4 个主要亚群包括 Th1、Th2、Th17、Treg 细胞。

1）Th1 和 Th2:Th1 细胞可分泌 IL-2、IFNγ、TNF-α,功能为辅助 CD8$^+$细胞分化,介导细胞免疫应答。而 Th2 细胞参与体液免疫过程,可分泌 IL-4、IL-6 等细胞因子。研究显示 IgAV 患儿 IFNγ、IL-2 水平下降,而 IL-4、IL-6 的水平升高,即 IgAV 患儿免疫存在 Th1/Th2 失衡。IFNγ 可促进活化 Th1 细胞,抑制 Th2 细胞分化,随着 IFNγ 下降,Th2 细胞的过度活化占主导。王战胜发现 HSPN 患儿给予纠正 Th1 细胞和 Th2 细胞迁移治疗,治疗后 Th1、IFNγ 明显升高,而 IL-4、Th2 明显下降,Th1 细胞和 Th2 细胞失衡得到纠正。IL-4 可促进 B 细胞大量活化、增殖,使 IgE 类别转换成特异性 IgE 抗体,从而产生免疫复合物沉积在血管壁引起炎症反应;IFNγ 可拮抗 IL-4 诱导的 B 细胞活化,但随着 Th1 和 Th2 失衡,这种作用能力下降,加之 IL-2 水平下降,使 CTL 和 NK 细胞等功能下降,以及清除外来抗原的能力下降,从而导致免疫异常,而导致损伤。

2）Th17 和 Treg:正常情况下 Treg 细胞及 Th17 细胞在体内处于平衡状态,相互拮抗和相互制约。Th17 细胞促进炎症反应和免疫反应,而 Treg 细胞抑制免疫应答,维持免疫耐受。HSPN 患儿 Treg 细胞功能及活化受到抑制,即抑制炎症反应的 Treg 细胞的活化数量减少,从而抑制炎症反应的能力下降,提示 Treg/Th17 参与了 HSPN 的发生发展;可能存在 HSPN 肾脏的损伤程度与 Th17/Treg 失衡呈正相关。有研究也表明,在 IgAV 患儿血液中 IL-23 水平升高,提示 IL-23 参与 IgAV 发病,IL-23/IL-17 轴可能参与了 IgAV 疾病的发生。

（2）B 淋巴细胞:主要通过抗体产生、抗原呈递和细胞因子产生(例如 IL-4、IL-6 等)在机体的适应性免疫反应中发挥重要调节作用。研究表明,HSPN 患儿外周血,活化 B 细胞(CD19$^+$、CD86$^+$)、浆细胞(CD19$^+$、CD138$^+$)显著增高,这两种 B 淋巴细胞增加程度可能与 HSPN 肾脏损害的严重程度呈正相关。

（3）NK 细胞:CD3$^-$ CD16$^+$ CD56$^+$ NK 细胞具有多种生物学功能,例如早期鉴别和清除病原体感染等;此外,NK 细胞还可对 T 淋巴细胞和 B 淋巴细胞具有协同作用,这可以抑制 B 淋巴细胞的活化并调节抗体的产生。由于感染是 IgAV 常见原因,IgAV 中 NK 细胞的下调可能影响早期消除感染源、增强 B 细胞活化和增殖,并增加抗体产生。

3. 细胞因子

（1）IL-6:可以在各种细胞因子的相互协同作用下促进炎症损伤,增强 B 淋巴细胞的增殖和分化。IL-6 还可促进 T 淋巴细胞活化、增生,在其他生长因子协同下,直接刺激肾小球系膜组织增生,致肾小球纤维化,进一步加剧了 HSPN 的病情。

（2）IL-8：是参与免疫应答的早期重要的炎性趋化因子之一。在炎症反应细胞因子网络中起重要作用，同时释放出蛋白酶使毛细血管发生炎性损伤，加重了免疫性血管炎造成组织损伤，这种自身放大的炎症损伤，加剧了 HSPN 的发展。

（3）IL-10：主要由 Th2 细胞产生，在患有 HSPN 炎症因子介导的血管内皮损伤中，疾病发作初期的血清 IL-10 水平显著低于正常对照组，表明患有 HSPN 的儿童机体中 Treg 细胞的数量减少，导致抑制性细胞因子 IL-10 的产生减少，使得 HSPN 患儿外周血 IL-10 水平显著降低，从而导致炎症反应难以控制，引起自身免疫损伤。治疗后，IL-10 水平显著高于治疗前，提示可能是机体的一种保护机制。

（4）TGF-β1：参与 HSPN 的发病，其水平的升高，发挥免疫调节作用，最终引起机体的免疫异常反应。与 HSPN 的炎症反应有关，它是一种保护因素，但过度表达会导致系膜增生、间质纤维化和肾小球硬化。

三、临床表现

（一）肾脏症状

HSPN 主要表现为异质性较大，从血尿、蛋白尿，到出现高血压、水肿、氮质血症，甚至急性肾损伤，轻重不一。肾脏症状可出现于 HSPN 的整个病程，但多发生在紫癜后 2~4 周内，个别病例出现于 IgAV 后 1 年，所以尿常规追踪检查是及时发现肾脏损害的重要手段。由于部分患儿尿异常多呈一过性，镜下血尿的判断标准不同，或仅凭传统的尿常规检查方法，缺乏进一步的肾活检病理检查，发生率各家报道不一。Meadow 综合各家报告，IgAV 肾脏受累率为 20%~100%，对尿检正常的 IgAV 患者做肾活检均发现，肾小球炎症病变呈典型肾受累临床表现（血尿、蛋白尿或肾病综合征）者约占 30%。目前，对肾损害较一致的看法是即使尿常规正常，肾组织学已有改变。个别 HSPN 患者，尿常规无异常发现，只表现为肾功能减退。

中华医学会儿科学分会肾脏病学组制订的《紫癜性肾炎的诊治循证指南（2016）》的标准，只要在 IgAV 病程中（多数在 6 个月内），出现血尿和/或蛋白尿即可确诊 HSPN。临床上将 HSPN 分为六型。

1 型：孤立性血尿型。

2 型：孤立性蛋白尿型。

3 型：血尿和蛋白尿型。

4 型：急性肾炎型。

5 型：肾病综合征型。

6 型：急进性肾炎型。

7 型：慢性肾炎型。

临床上以 1 型、2 型、3 型、4 型多见。各型可单独出现或合并出现。

2013 年全国儿童常见肾脏病诊治现状调研工作组调查 40 所医院统计资料显示，4 702 例 HSP 合并肾损害患儿的临床表现最常见的临床分型为血尿和蛋白尿型（2 831 例，58.2%），然后依次为肾病综合征型（669 例，13.8%），单纯血尿型（644 例，13.2%），单纯蛋白尿型（566 例，11.6%），急性肾炎型（135 例，2.8%），急进性肾炎型和慢性肾炎型则较为少见（9 例，0.2%）。随着年龄增长，出现血尿、蛋白尿和高血压的概率增高。男性患儿较女性患儿临床更易出现非微量蛋白尿。

（二）肾外症状

典型的皮肤紫癜，腹痛、便血和呕吐的胃肠道表现及关节症状为 HSPN 肾外的三大主要症状，其他症状，如神经系统、生殖系统、呼吸循环系统等多系统也可受累，甚至发生严重的并发症。

1. 皮疹　所有的患者都有皮疹。典型的皮疹具有诊断意义，出血性和对称性分布为本病皮疹的特征。皮疹初起时，为红色斑点状，按之褪色，以后逐渐变为紫红色出血性丘疹。皮疹常对称性分布于双下肢，以踝、膝关节周围，以关节伸侧更密集多见。也可见于臀部及上肢，躯干少见。重者可融合成片，有水疱坏死。皮疹消退时可转变为棕褐色。大多数病例皮疹可有 1~2 次至多次反复，个别可连续发作达数月甚至数年。后者常并发严重肾炎，预后欠佳。

2. 关节症状　大约 80% 的患儿伴有关节肿痛等关节炎表现，25% 的患儿是以关节炎为首发症状。常常有膝、踝、肘、腕等大关节的肿胀、疼痛和活动受限。关节症状的轻重与活动有关，常在卧床休息后减轻，病情恢复正常后不留关节畸形后遗症。

3. 胃肠道症状 因为肠壁的无菌性毛细血管、小血管炎症、渗出和水肿,刺激肠管,使肠管发生痉挛,50%~75%的患儿伴有腹痛、呕吐和便血的胃肠道症状。最为常见的是腹痛,多数无腹胀,腹部柔软,可有轻度压痛,但无肌卫;其次有黑便或大便隐血阳性的胃肠道出血表现。以上表现约在半数患者,也可在感冒后反复出现。14%~33%的患儿在典型的皮疹出现前已有腹部症状,易误诊为外科急腹症甚至行剖腹探查。

4. 其他表现和严重的并发症 ①神经系统:轻者没有任何临床症状,或仅有头晕、轻微头痛,严重者出现抽搐、昏迷,甚至呼吸衰竭、偏瘫等。有报道,可出现共济失调、周围神经病等。脑电图约半数出现异常脑电波,多数以慢波为主,提示 HSPN 存在脑血管病变。考虑原因:一为脑血管炎症,脑组织缺血、缺氧,造成一过性脑功能紊乱所致;二为脑点状出血。本院曾见伴颅内出血致死2例。②生殖系统:睾丸炎发生率约为10%,须与精索扭转鉴别。③心脏:疾病早期,40%~50%心前区不适或心律失常,表现为窦性心律失常,异位心律失常及 ST-T 段改变。心肌酶学大致正常,心脏 B 超冠脉无明显受累。在综合治疗后可恢复正常,可能机制为速发型变态反应致心肌水肿出血。④急性胰腺炎:发生率为5%~7%,为少见的并发症。主要表现为皮疹、剧烈腹痛、腹胀、恶心呕吐,血尿淀粉酶升高。腹部 B 超检查可见胰腺弥漫性肿大回声减低。个别患儿甚至出现肠穿孔坏死、腹腔积液。⑤肠套叠:1%~5%的患儿可出现,是少见而较严重的并发症,与特发性肠套叠常发生于回结肠不同,它常见于回肠和空肠,因气钡灌肠常不能到达小肠,且有引起肠穿孔的危险,所以腹部 B 超作为可疑患儿的首选检查项目。⑥肺出血:为 HSPN 患儿少见的并发症,但病死率可高达75%。临床表现为乏力、胸痛、咳嗽咯血、呼吸困难和发绀。胸部 X 线片显示肺间质和肺泡间质浸润,呈羽毛状或网状结节阴影,患儿可以伴有胸腔积液。纤维支气管镜下支气管活检或胸腔镜活检可确诊。其他可有淋巴结肿大、肝脾大,个别报告尚有肌肉内出血、类风湿结节和肝炎等。

四、病理

肾活检病理检查是判断肾脏损伤程度的金标准,目前常用的病理分级指标为1974年国际小儿肾脏病科研协作组和2017年中华医学会儿科学分会肾脏病学组制订。近年来对 HSPN 的临床及病理研究发现,肾小管间质损伤与 HSPN 的疗效及转归密切相关。

（一）肾小球病理分级

Ⅰ级肾小球轻微异常。

Ⅱ级单纯系膜增生,分为:a.局灶节段;b.弥漫性。

Ⅲ级系膜增生,伴有<50%肾小球新月体形成和/或节段性病变(硬化、粘连、血栓、坏死)。其系膜增生可为:a.局灶节段;b.弥漫性。

Ⅳ级病变同Ⅲ级。50%~75%的肾小球伴有上述病变,分为:a.局灶节段;b.弥漫性。

Ⅴ级病变同Ⅲ级。>75%的肾小球伴有上述病变,分为:a.局灶节段;b.弥漫性。

Ⅵ级膜增生性肾小球肾炎。

（二）肾小管间质病理分级

(-)级间质基本正常。

(+)级轻度小管变形扩张。

(++)级间质纤维化、小管萎缩<20%,散在炎性细胞浸润。

(+++)级间质纤维化、小管萎缩占20%~50%,散在和/或弥漫性炎性细胞浸润。

(++++)级间质纤维化、小管萎缩>50%,散在和/或弥漫性炎性细胞浸润。

（三）免疫荧光检测

系膜区 IgA 沉积是 HSPN 的标志。可表现为 IgA 的单一沉积或联合一种或多种免疫复合物,如 IgA+IgM 沉积、IgA+IgG 沉积、IgA+IgM+IgG 沉积或 IgA+补体沉积等。纤维蛋白或纤维蛋白原在肾小球系膜区多见于紫癜性肾炎。IgA 和 C3 也可沉积在小动脉或皮质区肾小管周围毛细血管上。

（四）电子显微镜

HSPN 电镜下显著的表现是系膜和血管内皮下的电子致密物沉积,多位于肾小球基膜两侧,与免疫电镜显示的 IgA 特异性反应产物的分布一致,提示电子致密物是以 IgA 为主的免疫复合物。也有报道提出,HSPN 可出现基底膜外表结构正常而伴有电子致密物沉积。

2013 年全国儿童常见肾脏病诊治现状调研工作组调查 40 所医院统计资料显示,4 863 例 IgAV 患儿中共 1 625 例行肾活检组织病理学检查,以蛋白尿合并镜下血尿(1 149 例,70.7%)为最常见肾活检指征,然后依次为蛋白尿合并肉眼血尿(218 例,13.4%),单纯蛋白尿(101 例,6.2%),单纯镜下血尿(91 例,5.6%),微量蛋白尿合并镜下血尿(47 例,2.9%),单纯微量蛋白尿(9 例,0.6%),微量蛋白尿合并肉眼血尿(6 例,0.4%),发作性肉眼血尿(4 例,0.2%)。177 例患儿肾组织病理损伤评估未行分级(因肾小球数目过少或特殊类型,如毛细血管内增生性肾小球肾炎而未分级),377 例患儿未提供肾活检免疫荧光资料。1 448 例行病理分级患儿中,肾组织病理以Ⅲ级(775 例,53.5%)和Ⅱ级(449 例,31.0%)多见,其次为Ⅰ级(185 例,12.8%)和Ⅳ级(33 例,2.3%),Ⅴ级(5 例,0.3%)和Ⅵ级(1 例,0.1%)少见。肾组织免疫荧光沉积类型多样,可表现为 IgA 单一沉积,也可见 IgA 联合一种或多种其他免疫复合物和补体沉积,如联合 IgG、IgM、C3 沉积,其中 61 例患儿免疫荧光表现为"满堂亮",53 例患儿肾组织免疫荧光染色未检测出阳性。

五、实验室检查

1. 血常规白细胞正常或轻度增高,中性或嗜酸性细胞比例增多。
2. 尿常规可有血尿、蛋白尿、管型尿。
3. 凝血功能检查正常,可与血液病致紫癜相鉴别。
4. 急性期毛细血管脆性实验阳性。
5. 血沉增快,血清 IgA 和冷球蛋白含量增加。但血清 IgA 增高对本病诊断无特异性,因为在 IgA 肾病和狼疮性肾炎同样可有 IgA 增高,而血清 IgA 正常也不能排除本病。
6. 血清 C3、C1q、备解素多正常。
7. 肾功能多正常,严重病例可有肌酐清除率降低和尿素氮、血肌酐增高。
8. 表现为肾病综合征者,有血清蛋白降低和胆固醇增高。
9. 皮肤活检无论在皮疹部或非皮疹部位,免疫荧光检查均可见毛细血管壁有 IgA 沉积。此点也有助于和除 IgA 肾病外的其他肾炎做鉴别。
10. 肾穿刺活组织检查有助于本病的诊断,也有助于明了病变严重度和评估预后。

六、诊断与鉴别诊断

（一）诊断

诊断标准为在 IgAV 病程 6 个月内,出现血尿和/或蛋白尿。其中血尿和蛋白尿的诊断标准分别为:

1. 血尿　肉眼血尿或 1 周内 3 次镜下血尿红细胞>3 个/高倍视野(HPF)。
2. 蛋白尿　满足以下任一项者:①1 周内 3 次尿常规定性示尿蛋白阳性;②24 小时尿蛋白定量 >150mg 或尿蛋白(mg)/肌酐(mg)>0.2;③1 周内 3 次尿微量白蛋白高于正常值。

极少部分患儿在 IgAV 急性病程 6 个月后,再次出现紫癜复发,同时首次出现血尿和/或蛋白尿者,应争取进行肾活检,如为 IgA 系膜区沉积为主的系膜增生性肾小球肾炎,仍可诊断为 HSPN。

（二）鉴别诊断

1. 急性肾炎　当 IgAV 肾炎发生于皮疹已消退时需与急性肾炎鉴别。此时追询病史,包括回顾皮疹形态、分布、关节和胃肠道症状有助于本病诊断。缺乏上述症状,早期有血清补体降低则有助于急性肾炎诊断。抗"O"增高并不能作为鉴别点,因为 IgAV 可有 30% 病例增高,而急性肾炎也可有 30% 不增高,必要时可做皮肤活检和肾活检做鉴别。

2. Goodpasture 综合征　当 HSPN 伴肺出血、咯血时应注意与此病鉴别。由于本病有典型皮疹和关节及胃肠症状,血清 IgA 增高等,鉴别并不困难。必要时可做肾活检,两者有截然不同免疫荧光表现,Goodpasture 综合征免疫荧光为典型线状 IgG 沉积。

3. 狼疮性肾炎 由于系统性红斑狼疮可有皮疹、关节痛和肾损害,故须与本病相鉴别。但 HSP 皮疹与红斑狼疮皮疹无论在形态和分布上均有显著区别,鉴别并不困难。两病肾活检有不同之处,如免疫荧光检查,狼疮性肾炎虽然也有 IgA 沉积但常有大量其他免疫球蛋白沉积,且有 C1q 沉积,狼疮性肾炎肾小球毛细血管壁白金环样变也有助鉴别。两者皮肤活检也不同,狼疮性肾炎可见狼疮带而 HSPN 可见 IgA 沿小血管壁沉积。有学者认为,HSP 中出现血 C3 减低者,其早期紫癜样皮疹有可能为 SLE 的皮肤损害之一;紫癜肾伴血 C3 减低者,应及早做肾活检,以与早期狼疮肾鉴别。

4. 多动脉炎 此病在临床上可类似于本病,但血清 IgA 多不增高,皮肤与肾活检也无 IgA 沉积,免疫荧光除纤维蛋白外均为阴性。此外,此病少见于 5~15 岁。

5. IgA 肾病 本病虽然临床上与 IgA 肾病不同,但肾脏组织学检查却十分相似,均可有皮肤小血管 IgA 沉积,因此从组织学上两者难以鉴别,近有报告仅有的区别是 HSPN 在肾组织常存在单核细胞和 T 淋巴细胞,而 IgA 肾病却无此类细胞。

七、治疗

(一)一般治疗

急性期有发热、消化道和关节症状显著者,应注意休息,积极寻找和去除可能的诱因,有明确的感染或病灶时应选用敏感的抗生素,但应尽量避免盲目的预防性用抗生素。

饮食控制有学者建议采用从最基本的食物淀粉类开始食用,避免了食物对胃肠的刺激。使用糖皮质激素药物治疗后,机体的血管炎状态逐渐控制,再逐渐增加蔬菜,则不易加重病情。腹型 IgAV,呕血严重及便血者,应暂禁食,给予止血、补液等治疗,呕吐、便血消失后再给予稀粥、面条、米饭等食物,并按以上方法逐步添加辅食。

(二)药物治疗

1. 激素及其他免疫抑制剂治疗 HSPN 患儿的临床表现与肾病理损伤程度并不完全一致,后者能更准确地反映病变程度及远期预后。没有条件获得病理诊断时,可根据其临床分型选择相应的治疗方案。

(1)孤立性血尿或病理 I 级:仅对 IgAV 进行相应治疗。镜下血尿目前未见有确切疗效的文献报道。应密切监测患儿病情变化,目前建议需延长随访时间。

(2)孤立性微量蛋白尿或合并镜下血尿或病理 Ⅱa 级:对于持续蛋白尿>0.5~1g/(d·1.73m^2)的 HSPN 患儿,应使用血管紧张素转化酶抑制剂(ACEI)或血管紧张素受体阻滞药(ARB)治疗。由于 ACEI 和 ARB 类药物有降蛋白尿的作用,建议可常规使用。尽管国内有多项关于雷公藤多苷治疗有效的报道,但目前雷公藤多苷药品说明书明确提示儿童禁用,故不再建议儿童使用雷公藤总苷。

(3)非肾病水平蛋白尿或病理 Ⅱb、Ⅲa 级:对于持续蛋白尿>1g/(d·1.73m^2)、已应用 ACEI 或 ARB 治疗、GFR>50mL/(min·1.73m^2)的患儿,给予糖皮质激素治疗 6 个月。目前国内外均有少数病例报道使用激素或联合免疫抑制剂治疗的报道,但对该类患儿积极治疗的远期疗效仍有待大规模多中心随机对照研究及长期随访。

(4)肾病水平蛋白尿、肾病综合征、急性肾炎综合征或病理 Ⅲb、Ⅳ 级:对于表现为肾病综合征和/或肾功能持续恶化的新月体性 HSPN 的患儿应用激素联合环磷酰胺治疗。该组患儿临床症状及病理损伤均较重,均常规使用糖皮质激素治疗,且多倾向于激素联合免疫抑制剂治疗,其中疗效相对肯定的是糖皮质激素联合环磷酰胺治疗。若临床症状较重、肾病理呈弥漫性病变或伴有>50% 新月体形成者,除口服糖皮质激素外,可加用甲泼尼龙冲击治疗,15~30mg/(kg·d),每日最大量不超过 1.0g,每天或隔天冲击,3 次为 1 个疗程。此外有研究显示,激素联合其他免疫抑制剂如环孢素、吗替麦考酚酯、硫唑嘌呤等亦有明显疗效。

可供选择的治疗方案如下。

1)糖皮质激素联合环磷酰胺冲击治疗:泼尼松 1.5~2mg/(kg·d),口服 4 周改隔日口服 4 周后渐减量,在使用糖皮质激素基础上应用环磷酰胺静脉冲击治疗,常用方法为每次 $500 \sim 750mg/m^2$,每月 1 次,共 6 次。环磷酰胺累计量 $\leqslant 168mg/kg$。

2)糖皮质激素联合钙调蛋白抑制剂:目前文献报道最多的仍是联合环孢素 A。环孢素口服 $4 \sim 6mg/(kg \cdot d)$,每 12 小时 1 次,于服药后 $1 \sim 2$ 周查血药浓度,维持谷浓度在 $100 \sim 200\mu g/L$,诱导期 $3 \sim 6$ 个月。诱导有效后逐渐减量。有报道,对于肾病水平蛋白尿患儿若同时存在对泼尼松、硫唑嘌呤、环磷酰胺耐药时,加用环孢素治疗可显著降低尿蛋白。

3)糖皮质激素联合吗替麦考酚酯(MMF):MMF $20 \sim 30mg/(kg \cdot d)$,分 2 次口服,$3 \sim 6$ 个月后渐减量。总疗程 $12 \sim 24$ 个月。

4)糖皮质激素联合硫唑嘌呤:硫唑嘌呤 $2mg/(kg \cdot d)$,一般疗程 8 个月 ~ 1 年。近年国内临床应用逐渐减少,多为国外应用报道。除以上免疫抑制剂外,日本及国内还有关于激素联合咪唑立宾或来氟米特治疗有效的临床报道。

5)急进性肾炎或病理Ⅴ级、Ⅵ级:这类患儿临床症状严重、病情进展较快。治疗方案和前一级类似,现多采用三~四联疗法。常用方案为甲泼尼龙冲击治疗 $1 \sim 2$ 个疗程后口服泼尼松+环磷酰胺(或其他免疫抑制剂)+肝素+双嘧达莫。亦有甲泼尼龙联合尿激酶冲击治疗+口服泼尼松+环磷酰胺+肝素+双嘧达莫治疗的文献报道。

2. 其他辅助药物治疗 在以上分级治疗的同时,对于有蛋白尿的患儿,无论是否合并高血压,均建议加用 ACEI 和/或 ARB 类药物。此外,可加用抗凝剂和/或抗血小板聚集药,多为口服双嘧达莫 $3 \sim 5mg/(kg \cdot d)$,以改善患儿高凝状态。此外尚有报道对于重症 HSPN 患儿,加用尿激酶治疗。目前关于抗凝剂和/或抗血小板聚集药物、丙种球蛋白等辅助治疗是否有效仍存有争议。

（三）血浆置换

由于血浆置换能够有效地清除免疫复合物、细胞因子等炎症递质,迅速缓解症状,减少蛋白尿、减轻肾损伤。现有少数研究报道,对重症 HSPN 患儿,血浆置换可显著改善预后,但需临床循证医学证据支持。

（四）肾替代治疗

$1\% \sim 2\%$ HSPN 可发展为终末期肾脏病(ESRD)。儿童 ESRD 的肾脏替代治疗包括血液透析、腹膜透析和肾移植。以肾移植为首选。接受肾移植治疗的 ESRD 患儿 5 年生存率为 95%,而血液透析和腹膜透析患儿 5 年生存率分别为 76% 和 81%。ESRD 当存在以下一种或多种情况时,建议透析治疗,最优的方案是肾移植:出现肾衰竭相关症状或体征(浆膜炎、酸碱平衡或电解质紊乱、瘙痒);难以控制的容量负荷过重或高血压;通过饮食难以纠正的营养状态进行性恶化;认知功能障碍。这些状态多在肾小球滤过率为 $5 \sim 10mL/(min \cdot 1.73m^2)$ 出现。

八、预后

HSPN 虽有一定的自限性,但仍有部分患儿病程迁延,甚至进展为慢性肾功能不全。不同随访中心数据不一致,有随访研究(平均随访时间 6.2 年)显示,在肾病水平性蛋白尿的 HSPN 患儿中,约 20% 最终发展为慢性肾功能不全,因此现认为对 HSPN 患儿应延长随访时间,尤其是对于起病年龄晚、临床表现为肾病水平蛋白尿或肾组织病理损伤严重的患儿应随访至成年期。

九、肾移植时机与复发风险

（一）疫苗接种

在儿童早期,需要多次接种疫苗,以防止患可预防的传染病。然而,如果使用到免疫系统受损的患者,疫苗可能不会有效。因此,移植前积极努力使儿童疫苗接种完全是至关重要的。由于患 ESRD 的儿童往往有一个次优的免疫反应和免疫力持续时间的降低,这就可能需要较高初始剂量、超剂量和抗体效价监测下加强剂量的疫苗。移植后,活疫苗的接种通常是避免的,但其他的免疫接种可在免疫抑制药物达到了低维持水平时给予,经典的是在移植后 $6 \sim 12$ 个月。流感疫苗注射应每年给予。

（二）肾移植时机

成人：GFR<20mL/（min·1.73m²）时需要考虑活体肾无透析肾移植,因为有证据表明之后的6～12个月患者会出现CKD不可逆的进展。儿童：建议HSPN的ESRD患儿,GFR<20mL/（min·1.73m²）,肾外症状（即无皮疹、腹痛及关节痛表现）控制1年以上,可考虑肾移植。

（三）肾移植复发风险

移植成人肾脏至儿童（体重一般为6.5～10.0公斤）。婴儿腹膜腔内有足够空间来容纳一名成人的肾脏。然而,在最小的儿童受助者中存在的同种异体移植物大小不匹配导致了高肾小球滤过率,使血清肌酐的结果更难以解释,因为发生急性排斥反应初期可无血清肌酐升高。当儿童体重超过30公斤时,肾移植的手术程序跟成人是相同的。在儿童体重不到10公斤时,腹部中线纵切口是必要的。腹膜和皮下筋膜之间的空间是有限的,所以肾置于腹膜腔内,这会有迁移至腹腔其他部位的风险。供体血管会连接到受体的主动脉和下腔静脉。在体重10至30公斤的儿童,外科医生会基于其解剖特点,为其制定个体化的切口、同种异体移植位点和血管吻合方法。

由于移植前准备的完善、移植技术的提高、更好的供体选择、更有效的免疫抑制药物、对小儿特定药代动力学的深入了解,以及药物指南的应用,使得儿童急性排斥反应的总发生率有所下降。从活体供者接受移植的受者在1年内的急性排斥反应发生率从20世纪的80年代末的55%下降到最近的10%～15%。肾脏移植到5岁或以下的儿童都表现出最显著的疗效。不幸的是,目前青少年的远期移植物存活率在所有儿童受助者中是最差的,并具有最高风险。推测有许多原因导致这一结果,其中药物治疗依从性差被认为是一个主要原因。儿童肾移植受助者的早期死亡率是很低的,死因多为感染和肿瘤;而成人移植后的死亡率要高得多,死因主要是心血管疾病。

HSPN的ESRD的肾移植遵循上述规律。对于晚期肾衰竭患者,可行血液或腹膜透析,病情稳定可选择做肾移植。有报道HSPN肾移植复发率高达40%,特别当皮肤及胃肠道等活动性病变者容易出现移植后肾炎复发,因此一般建议在活动性病变静止1年后再行肾移植手术。

第二节　狼疮性肾炎

一、定义、流行病学情况等概述

（一）定义

狼疮性肾炎（lupusnephritis,LN）是一种自身免疫相关性肾小球肾炎。是系统性红斑狼疮（systemic lupus erythematosus,SLE）常见和严重的并发症。我国根据中华医学会儿科学分会肾脏病学组2010年制订的《狼疮性肾炎诊断治疗循证指南》中的诊断标准是在确诊为SLE的基础上,患儿有下列任一项肾受累表现者即可诊断为LN：①尿蛋白检查满足以下任一项者：1周内3次尿蛋白定性检查阳性;或24小时尿蛋白定量>150mg;或尿蛋白（mg）/尿肌酐（mg）>0.2,或1周内3次尿微量白蛋白高于正常值。②离心尿每高倍镜视野红细胞>5个。③肾小球和/或肾小管功能异常。④肾穿刺组织病理活检（以下简称肾活检）异常,符合LN病理改变。

（二）流行病学

儿童起病的SLE是一种少见疾病。亚洲人群儿童SLE的患病率和幼年特发性关节炎相当。在亚洲,估计的患病率从中国台湾的6/100 000到沙特阿拉伯中部的19/100 000不等。儿童SLE的起病年龄：中位数在11～12岁;小于5岁起病者少见。儿童SLE更常累及女孩（患儿中女性与男性的比例为8∶1）,即使在青春期前的年龄组亦如此（4∶1）。

LN发病率在不同年龄、性别、种族和地理区域存在差异。我国一项大样本调查（>3万人）显示SLE患病率为70/10万人,女性高达113/10万人,但在儿童和老年人中这种性别差异不明显。儿童和男性的SLE病情更严重,而老年人SLE病情则相对较轻。儿童LN的特点：①发病率高,SLE患者中儿童为70%～80%,而成人为33%～53%。②LN是我国儿童较常见的继发性肾小球疾病之一,LN的发生直接影响儿童

SLE 生存与预后。③病情重,活动性评分儿童平均中位数为16.8,而成人平均中位数为9.3;④需要激素量大:儿童激素用中等以上量的占77%,而成人仅占16%;⑤白内障发生率:儿童为42%,成人仅为12%;⑥缺血性坏死发生率:儿童为12%,而成人为5%;⑦儿童生长迟缓发生率为15.3%,青春期延迟为11.3%。

二、病因及发病机制

(一)病因

病因不清楚。遗传因素(可能存在一种或多种与疾病相关的易感基因),环境因素(如病毒感染、紫外线照射、药物等),性激素(主要为雌激素,而儿童这方面的因素很少),异常的免疫应答和持续产生致病性自身抗体和循环/原位免疫复合物造成肾脏损害。

(二)发病机制

遗传因素与LN的发生密切相关。已有研究表明,人白细胞抗原HLA-DR2和HLA-DR-3;信号转导激活转录因子4(STAT4)中rs1188934、rs7574865、rs7568275、rs7582694等位点以及ITGAM、IRF5等基因多态性均参与LN发生,并与其病理改变类型有关。

自身抗体对其发病至关重要,包括抗双链DNA抗体(anti-double strand DNA antibody,dsDNA)、Sm抗体、抗C1q抗体、抗核小体抗体等。其中,dsDNA对LN的发病尤为重要,dsDNA可与肾脏固有抗原或直接与肾小球基底膜(glomerular basement membrane,GBM)结合,或作用于染色质,或通过与核小体交联等途径,促发炎症反应和细胞损伤。另外,补体也与LN发生和进展有关。研究发现,补体抑制剂如补体因子H或DAF缺乏可促进LN进展,而重组蛋白抑制剂治疗,如CR2 Crry、cr2-daf等可改善LN。新近发现,T细胞亚群可能与LN进展有关。在人肾组织中发现了T辅助细胞17(Th17),可局部产生白介素-17,募集和激活中性粒细胞和单核细胞。另有研究表明,SLE患者粒细胞增加,中性粒细胞网异常,产生自身抗原和诱导树突细胞生成IFN-α;该现象在LN患者肾活检组织中证实。

三、临床表现

(一)肾脏症状

LN肾脏累及与肾小球组织学改变相关。可表现为单纯性血尿或蛋白尿,血尿、蛋白尿伴浮肿和/或高血压,即肾炎样表现;也可表现为大量蛋白尿、低蛋白血症、水肿,即肾病综合征样表现;甚至可急进性肾炎表现,表现为大量血尿、蛋白尿伴肾功能急剧减退,也可呈现小管肾间质病变。而肾小管酸中毒较为少见。部分LN肾炎患者可发展至慢性肾衰竭(表7-2)。

表7-2 狼疮性肾炎表现

表现	比例(%)	表现	比例(%)
肾病综合征		**活动性尿检**	
24小时尿蛋白定量≥3.0g/1.73m²	55	RBC计数>5个/HPF	79
尿蛋白/尿肌酐比值≥0.2g/mmol		WBC计数>5个/HPF,排除尿路感染	
非肾病范围蛋白尿		RBC或WBC管型	
24小时尿蛋白定量≥0.3g/1.73m²	43	**高血压**	40
尿蛋白/尿肌酐比值≥0.02g/mmol		肾小球滤过率下降[<80mL/(min·1.73m²)]	50
镜下血尿	1.4	急性肾衰竭	1.4

(二)肾外症状

1. 一般症状 病初有发热,乏力,食欲不振及体重下降。

2. 关节炎 90%患者有多发性小关节疼痛,1/3伴肌痛。

3. 皮肤黏膜损害 可出现各种皮肤黏膜损害,好发于暴露部位,50%患者出现蝶形红斑,50%出现脱发,还可有口腔溃疡。

4. 浆膜腔炎 1/3 患者出现多浆膜腔炎。

5. 血液系统贫血、白细胞减少、血小板减少。

6. 心血管系统 10%~25% 的儿童病例出现心脏受累,表现为心肌炎、心瓣膜炎、心包炎、心力衰竭。

7. 呼吸系统可有咳嗽、气促,约 50% 的病例伴胸膜炎,肺部见非特异性炎症。

8. 神经系统临床表现复杂多样,如精神异常、偏瘫、舞蹈病、头痛、运动性失语等。

9. 其他可见肝脾大、腹痛、肺出血、眼部病变。

四、病理

(一)国际病理分类

国际肾脏病学会和肾脏病理学会(International Society of Nephrology/Renal Pathology Society classification,ISN/RPS)2018 年版作为儿童 LN 病理分型的最新参照标准,如表 7-3。

表 7-3　2018 ISN/RPS 狼疮性肾炎病理分型

病理分型	IC 沉积部位	各型描述
Ⅰ型(轻微病变性 LN)	系膜区	光镜下肾小球正常,免疫荧光可见系膜区沉积物
Ⅱ型(系膜增生性 LN)	系膜区	光镜下不同程度系膜细胞及系膜基质增殖,伴系膜区沉积物,光镜下无上皮侧及内皮下沉积物,免疫荧光和电镜下可见少量孤立性上皮侧或内皮下电子致密物沉积。报告中对系膜区细胞增多定义:平均一个系膜区 4 个细胞,且评估的系膜区仅包括外周袢,中央区系膜根部的细胞及浸润的白细胞均不算
Ⅲ型(局灶性 LN)	内皮下	累及<50% 的肾小球,病变多为节段性分布,表现为节段性毛细血管内增生性病变伴或不伴有新月体形成、毛细血管壁纤维素性坏死;在发展过程中可出现节段性硬化伴局灶性包氏囊粘连。报告中将新月体定义标准改为:10% 以上包氏囊受累,其中细胞性新月体为>75% 细胞成分及纤维蛋白+<25% 纤维性基质;纤维性新月体为>75% 纤维性基质+<25% 细胞成分及纤维蛋白;纤维细胞性新月体:细胞、纤维蛋白及纤维基质比例为 25%~75%。纤维素样坏死:血管袢内的纤维蛋白导致基底膜断裂和/或系膜基质溶解。不需要同时出现苏木素小体。并建议用活动性与慢性病变评分系统(见表 2-3)取代 A/C 评估
Ⅳ型(弥漫性 LN)	内皮下	累及>50% 的肾小球,病变可表现为活动或非活动,节段性或球性分布。毛细血管内或毛细血管外增殖性病变均可出现,伴弥漫内皮下沉积物,伴或不伴系膜增殖性病变(具体表现见Ⅲ型 LN)。报告中取消了 ISN/RPS 2003 分型系统中球性/节段性病变
Ⅴ型(膜性 LN)	上皮下	光镜、免疫荧光和电镜下可见球性或节段上皮侧免疫复合物沉积,伴或不伴系膜病变。Ⅴ型可合并Ⅲ型或Ⅳ型,或伴终末硬化性病变(目前关于Ⅴ型 LN 是否需要将系膜区细胞增多与不增多两者区分开来,及伴内皮下非白金耳样沉积的Ⅴ型 LN 是否需要诊断为Ⅲ+Ⅳ型,仍待解决)
Ⅵ型(终末硬化性 LN)		终末硬化性 LN(球性硬化>90%)(从前期 LN 活动性病变发展而来的球性硬化与其他原因如老龄化、高血压等导致的硬化,是否应该区分开来,仍需要进一步明确)

注:LN 为狼疮性肾炎。

(二)肾小管损害

肾小管损害的病理表现包括肾小管上皮细胞核固缩、肾小管细胞坏死、肾小管细胞扁平、肾小管腔内有巨噬细胞或上皮细胞、肾小管萎缩、肾间质炎症和肾间质纤维化,在进行病理诊断时应注明肾小管萎缩、肾间质细胞浸润和纤维化的程度和比例。肾小管间质损害型:此型为孤立的肾小管间质改变,以肾小管损伤为主要表现,肾小球病变轻微,肾小球病变与肾小管间质病变不平行。

（三）血管损伤表现

血管损伤表现包括狼疮性血管病变、血栓性微血管病、血管炎和微动脉纤维化。

1. 狼疮性血管病变表现为免疫复合物(玻璃样血栓、透明血栓)沉积在微动脉腔内或叶间动脉,也称为非炎症坏死性血管病。

2. 血栓性微血管病与狼疮性血管病变在病理及临床表现上相似。其鉴别要点为存在纤维素样血栓。

3. 坏死性血管炎动脉壁有炎症细胞浸润,常伴有纤维样坏死。

4. 微动脉纤维化　微动脉内膜纤维样增厚不伴坏死、增殖或血栓形成。

（四）增生 LN 的活动性和慢性化评估

目前通用的活动性和慢性化评估 Asutin 评分是最早的 LN 活动性和慢性化评分,在此基础上提出的 NIH 活动性指数(AI)和慢性化指数(CI)评分一直被广泛使用。活动指数≥11/24 分,提示病情重及预后不良,症状多且严重,表明 LN 高度活动,需要激素冲击和免疫抑制剂治疗。这些病变如经及时、适当的治疗,病理改变可能逆转。慢性指数可作为判断预后的指标,慢性指数高的患者 5 年肾功能保存率明显低于慢性指数低者,对治疗的反应性较差。若慢性指数≥3/12 分时,肾脏的 10 年存活率仅 35%。而 2018 年修订后的 NIH 评分系统(见表7-4),AI 总评分为 24 分,CI 总评分为 12 分。虽然修订后的评分系统每项指标积分(0~3)带有一定的主观性,且缺乏循证医学证据,但比原 ISN/RPS-LN 病理分型中仅标明活动性(A),慢性化(C)和A/C病变,提供了更详细的信息。原有 NIH 活动性指数评分将核碎裂和纤维素样坏死归为一类,修订后纤维素样坏死单列为一类进行评分;把核碎裂归为中性粒细胞浸润,因为多数核碎裂代表中性粒细胞的程序性死亡;最初白细胞浸润单指中性粒细胞,修订后包括中性粒细胞和/或核碎裂;把纤维细胞性新月体归为活动性指标进行评分。Austin 评分中毛细血管内细胞增多指单个核细胞浸润导致细胞增多。拟在第二阶段明确毛细血管内细胞增多的炎症细胞类型,中性粒细胞单独积分是否具有重要意义;用循证方法重新评估 AI 和 CI,改进可重复性,验证预测预后的价值;对纤维素样坏死和细胞性/纤维细胞性是否应该双倍加权进行评估。

表 7-4　修订的美国国立卫生研究院关于狼疮性肾炎活动和慢性化指数评分系统

病理改变病变	肾小球占总肾小球的比例	积分
活动性指数(AI)		
毛细血管内细胞增多	<25% 为 1+,25%~50% 为 2+,>50% 为 3+	0~3
中性粒细胞浸润和/或核碎裂	同上	0~3
纤维素样坏死	同上	(0~3)×2
内皮下沉积物(包括透明样微栓塞)	同上	0~3
细胞性和/或纤维细胞性新月体	同上	(0~3)×2
间质炎细胞浸润	同上(占皮质区间质比例)	0~3
总分		0~24
慢性化指数(CI)		
肾小球硬化(包括球性和节段)	<25% 为 1+,25%~50% 为 2+,>50% 为 3+	0~3
纤维性新月体	同上	0~3
肾小管萎缩	同上(占皮质区间质比例)	0~3
间质纤维化	同上(占皮质区间质比例)	0~3
总分		0~12

五、实验室检查

1. 尿成分变化是诊断 LN 的重要依据。有蛋白尿、血尿、白细胞、红细胞管型等。

2. 免疫学检查 ANA 是一个高敏感性指标,可疑患者必查,90% 以上未治疗患者阳性,但缺乏特异性,很少数的 LN 可呈现 ANA 阴性。抗 dsDNA 抗体特异性高,高达 90%,但敏感性低于 ANA,未治疗 LN 患者只有 75% 阳性,其滴度与 SLE 活动程度有关。Sm 抗体阳性的 LN 患者仅占 25%~30%,但其特异性强,高达 95%。近年一些新的 LN 生物标记物不断被发现,包括如抗核糖体抗体、抗 C1q 抗体、抗 C3b 抗体、抗心磷脂抗体、抗内皮细胞抗体、抗核糖核蛋白抗体、抗肾小球基质抗体等。C1q 抗体可能比抗 dsDNA 抗体更能反映 LN 活动程度,用于随访观察和判断预后。补体 C3、C4 的检测不可忽视,是反映疾病活动的指标。

六、诊断与鉴别诊断

(一)诊断

1. SLE 的诊断线索 除了有明显 SLE 表现的儿童,如蝶形红斑、多发性关节炎、浆膜炎和肾炎,任何儿童若有如下表现都应怀疑 SLE:逐渐发生的发热、厌食、体重减轻和/或乏力,并在数周至数月内症状持续存在或加重。其他提示性临床特征包括关节痛、盘状红斑、脱发、淋巴结肿大、外周性水肿、头痛、认知损害、精神病性症状、抽搐、心境障碍、焦虑障碍和脑血管疾病(脑卒中)。提示性实验室检查结果包括持续性血小板减少、溶血性贫血、淋巴细胞减少和白细胞减少。对儿童期 SLE 的怀疑程度较低是准确诊断的主要障碍。延迟诊断可能是由于发病时常缺乏 SLE 的典型表现(如蝶形红斑),或者是由于非特异性全身症状出现频率较高。诊断通常是在排除其他诊断后基于临床判断得出的。在缺乏 SLE 诊断标准的情况下,临床医生在进行诊断时常使用 SLE 分类标准,以便发现某些明显的临床特征。血清学检查结果有助于提示 SLE 的可能性。

2. SLE 的分类标准 目前熟悉的有两个分类标准:一个来自美国风湿病学会(American College of Rheumatology,ACR),一次修订是在 1997 年;另一个较新的标准基于 ACR 标准制订的,并于 2012 年发布,称为系统性狼疮国际临床协作组分类标准(systemic lupus international collaborating clinics group classification criteria)。这两种标准都可用于儿童和成人 SLE 的诊断(表 7-5 和表 7-6)。如果患者在任何观察期内先后或同时满足 4 项或 4 项以上 ACR 1997 年标准,或先后或同时满足 4 项或 4 项以上 SLICC 2012 年标准,包括至少 1 项临床和 1 项免疫学标准,且不能用其他原因解释这些表现,则可将患者归为 SLE。

表 7-5 ACR 修订的 1997 年 SLE 分类标准

当符合以下条件中 4 项及以上的标准时,SLE 诊断的敏感性和特异性可达 96% 上
1. 颧部红斑遍及颊部的扁平或高出皮肤的固定性红斑,常不累及鼻唇沟部位
2. 盘状红斑隆起的红斑上覆盖有角质性鳞屑和毛囊栓塞,旧病灶可有萎缩性瘢痕
3. 光敏感日光照射引起皮肤过敏
4. 口腔溃疡口腔或鼻咽部无痛性溃疡
5. 非侵蚀性关节炎,累及 2 个或以上的周围关节,以关节肿痛或渗液为特点
6. 浆膜炎胸膜炎:胸痛、胸膜摩擦音、胸膜渗液;心包炎:心电图异常、心包摩擦音或心包渗液
7. 肾脏病变蛋白尿或细胞管型:持续性蛋白尿(大于 0.5g/d 或 >+++);细胞管型:红细胞、血红蛋白、颗粒管型或混合型管型
8. 神经系统异常(非药物或代谢紊乱,如尿毒症、酮症酸中毒或电解质紊乱,所致抽搐和精神症状)
9. 血液系统异常(溶血性贫血、白细胞减少、淋巴细胞减少、血小板减少)溶血性贫血伴网织红细胞增多;白细胞减少,至少两次测定少于 $4×10^9$/L;淋巴细胞减少,至少两次测定少于 $1.5×10^9$/L;血小板减少,少于 $100×10^9$/L(除外药物影响)
10. 免疫学异常(抗 ds-DNA 抗体、抗 Sm 抗体或抗磷脂抗体阳性)抗 dsDNA 抗体阳性/抗 Sm 抗体阳性/抗磷脂抗体阳性(具备抗心磷脂抗体、或狼疮抗凝物或至少持续 6 个月梅毒试验假阳性中 1 项即可)
11. 免疫荧光抗核抗体阳性免疫荧光法或其他相应方法检测 ANA 抗体滴度异常,并排除了药物因素

表 7-6　SLICC 修订的 2012 年 SLE 分类标准

临床分类指标	免疫学指标
1. 急性皮肤红斑面部蝶形红斑、大泡性红斑狼疮、中毒性表皮坏死松解症、斑丘疹和光敏性皮炎,并排除皮肌炎和亚急性皮肤狼疮 2. 慢性皮肤狼疮典型盘状狼疮、局部或广泛的增厚性狼疮、狼疮性脂膜炎、黏膜狼疮、全身性狼疮、冻疮样狼疮和苔藓样重叠样狼疮 3. 口腔溃疡无其他病因可解释的上腭、颊部、舌体或鼻黏膜溃疡 4. 非瘢痕性脱发无其他病因可解释的毛发弥漫性稀薄或发质脆性增加 5. ≥2 个关节发生滑膜炎,表现为关节肿胀和关节液渗出,关节晨僵症状持续 6. 典型的浆膜炎,或胸腔积液、胸膜摩擦音、心包炎样疼痛≥1 天,或心电图呈心包炎样改变 7. 肾脏尿蛋白/肌酐水平增高,或 24 小时尿蛋白水平>500mg,可有红细胞管型 8. 神经系统无其他病因可解释的惊厥、神经精神症状、多发性单神经炎、脊髓炎、外周或颅内神经病变和急性意识丧失等 9. 溶血性贫血 10. 白细胞计数降低　无其他病因可解释的白细胞计数<4×10^9/L(>1 次) 11. 血小板计数降低　无其他病因可解释的血小板计数<100×10^9/L(>1 次)	1. 抗核抗体呈阳性 2. 抗双链 DNA 抗体呈阳性,ELISA 法检测抗双链 DNA,抗体滴度结果显示≥2 倍滴度 3. 抗 sm 抗体呈阳性 4. 抗磷脂抗体呈阳性　包括抗狼疮凝集物,RPR 结果呈假阳性,抗心磷脂抗体中等或高度滴度增高(IgA、IgG 或 IgM),抗 β2 糖蛋白滴度增高(IgA、IgG 或 IgM) 5. 补体水平降低补体 3、补体 4 水平降低,总补体活性降低 6. 无溶血性贫血时,直接 Coombs 试验结果呈阳性

注:临床工作中在执行 SLICC 制定的 SLE 诊断标准时,诊断为 SLE 需要患者符合≥4 项指标,其中包括至少 1 项临床分类指标和 1 项免疫学指标。对于单独表现为狼疮性肾病的同时,伴有抗核抗体呈阳性或抗双链 DNA 抗体呈阳性,也可被诊断为 SLE。SLICC 为系统性红斑狼疮国际合作组织,SLE 为系统性红斑狼疮,ELISA(enzyme linked immunosorbent assay)为酶联免疫吸附测定,RPP(rapid plasma reagin circle card test)为快速血浆反应素环状卡片实验,Ig(immune globulin)为免疫球蛋白。

　　为了更好地提高临床诊断的特异性和敏感性,欧洲抗风湿病联盟(European League Against Rheumatism,EULAR)联合 ACR 于 2019 年发布了最新的 SLE 分类系统。EULAR-ACR 2019 年新的 SLE 分类标准采用了抗核抗体(ANA)加上 21 种症状和体征的积分系统,在有 ANA≥1∶80(必备)"入围"的基础上,其他评分≥10 分,除外了其他可能的诊断后即可诊断为 SLE(表 7-7)。需要注意的是,新分类标准中强调的几层意思:除外其他可能的诊断,如果考虑有其他疾病的可能,则不要先计算积分;≥10 分的评分中至少有 1 项是临床表现评分,且 1 个临床表现只计算 1 次得分;所有标准可以在不同时期出现,每个系统的临床表现只计算最高的加权标准。

表 7-7　2019 年 EULAR-ACR 关于系统性红斑狼疮分类标准的定义

标准	评分	标准	评分
抗核抗体(ANA)	必备标准	5. 浆膜腔积液	
1. 全身表现		胸腔积液或心包积液	5
发热(体温>38℃)	2	急性心包炎	6
2. 血液系统		6. 肌肉骨骼	
白细胞减少(<4.0×10^9/L)	3	关节受累	6
血小板减少	4	7. 肾脏受累	
自身免疫性溶血	4	24 小时蛋白尿>0.5g	4
3. 精神神经症状		肾活检Ⅱ型或Ⅴ型狼疮肾炎	8
急性脑功能障碍(谵妄)	2	肾活检Ⅲ型或Ⅳ型狼疮肾炎	10
精神病样症状	3	8. 免疫指标	
惊厥	5	抗磷脂抗体阳性	2
4. 皮肤黏膜		9. 补体	
非瘢痕样脱发	2	C3 或 C4 降低	3
口腔溃疡	2	C3 和 C4 降低	4
亚急性皮疹或盘状狼疮	4	10. 狼疮特异性抗体	6
急性皮肤狼疮	6		

3. 病情活动度的评估 SLE 的诊断确立后,还应对病情的轻重程度进行评估,国际上通用的评价成人 SLE 活动度和累及器官损害的标准也已经用于儿童 SLE 的评估,包括 SLE 疾病活动指数(systemic lupus erythematosus disease activity index,SLEDAI)、系统性狼疮活动测量标准(systemic lupus activity measure,SLAM)、欧洲通用狼疮活动指数(ECLAM)、英国狼疮活动评定指数(The British Isles Lupus Assessment Group Scale,BILAG)和系统性红斑狼疮国际合作组/美国风湿病学会的疾病指数(Systemic Lupus International Collaborating Clinics/American College of Rheumatology Damage Index,SLICC/SDI)。目前临床上最常用 SLEDAI-2k 评分对 SLE 进行活动度的评估(表 7-8),评分以评估前 10 天以内的症状和检查为准(总分 105 分):①5~9 分为轻度活动,多无明显器官受累;②10~14 分为中度活动,伴有内脏器官受累但程度相对较轻;③≥15 分为重度活动,常有重要器官严重损伤。

表 7-8 SLE 疾病活动指数评判标准(SLEDAI-2k)

临床表现	定义	评分
癫痫样发作	近期发作,除外代谢、感染和药物因素	8
精神症状	严重的认知障碍、行为异常,包括幻觉、思维散漫、缺乏逻辑性、行为紧张、缺乏条理。除外尿毒症和药物因素	8
器质性脑病	大脑功能异常,定向力、记忆力及计算力障碍。包括意识障碍、对周围环境注意力不集中,加上以下至少两项:认知障碍、语言不连贯、嗜睡或睡眠倒错、精神运动增加或减少。需要除外代谢性、感染性和药物因素	8
视力受损	SLE 的视网膜病变,包括絮状渗出、视网膜出血、严重的脉络膜渗出或出血以及视神经炎。需要除外高血压、感染及药物因素	8
颅神经异常	新发的包括脑神经在内的感觉或运动神经病	8
狼疮性头痛	严重持续的头痛,可以为偏头痛,但必须对镇痛药治疗无效	8
脑血管意外	新发的脑血管意外,除外动脉硬化	8
血管炎	溃疡、坏疽、痛性指端结节、甲周梗死。片状出血或活检或血管造影证实存在血管炎	8
关节炎	2 个以上关节疼痛及炎症表现,如压痛、肿胀及积液	4
肌炎	近端肌肉疼痛或无力,合并 CPK 或醛缩酶升高,或肌电图或肌肉活检存在肌炎	4
管型尿	出现颗粒管型或红细胞管型	4
血尿	RBC>5/HPF,除外结石、感染或其他因素	4
蛋白尿	24 小时蛋白尿>0.5g	4
脓尿	WBC>5/HPF,除外感染	4
皮疹	炎性皮疹	2
脱发	异常片状或弥漫性脱发	2
黏膜溃疡	口、鼻溃疡	2
胸膜炎	出现胸膜炎疼痛,有胸膜摩擦音或胸腔积液或胸膜增厚	2
心包炎	心包疼痛,加上以下至少一项:心包摩擦音、心包积液或心电图或超声心动图证实	2
低补体	CH50、C3、C4 低于正常值低限	2
抗 ds-DNA 抗体增加	>25%(Farr 氏法)或高于检测范围	2
发热	>38℃,需要除外感染因素	1
血小板降低	<100×10⁹/L	1
白细胞减少	<3×10⁹/L,需要除外药物因素	1

注:总分 105 分;5~9 分为轻度活动;10~14 分为中度活动;≥15 分为重度活动。

（二）鉴别诊断

对于 ANA 阳性且合并多系统疾病的儿童,鉴别诊断和评估时主要考虑感染和其他自身免疫性和全身炎症性疾病。然而,有急性淋巴细胞白血病等恶性肿瘤的儿童也可能为 ANA 阳性,可能很难区分这两种疾病,因为两者都可能出现发热、两系血细胞减少或全血细胞减少、淋巴结肿大、肝脾大、体重减轻和乏力。当不存在儿童 SLE 所特有的其他特征(如蝶形红斑、肾炎、精神病或多种自身抗体)时,可能需要行骨髓穿刺和活检。疼痛引起的夜间觉醒和白细胞减少伴明显中性粒细胞减少提示潜在的恶性肿瘤,而非儿童 SLE。

1. 类结缔组织病　是患者存在自身免疫性疾病。但其临床与实验室特点又不能归为某一特定的疾病类型。本病患者常具有几种自身免疫性疾病的临床特征,如重叠综合征,混合性结缔组织病,同时有 SLE、硬皮病和肌炎的临床特点伴高滴度抗核糖蛋白抗体(抗-RNP)等。有人认为,类结缔组织病是某一种自身免疫性疾病不同病程中的相应表现。对其定期随访、观察并及时做出正确的诊断。

2. 风湿性关节炎　风湿性关节炎肾损伤患者以关节侵蚀性损害为特点。肾组织活检病理以系膜增生性肾小球肾炎多见。而 SLE 以非侵蚀性关节炎、肾小球大量免疫复合物沉积(常呈"满堂亮")、血清 ANA、抗-dsDNA 及抗-Sm 抗体阳性。

3. 原发性肾小球肾炎　LN 早期可以单纯肾脏损害为表现,如果其他系统受累不明显,常导致误诊。特别是 LN 中的 Ⅴ 型,常误诊为膜性肾病,或少数被误诊为膜增生性肾炎。定期监测自身抗体、补体等血清学指标的变化可资鉴别。

4. 其他　以肾病综合征起病而无明显系统性红斑狼疮表现者,应排除原发性肾病综合征;伴有肺出血者应与小血管炎及抗基底膜肾炎鉴别,相关的血清学及自身抗体检测鉴别不难。

七、治疗

（一）一般治疗

1. 患者宣教　正确认识本病,消除恐惧心理,理解规律用药的意义,强调长期随访的必要性。使用防紫外线用品,避免过度疲劳,自我认识疾病活动的征象,配合治疗、遵从医嘱、定期随诊。

2. 对症治疗和去除各种影响疾病预后的因素　急性期应卧床休息,加强营养,避免日光暴晒。缓解期逐步恢复日常活动和学习,但避免劳累。积极防治感染,避免服用诱发狼疮的药物(磺胺药物、肼苯达嗪、普鲁卡因胺、保泰松、对氨基水杨酸等)。局部皮肤损害可涂抹泼尼松软膏。控制高血压。

（二）药物治疗

1. 一般性药物治疗

（1）羟氯喹:推荐作为全程用药。近年发表的有关 LN 治疗指南推荐所有 LN 患者均加用羟氯喹作为基础治疗。2016 年美国眼科学会建议服用羟氯喹剂量不超过 5.0mg/(kg·d),推荐剂量为 4~5mg/(kg·d),其安全性好,不良反应少,但由于有视网膜毒性作用,建议用药前及用药后每 3 个月行眼科检查(包括视敏度、眼底及视野等),另外羟氯喹治疗前还应筛查 G-6-PD 活性检测,对于 G-6-PD 缺乏者慎用。有心动过缓、心电传导阻滞者禁用。牛皮癣患者及卟啉症患者使用羟氯喹片均可使原病症加重,故羟氯喹不应使用于这些患者。对于 GFR<30mL/(min·1.73m^2) 的患者有必要调整剂量。有研究发现,应用羟氯喹可提高肾脏对治疗的反应性,减少复发,减轻肾脏受损程度。

（2）控制高血压和尿蛋白:对于合并有蛋白尿伴或不伴高血压的患儿,肾素-血管紧张素系统阻滞剂[血管紧张素转化酶抑制剂(ACEI)或血管紧张素Ⅱ受体阻滞剂]均应作为首选药物。有证据表明:该类药物有抗高血压、降尿蛋白、保护肾脏的作用。儿童患者常选用口服药物:依那普利,起始剂量 0.1mg/(kg·d),最大剂量 0.75mg/(kg·d),每日 1 次或分 2 次;贝那普利,起始剂量 0.1mg/(kg·d),最大剂量 0.3mg/(kg·d),每日 1 次或分 2 次服用;福辛普利,起始剂量 0.3mg/(kg·d),最大剂量 1.0mg/(kg·d),每日 1 次;氯沙坦,起始剂量 1mg/(kg·d),最大剂量 2mg/(kg·d),每日 1 次。肾素-血管紧张素系统阻断剂的使用剂量应在监测血压(目标值控制在正常血压范围)、血钾和 GFR 水平的基础上进行调整,尽可能达到最佳的降尿蛋白效果。

2. 不同 LN 病理类型的针对性用药方案

（1） Ⅰ型和Ⅱ型 LN 的治疗：一般认为，糖皮质激素和免疫抑制剂的使用取决于肾外狼疮的临床表现，伴有肾外症状者，予 SLE 常规治疗；患儿只要存在蛋白尿，应加用泼尼松治疗，并按临床活动程度调整剂量和疗程；尽管缺乏表现为肾病范围蛋白尿的Ⅱ型 LN 的前瞻研究，但如果用肾素-血管紧张素系统阻断剂及泼尼松均不能有效控制尿蛋白时，推荐加用钙调神经磷酸酶抑制剂。

（2） 增殖性（Ⅲ型和Ⅳ型）LN 的治疗：增殖性 LN 是一种进展性疾病。2003 年 ISN/RPS 在 LN 分型中定义了Ⅲ型和Ⅳ型 LN 的活动性病变和慢性病变。本节主要针对活动性病变、慢性病变基础上合并活动性病变。

对于Ⅲ型和Ⅳ型 LN 的治疗传统分为的诱导缓解治疗和维持治疗两个阶段。治疗目标是经过初始强化治疗快速控制肾脏炎症，随后进入较长时间的维持巩固治疗。诱导缓解治疗疗程为一般 6 个月，个别更长，若病情稳定且达到部分缓解或完全缓解，则进入维持治疗；若治疗反应差，则选择其他诱导缓解治疗的替代方案。维持治疗疗程为不少于 3 年，对于达到部分缓解的患儿可能需继续维持治疗更长时间。本节推荐Ⅲ型和Ⅳ型 LN 应用糖皮质激素加用免疫抑制剂联合治疗。

诱导缓解治疗阶段：一般 6 个月，首选糖皮质激素+环磷酰胺冲击治疗。泼尼松 $1.5 \sim 2.0 \text{mg/(kg·d)}$，$6 \sim 8$ 周，依据治疗效果缓慢减量。肾脏增生病变显著时需给予甲泼尼龙冲击联合环磷酰胺冲击治疗。甲泼尼龙冲击剂量 $15 \sim 30 \text{mg/(kg·d)}$，最大不超过 1g/d，3 天为 1 个疗程。根据病情可间隔 $3 \sim 5$ 天重复 $1 \sim 2$ 个疗程。环磷酰胺静脉冲击两种方法可选择：①每次 $500 \sim 750 \text{mg/m}^2$，每月 1 次，共 6 次。②$8 \sim 12 \text{mg/(kg·d)}$，每 2 周连用 2 日为 1 次，总计 $6 \sim 8$ 次。环磷酰胺累计使用剂量 $150 \sim 250 \text{mg/kg}$。吗替麦考酚酯（Mycophenolate Mofetil，MMF）可作为诱导缓解治疗时环磷酰胺的替代药物，在不能耐受环磷酰胺治疗、病情反复或环磷酰胺治疗 6 个月无效的情况下，可改用 MMF，剂量为 $1\,000 \text{mg}$（成人剂量），Q12h。有条件的单位建议监测 MPA 曲线下面积。小剂量开始，逐渐加量，持续 $1 \sim 3$ 年。尚无大规模儿童 RCT 的证据。推荐儿童 MMF 剂量 $20 \sim 30 \text{mg/(kg·d)}$。

维持治疗阶段：维持治疗的目的是维持缓解，防止复发，减少发展为肾衰竭概率。最佳药物和最佳维持治疗的时间尚无定论。建议维持治疗时间不少于 3 年。①糖皮质激素减量：目的是以合适的最小剂量维持患儿稳定的缓解状态。糖皮质激素减量不能过快，以免病情复发。糖皮质激素减量要强调个体化，要因患儿、因病情而异，减量过程要监测临床表现、糖皮质激素不良反应及实验室指标。为了避免糖皮质激素的不良反应，除了在诱导缓解期激素分次服用外（一般经过 $2 \sim 3$ 个月），此后将糖皮质激素一日量于早餐前空腹顿服，待病情稳定后以最小维持量，如 $5 \sim 10 \text{mg/d}$，长期服用。②免疫抑制剂的选择和疗程：在完成 6 个月的诱导缓解治疗后呈完全反应者，停用环磷酰胺，口服泼尼松逐渐减量至 $5 \sim 10 \text{mg/d}$，维持数年；在最后一次使用环磷酰胺后 2 周加用其他免疫抑制剂序贯治疗，首推 MMF，其次可选用硫唑嘌呤 $1.5 \sim 2 \text{mg/(kg·d)}$，每日 1 次或分次服用。MMF 可用于不能耐受硫唑嘌呤的患儿，或治疗中肾损害反复者。此外，来氟米特有可能成为 LN 维持治疗的选择。

（3） Ⅴ型 LN 的治疗：表现为非肾病范围蛋白尿且肾功能稳定的单纯Ⅴ型 LN，使用羟氯喹、ACEI 及控制肾外狼疮治疗。表现为大量蛋白尿的单纯Ⅴ型 LN，除使用 ACEI，尚需加用糖皮质激素及以下任意一种免疫抑制剂，即 MMF、硫唑嘌呤、环磷酰胺或钙调神经磷酸酶抑制剂。对于经肾活检确诊为Ⅴ+Ⅲ型及Ⅴ+Ⅳ型的 LN，治疗方案均同增殖性 LN（Ⅲ型和Ⅳ型 LN）。有报道称，Ⅴ+Ⅳ型的 LN 采用泼尼松+MMF+他克莫司或泼尼松+环磷酰胺+他克莫司的多药联合治疗，但其疗效尚需进一步的 RCT 研究证实。肾功能恶化的患儿应该行重复肾活检，如果合并增殖性 LN，按增殖性 LN 治疗方案进行治疗。

（4） Ⅵ型 LN 的治疗：具明显肾衰竭者，予以肾替代治疗（透析或肾移植），其生存率与非 LN 的终末期肾脏病患者无差异。如果同时伴有 SLE 活动性病变，仍应当给予泼尼松和免疫抑制剂（如 MMF、硫唑嘌呤或环磷酰胺）治疗，注意剂量调整与不良反应监测。有研究认为狼疮性肾炎所致终末期肾脏病肾移植优于腹膜透析和血液透析。

（5） LN 复发的治疗：及早发现和治疗复发的 LN 至关重要。因为每次复发都可能促进 LN 的进展和恶化，甚至进展为终末期肾脏病。LN 复发的治疗方案选择：急性加重时先予甲泼尼龙冲击，随后口服泼尼松并逐渐减量;对完全缓解或部分缓解后复发的 LN 患儿,建议使用原来治疗有效的诱导缓解及维持治疗方案;如重复使用原环磷酰胺冲击治疗方案将导致环磷酰胺过量,可能造成性腺损伤等不良反应,推荐使用不含环磷酰胺的初始治疗方案。

(6) 难治性 LN 的治疗:目前对于难治性 LN 尚无统一定义。若患儿经常规环磷酰胺治疗后无反应,且采用无环磷酰胺的方案治疗亦无效,那么可认为该患儿为难治性 LN。治疗方案:①如仍为 LN 导致的肌酐升高和/或尿蛋白增加,建议换用其他诱导缓解治疗方案重新治疗。②经多种方案治疗(如糖皮质激素加环磷酰胺冲击,或糖皮质激素加 MMF 等治疗 3 个月)后仍无效的 LN 患儿,建议在继续使用糖皮质激素的基础上,将 MMF+他克莫司联用或使用利妥昔单抗,每次剂量 $375mg/m^2$,采用每周静脉注射 1 次,可用 2~4 次。为预防发生过敏反应,静脉注射前给予抗组胺药,如苯海拉明、对乙酰氨基酚或氢化可的松静脉注射等。血液净化(包括持续免疫吸附和血浆置换)也是治疗选项之一。

值得指出的是,肾脏病变的分类只是一个相对的概念,患儿可以几种病变合并存在,治疗中要分清主次,同时兼顾。许多新的药物和治疗方法不断出现,但其对肾脏远期预后的影响尚有待进一步的 RCT 验证。

(三) 血浆置换

因可去除致病的自身抗体和免疫复合物,可以减轻炎症级联反应,以及可能存在免疫调节作用,被应用于治疗系统性自身免疫性疾病。对于难治性 LN 患儿可以血浆置换。另外 ACR 指南提出,LN 合并血栓性微血管病者可选择血浆置换。此观点在 Li 有关 LN 合并血栓性微血管炎的回顾性研究中得到证实,12.8% 的患者接受血浆置换治疗,与不接受血浆置换治疗的患者相比,有较高的缓解率和较低的治疗失败率($P<0.05$)。但在 Pattanashetti 的前瞻性研究中,没有得出明显的优势。

(四) 肾替代治疗

LN 在使用激素、免疫抑制剂和其他药物治疗的情况下,仍得不到有效控制,并发多脏器损伤,发生急性肾损伤,严重水钠潴留,心力衰竭,药物不能纠正的高钾血症等情况时,应及时进行血液净化治疗,如血液透析或腹膜透析治疗,以缓解症状、保护残余肾功能,为继续进行常规药物治疗创造条件。

全球领先的基于循证医学原则的临床决策支持系统-UpToDate 数据库提出治疗规范,对 LN 终末期肾病肾脏替代治疗的建议是:①血液透析和腹膜透析都安全、可行;②接受血液透析或腹膜透析的患者的生存率,与接受相同治疗的普通人群终末期肾病相近;③仍接受大剂量糖皮质激素或其他免疫抑制剂治疗的患者,在透析的头 3 个月可因感染和其他并发症导致死亡的风险增加;④仍接受免疫抑制剂的腹膜透析患者,感染的风险率可能增加;⑤抗磷脂抗体阳性的患者血管通路易栓塞。

八、预后

(一) 随访和评估

不定期随诊、不遵循医嘱、不规范治疗和严重感染是 LN 致死的重要原因。LN 患儿在初始治疗阶段,应每月 1 次到专科门诊复查。维持治疗阶段,2~3 个月复查 1 次。复查血常规、尿常规、尿蛋白定量、肝功能、肾功能、红细胞沉降率、狼疮相关抗体、补体等。测体重、血压,并进行狼疮活动度、器官功能和狼疮性肾炎情况评估,观察药物不良反应。

SLICC/ACR 损伤指数(SDI)中的损害定义是发生于确诊 SLE 之后且至少持续 6 个月的不可逆性组织损害。SDI 是唯一国际公认且已得到验证的 SLE 损害指标。SDI 特征:①评估 12 个器官系统。②对每个器官系统的描述是独立评分。③器官损害必须持续至少 6 个月且被视为不可逆性。④记录损害,无论是什么原因(SLE 或药物)。⑤即使损害被"纠正",但仍有评分(如白内障);发生于 SLE 确诊后。⑥SDI 只会逐渐升高;⑦典型评分≤12;最高评分为 47(表 7-9)。

(二) 儿童 SLE 总体预后

接受恰当治疗的 SLE 儿童和青少年患者,预后通常良好。多数中心发现 SLE 儿童的病情控制良好,但一些中心认为,相比于成人发病 SLE,儿童发病 SLE 的病况更差。尽管事实上约 1/2 的患者有慢性活动性疾病,但患者生存率仍然较高。结局不尽如人意的主要原因包括:①对患者及其家庭的教育不足,导致

表 7-9 SLICC/ACR 损伤指数（SDI）评分表

项目	评分	项目	评分
肾脏		**外周血管**	
估算或测定 GFR<50%	1	跛行持续 6 个月	1
24 小时蛋白尿≥3.5g	1	轻微组织缺失（指髓间隙）	1
或 ESRD（无论是透析或肾移植）	3	曾有明显组织缺失，如脚趾/手指或肢体缺失（>1 个部位，2 分）	1（2）
心血管		静脉血栓形成伴肿胀、溃疡或静脉淤滞	1
心绞痛或冠状动脉搭桥术	1	**胃肠道**	
心肌梗死史（若>1 次，2 分）	1（2）	肠道（从十二指肠开始）、脾脏、肝脏或胆囊的梗塞或切除史（>1 个部位，2 分）	1（2）
心肌病（心室功能障碍）	1	肠系膜供血不足	1
瓣膜病（舒张期，杂音或收缩期杂音>3/6）	1	慢性腹膜炎	1
心包炎持续 6 个月，或心包切开术	1	上消化道狭窄或上消化道手术史	1
肺		需要酶替代治疗或伴假性囊肿形成的胰脏功能不全	1
肺动脉高压（右心室为主，或 P2 亢进）	1	**肌肉骨骼**	
肺纤维化（体格检查和胸部 X 线片）	1	肌肉萎缩或无力	1
肺缩小（胸部 X 线片）	1	变形或侵蚀性关节炎（包含退行性改变，但缺血性坏死除外）	1
胸膜纤维化（胸部 X 线片）	1		
肺动脉栓塞（胸部 X 线片）或非恶性肿瘤所致的肺段切除	1	骨质疏松伴骨折或椎体塌陷（缺血性坏死除外）	1
眼睛（任意单眼，根据临床评估）		缺血性坏死（>1 次，2 分）	1（2）
任何白内障或白内障史	1	骨髓炎	1
视网膜改变或视神经萎缩	1	**皮肤系统**	
神经精神损害		疤痕性慢性脱发	1
认知损害（如记忆缺陷，计算困难，注意力难以集中，说话或书写困难，表现水平降低）或重度精神疾病	1	除头皮和牙髓间隙以外的大面积疤痕或脂膜炎	1
		皮肤溃疡（血栓形成除外）>6 个月	1
需要持续治疗 6 个月的癫痫	1	**性腺早衰**	
脑血管意外史（若>1 次，2 分）	1（2）	**糖尿病（不论何种治疗）**	1
脑神经或外周神经病变（不包含视神经）	1	**恶性肿瘤（发育异常除外）（如果存在>1 个部位，评为 2 分）**	1（2）
横贯性脊髓炎	1		

依从性差；②神经系统并发症；③继发感染；④肾脏疾病，尤其是弥漫性增生性肾小球肾炎；⑤未能及时将儿童转诊至有经验的中心进行治疗。对于有严重症状的患者，行早期积极治疗更有利。当患者表现出与 SLE 有关，但未包含在分类标准中的临床特征时，会出现对 SLE 的识别延迟，这就会导致延迟治疗，因此患者的累积性器官损伤更严重。发表于 20 世纪 80 年代早期的数据记录显示，SLE 儿童及青少年患者的 5 年生存率近 100%，10 年生存率为 85%。在儿童及成人患者中，死亡率增加与家庭社会经济地位较低、疾病活动度增加及中枢系统或肾脏受累有关。

（三）LN 的预后

肾脏受累程度会影响 SLE 儿童患者的死亡率和并发症发病率。一项回顾性研究纳入 66 例经肾活检证实存在疾病的加拿大儿童患者，阐明了这一点。研究结果如下：伴弥漫性增生性 LN（WHO 分型Ⅳ型）患者的 10 年和 19 年死亡率分别为 9% 和 12%，所有这些患者均接受糖皮质激素治疗并且大部分接受硫唑嘌呤或环磷酰胺治疗。到上述两个时间点时，分别有约 25% 和约 40% 患者进展至出现 ESRD。在最后一次随访就诊时，16 例有弥漫性增生性 LN 的白人儿童中有 14 例（87%）在无 ESRD 的情况下存活，而在 16 例非白种人患者中仅有 9 例（56%）。随访时间最长为 21 年（平均为 11 年），系膜增生性肾炎患者（15 例）或局灶性增生性肾炎患者（8 例）均未出现死亡，并且有这类肾炎（WHO 分型 Ⅱ 和 Ⅲ 型）的儿童患者均未进展为 ESRD。这些结果也强调了，在比较不同机构的临床结局时，仔细评估患者人群族群特征的重要性。有 LN 引起肾衰竭的儿童患者，在接受肾移植后的情况似乎与其他病因所致终末期肾病的儿童患者一样良好。

（四）远期结局

治疗 SLE 儿童或青少年患者的责任，不只是狭隘地提供 5 年或 10 年生存率。如果青少年患者要达到正常的寿命，则治疗目标应致力于最佳的 50 年存活率。为实现这一目标，疾病的并发症发病率和用于治疗该疾病的药物的不良反应均需要被降至最低。

关于接受全身性静脉用环磷酰胺冲击治疗 SLE 青少年患者的 10 年至 15 年生存率，尚未发表相关研究。然而，临床经验说明，全身性静脉用环磷酰胺静脉冲击治疗方案使患者的生存质量得到显著改善，并且糖皮质激素总剂量和相关并发症显著减少，以及缺课、感染和急诊入院的发生次数也都减少。

远期心血管疾病（cardiovascular disease，CVD）是 SLE 成人患者的主要死因。SLE 儿童患者发生的心脏疾病通常无症状，因而可能被低估。此外，SLE 儿童患者的早期动脉粥样硬化和 CVD 风险增加。需继续努力识别出 SLE 儿童患者的心脏疾病的患病率和危险因素，这将帮助改善患者的远期生存率。

九、肾移植时机与复发风险

LN 的 ESRD 患者肾移植治疗，欧洲肾病学会-欧洲透析和肾移植学会（European League Against Rheumatism and European Renal Association-European Dialysis and Transplant Association，EULAR/ERA-EDTA）建议为：①应在没有狼疮活动或狼疮活动处于低水平 3~6 个月后进行；②活体供肾更好；③无透析移植更好；④移植前检查应包括抗磷脂抗体，因为此抗体与移植肾血管事件风险的增加相关。UpTo-Date 建议为：①移植前应透析至少 3~6 个月，并每日服用泼尼松<10mg，以确定狼疮活动下降并等待可能的肾功能逆转；②LN 终末期肾脏病患者移植肾 5 年和 10 年的总存活率与其他疾病 ESRD 患者移植肾相似；③LN 在移植肾的复发率为 2%~11%，大部分发生在前 10 年；移植肾功能丧失发生率为 2%~4%。

国外的临床资料显示，LN ESRD 肾移植患者的 1 年、5 年和 10 年存活率与非 LN 患者相近，1 年、3 年和 5 年存活率分别为 94.4%、89.6% 和 83.8%。活体肾的移植存活率要好于尸源肾移植。但也有研究表明，由于 SLE 本身的特点，使 LN 患者肾移植的远期存活率要低于非 LN 患者。LN 肾移植患者的排异反应发生率高于非 LN 患者。在移植后的第 1 年内，LN 患者的急性排异反应发生率明显高于非 LN 患者，慢性排异的发生率也明显高于非 LN 患者，而慢性排异反应是造成移植肾丢失的主要原因之一。虽然肾移植后 SLE 复发率低，鉴于 SLE 发病机制的特殊性，在肾移植后，随着免疫抑制剂或激素减至小剂量，应密切观察 SLE 活动的情况。

第三节 抗中性粒细胞胞浆抗体相关性血管炎肾损害

一、定义、流行病学情况等概述

抗中性粒细胞胞浆抗体（antineutrophil cytoplasmic antibody，ANCA）相关性血管炎（ANCA-associated vasculitis，AAV）是一组以血清中能够检测到 ANCA 为最突出特点的系统性、被定义为一组坏死性的血管炎，寡免疫性（很少或无免疫物沉积），主要累及小血管（毛细血管、微静脉、微动脉，和小动脉），经常导致多个脏器功能损害，病情重，预后差。1982 年 Davies 等在研究节段性坏死性肾小球肾炎患者血清中的自身抗体时，意外地发现了该种新的 IgG 类抗体，其能与正常人中性粒细胞发生反应。1985 年 Van der Wonder 等在韦格纳肉芽肿(Wegener′s granulomatosis,WG)患者血清中发现也存在这种相似的自身抗体,ANCA 才逐渐被广泛认可。1988 年 Falk 等发现,ANCA 阳性荧光染色模型分为两种,一种是围绕细胞核周围产生黄绿色荧光的核周型(perinuclear pattern,P-ANCA),另一种是细胞质产生散在的颗粒性荧光的胞浆型(cytoplasmic pattern,C-ANCA)。并发现髓过氧化物酶(myeloperoxidase,MPO)是 P-ANCA 的靶抗原。1990 年丝氨酸蛋白酶 3(proteinase 3,PR3)被确认为 C-ANCA 的一种靶抗原。此后,更多的 ANCA 靶抗原被逐渐发现,ANCA 也被发现与某些小血管炎的发病、临床表现、预后密切相关。2012 年 Chapel Hill 共识会议(Chapel Hill Consensus Conference,CHCC)提出新的血管炎分类,将肉芽肿性多血管炎(granulomatosis with polyangiitis,GPA;既往称为 WG),显微镜下多血管炎(microscopic polyangiitis,MPA),嗜酸性肉芽肿性多血管炎(eosinophilic granulomatosis with polyangiitis,EGPA;既往称为 Churg-Strauss 综合征)等这一类小血管炎均归属为 AAV,进一步证明了 ANCA 在 AAV 发病机制以及诊治中的重要作用。随着对 AAV 的研究深入,按 ANCA 的靶抗原不同对 AAV 进行分类的呼声也越来越高。因此,及时、准确地进行 ANCA 的检测更加重要。

关于本病儿童发病率的数据甚少,有文献报道年发病率为 0.5~6.49/10 万。与成人不同,儿童 AAV 中女童所占比例较高,发病高峰在 10~20 岁,诊断的中位年龄为 11~14 岁。

二、病因及发病机制

AAV 病因尚不清楚。目前认为该类疾病的发生存在多因素参与,包括遗传、环境、感染、药物及职业接触史等。AAV 发生有一定家族聚集倾向,家族性聚集的病例报告提示遗传因素可能是其病因之一。ANCA 诱导的中性粒细胞活化依赖于其与中性粒细胞表面的 Fc 受体的相互作用,纯合子的 FcrRⅡa-H/H131 等位基因和 FcrRⅡa-V/V158 多态性可能是 WG 发病的危险因素。

感染和药物可能诱发 AAV,鼻腔慢性携带金黄色葡萄球菌是 GPA 复发的一个重要危险因素;某些药物,如丙硫氧嘧啶、肼屈嗪、青霉胺、左旋咪唑和可卡因等可诱导 AAV。

AAV 发生尚与吸入或接触某些特殊过敏原或化学物质相关。各种变态反应,如过敏性鼻炎及哮喘等在 GPA 和 CSS 患者中常见。流行病学显示 AAV 发生与接触或吸入含硅物质密切相关。硅可通过 T 细胞受体刺激淋巴细胞并吸引中性粒细胞,导致自身免疫反应和 ANCA 产生;另外,硅尚可诱导单核细胞、巨噬细胞和中性粒细胞凋亡,ANCA 与凋亡中性粒细胞表面 MPO 结合,导致细胞因子,氧自由基和溶酶体酶的释放,从而导致血管炎发生。

ANCA 是一种以中性粒细胞和单核细胞胞浆成分为靶抗原的自身抗体,其最常见特异性抗原为蛋白酶 3(PR3)和髓过氧化物酶(MPO)。研究发现在多数 MPO-ANCA 或者 PR3-ANCA 阳性患者循环系统中存在溶酶体相关的膜蛋白-2(LAMP-2)自身抗体,并与细菌黏附素 FimH 有同源性,注射抗 LAMP-2 或用黏附素 FimH 均可诱导产生 ANCA 相关血管炎的发生。内皮细胞可吸附 ANCA 抗原复合体,参与原位免疫复合物的形成。ANCA 通过 F(ab)′2 与中性粒细胞 Fc 受体结合激活中性粒细胞,而后黏附到内皮细胞,释放炎症和细胞损伤的介质,导致血管炎的发生。

近年,中性粒细胞和补体途径在 AAV 的发病中也备受关注,激活的中性粒细胞可激活补体旁路途径,导致 C5a 生成,C5a 对中性粒细胞有极强趋化作用,进而引起 ANCA 激活。新近研究证实,AAV 患者活动期血中补体 C3a、C5a、可溶性 C5b-9 和 Bb 等升高,并且在疾病活动期血浆 Bb 水平与肾活检细胞性新月体的比例呈正相关,也与血管炎活动度有关。

三、临床表现

非特异性表现包括发热、乏力、食欲缺乏、体重下降、肌痛和关节痛等。一些患者在疾病起始可出现流感样症状。

(一)肾脏表现

GPA 和 MPA 常累及肾脏,而 EGPA 累及相对较少。肾脏受累后最常见的临床表现是由肾小球损伤后引起的血尿、蛋白尿及肾衰竭。GPA 和 MPA 患者的肾衰竭常表现为急进性肾小球肾炎,而 EGPA 患者的上述症状较轻。GPA 和 MPA 患者还可表现为亚急性或慢性肾炎。一项 300 例以上成人患者经肾活检确诊为寡免疫复合物新月体性 GN 队列研究中显示,患者平均年龄为 56±20 岁(2~92 岁),男女比例 1.0：0.9,血肌酐 0.8~22.1mg/dL,平均 6.5±4.0mg/dL,蛋白尿 0.1~18g/d,平均 1.9±3.0g/d,提示 AAV 患者的肾脏表现存在一定个体差异。

（二）肾外表现

1. 皮肤　血管炎常侵犯皮肤,紫癜是 GPA、MPA 和 EGPA 常见的临床表现,紫癜常出现于双下肢并有反复发作倾向,可伴小溃疡。GPA 和 EGPA 患者较 MPA 患者更易出现结节状皮肤病。结节可是由皮肤或者皮下动脉炎和坏死性肉芽肿性炎症所致。

2. 呼吸道　GPA 患者上呼吸道受累最常见,也可出现在 EGPA 和 MPA 患者中。表现为声门下狭窄、鼻窦炎、鼻炎、鼻中隔塌陷,中耳和眼部病变可见。MPA 患者上呼吸道炎症主要由血管炎引起,无肉芽肿性炎症改变。AVV 患者可有出血性肺泡毛细血管炎引起的肺出血。GPA 和 EGPA 患者还可出现坏死性肉芽肿性炎症所致肺损伤,在影像学上常表现为结节状或者空洞状病变。

3. 心脏　约 50% EGPA 患者有心脏受累,GPA 或 MPA 患者心脏受累的发生率<20%。其临床表现为短暂性心脏传导阻滞、免疫抑制治疗所致的心室运动功能减退,心肌梗死和严重的危及生命的心肌炎。心包炎和心内膜炎也可出现。

4. 周围神经　常表现为多发性单神经炎,常见 EGPA。中枢神经系统受累少见,常表现为脑膜内的血管炎。

5. 消化系统　常引起腹痛和血便,可伴有肠系膜缺血,但肠穿孔少见。胰腺和肝脏的血管炎常引起胰酶和肝酶的升高,可被误认为胰腺炎和肝炎。

四、病理

AAV 的病理特征为小血管壁炎性细胞浸润伴纤维素样坏死。肾脏是 AAV 最常累及的脏器(成人与儿童均接近 100%),其组织病理学的特征为寡免疫性、局灶节段坏死性肾炎或新月体性肾炎。同一患者常见不同比例的急性、亚急性和慢性病变共存,高比例的慢性病变与肾功能异常程度与不良预后有关。在儿童 AAV 肾组织慢性病变(混合性/纤维性新月体、肾小球硬化、间质纤维化)也屡见不鲜。有资料显示,90% 病例伴新月体形成,只有 50% 达新月体肾炎标准;亚急性、慢性病理比例增加,少数患儿初诊病理即为硬化性肾炎。

2010 年欧洲血管炎研究组(European Vasculitis Study Group,EUVAS)依据肾组织结构病理变化特点提出了有关 ANCA 相关肾炎的病理分类(表 7-10)。按照正常肾小球、硬化肾小球及细胞性新月体累及肾小球的比例不同分为局灶型、新月体型、硬化型和混合型四型。其中混合型为前三型之外的其他病理表现。此分型标准简单明确,有较强的临床操作性,即显示出发病时的肾损伤状态,同时对于预后有一定预示作用。EUVAS 对 100 例 ANCA 相关肾炎患者 1 年以上的追踪提示,局灶型肾功能损伤轻且恢复好;新月体型多肾功能损伤严重,但及时治疗有很好的转归机会;硬化型则最具肾功能持续异常的高风险;混合型的预后呈现不确定性。该分类的临床指导价值还有待今后的临床验证。

表 7-10　ANCA 相关性血管炎肾炎的病理分型

类型	标准内容	类型	标准内容
局灶型	正常肾小球数≥50%	混合型	正常肾小球数<50%,伴新月体的肾小球数<50% 球性硬化肾小球数<50%
新月体型	伴细胞性新月体的肾小球数≥50%	硬化型	球性硬化肾小球数≥50%

肾外最常受累的器官为肺脏,肺泡毛细血管受累导致肺出血;皮肤血管受累出现紫癜;上呼吸道黏膜静脉受累表现为鼻炎和鼻窦炎;腹部脏器动脉受累引起腹痛;神经外膜动脉受累表现为多发性单神经炎。

五、实验室检查

下列实验室检查被用于监测疾病活动度：

（一）急性期反应物

红细胞沉降率（erythrocyte sedimentation rate, ESR）、血清 C 反应蛋白（C-reactive protein, CRP）和血小板计数等是非特异性的炎症标志物。这些检查结果升高可能提示疾病活动度增加。对于急性变化连同其他临床表现，或者持续存在不能由并发的疾病或其他因素来解释的异常，必须进行仔细检查。

（二）尿液分析

定期尿液分析监测可以发现尿沉渣的变化，可反映通常以肾脏为靶器官的活动性血管炎。尿沉渣变化也可能是由较早期的活动性疾病或药物毒性导致的持续性肾损伤所造成，如环磷酰胺相关性出血性膀胱炎所导致的血尿。

（三）ANCA 检测

ANCA 是一种以中性粒细胞和单核细胞胞质中溶酶体酶为靶抗原的自身抗体，是诊断本病的标志性抗体。也是诊断血管炎的一种特异性指标。当中性粒细胞受抗原刺激后，胞质中的 a-颗粒释放蛋白酶-3、髓过氧化物酶物质及白细胞抗原生成，刺激机体而产生 ANCA。

采用间接免疫荧光法（IIF）检测将其区分为细胞胞质型 ANCA（c-ANCA）和核周型 ANCA（p-ANCA）及不典型 ANCA（X-ANCA）；酶联免疫吸附试验（ELISA）进一步区分 ANCA 的特异性抗原。c-ANCA：抗原主要是蛋白酶-3（PR3-proteinase）；p-ANCA：抗原主要为髓过氧化物酶（MPO）。GPA 患者 c-ANCA（PR3）阳性为主，而 MPA、EGPA 则以 p-ANCA（MPO）阳性为主。ANCA 检测首选方法为 IIF，至今仍作为 ANCA 筛检的"金指标"。在用 IIF 法检测 ACNA 的同时进行 ELISA 的检测将有助于疾病的动态观察。c-ANCA 主要见于 GPA（阳性率占 80%，且与病程、严重性和活动性有关）。系 Wegener（WG）肉芽肿病（GPA）的特异性抗体。c-ANCA 对呼吸道有亲和性，致上下呼吸道坏死，肉芽肿形成。c-ANCA 阳性也可见于少数 MPA、EGPA、结节性多动脉炎（PAN）、少数巨细胞动脉炎、过敏性紫癜、白细胞破碎性皮肤性血管炎和白塞病。

p-ANCA 抗原主要为 MPO。p-ANCA 不如 c-ANCA 具有诊断特异性。p-ANCA 阳性主要见于 MPA。也可见于 EGPA、结节性多动脉炎（PAN）、SLE、RA、SS、SSc。在 MPA 中 p-ANCA 和 c-ANCA 阳性率几乎相同。相对而言，p-ANCA 患者的血管炎病变程度重，常有多系统损害。

非典型 ANCA（x-ANCA）它代表了 p-ANCA 和 c-ANCA 的混合物。阳性见于溃疡性结肠炎、自身免疫性肝炎和慢性炎症性疾病。ANCA 在风湿病患者血清中阳性率为 70.0%，与 ANA 和抗组蛋白（histone）有交叉重叠现象在风湿病患者中，ANCA 不仅存在于 SLE 中，类风湿关节炎及皮肌炎患者的血清也可出现 ANCA 阳性。

（四）血管性血友病因子

血管性血友病因子（von willebrand factor, VWF）可能有助于随访小血管损伤（比如血管炎的情况下），内皮细胞破坏的其他标志物也可能有此助益。在某些情况下，与其他急性期反应物相比，此类蛋白可能是更具特异性的疾病活动度标志物。

（五）监测药物毒性的化验

为了监测药物毒性，通常也会安排一些实验室检查，例如接受免疫抑制治疗患者会检查细胞计数是否减少，使用甲氨蝶呤的患者会检查转氨酶是否升高。

（六）影像学检查

血管或主要器官（如脑或肺）的影像学检查在鉴别临床症状反映的是活动性疾病还是之前的损害方面可能是必要的。即使在没有症状的情况下，为了监测疾病进展情况和对治疗的反应，可能也要定期进行一些检查，如超声诊断、超声心动图、CT 和 MRI 检查。如上所述，许多实验室标志物没有特异性，和/或可能无法可靠地反映疾病活动度。因此,往往有必要将影像学检查作为随访评估的一部分。其他评估终末器官功能的检查(如肺功能检查)可能也有一定的帮助。

（七）组织活检

如果患者初始已进行了活检,且结果具有诊断意义,那么后续监测时很少需要重复该操作。另一方面,如果患者的初始诊断存疑、怀疑一种新发疾病,或者必须将持续的疾病活动度与不可逆性损伤表现相区别时,重复活检可能有用。这种情况尤其适用于肾脏受累时,但偶尔也必须用这种方式来评估其他器官受累。

六、诊断与鉴别诊断

（一）诊断

临床呈全身多系统受累表现时应高度怀疑本病的可能。组织活检见到典型的寡免疫复合物小血管炎病变,如以小血管为中心肉芽肿形成,小血管局灶节段性纤维素样坏死则可确诊。肾活检较为安全常用,其常见的典型病理改变是肾小球毛细血管襻纤维素样坏死和/或新月体形成。皮肤活检常表现为白细胞破裂性血管炎。

目前国际上尚无公认的 AAV 临床诊断标准。血清学 ANCA 检测常被用于诊断寡免疫复合物型小血管炎和寡免疫复合物新月体肾炎。其检测包括间接免疫荧光法(IIF)和酶联免疫法(ELISA)。IIF 法检测包括胞浆型 ANCA(c-ANCA,在细胞胞浆中染色呈弥散性分布);核周型 ANCA(p-ANCA)。ANCA 滴度随时间变化与疾病活动性相关,在疾病活动或复发时其滴度增加,治疗后下降。尽管健康人群很少出现阳性结果,约 1/4 其他炎症性肾病(特别是狼疮)患者 IIF 法检测出现假阳性(通常为 p-ANCA),约 5% 患者出现 ELISA 检测假阳性,通常为低滴度。

多数 c-ANCA 具有蛋白酶 3(PR3-ANCA)特异性。大部分 p-ANCA 具有髓过氧化物酶(MPO-ANCA)特异性。PR3-ANCA/c-ANCA 是 GPA 患者的主要类型,MPO-ANCA/p-ANCA 是寡免疫复合物型新月体肾炎和 EGPA 患者最常见的类型。EGPA 患者 ANCA 较少出现,但合并有 GN 患者出现 ANCA 阳性可能性(75%)较无 GN 患者(26%)高。c-ANCA 合并抗 PR3 抗体阳性和 p-ANCA 合并抗 MPO 抗体阳性用于诊断 AAV 的特异性可达 99%。

10% ~ 20% 的寡免疫复合物坏死性新月体肾炎患者和寡免疫复合物小血管炎患者 ANCA 可呈现阴性。他们临床病理和预后和 ANCA 阳性患者无明显差异。

（二）鉴别诊断

AAV 需要和其他可类型的小血管炎鉴别:①IgA 血管炎(HSP)如 AAV 一样也可出现皮肤损害和新月体形成性肾小球肾炎。除了其他临床表现如上呼吸道和肺部损害之外,ANCA 的出现在鉴别是否为 HSP 时十分有用。HSP 患者不常出现上呼吸道和肺部损害,核周 ANCA(p-ANCA)常见于 MPA,而胞浆 ANCA(c-ANCA)则更多见于 GPA。②冷球蛋白相关性血管炎:冷球蛋白(cryoglobulin)是一类低温时沉淀,复温至 37℃ 时溶解的免疫球蛋白。冷球蛋白在正常人血清中微量存在(<0.05g/L),但是定性试验检测不出,如果血清冷球蛋白定性试验为阳性(此时定量应>0.05g/L)即可诊断冷球蛋白血症(cryoglobulinemia)。冷球蛋白血症患者可无任何临床症状,但是也可因此诱发血管炎,此时即被称为冷球蛋白相关性血管炎,其导致皮肤紫癜和肾损害,肾损害表现为膜增生性肾炎或者新月体肾炎,常规免疫荧光检查在 II 型和 III 型膜增生性肾炎患者中常见。IgM、IgG、C3 及 C1q 沉积于肾小球系膜区、毛细血管壁及管腔内透明血栓样物质中,提示上述沉积物为冷球蛋白 IgM-IgG 复合物。所以,AAV 不具有血冷球蛋白含量增加及肾免疫复合物沉积特征,可资鉴别。

AAV 确诊后还应当根据 ANCA 检测结果结合病情特点进行进一步分类,如 MPA、GPA 及 EGPA。不同类型小血管炎诊断特征详见表 7-11。

表 7-11 不同类型小血管炎的诊断特征

特征	MPA	GPA（Wegener）	EGPA	IgA 血管炎（HSP）	冷球蛋白相关性血管炎
血管炎表现	+	+	+	+	+
IgA 沉积为主	-	-	-	+	-
血冷球蛋白含量	-	-	-	-	+
血 ANCAs	+	+	+	-	-
血嗜酸粒细胞增多	-	-	+	-	-
坏死性肉芽肿	-	+	+	-	-

注:MPA 为显微镜下多血管炎;GPA 为肉芽肿性多血管炎;EGPA 为嗜酸性肉芽肿性多血管炎;HSP 为过敏性紫癜;ANCAs 为抗中性粒细胞胞浆抗体。

七、治疗

(一)一般治疗

去除诱因,对于存在感染、过敏等可能诱发病情加重的因素,需要进行抗感染、抗过敏原治疗等。对症与支持治疗,应注意纠正低蛋白血症、纠正贫血和水与电解质紊乱,呼吸衰竭者需要辅助呼吸,对于高血压、贫血、其他器官功能衰竭者给予相应处理。

(二)药物治疗

1. 诱导缓解治疗

(1) 激素联合免疫抑制剂:儿童 AAV 的治疗缺乏相应数据,其经验基于成人的数据,治疗方法同样包括诱导缓解以及维持治疗。在诱导缓解阶段,EULAR 推荐联合糖皮质激素以及环磷酰胺或利妥昔单抗。大剂量糖皮质激素联合环磷酰胺应用 3~6 个月被认为是儿童的一线治疗方案。大多数患儿治疗反应良好,42% 患儿 12 个月达到临床缓解。与口服给药相比,静脉脉冲式应用环磷酰胺(每次 15mg/kg,最高 1.2g,每 2~3 周 1 次)能有效减少环磷酰胺累积量。因此,在儿科更为常用。利妥昔单抗可应用于对传统治疗无反应的患儿以及复发患儿。重要脏器活动性受损重症患儿在诱导治疗初期可应用甲泼尼龙冲击治疗。

目前国内常用的方案在诱导缓解治疗阶段:一般 6 个月。首选糖皮质激素+环磷酰胺冲击治疗。泼尼松 1.5~2.0mg/(kg·d),6~8 周,依据治疗效果缓慢减量。病情严重及肾脏病变严重者需给予甲泼尼龙和环磷酰胺冲击治疗。甲泼尼龙冲击剂量 15~30mg/(kg·d),最大不超过 1g/d,3 天为 1 个疗程,根据病情可间隔 3~5 天重复 1~2 个疗程。环磷酰胺静脉冲击两种方法可选择:①每次 500~750mg/m²,每月 1 次,共 6 次。②8~12mg/(kg·d),每 2 周连用 2 天为 1 次,总计 6~8 次。环磷酰胺累计使用剂量最高为 168mg/kg。吗替麦考酚酯(MMF)可作为诱导缓解治疗时环磷酰胺的替代药物,在不能耐受环磷酰胺治疗、病情反复或环磷酰胺治疗 6 个月无效的情况下,可改用吗替麦考酚酯剂量为 1 000mg(成人剂量),q12h,有条件的单位建议监测 MPA 曲线下面积。从小剂量开始,逐渐加量,持续 1~3 年。尚无大规模儿童 RCT 的证据。推荐儿童 MMF 剂量为 20~30mg/(kg·d)。

(2) 利妥昔单抗:美国食品药品监督管理局已批准利妥昔单抗用于 AAV 患者诱导治疗。随机对照研究表明,利妥昔单抗或环磷酰胺对 AAV 诱导期治疗,两者疗效相近。如 RAVE 试验发现,利妥昔单抗组静脉给予利妥昔单抗 375mg/m² 共 4 次+泼尼松,与环磷酰胺组口服环磷酰胺+泼尼松治疗结果比较:6 个月内两组疗效无差异(利妥昔组为 64%,环磷酰胺组为 55%)。随后,RITUXVAS 试验也发现,静脉给予 6~10 次环磷酰胺,再用硫唑嘌呤维持,与静脉给予 4 次利妥昔单抗(375mg/m²)+2 次环磷酰胺静滴比较。二组 1 年后缓解率也无明显差异,但遗憾的是,利妥昔单抗在安全性方面尚未显示出明显优势。

2. 维持治疗 维持治疗持续时间和维持治疗强度应尽可能减少,以降低药物毒副作用。但因为 AAV

常易复发,在维持治疗阶段,降低诱导时间和强度有时较为困难。目前已有治疗方案尝试减少环磷酰胺剂量,如静脉滴注给予环磷酰胺而不是口服,或 3~6 个月后改用其他低毒性药物维持或在低复发患者中较早停止治疗等。欧洲血管炎研究小组 CYCAZAREM 试验发现,硫唑嘌呤 2mg/(kg·d)替代环磷酰胺,复发率没有差异;与硫唑嘌呤 2mg/(kg·d)相比,采用吗替麦考酚酯 2g/d 治疗,不良事件、疾病活动指数、肾小球滤过率(GFR)和蛋白尿两组间无明显差异;法国血管炎研究小组在 GPA 和 MPA 患者维持期分别给予甲氨蝶呤与硫唑嘌呤治疗,发现甲氨蝶呤与硫唑嘌呤治疗效果相同。需要特别注意的是肾小球滤过率下降的患者,甲氨蝶呤不建议使用。

3. 复发治疗　1/4~1/2 的 AAV 患者可在几年内复发。复发的诊断不仅要通过 ANCA 滴度的增高,还应基于 AVV 的临床症状和病理依据。但需要指出的是,ANCA 滴度增高可使复发的可能性增加,一些学者甚至提出 ANCA 滴度增加 4 倍以上即应使用免疫抑制治疗。ESR 和 CRP 作为反映急性炎症性病变的指标和小血管炎的临床病情密切相关。有观点认为,治疗复发最好的药物可能是利妥昔单抗。证据表明对复发的治疗使用利妥昔单抗可能优于环磷酰胺。重新采用最常用诱导治疗方案,可考虑适当减少强度和药物毒性。利妥昔单抗或环磷酰胺可用于复发治疗,也可使用其他免疫抑制剂,包括硫唑嘌呤、吗替麦考酚酯、甲氨蝶呤或联合用药。

(三)血浆置换

对于 AVV 患者,若有快速进展的肾脏病或危及生命的肺出血,则血浆置换可作为标准治疗的辅助手段。一些成人研究提示,血浆置换可减少透析依赖和终末期肾脏病的风险。推荐血浆置换用于严重急性肾损伤、起病时即依赖透析的 AVV 患者、肺出血或同时合并抗肾小球基底膜(GBM)抗体的患者,可考虑血浆置换治疗。据报道,肺出血患者早期血浆置换有效率是 100%,欧洲血管炎研究小组随机对照试验(MEPEX)对血清肌酐大于 500μmol/L 的 AVV 患者进行了血浆置换疗效观察,结果显示,在免疫抑制治疗基础上,联合血浆置换可提高肾衰竭恢复比例。接受血浆置换患者 1 年内发展为 ESRD 风险从 43% 降到 19%,但患者生存时间和不良事件相似。

(四)肾替代治疗

AAV 在使用激素、免疫抑制剂和其他药物治疗的情况下,仍得不到有效控制,并发多脏器损伤。当发生急性肾损伤、严重水钠潴留、心力衰竭、药物不能纠正的高钾血症等情况时,应及时进行血液透析治疗,以缓解症状、保护残余肾功能,为继续进行常规药物治疗创造条件。

八、预后

肾脏是 AAV 中最常受累的器官。2010 年,Berden 等人建议对 ANCA 相关性肾小球肾炎进行组织学分型,分为局灶性、混合性、新月体性和硬化性。Chang 等纳入了 121 例中国 AAV 患者,发现进展至 ESRD 的可能性随着局灶性、混合性、新月体性和硬化性肾小球肾炎的分类提升而增加。提示 Berden 等的组织病理学系统在中国的 AAV 患者中能够独立预测肾脏结局,尤其是发生 ESRD 的结局。

在免疫抑制治疗问世前,MPA 和 GPA 患者的预后较差,患者仅能存活 1 年左右。给予合适的免疫抑制治疗后,5 年不进展为尿毒症的患者存活率为 65%~75%,而儿童 GPA 经过有效治疗的 5 年存活率将近 80%,而未经治疗的 1 年死亡率达 80%。2008 年,一篇关于系统性血管炎患者(含成人和儿童患者)死亡风险的系统评价报告了以下 5 年生存率:GPA(75%)、MPA(45%~75%)、EGPA(68%~100%)。早期治疗肺出血和败血症,并避免过度免疫抑制所致危及生命的感染可增加患者存活率。呼吸道疾病和 PR3-ANCA 阳性是高复发风险的预测指标。与肾脏预后相关的病理改变,包括肾小球新月体、肾小球球性硬化、小管间质白细胞浸润,肾小管坏死和肾小管萎缩等。早期使用激素及联合免疫抑制剂治疗是改善预后的关键。儿童 AAV 死亡率较成人低,通常不超过 5%~10%。

九、肾移植时机与复发风险

改善全球肾脏病预后组织(Kidney Disease:Improving Global Outcomes,KDIGO)制定的《2021 肾小球疾病临床实践指南》(*KDIGO 2021 Clinical Practice Guideline for the Management of Glomerular Diseases*)显示,本

病 ANCA 抗体虽然阳性,但无疾病活动>6 个月者建议进行肾移植。注意活体供肾和无透析移植更好。因资料有限,复发的风险尚不清楚。

第四节 非典型溶血尿毒综合征

一、定义、流行病学情况等概述

非典型溶血尿毒综合征(atypical hemolytic uremic syndrome,aHUS)的定义为由补体旁路途径调控异常导致的血栓性微血管病(thrombotic microangiopathy,TMA),分为先天性补体调控缺陷型和获得性补体调控缺陷型。前者存在补体调控因子或补体基因突变,突变基因包括 H 因子基因、I 因子基因、H 因子相关蛋白(CFHR)基因、膜辅助蛋白(MCP)基因等。后者抗 H 因子抗体阳性,该抗体阻断了 H 因子 C 端识别结构区,从而抑制 H 因子对补体替代途径的调控而致病。与 aHUS 相关的术语定义见表 7-12。

表 7-12 非典型溶血尿毒综合征相关术语定义

术语名称	定义
血栓性微血管病(TMA)	是一组临床综合病征。主要特征为微血管性溶血性贫血、消耗性血小板减少及微循环血栓导致的器官受损,包括 TTP、STEC-HUS、aHUS 和继发性 TMA
血栓性血小板减少性紫癜(TTP)	系由于血管性血友病因子裂解蛋白酶 ADAMTS13 的活性缺乏,血浆中 vWF 多聚体增多,血小板黏附聚集引起的一种严重的弥散性 TMA
继发性 TMA	继发于药物、感染、自身免疫病、代谢病、移植后、急性胰腺炎和恶性肿瘤等疾病的 TMA

注:STEC-HUS 为产志贺毒素大肠埃希菌相关溶血尿毒综合征。

aHUS 属于 TMA,在不同时期曾有不同的称谓和含义(表 7-13)。最初 aHUS 是指非腹泻相关型 HUS。2016 年以来,根据新的国际分类和定义,aHUS 特指补体替代途径调控异常所致的 TMA,而与感染、药物、代谢病、器官移植和恶性肿瘤等相关的称为继发性 TMA。aHUS 在人群中的发病率尚无确切的数据,据统计,每年成人中发病率为 0.20/10 万,儿童则高于成人,为 0.33/10 万。aHUS 临床表现个体差异很大,多数患儿为进行性、破坏性进展,临床病情易反复,急性期病死率高达 25%。即便疾病首次得到控制,但之后在疾病的复发活动期,如未得到及时有效治疗,仍可进展为终末期肾病,透析依赖率达 50%。目前关于儿童 aHUS 的诊治是一个具有挑战性的热点问题。如何早期识别疾病的发生、复发活动,并给予恰当的治疗,干预肾脏疾病进展及防治并发症,显得尤为重要。

表 7-13 非典型溶血尿毒综合征含义演变过程

阶段	演变过程
初始阶段	非腹泻相关 HUS,即志贺毒素相关 STEC-HUS 以外的 HUS
第 2 阶段	除 STEC-HUS、TTP 以外的 TMA
2016 年始	特指由先天性或获得性补体旁路途径调控异常导致的 TMA

注:STEC 为产志贺毒素大肠埃希菌;TTP 为血栓性血小板减少性紫癜;TMA 为血栓性微血管病。

二、病因及发病机制

(一)病因

原发性 aHUS 原因不明。多有家族史,呈常染色体显性或隐性遗传,易复发,多伴低补体。如遗传性补体系统疾病(遗传性胶原Ⅲ肾病、钴胺素 C 病)可并发 HUS。HUS 的家族性发病已有许多报道。一般认为 HUS 为常染色体隐性遗传,偶有显性遗传病例的报道,家族性 HUS 预后不良,病死率高。另外 HUS 在 HLA-B40 型的白种人中发病率较高,而黑人和黄种人则发病率较低,说明 HUS 可能与多种遗传因素有关。

最近一项研究表明:H 因子的基因缺乏与 HUS 的发病有着密切关系。①肿瘤、大剂量化疗以及某些药物中毒:许多肿瘤与 HUS 的发生有关,包括胃肠道腺癌、乳腺癌、肺癌、移行细胞癌、霍奇金病等。发生率一般为 4%~6%。并且与肿瘤患者使用的化疗药物有关,包括丝裂霉素、长春新碱、阿糖胞苷、柔红霉素等。其中有 4%~15% 的患者使用了丝裂霉素,且累积剂量都超过了 60mg。目前已经建立了化疗药物引发 HUS 的动物模型。②器官移植:骨髓、肾、肝等移植后,均可引发 HUS。骨髓、肾移植后 HUS 的发生率可分别高达 6% 和 3.4%,并且可能与移植后环孢素(CsA)的使用有密切关系。器官移植后发生 HUS 者,移植物坏死率高,失败率高,预后较差。③感染:少见。主要有肺炎球菌性肺炎后和免疫缺陷病,如先天性无丙种球蛋白血症和胸腺无淋巴细胞增生症。④某些免疫性疾病:如系统性红斑狼疮、类风湿性关节炎、多动脉炎、抗磷脂抗体综合征等。目前研究较多的是 SLE,SLE 的女性患者发生 HUS 的比例相对较高。⑤获得性免疫缺陷综合征(AIDS):1984 年首次报道同性恋 AIDS 患者与 HUS 相关以来,30% AIDS 住院患者并发微血管病(HUS 或血栓性血小板减少性紫癜)。如果并发此症,严重者临床预后很差。⑥原发性肾小球疾病、妊娠。⑦钴胺素 C 病:一种先天性维生素 B_{12} 代谢障碍性疾病,伴有甲基丙二酸尿和高胱氨酸尿症。⑧急进性高血压、病理产科、内分泌功能紊乱以及放射线照射后也可发生 HUS。

(二) 发病机制

为补体调控缺陷导致替代途径过度活化,毛细血管内皮损伤,微血栓在微血管管腔内形成。微血栓可发生于几乎所有器官,而肾脏是易受累的脏器之一。

补体系统是抵御外源性病原微生物感染的先天免疫成分。一系列补体分子相互协同作用达到动态平衡。其中 C3bBb 为补体系统起中心环节的分子,而 C5b-9 为主要效应分子。在正常情况下 C3bBb 被精确调节并保持动态平衡从而使机体免疫功能维持在正常水平,其主要调控因子有抗原抗体、H 因子(factor H,FH),I 因子(serine protease factor I,FI)和膜协同蛋白(membrane cofactor protein,MCP)(CD46)。而后三者主要抑制 C3bBb 活性。研究发现在非典型 HUS(尤其具有家族或遗传背景者)存在明显补体缺陷,由于 FH、FI 或 MCP 基因突变致其功能障碍,补体 C3bBb 功能亢进致免疫补体系统持续活化而致炎症损伤导致 HUS。自 1998 年 Warwicker 等首次发现非典型 HUS 存在 FH 基因突变以来,目前证实有 15%~30% 非典型 HUS 是由于 FH 缺失所致;FI 基因突变(占 aHUS 的 2%~5%)、MCP 基因突变(约占非典型 HUS 的 13%)均为 aHUS 的主要内在因素。

在 aHUS,由于各种外因(如非 STEC 细菌感染、病毒感染、药物、自身免疫反应等)引起内皮细胞损伤,再加之以上补体调节成分功能缺失使得免疫反应亢进引起一系列炎症瀑布反应,最终导致 HUS 的发生。

三、临床表现

aHUS 既可以特发,也可以继发于感染和其他疾病。其与 STEC-HUS 相似,一般急性起病,突然发作溶血、患儿面色苍白、肾衰竭伴血尿(呈酱油色)、少尿或无尿。91.7% 的患儿是在起病后 6~9 天住院。可有轻度黄疸、皮肤和黏膜出血、神经系统等多系统症状。部分患儿可有低-中度发热。典型的临床表现有急性溶血性贫血、黄疸、急性肾损伤、出血症状等;根据临床病情,将其分为轻型和重型。轻型患者除上述溶血性贫血、血小板减少和肾衰竭三联症状外,还可有高血压、抽搐、少尿(三者之一)。重型除上述三联症状外,还同时有高血压、抽搐、少尿。病程长短不一,平均 15~27 天。aHUS 可以发生于细菌或者病毒胃肠道感染之后。所以,腹泻不是排除 aHUS 的因素。

四、病理

婴幼儿溶血尿毒综合征(hemolytic uremic syndrome,HUS)肾脏病变主要累及肾小球,较大儿童及成人则主要累及小动脉和微小动脉。①光学显微镜检查:毛细血管壁及基底膜内疏松层增厚导致双轨形成,内皮细胞明显增生和肿胀,内皮下间隙增宽致毛细血管腔狭窄和闭塞。而且内皮下间隙中含有蓬松的绒毛样物质,从而加重了肾小球毛细血管腔狭窄和闭塞。另外,肾小球毛细血管腔内偶见成堆红细胞和纤维素性血栓形成。HUS 肾脏微血管病变主要表现为内皮下间隙增宽、管腔严重狭窄。管腔内常见纤维素和血小板血栓、肌内膜增生,有时还可见微小动脉壁坏死。由于内皮细胞增生肿胀,肾脏微血管可形成血管瘤样扩张或肾小球样结构。动脉内膜增生可形成洋葱皮样改变。病变晚期则可见内膜纤维组织形成,管腔狭窄。②免疫荧光:纤维蛋白原沿肾小球毛细血管襻颗粒样沉积以及系膜区团块状沉积,偶见IgM、C3和C1q沿肾小球毛细血管襻颗粒样沉积。③电镜:肾小球内皮细胞肿胀,细胞质稀疏,细胞器少见。HUS特征性超微结构表现为内皮下充填了大量稀疏的细绒毛样或细颗粒样物质致使毛细血管壁明显增厚。

除肾脏受累外,尚可累及中枢神经系统、胃肠道、肺、心脏及其他器官,亦可见到微血管血栓形成及纤维素样坏死性病变。

五、实验室检查

突出表现为外周末梢血涂片可见破碎红细胞,血红蛋白短期内急剧下降,因骨髓代偿性增生,伴有程度不等的网织红细胞升高。同时有血小板降低,但血小板一般不低于$10×10^9/L$。尿常规有蛋白尿和血尿。粪常规镜检和粪培养多为阴性。血清中乳酸脱氢酶水平升高,常伴随总胆红素以及间接胆红素升高。血尿素氮和肌酐有不同程度的升高。随着病情进展,部分患儿可出现电解质紊乱、代谢性酸中毒等表现。直接抗人球蛋白试验(Coomb's试验)和自身抗体阴性,可与自身免疫性溶血性贫血相鉴别。血清补体C3下降而C4正常水平。进行抗H因子抗体和补体调控蛋白编码基因测定有助于aHUS的分型。在获得性补体调控缺陷aHUS患儿中,抗H因子抗体滴度升高;在先天性补体调控缺陷患儿中,可呈现相关基因突变。进行血浆ADAMST13活性、相关基因以及抗体的检查有助于和TTP的鉴别,在aHUS患儿,血浆AD-AMST13活性多>10%,而TTP患儿血浆ADAMST13活性多<10%。

注意:①在所有怀疑aHUS的患者中都应该常规检测STEC-HUS,大约5%的STEC-HUS病例没有前驱腹泻,而30%补体介导的aHUS病例并发腹泻或胃肠炎。②除了支持TMA的实验室诊断指标,血液的低C3和正常C4水平强烈表明补体的替代途径激活,支持aHUS的诊断。同时推荐检测患者的补体成分CHF、CFI和CFB水平以及白细胞CD46水平。③aHUS确诊需要相应的基因检测和抗CFH抗体检测。但是,基因检测和抗CFH抗体阴性不可以排除aHUS。大约40% aHUS患者无已知的基因异常。

六、诊断与鉴别诊断

(一)诊断

诊断标准具有微血管性溶血性贫血、消耗性血小板减少及微循环血栓导致的器官受损等三联征。并除外STEC感染、TTP,以及继发性TMA,即考虑诊断为aHUS。具体诊断指标为血红蛋白<100g/L,外周血涂片有破碎红细胞碎片,网织红细胞升高,Coomb's试验阴性,乳酸脱氢酶升高;血小板<$150×10^9/L$;同时存在急性肾损伤,即血肌酐水平较同年龄同性别水平有1.5倍升高。

如果患儿有下列家族史:家族成员患有aHUS;在既往aHUS还未被充分认识的时期,家族成员曾被诊断过HUS、TTP或TMA;或有不明原因肾衰竭的病史,临床医师应高度怀疑aHUS的可能,并加以进一步检查,以防漏诊。

(二)鉴别诊断

1. 排除与TMA相混淆的疾病 包括其他形式的溶血性贫血、其他原因导致的急性肾损伤、弥漫性血管内凝血、恶性贫血、肝素诱导的血小板减少及免疫性溶血性贫血等进行相关的Coomb's试验、骨髓检查和凝血检查等加以鉴别。

2. 进一步排除的疾病 STEC-HUS、TTP以及继发于先天性代谢病、肺炎链球菌感染、移植相关等继发性TMA。

(1) STEC-HUS:患儿年龄一般>6个月。发病前有血便、腹泻症状,为最常见的TMA,儿童可达90%。肾损伤重,临床恢复较快,预后良好。血清可检测到大肠埃希菌O157抗体,粪常规可测到大肠埃希菌。由于部分腹泻在出现 HUS 症状后已经停止,或已应用过抗生素,细菌的检测可能出现阴性。

（2）TTP：多见于大年龄患儿,三联征以外常伴有发热和神经系统症状,且血小板显著下降,出血倾向明显,而肾损伤相对较轻。血浆 ADAMST13 活性显著降低,多在 10% 以下。

（3）甲基丙二酸血症相关 TMA：是常见的继发性 TMA,先天性有机酸代谢障碍所致,血和尿有机酸测定显示,甲基丙二酸升高,同时伴高同型半胱氨酸血症,血蛋氨酸降低,肾损伤表现异质性较大,针对原发病的治疗可使部分患儿 TMA 症状得到缓解。

（4）肺炎链球菌感染相关 TMA：好发于婴幼儿。多表现为坏死性肺炎合并脓胸,常常需要呼吸支持。部分患儿表现为化脓性脑膜炎及硬膜下积液,微血管病性溶血显著,而肾损伤相对较轻,Coomb's 试验阳性。

（5）移植相关 TMA：可发生于肝脏、肾脏等器官移植及造血干细胞移植术后的患儿。预后往往较差,应用常规的血浆置换治疗通常效果不佳。

以上鉴别过程具体见图 7-1。

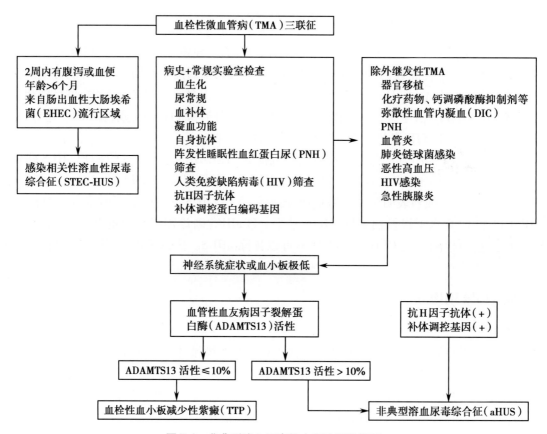

图 7-1　非典型溶血尿毒综合征诊断流程图

七、治疗

（一）一般治疗

包括纠正水电解质紊乱、补充营养、利尿降压、输血纠正贫血等治疗。由于血小板减少为聚集消耗所致,输注血小板会加重微血栓形成,故一般情况下不建议血小板输注。

（二）药物治疗

1. 糖皮质激素和免疫抑制剂　鉴于血浆置换不能预防复发,针对抗 H 因子抗体阳性的 aHUS 患儿,应用糖皮质激素和免疫抑制剂配合血浆置换会有更稳定的疗效。急性期一般选择口服激素治疗,恢复期根据病情逐渐调整剂量。免疫抑制剂可以选用环磷酰胺或吗替麦考酚酯。免疫抑制剂的具体剂量疗程尚无统一标准。

2. C5 单克隆抗体 依库珠单抗是针对 C5 的单克隆抗体。作用于补体活化的终端,可阻断 C5 的裂解,从而阻断膜攻击复合物 MAC 的形成,有效地改善补体调控异常。对遗传性和获得性 aHUS 患儿均有效,特别适用于血浆置换无效或血浆置换依赖的预后较差的 aHUS 患儿。在应用该药之前 2 周,应进行脑膜炎球菌疫苗的接种,如果患儿来不及进行预防接种,强烈推荐预防性应用抗生素予以保护。依库珠单抗首次于 2009 年应用于 aHUS 病例,现已在美国和欧盟地区批准用于 aHUS 的治疗。2018 年 9 月,中国药品监督管理局批准依库珠单抗注射液进口注册申请,用于治疗成人和儿童阵发性睡眠性血红蛋白尿症(PNH)和 aHUS。

（三）血浆疗法

1. 血浆置换(plasma exchange,PE) 可以去除致病的自身抗体和过度活化补体成分,并补充补体调控因子,能控制急性期病情进展,对 aHUS 有确切的疗效。国际指南推荐 aHUS 为 I 类血浆置换指征,目前血浆置换是治疗 aHUS 的一线疗法。一旦诊断 aHUS,应尽早在 24 小时内进行血浆置换。每次血浆置换的置换液剂量为 1.5 倍血浆容量,即 40~50mL/kg。血浆替代治疗应为全血浆成分,即捐献者提供的新鲜冰冻血浆。建议每天置换 1 次,连续 5 天;之后每周 5 次,连续 2 周;继之每周 3 次,连续 2 周。争取达到血清学缓解,至少 2 周血小板 $>150×10^9$/L,溶血停止(即外周血涂片无破碎红细胞、乳酸脱氢酶水平正常),再考虑停止血浆置换治疗。

2. 血浆输注 由于技术问题或大量血浆短缺导致血浆置换不能实施时,采用新鲜冰冻血浆输注(plasma infusion,PI)亦能改善急性期症状和指标。输注时应严密监测患儿的生命体征,尤其是血压、呼吸和出入量。需要注意的是与 PE 等量置换不同,短期内输注大量血浆会加重容量负荷,导致肺水肿甚至呼吸衰竭,建议每次按 10mL/kg 输注,单次最大量婴儿<100mL,幼儿<200mL,年长儿<400mL。输注血浆后给予利尿剂减轻容量负荷,防止肺水肿的发生。由肺炎球菌所致的 HUS 患者,禁输血浆。因为成人血浆含 Thoinsen-Friedenreich 抗原的抗体,从而可加速各种凝集作用和溶血。这类由肺炎球菌所致的 HUS 患者应使用抗生素治疗及输注洗涤红细胞。

（四）肾替代治疗

在进行性少尿、无尿,尿素氮迅速升高,血钾顽固升高,伴有严重水肿、心力衰竭和顽固性高血压时,应联合血液透析或腹膜透析治疗。

八、预后

本病无特殊治疗。主要是早期诊断,早期纠正水、电解质平衡紊乱,控制高血压,尽早进行腹膜透析和血液透析是治疗的关键。20 世纪 60 年代本病的急性期病死率达 50% 以上,近年来随着治疗方法的改进,病死率可降至 5%~10% 以下。HUS 的预后主要取决于肾脏损伤的程度,偶可由于神经系统严重损害而死亡或因少尿、严重贫血、电解质紊乱、高血压诱发充血性心力衰竭、心搏骤停而致死。

影响预后的因素包括:①年龄及性别:婴幼儿预后好,男性较女性预后好。②类型:流行型较散发型好。③肾损害重者预后差。④伴中枢神经系统受累者预后差。⑤反复发作者及有家族倾向者预后差。⑥Hb 和 WBC 数:高 Hb 水平(约 100g/L),WBC 数 $>20.0×10^9$/L 者预后不佳。⑦治疗方法:早期诊断,正确治疗,及早进行腹膜透析是降低急性期 HUS 病死率的关键。HUS 患者可在病情缓解后,部分演变为慢性肾功能不全甚至需长期透析维持生命。

目前进展文献显示对于血浆置换治疗存在明显的基因特异性。依库丽单抗治疗可以改善患者的预后,其基因特异性还不清楚。

九、肾移植时机与复发风险

关于 aHUS 肾移植存在争议。aHUS 是一种以替代补体途径过度激活为特征的严重血栓性微血管病变。60%~70%的患者发现,补体系统失调的病因通常是一种或多种补体蛋白的遗传变异。肾移植后复发的风险很高,这取决于潜在的补体异常。长期以来,由于复发率高和随后的同种异体移植物丢失,肾移植在这些患者中是禁忌的。在过去的10年里,对aHUS病因的理解的进步和抗补体药物依库丽单抗的批准,使得这些患者的肾移植获得了成功。所有由aHUS引起的终末期肾病患者都应该接受补体基因变异的筛查。未鉴定出基因变异或鉴定出意义不确定的遗传变异的患者应接受进一步的检测,以确定疾病的病因。在患者逐渐出现终末期肾病时可考虑行肾脏移植手术。虽然有移植成功病例,但aHUS肾移植后再发生率高。这是由于H和I因子均由肝脏产生,故H因子、I因子异常者所致HUS,单行肾移植失败率高,而肾肝联合移植可消除肝脏产生的H因子,减少复发机会,但手术风险大。总之,对于第一次肾移植失败的复发病例应避免重复肾移植。

（党西强　沈田）

参考文献

［1］ LOUISE O,SUNIL S. Childhood IgA Vasculitis(Henoch-Schönlein Purpura)-Advances and Knowledge Gaps. Front Pediatr,2019,27(7):257.

［2］ MARIJA J,MARIO S,ROLANDO C,et al. Different histological classifications for Henoch-Schönlein purpura nephritis:which one should be used? Pediatr Rheumatol Online J. 2019,17(1):10.

［3］ 全国儿童常见肾脏病诊治现状调查工作组.儿童紫癜性肾炎诊治现状多中心回顾性调查分析.中华儿科杂志,2013,51(12):881-887.

［4］ 中华医学会儿科学分会肾脏学组.紫癜性肾炎诊治循证指南(2016).中华儿科杂志,2017,55(9):647-651.

［5］ 徐虹,丁洁,易著文.儿童肾脏病学.北京:人民卫生出版社,2018.

［6］ Kidney Disease. Improving Global Outcomes(KDIGO) Glomerular Diseases Work Group. KDIGO 2021 Clinical Practice Guideline for the Management of Glomerular Diseases. Kidney Int,2021,100(4S):S1-S276.

［7］ 中国狼疮肾炎诊断和治疗指南编写组.中国狼疮肾炎诊断和治疗指南.中华医学杂志,2019,99(44):3341-3455.

［8］ 中华医学会风湿病学分会,国家皮肤与免疫疾病临床医学研究中心,中国系统性红斑狼疮研究协作组.2020中国系统性红斑狼疮诊疗指南.中华内科杂志,2020,59(3):173-185.

［9］ 中华医学会儿科学分会肾脏学组.狼疮性肾炎诊治循证指南(2016).中华儿科杂志,2018,56(2):88-94.

［10］ 中华医学会器官移植学分会.儿童供肾的功能维护、评估及应用操作规范(2019版).器官移植,2019,10(5):494-498.

［11］ AGGARWAL R,RINGOLD S,KHANNA D,et al. Distinctions Between Diagnostic and Classification Criteria? Arthritis Care Res(Hoboken),2015,67(7):891-897.

［12］ ARINGER M,COSTENBADER K H,DAIKH D I,et al. 2019 European League Against Rheumatism/American College of Rheumatology classification criteria for systemic lupus erythematosus. Ann Rheum Dis,2019,78(9):1151-1159.

［13］ JENNETTE J C,FALK R J,BACON P A,et al. 2012 revised International Chapel Hill Consensus Conference Nomenclature of Vasculitides. Arthritis Rheum,2013,65(1):1-11.

［14］ LI Z Y,MA T T,CHEN M,et al. The Prevalence and Management of Anti-Neutrophil Cytoplasmic Antibody-Associated Vasculitis in China. Kidney Dis(Basel),2016,1(4):216-223.

［15］ ROCCATELLO D. "How I treat"autoimmune diseases:State of the art on the management of rare rheumatic diseases and ANCA-associated systemic idiopathic vasculitis. Autoimmunity Reviews,2017,16(10):995-998.

［16］ LIONAKI S,MAVRAGANI C P,KARRAS A,et al. Predictors of renal histopathology in antineutrophil cytoplasmic antibody associated glomerulone-phritis. J Autoimmun,2016,72:57-64.

［17］ YAMAGATA K,USUI J,NAGATA M,et al. Histopathological classification of anti-neutrophil cytoplasmic antibody-associated glomerulonephritis in a nationwide Japanese prospective 2-year follow-up cohort study. Clin Exp Nephrol,2019 Mar;23(3):387-394.

［18］ TIMLIN H,LEE S M,MANNO R L,et al. Rituximab for remission induction in elderly patients with ANCA-associated vasculitis. Semin Arthritis Rheum,2015,45(1):67-69.

［19］ YATES M,WATTS R A. EULAR/ERA-EDTA recommendations for the management of ANCA-associated vasculitis. Ann

Rheum Dis,2016,75(9):1583-1594.

[20] GOPALUNI S,SMITH R M,LEWIN M,et al. Rituximab versus azathioprine as therapy for maintenance of remission for anti-neutrophil cytoplasm antibody-associated vasculitis(RITAZAREM):study protocol for a randomized controlled trial. Trials, 2017,18(1):112.

[21] 国家儿童医学中心(北京),福棠儿童医学发展研究中心(北京儿童医院集团)aHUS 管理协作组. 中国儿童非典型溶血尿毒综合征诊治规范专家共识. 中国实用儿科杂志,2017,32(6):401-404.

[22] ANUJA J. Peri-and Post-operative Evaluation and Management of Atypical Hemolytic Uremic Syndrome(aHUS)in Kidney Transplantation. Adv Chronic Kidney Dis,2020,27(2):128-137.

第八章 遗传性肾脏疾病

遗传性肾脏病广义上是指由于遗传物质结构或功能改变所导致的肾脏疾病;狭义上则指由于遗传物质结构或功能改变所致、按一定方式垂直传递、后代中常常表现出一定发病比例的肾脏疾病。自遗传学进入肾脏病领域的近40年里,遗传学、分子生物学和生物信息学的飞速发展带动并促进了对遗传和肾脏疾病关系的认识,且实现了对遗传性肾脏病的分子诊断。研究显示,遗传性肾脏病是成人慢性肾脏病严重阶段终末期肾病五大常见原因之一,约占25岁前起病的慢性肾脏病患者的20%,占儿童肾移植患者的30%。可见遗传性肾脏病并不罕见。由于大多数遗传性肾脏病预后很差,多进展至终末期肾病,最终需要透析治疗和肾移植,因此此类疾病对于患病的家庭以及社会都将是极大的精神和经济负担。

与其他遗传病一样,遗传性肾脏病种类繁多,涉及的病因各异。关于此类疾病的分类尚无统一的认识,按照遗传病的分类可分为单基因病、线粒体细胞病、染色体病和多基因病;按照累及肾脏部位分为肾小球病、肾小管病、肾小管间质病、肾血管病、肾脏尿路畸形和肾囊肿。本章集中于狭义的遗传性肾脏病,着重介绍临床上虽然少见但逐渐被认识的一些疾病。

第一节 遗传性肾脏疾病分类

如前所述,按照遗传病的分类可将遗传性肾脏病分为单基因病、线粒体细胞病、染色体病和多基因病。其中单基因病又称"孟德尔遗传病",突变仅涉及单个基因,而绝大部分的遗传性肾脏病属于单基因病。目前已报道的导致遗传性肾脏病的单基因约500种,按突变位置和遗传方式不同,可分为常染色体显性、常染色体隐性、X连锁显性和X连锁隐性。对这类疾病的详细阐释见本章第二节"常见遗传性肾脏疾病"。

线粒体细胞病是指因线粒体基因(mitochondrial DNA,mtDNA)或核基因突变引起线粒体结构和功能异常并导致能量代谢障碍的一类疾病。核基因突变的性质及遗传方式与单基因遗传病一致,而mtDNA突变所致肾脏病则呈母系遗传。此类疾病可见于任何年龄,累及多个系统,临床表现多样。肾脏受累在儿科并不罕见,其中以近端肾小管受累多见,也可有肾小球受累及小管间质性肾炎。

染色体病是由于染色体数目和结构异常而导致的疾病。鲜有染色体异常致"单纯性"遗传性肾脏病的报道,但见于许多有肾脏受累的"综合征",尤其是染色体数目异常,特别是非整倍体染色体病中更常见的泌尿系统畸形。如Down综合征也称"21-三体综合征",该病泌尿系统受累时主要表现为肾脏和输尿管发育异常,如多囊肾、马蹄肾、异位肾、肾盂扩张和巨输尿管等;Turner综合征也称"先天性卵巢发育不全",这类患者仅有一条X染色体,33%~70%的患者会出现肾脏畸形,按发病率从高到低依次为双肾盂输尿管、肾旋转不良和异位肾、马蹄肾、单侧肾发育不良、多囊性肾发育不良等;22q11.2微缺失导致的DiGeorge综合征也称"先天性胸腺发育不全",影响心脏、中枢神经系统、肾脏等多组织器官,相关的肾脏表型包括肾缺如、肾发育不全/不良、梗阻性肾病、皮质囊肿等。近年来研究显示,亚显微水平的基因组大片段的变异,即拷贝数变异(copy number variation,CNV)是先天性肾脏尿路畸形很重要的遗传因素之一。

此外,越来越多的研究显示,多在成人发生的肾脏疾病往往和遗传易感相关。例如,通过全基因组关联研究(genome-wide association study,GWAS)发现MHC、CFHR3、CFHR1、DEFA、TNFSF13、HORMAD2、ITGAX、CARD9、VAV3等多个基因座与IgA肾病易感相关,且风险等位基因的累积效应与发病年龄密切相关;再如,肾小球滤过率的遗传度在人群中为30%~60%。此类多基因遗传性肾脏病,即变异累及两对及以上基因,多与环境因素共同作用,表现不典型的孟德尔遗传方式。

遗传性肾脏疾病通过影响肾脏正常发育和结构以及影响肾脏正常功能而发病(表 8-1)。

表 8-1　遗传性肾脏疾病分类

影响肾脏发育和结构的遗传性肾脏疾病	影响肾脏功能的遗传性肾脏疾病
纤毛病	肾小球病
常染色体显性遗传多囊肾病	Alport 综合征
常染色体隐性遗传多囊肾病	薄基底膜肾病
肾单位肾痨及相关综合征	遗传性肾病综合征或肾小球性蛋白尿
Bardet-Biedl 综合征	Denys-Drash 综合征
结节性硬化	Frasier 综合征
Hippel-Lindau 氏病	Schimke 免疫骨发育不良
口-颜面-指(趾)综合征Ⅰ型	甲髌综合征
Beckwith-Wiedemann 综合征	Pierson 综合征
Ivemark 综合征	Fechtner/Epstein 综合征
Jeune 窒息性胸廓萎缩	Charcot-Marie-Tooth 综合征
Zellweger 综合征	Cockayne 综合征
短肋-多趾综合征	Alstrom 综合征
先天性肾脏尿路畸形	Galloway 综合征
肾缺如	肾小管病及肾石症
肾发育不全/不良	肾性糖尿
多囊性肾发育不良	肾小管酸中毒
肾小管发育不良	Bartter 综合征
膀胱输尿管反流	假性醛固酮减少症
鳃耳肾综合征	假性醛固酮增多症
肾-视野缺损综合征	低磷性佝偻病
肾囊肿和糖尿病综合征	原发性肾性范可尼综合征
Fraser 综合征	Dent 病
Smith-Lemli-Opitz 综合征	眼脑肾综合征
甲状旁腺功能减退-耳聋-肾畸形	遗传性肾性低尿酸血症
Kallman 综合征	低镁血症
	原发性高草酸尿症
	肾性尿崩症
	代谢性疾病
	溶酶体病,如 Fabry 病、胱氨酸病
	脂蛋白肾病
	卵磷脂、胆固醇转酰酶缺乏
	家族性淀粉样变
	遗传性血栓性微血管病

第二节　常见遗传性肾脏疾病

一、Alport 综合征

Alport 综合征(Alport syndrome)因编码基底膜Ⅳ型胶原的基因发生突变所致。血尿和进行性肾功能减退为其主要的临床表现,常伴有感音神经性耳聋和眼部异常。

（一）临床表现

血尿是 Alport 综合征最常见的临床表现,为肾小球源血尿。X 连锁遗传型 Alport 综合征男性患者表现为持续性镜下血尿,外显率为 100%。大约 67% 的 Alport 综合征男性患者有发作性肉眼血尿,可出现在上呼吸道感染或劳累后。X 连锁遗传型 Alport 综合征女性患者 90% 以上有镜下血尿,少数女性患者出现肉眼血尿。几乎所有常染色体隐性遗传型 Alport 综合征患者不论男性还是女性均表现有血尿;而常染色体隐性遗传型 Alport 综合征的杂合子亲属中 50%~80% 出现血尿。

X 连锁遗传型 Alport 综合征男性迟早会出现蛋白尿。蛋白尿在疾病早期不出现或极微量,但随年龄增长而出现,甚至发展至大量蛋白尿。肾病综合征的发生率为 30%~40%。同样高血压的发生率和严重性也随年龄而增加,且多发生于男性患者。

X 连锁遗传型 Alport 综合征男性患者肾脏预后极差,几乎全部将发展至终末期肾脏病,进展速度各家系间有差异,通常从肾功能开始异常至肾衰竭为 5~10 年。值得注意的是,各家系中男性患者出现肾衰竭的年龄不同,故有些学者根据家系中男性发生终末期肾脏病的年龄将 Alport 综合征家系分为青少年型(31 岁前发生)和成年型(31 岁以后)。部分 X 连锁遗传型 Alport 综合征女性患者也会出现肾衰竭,至 40 岁约 12%、60 岁以上为 30%~40% 的患者出现肾衰竭。总体而言,X 连锁遗传型 Alport 综合征女性患者临床表现较男性患者轻且差异很大,其可能机制推测与 X 染色体失活有关,但尚未得到证实。许多常染色体隐性遗传型 Alport 综合征患者于青春期出现肾衰竭,30 岁前几乎所有患者均出现肾衰竭。常染色体显性遗传型 Alport 综合征患者临床表现相对轻。

Alport 综合征可伴有感音神经性耳聋,听力障碍发生于耳蜗部位。因耳聋开始多累及高频区(2 000~8 000Hz),尚未累及日常谈话频率区,故难以察觉,需要做纯音测听才能发现。Alport 综合征的耳聋为进行性的,随年龄增长耳聋将累及全音域,甚至影响日常的对话交流。X 连锁遗传型 Alport 综合征男性发生感音神经性耳聋较女性多,而且发生的年龄较女性早。而常染色体隐性遗传型 Alport 综合征约三分之二的患者于 20 岁前即表现出感音神经性耳聋。

对 Alport 综合征具有诊断意义的眼部病变包括前圆锥形晶状体、黄斑周围点状和斑点状视网膜病变及视网膜赤道部视网膜病变。前圆锥形晶状体表现为晶状体中央部位突向前囊,患者可表现为变性近视,甚至导致前极性白内障或前囊自发穿孔。前圆锥形晶状体并非出生时即有,多于 20~30 岁时出现。确认前圆锥形晶状体常需借助眼科裂隙灯检查。60%~70% 的 X 连锁遗传型 Alport 综合征男性,10% 的 X 连锁遗传型 Alport 综合征女性以及约 70% 的常染色体隐性遗传型 Alport 综合征患者会出现前圆锥形晶状体病变。黄斑周围点状和斑点状视网膜病变和视网膜赤道部视网膜病变表现为暗淡,甚至苍白的斑点状病灶,最好用视网膜摄像的方法观察,这种病变常不影响视力,但病变会伴随肾功能的减退而进展。大约 70% 的 X 连锁遗传型 Alport 综合征男性、10% 的 X 连锁遗传型 Alport 综合征女性以及约 70% 的常染色体隐性遗传型 Alport 综合征患者伴有这种视网膜病变,且视网膜病变常与耳聋和前圆锥形晶状体同在,但视网膜病变发生常较前圆锥形晶状体早。

此外,少数 Alport 综合征伴弥漫性平滑肌瘤,肿瘤常位于食管、气管和女性生殖道(如阴蒂、大阴唇及子宫等),并因此出现相应的症状,如吞咽困难、呼吸困难等。Alport 综合征还可以伴有精神发育落后、面中部发育不良以及椭圆形红细胞增多症等,又称“AMME 综合征”。

（二）病因及发病机制

Alport 综合征存在 X 连锁遗传(占 80%~85%)、常染色体隐性遗传(约占 15%)以及非常少见的常染色体显性遗传三种遗传方式。其中 X 连锁遗传型 Alport 综合征因定位于 X 染色体的 q22 编码Ⅳ型胶原 α5 链的基因 COL4A5 和编码Ⅳ型胶原 α6 链的基因 COL4A6 突变所致,常染色体遗传型 Alport 综合征因定位于 2 号染色体 q37 编码Ⅳ型胶原 α3 链的基因 COL4A3 或编码Ⅳ型胶原 α4 链的基因 COL4A4 突变所致。

(三)诊断及鉴别诊断

诊断 Alport 综合征主要依据临床表现、家族史、肾活检组织电镜检查、组织基底膜Ⅳ型胶原 α 链免疫荧光学检查以及Ⅳ型胶原基因分析。主要表现为持续性肾性血尿或血尿伴蛋白尿的患者具有以下任意一条便可疑诊 Alport 综合征:①Alport 综合征家族史;②无其他原因的血尿、肾衰竭家族史;③耳聋、圆锥形晶状体或黄斑周围斑点状视网膜病变。主要表现为持续性肾性血尿或血尿伴蛋白尿的患者具有以下任意一条便可确诊 Alport 综合征:①肾活检电镜下观察到肾小球基底膜典型的超微病理改变;②组织(皮肤以及肾小球)基底膜Ⅳ型胶原 α 链异常表达;③COL4An(n=3、4 或 5)基因突变。

1. 临床表现 收集临床"一手"资料时,除了进行尿液沉渣人工镜检以及肾功能的检查外,尚应借助纯音测听检查和眼裂隙灯检查"寻找"并判断有无"肾外症状",如感音神经性耳聋和眼部异常。

2. 家族史 家族史对于遗传病确诊、患者预后估计以及病患家庭遗传咨询十分重要。判断家族史除了详尽询问病史并绘制系谱图外,对于考虑可能为 Alport 综合征的家系,要尽量对先证者父母乃至全家系成员至少进行尿液沉渣人工显微镜检查。另外,需要注意 Alport 综合征存在新发突变(有时也称"从头突变"),即这部分患者没有血尿、肾衰竭等肾脏病家族史。在 Alport 综合征中新发突变的比例大约在 10% 以上。

3. 肾活检组织电镜检查 肾活检组织电镜下看到肾小球基底膜呈极不规则外观、肾小球基底膜弥漫性增厚或增厚与变薄相间、致密层劈裂、分层、篮网状改变,是 Alport 综合征的典型病理改变。然而,此典型超微结构改变仅见于约 60% 的 Alport 综合征患者。值得注意的是:①年幼的 Alport 综合征男性患者、任何年龄的 Alport 综合征女性患者及个别 Alport 综合征成年男性患者的肾小球基底膜可表现为弥漫性变薄,厚度仅 100nm 左右。②同一 Alport 综合征家系的受累成员肾小球基底膜超微结构改变并不一致。③某些不典型家系虽然依据肾脏病理可以确诊为 Alport 综合征,但却不能确定遗传方式。

4. 组织基底膜Ⅳ型胶原 α 链免疫荧光学检查 应用抗Ⅳ型胶原不同 α 链的单克隆抗体,在肾活检以及简单易行的皮肤活检组织进行免疫荧光学检查,可用于诊断 X 连锁遗传型 Alport 综合征患者、筛查基因携带者以及判断遗传型(表 8-2)。

表 8-2 Alport 综合征患者组织基底膜中Ⅳ型胶原 α 链表达特点

	肾小球基底膜	肾小囊	远曲小管基底膜	皮肤基底膜
X 连锁遗传型 Alport 综合征男性				
抗 a3(Ⅳ)链单抗	阴性	正常无表达	阴性	正常无表达
抗 a4(Ⅳ)链单抗	阴性	正常无表达	阴性	正常无表达
抗 a5(Ⅳ)链单抗	阴性	阴性	阴性	阴性
抗 a6(Ⅳ)链单抗	正常无表达	阴性	阴性	阴性
X 连锁遗传型 Alport 综合征女性				
抗 a3(Ⅳ)链单抗	间断阳性	正常无表达	间断阳性	正常无表达
抗 a4(Ⅳ)链单抗	间断阳性	正常无表达	间断阳性	正常无表达
抗 a5(Ⅳ)链单抗	间断阳性	间断阳性	间断阳性	间断阳性
抗 a6(Ⅳ)链单抗	正常无表达	间断阳性	间断阳性	间断阳性
常染色体隐性遗传型 Alport 综合征				
抗 a3(Ⅳ)链单抗	阴性	正常无表达	阴性	正常无表达
抗 a4(Ⅳ)链单抗	阴性	正常无表达	阴性	正常无表达
抗 a5(Ⅳ)链单抗	阴性	阳性	阳性	阳性

值得注意的是:①若抗 a5(Ⅳ)链单抗在皮肤基底膜染色为阴性,可以确诊为 X 连锁遗传型 Alport 综合征。②由于某些确诊的 X 连锁遗传型 Alport 综合征患者或基因携带者,可有基底膜 a5(Ⅳ)链的正常表达[抗 a5(Ⅳ)链单抗染色阳性],因而基底膜与抗Ⅳ型胶原 a5 链抗体反应呈阳性时(大约 30%),并不能除外 Alport 综合征的诊断。③无症状的基因携带者,通常皮肤的 a5(Ⅳ)链免疫荧光学检查正常。

5. 基因检测　检测 Alport 综合征致病基因是确诊、确定遗传型、携带者的有效手段,更是产前基因诊断的必备检查。但是,由于基因分析工作要求技术条件较高,以及相关Ⅳ胶原基因大又没有"热点"突变,因此建议此项检测可以集中在国内几个有条件和经验的单位开展。

需要与 Alport 综合征鉴别的疾病如下。

1. 薄基底膜肾病　如前所述,年幼的 Alport 综合征男性患者、任何年龄的 Alport 综合征女性患者及个别 Alport 综合征成年男性患者的肾小球基底膜可表现为弥漫性变薄,需要与薄基底膜肾病(thin basement membrane nephropathy)进行鉴别诊断。同 Alport 综合征一样,薄基底膜肾病亦为一种遗传性肾小球基底膜疾病。该病主要表现为持续性血尿,伴有显著蛋白尿、高血压、肾外症状及发展至终末期肾病很罕见,预后良好。肾小球基底膜弥漫性变薄是该病典型的病理改变。遗传方式主要为常染色体显性遗传,因 COL4A3/COL4A4 基因突变所致,然而肾小球基底膜中 a(Ⅳ)链免疫荧光学染色未发现 a3(Ⅳ)、a4(Ⅳ)及 a5(Ⅳ)链的表达存在异常。

2. HANAC 综合征　HANAC 综合征肾脏受累表现为血尿及轻度肾衰竭,需要与 Alport 综合征进行鉴别诊断。但前者无蛋白尿及高血压表现,不发展至终末期肾病,双侧肾脏的皮质和髓质可出现囊肿,且肾外受累表现为视网膜血管扭曲、肌肉痉挛、血清肌酸激酶增高及颅内动脉瘤,肾活检组织电镜下看到肾小管、肾小囊及间质毛细血管基底膜不规则异常增厚,而肾小球基底膜的超微结构是正常的;遗传方式为常染色体显性遗传,因 COL4A1 基因突变所致。

3. Epstein 综合征/Fechtner 综合征　Epstein 综合征和 Fechtner 综合征主要的临床表现为巨大血小板、血小板减少、粒细胞内包涵体、肾脏受累(表现为血尿和/或蛋白尿、进行性肾衰竭)及感音神经性耳聋,Fechtner 综合征尚表现有白内障,而血小板减少症或白细胞包涵体曾被作为 Alport 综合征诊断标准之一,故两者需要进行鉴别诊断。前者的遗传方式为常染色体显性遗传,因 MYH9 基因突变所致。

4. 补体因子 H 相关蛋白 5(CFHR5)肾病　该病以血尿为主要临床表现,可伴有高血压及发展至终末期肾病,因而需要与 Alport 综合征进行鉴别诊断。但前者仅见于塞浦路斯人,无显著蛋白尿及肾外症状,且肾活检组织典型病理改变为 C3 肾小球肾炎(免疫荧光检查显示肾小球仅 C3 沉积,而无免疫球蛋白沉积),遗传方式为常染色体显性遗传,因 CFHR5 基因突变所致。

5. IgA 肾病　IgA 肾病以发作性肉眼血尿和持续性镜下血尿为最常见临床表现,可伴有不同程度的蛋白尿以及合并肾功能减退,需要与 Alport 综合征进行鉴别诊断。但前者无肾外症状,且肾小球系膜区有 IgA 或以 IgA 为主的免疫复合物沉积是该病典型的免疫病理改变,也是诊断该病的必备条件。而 Alport 综合征肾活检组织免疫荧光学检测多为阴性,且往往具有肾衰竭家族史、皮肤和肾小球基底膜Ⅳ型胶原 α 链表达异常以及 COL4An(n=3、4 或 5)基因突变。

(四)治疗及预后

迄今尚无治愈 Alport 综合征的药物或治疗方案。对于 Alport 综合征进展至终末期肾脏病的患者,肾移植是有效的治疗措施之一。

1. 药物干预　目的是延缓 Alport 综合征肾脏病进展,但目前并不能完全阻止疾病进展。2012 年来自美国、中国、法国、德国以及加拿大的专家共同研讨发表了 Alport 综合征治疗的专家共识/建议。该建议中提及的主要药物包括一线用药血管紧张素转化酶抑制剂(ACEI)和二线用药血管紧张素受体阻滞药(ARB)及醛固酮抑制剂螺内酯,螺内酯可直接用作二线药物,或用于 ARB 治疗无效时的替代药物。建议认为少部分患者联合应用 ACEI 及螺内酯控制尿蛋白程度比 ACEI 联用 ARB 强,当然这些药物的联合治疗都应警惕诱发高钾血症。该建议还提出开始干预用药的指征:①具有微量白蛋白尿的男性患儿,家族中有 30 岁前进入终末期肾病的患者或有严重 COL4A5 突变(无义、缺失、剪接突变),即可开始干预治疗。②具有蛋白尿的所有患儿均建议干预治疗。目前较大宗的关于应用 ACEI 和/或 ARB 干预 Alport 综合征疾病进展的研究报道显示,经干预可以使 Alport 综合征患者延缓 13 年开始肾脏透析。

2. 肾移植 Alport 综合征时的肾移植与其他疾病时的肾移植基本相似,但有以下几个特殊问题:①关于供体的选择:除了常规供体以外,杂合的 COL4A5 基因女性携带者,如患者的母亲临床表现没有蛋白尿、高血压、肾功能减退和耳聋,可以作为供肾者。而男性 Alport 综合征不能作为供肾者,因为他们可能处于肾脏疾病的进展期,移植肾脏的存活期下降。②移植的效果与其他疾病时的肾移植效果相似甚至更优。③3%~5%接受肾移植的 Alport 综合征患者移植后体内产生针对移植的正常肾脏中肾小球基底膜的抗体,进而发生抗肾小球基底膜肾炎,致使移植失败,且大多数(约75%)均在肾移植后一年内发生;再移植可再次发生抗肾小球基底膜;因此移植后应密切追踪血清抗肾小球基底膜抗体、尿常规及肾功能至少一年。

二、遗传性肾病综合征

遗传性肾病综合征(hereditary nephrotic syndrome)绝大多数临床上表现为激素耐药型肾病综合征,且对免疫抑制剂往往亦无反应;病理类型主要为局灶节段肾小球硬化(focal segmental glomerulosclerosis);根据有无家族史可分为家族性和散发性;根据发病年龄可分为先天性(生后 3 个月内起病)、婴儿型、儿童型、青少年型及成人型;根据有无其他系统受累可分为非综合征型和综合征型。已知导致遗传性肾病综合征的基因有 50 多个,这些基因的突变影响了肾小球足细胞的分化和功能(表 8-3)。

（一） 临床表现、病因及发病机制

表 8-3 遗传性肾病综合征常见致病基因

基因	遗传方式	肾脏表型	肾组织病理改变
非综合征型致病基因			
ACTN4	AD	SRNS	FSGS
ADCK4	AR	SRNS	FSGS
ANLN	AD	SRNS,蛋白尿	FSGS
ARHGAF24	AR	SRNS	FSGS
ARHGDIA	AR	SRNS	FSGS
CD2AP	AR,AD	SRNS	FSGS
CDK20	AR	CNS,SSNS,SDNS,SRNS	MCD,FSGS
CRB2	AR	SRNS	FSGS
DGKE	AR	NS	FSGS
DLC1	AR	SSNS,SRNS	FSGS
EMP2	AR	SSNS,SRNS	FSGS
INF2	AD	SRNS	FSGS
ITSN1	AR	SSNS,SRNS	MCD,FSGS
ITSN2	AR	SSNS,SDNS	MCD,MPGN
MAGI2	AR	SRNS	FSGS
MYO1E	AR	SRNS	FSGS
NPHS1	AR	CNS,SRNS	FSGS,MCD
NPHS2	AR	CNS,SRNS,蛋白尿	FSGS,MCD
NUP107	AR	SRNS	FSGS
NUP205	AR	SRNS	FSGS
NUP93	AR	SRNS	FSGS
SYNPO	AR	蛋白尿	FSGS

续表

基因	遗传方式	肾脏表型	肾组织病理改变
TRPC6	AD	SRNS,蛋白尿	FSGS
PLCE1	AR	CNS,SRNS	MCD,FSGS
PODXL	AR	蛋白尿	FSGS
PTPRO	AR	SRNS	FSGS,MCD
TNS2	AR	SDNS,SSNS	MCD,DMS,FSGS
WT1	AD	CNS,SRNS,蛋白尿	DMS,FSGS
综合征型致病基因			
ALG1	AR	SRNS	FSGS
COQ2	AR	SRNS	FSGS
COQ6	AR	SRNS	FSGS
CUBN	AR	SRNS,蛋白尿伴或不伴血尿	MCD,FSGS
CD151	AR	蛋白尿	MCD
CTNS	AR	SRNS,蛋白尿	MCD,FSGS
E2F3	AD	蛋白尿	FSGS
FAT1	XL	SRNS,蛋白尿	FSGS,肾小管萎缩
INF2	AD	SRNS,蛋白尿	FSGS
ITGA3	AR	SRNS	FSGS
ITGB4	AR	SRNS	FSGS
KANK1	AR	SRNS 伴或不伴血尿	FSGS
KANK2	AR	SRNS 伴或不伴血尿	FSGS
KANK4	AR	SRNS 伴或不伴血尿	FSGS
LAMB2	AR	SRNS	FSGS
LMX1B	AD	SRNS	FSGS
MYH9	AD	蛋白尿	MCD,FSGS
NXF5	XLD	蛋白尿	FSGS
PAX2	AD	SRNS,蛋白尿	FSGS
PDSS2	AR	SRNS	FSGS
PMM2	AR	CNS	肾囊肿
SCARB2	AR	SRNS	FSGS
SGPL1	AR	CNS,DMS,SRNS	FSGS
SMARCAL1	AR	SRNS	FSGS
TTC21B	AR	SRNS	FSGS
XPO5	AR	SRNS	MCD
WDR73	AR	SRNS	FSGS
WT1	AD	SRNS,蛋白尿	DMS,FSGS
ZMPSTE24	AR	蛋白尿	FSGS

注:AD,常染色体显性遗传;SRNS,激素耐药肾病综合征;FSGS,局灶节段肾小球硬化;AR,常染色体隐性遗传;MCD,微小病变;CNS,先天性肾病综合征;SSNS,激素敏感肾病综合征;SDNS,激素依赖肾病综合征;MPGN,膜增生性肾小球肾炎;DMS,弥漫系膜硬化;XL,X 连锁遗传;XLD,X 连锁显性遗传。

（二）诊断及鉴别诊断

遗传性肾病综合征诊断依据包括发病年龄、临床表现是否为原发激素耐药肾病综合征、是否对免疫抑制剂治疗无反应、是否有特殊的肾外表现、肾脏病理类型、父母是否近亲婚配、家族史和基因检测结果。有明确家族史的肾病综合征患儿确定其为遗传性难度不大，然而临床上以散发病例多见，且不同致病基因所致遗传性肾病综合征临床表现不同，已有的基因检测技术仅能在近三分之一的病例检测到致病基因，因此使得确诊尤为困难。发病年龄可为遗传性肾病综合征的诊断提供一定帮助，即生后 3 个月内发病者为 69.4%~75%、4~12 个月发病者为 27.8%~49.7%、1~6 岁发病者为 25.3%~25.9%、7~12 岁发病者为 14.4%~17.8% 以及 13~18 岁发病者为 10.8%，因单基因突变所致。

鉴别诊断主要是明确遗传性肾病综合征病因。现已明确 50 多个基因为遗传性肾病综合征致病基因，而采用常用的基因检测方法即 PCR 和 Sanger 测序技术完成这些致病基因的检测费时、费钱；应用靶序列捕获测序技术则可一次性同时检测这些致病基因，省时、快捷，适合临床推广应用。值得注意的是仅有约 30% 的怀疑遗传性肾病综合征的病例找到致病基因突变。此外，应用全外显子组测序、全基因组测序以及生物信息学分析技术使得发现遗传性肾病综合征新的致病基因成为可能。

遗传性肾病综合征的产前诊断有赖于基因检查。然而，对于家系致病基因未知，但孕期体检发现甲胎蛋白明显升高、未发现胎儿无脑畸形或脐膨出异常者，也应该给予遗传咨询，因为已知 NPHS1 杂合突变携带者和 Denys-Drash 综合征胎儿可见甲胎蛋白升高，所以可能提示 NPHS1 或 WT1 突变导致的先天性肾病综合征。

（三）治疗及预后

遗传性肾病综合征无特异性治疗，主要是对症和支持治疗，进展至终末期肾脏病者，需要透析或肾移植治疗。但是检测到某些致病基因突变有助于指导临床用药。例如，由于基因 COQ2、COQ6、ADCK4 和 PDSS2 的突变影响了辅酶 Q10 生物合成，因此检测到这些基因突变的患者可试用辅酶 Q10 治疗；个别 PLCE1 突变的患者对激素或环孢素治疗有效；CUBN 突变的患者可试用维生素 B_{12} 治疗；RHGDIA 突变的患者应用依普利酮治疗理论上有效。

三、Dent 病

Dent 病（Dent disease）是一种 X 连锁隐性遗传性近端肾小管功能障碍性疾病，低分子蛋白尿是其突出的临床表现。

（一）临床表现

疾病早期（往往在 10 岁以下）男性患儿仅表现为无症状的低分子蛋白尿，伴或不伴高钙尿症。此外，血尿合并肾病水平蛋白尿或中到重度白蛋白尿在儿童患者中较为常见。随年龄增长可出现肾钙化、肾结石和慢性肾脏病。其他近端肾小管功能障碍表现如氨基酸尿、磷尿和糖尿并不常见。偶见佝偻病或骨软化、轻度非匀称型身材矮小常见。同一家系中本病严重程度可有差异。Dent 病 2 型尚可见智力障碍、白内障及肌酶增高。由于 X 染色体的随机失活，一些女性携带者可表现为高钙尿症，但罕见肾钙化和中等程度的低分子蛋白尿。

肾组织病理检查可见肾钙质沉着、间质纤维化、局灶节段肾小球硬化和/或局灶球性硬化。值得注意的是，肾组织病理改变并不特异，不能用以诊断 Dent 病，且 Dent 病的诊断并不需要肾组织病理检查。

（二）病因及发病机制

60% 的 Dent 病因位于 X 染色体 p11.22、编码电压门控性氯离子通道蛋白 CLC-5 的基因 CLCN5 突变所致（又称"Dent 病 1 型"）。15% 的 Dent 病因位于 X 染色体 q25、编码多磷酸肌醇 5-磷酸酶 OCRL-1 的基因 OCRL 突变所致（又称"Dent 病 2 型"）。后者亦可导致眼脑肾综合征。部分 Dent 病患者未检测到 CLCN5 基因和 OCRL 基因突变，提示存在遗传异质性。

（三）诊断及鉴别诊断

男性患者符合下述 3 条标准而无其他已知的致近端肾小管功能障碍的原因，则可诊断为 Dent 病。如果表现为低分子蛋白尿和至少一条别的标准则怀疑 Dent 病。

1. 低分子蛋白尿(Dent病的特异表现) 至少超过正常上限值的5倍(往往可达10倍)。常常选择视黄醇结合蛋白和α1微球蛋白来筛查低分子蛋白尿。

2. 高钙尿症 成人(>18岁)标准为24h尿钙>4.0mg(0.1mmol)/kg或单次尿尿钙/肌酐>0.25mg/mg(0.57mmol/mmol)。儿童为随机尿尿钙/肌酐达表中第95百分位数(表8-4)。

表 8-4 儿童(<18岁)随机尿尿钙/肌酐(mg/mg)参考值

年龄(岁)	第95百分位数	年龄(岁)	第95百分位数
0~<1	<0.81	5~<7	<0.30
1~<2	<0.56	7~<10	<0.25
2~<3	<0.50	10~<14	<0.24
3~<5	<0.41	14~<17	<0.24

3. 下列表现至少符合一条

(1) 肾钙质沉着症(弥漫肾钙化)。

(2) 肾结石(由草酸钙和/或磷酸钙组成)。

(3) 血尿(镜下或肉眼血尿)。

(4) 低磷血症。

(5) 慢性肾脏病。

(6) 符合X连锁遗传的家族史。

75%符合上述标准的男性患者检测到CLCN5(Dent病1型)或OCRL(Dent病2型)。

需与下列疾病进行鉴别诊断。

1. Fanconi综合征 该综合征表现为更为广泛的近端肾小管功能障碍,如糖尿、氨基酸尿、肾小管酸中毒等,可为遗传性(如肝豆状核变性、糖原贮积症)或获得性(如接触重金属、甲苯或顺铂)。而Dent病无肾小管酸中毒表现,可资鉴别。

2. 局灶节段肾小球硬化或无症状性蛋白尿 一些Dent病1型患者表现为较为严重的蛋白尿时肾活检可见局灶节段肾小球硬化或球性硬化,因此对于表现为局灶节段肾小球硬化或无症状性蛋白尿的患者应想到Dent病。

(四)治疗及预后

Dent病目前尚无基因治疗方法,以支持治疗为主,目的在于减少高钙尿症、预防肾结石和肾钙化以及延缓慢性肾脏病进展。噻嗪类利尿剂和大量饮水对减少尿钙排泄有一定效果。高柠檬酸饮食有效延缓了CLCN5敲除的小鼠模型肾脏病进展。有研究显示口服磷酸盐和补充维生素D可改善本病骨病,但是维生素D可能通过增加小肠钙吸收而增加高钙尿症,因此应用维生素D时需监测血碱性磷酸酶水平和尿钙排泄。对于Dent病进展至终末期肾病的患者,肾移植是有效的治疗措施之一,移植肾未见Dent病复发。

30%~80%的男性患者将在30~50岁发展至终末期肾病。罕见女性发展至慢性肾脏病。

四、肾单位肾痨

肾单位肾痨(nephronophthisis)是一种常染色体隐性遗传的囊性肾脏病,以尿浓缩功能下降、慢性小管间质性肾炎、囊性肾脏病和30岁之前进展至终末期肾病为特点。推测其发病率在美国为1/1 000 000,在加拿大和芬兰为1/50 000例活产新生儿。虽然该病罕见,却是导致儿童和青少年终末期肾病常见的遗传因素之一,占儿童和青少年终末期肾病的2.4%~15%。

(一)临床表现

1. 肾脏表现 常隐匿起病,首发症状为尿浓缩功能下降,表现为多尿、烦渴、遗尿以及生长迟缓,尿常规检查显示低比重尿。夜间固定饮水是其临床特点之一,常于6岁出现。无明显的浮肿、血尿、蛋白尿和泌尿系感染。出现终末期肾病前罕见高血压,贫血常很严重。当肾小球滤过率低于40mL/min时代谢性酸中毒较为常见。因尿中丢失盐,故摄入钠不恰当、胃肠疾病及厌食症时可发生明显的低渗性脱水。本病被诊断之前存在因水电解质失衡导致猝死的风险。无近端小管功能障碍的表现如糖尿、氨基酸尿等。

该病患者在 30 岁以前发展至终末期肾病。根据出现终末期肾病的年龄不同,将本病分为 3 种临床表型,即少年型(juvenile)、婴儿型(infantile)和青年型(adolescent)。少年型最为常见,出现终末期肾病的平均年龄是 13 岁;婴儿型出现终末期肾病的年龄在 3 岁以下;青年型出现终末期肾病的平均年龄为 19 岁。

典型的肾脏病理表现为肾小管基底膜显著增厚或皱缩,小管萎缩和囊性变,肾脏间质单个核细胞浸润和纤维化。而肾小球病变轻微,有时仅表现为球周纤维化或完全硬化。然而该肾脏病理表现缺乏特异性,对肾单位肾痨仅具有辅助诊断价值。

超声检查示肾脏大小正常或稍小,皮髓质分界不清,回声增强,当肾功能减退时可于皮髓交界处见小囊肿。MRI 检查也有助诊断。

2. 肾外表现 15%~20% 的患者可合并肾外表现。眼部病变最常见,包括色素性视网膜炎、眼球运动不能、眼球震颤和视网膜变性等。神经系统受累表现为脑膨出、小脑蚓部发育不全、垂体功能低下等。此外,可伴有肝纤维化、指(趾)骨改变、内脏转位、室间隔缺损、支气管扩张、溃疡性结肠炎等。

（二）病因及发病机制

肾单位肾痨是一种具有遗传异质性的疾病,迄今已发现 20 个致病基因(表 8-5),以 NPHP1、NPHP2、NPHP3、NPHP4、NPHP5、NPHP6 和 TMEM67 这 7 个基因最常见。

表 8-5 肾单位肾痨致病基因、染色体定位、肾脏表型和肾外表型

基因	染色体定位	肾脏表现（终末期肾病平均年龄）	肾外表现
NPHP1	2q13	肾单位肾痨（13 years）	RP（10%）,OMA（2%）,JBTS（rarely）
NPHP2/INVS	9q31	婴儿型肾单位肾痨（<4years）	RP（10%）,LF,内脏转位,CHD
NPHP3	3q22	婴儿型和青年型肾单位肾痨	LF,RP（10%）,内脏转位,MKS,CHD
NPHP4	1p36	肾单位肾痨（21 years）	RP（10%）,OMA,LF
NPHP5/IQCB1	3q21	肾单位肾痨（13 years）	早发 RP
NPHP6/CEP290	12q21	肾单位肾痨	JBTS,MKS
NPHP7/GLIS2	16p	肾单位肾痨	–
NPHP8/RPGRIP1L	16q	肾单位肾痨	JBTS,MKS
NPHP9/NEK8	17q11	婴儿型肾单位肾痨	–
NPHP10/SDCCAG8	1q43	少年型肾单位肾痨	RP,BBS 样
TMEM67/MKS3/NPHP11	8q22.1	肾单位肾痨	JBTS,MKS,LF
TTC21B/JBTS11/NPHP12	2q24.3	早发肾单位肾痨,肾单位肾痨	JATD,MKS,JBTS
WDR19/NPHP13	4p14	肾单位肾痨	JATD,SBS,CED,RP,先天性肝内胆管扩张症,BBS 样
ZNF423/NPHP14	16q12.1	婴儿型肾单位肾痨,多囊肾病	JBTS,内脏转位
CEP164/NPHP15	11q23.3	肾单位肾痨（8 years）	RP,JBTS,LF,肥胖
ANKS6/NPHP16	9q22.33	肾单位肾痨,多囊肾病	LF,内脏转位,心血管畸形
IFT172/NPHP17	2p23.3	肾单位肾痨	JATD,MZSDS,JBTS
CEP83/NPHP18	12q22	早发肾单位肾痨（3 years）	学习困难,脑积水,LF
NPHP1L/XPNPEP3	22q13	肾单位肾痨	心肌病,癫痫
NPHP2L/SLC4	1q32.1	肾单位肾痨	支气管扩张

注:RP,色素性视网膜炎;OMA,眼球运动不能;JBTS,Joubert 综合征;LF,肝纤维化;CHD,先天性心脏病;MKS,Meckel-Gruber 综合征;BBS,Bardet-Biedl 综合征;JATD,Jeune 窒息性胸椎发育不良;SBS,Sensenbrenner 综合征;CED,颅骨外胚层发育不良;MZSDS,Mainzer-Saldino 综合征。

（三）诊断及鉴别诊断

诊断肾单位肾痨表型需依据典型临床表现、肾脏超声检查和家族史。其中临床表现包括尿浓缩功能障碍所致的多尿多饮、生长迟缓、慢性贫血以及非先天性肾脏尿路畸形引起且无肾小球疾病病因的慢性肾衰竭。肾脏超声检查可见肾脏中等程度增大伴囊肿和皮质回声增强、肾脏大小正常或缩小、回声增强伴皮髓质边界不清、皮髓质交界处囊肿等。因长期多尿有时可见膀胱扩张。根据家族史所绘制的系谱图符合常染色体隐性遗传。分子遗传学检测可使得 30%~40% 的具有肾单位肾痨表型的患者得到明确诊断。

肾单位肾痨需与下列疾病相鉴别。

1. MUC1 相关常染色体显性遗传小管间质肾病　该病 30~70 岁进展至终末期肾病,可见高血压、贫血及痛风。

2. UMOD 相关常染色体显性遗传小管间质肾病　该病通常早在青少年时期便可出现高尿酸血症和痛风,终末期肾病见于 40~70 岁,肾囊肿位于髓质。

3. REN 相关常染色体显性遗传小管间质肾病　该病 40~60 岁进展至终末期肾病,可见早发造血障碍性贫血、高尿酸血症及痛风。

4. 肾小球囊性疾病　该病表现为肾囊肿和糖尿病,肾囊肿位于皮质,往往在胎儿期便检测到。肾脏在儿童期是增大的,进入成年期缩小或发育不良。

5. HNF1B 基因相关疾病　该病肾脏受累表现为先天性肾脏尿路畸形伴多囊性肾脏发育不良或不全。

6. 常染色体隐性遗传型多囊肾　该病不同于婴儿型肾单位肾痨之处为肾囊肿分布更为广泛,且常常伴有肝纤维化。

（四）治疗及预后

本病无法治愈,主要是对症治疗。注意供给恰当的饮食和营养;纠正水、电解质、酸碱平衡及其他代谢紊乱,以维持内环境的稳定;防治并发症。对已进展至终末期肾病者予透析和肾移植。在已行肾移植者未发现移植肾出现本病。此外,对本病应做好遗传咨询,定期检测先证者同胞尿浓缩能力以便早期发现,加强指导,防治并发症。

如前所述,本病预后差,30 岁以前发展至终末期肾病。

五、常染色体隐性遗传性多囊肾病

常染色体隐性遗传性多囊肾病(autosomal recessive polycystic kidney disease,ARPKD)是一种以肾脏集合管囊样扩张和胆道畸形为组织学特征的疾病,活产新生儿的发病率为 1/2.65 万。

（一）临床表现

ARPKD 的临床表现随症状出现时的年龄不同而不同。严重者胎儿期、出生时或婴儿期便出现双侧肾脏增大伴回声增强、皮髓质分界不清及远端肾小管和集合管处多发微小囊肿。年龄较大儿童、青少年或青年人则肝脏受累较肾脏受累重,表现为门静脉高压或胆管炎。肝细胞功能常常是正常的。进行性化脓性胆管炎是一严重的并发症,能够导致暴发性肝衰竭。高达 75% 的患儿出现高血压。高血压在生后头几个月便可出现,严重者可引起心脏肥大、充血性心力衰竭、甚至死亡。

极其严重的病例在胎儿期超声便发现肾脏增大和羊水过少,有典型的 Potter 面容、显著的呼吸困难以及脊柱和肢体的畸形,往往因肺发育不全而于出生时或生后不久死亡。实验室检查显示镜下或肉眼血尿、蛋白尿、与泌尿系感染无关的脓尿、尿浓缩稀释功能障碍以及低钠血症等。

（二）病因及发病机制

78.6% 的 ARPKD 因位于 6 号染色体 p21.1-p12 的基因 PKHD1 突变所致。不足 1% 的 ARPKD 因位于 3 号染色体 q22.3 的基因 DZIP1L 突变所致。ARPKD 临床表现与这两个基因的基因型之间缺乏相关性。

不同家系间广泛的临床表型差异认为与基因修饰、表观遗传改变以及基因组其他非编码区的变异有关。

（三）诊断及鉴别诊断

患儿具有典型 ARPKD 肾脏超声表现（肾脏增大，伴回声增强和皮髓质分界不清）和以下 5 条中至少 1 条便可临床诊断：①患儿父母尤其当 40 岁以上时，超声检查未发现肾囊肿；②有临床或实验室或影像学证据证实患儿存在肝纤维化；③肝脏病理提示存在特征性肝胆板异常；④同一家族的同胞中有通过病理检查确诊为 ARPKD 者；⑤父母近亲婚配。检测分析 PKHD1 和 DZIP1L 基因有助于分子诊断 ARPKD。

除 ARPKD 外，常染色体显性遗传性多囊肾病、肾小球囊性疾病、肾囊肿和糖尿病综合征以及弥漫囊性肾发育不良也可发生于围生期或生后最初几年，因此要注意鉴别诊断。高通量测序技术在临床实践中的应用有助于对这些疾病的鉴别。

（四）治疗及预后

ARPKD 无法治愈，只是对症处理，如呼吸道管理、营养支持、治疗高血压以及肾衰竭。对于肾衰竭者可考虑透析和肾移植。因 ARPKD 是隐性遗传，故其父母可做供肾者。发生门静脉高压者可行分流术等。同时出现肾衰竭和门静脉高压者可行肾肝联合移植。

23%～30% 的 ARPKD 婴儿于新生儿期或生后 1 年死亡。然而，婴儿期能够存活者 1 年存活率为 85%～87%、10 年存活率为 82%。超过一半的 ARPKD 患儿 10 岁之内进展至终末期肾病、60% 于 20 岁发展至终末期肾病。

（丁洁　王芳）

参考文献

［1］王芳,丁洁.基因组时代临床医生如何做到精准诊断遗传性肾脏病.中华儿科杂志,2020,58(09):701-704.

［2］DEVUYST O,KNOERS N V,REMUZZI G,et al. Rare inherited kidney diseases:challenges,opportunities,and perspectives. Lancet,2014,383(9931):1844-1859.

［3］VIVANTE A,HILDEBRANDT F. Exploring the genetic basis of early-onset chronic kidney disease. Nat Rev Nephrol,2016,12(3):133-146.

［4］MANN N,BRAUN D A,AMANN K,et al. Whole-Exome Sequencing Enables a Precision Medicine Approach for Kidney Transplant Recipients. J Am Soc Nephrol,2019,30(2):201-215.

［5］JOLY D,BÉROUD C,GRÜNFELD J P. Rare inherited disorders with renal involvement-approach to the patient. Kidney Int,2015,87(5):901-908.

［6］FINSTERER J,SCORZA F A. Renal manifestations of primary mitochondrial disorders. Biomed Rep,2017,6(5):487-494.

［7］VERBITSKY M,WESTLAND R,PEREZ A,et al. The copy number variation landscape of congenital anomalies of the kidney and urinary tract. Nature genetics,2019,51(1):117-127.

［8］WANG F,ZHAO D,DING J,et al. Skin biopsy is a practical approach for the clinical diagnosis and molecular genetic analysis of X-linked Alport's syndrome. J Mol Diagn,2012,14(6):586-593.

［9］Alport 综合征诊疗共识专家组. Alport 综合征诊断和治疗专家推荐意见.中华肾脏病杂志,2018,34(3):227-231.

［10］王芳. Alport 综合征的实验室检查.中华检验医学杂志,2017,40(08):560-563.

［11］KOPP J B,ANDERS H J,SUSZTAK K,et al. Podocytopathies. Nat Rev Dis Primers,2020,6(1):68.

［12］SADOWSKI C E,LOVRIC S,ASHRAF S,et al. A single-gene cause in 29.5% of cases of steroid-resistant nephrotic syndrome. J Am Soc Nephrol,2015,26:1279-1289.

［13］FANG W,YANQIN Z,JIANHUA M,et al. Spectrum of mutations in Chinese children with steroid-resistant nephrotic syndrome. Pediatr Nephrol,2017,32(7):1181-1192.

［14］LIESKE J C,MILLINER D S,BEARA-LASIC L,et al. Dent Disease. GeneReviews®. Seattle(WA):University of Washington, Seattle,1993.

［15］HAIYUE D,YANQIN Z,HUIJIE X,et al. Phenotypic spectrum and antialbuminuric response to angiotensin converting enzyme inhibitor and angiotensin receptor blocker therapy in pediatric Dent disease. Mol Genet Genomic Med,2020,e1306.

［16］STOKMAN M,LILIEN M,KNOERS N. Nephronophthisis. GeneReviews®. Seattle (WA):University of Washington, Seattle,1993.

［17］WOLF M T. Nephronophthisis and related syndromes. Curr Opin Pediatr,2015,27(2):201-211.

［18］LU H,GALEANO M C R,OTT E,et al. Mutations in DZIP1L,which encodes a ciliary-transition-zone protein,cause autosomal recessive polycystic kidney disease. Nat Genet,2017,49(7):1025-1034.

［19］BERGMANN C,GUAY-WOODFORD L M,HARRIS P C,et al. Polycystic kidney disease. Nat Rev Dis Primers,2018,4(1):50.

［20］王芳,丁洁.儿童肾脏囊性疾病.中华实用儿科临床杂志,2019,35(5):321-323.

［21］SWEENEY W E,AVNER E D. Polycystic Kidney Disease,Autosomal Recessive. GeneReviews®. Seattle(WA):University of Washington,Seattle,1993.

第九章　肾小管间质疾病

肾小管间质疾病是一组主要累及肾小管上皮细胞和肾间质的疾病,临床上以急慢性炎症、肾间质纤维化和/或肾小管转运功能障碍为突出表现。肾小管转运功能障碍不仅与遗传缺陷相关,还可由炎症、代谢紊乱、药物或中毒等获得性因素所致。近端肾小管功能障碍可表现为氨基酸尿、糖尿、高磷酸盐尿、碳酸氢盐重吸收障碍,以及多种转运功能缺陷(范科尼综合征),而Ⅰ型肾小管酸中毒和Bartter综合征则属于远端肾小管病。肾小管间质性肾炎根据起病的急、慢程度和病理改变不同可分为急性肾小管间质性肾炎和慢性肾小管间质性肾炎。儿童终末期肾脏病相当一部分是由肾小管和肾间质疾病所致。

第一节　范科尼综合征

范科尼综合征(fanconi syndrome,以下称为"Fanconi综合征"),又称Lignac-de Toni-Debre-Fanconi综合征,是一组由于近端小管多种转运功能缺陷所致的常见的肾小管疾病。近端小管功能多发障碍使得尿液中的多种溶质重吸收障碍和排出过多,如葡萄糖、氨基酸、尿酸、磷酸盐、重碳酸盐(钠、钾、钙盐),导致患者出现骨骼病变、骨龄减低和生长迟缓。根据病因可将Fanconi综合征分为原发性和继发性(包括遗传性和非遗传性),根据其临床表现的轻重程度,可分为完全性和不完全性。

一、病因和发病机制

(一)病因

1. 原发性Fanconi综合征　遗传类型不一,可为常染色体隐性或显性遗传,但大多数病例为散发,不存在明显的遗传模式。可进展至终末期肾脏病(end-stage renal disease,ESRD),肾移植术后可复发。继发性Fanconi综合征:①继发于遗传性疾病:如胱氨酸贮积症、酪氨酸血症、半乳糖血症、线粒体病、糖原贮积病、Lowe综合征、Wilson病、细胞色素C氧化酶缺陷等;②继发于非遗传性疾病:如重金属中毒(铅、镉、汞、铀等)、药物性肾损伤(氨基糖苷类、过期的四环素、顺铂、马兜铃酸、疏嘌呤、甲苯等)、干燥综合征等。

2. 胱氨酸贮积症(cystinosis)　是指由CTNS基因突变,导致溶酶体膜上L-胱氨酸转运蛋白缺乏,胱氨酸在溶酶体内蓄积,引起肾、脑、眼、肝等多器官功能障碍的常染色体隐性遗传病。其人群发病率为1/(10万~20万),较罕见,是儿童继发性Fanconi综合征常见的病因之一。临床分为3种亚型:婴儿型、青少年型、成年型。①婴儿型,最严重也最常见,早期表现为多尿、多饮、脱水、Fanconi综合征以及持续进行性肾功能下降,若不治疗,平均在生命的第一个10年末进展至ESRD。②青少年型,多为杂合突变,症状出现较晚且相对温和,表现为轻度肾病,无Fanconi综合征,肾病进展缓慢,ESRD通常在12~28岁以后出现。③成年型,主要累及眼部,以畏光为主要临床表现,裂隙灯检查可见到角膜胱氨酸结晶,无肾脏及其他器官受损。

(二)发病机制

Fanconi综合征的发病机制目前尚未完全阐明,主要有四种机制假说:①细胞膜缺陷假说:如细胞膜刷状缘多种转运载体的钠结合位点异常,转运载体插入刷状缘的过程发生异常等。②能量代谢异常假说:小管上皮细胞侧膜的Na^+-K^+-ATPase负责提供转运能量,其活性下降可导致ATP生成不足,不能维持正常的肾小管物质转运。半乳糖血症、细胞色素C氧化酶缺陷或重金属中毒均可抑制Na^+-K^+-ATPase活性。

③细胞旁反流假说：指重吸收的物质从小管上皮细胞旁或管周毛细血管反流增加，导致尿排出增加。④特异性亚细胞器异常假说：如细胞膜顶端空泡形成、管腔膜包涵体、线粒体增大等。

二、临床表现

患儿表现为生长迟缓，软弱无力，脱水，食欲差，常伴多饮、多尿、呕吐、便秘。较大的儿童仍有活动性佝偻病症状。实验室检查：①肾性糖尿；②氨基酸尿；③蛋白尿：轻微，以低分子蛋白尿为主；④磷酸盐尿：低血磷；⑤高氯性代谢性酸中毒；⑥低钾血症、低钠血症；⑦尿酸尿症：低尿酸血症。

三、治疗与预后

（一）治疗

1. 调节电解质及酸碱平衡　枸橼酸钠钾合剂（以钠盐、钾盐各100g溶于1 000mL水中，其中钠、钾含量各2mmol/mL），剂量由2mL/（kg·d）起始，根据血二氧化碳结合力和血钾浓度调整剂量。

2. 治疗佝偻病　大剂量维生素D（每日1万~5万IU）或活性维生素D_3。需要注意定期监测血钙、尿钙水平，慎防高钙血症。

3. 病因治疗　如胱氨酸贮积症，可给予半胱胺酒石酸氢盐胶囊（cysteamine bitartrate）治疗。

（二）预后

病程晚期往往进展至终末期肾脏病，起病年龄越早，预后越差。部分患者肾移植术后可复发（如胱氨酸贮积症）。

第二节　肾小管酸中毒

肾小管酸中毒（renal tubular acidosis，RTA）是指由不同原因引起的肾小管分泌氢离子障碍和/或重吸收碳酸氢根障碍使得尿酸化受损的一组疾病。临床表现为阴离子间隙正常的高氯性代谢性酸中毒，而与此同时肾小球滤过率正常或接近正常。按受累及部位和主要特点分为4类：近端RTA（Ⅱ型，pRTA），远端RTA（Ⅰ型，dRTA），高钾型RTA（Ⅳ型）和混合型RTA（Ⅲ型）。

一、尿酸化的生理机制

体内pH值的稳定是一切生命活动正常进行的前提，肾脏通过回吸收原尿中的碳酸氢盐和排泌氢离子参与机体酸碱平衡的调节。原尿中99%的HCO_3^-均被回吸收，其中85%~90%在近端肾小管回吸收。在近端小管上皮细胞内，CO_2和H_2O在碳酸酐酶的催化下形成H_2CO_3，而后解离成H^+和HCO_3^-，HCO_3^-吸收至血浆，H^+通过与管腔中的Na^+交换而排泌至尿液，Na^+则进入上皮细胞内，再转运至血浆中与HCO_3^-结合成$NaHCO_3$。排泌至尿液中的H^+与HCO_3^-结合成H_2CO_3，再被细胞膜上的碳酸酐酶解离成CO_2和H_2O，CO_2高度脂溶，可直接透过细胞膜进入上皮细胞内，又和H_2O在碳酸酐酶的催化下形成HCO_3^-。如此周而复始，近曲小管回吸收了原尿中80%的HCO_3^-并伴随着H^+的排泌。近直小管继续回吸收约5%的HCO_3^-。

原尿中剩余15%的HCO_3^-进入远端肾小管，最终可经由细胞基底膜侧的HCO_3^-—Cl^-交换体进入血循环。与此同时集合管上皮细胞通过H^+—ATP酶主动泌H^+至管腔使尿液酸化。近端和远端肾小管排泌的H^+超出原尿中HCO_3^-的部分以可滴定酸（$H_2PO_4^-$）或NH_4^+形式最终由尿液排泄。

二、肾小管酸中毒的病因

（一）Ⅰ型（远端）RTA

1. 原发性　肾小管的尿酸化功能多有先天性缺陷，可呈常染色体显性遗传、常染色体隐性遗传和散发性。常染色体显性遗传的dRTA与编码HCO_3^-—Cl^-交换子的SLC4A1基因突变相关。常染色体隐性遗传和散发性的dRTA中，部分病例伴有神经性耳聋称rdRTA1，由编码氢泵β1亚基的基因ATP6B1突变所致,而另一部分不伴神经性耳聋的称 rdRTA2,由编码氢泵 α 亚基的基因 ATP6N1B 突变所致,rdRTA2 是临床上常见的原发性 dRTA 类型。

2. 继发性 主要因自身免疫性疾病、遗传性疾病、与肾钙化相关的疾病、药物及毒物导致的肾小管损伤、慢性肾盂肾炎、高草酸尿症、梗阻性肾病、肾移植等疾病导致。可继发 dRTA 的遗传性疾病如镰状细胞贫血、马方综合征、Wilson 病、Ehlers-Danlos 综合征、家族性高钙尿症、Fabry 病等。

（二）Ⅱ型（近端）RTA

pRTA 是由于近端肾小管回吸收碳酸氢根障碍所致,其病因比较复杂。

1. 原发性 仅有碳酸氢根回吸收功能障碍,可呈常染色体显性遗传（由编码 NHE3 的 SLC9A3 基因突变所致）、常染色体隐性遗传（由编码 kNBC1 的 SLC4A4 基因突变所致）以及散发性。

2. 继发性 凡是累及到肾小管功能的各种原发病均能导致 pRTA。如 Dent 病、Wilson 病、Lowe 综合征、干燥综合征、甲状旁腺功能亢进症、肾移植等。此外,某些药物毒物也可以通过损伤小管间质而诱发本病。近端小管功能受损很少只选择性累及碳酸氢根的回吸收,多数情况下表现为多种转运功能障碍,如 Fanconi 综合征。

（三）Ⅳ型（高钾型）RTA

Ⅳ型（高钾型）RTA 是由于醛固酮缺乏（醛固酮减少症）或肾脏对醛固酮抵抗（假性醛固酮减少症）所致。醛固酮缺乏常见于肾上腺疾病如 Addison's 病或先天性肾上腺皮质增生症。在儿童,醛固酮抵抗更为常见,可以是一过性的,如急性肾盂肾炎、急性尿路梗阻,也可以是慢性的,多与梗阻性肾病、移植肾排异和药物损害所引起的慢性间质性肾病有关,少数为遗传性的（1 型假性低醛固酮血症和 2 型假性低醛固酮血症）。

（四）Ⅲ型（混合型）RTA

Ⅲ型（混合型）RTA 兼有近端肾小管 HCO_3^- 重吸收障碍和远端肾小管泌 H^+ 障碍,因此,具有上述两类RTA 的特点和临床表现。Ⅲ型 RTA 可在原发性 dRTA 患者的婴幼儿期一过性出现,也可是 CAⅡ 的基因突变所致,后者是常染色体隐性遗传的综合征,表现为骨硬化症、RTA、脑钙化和智力低下。

三、肾小管酸中毒的临床表现

各种类型共同的表现为不同程度的阴离子间隙正常的高氯性代谢性酸中毒和生长障碍。

（一）Ⅰ型 RTA

典型 dRTA 除酸中毒外,还有生长发育迟缓、多尿、低钾血症,以及高钙尿、低钙血症并进而继发甲状旁腺功能亢进症,严重钙磷代谢障碍者可引起骨病、肾结石和肾钙化,肾钙化晚期可进展至 ESRD。

除典型 dRTA 外,还有一些变异型:①不完全型 dRTA:此类型常不合并酸中毒,而是因肾钙化或肾结石被发现;②dRTA 伴神经性耳聋:常染色体隐性遗传,耳聋可从生后出现或儿童期发生。

（二）Ⅱ型 RTA

通常酸中毒较 dRTA 严重,还可有生长迟缓、多尿、脱水、低钾血症等症状,骨病（如佝偻病、骨软化症）发生率约 20%,一般不出现肾钙化。由于 RTA 本身疾病的隐匿性,此类患者常因其他合并的症状就诊,如幼儿期发育迟缓、眼部疾病、智力低下等。继发于 Wilson 病、Lowe 综合征、干燥综合征、胱氨酸贮积症等系统性疾病者,伴有其原发病症状。

（三）Ⅳ型

除酸中毒外,主要临床特点为高钾血症,血钠降低。

（四）Ⅲ型

混合型 RTA 酸中毒严重,尿中大量丢失碳酸氢根,且可滴定酸及铵离子排出减少。

四、肾小管酸中毒的诊断

（一）分型

典型病例诊断并不困难,各类型 RTA 的特点见表 9-1。对于疑似病例可做负荷试验帮助确诊。

表 9-1　各型 RTA 的特点

	Ⅱ型(近端)RTA	Ⅰ型(远端)RTA	Ⅲ型(混合)RTA	Ⅳ型(高钾)RTA
酸负荷下				
血钾	正常/低	正常/低	正常/低	高
尿 pH 值	<5.5	>5.5	>5.5	<5.5
尿阴离子间隙	—	+	+	+
NH_4^+ 排泄	正常	低	低	低
K^+ 排泄	正常或高	高	高	低
Ca^{2+} 排泄	正常	高	高	正常或低
枸橼酸排泄	正常	低	低	正常
碱负荷下				
HCO_3^- 排泄	>10%~15%	<5%	>5%~15%	>5%~10%
U-B PCO_2	>20mmHg	<20mmHg	<20mmHg	>20mmHg
肾小管其他转运功能障碍	多有	无	无	无
肾钙化/肾结石	无	常有	常有	无
骨病	常有	极少	极少	无

不完全性Ⅰ型 RTA,可做氯化铵负荷试验。方法:口服氯化铵 0.1g/(kg·d),分 3~4 次服,连服 3 日,每日监测血和尿 pH 值(当血 pH<7.20 时应停药)及血钠,如尿 pH 最低值仍大于 5.5 可诊断 dRTA。简易氯化铵负荷试验,1 小时内服用氯化铵 0.1g/kg,服药后 3~8 小时,每小时监测血和尿 pH 值。

Ⅱ型 RTA 疑似病例,可行碳酸氢盐重吸收试验,嘱患者口服或者静脉滴注足量的碳酸氢钠,于血浆 HCO_3^- 浓度正常(≥25mmol/L)后停药,每日监测血和尿中 HCO_3^- 和肌酐以及尿 pH 1~2 次,如 HCO_3^- 排泄分数>15% 即可诊断 pRTA。HCO_3^- 排泄分数计算公式:肾小管 HCO_3^- 排泄分数(%)= 尿 HCO_3^-(mmol/d)×血肌酐(μmol/L)/[血 HCO_3^-(mmol/L)×尿肌酐(mmol/d)]×100%。

（二）病因诊断

遗传性 RTA 可通过二代测序明确致病基因的突变类型。继发性 RTA 的病因很多,应根据所疑诊的原发病做有关检查以确诊。

五、治疗和预后

（一）治疗

各种类型 RTA 的治疗主要是补充碱剂以纠正酸中毒。对于继发性 RTA 还需进行原发病的治疗。

1. Ⅰ型 RTA　与近端 RTA 不同,补碱量较少[2~4mEq/(kg·d)],常用枸橼酸钠钾合剂(钠钾各 1mmol/mL,HCO_3^- 为 2mmol/mL),剂量 1~2mmol/(kg·d),也可用碳酸氢钠,剂量 1~3mmol/(kg·d),分 4~5 次服。补充钾盐以纠正低钾血症,如氯化钾 2mmol/kg/d。监测尿钙水平,对于高钙尿症、肾钙质沉着症、肾结石患者,需给予噻嗪类利尿剂治疗。

2. Ⅱ型 RTA　由于每日尿中丢失大量碳酸氢根,因此需要补充的碱量也比较大[10~20mEq/(kg·d)],可选用枸橼酸钠钾合剂或碳酸氢钠。由于在近端小管中 HCO_3^- 的重吸收通过 NBC 与 Na^+ 的重吸收相耦联,因此需低盐饮食,以减少细胞外容积,促进肾小管对 HCO_3^- 的重吸收。合用噻嗪类利尿剂(氢氯噻嗪 1.5~2mg/kg)也可减少碱的用量,但需注意补钾。可予活性维生素 D_3 治疗以控制骨病。

3. Ⅳ型 RTA　治疗方法主要由病因决定,应了解患者的病史,特别是药物史。此外,控制血钾至关重要,避免任何储钾的药物和高钾饮食,可口服钠钾交换树脂和呋塞米等排钾利尿剂。补充碳酸氢钠[剂量

1.5~2mmol/(kg·d)]纠正酸中毒。氟氢可的松替代治疗对于肾上腺功能不全或低肾素性低醛固酮血症有显著疗效,醛固酮抵抗者需加大剂量。

4. Ⅲ型RTA 治疗同近端及远端RTA的治疗,碱性药剂量偏大需要5~10mEq/(kg·d)。

（二）预后

预后主要取决于病因。通常治疗后的Ⅰ型和Ⅱ型RTA患儿血清碳酸氢根可维持在正常范围,生长得以改善。但有系统性疾病和Fanconi综合征的患儿可存在持续的生长障碍、佝偻病以及其他原发病相关的症状。

第三节 巴特综合征和 Gitelman 综合征

一、巴特综合征

巴特综合征(Bartter syndrome,BS,下文称"Bartter综合征")是指一组以低钾性代谢性碱中毒,伴高醛固酮血症,但血压正常,肾小球旁器增生及盐丢失过多为特征的遗传性肾小管疾病。回顾性统计数据显示其发病率约19/100万。本病常见于儿童,临床表现多样,典型的症状为6岁前起病,多数患者表现为肌无力,甚至抽搐、多尿、呕吐、脱水、便秘、喜盐等,可伴有生长发育迟缓及智力发育障碍。根据基因突变类型,可将Bartter综合征分为5个亚型(表9-2)。

表9-2 Bartter 综合征和 Gitelman 综合征的分型

	Ⅰ型 BS	Ⅱ型 BS	Ⅲ型 BS	Ⅳ型 BS	Ⅴ型 BS	Gitelman
遗传类型	AR	AR	AR	AR	AD	AR
致病基因	SLC12A1	KCNJ1	CLCBRK	BSND	CASR	SLC12A3
发病年龄	胎儿期	胎儿期	不确定	胎儿期	不确定	青少年、成人
临床特点	高前列腺素E、羊水多、早产、肾脏钙沉着、脱水、低渗尿、多尿、生长迟缓	同Ⅰ型	生长迟缓、脱水、20%低血镁,症状轻	同Ⅰ型,伴神经性耳聋、无肾脏钙沉着	高前列腺素E、低甲状旁腺素、低血钙、高钙尿	前列腺素E正常、100%低血镁、抽搐、脱水少见

注:BS,Bartter 综合征;AR,常染色体隐性遗传;AD,常染色体显性遗传。

（一）发病机制

Ⅰ型,SLC12A1基因位于15q15-21,编码K^+-Na^+-$2Cl^-$共同转运体NKCC2蛋白,该转运蛋白分布于髓袢升支粗段的小管上皮细胞,可将肾小球滤过的钠30%重吸收,其功能缺失可导致钠、钾、氯的重吸收减少。

Ⅱ型,KCNJ1基因位于11q24,编码内流性电压依从性K^+通道ROMK蛋白,该蛋白分布于髓袢升支粗段和皮质集合管的上皮细胞。ROMK是NKCC2的辅助蛋白,其失活可影响NKCC2的功能,引起一系列与Ⅰ型患者相似的表型,但大多较Ⅰ型患者轻。

Ⅲ型,即经典型,CLCNKB基因位于1p36,编码肾小管基底膜氯离子通道CLC-Kb蛋白,该蛋白分布于髓袢升支粗段、远端小管和皮质集合管的上皮细胞,在Cl^-的跨膜转运中发挥重要作用。但CLC-Kb并非唯一的Cl^-通道,因此该亚型的临床表型较Ⅰ型和Ⅱ型患者轻。

Ⅳ型,BSND基因位于1p31,编码氯离子通道CLC-Kb和CLC-Ka的β亚单位barttin蛋白,该蛋白分布于髓袢升支粗段、细段以及内耳的上皮细胞,因此其失活除了引起一系列Bartter综合征的表型外,还伴有感音神经性耳聋。

Ⅴ型,CASR基因位于3q13,编码产物CaSR蛋白,该蛋白分布于髓袢升支粗段及甲状旁腺的上皮细胞。其失活可通过抑制ROMK蛋白的表达而引起一系列Bartter综合征的表型,此外,还可抑制甲状旁腺素的分泌导致低钙血症和高钙尿。

（二）临床表现

胎儿型 Bartter 综合征（Ⅰ型、Ⅱ型、Ⅳ型），婴儿期发病，常有羊水过多和早产史，临床表现为脱水、多尿、生长迟缓、低血钾、碱中毒，血清肾素、醛固酮和前列腺素 E 升高，尿钠、尿钾、尿钙升高。肾功能多正常。查体可发现异常外貌，如三角脸、耳朵突出、大眼睛、斜视、嘴巴下垂。Ⅳ型伴有感音神经性耳聋。经典型 Bartter 综合征，即Ⅲ型，一般表现为儿童期反复脱水、生长发育障碍，表型较胎儿型轻。Ⅰ、Ⅱ、Ⅲ、Ⅴ常因高钙尿导致肾脏钙沉着，可通过 B 超检查发现。

（三）治疗与预后

1. 治疗　①防止脱水，维持营养需求；②补充高剂量钾，以维持血钾水平，保钾利尿剂（醛固酮拮抗剂）可能有效；③前列腺素合成酶抑制剂吲哚美辛，起始剂量 0.05mg/（kg·d），逐渐加量至 2mg/（kg·d），分 3~4 次口服；④低镁血症者，需补充镁。

2. 预后　远期预后一般良好。新生儿期起病，伴神经性耳聋，肾脏钙沉着，对治疗反应差，吲哚美辛导致间质性肾炎，以及进展至终末期肾脏病者预后较差。

二、Gitelman 综合征

Gitelman 综合征（Gitelman's syndrome, GS）是一种罕见的常染色体隐性遗传病，常于儿童晚期或成年早期起病，临床表现为低钾性代谢性碱中毒、低镁血症和低尿钙。

（一）发病机制

SLC12A3 基因位于 16q13，编码产物为噻嗪类利尿剂敏感的氯化钠转运蛋白 NCCT，该转运蛋白分布于远曲小管上皮细胞，其功能缺失可导致 Na^+ 和 Cl^- 的重吸收减少。因此，GS 与长期使用噻嗪类利尿剂的患者症状相似。

（二）临床表现

GS 比 BS 发病晚，多见于儿童后期或青春期。患者可有反复抽搐的病史，或与低镁血症相关。临床表现为低钾血症、代谢性碱中毒、低镁血症、高尿镁、低尿钙、前列腺素 E 水平正常。脱水少见，生长迟缓不明显。

（三）治疗与预后

1. 治疗　补充氯化镁纠正低镁血症，较少需要补钾治疗。因前列腺素 E 正常，故通常没有必要给予前列腺素合成酶抑制剂治疗。

2. 预后　一般预后良好，极少出现终末期肾脏病。

第四节　家族性低磷血症

家族性低磷血症（familial hypophosphatemia），又称"原发性低血磷性佝偻病"，多呈 X 连锁显性遗传，也可常染色体显性或隐性遗传。

一、发病机制

家族性低磷血症是由于近端肾小管重吸收磷减少和 1,25-$(OH)_2D_3$ 的合成不足两方面缺陷共同所致，钙磷乘积常在 30 以下，骨质不易钙化。最常见的类型为 X 连锁遗传（XLH）是由 PHEX 基因突变导致；另两种罕见的类型：常染色体显性遗传（ADHP）是由 FGF23 基因突变所致；常染色体隐性遗传（ARHP）是由 DMP1 基因突变所致。

二、临床表现

儿童期的临床表现与维生素 D 缺乏性佝偻病类似，但有如下特点：①常于 1 岁多出现症状，表现为骨骼畸形和多发骨折，伴有骨痛，生长迟缓，一般于骨病前出现牙齿病变，如牙质较差，易脱落且不易再生；②2~3 岁后仍有活动性佝偻病表现；③血磷明显低下，血钙多正常，对一般剂量维生素 D 治疗无反应；④尿磷增加;⑤通常有低磷家族史,但也有散发病例。女性多于男性,但男性症状较重。成年后则表现为骨软化症,肌无力严重,手足搐搦少见。

三、治疗

治疗原则是防止骨骼畸形,升高血磷使其维持在 0.97mmol/L 水平以上,有利于骨钙化。宜同时给予磷酸盐合剂和 1,25-(OH)₂D₃ 治疗。一般用磷酸 58.8g+磷酸氢二钠 136g,加水至 1 000mL 配制口服的磷酸盐合剂,元素磷含量为 30.4mg/mL 每日分 4 次口服,婴幼儿每日需补充磷 0.5~1g,儿童每日需补充磷 1~4g。1,25-(OH)₂D₃ 剂量为 50~65ng/(kg·d)。需注意上述治疗可能增加肾钙化的风险,应定期监测血钙、尿钙水平。

第五节　胱氨酸尿症

胱氨酸尿症(cystinuria)是肾小管氨基酸转运缺陷引起的一种常染色体隐性遗传病。由于近端肾小管上皮细胞管腔膜对二碱基氨基酸(胱氨酸、赖氨酸、精氨酸、乌氨酸)的重吸收障碍,导致尿液中胱氨酸含量增加而形成泌尿系结石。其患病率约为 1/15 000,男女相等,但男性表型更严重。

一、病因及分型

本病主要由 SLC3A1 和 SLC7A9 两个基因突变所致。目前临床上仍将胱氨酸尿症分为三型,即沿用 Rosenberg 等 1966 年提出的分型方法。

（一）Ⅰ型

最常见,纯合子患者表现为尿胱氨酸、赖氨酸、精氨酸和乌氨酸排出增加,可伴尿路结石,而空肠氨基酸吸收轻度受损或未受损;杂合子患者的尿胱氨酸浓度正常,但因为胱氨酸溶解度低有时可存在尿路结石。

（二）Ⅱ型

为不完全性隐性遗传,纯合子患者尿胱氨酸、赖氨酸、精氨酸和乌氨酸排出中、重度增加,空肠赖氨酸或胱氨酸吸收显著受损;杂合子患者只有尿胱氨酸和赖氨酸增加,但比纯合子患者要轻。

（三）Ⅲ型

纯合子患者空肠胱氨酸和其他二碱基氨基酸吸收显著受损,常发生营养不良,甚至影响生长发育;杂合子患者尿胱氨酸、赖氨酸排出中度增加,其程度介于Ⅰ型和Ⅱ型之间。

二、临床表现

发病年龄通常为 10~40 岁。泌尿系结石和肾钙质沉着是最常见的表现,约占儿童泌尿系结石的 6%~8%。结石容易反复复发,还可引起尿路梗阻、继发感染、高血压及进行性肾功能减退。

辅助检查

1. 高胱氨酸尿　尿胱氨酸浓度>250m/L,色谱定量测定示尿胱氨酸排量>300mg/L,尿沉渣镜检可见六角形扁平状胱氨酸结晶,硝普盐氰化物试验阳性。

2. 口服胱氨酸负荷试验　帮助分型。

3. X 线检查　胱氨酸结石不透 X 线。

4. 基因检测检出致病突变。

三、治疗

（一）饮食治疗

水化,即摄入大量液体(每日 4~4.5L),使尿量达到每日 3L;同时给予低钠、低蛋氨酸饮食;

（二）碱化尿液

可使用碳酸氢钠碱化尿液,使尿 7.5<pH<8,以增加胱氨酸的溶解度。

（三）药物治疗

1. 巯基络合物　D-青霉胺最常用,剂量逐步增至 20mg/（kg·d）,可溶解结石和防止结石形成,由于副作用较多,如肾病综合征、血清病、发热、皮疹、骨髓抑制等,因而长期使用受到限制。

2. 铜或铅的螯合剂　可与巯基结合,转换胱氨酸至相对可溶成分。

3. 卡托普利　其巯基可与胱氨酸结合成二硫复合物,增加胱氨酸的溶解度。有报道显示,每日服用卡托普利 75~100mg 可使尿中胱氨酸排出减少 70% 和 93%。

（四）手术取石或碎石

尿路梗阻的患者可考虑手术,但一般不作为胱氨酸尿症的首选治疗措施。

第六节　原发性高草酸尿症

原发性高草酸尿症（primary hyperoxalurias,PHs）是一种乙醛酸代谢障碍所致的常染色体隐性遗传病。由于肝脏特定酶的缺陷导致内源性草酸产生过量,体内蓄积的草酸与钙形成草酸钙结晶,进而沉积在肾脏、眼睛、心脏等靶器官而造成损伤。临床表现为进展性肾钙质沉着症和反复尿路结石。根据病因可将其分为 3 个亚型（Ⅰ、Ⅱ、Ⅲ型）。PH Ⅰ型最常见,在欧洲及北美人群中的患病率为 1~3/106,而美国、日本的统计数据显示其占儿童 ESRD 的 1%~2%。

一、发病机制

三种亚型的共同点是内源性草酸产生过量,蓄积的草酸与钙形成草酸钙结晶,沉积于肾脏导致晶体性肾病。

（一）PH Ⅰ型

AGXT 基因位于 2q37.3,编码肝脏特异性的丙氨酸乙醛酸氨基转移酶（AGT）,AGT 是一种 5-磷酸吡哆醛依赖酶,可催化乙醛酸对甘氨酸的转氨基作用,其功能缺失可导致乙醛酸盐蓄积,从而生成草酸和羟乙酸过量。

（二）PH Ⅱ型

GRHPR 基因突变所致,其编码乙醛酸还原酶/羟基丙酮酸还原酶（GR/HPR）,GR/HPR 组织分布广泛,以肝脏为主,其功能缺失可导致羟乙酸生成乙醛酸的量以及羟基丙酮酸生成 D-甘油酸的量减少。

（三）PH Ⅲ型

HOGA1 基因突变所致,其编码肝脏特异性的 4-羟基-2-酮戊二酸醛缩酶（HOGA）,HOGA 可催化 4-羟基-2-酮戊二酸（HOG）转化生成丙酮酸和乙醛酸,但其功能缺失导致草酸生成过量的机制尚未完全阐明,可能是 HOG 生成草酸,也可能 HOG 抑制了 GR/HPR 的活性。

二、临床表现

原发性高草酸尿症从婴儿期到老年期均可发病,多在 1~25 岁,平均发病年龄 5.5 岁。PH Ⅰ型是临床表现最严重的亚型,尤其是婴儿期起病者,多表现为肾钙质沉着症、反复尿路结石（图 9-1、图 9-2）,甚至已进展至 ESRD。有数据显示,30%~50% 的患者诊断时已进入 ESRD,甚至有 10% 的患者在移植后复发才被确诊。除肾脏受累外,当 GFR 下降至 $30~45mL/（min·1.73m^2）$ 以下,血草酸浓度将会过饱和而沉积于所有组织（包括心脏、中枢神经系统、视网膜、关节、骨髓等）导致系统性草酸盐沉积症。PH Ⅱ型的表型与 PH Ⅰ型相似,但症状较轻。PH Ⅲ型的表型最轻,可仅表现为顽固的高草酸尿,而肾钙质沉着和终末期肾脏病较少见。

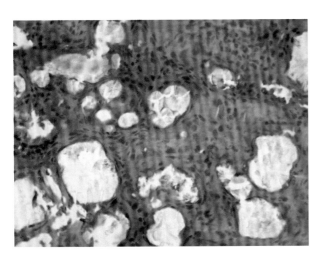

图9-1 一位 PH Ⅰ型（婴儿期起病）肾移植受者的移植肾病理图（HE 染色×40）

移植肾的小管腔内可见草酸盐结晶。

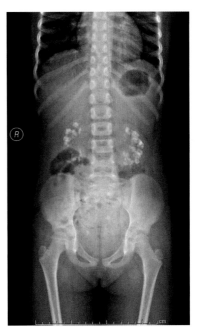

图9-2 一位 PH Ⅰ型（儿童期起病）女童的腹部 X 线影像图

可见双肾多发结石。

三、实验室检查

1. 高草酸尿 24 小时尿草酸盐定量 $\geqslant 0.45\text{mmol}/(1.73\text{m}^2 \cdot \text{d})$，随机尿尿草酸/肌酐 $\geqslant 0.08\text{mmol}/\text{mmol}$。

2. 尿羟乙酸、L-甘油酸升高，尿羟脯氨酸升高。

3. 高草酸血症 应注意血草酸浓度受肾功能和透析影响，肾功能严重受损前血草酸浓度可正常，当 GFR 下降至 $30\sim45\text{mL}/(\text{min} \cdot 1.73\text{m}^2)$ 以下，血草酸浓度明显升高。

4. 基因检测检出致病突变。

四、治疗

（一）支持治疗

1. 水化 大量液体 $[2\sim3\text{L}/(\text{m}^2 \cdot \text{d})]$ 摄入以稀释血草酸浓度。

2. 口服钙剂 每餐饭补充钙 300mg，以结合肠道内的草酸。

3. 碱化 枸橼酸钠钾合剂 $100\sim150\text{mg}/(\text{kg} \cdot \text{d})$，分 3 次服，可碱化尿液（尿的目标 pH=6.2~6.8），减少尿钙排泄，抑制结石形成。

4. 利尿剂 氢氯噻嗪 $1\sim2\text{mg}/(\text{kg} \cdot \text{d})$。

（二）减少草酸生成的药物治疗

1. 维生素 B_6 维生素 B_6 是 AGT 的辅因子，因此可用于 PH Ⅰ 型的治疗，有研究显示其可减少 PH Ⅰ 型患者尿液中 20%~30% 的草酸。Gly170Arg、Phe152Ile、Ile244Thr 等突变类型对维生素 B_6 的敏感性较高。推荐起始剂量为 $5\text{mg}/(\text{kg} \cdot \text{d})$，逐步加量至 $20\text{mg}/(\text{kg} \cdot \text{d})$，疗程不少于 3 个月。

2. RNAi 药物 lumasiran 是一种靶向羟基酸氧化酶 1 的皮下注射 RNAi 药物，可抑制肝脏中草酸的生成，开发用于治疗 PH Ⅰ 型，目前Ⅲ期临床 ILLUMINATE-A（NCT03681184）研究达到了主要疗效终点（与安慰剂相比 lumasiran 将尿草酸排泄量平均减少 53.5%）和全部次要终点，显示了令人期待的结果，研究中的给药方案为 3mg/kg，每月一次治疗 3 个月，然后按每季度一次维持治疗。

3. 司替戊醇（stiripentol） 司替戊醇是一种乳酸脱氢酶 5 的抑制剂，而后者是乙醛酸盐转化成草酸的催化酶。有个案报道显示司替戊醇可减少患者尿液中 2/3 的草酸，给药剂量为 $25\sim50\text{mg}/(\text{kg} \cdot \text{d})$。

（三）器官移植

对于 PH Ⅰ型患者，首选肝肾联合移植或肝肾先后移植。若移植受者存在严重的系统草酸沉积症、尿量减少或两者兼有，建议在围手术期和移植后行血液透析/滤过，以清除草酸。对于 PH Ⅱ型患者，器官移植经验较少，由于 GR/HPR 组织分布广泛，可行肾移植，但仍有部分受者发生草酸盐相关的移植肾失功。尚无 PH Ⅲ型接受器官移植的报道。

（四）透析

标准的维持性血液透析和腹膜透析对草酸的清除不够充分，在不能进行器官移植的情况下，可考虑每日短时间高通量透析、夜间透析或血液透析与夜间腹膜透析联合，目标是将透析前血草酸浓度控制在 30~45μmol/L。

第七节　肾小管间质性肾炎

肾小管间质性肾炎（tubulointerstitial nephritis，TIN）是指一组由各种原因引起的肾小管间质炎症和损害的临床病理综合征，可分为急性和慢性。急性肾小管间质性肾炎的病理以肾间质炎性细胞浸润、间质水肿、肾小管不同程度受损为突出表现，临床表现可轻可重，大多有明确的病因，去除病因、及时治疗后，可获得痊愈或不同程度的好转。而慢性肾小管间质性肾炎的病理表现则以肾间质纤维化、间质单个核细胞浸润和肾小管萎缩等慢性病变为主要特征。

一、急性肾小管间质性肾炎

急性肾小管间质性肾炎（acute tubulointerstitial nephritis，ATIN）简称急性间质性肾炎（acute interstitial nephritis，AIN）是由多种病因引起的以急性肾小管间质炎症为特征的一组肾脏疾病。临床通常表现为急性肾衰竭，病理以肾间质炎性细胞浸润和肾小管不同程度变性为特征，肾小球、肾血管一般不受累或受累较轻。ATIN 是急性肾衰竭的常见病因，有数据显示，因不明原因的急性肾衰竭肾活检病例中，ATIN 的检出率为 15%～20%。

（一）病因及发病机制

ATIN 的各类病因中，以药物和感染最常见，而自身免疫相关的特发性 ATIN 较少见。儿童 ATIN 常见的病因见表 9-3。其发病机制迄今尚未完全阐明，有研究显示与 T 细胞介导的免疫机制有关。

（二）病理变化

光镜下，典型病变为肾间质水肿，弥漫性或多灶状淋巴细胞及单核细胞浸润，可伴有数量不等的嗜酸性粒细胞或浆细胞浸润，有时可见散在的上皮细胞性肉芽肿形成。肾小管上皮细胞变性，偶可见灶状坏死，有时可见淋巴细胞穿过基底膜进入小管即为"肾小管炎"。肾小球及肾血管正常。免疫荧光染色多呈阴性。电镜下，部分非甾体消炎药引起的 ATIN 可见足细胞足突融合。

（三）临床表现

ATIN 因其病因不同，临床表现各异。ATIN 肾损害的主要表现为少尿型或非少尿型急性肾功能不全。由于肾小管功能受损可出现低比重尿、小管性蛋白尿以及水、电解质和酸碱平衡紊乱，偶有患者表现为Fanconi 综合征。ATIN 常同时伴有全身非特异性表现，如药物诱发的 ATIN 可表现为皮疹、发热、外周血嗜酸性粒细胞计数增多，部分患者还可有关节痛、淋巴结肿大等；肾小管间质性肾炎-葡萄膜炎综合征的患者可表现为反复发作性"红眼病"、发热、皮疹、肌痛、乏力、食欲减退、体重减轻等症状；由系统性疾病（如SLE）引起的 ATIN 则表现为特异的原发病症状和体征。

（四）诊断

ATIN 的诊断需要依赖临床表现和实验室检查。如药物相关性 ATIN 可根据药物暴露与疾病发生之间的时间关系、药物过敏的表现、尿检异常和肾功能急剧恶化作出临床诊断。非典型病例需要依靠肾活检辅助诊断。光镜下典型的病变为肾间质水肿，弥漫性淋巴细胞及单核细胞浸润，可伴有嗜酸性粒细胞浸润，有时可见散在的上皮细胞性肉芽肿形成。肾小管上皮细胞呈退行性变，而肾小球及肾血管正常。免疫荧光检查一般均为阴性。电镜下在部分非甾体消炎药物诱发的 ATIN 患者可见足突融合。

表 9-3　儿童 ATIN 的常见病因

病因		
药物	抗生素	青霉素衍生物
		头孢类
		磺胺类
		甲氧苄啶-磺胺甲噁唑
		环丙沙星
		红霉素衍生物
		两性霉素 B
	镇静药	卡马西平
		苯巴比妥
		苯妥英钠
		丙戊酸钠
	其他药物	别嘌醇
		氨基水杨酸
		西咪替丁
		环磷酰胺
		艾司西酞普兰
		非激素类抗炎药
		蛋白酶抑制剂
		质子泵抑制剂
感染	腺病毒	乙型肝炎病毒
	急性化脓性肾炎相关细菌	组织胞浆病
	BK 病毒	HIV
	链球菌	汉坦病毒
	巨细胞病毒	细螺旋体病
	EB 病毒	弓形体
疾病相关	肾小球肾炎(如系统性红斑狼疮)	
	急性异体移植物反应	
	肾小管间质性肾炎-葡萄膜炎综合征	
特发性	—	

（五）治疗及预后

1. 治疗　ATIN 的治疗原则是去除病因、促进肾功能恢复和治疗并发症。

（1）病因治疗:去除病因是急性肾小管间质性肾炎治疗的第一步,如控制感染、停用药物、清除毒物、及时治疗原发病等。

（2）对症支持治疗:纠正电解质、酸碱及容量失衡,纠正肾性贫血,加强营养支持,合理补充热卡。血肌酐明显升高或合并顽固性高钾血症、心衰、肺水肿等有血液净化指征者,应及时启动透析治疗。

（3）糖皮质激素治疗:在 ATIN 病程的早中期,可给予糖皮质激素治疗。有研究表明,糖皮质激素治疗可加快药物性 ATIN 患者的肾功能恢复,一般使用 4~6 周后停用,通常不超过 3 个月。对于肾间质病变严重、伴有肉芽肿且肾功能急剧恶化的患者,可考虑给予甲泼尼龙冲击治疗。特发性 ATIN 也是糖皮质激素治疗的适应证,不仅可促进肾功能恢复、减轻肾间质纤维化,还可改善眼葡萄膜炎。

2. 预后　若及时治疗,多数病例预后良好。肾小球滤过功能常先恢复正常,在数月内肾小管功能可逐渐恢复正常。但长期肾功能受损的患儿,其肾小球滤过功能常难以完全恢复,而发展为慢性肾功能不全。

二、慢性肾小管间质性肾炎

慢性肾小管间质性肾炎(chronic tubulointerstitial nephritis,CTIN)简称慢性间质性肾炎(chronic interstitial nephritis,CIN),是由多种病因引起的临床表现为肾小管功能异常及进展性慢性肾功能不全,病理以肾小管萎缩、肾间质纤维化和不同程度炎性细胞浸润为特征的一组疾病。由于 CTIN 一般隐匿起病,易被忽视,患者常至出现慢性肾功能不全时才就诊,因此 CTIN 亦是导致儿童 ESRD 不可忽视的原发病之一。在儿童期,CTIN 多由先天性泌尿系统疾病所致(如肾单位肾痨、膀胱输尿管反流等),或潜在的代谢紊乱影响肾脏(如高草酸尿症、胱氨酸病等),而免疫相关的 CTIN 相对少见。

(一)病因及病理变化

CTIN 的常见病因包括:药物或毒物(解热镇痛剂、钙调磷酸酶抑制剂、顺铂、马兜铃类中药、重金属盐)的长期暴露,慢性感染(慢性肾盂肾炎、肾结核),代谢紊乱(尿酸性肾病、高草酸尿症、胱氨酸病、Wilson 病等),泌尿系统结构畸形(膀胱输尿管反流、肾盂输尿管连接处狭窄、后尿道瓣膜等),纤毛病,移植肾慢性排斥反应,系统性疾病(如系统性红斑狼疮、干燥综合征等)。病理以不同程度的肾小管萎缩、肾间质炎性细胞浸润及纤维化为主要特征,在病程早期肾小球和肾血管不受累或受累轻微,晚期可出现肾小球硬化和小血管壁增厚甚至闭塞。

(二)临床表现

CTIN 常隐匿起病,也可由 ATIN 迁延而来。小管间质的慢性炎症性病变主要为肾间质纤维化,肾小管萎缩,故常有共同临床表现。轻者可表现为贫血(严重程度常与肾功能不全的程度不平行)、多饮、多尿、低比重尿、夜间遗尿等肾小管功能受损的症状。近端或/和远端肾小管尿酸化功能障碍时,可出现肾小管酸中毒。近端肾小管多种转运功能受损,可表现为 Fanconi 综合征。部分远端肾小管功能障碍时造成肾性失盐、贮钾,患者可出现容量不足、高钾血症。重者则有慢性肾功能不全的表现、疲乏、厌食、恶心、呕吐、严重贫血、高血压、生长迟缓。

(三)诊断

CTIN 多起病隐匿且临床表现缺乏特异性,容易漏诊,应详细询问病史,尽可能寻找病因。尿检可呈现,低比重尿,尿沉渣无或仅有少量细胞、无细胞管型,蛋白尿一般较轻,通常 24 小时<0.5g,小分子蛋白为主(β_2-微球蛋白、溶菌酶、视黄醇结合蛋白、TH-蛋白等),也可出现氨基酸尿、糖尿。血检常可见贫血、电解质紊乱、代谢性酸中毒,血肌酐可正常,但很多患者就诊时已有不同程度的血肌酐升高。影像学检查(B超、放射性核素等)可协助诊断,如 B 超可示双肾体积缩小,皮质回声增强,肾、输尿管、膀胱形态异常等。病因不明的患者应行肾活检,但当病程进展至晚期,肾活检的诊断价值则很有限。若怀疑遗传缺陷者,应行基因检测。

(四)治疗及预后

1. 治疗 CTIN 的治疗强调早诊断、早干预,尽可能控制和去除病因,以阻止肾间质病变迁延恶化,同时重视并发症的治疗。

(1)病因治疗:治疗原发病对于阻止肾间质慢性炎症迁延进展至关重要,如控制感染、及时解除尿路梗阻和反流、停用肾毒性药物、积极治疗系统性疾病等。

(2)对症支持治疗:纠正水、电解质和酸碱失衡。对于慢性肾功能不全的患者,应按慢性肾脏病的治疗原则进行处理,积极治疗贫血、高血压、肾性骨病、心血管病等并发症。对 ESRD 患者,及时采取肾脏替代治疗,维持性透析或肾移植。

2. 预后 CTIN 的预后很大程度取决于原发病。如肾单位肾痨最终均发展至 ESRD,泌尿系统结构畸形则可造成不同程度的肾损害。

(周建华 张瑜)

参考文献

[1] 胡亚美.诸福棠实用儿科学.8 版.北京:人民卫生出版社,2015.

［2］ ROBERT M K,BONITA F S,JOSEPH W S G Ⅲ,et al. 主译:毛萌,桂永浩.尼尔逊儿科学.原著第 19 版.北京:世界图书出版公司,2017,2035-2045.

［3］ 王海燕.肾脏病学.3 版.北京:人民卫生出版社,2008.

［4］ LORENZO V,TORRES A,SALIDO E. Primary hyperoxaluria. Nefrologia. 2014,34(3):398-412.

［5］ 张菲菲,邵乐平,高延霞.原发性高草酸尿症医学进展.国际泌尿系统杂志.2015,35(1):135-138.

［6］ Alnylam presents positive Phase 3 results from ILLUMINATE-A study of lumasiran,an investigational RNAi therapeutic for treatment of primary hyperoxaluria type 1. www. alnylam. com/capella. June 07,2020.

［7］ LE DUDAL M,HUGUET L,PEREZ J,et al. Stiripentol protects against calcium oxalate nephrolithiasis and ethylene glycol poisoning. J Clin Invest. 2019,129(6):2571-2577.

第十章　泌尿系感染

泌尿系感染(urinary tract infection,UTI)是指病原体侵入泌尿系统而引起的炎症,是儿童时期常见的感染性疾病。急性肾盂肾炎感染全身症状明显,发热、寒战、可伴腰痛及肾区叩击痛,同时可伴有下尿路刺激征状。急性膀胱炎以膀胱及尿路刺激征状为主,但婴幼儿期临床症状多不典型,易延误诊断和治疗。

儿童泌尿系感染具有以下特点:①新生儿期:70%~80%为男孩,以非特异性表现为主,60%患儿可有生长发育停滞,部分患儿有抽搐、嗜睡、易激惹,故对新生儿原因不明的发热不退、可疑败血症者应尽早查尿;②婴儿期:仍以全身症状为主,发热、烦躁、喂养困难及腹泻等,排尿时哭闹、尿布疹;③儿童期:典型的尿路刺激征状,可伴腹痛及一过性血尿,慢性者可有高血压及肾功能不全。在<6岁的儿童中,女童的累积发病率为6.6%,男童为1.8%,其中平均年发病率女童为0.9%~1.4%,男童为0.1%~0.2%;6~16岁年龄组中,女童发病率为0.7%~2.3%,男童为0.04%~0.12%。在发热原因不明的婴儿和<2岁的儿童中,泌尿系感染占5%,其中女童高于男童2倍以上,但在新生儿期及婴儿早期,男童发病率高于女童。

第一节　病因及发病机制

一、病原体

根据病原体的种类不同可分为特异性和非特异性泌尿系感染。前者指由真菌、病毒、结核菌、淋球菌、支原体、衣原体及寄生虫等所致的感染;后者指由一般细菌所引起的感染,主要为革兰氏阴性杆菌感染,其中最常见的是大肠杆菌,占60%~80%,其次为变形杆菌、肺炎克雷伯杆菌及副大肠杆菌等,尤其是存在泌尿系畸形的患儿中,非大肠杆菌的培养阳性比例增高。近年来革兰氏阳性球菌感染呈上升趋势,特别是在新生儿中,B族链球菌所致的泌尿系感染的比例明显高于其他年龄组。有时由于应用抗生素或机体本身抗菌物质(如补体、抗体、溶菌酶等)的作用,细菌产生变化,即组织中的细菌细胞壁形成障碍,成为球浆体,成为L型细菌。此时其毒力虽然较原菌弱,但可在肾髓质高渗环境下存活,当宿主防御力下降时又可致病,这种L型细菌常为慢性泌尿系感染源之一。

二、感染途径

上行感染最多见,致病菌从尿道口上行并进入膀胱,引起膀胱炎,膀胱内的致病菌再经输尿管移行至肾脏,引起肾盂肾炎。其次是血行感染,经血源途径侵袭尿路的致病菌主要是金黄色葡萄球菌,多见于新生儿、婴儿。结肠内的细菌和盆腔感染可通过淋巴管感染肾脏,肾脏周围邻近器官和组织的感染也可直接蔓延。此外还可由于泌尿系器械检查、留置导尿而引起。

三、儿童易发生泌尿系感染的因素

女婴尿道短,男婴常有包茎或包皮过长。婴儿期使用尿布,尿道口易为粪便污染。儿童时期产生抗体能力差或分泌型IgA产生不足有利于细菌侵入。儿童较成人有更多泌尿系梗阻的解剖和功能异常(如膀胱输尿管反流、不稳定膀胱等),故易发生尿潴留或残留尿,而利于细菌生长,可导致肾瘢痕形成,不仅影响肾的正常生长发育,且可致高血压,少数可发展为终末期肾病。

目前临床分类尚无统一标准,根据临床诊断及治疗的实用性常分为以下类型。

1. 根据感染部位分为急性肾盂肾炎和急性膀胱炎/尿道炎。

2. 根据临床症状的有无分为有症状和无症状泌尿系感染。

3. 根据临床起病急缓分为急性和慢性泌尿系感染。急性泌尿系感染是指病程6个月以内者。慢性泌尿系感染是指病程6个月以上,病情迁延者。

4. 根据尿路有无解剖和功能异常分为复杂性和非复杂性泌尿系感染。

5. 根据病程分为初发和再发性泌尿系感染,后者又可分为复发和重新泌尿系感染。

一、急性泌尿系感染

1. **新生儿** 临床症状极不典型,多以全身症状为主,如发热或体温不升、苍白、吃奶差、呕吐、腹泻等。许多患儿有生长发育停滞,体重增长缓慢或不增,伴有黄疸者较多见。部分患儿可有嗜睡、烦躁甚至惊厥等神经系统症状。常伴有败血症,但其局部尿路刺激征状多不明显。

2. **婴幼儿** 临床症状也不典型,常以发热最突出。拒食、呕吐、腹泻等全身症状也较明显。局部排尿刺激征状可不明显,但细心观察可发现有排尿时哭闹不安,尿布有臭味和顽固性尿布疹等。

3. **年长儿** 以发热、寒战、腹痛等全身症状突出,常伴有腰痛和肾区叩击痛,肋脊角压痛等。同时尿路刺激征明显,患儿可出现尿频、尿急、尿痛、尿液浑浊,偶见肉眼血尿。

二、慢性泌尿系感染

症状轻重不一,病程迁延或反复发作,伴有贫血、消瘦、生长迟缓、高血压或肾功能不全。此类应注意有无反流或先天尿路结构的异常。

一、尿液检查

离心尿(清洁中段尿)白细胞>5个/HPF,尿沉渣白细胞>10个/HPF。肾实质受累还可有蛋白尿,部分患儿尿中有红细胞。

尿亚硝酸盐检测,含有硝酸盐还原酶的细菌在尿中增殖时,可将尿中硝酸盐还原为亚硝酸盐,后者与试带中对氨苯砷酸发生重氮反应而显色。大肠杆菌和克雷伯菌感染呈阳性反应;而不含该酶的病原体(如球菌、真菌、支原体等)感染则呈阴性反应。

白细胞含有特异的酯酶,可作用于试带上的吲哚酚酯,产生吲哚,后者与重氮盐发生颜色反应,从而测知尿中有白细胞,当尿中白细胞 $25/\mu L$,镜下 $0 \sim 4$ 个/HPF 时即呈阳性。但应注意尿中大量蛋白可呈假阳性反应,服用呋喃妥因可呈假阳性反应。

二、尿液细菌学检查

尿细菌培养及菌落计数是诊断尿路感染的主要依据。通常认为中段尿培养菌落数 $\geqslant 10^5/mL$ 可确诊,$10^4 \sim 10^5/mL$ 为可疑,$<10^4/mL$ 考虑污染可能。但结果分析应结合病儿性别、有无症状、细菌种类及繁殖力综合评价临床意义。临床高度怀疑而常规尿液细菌培养阴性的,应做 L 型细菌和厌氧菌培养。

三、其他检查

新生儿、婴儿应做血培养。婴幼儿(尤其男婴)患儿应做以下检查:若患儿出现首次发热性 UTI 需行泌尿系统超声检查以明确是否存在需要远期评估的泌尿系统发育畸形,以 B 超了解肾脏大小、形态、有无积水、结石、畸形;X 线检查包括腹部平片、静脉肾盂造影、排泄性膀胱尿道造影,了解肾脏大小、形态、有无尿路梗阻、结石、积水、瘢痕、有无膀胱输尿管反流;同位素检查了解分肾功能,判断尿路梗阻。同位素肾静态扫描(DMSA)对肾实质损害有诊断价值,主要用于 UTI 急性期及远期评估。对于发热性 UTI,急性期行DMSA 检查有助于 UTI 的定位诊断,且 DMSA 的异常发现对膀胱输尿管反流相关筛查有一定预判意义。多项指南建议在超声提示肾积水或输尿管扩张,或 DMSA 提示急性肾盂肾炎、肾瘢痕,或复发性 UTI,或产前超声提示输尿管扩张、Ⅲ~Ⅳ级肾积水及其他非典型或复杂的临床情况时完善逆行膀胱尿路造影(VCUG 或 MCU)检查。反复或慢性患儿应做有关肾实质损伤的检查。

第五节 诊 断

年长儿多有尿频、尿急、尿痛等尿路刺激征,结合尿液检查,诊断较容易。但对于婴幼儿特别是新生儿,由于尿路刺激征不明显或缺如,而常以全身表现较为突出,如表现为不明原因的发热或体温不升、苍白、黄疸、呕吐、腹泻、易激惹难于安抚等,还有部分儿童无任何症状,但存在着有意义的菌尿,因此实验室检查成为诊断的重要依据。故对原因不明的发热患儿均应反复行尿液检查,争取在抗生素使用之前进行尿细菌培养及药敏试验。

凡符合下列条件者可确诊:①女童清洁中段尿培养菌落计数 $\geq 10^5$/mL、男童 $\geq 10^4$/mL,无论性别经导尿获得的尿标本菌落计数 $\geq 10^4$/mL;②未离心尿沉渣白细胞>5 个/HPF 或离心尿沉渣白细胞>10 个/HPF 或有泌尿系感染症状。具备以上 2 条可确诊,如无第②条,应再行培养菌落计数,仍 $\geq 10^5$/mL,且 2 次细菌相同者可确诊。若为粪链球菌,菌落数 $\geq 10^3$/mL 即可诊断。伴严重尿路刺激征状的女童,如尿中有较多白细胞,清洁中段尿培养菌落计数 $\geq 10^2$/mL,且致病菌为大肠杆菌类或腐物寄生球菌等,也可诊断;③耻骨上膀胱穿刺,只要有革兰氏阴性细菌生长即可确诊,但对于阳性球菌菌落计数>10^3/mL 考虑感染存在;④离心尿沉渣涂片革兰染色找菌,若细菌>1 个/HPF,结合临床症状亦可确诊。

完整的诊断除了评定泌尿系被细菌感染外,还应该包括以下内容:①确定致病菌类型,并行药敏试验;②本次感染是初发、复发或再感染;③是急性或慢性感染;④是症状性或无症状性感染;⑤是单纯性或复杂性感染,如有膀胱输尿管反流,还需进一步了解反流的严重程度和有无肾脏瘢痕形成;⑥感染的定位诊断,即急性肾盂肾炎或急性膀胱炎,一般而言急性肾盂肾炎时尿中白细胞管型、尿酶增高,尿浓缩功能可减退,并常有炎症的全身性反应如发热、血沉快、CRP 增高、血中前降钙素增高等,此外核素等检查也可提供参考。

第六节 治 疗

治疗目的:及时积极控制感染,去除诱发因素,防止肾瘢痕形成,预防再发。

一、一般治疗

保证足够液量,注意外阴清洁,保持大便通畅。对尿路刺激征明显者,可通过充分水化来缓解。

二、抗菌治疗

应根据尿培养及药敏试验结果,同时结合临床疗效合理选用抗生素。经验性选择抗生素时不仅要考虑可能感染细菌的种类、细菌对药物的敏感性,同时要考虑抗生素在体内的分布和在不同组织中的水平,并结合当地细菌谱的变化及耐药情况综合分析。单纯性急性肾盂肾炎应选择血药浓度高的药物,伴结构和功能异常者应选择血和肾组织药物浓度均高的药物。急性膀胱炎应选择尿药物浓度高的药物。如治疗2~3天症状无好转或菌尿持续存在,应及时根据尿培养及药敏的结果调整,必要时可两种药物联合应用。

近年来药物敏感性分析显示,氨苄西林、磺胺类药物和第一代头孢菌素的耐药性在国内外多个报道中达50%以上,提示这三类药物在部分人群或区域已不能作为治疗泌尿系感染的首选药物。不同医疗单位应及时根据本区域或中心的药敏监测数据及时调整优化抗生素的选择策略。

儿童常见病原菌对第三代头孢菌素总耐药性不高,可作为临床首选用药之一,如头孢曲松、头孢噻肟等,长期足量应用需注意菌群失调。一般而言,急性肾盂肾炎尤其是婴幼儿足量抗生素应用疗程10~14天。反复发作者则于急性症状控制后采用有效药物中的一种,给予小剂量(往往为治疗剂量的1/3)每晚睡前1次顿服,疗程应用3个月~1年。呋喃妥因作为非光谱抗生素,对革兰氏阳性菌的敏感性较高,尿中浓度高,不良反应少,可作为预防用药首选药物,但要考虑该药在低龄婴幼儿中的胃肠道反应。

第七节　预　后

急性期患儿经合理抗菌治疗,多数于数日内症状消失、治愈,但有近50%的患儿可复发或再感染,故急性期治疗后每月随访,至少3个月。反复发作者,每3个月复查,至少2年。再发病例多伴有尿路畸形,其中以膀胱输尿管反流最常见,VUR与肾瘢痕关系密切,肾瘢痕的形成是影响儿童预后的最重要因素,肾瘢痕在学龄期儿童最易形成,10岁后进展不明显,一旦引起高血压如不能被有效控制,最终发展至慢性肾衰竭。

(徐虹　饶佳)

参考文献

[1] FALLAHZADEH M K,FALLAHZADEH M H,DERAKHSHAN A,et al. Urinary tract infection after kidney transplantation in children and adolescents. Iran J Kidney Dis,2011,5(6):416-419.

[2] MAGRUDER M,EDUSEI E,ZHANG L,et al. Gut commensal microbiota and decreased risk for Enterobacteriaceae bacteriuria and urinary tract infection. Gut Microbes,2020,12(1):1805281.

[3] KAYA A G,KOYUN M,DINCKAN A,et al. Graft Survival in Patients With Lower Urinary Tract Dysfunction. Exp Clin Transplant,2021,19(2):125-130.

[4] ARPALI E,KARATAS C,AKYOLLU B,et al. Risk factors for febrile urinary tract infections in the first year after pediatric renal transplantation. Pediatr Transplant,2020,24(1):e13637.

[5] BRUBAKER A L,WU H Y,LEE A,et al. Ureterostomy as an alternative to ileal conduits in pediatric kidney transplantation. Clin Transplant,2020,34(2):e13777.

[6] 沈茜. 儿童泌尿道感染诊治规范. 中华实用儿科临床杂志,2021,36(5):337-341.

[7] 易著文,张星星. 儿童泌尿系感染的诊治进展. 中国实用儿科杂志,2004,19(2):76-78.

[8] 蒋小云,陈丽植. 儿童泌尿系感染的诊断与治疗. 实用儿科临床杂志,2009,24(17):1378-1382.

[9] 蒋小云. 儿童泌尿系感染的治疗. 2007中国儿肾中青年学者论坛,2007,85-90.

第十一章　泌尿系畸形

先天性肾脏及尿路畸形(congenital anomalies of kidney and urinary tract,CAKUT)在先天性器官发育畸形中最为常见,约占所有产前超声检出畸形的1/3,平均每1 000例新生儿中可发现3~6名CAKUT患者。CAKUT约占儿童慢性肾脏病(CKD)和终末期肾脏疾病(ESRD)病因的40%~50%。来自北美儿童肾移植登记数据显示CAKUT在儿童肾移植的原发病因中位居首位。人类肾脏的发育依次经历前肾、中肾和后肾。后肾的发育起始于孕第5周初输尿管芽(UB)与后肾间充质(MM)的相互诱导,最终形成具有多层肾单位的功能成熟的肾脏。在肾脏发育过程中出现的干扰或异常,可以导致CAKUT的发生。积极开展产前超声筛查,探讨相关的遗传及环境致病因素,有助于及早发现CAKUT,提高婴儿存活率及改善患者生存质量。

第一节　病因及发病机制

有学者认为,后肾发育异常是引发CAKUT的关键原因。后肾发育的关键过程包括输尿管芽萌出和分支、后肾间充质转上皮分化、共同中肾管凋亡,肾单位形成;其中任何一个环节发育异常都会导致CAKUT发生。例如,输尿管芽(UB)萌出位置过低会导致输尿管膀胱连接处异常;UB萌出位置过高形成输尿管下段梗阻;UB无萌出则同侧无肾即为肾缺如;UB多余萌出造成重复肾;异位萌出的UB其周围后肾间充质(MM)分支信号减少引起分支异常,导致肾发育不良。

虽然目前CAKUT的发病机制尚未阐明,但是基因突变等遗传机制受到越来越多的关注。有学者认为CAKUT至少部分为单基因遗传病,依赖于以下几点理由:①CAKUT存在一定的家族聚集性;②基因敲除小鼠呈现CAKUT表型;③单基因缺陷的人类多器官综合征中可以包括CAKUT表型。此外,近年来,重复拷贝数变异、染色体结构异常也被证实与CAKUT的发生有关。除了遗传因素外,孕期的环境因素也可以影响肾脏发育,包括孕期服用致畸药物(如氨基糖苷类抗生素、非甾体消炎药或ACEI类药物)、大量饮酒、胎儿生长受限以及孕母的疾病(如糖尿病)等。动物实验还提示孕期营养不良可以导致子代肾单位数目减少。目前有学者指出,CAKUT可能是多因素叠加效应导致而发生,某些基因单独存在时可能只增加CAKUT易感性,但在环境因素刺激或多个基因共同作用下将导致CAKUT的发生。对*bdkrb2*突变小鼠进行高盐饮食后发现仔鼠罹患高血压风险增加,且会导致小鼠肾髓质、肾集合管发育不良,肾小球发生异常。

第二节　临床分型

CAKUT的表型呈现多样化,包括肾脏发育异常(如肾不发育、肾发育不良、肾发育不全、多囊性肾发育不良、异位肾、马蹄肾),输尿管肾盂及膀胱异常(如巨输尿管、输尿管肾盂连接处梗阻、输尿管膀胱连接处梗阻或关闭不全、异位输尿管开口、双集合系统、巨膀胱),尿道异常(如后尿道瓣膜)等。此外,30%的CAKUT患者会合并肾外表型。

一、肾脏异常

肾脏畸形可见于双侧或单侧,可以单独存在或合并其他CAKUT及肾外畸形。部分患者起病隐匿,甚至缺乏任何临床症状,直至肾衰竭。CAKUT 主要包括三类肾脏畸形:①肾缺如(renal agenesis,RA)是指胚胎期肾脏发育并未正常启动。在胚胎学上,RA 由于 UB 与 MM 之间相互诱导失败,导致 UB 不能形成输尿管、肾盂和集合管;MM 不能形成肾单位。②肾发育不全(renal hypoplasia,RH)是指肾单位的数目减少,但是肾单位发育分化正常。临床上,RH 常定义为肾脏体积小于同龄平均值两个标准差,或肾脏总体积小于同龄正常参考值50%以上。③肾发育不良(renal dysplasia,RD)是指肾脏存在未分化或化生的组织成分。有时甚至整个肾脏都发育不良,如肾不发育(renal aplasia)或多囊性肾发育不良(multicystic dysplastic kidney,MCDK)。

值得注意的是,由于严重的 RD 或 MCDK 可以在产前或生后凋亡退化,最后残留一小块无功能的肾组织,表型类似于肾缺如。肾缺如和肾不发育在大体形态上难以鉴别,确诊需要镜检时发现退化的肾实质(肾不发育)。有研究显示肾不发育是先天性孤立肾的主要病因,但由于临床上难于操作,常以 RA 统称肾不发生和肾不发育。CAKUT 还包括肾脏的位置和形态畸形,如异位肾、融合肾、重复肾及旋转不良等。

二、输尿管肾盂及膀胱异常

CAKUT 主要包括以下输尿管肾盂及膀胱异常。

1. 双集合系统　双集合系统一般由于输尿管芽重复导致的。早期的重复常引起重复肾,重复肾常较小,与同侧肾融合,且重复肾的输尿管独立进入膀胱。后期发生的重复产生双输尿管,可能在膀胱内有各自的开口或可能在开口前与其他输尿管合并在一起。在很少见的情况下,输尿管可能异位开口于阴道、前庭或尿道。大多数双输尿管,两根输尿管彼此交错,高位肾盂来源的输尿管常进入膀胱远端。重复畸形很常见但多无症状;因此它们常不容易发现。有研究报道,重复畸形患病率可高达4%,女性是男性的4倍。单侧重复是双侧重复的5~6倍。

2. 泌尿道梗阻　主要表现为输尿管肾盂连接处梗阻、输尿管膀胱连接处梗阻或关闭不全,各部位梗阻若不及时解除最终都会导致肾积水并损害肾功能。在泌尿系统上段部分为肾盂、输尿管梗阻,肾积水发展快,但往往一侧受损害;在泌尿系统下段部分即膀胱、尿道梗阻,开始因为有膀胱作为缓冲,肾损害发展缓慢,但常为双侧肾脏损害。

三、尿道异常

CAKUT 主要包括以下尿道异常。

1. 尿道缺如和闭锁　尿道缺如罕见,基本发生于男性,也许说明了男性尿路胚胎形成的复杂性。尿道缺如常合并有膀胱梗阻。

2. 后尿道瓣膜　后尿道瓣膜指异常黏膜皱褶,形成活瓣阻塞尿流,这是儿童梗阻性尿路病引起肾衰的最常见的原因。当发现膀胱扩张合并梗阻性尿路病时,产前即可怀疑后尿道瓣膜。产前胎儿超声若发现锁孔征,即可诊断为后尿道瓣膜。为确定诊断,需要做膀胱排泄造影或内镜检查。后尿道瓣膜的胚胎形成机制仍不清楚。目前提出的假说为后尿道返折的过度生长、中肾管参与、射精管开口异常。

第三节　先天性肾脏及尿路畸形诊断

CAKUT 是一种先天性的结构畸形,可于胎儿时期超声检查发现,而绝大多数患者起病隐匿,甚至缺乏任何临床症状,也有部分临床表现不典型,可有反复出现尿路感染、血尿、腹部肿块、肾功能不全等非特异性症状。所以,临床上需要注重产前筛查以及相关畸形的排查,早期发现预后不良的危险因素,从而提供个性化的随访方案。

本病除常有泌尿系感染及肾功能改变的有关检测外,主要是影像学检查和新型生物标志物检查。

一、影像学诊断

1. 彩色多普勒超声　超声检查由于其具有再现性良好及非创伤性的特点,十分适合应用于儿科,对于发现儿童 CAKUT 具有明显优势。多数先天性泌尿系统结构异常有特异性超声表现,超声检查对肾积水和输尿管扩张较为敏感,且有助于判别重复肾、重复输尿管与正常下位肾及输尿管的关系。但因超声检查不易直观地观察到输尿管的全程,当肠道有明显积气时,常会干扰检查结果;此外,常规超声检查不能显示对比剂,对于肾发育不良、输尿管开口异常、肾异位、肾盂输尿管重复畸形及输尿管囊肿等发育异常的诊断价值较小,故泌尿系统超声适宜作为泌尿系畸形筛查和随访手段。

2. 磁共振尿路成像 磁共振尿路成像(magnetic resonance urography,MRU)作为一种无创性水成像技术,能进行多方位成像及三维重建,较为全面直观地显示重复肾及重复输尿管畸形。对于尿路积水高度敏感,明确诊断率明显高于静脉肾盂造影(IVP)。对于尿路扩张的患者,既能够对扩张程度进行明确呈现,同时也能对梗阻的位置进行随时探查用以确定梗阻发生的具体原因。相比于传统 IVP 检查,MRU 能更好地显示输尿管开口异位,对输尿管开口异位的诊断符合率为 90.5%。且兼有无 X 线辐射、无须碘造影剂、不需要肠道准备等优点,对于儿童、碘过敏患者更具有优势,还可作为术后随访指标。

3. CT 尿路造影 CT 尿路造影(computed tomography urography,CTU)是检查泌尿系统疾病的一种精确可靠的影像学方法,对于肾盂和输尿管畸形,CTU 能直观、准确显示肾盂的形态、大小、输尿管的数目、走行、汇合部位及异位开口等细节,使得多层螺旋 CTU 成为术前检查的重要手段。低剂量增强延时,多层螺旋 CT 三维尿路造影(MSCTU)成像技术较常规的 CTU 具有检查安全、速度快、分辨率高、受检者射线剂量低的优点,尤其是在诊断复杂性泌尿系梗阻畸形方面,MSCTU 具有明显的优势,其诊断正确率明显优于单纯 CT 扫描和超声检查。

4. 同位素肾显像 肾动态显像通过连续采集图像对双肾血流灌注情况进行观察,进而获得双肾血流灌注、摄取、引流曲线和肾小球滤过率值,能够定量对肾功能作出评价。肾动态显像能在早期发现上尿路梗阻、肾脏血流灌注减低、肾功能受损等情况,比较准确地对仍存在有一定功能的患者肾功能受损程度做出评价,尤其可对 IVP 检查不显影或显影较差的患肾有无功能作出判断,是目前临床上公认评价肾功能及预测梗阻解除后肾功能恢复方面的重要检查方法,对临床制定治疗方案及预后评估有重要价值。

二、遗传分子学诊断

随着基因诊断技术的不断发展,对 CAKUT 患者及家系进行全外显子测序(WES)、拷贝数变异分析(CNV)及全基因组测序(WGS)已逐步在临床中开展和应用。据国内外的报道显示单基因致病基因的 CAKUT 诊断检出率为 10%~30%。表 11-1 列出了常见 CAKUT 的致病基因遗传方式及表型谱系。

表 11-1 人类肾脏发育畸形主要致病基因表

OMIM	基因	临床肾脏表型	主要综合征	遗传方式
非综合征型				
#137920	HNF1β	RHD、RA	肾囊肿和糖尿病综合征	显性遗传
#112262	BMP4	RHD、RA	—	显性遗传
#146255	GATA3	RD	Hypothyroidism、sensorial deafness、renal anomalies	显性遗传
#120330/#191830	PAX2	RHD、VUR	Papillorenal 综合征	显性遗传
#191830	RET	RA	Hirschsprung's disease	显性遗传
#612666	DSTYK	RHD、UPJO	—	显性遗传
#107480	SALL1	RA、RHD、VUR	Townes-Brocks(Branchio-oto-renal-like 综合征)	显性遗传
#603490	WNT4	RHD	Mullerian aplasia and hyperandrogenism、SERKAL 综合征	显性遗传
#611559	UPK3A	RA	—	显性遗传
#219000	FRAS1、FREM2	RA、RHD	Fraser 综合征	隐性遗传

续表

OMIM	基因	临床肾脏表型	主要综合征	遗传方式
综合征型				
#118450	JAG1、NOTCH2	RHD、MCDK	Alagille 综合征	显性遗传
#113650	EYA1、SIX1、SIX5	RA、RHD	Branchio-oto-renal 综合征（鳃-耳-肾综合征）	显性遗传
#607323	SALL4	异位肾、CAKUT	Okihiro 综合征	显性遗传
#161200	LMX1B	RA	指甲髌骨综合征	显性遗传
#308700	KALL1、FGFR1	RA、RHD	Kallman 综合征	显性遗传
#610132	VANGL1	RA、RHD、异位肾	VACTERL/caudal regression 综合征	显性遗传
#142994	MNX1	RA、RHD、异位肾、VUR	VACTERL/caudal regression 综合征	显性遗传
#214800	CHD7	RA、RHD、异位肾、VUR	CHARGE 综合征	显性遗传
#122470	NIPBL	RA、RHD	Cornelia de Lange 综合征	显性遗传
#147920	MLL2	RHD、异位肾、VUR	Kabuki 综合征	显性遗传
#180849	CREBBP	RA、RHD、VUR	Rubinstein-Taybi 综合征	显性遗传
#146510	GLI3	RA、RHD	Pallister-Hall 综合征	显性遗传
#130650	KIP2	RHD、VUR	Beckwith-Wiedemann 综合征	显性遗传
#181450	TBX3	RA、RHD	Ulnar-Mammary 综合征	显性遗传
#270400	DHCR7	RA、RHD、VUR	Smith-Lemli-Opitz 综合征	隐性遗传
#214100	PEX	RHD、囊肿	Zellweger 综合征	隐性遗传
#300209	GPC3	RHD、囊肿、VUR	Simpson-Golabi-Behmel 综合征	X 连锁
#188400	Del. 22q11	RA、RD、VUR	Di George 综合征	染色体突变

OMIM：人类孟德尔遗传在线 http://www.ncbi.nlm.nih.gov/Omim/；RHD：肾发育不全/不良；UPJO：肾盂输尿管连接部梗阻；VUR：膀胱输尿管反流

三、新型生物学标志物

除了影像学的相关检查及诊断之外，近年来研究提示，一些新型的生物标志指标可用于评价肾脏早期受损情况，其中某些尿液的生物标志物还对于 CAKUT 患儿的肾功能损害有一定的预测功能。如 PAX2、血清单核细胞趋化蛋白 1（MCP1）、表皮生长因子（EGF）等。

四、尿动力学评估

尿动力学是根据流体力学原理，采用电生理学方法及传感器技术，来研究贮尿和排尿的生理过程及其功能障碍的一门科学，其在 CAKUT 当中的应用主要在泌尿系梗阻性疾病。其依检查方法可分为上尿路尿动力学及下尿路尿动力学。在 CAKUT 中应用较多的是下尿路尿动力学，包括尿流率测定、尿道压力分布测定术（UPP）、排尿性尿道压力分布膀胱压力容积测定术（CMG）、排尿期压力流率测定术（MUPP）、漏尿点压力测定术（LPP）、外括约肌电流图测定术（EMG）、排尿性膀胱尿道造影术、各种同步多道程测定术、影像尿动力学检查术及动态尿动力学测定术（Holter）等。尿动力学检查是诊断膀胱流出道梗阻的"金标准"。典型的患儿表现为尿流率低下，排尿期逼尿肌压力明显增高，残余尿量明显增多。

第四节 治疗与干预

CAKUT 是儿童 CKD 的主要病因，由于遗传或环境因素影响胚胎期肾脏及泌尿道的正常发育，而产生的一类表型多样、轻重程度不一的临床疾病,轻者可表现为单纯的肾单位数目减少,而重者可于胚胎期或新生期致死。

明确 CAKUT 的诊断后,目前主要的治疗手段,特别是梗阻性 CAKUT 的治疗手段仍是外科手术治疗。因此,对于此类疾病早期预防、早期诊断至关重要,在孕妇妊娠早期就应采用综合性的保护措施。尤其对于高风险人群要进行遗传咨询,在遗传咨询时,要对疾病的遗传方式、基因诊断、遗传病因、个体化预防治疗、预后等进行详细问诊,对患者生育时后代发生疾病进行预估和分析,进一步给出可供患者选择的方案。

随着 CAKUT 病程的进展,CAKUT 患儿肾功能逐渐恶化,进展至 ESRD 期,肾移植是最理想的治疗方法。CAKUT 进展 ESRD 患者中,进行肾移植前,需注意评估心功能,生长发育和营养状况,免疫接种情况,凝血状态,神经和精神状况等;评估患儿术前是否存在泌尿系感染,完善术前检查如 B 超、静脉尿路造影、CTU、DMSA 或 DTPA、MRU、逆行尿路造影(RPG)、尿动力学检查等评估泌尿道畸形的解剖学异常及功能异常;评估免疫风险及患儿术前免疫状态。术前评估对围手术期治疗方案的制定、手术方式的选择和术后免疫抑制方案的制定等具有重要意义,能提高肾移植手术成功率和长期存活率。肾移植术后相对无肾病复发风险,长期预后较好。但是,临床需警惕肾移植术后持续存在的尿路畸形,如巨输尿管扩张,后尿道瓣膜或神经源性膀胱患者中膀胱功能缺陷所可能引起的梗阻或感染的病情反复,及早科学诊治,有效避免加重移植肾的损伤。

由于一部分 CAKUT 患者表现为综合征性 CAKUT,在进行遗传咨询时还应该注意患者是否存在其他发育异常,如眼、耳、神经、代谢、生殖系统异常等。对于 CAKUT 的干预及治疗,产科、小儿肾内科、小儿泌尿外科及新生儿科等多个科室应该协同合作,联合诊治,更加个性化、精准化地管理此类患者。

第五节　预　后

CAKUT 患者一旦明确诊断,需要尽早进行手术治疗,手术后经过严格管理可以延缓进入慢性肾脏病的进程。

CAKUT 患儿大部分确切病因尚不明确。针对 CAKUT 患者逐步完善泌尿系统畸形超声筛查的工作,采用适宜的影像学诊断方法及血液、尿液相关生物学标志物,早期评估肾功能,以减少并延缓患儿的肾脏损害,对 CAKUT 的发生发展具有重要的临床意义。

(徐虹　饶佳)

参考文献

[1] CORNWELL L B,INGULLI E G,MASON M D,et al. Renal Transplants Due to Congenital Anomalies of the Kidney and Urinary Tract(CAKUT) Have Better Graft Survival Than Non-CAKUT Controls:Analysis of Over 10,000 Patients. Urology,2021,154:255-262.

[2] SANNA-CHERCHI S,WESTLAND R,GHIGGERI G M,et al. Genetic basis of human congenital anomalies of the kidney and urinary tract. J Clin Invest,2018,128(1):4-15.

[3] VERBITSKY M,WESTLAND R,PEREZ A,et al. The copy number variation landscape of congenital anomalies of the kidney and urinary tract. Nat Genet,2019,51(1):117-127.

[4] MONTEVERDE M L,PAZ M,IBANEZ J P,et al. Kidney transplantation in children with CAKUT and non-CAKUT causes of chronic kidney disease:Do they have the same outcomes? Pediatr Transplant,2020,24(8):e13763.

[5] NICOLAOU N,RENKEMA K Y,BONGERS E M,et al. Genetic,environmental,and epigenetic factors involved in CAKUT. Nat Rev Nephrol,2015,11(12):720-731.

[6] 李雅欣.基因拷贝数变异与先天性肾脏和尿路畸形的研究进展.国际儿科学杂志,2020(03):184-18.

第十二章 急性肾损伤

急性肾损伤(acute kidney injury,AKI)是由多种病因引起肾功能短期内(数小时到数天)急剧下降或丧失的临床综合征,表现为尿量减少,血清肌酐(serum creatinine,SCr),尿素等废物滞留,电解质失调和肾小球滤过率(glomerular filtration rate,GFR)下降,后续可进展为慢性肾脏病(chronic kidney disease,CKD)导致预后不良甚至死亡。AKI 已经在很大程度上取代急性肾衰竭(acute renal failure,ARF)概念,因其能更清晰地将肾功能衰竭定义为连续性、进展性过程。AKI 常见于肾脏科和 ICU,我国住院患儿 AKI 发生率为 20%(社区获得性 3%、医院获得性 17%),总死亡率达 4%。

第一节 病 因

脓毒症、危重疾病状态、新生儿、肾毒性药物(氨基糖苷类、万古霉素、钙调磷酸酶抑制剂、非甾体抗炎药、磺胺类、阿昔洛韦、环磷酰胺、血管紧张素转化酶抑制剂、放射造影剂等)、心脏手术(应用心肺旁路)、急性血管内溶血、横纹肌溶解等均是 AKI 发生的高危因素。

可概括为肾前性、肾实质性、肾后性三类,病因复杂且可相互影响、转变。

一、肾前性急性肾损伤

肾前性急性肾损伤也称"容量反应性"或"功能性急性肾损伤",由于肾灌注减少,肾小球滤过率(GFR)急剧下降所致。肾前性因素是儿童 AKI 最常见的发病形式,常见原因有:①真性血容量不足:胃肠道液体大量丢失(呕吐、腹泻、胃肠减压)、大面积烧伤、出血等引起血容量减少。②相对血容量不足:休克、低蛋白血症、严重心律失常、心包填塞、心力衰竭等导致有效循环减少。尽管 GFR 降低,但肾小管功能仍然完整,多无肾实质损伤,当肾脏灌注恢复正常时,尿量和 GFR 通常可恢复正常。

二、肾实质性急性肾损伤

由各种肾实质病变或由肾前性损伤发展而来,分为肾小球性、肾小管性、间质性、血管性。常见病因有急性肾小管坏死(acute tubular necrosis,ATN)、急性肾小球肾炎、急性间质性肾炎、溶血尿毒综合征、肾动静脉栓塞、血管炎、弥散性血管内栓塞、慢性肾脏病突发 AKI。

三、肾后性急性肾损伤

各种原因引起泌尿道梗阻所致,有排尿不连续或张力性尿失禁表现。如肾结石、肿瘤压迫、血块堵塞、先天性输尿管或尿道狭窄、神经源性膀胱等。

第二节 临床表现

大多数儿童 AKI 临床表现为肾功能急剧下降相关症状,如水钠潴留(全身水肿、肺水肿、脑水肿、心力衰竭),少尿或无尿(非少尿型患儿除外),电解质紊乱(高钾、低钠、高镁、低氯血症常见),代谢性酸中毒,高血压,全身各系统中毒症状。

第三节 辅 助 检 查

一、尿液检查

尿液检查包括尿常规,尿沉渣,24 小时尿蛋白定量,尿电解质(尿钠、尿肌酐)等。可辅助鉴别肾前性 AKI 与肾性 AKI(表 12-1)。

表 12-1 肾前性 AKI 与肾性 AKI 实验室鉴别诊断表

诊断指标	肾前性	肾性
尿沉渣	阴性或轻度异常	蛋白质、红细胞、白细胞(因原发病而定)
尿比重	>1.020	<1.020
尿渗透压(mOsm/L)	>500	<300
尿钠(mmol/L)	<10	>20
尿钠排泄分数	儿童<1.0% 新生儿<2.5%	儿童>1.0% 新生儿>2.0%
尿低分子量蛋白	水平低	增高
血尿素氮(mg/dL)/血清肌酐(mg/dL)	>20	<10~15
肾衰指数	<1	>2
补液试验/利尿试验	尿量增加/有效	无效

注:尿钠排泄分数=尿钠(mmol/L)×血肌酐(μmol/L)/(血清钠(mmol/L)×尿肌酐(μmol/L))×100%;肾衰指数=尿钠(mmol/L)×血肌酐(μmol/L)/尿肌酐(μmol/L);补液试验:2:1等张液 15~20mL/kg 半小时内输完,两小时内尿量增加至 6~10mL/kg 提示肾前性 AKI;利尿试验:如补液后无反应,可用 20%甘露醇 0.2~0.3g/kg 在 20~30 分钟推注完,2 小时尿量增至 6~10mL/kg 为有效,需继续补液改善循环,无反应者给呋塞米 1~2mL/kg,2 小时尿量增加 6~10mL/kg 为有效,否则为无效。

二、血液检查

血液检查需要动态监测血清电解质、肌酐、尿素氮、胱抑素 C(cystatin C,CysC)、血气分析等肾功能相关指标。目前临床习惯应用血尿素氮(mg/dL)/血清肌酐(mg/dL)值初步鉴别肾前性与肾性因素(表 12-1)。根据病因,血常规、凝血功能、心功能等也应注意常规监测。新的生物标志物,如中性粒细胞明胶酶相关脂质沉积蛋白(neutrophil gelatinase-associated lipocalin,NGAL)、肾损伤分子-1(kidney injury molecule-1,KIM-1)、白细胞介素-18(interleukin-18,IL-18)、胰岛素生长因子结合蛋白 7(insulin growth factor binding protein 7,IGFBP-7)、金属蛋白酶组织抑制物 2(tissue inhibitor of metalloproteinases 2,TIMP-2)在 AKI 的诊断和预后方面显示出良好的应用前景,并可能在血清肌酐升高、严重代谢紊乱和体液过负荷发生前指导早期干预。

三、影像学检查

腹部平片、泌尿系超声及 CT 有助于了解肾脏大小、形态,排查结石、肿瘤、畸形等可能。如高度怀疑尿路梗阻,且与急性肾功能恶化相关,可作逆行性肾盂造影。CT 血管造影、MRI 或放射性核素检查对了解血管病变有帮助,明确诊断仍需行肾血管造影,但造影剂可加重肾损伤,应慎用。

四、肾脏活检

肾活检指征:①合并严重蛋白尿或持续的肾小球性血尿;②合并全身疾病的症状体征或肾外疾病的证据,怀疑系统性红斑狼疮、血管炎等;③少尿期持续大于三周,与慢性肾脏病不能鉴别时;④伴有无容量扩张的严重高血压,且血压得到控制;⑤非梗阻肾病的无尿;⑥怀疑肾小球、肾间质或肾小血管病变时;⑦鉴别移植肾急性功能丧失的病因。

第四节 诊 断

目前无专门针对儿童 AKI 诊断的统一标准,现多沿用改良儿童 RIFLE 标准(pRIFLE 标准)(表 12-2)或 2012KDIGO 急性肾损伤(AKI)临床指南(表 12-3),诊断应注意儿童 SCr 基础值(表 12-4)。当出现肾功能急剧恶化或尿量急剧减少时,应怀疑 AKI。AKI 的早期诊断和及时治疗可显著降低病死率。一旦确诊 AKI,应进一步鉴别肾前性、肾性、肾后性 AKI(图 12-1)。

表 12-2　改良儿童 RIFLE 版 AKI 标准(pRIFLE 标准)

分期	估算肌酐清除率(eCCL)	尿量
风险期(risk)	eCCL 降低≥25%	<0.5mL/(kg·h)持续 8h
损伤期(injury)	eCCL 降低≥50%	<0.5mL/(kg·h)持续 16h
肾功能衰竭期(failure)	eCCL 降低≥75% 或 eCCL<35mL/(min·1.73m²)	<0.3mL/(kg·h)持续 24h 或无尿 12h
肾功能丧失期(loss)	肾衰竭持续>4 周	
终末期肾病(ESRD)	肾衰竭持续>3 个月	

注:估算肌酐清除率,estimated creatinine clearance,eCCL;终末期肾病,end-stage renal disease,ESRD。

表 12-3　2012KDIGO 急性肾损伤(AKI)临床指南诊断标准

分期	血清肌酐(SCr)	尿量
Ⅰ 期	48h 内绝对值升高≥26.5μmol/L(≥0.3mg/dL)或 7 天内较基线值升高 1.5~1.9 倍	<0.5mL/(kg·h)持续 6~12h
Ⅱ 期	7 天内较基线值升高 2.0~2.9 倍	<0.5mL/(kg·h)持续≥12h
Ⅲ 期	7 天内较基线值升高>3 倍或 SCr 升高≥353.6μmol/L(≥4.0mg/dL);或肾脏替代治疗或<18 岁患儿 eGFR<35mL/(min·1.73m²)	<0.3mL/(kg·h)持续≥24h 或无尿≥12h

注:eGFR,估算肾小球滤过率。

表 12-4　不同年龄段儿童 SCr 值正常参考区间

年龄段	SCr 值(μmol/L)	年龄段	SCr 值(μmol/L)
新生儿	44.2±7.1	8~9 岁	44.2±8.8
0.5~3 岁	28.3±6.2	10~11 岁	46.4±8.0
4~5 岁	33.6±6.2	12~18 岁	50~80
6~7 岁	37.1±7.1		

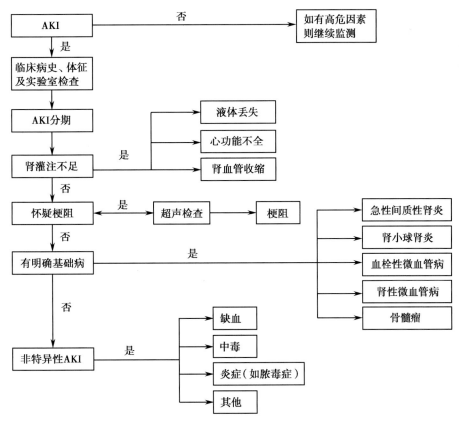

图 12-1　急性肾损伤病因诊断流程图

第五节　鉴别诊断

一、病因诊断

AKI 的病因诊断思路可参照 2012KDIGO 急性肾损伤(AKI)临床指南(图 12-1)。有呕吐、腹泻、失血休克病史,查体见脱水貌,补液试验尿量增加,利尿试验有效则提示肾前性 AKI。有肾病病或特殊用药史,查体发现水肿、高血压,补液试验和利尿试验无效提示肾性 AKI。泌尿系统影像学检查有助于发现泌尿系梗阻等肾后性 AKI。

二、慢性肾脏病

AKI 病程<3 个月,而慢性肾脏病≥3 个月,伴有贫血(长期肾脏损伤引起促红细胞生成素分泌减少)、骨骼病变。影像学检查(B 超、CT)提示肾脏体积缩小,肾图提示肾脏慢性病变。

第六节　治疗与预防

治疗原则　治疗原发病,去除病因,改善肾功能,防止并发症。

一、预防管理

高危患儿每日测量尿量,记录体重以评估液体平衡情况,监测 BUN、SCr、血糖、血气。

二、管理与治疗

1. 病因治疗　首先纠正可逆性病因,如外伤、心衰、急性失血、感染等。上尿路梗阻需手术者应在确诊 12 小时内尽快实施。

2. 支持疗法　注意休息,每天补充 20~30kcal/kg 热量,未进行肾替代治疗(renal replacement therapy, RRT)的非分解代谢性 AKI 患者每天补充蛋白质 0.8~1.0g/kg,而行 RRT 治疗的患者每天补充蛋白质 1.0~1.5g/kg,行连续性血液净化及高分解代谢的患者每天补充蛋白质最高可达 1.7g/kg。给予高糖、低蛋白(优质动物蛋白)、高维生素的食物。

3. 对症治疗　纠正循环电解质紊乱、代谢性酸中毒、高血压等。

4. 液体管理　维持体液平衡。每日摄入液体量=尿量+显性失水量+不显性失水量-内生水。无发热状态下,不显性失水量 300mL/m^2,体温每增高 1℃,不显性失水量增加 75mL/m^2。内生水非高代谢情况下为 100mL/m^2。需要准确地评估患儿血容量情况,指导初始液体管理。随后的液体治疗是基于对液体输入和输出、体重、血压、脉搏和中心静脉压等的密切监测进行。血流动力学不稳定时,无失血性休克则建议使用等张晶体液扩容;AKI 高危患者首选扩张血容量治疗,不推荐首选胶体液;需要大量补液且避免容量超负荷患儿可选用胶体液。一般不推荐使用利尿剂,除非有明确容量超负荷情况。

5. 药物管理　避免肾毒性药物的使用,以免加重 AKI。当 GFR 低于 50mL/(min·1.73m^2)时,经肾排泄的药物通常需要减少剂量。如果肾功能改善或下降,应根据需要重新调整剂量。对呕吐腹泻、脓毒症的 AKI 患儿,考虑暂停使用 ACEI、ARB 药物,至临床情况改善。此外,如必需使用万古霉素、地高辛等药物,需定期监测药物浓度。

6. 透析治疗　适应指征:①无尿持续 6 小时或严重少尿(尿量<200mL 持续 12h 小时以上);②液体严重超负荷,出现充血性心力衰竭、肺水肿、严重高血压等,利尿剂治疗效果不佳;③血钾≥6.5mmol/L 或心电图提示高钾;④严重酸中毒,血浆 HCO$_3^-$<12mmol/L 或动脉血 pH<7.2;⑤严重氮质血症(BUN>50mmol/L 或 SCr>300μmol/L);⑥伴有严重的并发症(如脑病、心包炎等)。

第七节　预　后

　　儿童 AKI 的发生可导致死亡率和慢性肾脏病的发病率增加。据报道,在美国患有 AKI 的住院患儿死亡率约为 15%,在非重症监护病房(ICU)发生 AKI 的儿童死亡率较低,报告范围为 1.5% ~ 9.5%。ICU 中患有 AKI 儿童的死亡率显著升高,据报道,美国在 2003—2010 年期间,ICU 中 AKI 患儿的死亡率约为 30%,同期巴西(36%)和我国台湾地区(44%)的 AKI 死亡率亦较高。一般来说,死亡率最高的是婴儿、多器官功能衰竭患者或接受肾脏替代治疗的患者。

　　儿童 AKI 幸存者有发展为慢性肾脏病(CKD)的风险,包括高血压和 ESRD,且 AKI 是导致远期死亡发生的危险因素之一,故建议对于诊断为 KDIGO 临床指南Ⅱ期以上的中度至重度 AKI 儿童和每年接受至少一次肾脏替代治疗且维持 5 年的儿童,如果发现慢性肾脏病的任何证据,则继续随访至成年。尽早对危险因素(如高血压和蛋白尿)的干预有望延缓这些高危人群 CKD 的进展。

（张爱华）

参考文献

［1］ XU X,NIE S,ZHANG A H,et al. Acute Kidney Injury among Hospitalized Children in China. Clinical journal of the American Society of Nephrology:CJASN,2018,13(12).

［2］ KASHANI K,CHEUNGPASITPORN W,RONCO C. Biomarkers of acute kidney injury:the pathway from discovery to clinical adoption. Clin Chem Lab Med,2017,55(8):1074-1089.

［3］ JEFFERSON L S,LOFTIS L L,WASHBURN K K,et al. Modified RIFLE criteria in critically ill children with acute kidney injury. Kidney international,2007,71(10):1028-1035.

［4］ Kidney disease:Improving Global Outcomes(KDIGO)Acute Kidney Injury. Kidney international,2012,2:124-138.

［5］ 任晓旭. 小儿急性肾损伤的病因与诊断. 中国小儿急救医学,2013,20(4):343-347.

［6］ SUTHERLAND S M,BYRNES J J,KOTHARI M,et al. AKI in hospitalized children:comparing the pRIFLE,AKIN,and KDIGO definitions. Clin J Am Soc Nephrol,2015,10(4):554-61.

［7］ SCHNEIDER J,KHEMANI R,GRUSHKIN C,et al. Serum creatinine as stratified in the RIFLE score for acute kidney injury is associated with mortality and length of stay for children in the pediatric intensive care unit. Crit Care Med,2010,38(3):933-939.

［8］ BRESOLIN N,SILVA C,HALLLAL A,et al. Prognosis for children with acute kidney injury in the intensive care unit. Pediatr Nephrol,2009,24(3):537-544.

［9］ CHANG J W,JENG M J,YANG L Y,et al. The epidemiology and prognostic factors of mortality in critically ill children with acute kidney injury in Taiwan. Kidney Int,2015,87(3):632-639.

第十三章 慢性肾脏病

慢性肾脏病(chronic kidney disease,CKD)是肾脏结构或功能的持续异常,发病率高,影响大。慢性肾脏病儿童常出现多系统器官功能异常,影响儿童生长发育和长期预后。临床医生应熟悉儿童慢性肾脏病病因、并发症、治疗策略等,对慢性肾脏病儿童合理诊治,改善患儿预后,提高生活质量。

第一节 慢性肾脏病的定义、分期

一、慢性肾脏病的定义

根据国际肾脏病学会全球改善肾脏病预后组织(the kidney disease improving global outcomes,KDIGO)2012 年更新的关于评估和管理慢性肾脏病的实践指南,慢性肾脏病定义是指持续超过 3 个月,对健康有影响的肾脏结构或功能的异常。CKD 的诊断标准有以下两个方面。

1. 有肾脏结构或功能损伤的指标,包括以下几个方面:白蛋白尿、尿沉渣检查异常、肾小管功能异常、肾脏病理学检查异常、影像学发现有肾损伤的结构异常、肾移植经历等。

2. GFR<60mL/(min·1.73m^2)时间大于 3 个月。

其中任何一项指标持续异常时间超过 3 个月都可以诊断 CKD。

对于儿童应该注意:病程>3 个月的标准并不适用于新生儿或年龄≤3 个月的婴幼儿;GFR<60mL/(min·1.73m^2)标准不适用于 2 岁以下的儿童;可用尿总蛋白或白蛋白排泄率高于同年龄正常值来替代的尿白蛋白≥30mg/24h;电解质异常也应使用依据不同段年龄的标准来定义。

二、慢性肾脏病分期

CKD 本身并不是一个诊断,确定病因与严重程度对于治疗及预后有重要意义。因此建议根据病因、GFR 类别及白蛋白尿类别进行 CKD 分级。

按 GFR 可分为 5 期。

1. G1 期 GFR≥90mL/(min·1.73m^2)(正常或偏高)。

2. G2 期 GFR 60~89mL/(min·1.73m^2)(轻度下降)。

3. G3A 期 GFR 45~59mL/(min·1.73m^2)(轻度至中度下降)。

4. G3B 期 GFR 30~44mL/(min·1.73m^2)(中度至重度下降)。

5. G4 期 GFR 15~29mL/(min·1.73m^2)(重度下降)。

6. G5 期 GFR<15mL/(min·1.73m^2)(肾衰竭)。

在没有肾损伤证据的情况下,GFR 分期中 G1 与 G2 都不符合 CKD 标准。GFR 分级不适用于年龄<2 岁的 CKD 患儿。

还可以按尿白蛋白进行分级。

1. A1 期 AER<30mg/24h。

2. A2 期 AER 30~300mg/24h。

3. A3 期 AER>300mg/24h。

用尿白蛋白与尿肌酐的比值(urinary albumin/creatinine ratio,ACR)来分级。

1. A1 期　ACR<30mg/g。
2. A2 期　ACR 30~300mg/g。
3. A3 期　ACR>300mg/g。

目前还没有能够包含所有儿童在内的尿蛋白(白蛋白)排泄的正常值标准。在年龄超过两岁的儿童中,评估蛋白尿分级可以参照以上成人的指南,但应该考虑年龄、性别、种族、青春期状态、肥胖等情况,并要考虑有无运动、发热和体位的因素。还应根据基础疾病,说明蛋白尿是以肾小管还是以肾小球性蛋白尿为主。

三、肾小球滤过率

肾小球滤过率是指单位时间内(min)经肾小球滤出的血浆液体量,也表示为单位时间内(min)两侧肾脏生成的超滤液量(mL),是评估肾功能和肾脏疾病进展的最有用指标。

测量准确 GFR 的最常用方法是用某些特殊的外源性物质。物质 x(Cx)的肾脏清除率计算如下:$Cx = \dfrac{UxV}{Px}$,其中 V 是单位时间内的尿量(mL/min),Ux 是物质 x 的尿浓度,Px 是物质 x 的血浆浓度。Cx 以毫升每分钟(mL/min)表示。如果该物质可自由通过肾小球毛细血管并且未被肾脏合成、重吸收或代谢,则 Cx 等于 GFR。

目前菊粉的肾清除率仍然是评估儿童和成人 GFR 的金标准。菊粉不与蛋白质结合,并被肾小球自由过滤。它不会被肾小管分泌,代谢或吸收,因此这种外源物质成为理想的 GFR 标记物。然而,菊粉清除率测定方法繁琐,给患者造成痛苦,费时、昂贵,定时尿样收集困难(尤其是在患有输尿管反流或膀胱功能障碍的儿童中),难以在儿童临床中常规使用。

在 20 世纪 70 年代中期,Schwartz GJ 等设计了 Schwartz 公式,根据使用血浆肌酐(plasma creatine,Pcr),身高和经验常数的方程式估算。

$$eGFR\left(\frac{mL}{min \cdot 1.73m^2}\right) = \frac{0.55 \times length(cm)}{Pcr(mg/dL)}$$

在临床得到广泛应用,后来又添加了婴儿、青少年的经验常数值。

近来的数据表明,根据碘海醇测定的 GFR(碘海醇分子量 821Da,是安全的非离子型低渗造影剂,它不被肾小管分泌、代谢或再吸收,血浆蛋白结合<2%,碘海醇可作为菊粉的有希望的替代方法),发现 Schwartz 公式高估了 GFR,这很可能是用于测量肌酐的方法变化的结果(既往用 Jaffe 方法测肌酐,肌酐值往往偏高;而用酶法测肌酐,消除了干扰等因素导致测定值降低)。在 2009 年 Schwartz GJ 等发表了依据碘海醇 GFR 为标准的基于身高,血清肌酐(serum creatine,Scr),胱抑素 C,血尿素氮和性别的 GFR 估算公式,

$$CFR = 39.1 \times \left[\frac{height(m)}{Scr\left(\frac{mg}{dL}\right)}\right]^{0.516} \times \left[\frac{1.8}{cystatin\ c\left(\frac{mg}{L}\right)}\right]^{0.294} \times \left[\frac{30}{BUN\left(\frac{mg}{dL}\right)}\right]^{0.169} \times 1.099(male) \times \left[\frac{height(m)}{1.4}\right]^{0.188}$$

但其计算复杂,为了方便床边计算开发了利用身高(厘米)与肌酐(mg/dL,酶法测定)的 GFR 估算公式,也可以很好地估算 GFR。

$$eGFR[mL/(min \cdot 1.73m^2)] = 0.413 \times \frac{height(cm)}{Scr(mg/dL)}$$

第二节　慢性肾脏病的病因及进展因素

一、病因

慢性肾脏病目前没有足够的关于病因的流行病学研究。根据北美儿童肾脏协作组关于异常 GFR 病

因的研究,可大致分为以下几种:①先天性肾畸形:梗阻性肾病,肾脏未发育、肾发育不良、发育异常,反流性肾病及多发性囊性肾病。②肾小球疾病:局灶节段性肾小球硬化及其他。③其他原因:溶血尿毒综合征,间质性肾炎,遗传性疾病(如遗传性肾炎、草酸盐沉着症、胱氨酸病)以及有相当部分病因不明。

同时,在不同年龄段引起 CKD 的主要病因不相同,在生后第一年起病的患儿中先天性肾脏及泌尿道的畸形占 CKD 病因中的首位,而在大年龄儿童肾小球疾病比例逐渐增高。

二、影响慢性肾脏病进展的因素

影响 CKD 进展因素很多,已有很多研究表明,高血压、蛋白尿是 CKD 进展的独立危险因素,有效控制高血压、蛋白尿在 CKD 进展中起重要作用。此外,高脂血症、高尿酸、代谢性酸中毒以及吸烟、低出生体重等因素也可加快肾脏病疾病进展。

(一) 内部环境因素

1. 高血压　CKD 患儿中,超过 50% 存在高血压。高血压是 CKD 进展的独立危险因素,其中肾素-血管紧张素系统起重要作用,肾素分泌增加,血管紧张素 II、醛固酮增多,多种因子的表达增加,导致肾小球硬化,肾小管间质炎症和纤维化。高血压也可导致内皮功能障碍,导致组织灌注减少,肾脏组织缺氧从而导致肾功能进一步下降。

2. 贫血　CKD 患儿中,由于促红细胞生成素的减少,铁的丢失,有毒代谢产物蓄积,红细胞生成受到抑制,寿命缩短,以及炎症的参与等导致贫血。贫血时可导致低氧血症,刺激肾小管产生内皮素-1 及转化生长因子-β,合成细胞外基质,氧消耗增加等进一步加重 CKD。

3. 蛋白尿　蛋白尿不仅是肾脏损伤的表现,同时也是促进肾脏病进展的重要因素。并且发现在相同血压水平,蛋白尿水平越高,肾功能下降越快。关于蛋白尿导致肾损伤的机制,目前认为可能与以下因素有关:①尿蛋白可直接毒性作用于肾脏导致肾小管间质损伤;②过多的蛋白沉积于足细胞,引起系膜细胞的分化凋亡,导致肾小球硬化;③直接作用于近端肾小管,引起肾小管上皮细胞的改变,可促进氧化应激,小管转分化和凋亡等。

4. 血脂异常　由于受到 CKD 的持续时间、蛋白尿的严重程度的影响,CKD 患儿有 39% ~ 65% 伴有血脂异常。血脂异常是心血管疾病的危险因素,同时也是肾脏病进展的危险因素。CKD 患儿血浆低密度脂蛋白(low density lipoprotein,LDL)水平升高,脂蛋白可氧化为脂质过氧化物和其他二次氧化产物,刺激单核细胞和巨噬细胞释放促炎细胞因子和趋化因子,加速炎症反应,从而促进 CKD 发展。CKD 患儿高密度脂蛋白水平(high density lipoprotein,HDL)降低,而 HDL 具有抗氧化、抗炎症作用。此外,脂质沉积在肾脏血管,导致血管内皮损伤,促使巨噬细胞浸润,促进释放炎症因子及血管活化物质,引起血管内皮进一步损伤。

5. 尿酸　CKD 可导致血尿酸升高。现有大量研究表明,高尿酸血症可参与高血压的发生,并可促进肾脏病的进展。高尿酸血症可导致一氧化氮合酶-1 表达降低,一氧化氮产生减少,肾血管阻力增加,钠重吸收增加,导致内皮功能障碍和血管损伤;高尿酸血症可刺激肾素的表达,激活肾素-血管紧张素-醛固酮系统,引起血管收缩,血压升高;高尿酸血症可导致肾小球动脉血管重塑肥大;高尿酸还可以作用于血管细胞导致炎症反应。

6. 代谢性酸中毒　肾脏是酸碱调节的重要器官。代谢性酸中毒与慢性肾脏病进展紧密联系。在 CKD 时,由于肾脏排出固定酸的能力下降,肾小管合成氨的能力下降以及对碳酸氢盐的重吸收减少等导致代谢性酸中毒。代谢性酸中毒也可导致 CKD 的进展,由于酸性物质的潴留可刺激肾脏产生内皮素,调节肾小管功能,进一步加重肾脏排酸异常,肾单位为增加泌氨,导致补体和肾素-血管紧张素系统的激活,可导致肾小管间质的炎症、肾小球硬化。

7. 高磷血症　CKD 患儿可有血磷升高,甲状旁腺素分泌增加。继发性的甲状旁腺功能亢进症增加了骨质纤维化及骨病的发病率。短期的高磷血症可增加炎症因子和氧化应激,导致血管内皮功能障碍;而长期的高磷血症可导致成骨细胞标志物在血管平滑肌细胞表达增加,引起血管钙化,从而进一步导致肾功能下降。

（二）外部因素

1. 低出生体重 低出生体重可增加 CKD 及终末期肾病的发病率；尽管其作用机制尚不明确，但既往有研究表明，低出生体重更容易导致肾单位数量的减少及肾脏体积偏小。有研究发现低出生体重儿的肾脏活检组织中肾小球肥大与早期局灶节段性肾小球硬化相似，低出生体重儿 CKD 的高风险可能与先天肾脏的缺陷相关。

2. 种族 由于环境、基因等因素的影响，某些种族更容易发生终末期肾病，且在某些疾病中进展更快。生活在非洲西部以及非裔美国人，载脂蛋白-L1（APOL-1）等危险基因具有更高的肾小球硬化发生率。此类患者在狼疮性肾炎及艾滋病相关性肾病中，更容易在幼年时期出现肾功能迅速恶化。

3. 肥胖 在 CKD 患儿中，虽然大部分患儿存在着生长、营养不良的问题，但仍有 15% 的患儿体重指数（BMI）大于 95%。由于类固醇皮质激素的使用，患儿容易出现向心性肥胖。肥胖也是慢性肾脏病的进展因素，肥胖相关的胰岛素抵抗，脂肪细胞因子的变化可导致 CKD 的进展；此外，肥胖本身也可以导致肾脏病进展，肥胖患儿可有肾小球肿大，间质纤维化，更易出现肾小球硬化以及肾功能衰竭。

4. 其他因素 Ricardo 等人的研究表明，父母知识水平越高，CKD 的进展越缓慢，考虑与其具有更高的知识水平，对患儿的照顾、护理更周全延缓了 CKD 的进展。既往临床与动物试验均表明吸烟或被动吸烟可导致 CKD 患者疾病进展，其损伤机制尚不明确，有学者提出，吸烟导致 CKD 患者氧化刺激，一氧化氮利用度降低，内皮素浓度升高，肾小管损伤。此外，吸烟时交感兴奋导致血压升高均可导致肾脏损伤。

第三节 儿童慢性肾脏病的治疗和管理

慢性肾脏病治疗主要包括原发病的治疗、并发症的治疗、肾脏替代治疗（移植和透析）。

一、儿童慢性肾脏病的原发病的治疗和管理

（一）先天因素治疗

对于部分可逆性病因，如后尿道瓣膜、肾积水、膀胱输尿管反流等尿路畸形可予以纠正。

（二）后天因素治疗

对于不同原因引起的肾小球肾炎，在未进展至终末期肾病时，需给予恰当的治疗。而 3~4 期 CKD 患儿，免疫抑制的使用需要权衡利弊。尽量避免使用肾毒性药物，如两性霉素、环孢素或他克莫司，若必须使用则需密切监测，根据 GFR 调整用药剂量。

1. 婴儿期及青春期这两个儿童快速生长期内，CKD 进展相对最快，故在此阶段的 CKD 患儿需要密切监测。

2. 加强对照护者健康知识的干预。父母与家庭，要掌握相关知识。

3. 肥胖已成为影响 CKD 进展的因素之一，肥胖/超重儿童发生肾小球硬化风险增加，心血管相关疾病也会增加，因此推荐肥胖的 CKD 儿童减肥，以减缓 CKD 进展。

二、儿童慢性肾脏病并发症治疗和管理

（一）控制血压

儿童慢性肾脏病（the chronic kidney disease in children，CKiD）研究及相关研究表明，CKD 患儿常伴随着高血压，CKiD 最早的基线研究队列中 54% 的儿童有高血压范围的血压（收缩压或舒张压值等于或超过同年龄、性别和身高的第 95 百分位值），或有高血压病史。

有较多的研究表明积极的血压控制可以延缓 CKD 进展。根据美国国家高血压教育项目（National High Blood Pressure Education Program，NHBPEP）建议 CKD 患儿目标血压应控制在第 90 百分位以下或低于 120/80mmHg；动态血压监测（ambulatory blood pressure monitoring，ABPM）平均血压应低于第 50 百分位以获得最大益处。青少年血压应控制在 120/80mmHg。KIDGO 建议儿童 CKD 患者，当血压持续高于同年龄、性别、身高组第 90 百分位时，开始降压治疗，并指出 CKD 患儿（尤其合并蛋白尿者），在不出现低血压

相关症状和体征的情况下,尽量血压维持低于第 50 百分位。

治疗主要有以下方面。

1. 非药物治疗如减肥、运动、限制钠摄入。

2. 药物治疗 包括利尿剂、血管紧张素转化酶抑制剂(ACEI)或血管紧张素受体拮抗剂(ARB)、血管扩张剂等。

噻嗪类利尿剂可能产生代谢相关不良反应,用于存在代谢综合征风险者需慎重;袢利尿剂可单用或联用噻嗪类利尿剂用于治疗 CKD 4~5 期患者高血压;保钾利尿剂中的氨苯蝶啶和阿米洛利降低细胞外容量的作用不如噻嗪类利尿剂和袢利尿剂且易致高血钾,使用时应注意。ACEI 或 ARB 能较好地控制血压,但晚期 CKD 患儿使用需谨慎。使用一周内需监测血肌酐和血钾,若血肌酐升高超过 30% 或者血钾明显升高则需减量或停药。限制钠盐摄入量或加用利尿剂可以增强 ACEI 和 ARB 的降压及降尿蛋白作用。钙通道阻滞剂(CCB),二氢吡啶类易致液体潴留,还可影响代谢,在环孢素或他克莫司等使用时,要注意其相互作用。非二氢吡啶类与 β 受体阻滞剂联用易致严重缓慢性心律失常,应引起注意。

对于用药剂量的确定,需要综合考虑药代动力学、并发症及合并用药等,若药物经肾脏排除,尚需根据 GFR 调整用药剂量。

(二)减少尿蛋白

在研究 CKD 进展因素的队列研究中,通常将肾脏疾病的潜在原因分为两大类"肾小球"或"非肾小球"疾病。据 CKiD 研究,无论是肾小球疾病还是非肾小球疾病,尿蛋白/肌酐>2mg/mg 都是 CKD 快速恶化的危险因素。其中有研究发现,对于非肾小球疾病,蛋白尿及收缩期血压水平都是 CKD 进展的独立危险因素。在血压正常的 CKD 患者,其 CKD 进展的速度与其蛋白尿水平相对应。有报道在非糖尿病 CKD 患者中,初始尿蛋白水平/治疗后尿蛋白下降程度及延缓肾功能进展与 ACEI 的使用具有相关性。

ACEI 和 ARB 均有助于减少尿蛋白,但目前研究未证明两者联合使用更有利于减缓 GFR 下降,相反可能存在隐性副作用。

(三)降血脂

CKD 患者血脂代谢异常通常表现为三酰甘油升高、高密度脂蛋白降低,后两者均为发生动脉粥样硬化和心血管事件的独立危险因素,不利于患者远期预后。

胆固醇过载可以损伤肾小球,理论上通过他汀类药物降脂,可降低肾小球损伤速度。然而诸多研究对此没有统一结论。但是高血脂可以造成心血管系统损害,因此,对于 10 岁以上的 CKD 患儿,有推荐使用他汀类药物。然而,也有人认为对于 18 岁以下的 CKD 患者(包括长期透析治疗和肾移植的患者)建议改善生活方式,不建议启动他汀类或他汀类/依折麦布联合治疗。

(四)水电解质酸碱平衡紊乱

CKD 引起的水电解质代谢紊乱主要为水钠潴留、代谢性酸中毒、高钾血症、钙磷代谢紊乱。

1. CKD 4~5 期患儿易有水钠潴留,早期可以限制钠摄入,并结合使用袢利尿剂来治疗。对于有梗阻性肾病、发育不良等导致的肾性低钠,要注意补充水钠,尤其在腹泻呕吐时。儿童 CKD 患者限盐的相关建议是基于年龄的,此外,CKD 患儿常常存在肾小管损伤,容易丢失大量的电解质。故对于部分 CKD 儿童需要补充钠盐而不是限制钠盐摄入。

2. 代谢性酸中毒常发生于 CKD 4 期,合并生长发育落后。KDIGO 推荐碳酸氢钠口服,剂量为 1~2mmol/(kg·d),分 2~3 次口服。目标维持碳酸氢根浓度≥22mmol/L。

3. 代谢性酸中毒、GFR 下降等都可导致高血钾,CKD 患儿需低钾饮食以预防高血钾的发生,一旦出现高血钾,可予碳酸氢钠,亦可口服阳离子交换树脂,并使用袢利尿剂促进钾排泄。

(五)贫血

CKD 贫血的主要原因是促红细胞生成素(erythropoietin,EPO)相对或绝对不足;血浆中的一些毒性物质能干扰红细胞生成和代谢,导致红细胞寿命缩短、铁代谢紊乱、营养不良;透析管路失血等。治疗包括补充铁剂、补充红细胞生成刺激剂(erythropoiesis stimulating agents,ESAs)和输注红细胞。治疗方案取决于患儿贫血和铁缺乏的严重程度。治疗目的除了要使血红蛋白(hemoglobin,Hb)达到推荐目标水平外,更重要的是使 Hb 维持在靶目标范围之内,避免大范围波动。纠正 CKD 贫血的关键是确定何时启动治疗及治疗要达到的靶目标。

(六)肾性骨病

由 CKD 导致的系统性矿物质和骨代谢异常,可表现为以下方面:钙、磷、PTH 或维生素 D 代谢异常;骨转换、骨矿化、骨量、骨骼长度生长或者骨强度异常;骨外钙化。CKD 患儿需定期监测血清钙、磷、PTH、碱性磷酸酶活性等。治疗包括使用维生素 D 制剂(活性维生素 D),补充钙剂和低磷饮食,使用磷结合剂等。

(七)营养不良

在不同的研究中,CKD 儿童营养不良的患病率为 20%~45%。CKD 营养不良的发病原因包括:食欲和营养摄入减少、激素紊乱、代谢失衡、炎症、分解代谢增加、透析相关的异常等。推荐对患儿定期进行营养状态评估。它的治疗需要多学科、多层面、个体化方法。

(八)发育落后

慢性肾病引起生长障碍的因素诸多,代谢性酸中毒、营养不良、电解质失衡、肾性骨病,激素紊乱失衡等。因而推荐每年监测身高、体重、营养状态及其他生长发育治疗尤其重要,发现及早治疗。

治疗包括纠正代谢异常、治疗营养不良、合理钠的摄入、生长激素治疗等。

三、儿童慢性肾脏病移植/透析治疗

CKD 患儿进入 5 期就面临肾脏替代治疗,肾脏替代治疗包括腹膜透析、血液透析、肾移植。血液透析/腹膜透析有不同的操作方式,肾移植根据肾源不同亦不同,而不同的治疗方式取决于不同的社会、经济、家庭环境等因素。

第四节 慢性肾脏病与营养不良

营养不良是 CKD 并发症之一,并影响儿童生长发育。营养不良还与 CKD 症状恶化有关。肥胖是一个全球性问题,也日益影响着 CKD 人群。患有 CKD 的婴儿,儿童和青少年面临独特的营养挑战,对 CKD 的营养管理尤为重要。

一、慢性肾脏病的营养管理目标

1. 保持最佳营养状态(即通过摄入适当数量和类型的营养素,实现正常的生长模式和身体成分)。
2. 避免慢性肾衰竭并发症、代谢异常和营养不良。
3. 降低成年期慢性病和死亡率的风险。
4. 促进适当的体重增加和身高增长,控制血清磷和钾水平,并保持体液平衡是 CKD 常规营养目标。

随着对营养的理解的发展,出现了另外两个目标:减少体内炎症和降低心脏病风险。但是不同的年龄和肾脏疾病的类型,营养管理的方法差异很大。CKD 婴幼儿的营养主要目标是促进适当的体重增加,身高增长,并保持电解质的稳态。对于年龄较大的儿童和青少年,传统的营养目标集中在钾和磷的管理,体液平衡和生长上。

二、慢性肾脏病的营养评估

定期评估营养状况和提供足够的营养是全面管理 CKD 儿童的关键组成部分,2009 年 KDOQI 发布了全面的营养指南,介绍了评估的方法和工具。

1. 应定期评估患有 CKD 2~5 期的所有儿童的营养状况和生长。
2. 以下有关营养状况和生长参数应与 CKD 2~5 期儿童阶段性评估相结合:①饮食摄入量(3 天饮食记录或 3 次 24 小时饮食回忆);②长度或身高百分位数或标准差评分(standard deviation score,SDS);③长度或身高变化百分位数或 SDS;④估计的干重和重量百分位数或 SDS;⑤体重指数(body mass index,BMI);⑥头围百分数或 SDS(仅限 3 岁以下);⑦标准化蛋白分解代谢率(normalized protein catabolic rate,nPCR)。

3. 建议所有 CKD 2~5 期儿童的营养和生长参数监测频率应根据儿童的年龄和 CKD 期而定。

三、影响肠内营养选择的因素

1. 毒素会影响食欲并增加胃肠道症状,如反流和胃排空。

2. 成长可能会受影响,尤其当孩子接近终末期肾病(end stage renal disease,ESRD)时,临床医生应了解肾衰竭对线性生长延迟的影响与营养摄入的充足性之间的关系。

3. 透析的类型,残余肾功能和药物。

4. 肾脏原发疾病影响微量元素和电解质的需求。

5. 监测生长和生化指标是驱动肠内喂养调整的主要因素。

四、能量与蛋白质

2009 年 KDOQI 指南建议将 CKD 3 期儿童的理想蛋白质摄入量维持在膳食参考摄入量(dietary reference intake,DRI)的 100%~140%,CKD 4~5 期儿童的饮食摄入量维持在 DRI 的 100%~120%。对于患有 CKD 5D 期的儿童,建议将饮食蛋白质摄入量保持在 DRI 的 100% 以达到理想的体重,再加上透析蛋白和氨基酸损失的补偿:PD 0.15~0.3g/(kg·d)和 HD 0.1g/(kg·d)。CKD 2~5D 期儿童的能量摄入应为按年龄计算的估计能量需求(estimated energy requirement,EER)的 100%,并且对能量摄入的进一步调整应基于体重比率的反应得失。

儿科肾脏营养特别工作组(pediatric renal nutrition taskforce,PRNT)的临床实践建议采用建议饮食摄入量(suggested dietary intake,SDI)的方法来制定患儿的能量、蛋白质需求。SDI 能量[kcal/(kg·d)]:①2 岁,男 81~95,女 79~92;②3 岁,男 80~82,女 76~77;③4~6 岁,男 67~93,女 64~90;④7~8 岁,男 60~77,女 56~75;⑤9~10 岁,男 55~69,女 49~63;⑥11~12 岁,男 48~63,女 43~57;⑦13~14 岁,男 44~63,女 39~50;⑧15~17 岁,男 40~55,女 36~46。SDI 蛋白质[g/(kg·d)]:①2 岁,0.9~1.05;②3 岁,0.9~1.05;③4~6 岁,0.85~0.95;④7~8 岁,0.9~0.95;⑤9~10 岁,0.9~0.95;⑥11~12 岁,0.9~0.95;⑦13~14 岁,0.8~0.9;⑧15~17 岁,0.8~0.9。SDI 蛋白质(g/d):①2 岁,11~15;②3 岁,13~15;③4~6 岁,16~22;④7~8 岁,19~28;⑤9~10 岁,26~40;⑥11~12 岁,34~42;⑦13~14 岁,34~50;⑧15~17 岁,男 52~65,女 45~49。

SDI 基于国际机构使用的身体活动水平(PAL):①1~3 岁 PAL 为 1.4;②4~9 岁 PAL 为 1.6;③10~17 岁 PAL 为 1.8。

最佳能量需求是所需的能量以维持正常的体重、生长和发育,并坚持长期健康的体育锻炼。CKD 2~5 期儿童的初始能量摄入处方应近似于相同年龄的健康儿童。CKD 2~5 期儿童的目标蛋白质摄入量应在 SDI 的最高端,以促进最佳生长,该范围最底端的蛋白质摄入量被认为是最小安全量,不应将蛋白质摄入量降低到该水平以下。对于尿素水平持续偏高的儿童,在排除其他原因引起的尿素水平偏高后,可以将蛋白质的摄入量调整至 SDI 的下限。

生命第一年热量和营养的主要来源是液体,另外,热量摄入是生命第一年生长的主要决定因素,其重要性超过生长激素的作用。因此,优化 CKD 婴儿和幼儿的热量至关重要。重度多尿症婴儿的每日液体需求量是健康婴儿的 1.5~2 倍,需要补充液体;而少尿、水肿、高血压患儿则需要限制液体量。母乳是患有或不患有慢性肾脏病的婴儿的首选营养来源。标准乳清占主导地位的婴儿配方奶粉的蛋白质和电解质含量比酪蛋白占主导地位的配方奶粉更接近母乳,可以作为母乳不足的替代品。当需要限制液体,或正常的饮食量会加剧呕吐和胃食管反流时,可以适当增加配方食品的配方浓度。配方奶粉的浓缩应逐渐增加以确保耐受性,因为渗透压的增加可能会引起腹泻、呕吐和胃食管反流,还会增加肾脏的溶质负荷,并且可能导致过多的磷酸盐、钾及其他矿物质和维生素。固体食品的营养含量必须与配方食品所提供的营养含量相平衡,以实现能量、蛋白质和其他营养素的最佳摄入。根据 CKD 的阶段和血液生化结果,可能需要限制钾和磷酸盐的摄入。

植物性来源蛋白质在某些方面可能会有好处:结合磷酸盐的吸收率降低;降低成纤维细胞生长因子-

23;降低内源性酸的产生。低果糖饮食可降低多种有害生物标志物和血压。纤维或水果蔬菜以及未经加工的植物性食品为基础的高纤维饮食,可以降低心血管疾病的风险,同时也有利于有益细菌的生长。植物性高纤维饮食也有助于将血清磷保持在目标范围内。

一旦发现体重百分数恶化,应立即进行干预。解决体重增加不佳的第一步是解决饮食摄入减少的任何可纠正原因,例如胃食管反流、呕吐、酸中毒、容量超负荷或透析不足。能量和蛋白质模块可以添加到母乳、标准婴儿配方食品和婴儿肾脏特定配方食品中。鼻-胃管、胃造口管均可提高摄入量,并赶超小儿 CKD 的需求喂养。然而管饲会带来长期的喂养困难,例如咀嚼和吞咽问题、拒食、恐慌发作和口腔运动技能发展不良。

五、其他

其他包括补充钙和维生素 D、控制血清磷水平、治疗酸碱代谢失衡、补充足量的维生素和矿物质。CKD 可造成体内维生素 E、维生素 K 蓄积;也可引起体内维生素 A 水平升高,过量的维生素 A 会引起骨骼的破骨作用及血清钙水平增高。KDOQI 建议所有透析患儿应补充水溶性维生素。

第五节　儿童慢性肾脏病与贫血

贫血是儿童慢性肾脏病的常见并发症,通常表现为疲劳、无力、注意力不集中、嗜睡和运动耐力低等。儿童贫血发生率随着 CKD 的进展而增加。北美儿科肾脏试验和协作研究(North American Pediatric Renal Trials and Collaborative Studies, NAPRTCS)研究数据表明,CKD 3 期患儿的贫血患病率为 73%,4 期为 87%,而 5 期超过 93%。它与多种不良临床后果相关,包括死亡率和心血管危险因素(如左心室肥大)。不管在透析还是非透析 CKD 患儿,其贫血均与死亡和住院风险增加相关,尤其对于透析的青少年中,血红蛋白(hemoglobin, Hb)水平的降低是死亡率的重要且独立的因素。国际儿童腹膜透析协作网(international pediatric peritoneal dialysis network, IPPN)的数据显示 CKD 贫血患儿死亡率显著增加,根据 Hb 水平分为两组,≥110g/L 和 <110g/L 两组,其生存率比较有明显差异。

贫血还与 CKD 本身的进展有关,越来越多的证据表明,贫血可能是 CKD 进展的独立危险因素。已经在成人中发现轻度贫血患者及早开始贫血治疗延缓了肾脏替代治疗的开始的时间。NAPRTCS 队列中贫血组和无贫血的 CKD 患儿比较,贫血组肾小球滤过率更低。在 CKiD 数据研究中发现贫血与 GFR 加速下降相关,当 GFR 低于 43mL/(min·1.73m²)阈值时,Hb 随 GFR 呈线性下降关系,GFR 每下降 5mL/(min·1.73m²),Hb 则以 3g/L 的速度更快的下降。

相反,随着贫血的改善,CKD 儿童的健康相关的生活质量明显得到改善。因此,贫血管理是临床儿童 CKD 管理的核心组成部分。与成年人不同,CKD 儿童存在线性生长发育需求和神经认知问题,使得他们面临更多来自贫血相关的不良反应风险。

一、儿童慢性肾脏病贫血的定义和诊断

(一)定义

儿童 CKD 贫血是指因 CKD 所致促红细胞生成素(erythropoietin, EPO)相对或绝对不足引起的贫血,此外,CKD 患儿血浆中的一些毒性物质能干扰红细胞生成和代谢,导致红细胞寿命缩短、铁代谢紊乱、营养不良和透析管路失血等,亦参与了 CKD 患儿贫血的发生。需除外其他疾病引起的贫血。

(二)诊断标准

儿童正常的 Hb 水平随年龄和性别变化较大,所以贫血的诊断也需要准确评估。2008 年,世界卫生组织(WHO)报告儿童的正常 Hb 的参考水平和贫血诊断标准,该标准也被 2012 年发布的 KDIGO 和 2013 年 KDOQI 采纳用作 CKD 贫血的诊断标准(血红蛋白水平:0.5~5 岁,<110g/L;5~12 岁,<115g/L;12~15 岁,<120g/L;大于 15 岁,男<130g/L,女<120g/L)。诊断贫血后需进一步排除其他疾病所致贫血才能诊断为儿童 CKD 贫血。

二、儿童慢性肾脏病贫血的发生机制

多种因素可能导致儿童 CKD 贫血的发生,目前认为其主要原因是 EPO 的减少,其他因素包括:造血原料(如铁、叶酸、维生素 B_{12})缺乏,实验室检查、透析导致的慢性血损失,慢性炎症等,均可能导致 CKD 贫血的发生。在 CKD 的早期阶段,营养因素和铁缺乏症可能在贫血的病因中具有更重要的作用。相比之下,肾脏的 EPO 产量下降可能在 CKD 的后期有更大的贡献。

(一)EPO 缺乏

EPO 是红细胞生成的主要生理调节因子,主要是由肾间质细胞产生。EPO 与存在于骨髓祖细胞表面的 EPO 受体结合,在各种红系定向因子的影响下,在各种造血原料齐备下,祖细胞逐步分化、增殖,发育为成熟红细胞。CKD 患儿 EPO 的减少导致红系祖细胞的凋亡增加,并降低红细胞成熟度。另外,发现 EPO 可作为免疫调节因子,降低体内炎症因子,抑制炎症反应,从而减少炎症对骨髓造血的抑制作用,EPO 的减少使得这种抑制作用减弱加重贫血。

(二)营养物质缺乏

大部分 CKD 患儿存在营养不良。CKD 患儿平素控制饮食,体内堆积的毒素影响了胃肠功能,导致食欲缺乏、恶心呕吐,而且一些肾脏病药物的应用又可能造成孩子腹泻等副反应,上述因素都会加重患儿胃肠道吸收营养物质,造成造血原料,比如铁、叶酸、维生素 B_{12} 的吸收减少。而儿童新陈代谢旺盛,本身生长发育营养要求高,加上慢性炎症影响,都可能加重营养物质缺乏。

其中,体内铁含量不足是 CKD 患儿最常见的营养不良。铁缺乏是导致 CKD 贫血的发生和持续存在的重要因素,也是 CKD 贫血的治疗靶向。反复采血、手术干预、透析造成失血以及红细胞寿命缩短等,这些都导致 CKD 患儿持续存在慢性失血,尤其透析的 CKD 儿童。

(三)慢性炎症

慢性炎症在 CKD 患者中很常见,儿童 CKD 患者中发现普遍存在较正常人群增高的 C 反应蛋白水平,现在又称为"微炎症状态"。且发现慢性炎症状态与贫血风险增加相关。促炎性细胞因子,例如 IL-6、肿瘤坏死因子可能通过抑制红细胞生成、缩短红细胞寿命、刺激铁调素的合成、导致营养不良等途径,加重 CKD 患者的贫血。

(四)铁调素过度激活

铁调素(hepcidin),又称肝脏表达的抗菌肽,是一种有内在抗菌活性的急性期反应物,也是人体铁稳态的关键调节剂。铁调素经肾脏迅速排泄并在近端小管重吸收。正常情况下,体内铁的过量、炎症及缺氧都会刺激其生成。

在 CKD 患者体内铁调素明显升高,不仅影响肠上皮细胞,影响铁的肠道吸收,它还影响了巨噬细胞表面的膜铁转运蛋白,使得被巨噬细胞吞噬的衰老红细胞中的铁不能从网状内皮系统中释放,限制了铁的生物利用度,导致铁堆积但却不能用于红细胞生成,导致"功能性铁缺乏症"。

(五)慢性肾衰竭并发症影响

CKD 患者随病程进展,有害物质的排泄逐渐下降,体内堆积越来越多的毒素。已证明慢性肾衰竭血清会缩短红细胞的存活,并可能还会刺激溶血,加重贫血。

(六)其他因素

血液透析患者中,与透析相关的肉碱缺乏,降低红细胞膜的强度,并导致红细胞存活率下降。CKD 患者还可能发生骨髓抑制、骨髓纤维化。ACEI/ARB 类药物的应用通过血管紧张素 II 信号通路影响红细胞的增殖分化。维生素 D 缺乏增加了 CKD 患儿的贫血风险。还有其他不可改变的因素,包括种族、性别、年龄(12~17 岁更容易患贫血)等,都会导致贫血的差异性发生。

三、儿童慢性肾脏病贫血的评估项目和频率

(一)评估项目

一旦 CKD 患儿诊断有贫血,需要进行贫血初始评估,具体项目如下。

1. 全血细胞计数 包括血红蛋白（Hb）值、红细胞平均体积（MCV）、红细胞平均血红蛋白含量（MCH）、红细胞平均血红蛋白浓度（MCHC）、白细胞计数和分类、血小板计数和网织红细胞计数。

2. 铁储备和铁利用指标 血清铁蛋白（serum ferritin, SF）可反映铁储备状态；总铁结合力（total iron binding capacity, TIBC）是能与血浆中转铁蛋白全部结合时的铁总量；转铁蛋白饱和度（transferrin saturation, TSAT）反映可用于红细胞生成的铁，是血清铁与总铁结合力的比值。

3. 血维生素 B_{12}、叶酸、EPO 水平，骨髓涂片和粪便隐血等检查，以明确贫血病因。

EPO 缺乏通常会导致正色素性贫血，网织红细胞数量减少。如果有白细胞和血小板异常或者红细胞指数异常，则需要考虑其他原因导致的贫血。白细胞或血小板计数降低需要考虑存在骨髓抑制状态，有可能是一过性病毒感染、恶性肿瘤、药物副作用或自身免疫性疾病。网织红细胞计数正常或升高应提示考虑失血或溶血。小细胞低色素（MCV 和 MCHC 下降）贫血最多见于缺铁和地中海贫血，而大细胞性贫血提示叶酸或维生素 B_{12} 缺乏可能性大。

SF 水平反映了铁体内的总储量，低 SF 水平已被证明是儿童 CKD 铁缺乏的特定预测因子，但它也是急性期反应产物，在全身性炎症或营养不良时也会升高。在没有炎症的情况下，目标 SF 水平应该>100ng/mL。TSAT 被认为是可用于运输至骨髓以进行红细胞生成的铁量的标志，也是 CKD 患者铁缺乏的高度特异性预测因子。CKD 患者的治疗目标是 TSAT>20%。但是，当 TIBC 低（<200µg/dL）时（比如在营养不良或严重蛋白尿情况下），TSAT 评估铁可用性价值明显下降。

鉴于 SF 和 TAST 的局限性，NICE 指南已经不建议单独检测 SF 和 TSAT 作为判断铁状态的指标，建议结合低色素红细胞百分比（percentage of hypochromic red blood cells, HRC%）和网织红细胞血红蛋白含量（reticulocyte hemoglobin content, CHr）用于功能性铁状态评估，但目前在儿童 CKD 贫血的实验室检查中经验有限。

（二）评估频率

取决于初始评估时有无贫血、是否使用红细胞生成刺激素（erythropoiesis stimulating agent, ESA）和铁剂以及 CKD 分期。

1. 无贫血病史、未使用 ESA 治疗 CKD 1~3 期，至少每年测定 Hb 1 次；CKD 4~5 期，未开始接受透析治疗者，至少每 6 个月测定 Hb 1 次；CKD 5 期和透析者，至少每 3 个月测定 Hb 1 次。

2. 有贫血病史，未接受 ESA 治疗 CKD 3~5 期未接受透析和 CKD 5 期接受腹膜透析者，每 3 个月测定 Hb 1 次；CKD 5 期接受血液透析者每月测定 Hb 1 次。

3. 在开始使用 ESA 时 开始应用和调整剂量后每 2~4 周测定 Hb 1 次；CKD 非透析患儿在 ESA 治疗稳定期之后每 3 个月测定 1 次；CKD 5 接受透析者至少每月测定 1 次。

4. CKD 患儿出现发热、感染和外伤出血等应激状态时应及时测定 Hb。

5. 铁代谢评估 使用口服铁剂的患儿，每 3 个月评估 1 次；使用静脉铁剂的患儿，至少每月评估 1 次。

四、治疗

儿童 CKD 贫血的治疗主要包括补充铁剂、补充 ESA、输血治疗等。治疗方案取决于患儿贫血和铁缺乏的严重程度。治疗目的是纠正贫血，缓解患儿贫血症状，更重要的是维持 Hb 在目标范围内，尽可能避免大波动。何时启动贫血治疗以及确定维持的目标范围非常重要。

（一）启动治疗时机

CKD 患儿的治疗启动点为 Hb<110g/L。同成人相比，儿童 CKD 患者发生贫血早、进展快，延误治疗会增加输血风险，同时增加患儿死亡风险、住院风险和左心室肥大等发生风险。考虑到 CKD 儿童线性生长和神经认知的发育，使他们面临来自贫血相关的不良反应风险更高，治疗启动点较成人（90~100g/L）高。

（二）Hb 目标水平

目前关于儿童 CKD 贫血的目标 Hb 范围仍然存在争议，2012 年 KDIGO 的 CKD 贫血指南中建议儿童的 Hb 治疗目标水平 110~120g/L。2015 年英国国家卫生和临床技术优化研究所（NICE）制订的慢性肾脏病贫血管理指南建议：≥2 岁 CKD 儿童 Hb 的目标范围是 100~120g/L，<2 岁的 CKD 儿童在 95~115g/L。

国内儿童 CKD 贫血诊断和治疗专家共识推荐：Hb 目标范围是 120~130g/L。应该结合患儿的线性生长、心理发育、学习和体能等指标来确定发育期儿童的目标 Hb 水平，不能绝对根据推荐的阈值来决定治疗。

（三）铁剂补充

1. 铁剂补充启动时机　CKD 贫血患儿常常存在有不同程度的缺铁，铁剂治疗的指征主要是以 TSAT 和 SF 为依据。如果 TSAT<20% 并且 SF<100μg/L 就很可能存在铁储备减少，需要启动铁剂治疗。开始 ESA 治疗前的一部分患儿经过补铁治疗可以改善贫血，也建议开始 ESA 治疗前需要评估铁状态，尤其对于 SF<50μg/L，可以优先补铁。

TSAT 维持在 20%~50%，SF 水平维持在 100~200μg/L 时较为适宜。但应对每例患者进行个体化评估，SF 和 TSAT 的正常值会随着儿童的年龄而变化，参考值通常从婴儿期到青春期都会增加，而且随不同的机体状态有所变动。

2. 铁剂治疗用法用量　非透析患儿和腹膜透析患儿优先考虑口服途径，血液透析患儿可选择静脉补铁。

口服元素铁的剂量为每天 2~3mg/kg，最大剂量为 1 日 6mg/kg，单日最大剂量为 150~300mg，单次或分 2~3 次给药。口服铁剂便宜，相对安全，给药方便。但口服铁剂有吸收差、胃肠道反应重、患者依从性差等缺点。

患儿不耐受口服铁剂或口服铁剂治疗 3 个月未达到目标 Hb 水平，可考虑静脉用铁剂。静脉补铁常见有葡萄糖醛酸铁和蔗糖铁，较右旋糖酐铁过敏反应少。剂量每次元素铁 1~2mg/kg，单次最大剂量 <100mg，建议每 2 周 1 次，1 个疗程累计总量不超过 1 克。在静脉铁剂治疗期间，严密监测患儿的铁代谢状态。1 个疗程结束后，如果铁代谢指标仍未改善，需要进一步查找原因，根据患儿具体情况酌情决定是否进行下一个疗程铁剂治疗。

3. 铁剂治疗减停时机　当 SF>300μg/L 或 TSAT>50%，静脉补铁要警惕铁负荷过度导致的严重副反应，一旦发生，应停用静脉补铁。铁超载状态除了会引起氧化应激增加外，还可能与多种不良临床效应相关联。所以一般对于 TSAT>30%、SF>500μg/L 的患者不常规实施铁剂治疗。

4. 静脉补铁的注意事项　体内铁负荷过多、急性感染及重症肝病患儿应禁用静脉铁剂。静脉铁剂滴注期间应用心电监护生命体征，注意铁剂过敏反应，需配有复苏药物和受过专业培训的人员以及时处理严重过敏反应。铁剂治疗过程中需定期检测监测各项铁代谢指标，谨防铁剂过度负荷引发不良反应（氧化应激、细胞毒性、含铁血黄素的沉积、过敏反应以及感染风险增大）。使用口服铁剂的患儿，每 3 个月评估 1 次铁代谢。使用静脉铁剂的患儿，至少每月评估 1 次铁代谢。应注意在感染、炎症状态时，SF 会一过性增高，并不一定是铁储备过剩，需检查 C 反应蛋白以帮助鉴别，有条件还可以加做 HRC% 和 CHr 帮助进一步判断铁状态。

（四）红细胞生成刺激素

除补铁外，使用 ESA 是 CKD 患者贫血管理的关键要素。虽然 ESA 主要用于终末期患者，但也有用于纠正一些更早期 CKD 儿童的贫血。

1. ESA 主要种类　现在主流的 ESA 主要是 2 种，重组人促红细胞生成素（rHuEPO）和 Darepoetin-α，国内以 rHuEPO 为主，包括 Epoetin-α 以及后续出现的 Epoetin-β 和 Epoetin-θ，它们的特点是半衰期比较短，需要多次给药。Darepoetin-α 是二代的 ESA，具有更长的半衰期。除上述 ESA 外，三代的红细胞生成受体激活剂（continuous erythropoiesis receptor activator，CERA）是一种更为长效的 ESA，具有重复激活红细胞生成受体的能力。

2. ESA 启动时机　来自 IPPN 数据观察到 CKD 儿童 Hb 值<110g/L 与增加的死亡风险之间存在显著关系，推荐儿童 Hb<110g/L 就可以考虑开始 ESA 治疗。初始 ESA 治疗前需处理所有可以纠正的导致贫血的病因，包括铁缺乏和炎症状态。在开始和维持 ESA 治疗时，应权衡利弊，评估患儿减少输血和贫血相关症状的潜在优势和 ESA 治疗风险。儿童因为对 rHuEPO 有较高的代谢清除率，所有单位体重应用剂量高于成人，这个可能也会使得 ESA 治疗的风险进一步增大。

3. ESA 的用法用量　对于未透析过的患者以及接受腹膜透析的患者，最好经皮下途径给予并轮换注射部位。对于接受血液透析的患者，一般经血管通路静脉给予。

对于未接受透析的年纪较大儿童，rHuEPO 的初始剂量为每周 50~100U/kg，分 2~3 次给药。5 岁以下儿童或频繁接受透析的儿童需要接受更高剂量。Darepoetin-α 初始推荐剂量可为 $0.25 \sim 0.75 \mu g/kg$，1 周 1 次或 2 周 1 次。

尽管发现患儿 ESA 标准用量以体重计量时，与年龄成反比，年龄越大，每公斤体重用的 ESA 标准剂量越大，但如果以体表面积计量时，则未发现与年龄的相关性。

在开始治疗或改变剂量后，每 1~2 周测定 1 次 Hb，直到达到目标 Hb 水平及上述 ESA 剂量达到稳定。随后应每 4 周监测 1 次 Hb。开始 ESA 治疗或改变剂量后，力求 Hb 水平会在 2~4 周内增加 10~20g/L。

建议 Hb 水平接近靶目标后应逐渐减量调整 ESA 的剂量，不要等超过目标水平上限时再调整，并确定其最小维持剂量和给药间隔。所有接受 ESA 治疗的儿童 CKD 贫血患者，按国内的 Hb 目标水平（120~130g/L），当 Hb 升高且接近 125g/L 时，应将剂量降低约 25%。如 Hb 持续升高，应继续减少 25% 给药或减少给药次数直到 Hb 开始下降。或者增加检测 Hb 频次，如果任意两周内 Hb 升高超过 10g/L，继续减量 25%。调药过程中尽可能减少 Hb 的大幅度波动，可以更为密集地检测 Hb，微调 ESA 剂量。

4. ESA 低反应性 如果在开始适当剂量的治疗后患者的血红蛋白值未增加，则可以增加 ESA 剂量。但是，剂量的增加不应超过初始剂量的 2 倍或从一次稳定剂量增加 50%，如果超过这个范围，考虑 ESA 低反应性。IPPN 的 CKD 贫血患儿数据发现 Hb 低于目标的患者往往接受更高的 ESA 剂量，所以如果剂量增加但血红蛋白值仍未改善，则应认为患者对 ESA 治疗反应低下，应寻找导致这种反应低下的原因，并在可能的情况下予以纠正。

ESA 低反应性最常见原因为铁缺乏。其他包括感染或炎症、慢性失血、甲状腺功能异常（减退或亢进）、使用 ACEI 类药物、叶酸或维生素 B_{12} 缺乏、营养不良、肉碱缺乏、铝中毒、铜缺乏、透析不充分、异常血红蛋白病、溶血、骨髓恶性肿瘤性疾病等。

5. ESA 的副作用 根据 IPPN 数据的最新分析，无论 Hb 水平如何，接受高剂量 ESA[$>6\,000IU/(m^2 \cdot w)$]的儿童 CKD 患者的死亡风险均显著提高。已经在 ESA 治疗的过程中发现可引起高血压、血栓形成，严重情况下可以诱导抗 EPO 抗体而发生纯红细胞再生障碍性贫血（pure red-cell aplasia，PRCA）。当考虑患儿为抗 EPO 抗体介导的 PRCA 疑似或确诊病例时，可以完善骨髓穿刺以及抗 EPO 抗体来帮助明确诊断。诊断明确首先要停用 ESA，以防进一步诱导抗 EPO 抗体生成，必要时可以进行输血治疗以维持 Hb 水平。另外，激素及环孢素、环磷酰胺，对抗 EPO 抗体介导的 PRCA 可能有效。

（五）其他新型药物

1. 低氧诱导因子脯氨酰羟化酶抑制剂 低氧诱导因子脯氨酰羟化酶抑制剂（hypoxia inducible factor prolyl-hydroxylase inhibitors，HIF-PHIs）是近些年刚刚出现的新药，主要通过促进 EPO 分泌以及下调铁调素途径来治疗贫血。低氧诱导因子（hypoxia inducible factor，HIF）为 EPO 基因表达过程中一种重要调节因子，在机体缺氧时，它参与启动 EPO 基因转录。而在氧含量正常时，EPO 基因转录过程受抑制，脯氨酰羟化酶（prolyl hydroxylase，PH）是抑制该过程的主要蛋白之一。HIF-PHIs 通过抑制 PH，模拟机体缺氧时相关反应，刺激肾脏和肝脏合成 EPO。已有用于成人 CKD 贫血，有较好疗效。

2. 其他 铁调素在 CKD 患者中与贫血、铁代谢、慢性炎症情况等密切相关，所以控制铁调素的水平，有利于刺激造血。以铁调素为靶点的新型治疗药物，目前主要包括铁调素拮抗剂及铁调素生成抑制剂两类，是非常有发展前景的 CKD 贫血治疗药物。

（六）输血治疗

输血治疗是对症处理的措施，具有潜在病毒感染风险，比如乙型肝炎病毒、丙型肝炎病毒及人类免疫缺陷病毒等，等待器官移植者存在同种致敏的风险。随着铁剂、ESA 治疗的加强，CKD 贫血需要输血的概率已经明显下降。但某些情况下还是需要输血治疗。但进行输血治疗之前，一定要仔细评估可能从输血治疗带来的好转和风险，只有在认为利大于弊的情况下才进行输血治疗，且建议红细胞成分输血，且输血量需要尽可能的少。

输血指征如下。

1. 有严重的贫血的相关症状、体征。

2. 因为 ESA 极度低反应导致慢性贫血，或因不能耐受高剂量 ESA 带来的副反应而存在贫血患者。

3. 急性贫血,包括急性失血致血流动力学不稳定者,计划的手术可能导致较多失血,或者血液透析导致大量失血。

4. 抗 EPO 抗体导致的纯红细胞再生障碍性贫血(pure red-cell anemia,PRCA)。

5. 如 Hb<60g/L,或 Hb<70g/L 并伴有缺氧症状需要提高血液携氧能力时应考虑输血。

强调输血需要慎重,应根据患儿临床情况而不能单纯根据 Hb 阈值来决定是否输血,尤其对于适合器官移植的患儿,尽可能避免输注红细胞,减少输血相关感染风险,减少肾移植术后排斥反应风险。

（七）其他对症支持治疗

KDIGO 指南指出 CKD 贫血治疗过程中不常规补充诸如维生素 C、维生素 E、叶酸、左旋肉碱和己酮可可碱等。对于儿童 CKD 患者同样不推荐常补充,除非发现确实存在有上述物质的缺乏,导致补铁和 ESA 治疗效果不佳,可以酌情使用。需要考虑这些药物本身可能带来的副作用,权衡利弊选择。

儿童 CKD 贫血原因复杂,它与多种不良临床后果相关,儿童因为生理心理的特殊性,面临更多来自贫血相关的不良反应风险。贫血管理是临床儿童慢性肾脏病处理的核心组成部分。而对于儿童目前理想 Hb 的控制水平以及与预后的相关性都是存在有争议的,如何准确评估 CKD 患儿的贫血风险和制定个体化的 Hb 理想水平,以及针对多病因给予针对性的多靶点治疗,合理用药,降低用药风险,都是以后的需要努力研究的方向。

第六节　慢性肾脏病与内分泌

肾脏是重要的内分泌器官,参与众多激素的合成与降解。慢性肾脏病合并内分泌异常,多是因激素的生成、代谢、起效异常所致,炎症、营养不良、代谢性酸中毒等参与其中。

需要注意的是,临床医生能够检测 CKD 患者不同激素的血浆浓度,但这些结果在 CKD 患者中有其局限性。不同激素的单纯血浆浓度不能正确评估激素本身的状态,因此需结合适当的临床内在联系去解读 CKD 患者激素血浆浓度异常。

一、红细胞生成素分泌异常

肾脏是产生红细胞生成素(EPO)的主要场所。在肾脏内,EPO 由肾皮质的管周细胞合成,促进 EPO 合成的主要刺激物是贫血或是低氧引起的肾缺氧。血管紧张素 II 也刺激 EPO 的产生,而白细胞介素-1(IL-1)和肿瘤坏死因子-α(TNF-α)等抑制其分泌。贫血的 CKD 患者血浆 EPO 浓度相对不足。此外在慢性肾病患者也会出现促红细胞生成素耐药性。

二、维生素 D 分泌异常

在一般人群中,维生素 D 缺乏与蛋白尿的发生率增加、高血压、心血管疾病、代谢综合征、胰岛素抵抗和肥胖相关。25-羟维生素 D(25-(OH)-D$_3$)缺乏与慢性肾病的进展相关。25-(OH)-D$_3$ 被运送到肾脏进行进一步的羟基化,生产活性代谢物 1,25-(OH)$_2$-D$_3$。肾功能恶化导致 1α-羟化酶的活动下降。此外纤维母细胞生长因子(FGF-23)血浆浓度的增加可以直接抑制 25-(OH)-D$_3$ 转化为 1,25-(OH)$_2$-D$_3$。此外,CKD 患者显示有 1,25-(OH)$_2$-D$_3$ 的抵抗,在这些患者中发现 1,25-(OH)$_2$-D$_3$ 受体降低。

1,25-(OH)$_2$-D$_3$ 缺乏在 CKD 患者继发性甲状旁腺功能亢进症、肠道钙吸收异常、骨骼抵抗甲状旁腺素的调钙作用、骨矿化缺陷、儿童生长迟缓、近端肌病的发生中扮演重要的角色。

三、生长激素/胰岛素样生长因子轴异常

生长轴由生长激素(grow hormone,GH)、胰岛素样生长因子 1 和 2(insulin-like growth factor,IGF-1 和 IGF-2)、胰岛素样生长因子结合蛋白(Insulin-like growth factor-binding protein-1-6,IGFBP1-6)和 IGFBP 蛋白酶(BP-Pr)组成。它们共同参与调控生长,细胞增殖和代谢。异常生长轴在儿童和成人 CKD 中已多有报道。在 CKD 儿童中这些异常的临床后果是生长缓慢和最终身高减少。

（一）生长激素

在儿童和成人慢性肾脏病患者中,血浆 GH 浓度通常是升高的。血浆 GH 浓度增加是由于肾衰竭时清除率下降和 GH 分泌的增加。在正常个体中,葡萄糖输注引起的高血糖能抑制 GH 分泌,但在 CKD 患者失效。在 CKD 患者中,GH 高血浆浓度被外周 GH 抵抗所抵消。GH 抵抗似乎都在受体和受体前水平。测定血清的生长激素结合蛋白浓度可用于评估 GH 受体在组织中的密度。CKD 的儿童和成人生长激素结合蛋白（growth hormone-binding protein,GHBP）血浆浓度较低。GH 抵抗也跟细胞内信号转导缺陷有关。也有研究发现与磷酸化和 GH 激活的 STAT 蛋白核易位受损有关。甲状旁腺功能亢进症、代谢性酸中毒和炎症的发病机制可能参与 CKD 患者的 GH 抵抗。

（二）胰岛素样生长因子

GH 通过刺激胰岛素样生长因子（IGF）促进机体线性生长。IGF-1 和 IGF-2 是最重要的生长介素。IGF-1 介导 GH 的促生长作用。在 CKD 晚期,IGF-1 的血浆浓度下降,IGF-2 增加,并且发现有 IGF-1 抵抗,原因是细胞内信号转导缺陷（包括 IGF-1 受体酪氨酸激酶的自磷酸化和 IGF-1R 酪氨酸激酶对外源性胰岛素受体底物-1 的活性）。

血浆 IGF-1 与 6 个 IGF-结合蛋白（IGFBP-1~IGFBP-6）形成复合物。CKD 患者中 6 个 IGF 结合蛋白中的 4 个（IGFBP-1、IGFBP-2、IGFBP-4 IGFBP-6）血浆浓度明显增高。CKD 患者 IGF-1 的水平正常,但结合能力的提高使其游离的浓度明显下降。血浆和 IGFBP 浓度之间的这种不平衡在 CKD 患儿生长缺陷的发病机理中有重要地位。

正常或升高的 IGF 血浆浓度之间的差异及其在慢性肾脏病中的低生物活性可能与 IGFBPs 血浆浓度的增加、循环 IGF 抑制剂、受体或受体后缺陷有关。

有研究发现糖皮质激素应用会干扰 GH-IGF-1 轴,抑制 GH 受体和 IGF-1 基因转录。

（三）生长激素治疗

CKD 晚期患儿的生长激素不敏感状态、功能性 IGF-1 减少是婴幼儿期后的 CKD 儿童生长障碍的重要原因,有研究表明应用超生理剂量的重组人生长激素可以克服其不敏感状态,刺激 IGF-1 的产生,超过 IGF 结合蛋白的水平,使其生物活性正常化,促进生长。在北美、欧洲等国家已批准应用于治疗 CKD 患儿生长发育落后。

四、促肾上腺皮质激素-皮质醇轴异常

促肾上腺皮质激素-皮质醇轴对于 CKD 只有轻微影响。在 CKD 患者中,血浆促肾上腺皮质激素（ACTH）和皮质醇浓度正常或略有升高。在 CKD 患者中,皮质醇半衰期延长、分解代谢下降可能导致 CKD 的血浆皮质醇浓度轻度升高。上述轻微的激素浓度改变的临床后果尚不清楚,但高皮质醇血症可能导致骨量减少,干扰脂肪组织的分布,增加蛋白质分解代谢。

在 CKD 患者中,ACTH 分泌无法被标准口服剂量的地塞米松所抑制,但大剂量地塞米松抑制 ACTH 分泌。因此,当 CKD 患者怀疑患库欣综合征时,建议进行为期两天的地塞米松测试。

五、甲状腺和下丘脑-垂体-甲状腺轴异常

甲状腺功能异常和血浆甲状腺激素的浓度异常在慢性肾病患者常见。

（一）甲状腺激素

在 CKD 患者,血浆甲状腺素（T4）浓度是正常的,三碘甲状腺原氨酸（T3）正常或减少。CKD 患者血浆 T3 浓度减低是因为多个组织外周 T4 转换成 T3 的减少。CKD 患者 T4 转换 T3 受损可能是由于营养不良或慢性代谢性酸中毒。

尽管 T3 是最活跃的甲状腺激素,但低血浆 T3 的 CKD 患者通常临床表现为甲状腺功能正常。CKD 患者与正常人相比,c-erb-A mRNA 的表达和 β-T3 受体增加,这可能有助于在低 T3 浓度下维持正常甲状腺机能状态。与其他慢性非甲状腺疾病相比,CKD 患者 rT3 的血浆浓度是正常的。

在 CKD 患者中,低甲状腺激素浓度不一定表明甲状腺功能减退的状态,但却反映了慢性疾病和/或营

养不良的状态。CKD 的低 T3 状态传统上认为是某种程度的保护,促进节约能量以应对慢性肾衰竭的消耗。然而,有证据表明 CKD 低血浆 T3 浓度可能导致内皮功能障碍,动脉粥样硬化和心脏异常。在临床研究中提示低血浆 T3 是心血管总死亡率的预测指标。

T3 疗法并不能免除,如负蛋白质平衡等,仍需大样本的临床研究证据支持。

（二）促甲状腺激素

尽管在 CKD 中,T4、T3 的血浆浓度偏低,但促甲状腺激素(TSH)血浆浓度通常是正常的。正常血浆 TSH 浓度和低血浆甲状腺激素的浓度提示下丘脑-垂体-甲状腺轴调节异常。此时 TSH 对 TRH 的反应通常是迟钝的。在 CKD 患者中,正常的昼夜节律的 TSH 高峰在晚上或凌晨钝化,并减少了夜间 TSH 飙升。脉冲式的 TSH 分泌的模式也在改变。

（三）原发性甲减和甲亢

CKD 患者原发性甲状腺功能减退是正常人群的两到三倍或更多。CKD 患者很难做出甲状腺功能减退的临床诊断。甲状腺功能减退的症状和体征,如苍白、低体温和衰弱,也发生在不合并甲状腺功能减退的晚期 CKD 患者中。唯一可靠的诊断是发现血浆 TSH 浓度升高明显和低血浆 T4 浓度。肝素与 T4 的结合位点竞争激素结合蛋白,导致血浆 T4 浓度增加至少 24 小时,因此血甲状腺激素的测定取样应在透析肝素应用开始前。CKD 合并甲状腺功能减退的后果是肌肉萎缩的恶化、贫血和抑郁。

甲状腺功能亢进症的患病率在 CKD 类似于一般人群。

六、慢性肾脏病患者的下丘脑-垂体-性腺轴异常

CKD 患者存在多种特征性的下丘脑-垂体-性腺轴紊乱。

（一）黄体生成素

在 CKD 患者中,下丘脑减少正常节律的促性腺激素释放激素(GnRH)分泌,导致垂体失去正常脉冲的黄体生成素(luteinizing hormone,LH)释放。GnRH 不当释放的原因是高促乳素血症和肾脏清除减少引起的高促性腺素释放素和血浆 LH 浓度。

在大多数 CKD 患者中,基础血浆 LH 浓度很高。高血浆 LH 浓度是由于分解代谢率下降和缺乏睾酮抑制(CKD 患者低血浆睾酮浓度)的促性腺激素释放分泌以及继发的 LH 分泌。

在女性 CKD 患者中,由于下丘脑释放的促性腺激素释放激素异常导致垂体节律释放 LH 的异常。在健康女性,雌二醇降低 LH 脉冲的振幅。雌二醇在 CKD 女性丧失对 LH 激增的影响,表明反馈受损导致排卵异常。

（二）促卵泡激素

在 CKD 患者中,血浆促卵泡激素浓度(follicular stimulating hormone,FSH)在正常范围上限或升高。它刺激睾丸生长和增加生产睾酮结合蛋白。在 CKD 男性中,尽管血 FSH 水平升高,但精子生成受损,这可能是由于睾丸的抗 FSH 的作用或是由于原发性睾丸功能障碍。CKD 女性 FSH/LH 比值降低。FSH/LH 降低表明非原发性卵巢衰竭,而是下丘脑垂体调节异常。

（三）泌乳素

在大多数男性血液透析患者中血浆泌乳素浓度升高。除了基础的泌乳素浓度升高,泌乳素分泌的昼夜节律也发生紊乱。泌乳素清除减少和生成增加导致慢性肾病患者高泌乳素血症。泌乳素累积会导致促性腺激素分泌激素的分泌和睾酮合成的抑制。有证据表明,CKD 患者中高泌乳素血症可能参与内皮功能障碍。高泌乳素血症与 CKD 患者中的不良的心血管疾病结局也有关。

在女性血液透析患者血浆泌乳素浓度往往升高,应用促甲状腺激素释放激素(TRH)后血浆泌乳素的增加迟钝,提示这种改变发生在垂体水平。

（四）睾丸激素与雌激素

在大多数男性血液透析患者中,血浆睾酮浓度很低。目前还不清楚血浆睾酮浓度降低是由于合成减少,还是分解代谢增加,或者两者同时起作用。营养不良参与了 CKD 男性患者血浆睾酮浓度的减少。在低蛋白饮食的 CKD 患者中,补充必需氨基酸和酮氨基酸能提高血浆睾酮浓度。在 CKD 男性患者中,其他

雄激素,如雄烯二酮和硫酸脱氢表雄酮的血浆浓度下降也已被报道。

CKD 男性的雄激素缺乏可能导致身体成分的变化:身体脂肪增加、瘦体重减少(主要是肌肉质量)。雄激素缺乏也与 CKD 相关骨疾病和骨折、贫血、ESAs 低反应、抑郁等有关。

女性 CKD 患者血浆雌二醇浓度可以是正常或偏低,并且在高泌乳素血症时总是浓度低下。在月经的下半周期,因为囊泡异常的黄体化,导致血浆黄体酮浓度偏低。女性 CKD 患者的激素紊乱显然是下丘脑层面的调节异常所致。

七、抗利尿激素

CKD 患者血浆抗利尿激素(antidiuretic hormone,AVP)浓度升高。主要原因是代谢清除率下降。AVP 分泌的主要生理刺激是血浆渗透压增加、心排血量减少或动脉血管舒张。CKD 患者 AVP 分泌的渗透性和非渗透性调节是完好的。在血液透析患者中,血浆 AVP 浓度在超滤和血浆容量收缩和高血容量下降过程等情况下增加。CKD 患者血浆 AVP 浓度升高的临床意义仍然不确定。实验和观察性的人群研究表明,高血浆 AVP 浓度可能参与慢性肾脏病恶化。

血管升压素前体是 C 端加压素激素原(C-terminales-proAVP,CT-proAVP)的一部分。CT-proAVP 比 AVP 本身更容易评估。在糖尿病肾病患者,高 CT-proAVP 血浆浓度能预测心血管疾病的死亡率。

八、醛固酮

血浆醛固酮浓度在 CKD 患者肾小球滤过率低于 70mL/min 时升高。有研究发现,血浆醛固酮浓度和慢性肾病进展速度之间的相关性。也有研究表明,用螺内酯治疗 CKD 患者能减少蛋白尿。然而,这些研究是小样本,需要更多更大规模的研究来定义这种治疗的安全性和有效性。

九、胰岛素和胰高血糖素

在 CKD 患者,碳水化合物代谢异常通常有不同程度的胰岛素-葡萄糖瀑布式反应。

(一)胰岛素分泌与清除

CKD 患者胰岛素分泌受损,原因主要是高甲状旁腺素和低血浆 $1,25-(OH)_2D_3$ 浓度。肾脏在胰岛素清除中扮演重要的角色。胰岛素是由肾小球过滤,在近端小管重吸收。在健康受试者的肾胰岛素清除率大约是 200mL/min。这个值超过了肾小球滤过率,这表明发生了管周吸收胰岛素。据估计,肾脏每日清除 6U~8U 内源性胰岛素,占全部的 25%~40%。当患者的肾小球滤过率 $<40mL/(min \cdot 1.73m^2)$ 时胰岛素的代谢清除率下降。在 CKD 患者中,胰岛素清除减少导致空腹高胰岛素血症,也与肾功能受损的糖尿病患者胰岛素需求减少有关。

(二)胰岛素抵抗

外周胰岛素抵抗在慢性肾脏病早期就有出现。最主要的胰岛素敏感性降低部位是骨骼肌。有证据表明胰岛素抵抗不仅定位在胰岛素受体水平,还可能在受体后水平。CKD 患者中发现有磷脂酰肌醇 3-激酶活性(PI3-K)损伤。胰岛素抵抗导致要求较高的血浆胰岛素浓度增加骨骼肌葡萄糖的吸收。

外周胰岛素抵抗在大多数晚期 CKD 患者都会发生。然而经过几周的血液透析或腹膜透析,外周胰岛素的抵抗作用明显改善。据推测,一些未明的可透析的毒素参与紊乱的胰岛素作用的发病机制。这些分子量 1~2kDa 的化合物是 CKD 所特有的,在非慢性肾衰竭胰岛素抵抗患者没有被发现。

血浆胰岛素拮抗剂胰高血糖素和生长激素的浓度在 CKD 患者常常升高。这两个激素导致胰岛素抵抗。代谢性酸中毒、慢性炎症和肾素-血管紧张素系统活动增加也可能参与 CKD 患者胰岛素抵抗。

(三)高血糖和胰岛素抵抗

CKD 患者高血糖和胰岛素抵抗导致心血管疾病风险增加和慢性肾病进展。在这些患者中,胰岛素抵抗也可能参与营养不良的发病。胰岛素缺乏(或抵抗),通过泛素-蛋白酶体系统激活蛋白水解途径刺激肌肉分解。胰岛素抵抗也会通过增加肾小管重吸收钠盐增加盐敏感性导致高血压。

第七节　儿童慢性肾脏病用药剂量调整

一、慢性肾脏病时药物动力学的改变

肾功能受损时,药物在体内的药动学过程即吸收、分布、代谢、排泄等均可能受到影响。此外,患儿如果需要进行肾脏替代治疗,腹膜透析、血液透析等方式也会对药物清除产生影响。

（一）吸收

CKD患者胃肠病变(恶心、呕吐、腹泻、食欲减退等)以及神经病变(胃肠动力减弱、排空时间改变)极易影响口服药物的吸收程度和吸收速度,疾病状态如肾病综合征导致的胃肠水肿也可影响药物的吸收。另外,CKD 5期患者的胃液pH升高,需要在酸性环境中吸收的药物(如硫酸亚铁)的吸收会下降;为调节钙磷平衡使用的含钙磷结合剂也可能与其他药物形成不溶性产物而减少吸收。与此同时,肾功能不全时,肝脏对某些药物(如普萘洛尔)的首过效应也可能降低,使血药浓度明显增高。除口服给药外,肌肉注射和皮下注射的吸收程度也会受到组织液积聚的影响。上述影响最终均体现为生物利用度即药物进入患者体循环比例的改变。

（二）分布

药物在体内的分布状况常通过蛋白结合率、分布容积来体现。

受CKD时酸碱平衡紊乱、炎症、营养不良、毒素蓄积等影响,许多药物的血浆蛋白结合率会产生变化。通常酸性药物如头孢菌素类、磺胺类、万古霉素、巴比妥类、丙戊酸、呋塞米等药物的蛋白结合率下降、游离形式(即未与血浆蛋白结合的部分)增加,使得达到治疗效果所需的总体血药浓度较肾功能正常时下降,但也会增加药物不良反应发生率。而碱性药物通常没有明显变化或是蛋白结合率升高(如妥布霉素、利多卡因)。这一变化对于蛋白结合率高(>80%)的药物具有重要的临床意义,在儿童尤其是新生儿和婴幼儿中,由于蛋白结合率与成人差异大,更要警惕游离药物浓度过高。

分布容积可反映药物与组织的结合程度,是衡量药物分布广泛与否的指标,并非体液的真实容积。分布容积高意味着药物在整个机体组织中广泛分布,而在血液中相对较少。蛋白结合率高的药物,如果游离部分增加,分布容积也会增加。另外,CKD时因肾小球滤过率降低造成的水肿、体腔积液也会使分布容积增加,而肌肉萎缩或容量不足则与表观分布容积下降有关。

（三）代谢

对于主要依靠肝脏代谢的药物,CKD毒素堆积以及继发的各种内环境紊乱会影响肝脏代谢酶功能,使药物分解代谢、转化途径受到影响。同时,一些药物经肝脏代谢后的中间产物具有药理活性或毒性,在CKD时不能及时排出体外,造成体内蓄积并使药效或毒性反应增加,例如CKD时吗啡的中间代谢产物,即吗啡-6-葡萄糖醛酸在体内蓄积,会造成吗啡的中枢神经系统毒性发生。

肾脏另一重要的药物代谢场所,肾小管上皮细胞中含有细胞色素P450、葡萄糖醛酸转移酶、硫酸转移酶等与药物代谢相关的酶类,而在CKD时其代谢能力受到影响,如外源性胰岛素、内源性维生素D、阿昔洛韦等的代谢明显下降。

（四）排泄

肾脏主要通过肾小球滤过及肾小管转运来排泄药物,CKD对药物排泄的影响取决于正常情况下原型药物及其活性代谢产物经尿液清除的比率以及肾脏损伤程度。CKD时,大量肾单位受损、肾小球滤过率降低可直接导致肾小球药物滤过的减少,主要经肾脏排泄的药物及其活性代谢产物易在体内蓄积,使药物血浆半衰期延长,疗效及毒副作用增强。肾小管的药物转运和有机酸分泌也会受到肾脏病的影响,如青霉素类、磺胺类抗生素及甲氨蝶呤、丙磺舒等药物由于肾小管有机酸分泌途径受影响,而血药浓度升高。

（五）肾脏替代治疗对药物清除的影响

当肾衰患者进行肾脏替代治疗时,透析也会对一部分药物产生清除。影响透析清除率的药物特性包括药物分子量、电荷、蛋白结合率、分布容积、水溶性或脂溶性,而透析器特性则包括透析膜的性质、孔径大小、面积以及药物与透析器/血液滤膜/腹膜的相互作用等。不同透析方式对药物清除影响程度不同。

1. 腹膜透析　药物清除效率是最低的,理论上不会超过5~7.5mL/min,除非是低分布容积、低蛋白结

合率并且无其他途径排泄的药物,因此常规的腹膜透析(peritoneal dialysis,PD)处方通常不会提高药物清除率到一个需要更改剂量方案的程度。生物膜两侧的浓度梯度是决定 PD 药物清除量的主要因素,药物分子量大小及电化学特性、透析容量、透析放置时间、腹膜血流量等也有一定影响。

2. 间歇性血液透析　间歇性血液透析(intermittent hemodialysis,IHD)对可溶性药物的清除主要是扩散机制,即药物顺浓度梯度穿过透析膜。目前常采用的高通量 HD 因其血液和透析液流速比常规方法更高,使得药物扩散更快;同时现在透析膜主要是聚砜膜、聚甲基丙烯酸甲酯膜等半合成或合成膜,孔径更大,使得中小分子化合物如万古霉素(相对分子质量 1 400D)也可通过高通量 HD 部分清除。因此,对于接受高通量 HD 的患者可能还需要经验性增加 25% ~ 50% 药物剂量,以补偿透析清除的部分。另外,除了药物本身在血浆中的扩散,透析膜表面与药物之间的黏附也会损失部分药物,尤其是对于那些治疗窗窄的药物,如万古霉素、地高辛,需要加强治疗药物监测。

3. 连续性肾脏替代治疗　除了扩散机制外,对流机制(即药物通过半透膜的能力)是药物清除的重要因素。目前连续性肾脏替代治疗(continuous renal replacement therapy,CRRT)均采用高通量膜,大多数药物为小分子,可以被 CRRT 清除;对于较大分子量即 2 000 ~ 15 000D 的药物,膜孔大小是 CRRT 清除率的限制因素;运行条件即不同 CRRT 方式和流量设定也有影响,与连续静-静脉血液滤过(CVVH)相比,连续静-静脉血液透析(CVVHD)和连续静-静脉血液透析滤过(CVVHDF)可能无法更好地清除较大的药物(大于 5 000D)。

总的来说,当肾脏替代治疗的药物清除量大于给药剂量的 25% 时,经由该途径所清除的部分被认为较重要,在透析结束后,患者需要追加剂量,或者对其治疗方案进行适当调整。

二、慢性肾脏病时药效学的改变

CKD 时,药效学也会发生改变,主要与靶器官对药物的敏感性有关。CKD 时恶心、呕吐等胃肠病变会使患者对致溃疡作用的药物敏感性增加,例如阿司匹林及其他刺激药物的胃肠道反应增加。钾、钙等电解质平衡的变化,会导致心肌细胞对地高辛的敏感性改变。同时 CKD 患者对降血压药变得更敏感,典型的例子是硝苯地平,该药在游离型药物浓度相当的前提下,对于严重肾衰患者的降压作用明显高于非肾衰患者,因此,严重肾衰患者应调整硝苯地平用量,这种调整是基于药效学的变化而不是药动学的变化。

三、儿童慢性肾脏病时的用药剂量调整

(一)儿童慢性肾脏病时的药物应用原则

1. 正确判断儿童肾功能损害程度,以及营养、代谢、内环境的状态。

2. 了解药物的药动学、药效学特点,以及药物毒性作用尤其是肾毒性反应。

3. 首选肾毒性较小的药物,避免使用有肾毒性协同作用的联合用药方法。

4. 根据肾功能不全的程度,调整药物的剂量和给药方案。

(二)儿童慢性肾脏病时用药剂量调整

根据 2011 年 KDIGO 急性和慢性肾脏病患者的药物剂量考虑,在调整药物剂量方案时,应采取以下步骤:①收集病史、用药史等详细信息;②使用最合适的方式评估 GFR;③全面审核当前用药;④基于药物特性制定个体化给药方案;⑤用药后监测疗效、毒副反应、药物浓度等;⑥根据用药反应及患者状态调整用药方案。

在 CKD 患者中,主要以原型或活性代谢产物经肾脏排泄的药物易在体内产生蓄积,需进行剂量调整。负荷剂量一般不需要调整,维持剂的调整策略主要有:①单次剂量不变,延长给药间隔;②单次剂量减少,给药间隔不变;③单次剂量减少,同时延长给药间隔。

目前绝大多数肾功能不全时剂量调整的研究都在成人中进行,对于儿童而言,由于缺乏合适的剂型和临床试验研究,如何进行剂量调整的推荐多由成人数据推导。大部分药品说明中缺乏儿童肾功能不全的用药剂量推荐,因此一些儿童用药专业数据库及工具书中的数据可作为说明书用药的补充,如《英国国家处方集儿童卷》《美国儿童和新生儿药物手册》等。笔者整理了相关参考资料中儿童肾功能不全用药推荐意见,针对儿童 CKD 临床治疗过程中常用到的抗感染药物、降压药、利尿剂等药物,制订了表 13-1 及表 13-2 以供参考。值得注意的是,以上对儿童用药调整的参考需要谨慎的引用,在临床应用时,一定要紧密结合临床实际情况,以保障患儿治疗的安全性和有效性。

表 13-1　常用抗感染药物

药物	英文名	肾功能正常时的儿童常用剂量	肾功能不全时的剂量调整[GFR/mL/(min·1.73m²)]			PD	IHD	CRRT
			30~50	10~29	<10			
β-内酰胺类								
青霉素 G	Penicillin G	IM,IV:轻中度感染 10~15 万 U/kg/天,分 4 次;严重感染 20 万~30 万 U/(kg·d),分 4~6 次	单剂减少 50%,q4~5h	同 GFR 30~50	单剂减少 50%,q8~10h	可被透析清除,但无具体数据		
苯唑西林	Oxacillin	IM,IV:100~200mg/(kg·d),分 4 次	无须调整	无须调整	避免使用大剂量	基本不被透析清除,但建议适当减少剂量		
氨苄西林	Ampicillin	IM,IV:轻中度感染 50~200mg/kg/天,分 4 次;严重感染 300~400mg/(kg·d),分 4~6 次	35~50mg/(kg·次),q6h	35~50mg/(kg·次),q8~12h	35~50mg/(kg·次),q12h	同 GFR<10	同 GFR<10	同 GFR 30~50
阿莫西林	Amoxicillin	PO:25~100mg/(kg·d),分 3 次	无须调整	8~20mg/(kg·次),q12h	8~20mg/(kg·次),q24h	同 GFR<10	同 GFR<10,透析后给药	NA
哌拉西林/他唑巴坦(8:1)	Piperacillin-Tazobactam	IV:240~300mg/(kg·d)(所有剂量均以哌拉西林计),分 3~4 次	35~50mg/kg/次,q6h	35~50mg/(kg·次),q8h	同 GFR 10~29	50~75mg/kg/次,q12h	同 PD	同 GFR 10~29
头孢呋辛钠	Cefuroxime sodium	IM,IV:75~200mg/(kg·d),分 3~4 次	无须调整	25~50mg/(kg·次),q12h	25~50mg/(kg·次),q24h	同 GFR<10	同 GFR<10	25~50mg/(kg·次),q8h
头孢克洛	Cefaclor	PO:20~40mg/(kg·d),分 2~3 次	无须调整	无须调整	减少 50%	同 GFR<10	同 GFR<10	NA
头孢克肟	Cefixime	PO:1.5~3mg/(kg·次),q12h	无须调整	无须调整	减少 50%	同 GFR<10	同 GFR<10	NA
头孢噻肟	Cefotaxime	IV:100~200mg/(kg·d),分 3 次	35~70mg/(kg·次),q8~12h	35~70mg/(kg·次),q12h	35~70mg/(kg·次),q24h	同 GFR<10	同 GFR<10	同 GFR 10~29
头孢曲松	Ceftriaxone	IV:20~80mg/(kg·d)[严重感染加至 100mg/(kg·d)],qd	如无肝功能受损,无须减量			不被透析清除,如无肝功能受损,无须减量		

续表

药物	英文名	肾功能正常时的儿童常用剂量	肾功能不全时的剂量调整 [GFR/mL/(min·1.73m²)]			PD	IHD	CRRT
			30~50	10~29	<10			
头孢他啶	Ceftazidime	IV：90~200mg/（kg·d），分3次	50mg/（kg·次），q12h	50mg/（kg·次），q24h	50mg/（kg·次），q48h	同 GFR<10	同 GFR<10，透析后给药	同 GFR 30~50
头孢吡肟	Cefepime	IV：50mg/（kg·d），q8~12h	q24h	q24h	q48h	同 GFR 10~50	同 GFR 10~50	50mg/（kg·次），q12h
其他 β-内酰胺类								
亚胺培南西司他丁	Imipenem/cilastatin	IV：15mg/（kg·次），q6h	单剂减少50%，q8h	单剂减少50%，q12h	单剂减少50%，q24h	同 GFR<10	同 GFR<10，透析后给药	同 GFR 30~50
美罗培南	Meropenem	IV：10~20mg/（kg·次）[脑膜炎40mg/（kg·次）]，q8h	单剂不变，q12h	单剂减少50%，q12h	单剂减少50%，q24h	同 GFR<10	同 GFR<10，透析后给药	同 GFR 30~50
氨曲南	Aztreonam	IM，IV：90~120mg/（kg·d），分3~4次	无须调整	15~20mg/kg，q8h	7.5~10mg/kg，q12h	同 GFR<10	同 GFR<10	NA
大环内酯类								
红霉素	Erythromycin	IV：20~30mg/（kg·d），分2~3次	无须调整	无须调整	适当延长给药间隔	同 GFR<10	同 GFR<10	同 GFR<10
克拉霉素	Clarithromycin	PO：7.5mg/（kg·次），q12h	无须调整	4mg/kg，q12h	4mg/kg，qd	同 GFR<10	同 GFR<10	NA
阿奇霉素	Azithromycin	IV：10mg/（kg·次）；PO：5~10mg/kg/次，qd	无须调整			无须调整		
糖肽类								
万古霉素	Vancomycin	IV：45~60mg/（kg·d），分3~4次	10mg/（kg·次），q12h	10mg/（kg·次），q18~24h	10mg/kg给药1次后根据血药浓度决定第2剂时间	同 GFR<10	同 GFR<10	10mg/kg/次，q12~24h
噁唑酮类								
利奈唑胺	Linezolid	IV，PO：<12岁，10mg/（kg·次），q8h；≥12岁，600mg/次，q12h	无须调整			10mg/（kg·次），q12h	同 PD	同 PD

续表

药物	英文名	肾功能正常时的儿童常用剂量	肾功能不全时的剂量调整[GFR/mL/(min·1.73m²)]					
			30~50	10~29	<10	PD	IHD	CRRT
喹诺酮类								
左氧氟沙星	Levofloxacin	IV,PO:<5岁,8~10mg/(kg·次),q12h;≥5岁,10mg/(kg·次),qd	无须调整	5~10mg/kg/次,q24h	5~10mg/(kg·次),q48h	同GFR<10	同GFR<10	10mg/(kg·次),qd
四环素类								
替加环素	Tigecycline	IV:<8岁,1.5~3mg/kg负荷后1~2mg/(kg·次)维持;8~11岁,1.2~2mg/(kg·次);≥12Y,50mg;均q12h	无须调整			无须调整		
氨基糖苷类								
阿米卡星	Amikacin	IM,IV:5~7.5mg/(kg·次),q8h	q12~18h	q18~24h	q48~72h	5mg/kg给药1次,根据血药浓度决定第2剂	同PD	7.5mg/(kg·次),q12h
庆大霉素	Gentamicin	IV:2~2.5mg/(kg·次),q8h	q12~18h	q18~24h	q48~72h	2mg/kg给药1次,根据血药浓度决定第2剂	同PD	2~2.5mg/(kg·次),q12~24h
磺胺类								
复方磺胺甲噁唑	Sulfamethoxazole/trimethoprim	IV,PO:治疗卡氏肺孢子菌3~5 TMP mg/(kg·次),q6h;其他感染3~5 TMP mg/(kg·次),q12h(SMZ:TMP=5:1)	给药间隔延长50%	给药间隔延长50%	给药间隔延长1倍	同GFR<10	同GFR<10	同GFR 30~50

续表

药物	英文名	肾功能正常时的儿童常用剂量*	肾功能不全时的剂量调整[GFR/mL/(min·1.73m²)]			PD	IHD	CRRT
			30~50	10~29	<10			
硝咪唑及硝基呋喃类								
甲硝唑	Metronidazole	IV:7.5mg/(kg·次),q6~8h	无须调整	无须调整	4mg/(kg·次),q6h	同 GFR<10	同 GFR<10	NA
呋喃妥因	Nitrofurantoin	PO:5~7mg/(kg·d),分4次	GFR<60:禁用			GFR<60:禁用		
抗真菌药								
两性霉素 B	Amphotericin B	IV:普通剂型,0.25~0.5mg/kg,qd起始,0.25~1.5mg/kg,qd维持;脂质体,0.1mg/kg,起始,1~3mg/kg,qd维持	无须调整,但如有该药相关肾损伤,则减量50%			无须调整		
氟胞嘧啶	Flucytosine	PO:25~37.5mg/(kg·次),q6h	q8h	q12h	q24h	同 GFR<10	同 GFR<10	q8h
氟康唑	Fluconazole	IV,PO:3~12mg/kg,qd	减量50%,qd	减量50%,qd	减量50%,q48h	同 GFR<10	同 GFR<10,透析后给药	同 GFR 30~50
伏立康唑	Voriconazole	IV:2~12岁,9mg/(kg·次),q12h首日负荷后8mg/(kg·次),q12h维持;PO:2~12岁,9mg/(kg·次),q12h	GFR<50:不建议静脉给药,应改口服给药,无须调整剂量			口服,无须调整		
米卡芬净	Micafungin	IV:≤40kg,2~6mg/kg,qd;>40kg,100~150mg,qd	无须调整			无须调整		
抗结核药								
利福平	Rifampicin	IV,PO:10~20mg/kg,qd	无须调整			无须调整		
异烟肼	Isoniazid	IM,PO:≤40kg,10~15mg/kg,qd	无须调整			无须调整		

续表

药物	英文名	肾功能正常时的儿童常用剂量*	肾功能不全时的剂量调整[GFR/mL/(min·1.73m²)]					
			30~50	10~29	<10	PD	IHD	CRRT
抗病毒药								
阿昔洛韦	Acyclovir	IV:10~15mg/(kg·次), q8h	q12h	q24h	单剂减少50%, qd	5mg/(kg·次), qd	同PD,透析后给药	10mg/(kg·次), q12h
更昔洛韦	Ganciclovir	IV:诱导期 5mg/(kg·次), q12h;维持期 5mg/(kg·次), qd	2.5mg/(kg·次)诱导; q24h 1.25mg/(kg·次) q24h维持	1.25mg/(kg·次)诱导; q24号;0.625mg (kg·次), q24h维持	1.25mg/(kg·次)诱导; 0.625mg/(kg·次)维持,均一周3次	同GFR<10	同GFR<10, 透析后给药	同GFR 30~50
利巴韦林	Ribavirin	IV,PO:10~15mg/(kg·d),分2次	禁用		禁用	禁用		
奥司他韦	Oseltamivir	PO:≥9月,3.5mg/(kg·次);≤15kg, 30mg/次;15~23kg, 45mg/次;23~40kg, 60mg/次;>40kg,70mg/次。治疗 q12h,预防 qd	单剂减少50%	单剂减少50%且同隔延长1倍	NA	NA	NA	NA
拉米夫定	Lamivudine	PO:4mg/(kg·次), q12h	4mg/(kg·次),q24h	2mg/(kg·次),q24h	1mg/(kg·次),q24h	同GFR<10	同GFR<10	同GFR 30~50
替诺福韦	Tenofovir	PO:8mg/(kg·次), qd	q48h	q72~96h	NA	NA	NA	NA

注:* 肾功能正常时的儿童常用剂量未包含新生儿剂量;IHD,Intermittent hemodialysis(间歇性血液透析);PD,Peritoneal dialysis(腹膜透析);CRRT,Continuous renal replacement therapy(连续性肾脏替代治疗);IV,静脉滴注;IM,肌内注射;PO,口服;NA,暂无资料;q4h,4小时1次;q6h,6小时1次;q8h,8小时1次;q12h,12小时1次;q24h,24小时即每天1次;q48h,48小时1次;q72h,72小时1次;q96h,96小时1次;q8~12h,8~12小时1次;q12~18h,12~18小时1次;q18~24h,18~24小时1次;q48~72h,48~72小时1次;q72~96h,72~96小时1次。

表 13-2 其他常用药物

药物	英文名	肾功能正常时的儿童常用剂量	肾功能不全时的剂量调整[GFR/mL/(min·1.73m²)]					
			30~50	10~29	<10	PD	IHD	CRRT
降血压药								
氨氯地平	AmLodipine	PO:0.1~0.2mg/(kg·次),qd	无须调整			无须调整		
尼卡地平	Nicardipine	IV:0.5~5μg/(kg·min)	无须调整			无须调整		
缬沙坦	Valsartan	PO:>6岁,1.3~2.7mg/kg,qd	无须调整	慎用	慎用	NA	NA	NA
氯沙坦	Losartan	PO:>6岁,25~100mg,qd	无须调整	不推荐使用	不推荐使用	NA	NA	NA
福辛普利	Fosinopril	PO:>6岁,0.1~0.6mg/kg,qd	无须调整			无须调整	NA	
依那普利	Enalapril	PO:0.1~0.6mg/kg,qd	减少25%	减少25%	减少50%	NA	NA	
美托洛尔	Metoprolol	PO:普通片1~6mg/(kg·d),分2次;缓释片1~2mg/kg,qd	无须调整			无须调整	NA	NA
硝普钠	Nitroprusside	IV:0.3μg/(kg·min)起始递增,最大10μg/(kg·min)	无须调整	为防止代谢物硫氰酸盐的毒性,建议<3μg/(kg·min)		NA	NA	NA
利尿剂								
呋塞米	Furosemide	IV、PO:0.5~2mg/(kg·次),q6~24h	无须调整	无须调整	无须调整	无须调整		
氢氯噻嗪	Hydrochlorothiazide	PO:1~2mg/(kg·d),分1~2次	无须调整	不推荐	不推荐	不推荐	不推荐	NA
螺内酯	Spironolactone	PO:1~3mg/(kg·d),分1~4次	无须调整	无须调整	不推荐	不推荐		
强心苷类								
地高辛	Digoxin	PO:1月~2岁,0.05~0.06μg/kg;2~5岁,0.03~0.04μg/kg;5~10岁,0.02~0.035μg/kg;>10岁,0.01~0.015μg/kg;上述量分3次完成饱和,以后用上述量1/4每日维持	减少25%	减少50%,或q36h	减少75%,或q48h	同GFR<10	同GFR<10	同GFR 30~50 并滴定

药物	英文名	肾功能正常时的儿童常用剂量	肾功能不全时的剂量调整[GFR/mL/(min·1.73m²)]			PD	IHD	CRRT
			30~50	10~29	<10			
降血糖药								
胰岛素	Insulin	IV:0.1U/(kg·h),根据血糖调整	减少25%	减少25%	减少50%	同GFR<10	同GFR<10	同GFR 30~50并滴定
二甲双胍	Metformin	PO:>6岁,500mg/次,q12~24h	用药后若GFR降至30~45,应权衡利弊	禁用	禁用	禁用		
降尿酸药								
别嘌醇	Allopurinol	PO:10mg/(kg·d),分3次	减少50%	减少50%	减少70%	同GFR<10	同GFR<10	同GFR 30~50
抗凝及抗血小板药								
华法林	Warfarin	PO:0.2mg/kg,qd起始并根据INR调整	无须调整剂量,但加强INR监测频率	无须调整剂量,但加强INR监测频率		无须调整剂量,但加强INR监测频率	无须调整剂量,但加强INR监测频率	
氯吡格雷	Clopidogrel	PO:>2岁,1mg/kg,qd并根据疗效调整	无须调整剂量,但加强监护	无须调整剂量,但加强监护		无须调整剂量,但加强监护	无须调整剂量,但加强监护	
解热镇痛药								
对乙酰氨基酚	Acetaminophen	PO:10~15mg/(kg·次),q4~6h	无须调整	慎用,适当减量或延长给药间隔		q8h	q8h	无须调整
布洛芬	Ibuprofen	PO:5~10mg/(kg·次),q6h	无须调整	无须调整		无须调整		
阿司匹林	Aspirin	PO:抗炎60~90mg/(kg·d),分次	无须调整	无须调整	避免使用	避免使用	透析后给药	无须调整
吲哚美辛	Indomethacin	PO:1~4mg/(kg·d),分2~4次	无须调整			无须调整	不适用	不适用
塞来昔布	Celecoxib	PO:>2岁,50~100mg/次,q12h	无须调整	不推荐		NA	NA	NA
质子泵抑制剂								
奥美拉唑	Omeprazole	PO:0.7~3mg/kg,qd;IV:0.5~2mg/kg,qd	无须调整			无须调整		
兰索拉唑	Lansoprazole	PO:0.7~3mg/kg,qd	无须调整			无须调整		

注:IV,静脉注射;PO,口服;NA,暂无资料;q4h,4小时1次;q6h,6小时1次;q8h,8小时1次;q12h,12小时1次;q24h/qd,24小时即每天1次;q36h,36小时1次;q48h,48小时1次。q6~24h,6~24小时1次;q4~6h,4~6小时1次;q12~24h,12~24小时1次。

（毛建华 傅海东 刘飞 黄铃斐 李秋宇）

参考文献

[1] Kidney Disease：Improving Global Outcomes（KDIGO）CKD Work Group. KDIGO 2012 clinical practice guideline for the evaluation and management of chronic kidney disease. Kidney Int Suppl. 2013,3:1-150.

[2] SCHWARTZ G J,HAYCOCK G B,EDELMANN C M Jr,et al. A simple estimate of glomerular filtration rate in children derived from body length and plasma creatinine. Pediatrics. 1976,58(2):259-263.

[3] SCHWARTZ G J,WORK D F. Measurement and estimation of GFR in children and adolescents. Clin J Am Soc Nephrol. 2009, 4(11):1832-1843.

[4] SCHWARTZ G J,MUNOZ A,SCHNEIDER M F,et al. New equations to estimate GFR in children with CKD. J Am Soc Nephrol. 2009,20(3):629-637.

[5] OLIVEIRA E A,MAK R H. Progression of chronic kidney disease in children-role of glomerular hemodynamics and interstitial fibrosis. Curr Opin Pediatr. 2018 Apr;30(2):220-227.

[6] ROMAGNANI P,REMUZZI G,GLASSOCK R,et,al. Chronic kidney disease. Nat Rev Dis Primers. 2017 Nov 23;3:17088.

[7] REYNOLDS B C,ROEM J L,NG D K S,et,al. Association of Time-Varying Blood Pressure With Chronic Kidney Disease Progression in Children. JAMA Netw Open. 2020 Feb 5;3(2):e1921213.

[8] ZUO P Y,CHEN X L,LIU Y W,et,al. Non-HDL-cholesterol to HDL-cholesterol ratio as an independent risk factor for the development of chronic kidney disease. Nutr Metab Cardiovasc Dis. 2015 Jun;25(6):582-587.

[9] RODENBACH K E,SCHNEIDER M F,FURTH S L,et,al. Hyperuricemia and Progression of CKD in Children and Adolescents:The Chronic Kidney Disease in Children(CKiD) Cohort Study. Am J Kidney Dis. 2015 Dec;66(6):984-992.

[10] IKEZUMI Y,SUZUKI T,KARASAWA T,et,al. Low birthweight and premature birth are risk factors for podocytopenia and focal segmental glomerulosclerosis. Am J Nephrol. 2013,38(2):149-157.

[11] NG D K,MOXEY-MIMS M,WARADY B A,et,al. Racial differences in renal replacement therapy initiation among children with a nonglomerular cause of chronic kidney disease. Ann Epidemiol. 2016 Nov;26(11):780-787.

[12] NEHUS E. Obesity and chronic kidney disease. Curr Opin Pediatr. 2018 Apr;30(2):241-246.

[13] RICARDO A C,PEREIRA L N,BETOKO A,et,al. Parental health literacy and progression of chronic kidney disease in children. Pediatr Nephrol. 2018 Oct;33(10):1759-1764.

[14] JHEE J H,JOO Y S,KEE Y K,et,al. Secondhand Smoke and CKD. Clin J Am Soc Nephrol. 2019 Apr 5;14(4):515-522.

[15] ATKINSON M A,NG D K,WARADY B A,et al. The CKiD study:overview and summary of findings related to kidney disease progression. Pediatr Nephrol. 2021,36(3):527-538.

[16] AHN S Y,MOXEY-MIMS M. CKD in Children:The Importance of a National Epidemiologic Study. Am J Kidney Dis. 2018,72 (5):628-630.

[17] FUHRMAN D Y,SCHNEIDER M F,DELL K M,et al. Albuminuria,Proteinuria,and Renal Disease Progression in Children with CKD. Clin J Am Soc Nephrol. 2017,12(6):912-920.

[18] WILSON A C,FLYNN J T. Blood pressure in children with chronic kidney disease:lessons learned from the Chronic Kidney Disease in Children Cohort Study. Pediatr Nephrol. 2020,35(7):1203-1209.

[19] 赖玮婧,刘芳. 2012 年 KDIGO 慢性肾脏病血压管理临床实践指南解读. 中国医学前沿杂志(电子版),2013,(6): 69-73.

[20] 倪兆慧. 慢性肾脏病患者的血脂管理. 肾脏病与透析肾移植杂志,2019,28(4):349-350.

[21] 国家儿童医学中心(北京),北京儿童医院集团慢性肾脏病贫血管理协作组,《中国实用儿科杂志》编辑委员会. 儿童慢性肾脏病贫血诊断与治疗专家共识. 中国实用儿科杂志,2018,33(7):493-497.

[22] 毛华雄,易著文. 儿童慢性肾脏病现状与防治. 中国实用儿科杂志,2011,26(6):401-403.

[23] SILVERSTEIN D M. Growth and Nutrition in Pediatric Chronic Kidney Disease. Front Pediatr. 2018,6:205.

[24] IOREMBER F M. Malnutrition in Chronic Kidney Disease. Front Pediatr. 2018,6:161.

[25] NELMS C L. Optimizing Enteral Nutrition for Growth in Pediatric Chronic Kidney Disease(CKD). Front Pediatr. 2018,6:214.

[26] ANDRASSY K M. Comments on'KDIGO 2012 Clinical Practice Guideline for the Evaluation and Management of Chronic Kidney Disease'. Kidney Int. 2013,84(3):622-623.

[27] SHAW V,POLDERMAN N,RENKEN-TERHAERDT J,et al. Energy and protein requirements for children with CKD stages 2-5 and on dialysis-clinical practice recommendations from the Pediatric Renal Nutrition Taskforce. Pediatr Nephrol. 2020,35

（3）：519-531.

［28］KDOQI Work Group. KDOQI Clinical Practice Guideline for Nutrition in Children with CKD：2008 update. Executive summary. Am J Kidney Dis. 2009,53（3 Suppl 2）：S11-S104.

［29］CHUA A N,WARADY B A. Care of the Pediatric Patient on Chronic Dialysis. Adv Chronic Kidney Dis. 2017,24（6）：388-397.

［30］SHAW V,POLDERMAN N,RENKEN-TERHAERDT J,et al. Energy and protein requirements for children with CKD stages 2-5 and on dialysis-clinical practice recommendations from the Pediatric Renal Nutrition Taskforce. Pediatr Nephrol. 2020,35（3）：519-531.

［31］INGULLI E G,MAK R H. Growth in children with chronic kidney disease：role of nutrition,growth hormone,dialysis,and steroids. Curr Opin Pediatr. 2014,26（2）：187-192.

［32］STEELE J R,MESKELL R J,FOY J,et al. Determining the osmolality of over-concentrated and supplemented infant formulas. J Hum Nutr Diet. 2013,26（1）：32-37.

［33］EVENEPOEL P,MEIJERS B K. Dietary fiber and protein：nutritional therapy in chronic kidney disease and beyond. Kidney Int. 2012,81（3）：227-229.

［34］REES L,AZOCAR M,BORZYCH D,et al. Growth in very young children undergoing chronic peritoneal dialysis. J Am Soc Nephrol. 2011,22（12）：2303-2312.

［35］ATKINSON M A,MARTZ K,WARADY B A,et al. Risk for anemia in pediatric chronic kidney disease patients：a report of NAPRTCS. Pediatr Nephrol,2010,25（9）：1699-1706.

［36］中国医师协会肾脏内科医师分会肾性贫血指南工作组. 中国肾性贫血诊治临床实践指南. 中华医学杂志,2021,101（20）：1463-1502.

［37］BORZYCH-DUZALKA D,BILGINER Y,HA I S,et al. Management of Anemia in Children Receiving Chronic Peritoneal Dialysis. J Am Soc Nephrol,2013,24（4）：665-676.

［38］MCDONALD R A. Kidney disease：improving global outcomes（KDIGO）anemia work group. KDIGO clinical practice guideline for anemia in chronic kidney disease. Kidney Int Supplements,2012,2（4）：279-335.

［39］KLIGER A S,FOLEY R N,GOLDFARB D S,et al. KDOQI US commentary on the 2012 KDIGO Clinical Practice Guideline for Anemia in CKD. Am J Kidney Dis,2013,62（5）：849-859.

［40］刘小荣. 儿童慢性肾脏病贫血诊断与治疗专家共识. 中国儿科实用学杂志. 2018,33（7）：493-497.

［41］中国医师协会肾内科医师分会 CKD 贫血诊断和治疗共识专家组. 肾性贫血诊断与治疗中国专家共识（2014 修订版）. 中华肾脏病杂志,2014,30（9）：712-716.

［42］National Institute for Health and Care Excellence. Chronic Kidney Disease：Managing Anaemia. NICE guideline（NG8）. 2015.

［43］RHEAULT M N,MOLONY J T,NEVINS T,et al. Hemoglobin of 12g/dl and above is not associated with increased cardiovascular morbidity in children on hemodialysis. Kidney Int,2017,91（1）：177-182.

［44］KAPLAN J M,SHARMA N,DIKDAN S. Hypoxia-Inducible Factor and Its Role in the Management of Anemia in Chronic Kidney Disease. Int J Mol Sci,2018,19（2）.

［45］CHEN N,HAO C,PENG X,et al. Roxadustat for Anemia in Patients with Kidney Disease Not Receiving Dialysis. N Engl J Med,2019,381（11）：1001-1010.

［46］JOHANSEN K L,FINKELSTEIN F O,REVICKIDA D A,et al. Systematic review and meta-analysis of exercise tolerance and physical functioning in dialysis patients treated with erythropoiesis-stimulating agents. Am J Kidney Dis,2010,55（3）：535-548.

［47］王祎星,马红珍. 肾性贫血的发生机制与治疗研究进展. 浙江医学. 2018,40（5）：537-540.

［48］BATACCHI Z,ROBINSON C C,HOOFNAGLE A N,et al. Effects of vitamin D2 supplementation on vitamin D3 metabolism in health and CKD. Clin J Am Soc Nephrol,2017,12（9）：1498-1506.

［49］PERTUZ W,CASTANEDA D A,RINCON O,et al. Sexual disfunction in patients with chronic renal disease：does it improve with renal transplation？ Tranplant Proc,2014,46（9）：3021-3026.

［50］BAO Y,JOHANSEN K L. Diagnosis and treatment of low testosterone among patients with End-Stage Renal Disease. Semin Dial,2015,28（3）：259-265.

［51］PETER K,GHERARDO M,MARC L,et al. Growth Hormone,Insulin-Like Growth Factor-1,and the Kidney：Pathophysiological and Clinical Implications. Endocrine Reviews,2014,35（2）：234-281.

［52］SANDHYA S T,LIPING Z,WILLIAM E M. Molecular Mechanisms of Insulin Resistance in Chronic Kidney Disease. Kidney Int,2015,88(6):1233-1239.

［53］PASCHOUL S A,GANTENBEIN C K,CHROUSOS G P. Growth hormone axis in patients with chronic kidney disease. Hormones,2019,18:71-73.

［54］MAIMOONA M A,Association of Renal Failure with Thyroid Dysfunction:A Retrospective Cohort Study. Saudi J Kidney Dis Transpl,2014,25(5):1017-1025.

［55］IAN H B,LEILA Z,MARYAM A. Impaired Glucose and Insulin Homeostasis in Moderate-Severe CKD. J Am Soc Nephrol,2016,27:2861-2871.

［56］SARAH J S,CHRISTOPHER J,JESSE Y H. Insulin resistance and chronic kidney disease progression,cardiovascular events,and death:findings from the chronic renal insufficiency cohort study. BMC Nephrology,2019,20(1):60-71.

［57］KDIGO 2012 Clinical Practice Guideline for the Evaluation and Management of Chronic Kidney Disease. Kidney Int Suppl,2013,3:136.

［58］National Kidney Foundation. K/DOQI clinical practice guidelines for chronic kidney disease:evaluation,classification,and stratification. Am J Kidney Dis,2002,39:S1.

［59］刘志红,李贵森.中国慢性肾脏病矿物质和骨异常诊治指南.北京:人民卫生出版社,2019.

［60］ZIÓLKOWSKA H,PAŃICZYK-TOMASZEWSKA M,DEBIŃSKI A,et al. Bone biopsy results and serum bone turnover parameters in uremic children. Acta Paediatr,2000,89:666.

［61］KLAUS G,WATSON A,EDEFONTI A,et al. Prevention and treatment of renal osteodystrophy in children on chronic renal failure:European guidelines. Pediatr Nephrol,2006,21:151.

［62］HAFFNER D,LEIFHEIT-NESTLER M. Treatment of hyperphosphatemia:the dangers of aiming for normal PTH levels. Pediatr Nephrol,2020,35:485.

［63］HAHN D,HODSON E M,CRAIG J C. Interventions for metabolic bone disease in children with chronic kidney disease. Cochrane Database Syst Rev,2015,11:Cd008327.

［64］SHROFF R,WAN M,NAGLER E V,et al. Clinical practice recommendations for native vitamin D therapy in children with chronic kidney disease Stages 2-5 and on dialysis. Nephrol Dial Transplant,2017,32(7):1098-1113.

［65］National Kidney Foundation. K/DOQI clinical practice guidelines for nutrition in children with CKD:2008 Update. Bone mineral and vitamin D requirements and therapy. Am J Kidney Dis,2009,53:S61.

［66］WARADY B A,ILES J N,ARICETA G,et al. A randomized,double-blind,placebo-controlled study to assess the efficacy and safety of cinacalcet in pediatric patients with chronic kidney disease and secondary hyperparathyroidism receiving dialysis. Pediatr Nephrol,2019,34:475.

［67］王秀兰,刘文虎,张淑文.临床药物治疗学-肾脏疾病(第八版).北京:人民卫生出版社,2007.

［68］黄欣,许冬梅.肾病药物治疗学.北京:化学工业出版社,2010.

［69］翟所迪,应颖秋.肾衰药物手册.北京:人民军医出版社,2010.

［70］Pediatric & Neonatal Dosage Handbook. 26th(美国儿童和新生儿药物手册). Lexi-Comp,U. S.

［71］British National Formulary for Children 2019-2020(英国国家处方集儿童卷). BNF Publications.

［72］MATZKE G R,ARONOFF G R,ATKINSON A J Jr,et al. Drug dosing consideration in patients with acute and chronic kidney disease-a clinical update from Kidney Disease:Improving Global Outcomes(KDIGO). Kidney International,2011,80(11):1122-1137.

［73］MUELLER B A,SMOYER W E. Challenges in Developing Evidence-Based Drug Dosing Guidelines for Adults and Children Receiving Renal Replacement Therapy. Clinical Pharmacology & Therapeutics,2009,86(5):479-482.

第十四章　慢性肾脏病的疫苗接种

慢性肾脏病(CKD)患者随着病情进展,可出现水肿、贫血、营养不良及尿毒症;还有相当一部分的CKD患者接受糖皮质激素等免疫抑制剂治疗;异常免疫炎症反应也常参与CKD的发病。因此,大部分CKD患者存在一定的天然免疫和获得性免疫缺陷,比健康儿童更加容易发生感染。而感染常常是加重原有病情甚至导致死亡的一个重要因素,目前感染已成为终末期肾脏疾病死亡的第二位原因。因此,如何有效预防感染是影响慢性肾脏病治疗效果的一个重要因素。此外,感染也可引起疾病复发或免疫抑制治疗中断。在感染的防治与控制方面,疫苗接种作为一种有效的防治手段,具有不良反应小、疗效持久等优点。预防接种对CKD患儿防控感染十分重要。已有报道接种肺炎及流感疫苗可以有效地降低CKD患者住院率。已进行预防接种的儿童感染后症状也较未接种者轻。但目前国内家长对于慢性肾脏病患儿的免疫接种普遍存在疑虑,很多儿科肾脏病专家与预防免疫/保健系统之间在疫苗接种的问题上面也存在观念的差异。

对CKD患儿进行疫苗接种前需要评估其有效性及潜在风险。有部分研究显示,CKD儿童与健康儿童相比接种疫苗后产生的免疫应答反应无明显差别。但是,也有报道显示接受药物和透析治疗的CKD儿童接种疫苗后不能产生足够的保护性抗体,或疫苗保护时间较正常儿童短。个别研究显示疫苗接种可能会引起肾小球疾病复发,但仍存在争议。有病例报道显示免疫接种后发生同种异体移植排斥,但多项研究表明接种灭活疫苗通常不会对肾移植后个体造成不良影响。考虑到减毒活疫苗可能诱发感染风险,多不推荐肾移植后接受大剂量免疫抑制剂治疗者接种减毒活疫苗。

第一节　国内外关于慢性肾脏病患者预防接种的建议

一、国外建议

欧洲儿科透析工作组及欧洲儿科肾病学会透析工作组对于来自欧洲12个国家,18个儿童肾病中心的接种方案进行总结评价,显示CKD儿童中除了免疫抑制及免疫缺陷者外,均推荐常规予以接种。所有国家均推荐肺炎球菌结合疫苗接种;多数中心常规推荐透析儿童接种双倍剂量乙肝疫苗,并监测乙肝保护性抗体滴度,推荐及时予以加强;多数中心均推荐透析儿童每年接种流感疫苗。在疾病随访过程中,监测乙型肝炎、甲型肝炎、麻风腮、水痘抗体滴度。美国免疫实施咨询委员会(advisory committee on immunization practices,ACIP)关于肾脏病患儿免疫接种有如下建议:①灭活病毒疫苗对肾脏病患儿没有危害,可按照标准免疫接种程序接种,但要根据患儿自身免疫状态,适当加大疫苗的剂量,增加接种次数。②减毒活病毒疫苗严禁用于正在服用大量激素或免疫抑制剂以及移植后使用免疫抑制剂等处于免疫抑制状态的儿童。③由于肾脏病患儿的免疫接种反应及接种后免疫保护抗体的持续时间不及正常儿童,建议最好能监测血清抗体水平,必要时进行补种或加强免疫接种。

二、我国建议

《中国儿童肾移植临床诊疗指南(2015年版)》中也推荐在移植前尽量全面接种疫苗。乙型肝炎病毒表面抗体(抗-HBs)阴性患者接种乙肝疫苗,乙肝疫苗在移植前后均可接种,以移植前接种最佳;以后每年检测抗-HBs效价,当低于10IU/L时需要复种。流感疫苗、甲肝疫苗、百日咳疫苗、白喉疫苗、破伤风疫苗、肺炎链球菌疫苗等灭活疫苗在移植前后均可以接种。水痘疫苗、轮状病毒疫苗、麻疹疫苗、腮腺炎疫苗、风疹疫苗和卡介苗等减毒活疫苗在术前至少 2 个月以上接种,术后不建议接种。

第二节　接受免疫抑制治疗的慢性肾脏病患儿疫苗接种

一、接种时机

一般情况下,机体可在接种疫苗 2~4 周内产生具有保护作用的特异性抗体;而免疫抑制剂可能会干扰机体对疫苗的免疫反应。免疫抑制状态下,接种减毒活疫苗可能会引起宿主感染该疫苗所含的病原微生物。因此,对于需要进行免疫抑制治疗的 CKD 患儿,在免疫抑制治疗前尽量完成相应的疫苗接种,免疫抑制剂治疗前 2 周可以接种灭活疫苗,免疫抑制剂治疗前 4 周可以接种减毒活疫苗。对于接受激素和其他免疫抑制剂包括生物制剂治疗的儿童,可以接种灭活疫苗;应避免接种减毒活疫苗,尤其是应用大剂量糖皮质激素或免疫抑制剂时。

二、大剂量糖皮质激素及免疫抑制剂定义及疫苗接种

美国传染病学会(Infectious Diseases Society America,IDSA)建议应用大剂量糖皮质激素[醋酸泼尼松 ≥20mg/天或>2mg/(kg·d)]治疗≥14 天及免疫抑制剂[甲氨蝶呤>15mg/(m^2·w)、环孢素>2.5mg/(kg·d)、硫唑嘌呤>3mg/(kg·d)、来氟米特>0.5mg/(kg·d)、环磷酰胺口服>2mg/(kg·d)]的患儿禁止接种减毒活疫苗。

最好在应用免疫抑制剂 2~4 周前接种,确保在患者抵抗力下降前病毒复制已结束。如已经应用免疫抑制剂,应至少推迟至糖皮质激素停药 1 月后、细胞毒药物停用 3 个月后、利妥昔单抗停药 6 个月后根据免疫状态恢复减毒活疫苗接种。但对个体患儿,要根据具体分析自然感染风险和疫苗感染风险之间的利弊而定。

第三节　接受肾移植的慢性肾脏病患儿疫苗接种

一、移植前

对于需要肾移植的患儿尽量在移植前进行疫苗接种,以维持或增强机体对适合其年龄、免疫状态及暴露史的疫苗产生的保护性抗体滴度。在肾功能衰竭的情况下,机体对疫苗的免疫应答通常会降低,因此移植候选者应尽可能在病程早期进行免疫接种。接种活病毒疫苗后应至少等待 4 周才能进行移植。

二、移植后

移植后应用免疫抑制剂的患儿,灭活疫苗接种安全,目前无证据表明疫苗接种会触发排斥反应。为避免抗排斥药物降低机体对疫苗的免疫应答,许多中心会在移植至少 2 个月后接种;多在移植后 3~6 个月达到维持免疫抑制水平、状态稳定无排斥反应的情况下后再进行。KDIGO 推荐在肾移植后的 6 个月内避免接种除灭活流感疫苗以外的疫苗。在流感暴发期间,在移植后 1 个月后即可接种灭活流感疫苗。移植后的免疫抑制治疗可能会削弱机体的疫苗的免疫反应,必要时可予多次疫苗接种以获得充分的免疫保护。为避免疫苗导致的感染,不推荐移植后接种减毒活疫苗。

第四节　常用疫苗分类及接种原则

一、灭活疫苗

根据疫苗成分有无增殖和感染能力,可大致分为灭活疫苗和减毒活疫苗(表 14-1)。灭活疫苗对 CKD

患儿无特殊危害,KDIGO 推荐肾移植受者按照标准程序接种。但要根据患儿免疫状态,检测抗体水平,必要时适当加大疫苗的剂量,增加接种次数。

表 14-1 常见疫苗分类

疫苗分类	疫苗
灭活疫苗	乙肝疫苗、三价灭活流感病毒疫苗、肺炎球菌疫苗(推荐接种);脊髓灰质炎灭活疫苗(IPV)、白喉、破伤风和非细胞性百日咳疫苗、甲肝、脑膜炎球菌疫苗、狂犬疫苗、乙脑灭活疫苗、人乳头瘤病毒(HPV)疫苗
减毒活疫苗	卡介苗、减毒流感活疫苗、口服脊髓灰质炎减毒活疫苗(OPV)、水痘-带状疱疹病毒疫苗、轮状病毒、麻风腮、风疹疫苗、乙型脑炎减毒活疫苗、黄热病疫苗

(一)破伤风、白喉和百日咳

在我国现行的免疫程序规定中,婴儿在出生后满 3 个月就要开始接种百白破疫苗第一针,在接下来的两个月要完成百白破疫苗的基础免疫。在约 2 岁和 6 岁的时候各需要加强一剂,还应至少每 10 年常规进行加强免疫接种。儿科慢性肾脏病患者,包括肾移植候选者和受者应按照健康儿童常规免疫接种计划接种抗破伤风、白喉和百日咳疫苗。

(二)脊髓灰质炎病毒

预防脊髓灰质炎病毒感染的疫苗接种包括脊髓灰质炎灭活疫苗(inactivated poliovirus vaccine,IPV)和口服脊髓灰质炎减毒活疫苗(oral poliovirus vaccine,OPV)。我国目前多数地区实行 IPV 和 OPV 序贯接种程序:满 2 月龄时免费接种第一剂次 IPV,满 3 月龄、4 月龄和 4 周岁时免费口服 OPV 各一剂次。因 OPV 可能会引起疫苗相关麻痹型脊髓灰质炎,免疫缺陷个体禁用,在一些发达国家已不再批准使用 OPV。对于只使用 IPV 的国家,WHO 有关婴儿常规免疫接种的推荐是:2 月龄、4 月龄和 6 月龄时接种 3 剂次;或第 1 剂次在 2 月龄时接种、第 2 剂次在 4 月龄时接种、第 3 剂次可在 6~18 月龄时接种、第 4 剂次在入学前的 4~6 岁时接种。儿科慢性肾脏病患者,包括肾移植候选者和受者应按照健康儿童常规免疫接种计划接种 IPV。不应给予免疫抑制剂治疗者、免疫力低下者、移植候选者或受者 OPV。因接种 OPV 后,口咽和粪便中会持续数周排出病毒,如 CKD 患儿在接受大剂量免疫抑制剂治疗,与其有密切接触的家人也不应接种 OPV。

(三)肺炎链球菌

肺炎链球菌(streptococcus pneumoniae)是实体器官移植受者肺炎的常见病因。接种肺炎疫苗可以有效地降低 CKD 疾病负担及住院率。慢性肾脏病是接种肺炎球菌结合疫苗的适应证,推荐实体器官移植候选者和受者既接种 PCV13、又接种 PPSV23。如有条件,应每年监测肺炎球菌抗体滴度。

(四)流感

流行性感冒(简称流感)是甲型或乙型流感病毒引起的急性呼吸道疾病,全世界每年都会暴发,主要发生于冬季。在健康儿童中,流感通常为自限性疾病,但在一些慢性肾脏病儿童中,流感可引起严重并发症(如肺炎),还能引起移植受者的排斥反应,甚至死亡。接种流感疫苗免疫是预防流感最为有效的方法,并可以有效地降低 CKD 疾病负担及住院率。为了与预计将到来的流感季中流行的病毒株相匹配,流感疫苗所含的病毒株每年都会更新。另外,接种一年后疫苗带来的免疫能力会有所下降,每年接种流感疫苗很有必要。尽可能在每年 10 月底之前接种流感疫苗。推荐所有肾移植受者每年常规接种灭活流感疫苗,包括移植后的第 1 年内;通常在移植 3~6 个月后,一旦达到维持免疫抑制水平时,重新开始疫苗接种。

(五)乙型肝炎

婴儿期或儿童早期感染乙型肝炎病毒(HBV)与日后感染相比,发生慢性 HBV 感染的风险更高。在婴儿期发生慢性 HBV 感染的人群中,约有 25% 因肝硬化或肝癌而过早死亡。HBV 传染能力较强,中国的乙肝病毒携带者数量在 1 亿左右。大多数慢性 HBV 感染者在肝硬化或终末期肝病发作前一直无症状,很可能未意识到已被感染,这增加了将感染传播给家人的风险。慢性肾脏病患儿因可能要接受免疫抑制剂、血制品输注、血液透析或肾移植等治疗,是易感 HBV 高危人群。乙肝疫苗预防 HBV 感染的有效性超过90%,且不良反应很少。我国乙肝疫苗常规接种 3 剂,分别为新生儿出生时、1 月龄和 6 月龄时。血液透析患者及接受免疫抑制剂治疗的 CKD 患者对乙肝疫苗产生的免疫应答减弱,推荐每年检查抗 HBs 水平,并在低于 10mU/mL 时加强免疫接种。

（六）人乳头瘤病毒

人乳头瘤病毒(human papillomavirus,HPV)是一种性传播病原体,会引起男性和女性的肛门生殖器疾病和口咽疾病。对于女性接种者,接种九价、四价或二价 HPV 疫苗能够安全预防持续性 HPV 感染所致癌症(尤其是宫颈癌)。美国免疫接种实践咨询委员会(ACIP)推荐 11~12 岁时常规接种 HPV 疫苗,也可从 9 岁开始接种;对于 13~26 岁的青少年和成人,若之前未接种或未完成疫苗系列接种,推荐补种;对于年龄≥27 岁的成人,如既往 HPV 暴露的风险很低,且将来有 HPV 暴露风险,也可给予接种。在推荐的年龄范围内,HPV 免疫接种的最佳时间为个体首次发生性行为前。目前推荐具有接种 HPV 疫苗指征的肾移植候选者接种 HPV 疫苗;如果移植前未完成所有接种次数,可在移植后的 3~6 个月开始补种。

二、减毒活疫苗

减毒活疫苗严禁用于肾病综合征服用大量激素、免疫抑制剂、细胞毒药物以及移植后使用免疫抑制剂等处于免疫抑制状态的儿童;两种减毒活疫苗的接种须在同一天不同部位进行或至少间隔 1 个月。

（一）麻疹、腮腺炎和风疹

麻疹-腮腺炎-风疹联合疫苗(measles mumps and rubella,MMR)是一种联合减毒活疫苗。MMR 已获批用于 6 月龄以上的婴儿,但被动获得的母体麻疹抗体会干扰儿童对疫苗的免疫应答,一般在 12~15 月龄时开始常规的免疫接种。理想情况下所有儿童均应进行 2 剂 MMR 系列接种,2 次接种至少应间隔 4 周。无免疫力的肾移植候选者应单次接种 MMR,至少 4 周后进行血清学检测;如果尚未出现血清转化,在时间允许的情况下,可在移植前重复接种。全身性应用大剂量糖皮质激素或免疫抑制剂的患儿不应接种;较低剂量、维持性生理剂量和局部糖皮质激素应用者并非 MMR 的禁忌证。基于移植受者感染麻疹后的相关严重并发症,一些移植中心已开始在实体器官移植后为未完成推荐 MMR 免疫系列接种的儿童接种 MMR 疫苗,不过此做法还未普及。

（二）水痘

在大多数健康儿童中,原发性水痘-带状疱疹病毒(varicella zoster virus,VZV)感染是一种自限性感染,但免疫力低下人群感染后的住院率甚至死亡率仍较高。在大规模疫苗接种前,儿童肾移植受者在移植后第 1 年出现 VZV 感染的比例高达 2%。应用免疫抑制剂的慢性肾脏病患儿,发生水痘并发症的概率增加,且可能会造成原发病反复及免疫抑制剂治疗中断。常规的 VZV 免疫接种可以预防水痘、降低疾病严重程度、病毒传播风险,并减少水痘相关的卫生保健资源使用。在我国水痘为二类疫苗,推荐2 岁儿童开始接种。鉴于未免疫的肾移植受者存在重度水痘感染的风险,建议在移植前至少 4 周接种水痘疫苗。因终末期肾脏病对水痘疫苗接种的血清转化率低(约为 60%),如情况允许,建议接种两次疫苗,其中≥13 岁的患者两次接种间隔时间应>4 周,1~12 岁的患者应间隔≥3 个月。建议如果在 1 个月内刚接种过水痘疫苗的患者急需移植,则应给予静脉用阿昔洛韦或口服伐昔洛韦进行围移植期和移植后预防。应用大剂量免疫抑制剂的肾移植后患者不应接种水痘疫苗;对水痘无免疫力的儿童肾移植受者,且没有接受免疫抑制或仅接受了最低程度的免疫抑制,同时近期未发生同种异体移植排斥者可接种水痘疫苗。

（三）轮状病毒

在世界范围内,轮状病毒是引起婴儿和儿童重度急性胃肠炎的最常见原因。轮状病毒疫苗是减毒重组活疫苗,是一种口服制剂,主要接种对象为 2 月龄至 3 岁儿童,在我国属于二类疫苗。欧美地区推荐对婴儿进行轮状病毒疫苗的常规免疫。轮状病毒感染可导致肾移植受者出现严重并发症,儿童受者中尤其多见。推荐在移植前接种适合年龄的轮状病毒疫苗,但由于其是活疫苗,不推荐在移植后接种。正在接受免疫抑制剂治疗的慢性肾脏病患儿也是轮状病毒疫苗接种的禁忌证。

第五节 美国免疫实施咨询委员会推荐慢性肾脏病患儿接种疫苗的接种流程

一、乙肝疫苗流程

1. 乙肝表面抗体阴性者　按疗程重新进行接种(第 0、1、6 个月)。

2. 最后 1 次疫苗接种 1~2 月后监测其抗 HBs 抗体浓度。

3. 抗 HBs 抗体<10mIU/mL 复种。

4. 对于终末期肾病及透析患者建议加大疫苗剂量或增加次数(20μg,3 次或 4 次);并在接种后 6~12 个月及以后每年测抗 HBs 抗体。

二、流感灭活疫苗

1. 保护作用持续 6~8 个月,建议每年接种。

2. 推荐接种时间 9~11 月,每年流感季节前使用。

3. 与慢性肾脏病患儿密切接触的家庭成员也应进行接种。

三、肺炎链球菌疫苗

1. 2 岁以下的患儿接种 13 价肺炎链球菌结合疫苗(pneumococcal conjugate vaccine 13,PCV13)。

2. 2~6 岁的患儿,如既往未接种过肺炎链球菌疫苗或未完成 PCV13 接种计划,可给予 2 剂 PCV13,两次之间间隔 8 周;或者在最后 1 次 PCV13 间隔至少 8 周后接种 1 剂 23 价肺炎链球菌多糖疫苗(pneumococcal polysaccharide vaccine 23,PPSV23)。

3. 对于慢性肾功能衰竭或肾病综合征等免疫力低下的 6~18 岁儿童,应接种 1 剂次 PCV13,间隔至少 8 周再接种 1 剂 PPSV23。

4. 对于免疫功能受损的高危儿童,应在接种首剂 PPSV23 后 5 年接种第 2 剂 PPSV23。

第六节 慢性肾脏病患者预防接种原则总结

1. 推荐未应用免疫抑制剂且免疫力正常的 CKD 儿童常规按国家免疫程序接种疫苗。

2. 接受免疫抑制剂治疗的 CKD 儿童,可接种灭活疫苗,治疗期间暂缓接种减毒活疫苗。停药一段时间后,可在评估免疫状态恢复后进行减毒活疫苗接种。

3. 建议所有 CKD 儿童,如无其他禁忌证,应接种肺炎链球菌疫苗,每年接种灭活流感疫苗。

4. 对于免疫抑制治疗、终末期肾病及透析儿童,建议监测保护性抗体滴度,尤其是乙肝抗体滴度,必要时予以加强。

5. 广东省医师协会制定的儿童肾移植患者预防接种推荐列表(表 14-2)。

表 14-2　广东省医师协会制定的儿童肾移植患者预防接种推荐列表

疫苗名称	移植前	移植后 （如移植前未接种）
百白破疫苗	是	是
破伤风疫苗	是	是
脊髓灰质炎灭活疫苗	是	是
卡介苗	否	否
麻腮风疫苗	是	否
脑膜炎球菌疫苗	是	是
乙脑灭活疫苗	是	是
甲型肝炎灭活疫苗	是（血清学阴性者）	是（血清学阴性者）
重组乙型肝炎疫苗	是	是
流感灭活疫苗	是（每年）	是（每年）
B 型流感嗜血杆菌结合疫苗	是	是
13 价肺炎链球菌结合疫苗	是（年龄≥6 周）	是（年龄≥6 周）
23 价肺炎链球菌多糖疫苗	是	是
人乳头瘤病毒吸附疫苗	是（>10 岁女童）	是（既往未接种者）
水痘减毒活疫苗	否（肾脏病急性期或应用糖皮质激素或免疫抑制剂治疗期间）	否

鉴于 CKD 患儿接种疫苗的免疫反应性及安全性具有个体差异,受患儿病情及使用药物的影响;建议每次进行疫苗接种前咨询熟悉患儿病情的专业医师,以获得具体接种建议。

（丁洁　钟旭辉　王芳　苏白鸽　徐可）

参考文献

［1］中华医学会器官移植学分会;中国医师协会器官移植医师分会.中国儿童肾移植临床诊疗指南（2015 版）.中华移植杂志,2016.

［2］赵丹,丁洁.肾脏病患儿的免疫接种.中华儿科杂志,2006.

［3］赵丹,丁洁.慢性肾脏病患儿预防接种策略.中国实用儿科杂志,2016.

［4］杨帆,蒋小云.儿童激素敏感、复发/依赖肾病综合征诊治循证指南（2016）解读.中华儿科杂志,2017.

［5］Committee On Infectious Diseases. Immunization for Streptococcus pneumoniae infections in high-risk children. Pediatrics. 2014,134(6):1230-3.

［6］ESPOSITO S,MASTROLIA M V,PRADA E,et al. Vaccine administration in children with chronic kidney disease. Vaccine, 2014,32(49):6601-6.

［7］Immunization in children with chronic renal failure:a practical approach. Pediatr Nephrol. 2004,19(12):1334-9.

［8］DANZINGER-ISAKOV L,KUMAR D. Guidelines for vaccination of solid organ transplant candidates and recipients. American Journal of Transplantation. 2009,9 Suppl 4:S258-62.

［9］FOX T G,NAILESCU C. Vaccinations in pediatric kidney transplant recipients. Pediatr Nephrol. 2019,34(4):579-591.

［10］BAKKALOǦLU S A,et al. Vaccination Practices in Pediatric Dialysis Patients Across Europe. A European Pediatric Dialysis Working Group and European Society for Pediatric Nephrology Dialysis Working Group Study. Nephron. 2018,138(4): 280-286.

［11］Kidney Disease:Improving Global Outcomes(KDIGO)Transplant Work Group. KDIGO clinical practice guideline for the care of kidney transplant recipients. Am J Transplant. 2009,9 Suppl 3:S1-155.

［12］广东省医师协会儿科医师分会；特殊状态儿童预防接种（广东）专家共识. 中华实用儿科临床杂志,2020.

［13］YILDIZ N,SEVER L,KASAPÇOPUR Ö,et al. Hepatitis B virus vaccination in children with steroid sensitive nephrotic syndrome：immunogenicity and safety？ Vaccine. 2013,31(33)：3309-12.

［14］KATERINIS I,HADAYA K,DUQUESNOY R,et al. De novo anti-HLA antibody after pandemic H1N1 and seasonal influenza immunization in kidney transplant recipients. Am J Transplant. 2011,11(8)：1727-33.

第十四章　慢性肾脏病的疫苗接种

第十五章　儿童血液净化治疗

血液净化(blood purification)是指通过各种不同的技术,清除体内储积的代谢产物、过多的水分、血循环中的毒物或炎症介质,维持电解质与酸碱平衡的一类治疗方法。血液净化技术包括:血液透析(hemodialysis,HD)、腹膜透析(peritoneal dialysis,PD)、血液滤过(hemofiltration,HF)、血浆置换(plasma exchange,PE)、血液灌流(hemoperfusion,HP)、免疫吸附(immunoadsorption,IA)和连续性肾脏替代治疗(continuous renal replacement therapy,CRRT)等。腹膜透析、血液透析和肾移植是终末期肾病(end-stage renal disease,ESRD)的3种肾脏替代治疗模式。本章将对腹膜透析、血液透析和血浆置换作具体阐述。

第一节　腹膜透析

一、腹膜透析概述

腹膜透析(peritoneal dialysis,PD)是终末期肾病儿童有效的肾脏替代治疗方式。腹膜透析技术相对简单,不需要血液透析所需的血管通路,且能居家进行,是世界上大多数国家儿童和青少年主要选择的透析疗法,尤其对于0~5岁的婴幼儿,慢性腹膜透析的优势超越血液透析。

腹膜透析在过去的大半个世纪里成就了卓越的进步。早在1948年就有关于儿童腹膜透析的首次报道,当时全球腹膜透析的报道病例尚不超过100例。当时由于无菌透析液制备条件的限制,腹膜透析技术未能得到广泛应用。1950年后,一次性尼龙导管和商业化腹膜透析液的出现,使腹膜透析成为急性肾衰竭的短期治疗方法,被称为急性间歇性腹膜透析。该项技术于1961年被成功应用于婴儿和儿童急性肾衰竭的救治。然而,早期的急性间歇性腹膜透析在每次治疗时均需重新置管,随之而来的频繁感染限制了该项技术在小年龄患儿中的长期使用。1965年,Tenckhoff发明了"永久性"植入性腹膜透析管,成功地攻克了这一难题,使得慢性间歇性腹膜透析成为终末期肾病儿童肾脏替代治疗的可选方式。1976年,持续非卧床腹膜透析(continuous ambulatory peritoneal dialysis,CAPD)开创了腹膜透析史上的新时代,以塑料袋取代原先的玻璃瓶,内装2升腹膜透析液,每次留腹时间延长至4~8小时,每天日交换4次以保证透析充分性。1978年,在加拿大多伦多,CAPD被首次应用于儿童患者。此后,CAPD在儿童中的应用得到了儿科肾脏病医师的广泛认同,尤其是患有终末期肾病的小婴儿从此获得了慢性肾脏替代治疗的机会。1980年后,自动腹膜透析(automated peritoneal dialysis,APD)问世,该项新技术拥有里程碑式的重大意义。APD可以提供多种透析模式,包括间歇腹膜透析、持续循环腹膜透析、夜间间歇腹膜透析和潮式腹膜透析,不仅满足了不同的透析需求、增加治疗的有效性,同时提供患儿和家长更多的日间闲暇时光。

2001年上海复旦大学附属儿科医院实现了我国第一例APD治疗儿童终末期肾病。2007年至2012年全国调查数据显示,接近40%的终末期肾病儿童选择以腹膜透析作为其肾脏替代治疗方式;而其中APD占50.3%,成为我国最主要的儿童腹膜透析模式。

二、腹膜透析的设备

(一)腹膜透析导管

腹膜透析导管对于慢性腹膜透析的成功至关重要。腹膜透析管置入术前应制订完善的计划,选择合适的腹膜透析管,由经验丰富的外科医师或肾脏科医师实施,术后由专职护士护理导管和出口处。

1. 腹膜透析导管的类型和特点　市场上有各种类型的腹膜透析管。整体而言,腹膜透析管是由柔软的材料制成,比如硅胶或聚氨酯。腹膜透析管可分为两部分:腹腔内段和腹腔外段。腹腔内段有侧孔,利于腹膜透析液出入。根据导管腹腔内段的形状可分为直管和卷曲管。卷曲管可以减少腹膜透析液注入腹腔时引起的疼痛,降低堵管和大网膜包绕导管的风险。最常用的腹膜透析管是 Tenchkhoff 直管和 Tenchkhoff 卷曲管。导管的腹腔外段有 1 或 2 个涤纶套(cuff),防止腹膜透析液外漏、细菌迁移,并能固定腹膜透析管的位置。第 1 个 cuff 或单一 cuff 置于腹直肌前鞘和后鞘之间。第 2 个 cuff 置于皮下隧道,距离导管出口处 1.5~2.0cm。根据导管腹腔外段的形状可分为直管和弯曲管(如鹅颈管)。腹腔外段呈弯曲形利于导管出口处向下,便于透析液出入。

2. 腹膜透析导管置入术

(1) 导管选择:儿童和婴幼儿腹膜透析导管应按年龄、身高、体重选择,腹腔内段的导管长度约相当于患儿脐至耻骨联合的距离。儿童型腹膜透析导管适用于大多数患儿;体重<3kg 的婴儿需用单 cuff 透析导管;6 岁以上、体重>30kg 的儿童,可以应用成人型腹膜透析导管。目前广泛使用的是 Tenckhoff 双 cuff 直管。为减少注入腹膜透析液疼痛及腹膜透析液流出梗阻等问题,可选用弯曲 Tenckhoff 腹膜透析导管。婴幼儿可使用鹅颈管并使导管外出口定位在胸前,可降低婴幼儿导管相关感染的发生率。

(2) 切口和出口处:对于儿童而言,皮肤正中切口联合筋膜旁正中切口较单纯正中线切口更好。皮肤出口处应避开腰带位置,出口处方向应朝下,以减少出口感染及降低透析导管相关的腹膜炎风险;对于婴幼儿应在尿布和尿裤区外。对于接受膀胱造瘘术、输尿管造瘘术、结肠造瘘术或有其他污染源的婴儿和小年龄儿童,腹膜透析管出口处应尽量远离污染口,对于体型小的患儿甚至可以将导管皮肤出口处移至胸壁。

(3) 术前准备:对有便秘的儿童,在手术前应服用缓泻剂。术前排空膀胱。术前预防性抗生素的应用能显著减少术后 4 周内的腹膜炎,但不能预防出口处和隧道感染。我国《腹膜透析标准操作规程》建议,在手术前 1h 预防性使用抗生素,推荐第一代或第二代头孢菌素(如头孢唑啉 25mg/kg)。术前应检测患儿/看护者的鼻腔、咽部是否有金黄色葡萄球菌携带。

(4) 手术主要步骤:取脐左侧经腹直肌横切口,依次切开皮肤、皮下,打开腹直肌前鞘,钝性分离肌层至腹直肌后鞘,打开腹直肌后鞘和腹膜,切口内提出大网膜,次全切除大网膜,取双 cuff 腹膜透析管,一端置入盆腔低位,一端经切口内皮下隧道从切口内上方皮肤另戳孔引出,荷包缝合关闭腹膜、肌层、腱膜,逐层缝合皮下、皮肤,内 cuff 置于腹膜外,外 cuff 置于皮下隧道内。

(5) 术中注意事项:因儿童腹膜薄、脆、嫩,为降低腹膜透析液外漏,应特别注意采用腹膜荷包缝合固定深部涤纶套,但切勿过分牵拉腹膜造成腹膜撕裂。儿童大网膜相对较长,大网膜包裹腹膜透析导管所致的导管阻塞较成人更易发生。部分大网膜切除可能降低日后透析导管阻塞的发生,大多医师推荐尤其婴儿有必要切除部分大网膜。腹膜透析管置入后,需将温暖的 1.5% 葡萄糖腹膜透析液经腹膜透析管注入、引流数次至液体清亮,提示腹膜透析管通畅后方才结束手术。

(6) 腹腔镜手术:腹腔镜法腹膜透析管植入术在儿童患者的应用也很成熟。该方法可在直视下将腹膜透析导管末端置于膀胱直肠陷凹或直肠子宫陷凹。此法简便、安全、创伤小、恢复快,但该法技术要求较高,需由专科医师实施,可根据具体情况酌情开展。同时还可以在腹腔镜下行粘连松解术、腹股沟疝修补术和导管堵塞物解除术。

(7) 手术相关并发症:①腹膜透析管堵塞:通常是由于被大网膜包裹所致,是导致腹膜透析管重置的主要原因。虽然没有前瞻性研究的证据,大多儿科医师仍推荐在初次置入腹膜透析管时切除部分大网膜。腹膜透析管被纤维蛋白堵塞也会发生,但这种情况通常可以用纤溶药注入导管而疏通。②腹膜透析管末端漂移(漂管):由于导管合成材料的"记忆性"和导管置入时过度弯曲造成较大的力矩,使导管倾向于回复原始形状而致使导管末端发生漂移,这是漂管的最常见原因。当然,便秘或膀胱张力过大有时也会导致漂管的发生。③腹膜透析液渗漏:大多发生在术后短期时间内,表现为出口处或切口处渗漏。早期渗漏的原因有导管置入技术不佳、初期腹膜透析液交换量太大、导管在过度用力地出口处消毒时被频繁触碰或外力的牵拉。因此,透析应在腹膜透析管置入术后 2~6 周进行,确保出口处愈合。如果病情需要提前开始透析,则从小剂量开始透析,保持仰卧位或侧卧位。腹膜透析管置入初期,导管的固定和每周由专职人员无菌操作对出口处进行清洁很重要。晚期渗漏是指腹膜透析管置入 30 天后出现的渗漏,通常发生在腹壁内,可导致生殖器水肿。原因可能是切口处崩裂或腹腔内有解剖缺陷,此时通常需要再次手术。④导管相关腹膜炎:2007 年 NAPRTCS 报告资料显示,双 cuff、鹅颈管和出口处向下与发生腹膜炎时间较晚和年腹膜炎发生率较低有关。国际儿童腹膜透析协作网的资料显示,Tenchoff 末端直管与腹膜炎后腹膜透析技术性失败的增加有关。

(二)腹膜透析液

腹膜透析液是腹膜透析的重要组成部分,主要由三部分构成:渗透剂、缓冲液和电解质。标准的商业化腹膜透析液含有的成分能帮助实现水和废弃产物的清除,保持机体酸碱平衡、钙平衡和电解质平衡。传统腹膜透析液的高浓度葡萄糖负荷、葡萄糖降解产物的累积和氧化应激损伤均可增加机体代谢和心血管负担,导致残肾功能下降,腹膜透析预后不良。一系列研究证实腹膜血管增生和纤维化与急性或慢性暴露于传统副作用较大的腹膜透析液有关。因而促成了新一代生物相容性较好的腹膜透析液问世。目前临床常用的腹膜透析液组分见表 15-1。

表 15-1　目前临床常用的腹膜透析液组成成分

	CAPD 2/3/4	Dianeal PD1/PD2/PD4	Gambroso 10/40	Bica Vera	Balance	Gambroso Trio 10/40	Physioneal 35/40	艾考糊精腹透液
Na (mmol/L)	134	132	132	132	134	132	132	132
Cl (mmol/L)	102.3	102/96/95	96/95	104.5	100.5	96	101/95	96
Ca (mmol/L)	1.25/1.75	1.75/1.75/1.25	1.75/1.35	1.75	1.25/1.75	1.75/1.35	1.75/1.25	1.75/1.25
Mg (mmol/L)	0.5	0.75/0.75/0.25	0.25	0.5	0.5	0.25	0.25	0.25
葡萄糖	1.5/2.3/4.25	1.36/2.27/3.86	1.5/2.5/4.0	1.5/2.3/4.25	1.5/2.3/4.25	1.5/2.5/3.9	1.36/2.27/3.86	0
乳酸盐	35	35/40/40	40	0	35	40	10/15	40
碳酸氢盐	0	0	0	34	0	0	25/25	0
渗透压	356~509	344~486	353~492	358~511	358~511	356~483	344~484	284
pH 值	5.5	5.5	5.5	7.4	7.0	5.5~6.5	7.4	5.2

1. 渗透剂

(1)葡萄糖:葡萄糖是应用最广泛的渗透剂。它凭借腹膜上的超小孔(水通道蛋白)利用晶体渗透压的原理将水分从细胞外液清除。提高葡萄糖浓度可以增加超滤。具有高转运特性腹膜的患儿因葡萄糖快速吸收而使渗透梯度在短时间内消失,因而对于这些患儿,腹膜透析液长时间留腹并不能获得充分的超滤。葡萄糖吸收还会加重慢性肾衰竭症状,如厌食、高血糖、脂代谢紊乱、胰岛素抵抗和氧化应激增加。此外,长时间暴露于高浓度葡萄糖腹膜透析液中,会使腹膜结构发生改变,如腹膜间皮下层增厚和纤维化、腹膜血管增生,从而导致腹膜功能受损,表现为超滤衰竭。以葡萄糖为渗透剂的腹膜透析液造成腹膜损伤的机制主要有:高渗应激、高浓度葡萄糖降解产物损伤腹膜间皮细胞功能、糖基化终末产物的增加,以及蛋白激酶活化和基因诱导等。双袋系统的发明将葡萄糖从透析液其他成分中分离出来,单独注入一袋并在高酸环境下实现灭菌,最大程度上减少葡萄糖降解产物。研究证实,用低葡萄糖降解产物腹膜透析液的腹膜透析的患儿血浆糖基化终末产物水平显著下降。总之,以葡萄糖为渗透剂的腹膜透析液能在短时间留腹时实现有效的超滤。临床应根据患儿实际情况,尽可能选用最低浓度葡萄糖的腹膜透析液。

(2)艾考糊精:艾考糊精是平均分子量16 200D的葡聚糖,通过小孔体系发挥胶体渗透压的作用。以7.5%艾考糊精为渗透剂的腹透腹膜透析液能在长时间留腹时实现有效的超滤,留腹8小时和14小时,其超滤量与3.86%葡萄糖腹膜透析液的相当。研究表明,艾考糊精腹膜透析液在儿童患者应用能取得更好的超滤和溶质清除效果,仅罕见轻度皮疹的副作用,且停用后副作用立即消失,没有后遗症。胶体渗透压不诱导钠筛效应的发生,因此与3.86%葡萄糖腹膜透析液相比,艾考糊精腹膜透析液对钠的清除更明显。关于艾考糊精的重吸收,研究发现当暴露于艾考糊精腹膜透析液超过14h,45%儿童患者会有艾考糊精通过腹膜淋巴循环等对流形式的重吸收。艾考糊精在体内经淀粉酶降解为麦芽糖和一些小分子的寡聚糖,其血浆浓度通常2周达到稳态,停止应用该腹膜透析液1~2周后血浆浓度恢复至零。有报道部分使用艾考糊精腹膜透析液的患者发生无菌性腹膜炎,是由于腹膜透析液中肽聚糖污染。体内、体外的研究均表明,艾考糊精腹膜透析液较葡萄糖腹膜透析液生物相容性好,然而艾考糊精会抑制腹膜间皮细胞的正常增殖,会诱导结缔组织的合成。

目前,因担心艾考糊精小分子代谢产物潜在的副作用,艾考糊精腹膜透析液被批准每天最多在一次留腹时期使用。艾考糊精的临床应用指征是:CAPD夜间长留腹时,CCPD日间长留腹时,腹膜Ⅰ型超滤衰竭患者,由于腹膜炎而导致暂时性腹膜超滤衰竭者。

(3)氨基酸:CAPD儿童患者在长留腹时运用氨基酸腹膜透析液是否能改善营养状态仍有争议,因发现氨基酸腹膜透析液可能与血尿素氮水平升高和酸中毒加重有关。然而,另一方面,研究发现APD儿童患者在夜间运用氨基酸和葡萄糖混合腹膜透析液能促进氨基酸利用和蛋白质合成。1.1%氨基酸腹膜透析液与1.36%葡萄糖腹膜透析液渗透压相当。在成人患者中,研究表明氨基酸腹膜透析液较葡萄糖腹膜透析液能增加超滤和溶质清除,因其能扩张腹膜血管,提高腹膜有效面积。

2. 缓冲液

(1)乳酸盐:乳酸盐一直以来都是标准腹膜透析液的缓冲液。由于浓度梯度,乳酸盐被机体吸收,在肝脏代谢为碳酸氢盐。然而酸性(pH5.5~6.5)乳酸盐缓冲腹膜透析液生物相容性欠佳,在注入时会使一些患儿感到腹痛,且乳酸能诱导腹膜生长因子释放促使腹膜纤维化和血管增生,影响腹膜的转运功能。

(2)碳酸氢盐:碳酸氢盐是机体的生理缓冲体系。自从工艺生产上实现双袋系统将碳酸氢盐和钙分装灭菌储存,实现了新型碳酸氢盐腹膜透析液的商业化生产。这些pH中性(7.0~7.4)的新型腹膜透析液含有34mmol/L碳酸氢盐,或25mmol/L碳酸氢盐混合15mmol/L乳酸盐。研究发现碳酸氢盐腹膜透析液与传统乳酸盐腹膜透析液相比,对腹膜的转运特性无明显影响,且生物相容性更好,能更有效地纠正酸中毒,减少腹膜透析液注入腹腔时的疼痛。

3. 电解质

(1)钠:大多商业化生产的腹膜透析液Na^+浓度为132~134mmol/L,较生理正常血浆Na^+浓度略低。腹膜钠交换以对流效应为主,弥散效应次之。在腹膜透析液交换早期阶段存在超小孔造成的钠筛效应,使交换早期透析液Na^+浓度进一步下降,增加的腹膜两侧Na^+浓度梯度可促进Na^+排泄,防止高钠血症。由于先天性疾病导致尿Na^+增多的婴儿腹膜透析需要提高腹膜透析液Na^+浓度(137~138mmol/L)或口服补充Na^+。

(2)钙:腹膜钙交换通过弥散和对流。腹膜透析液Ca^{2+}浓度有1.75mmol/L和1.25mmol/L两种。1.75mmol/L钙浓度较正常生理血钙浓度高,会通过腹膜弥散效应发生正钙平衡。1.25mmol/L钙浓度腹膜透析液通常用于降低患儿的高钙血症风险,尤其是在患儿服用碳酸钙、醋酸钙等含钙磷结合剂和维生素D拟似剂治疗。高钙血症患儿存在血管和软组织钙化的风险。这些患儿应服用不含钙的磷结合剂。

(三)腹膜透析的连接装置

为减少细菌污染腹膜透析管的机会及操作简便,腹膜透析操作时,需要用一些管路将腹膜透析管和腹膜透析液包装袋连接起来。这些连接装置一直在不断更新,便于患儿和看护者应用。

1. 钛接头 为防止意外断开,钛金属制成的插锁式连接器代替了以往的塑料接头。钛金属材质轻,且不与腹膜透析液电解质发生反应,比塑料更加耐用。

2. Y 型管组 1980 年,Y 型管组替代了以往的直式连接管组。Y 型管组的发明使患儿无须在腹膜透析液留腹时将空的透析液袋固定在身上,且 Y 型管采取"腹膜透析液灌注前冲洗"的技术,减少接触污染引起的腹膜炎。目前 Y 型管组得到广泛应用。

(四) 腹膜透析治疗终末期肾病的适应证与禁忌证

1. 适应证 终末期肾病儿童开始腹膜透析治疗的时机取决于每个患儿的综合情况,包括实验室生化指标、临床情况和社会心理评估。当条件允许的情况下,为阻止营养不良和/或严重慢性肾衰竭症状的发生,应及早开始透析治疗。虽然并没有一个确切的血尿素氮或血肌酐水平作为透析必须开始的指标,但是当残肾功能的肾小球滤过率降至 $9 \sim 14\text{mL}/(\text{min} \cdot 1.73\text{m}^2)$ 时,应开始考虑透析治疗,当 GFR 降至 $8\text{mL}/(\text{min} \cdot 1.73\text{m}^2)$ 或以下时,强烈建议开始透析治疗。儿童白天活动量受限或上学次数减少也应视为开始透析治疗的考虑因素。

2. 禁忌证

(1) 绝对禁忌证:脐疝、腹裂、膀胱外翻、膈疝、腹膜腔闭塞、腹膜衰竭。

(2) 相对禁忌证:没有居家透析的条件,缺乏合适的看护者,即将或近期进行过大型腹部手术,即将接受活体器官移植(透析开始的 6 个月内)。

三、腹膜透析处方制订及调整

(一) 腹膜透析处方的主要技术参数

应该根据患儿的年龄、体型、残肾功能、营养摄入情况和腹膜转运特性为每个患儿制定个体化的腹膜透析处方。此外,腹膜透析处方应该符合患儿及家庭的心理和社会需求。腹膜透析处方的制定过程中需要考虑腹膜转运特性,并根据生物相容性及超滤能力来选择腹膜透析液。此外,每次交换的注入量和留腹时间是十分重要的技术参数。

1. 腹膜转运特性 腹膜转运特性是腹膜本身的内在特性,仅与腹膜的通透性和腹膜的有效表面积有关,而与腹膜的总表面积、溶质的跨膜浓度梯度、透析液流速等因素无关。目前临床上测定腹膜转运特性的常用方法为腹膜平衡试验(PET)。

儿童腹膜平衡试验:儿科腹膜透析研究协会组织多中心腹膜溶质转运研究采用 $1\,100\text{mL}/\text{m}^2$ 体表面积作为标准交换量。结果规定了每种溶质的平衡曲线,并根据 4hD/P 肌酐值或 D/D0 葡萄糖值将儿童腹膜转运特性分类为高转运、高平均转运、低平均转运或低转运四种。腹膜平衡试验方法:在 PET 前夜,以 2.5% 葡萄糖浓度的透析液 40mL/kg 全夜留腹 8 ~ 12 小时,采用 Twardowski 改良的标准 PET 操作,计算透析液与血浆的肌酐、尿素氮比值以及透析液中葡萄糖与其最初浓度的比值(D/D0),并参考儿科标准曲线值(表 15-2),判断患儿的腹膜转运特性。PET 的结果提示患儿腹膜对小分子溶质清除和水转运的能力,预示患儿对特定处方可能的反应,有助于临床医师为每位患儿制定个体化的透析处方。高转运者采用短时间、多透析周期的 CCPD 或 NIPD 可能达到最有效的透析;低平均转运者可能更适于长留腹时间的方案,如 CAPD。根据不同的腹膜转运特性,推荐最佳的腹膜透析方式(表 15-3)。首次 PET 应在透析开始 1 个月后进行。稳定的腹膜透析患儿可每 6 个月评估 1 次。当发生腹膜炎后或出现临床异常状况,应重新评估。

表 15-2 PET 评估腹膜转运特性

D/P	D/D0	转运类型	D/P	D/D0	转运类型
>0.77	<0.22	高	0.51 ~ 0.63	0.33 ~ 0.43	低平均
0.64 ~ 0.77	0.22 ~ 0.32	高平均	<0.51	>0.43	低

表 15-3　根据 PET 选择透析模式

溶质转运	超滤能力	溶质清除	推荐腹膜透析模式
高转运	差	充分	APD（NIPD、CCPD）
高平均	充分	充分	APD/CAPD
低平均	好	充分	APD（CCPD、COPD）/CAPD
低转运	很好	差	COPD 或 HD

2. 注入量　儿童腹膜透析处方制定前必须计算患儿体表面积以衡量腹膜腔容量。腹膜透析液注入量增加至 $1\,400\text{mL/m}^2$ BSA 能够实现腹膜血管表面积有效交换的最大化。然而,注入过多的腹膜透析液会导致患儿不适、腹痛、呼吸困难、胸腔积液、疝气、胃食管反流以及由于淋巴回流增加而出现的超滤减少。腹膜腔静水压是一个可重复检测,且具有患儿个体性的指标。监测腹内压有助于评估患儿个体对注入腹膜透析液量的耐受程度。当注入腹膜透析液量使平卧位腹内压达到 $18\text{cmH}_2\text{O}$ 时,是患儿能耐受的最大量,超过该界限患儿会出现腹痛以及呼吸活动度减少。一般认为,$1\,400\text{mL/m}^2$ BSA 的腹膜透析液注入量能实现最佳的腹膜交换功能,但在儿童中的安全性尚未得到确认。在临床工作中,为了实现最有效的腹膜交换,可以逐步增加腹膜透析液注入量,保持患儿平卧位时的夜间注入量不超过 $1\,400\text{mL/m}^2$ BSA,并同时关注患儿的耐受情况和腹内压。

3. 留腹时间　留腹时间应该根据患儿个体的腹膜转运特性、机体所需要的中小分子溶质清除情况和超滤而调整。较短的留腹时间有助于小分子溶质清除和超滤。腹膜转运特性为高转运的患儿可以受益于较短的留腹时间,但同时需要顾及高转运时快速葡萄糖吸收而导致的渗透梯度消失。相对较大分子的溶质如肌酐和磷的清除需要较长的留腹时间,但同时需要顾及超滤的减少甚至是含糖腹膜透析液的重吸收。艾考糊精透析液更适合用于长时间留腹。

对于 APD 患儿,根据腹膜转运特性计算 APEX 时间可能有助于制定个体化的留腹时间。APEX 时间是指在进行腹膜平衡试验(PET)时,D/P 尿素和 D/D0 葡萄糖平衡曲线的交叉点,提示 APD 循环的最佳留腹时间。与之相似,有助于血磷清除的最佳留腹时间可以通过计算"磷清除留腹时间"(PPT)而获得。

（二）腹膜透析模式和处方制定

慢性腹膜透析可以通过手工方式实现(CAPD)或通过自动腹膜透析机(APD)实现。根据患者的意愿、生活方式和实际需求,确定透析方式(CAPD 或 APD)。根据患儿容量状态决定透析液的葡萄糖浓度。目前常用透析液葡萄糖浓度为 1.5%、2.5% 和 4.25% 三种。应尽量选择低浓度葡萄糖透析液,通常从 1.5% 葡萄糖腹膜透析液开始,但需根据实际情况调整。

1. 持续非卧床腹膜透析　CAPD 是指以手工方式实现的持续腹膜透析模式,其优点是操作简便、价格相对便宜。欧洲关于儿童腹膜透析的指南建议日间留腹容量从 $600\sim800\text{mL/m}^2$ 开始,夜间从 $800\sim1\,000\text{mL/m}^2$ 开始,然后根据患儿的耐受程度和腹内压逐步增加腹膜透析液留腹容量。我国《腹膜透析标准操作规程》建议,若腹膜透析在腹膜透析管植入 2 周后开始,日间留腹容量从 $300\sim500\text{mL/m}^2$(婴儿为 200mL/m^2)开始;经过 $1\sim2$ 周的时间缓慢增加至 $800\sim1\,000\text{mL/m}^2$,夜间留腹容量可增加至 $1\,000\sim1\,200\text{mL/m}^2$;婴儿的最大留腹容量不超过 50mL/kg。如患儿感到不适,则不再增加注入容量。初透时尽可能采用最低浓度(1.5%)的葡萄糖透析液,每天交换 $4\sim8$ 次;随着注入量增加,交换次数减少至每天 4 次,并维持全天交换容量为 $4\,000\sim5\,000\text{mL/m}^2$;根据残肾功能和尿量,有时每天可交换 $3\sim5$ 次。留腹时间:白天交换 3 次,每次留腹 $4\sim6\text{h}$;夜间交换 1 次,留腹 $6\sim9\text{h}$。若在腹膜透析管植入 2 周内即开始透析,则第 1 周注入容量 300mL/m^2 或 10mL/kg(婴儿为 200mL/m^2)。每天交换 $12\sim24$ 次。在腹膜透析液留腹期间,保持仰卧位,避免哭闹、咳嗽或用力,仔细观察外出口有无渗漏。第 $2\sim4$ 周注入容量缓慢增加至白天 $800\sim1\,000\text{mL/m}^2$,夜间 $1\,000\sim1\,200\text{mL/m}^2$,婴儿的最终交换注入量不超过 50mL/kg。如患儿主诉不适,则不再增加注入容量。交换次数随着注入量增加,由每天 $8\sim12$ 次降至每天 4 次,并维持全天交换容量为 $4\,000\sim5\,000\text{mL/m}^2$。CAPD 通常对有残肾功能的患儿效果较好,但需同时密切监测残肾功能的下降。腹膜平衡试验提示为低平均或高平均转运特性的腹膜可以采用 CAPD 模式,同时密切监测腹膜透析充分性。

2. 自动腹膜透析　APD 是指通过自动腹膜透析机实现的透析方式。APD 处方可以实现腹膜透析液 24 小时持续留在腹腔内,或间歇留在腹腔内而部分时间干腹(大多是日间的时间)。腹膜透析液持续留腹有利于一些中分子和小分子的完全清除。然而,日间大量透析液留腹会使患者感到不适,出现腹部疝气(尤其是婴儿和小年龄儿童),和体型增大不雅观(尤其对于青少年)。此外,机体对葡萄糖的持续吸收会影响患儿的食欲,加重脂质代谢紊乱。APD 包括 NIPD、CCPD、COPD 和 TPD 模式。在过去 20 年间,APD 发展很快,APD 特别适合儿童,在很大程度上替代了 CAPD,尤其在不受经济限制的地区。APD 优势在于其灵活的腹膜透析处方可适应多种生活模式,尤其是夜间 APD 模式(即 NIPD)可以使孩子日间有充足的时间去上学,对家庭生活的影响最小。APD 处方可以根据患儿的年龄、体型、临床特点、生长发育情况、残肾功能和腹膜转运特性而制定。此外,夜间平卧位进行腹膜透析可以最大化腹膜透析液注入量,充分利用腹膜的有效面积。APD 处方的制定和优化可以借助相关的计算软件,但确切的溶质清除和超滤仍需要临床直接的评估。我国《腹膜透析标准操作规程》建议,当有一定残肾功能时可以 NIPD 模式开始,如果残肾功能已很少或无时,可开始用 CCPD 并以 1/2 注入容量白天留腹,注入量 900~1 100mL/m²,每夜交换 5~10 次,每夜透析时间 8~12 小时,透析溶液依据患儿超滤需要,使用 1.5% 和/或 2.5% 葡萄糖透析液。

3. 夜间间歇性腹膜透析　NIPD 模式是指夜间数次快速交换而日间干腹状态的 APD 模式,主要适用于高转运特性的腹膜。日间干腹的主要优势包括日间可以维持正常的腹内压、减少腹膜葡萄糖的吸收、减少氨基酸和蛋白质的丢失、减少腹膜暴露于葡萄糖的时间。然而,NIPD 模式对于溶质的清除能力有限(尤其是中分子溶质),因此不适用于低转运和低平均转运特性的腹膜。NIPD 通常是有一定残肾功能患儿的首选透析模式。随着残肾功能的下降,对溶质清除和超滤要求增加,NIPD 处方可以通过以下方式来调整:根据患儿耐受能力增加留腹剂量,延长总的治疗时间和增加交换次数。

4. 持续循环腹膜透析　CCPD 模式指夜间数次快速交换和日间留腹状态的 APD 模式,即在夜间 APD 末次交换后注入腹膜透析液,注入量相当于夜间单次注入量的 50%~100%,日间留腹,至夜间重新连接腹膜透析机时引流出来。CCPD 模式提供的日间长留腹能显著增加溶质的清除,尤其是中分子毒素的清除。日间溶质的清除还与腹膜透析液的渗透物质、腹内压和腹膜转运特性有关。艾考糊精腹膜透析液能在日间长留腹过程中提供最多的净超滤。持续的透析模式适用于高平均转运特性的腹膜。若希望在 CCPD 的基础上进一步增加溶质清除和超滤,可在日间(中午或放学后)增加一次交换,称为 COPD 模式。

5. 潮式腹膜透析　TPD 模式指每次换液仅交换部分透析液(通常为 50%~75%)的 APD 模式。推荐用于高转运特性腹膜的患儿发生超滤问题时,或最大溶质清除受限于整夜交换时。制定 TPD 处方时需估算每次交换的超滤量,以防注入量过大。TPD 模式时,由于腹膜透析液持续接触腹膜,溶质清除是增加的。TPD 模式还能避免由于腹膜透析导管不通畅所致的低流量报警,能减少引流时患儿的腹痛感。腹膜高转运的患儿可以通过夜间间歇 TPD 模式实现溶质的清除,而腹膜高平均转运的患儿可以通过持续 TPD 模式(日间 1 次或以上交换)实现溶质的清除。研究表明,对于儿童患者,TPD 模式的充分性相当于或优于常规 APD 模式,尽管 TPD 模式所需的总透析液量较多。TPD 处方的调整可通过增加或减少潮式透析液量而改变腹膜透析液注入和引流所需的死腔时间而实现。

（三）腹膜透析处方调整

腹膜透析治疗是以患儿最佳预后和最优生活质量为目标。通过腹膜透析处方的调整以及合理的一体化治疗,实现透析的充分性目标,并尽可能地保护残余肾功能。腹膜透析处方的调整需要有密切的临床随访,评估腹膜转运特性、患儿残肾功能和临床状态。通常在初透开始后 4 周进行腹膜平衡试验(PET),并对患儿进行透析充分性的评估,包括临床评估、营养评估和清除率评估。2006 年 NKF-K/DOQI 指南建议儿童患者肾脏和腹膜的小分子溶质清除率目标值是每周 Kt/V>1.8。根据综合评估的结果判断治疗是否达到目标,若达到则继续原腹膜透析处方治疗,并常规随访;若未达到,则调整腹膜透析处方。动态观察 PET,有助于及时调整透析处方,实现透析充分性。在稳定透析的情况下,每 6 个月重复 1 次 PET。若患儿发生腹膜炎或肺部感染,应在控制感染后至少 4 周重复 1 次 PET。在出现不能解释的超滤量下降、持续容量超负荷或血压上升;尽管限制水钠摄入,仍需增加高糖透析液以增加超滤;以及在当前处方下出现慢性肾衰竭症状时可考虑检测 Kt/V 并重复 PET。需注意,有时透析充分性的临床评估可能与溶质清除指标不完全一致。如果患者临床没有慢性肾衰竭的症状体征,自我感觉及营养状况良好,无高血压和贫血,无明显代谢性酸中毒和电解质紊乱的表现,而且溶质清除达到目标值,那么该患者就处于透析充分的状态,透析处方的制定是合理的。如果患者的临床各项指标评估良好,但溶质清除未达到目标值,那么应该非常小心地监测患者的慢性肾衰竭临床症状及相关检查结果,包括营养、贫血、电解质等,必要时增加透析剂量,以达到溶质清除目标。如果患者临床出现了恶心、呕吐等慢性肾衰竭的症状和体征,而透析剂量已达到目标值,在排除了治疗的依从性、检查方法的准确性、炎症状态、器质性疾病等相关因素后,可以考虑调整透析处方,增加患者的腹膜透析剂量。

1. CAPD 透析处方的调整

(1) 增加溶质清除

1) 在未达到最大量前可增加每次交换的注入量:首先增加 2 次交换液的容量,然后再增加全部 4 次交换液容量。每次交换量日间不超过 1 200mL/m^2,夜间不超过 1 400mL/m^2 或 50mL/kg。

2) 增加每次交换的留腹时间。

3) 在白天增加额外的交换次数。

4) 考虑采用持续循环腹膜透析(CCPD)。

(2) 增加超滤作用

1) 使用高浓度葡萄糖透析液:首先将高浓度葡萄糖透析液用于最长的一次交换,通常选择在夜间;然后,将高浓度葡萄糖透析液用于其他交换中;尽可能选择最低浓度的葡萄糖透析液以避免发生代谢性并发症。

2) 在最长的一次交换使用艾考糊精腹膜透析液。

3) 增加额外的交换次数(减少留腹时间)。

4) 如果未达到最大注入量,可考虑增加注入量。

2. APD 透析处方的调整

(1) 增加溶质清除

1) 优化 NIPD 模式,增加每次夜间交换的注入量至最大量 1 400mL/m^2。

2) 增加每次夜间交换的留腹时间,将整夜循环时间增加至最长 12 小时。

3) 如果 NIPD 不能达到理想效果,应选择 CCPD 模式。通常加上日间留腹对于增加全天腹膜小分子溶质清除是经济有效的方法,但可能导致净液体重吸收增加,超滤减少,特别是在高转运和高平均转运状态的患儿。

4) 选择 COPD 模式,在日间额外增加一次交换,改善溶质清除和超滤。

(2) 增加超滤作用

1) 使用高浓度葡萄糖透析液增加超滤。

2) 在最长一次交换使用艾考糊精腹膜透析液增加超滤。

3) 增加额外的交换次数(减少留腹时间)。

4) 如果未达到最大注入量,可考虑增加注入量。

四、腹膜透析充分性

在 20 世纪 90 年代,小分子溶质清除对腹膜透析患者转归的影响是主要的研究热点。关于 CAPD 成人腹膜透析的研究认为生存率提高与小分子物质的清除增加相关,如尿素和肌酐。因此,小分子溶质清除被认为是在临床实践指南比如肾脏病预后质量倡议(K/DOQI)中腹膜透析充分性的关键标准。随后,对原始 Canusa 数据研究以及前瞻性随机干预试验结果的重新分析表明增加小分子清除率不能显著提升腹膜透析患者的生存率,并且证明相对于小分子物质清除率,残余肾功能(residual renal function,RRF)预测患者生存率更好。与成人相比,儿童的腹膜透析治疗的充分性更不能完全定义为溶质和液体清除。临床评估治疗应考虑到一系列的临床、代谢和心理社会方面,如水化状态,营养状况,膳食摄入的能量,蛋白质、微量元素等,电解质和酸碱平衡,钙磷代谢,控制贫血和血压,生长和智力发育,社会心理适应能力等。在临床实践中,依据《欧洲特别委员会小儿腹膜透析充分性指南》和2006年更新的《NKF-K/DOQI儿童腹膜透析充分性的临床实践》建议来进行调节、监测透析剂量。

（一）小分子溶质的清除

2006年K/DOQI认为,通过临床判断儿童小分子溶质清除应满足或超过成人的标准。尿素清除指数(Kt/V)至少应达到1.8。儿童和成人的研究数据发现,血清白蛋白水平是预测患者的生存率的指标,而每周Kt/V≥1.8与更高的血清白蛋白值相关。溶质清除应该在开始腹膜透析的第1个月内测量,当患者腹膜透析趋于稳定以后至少每6个月1次,如果发生腹膜炎,应在腹膜炎治疗1个月后进行评估。

以往Kt/V和肌酐清除率(Ccr)被用来评估腹膜透析清除率。事实上,尿素清除率主要与透析液的体积和交换量有关,而Ccr主要受留腹时间以及残肾功能的影响。2006年K/DOQI建议透析液和尿液Kt/V作为单独的后续随访指标,是基于其计算简单,以及由于成人腹膜透析除了Kt/V没有更好的证据证明其他指标比其更合适。

（二）中分子的清除

中分子(300~5 000DMW)可能是增加透析剂量不能有效提高患者生存率的一个原因。小分子溶质和中分子清除对于PD治疗的变化有着不同的反应,前者主要是由腹膜透析频率和透析液留腹时间决定,后者更多的依赖腹膜透析液和腹膜间的接触时间。清除中分子和低分子量蛋白质,如β_2-微球蛋白和瘦素,主要取决于RRF。此外,随着慢性腹膜透析患者病程持续,大分子物质的限制系数增加,与选择性的孔径的增加和腹膜对较高的分子量溶质的通透性的减少相关,所以尤其是在NIPD的儿童中以及RRF下降时要特别关注中分子清除率。因此,在这些情况下,即使小分子溶质的清除率高于目标,仍应采用连续腹膜透析方案,如CCPD或CAPD。

（三）液体平衡及超滤

腹膜透析处方应不断调整以达到和维持液体平衡和正常的血压。相对于间歇治疗,持续性腹膜透析避免了液体量的波动并且能够提供更好的自我平衡的稳定性,而超滤量被证明是有效预测无尿成人患者生存率的指标。在达到充分腹膜透析过程中,日常评估容量状态、每天的超滤量以及观察残余尿量是至关重要的,同时根据儿童PD充分性的建议进行腹膜透析处方的调整。在缺乏有效的、易得的、合适的容量状态指标的情况下,患者“目标体重”的评估主要依赖于临床判断。在临床实践中,PD患者的理想的目标体重可以合理地近似为无水肿和最少量的抗高血压药物来维持正常血压。因为患者的体重波动继发于生长和营养状况的变化,所以定期重新评估目标体重是必需的。推荐维持患儿的液体平衡的干预措施包括:饮食中钠和液体限制的建议、存有残余肾功能的儿童中袢利尿剂的使用、评估腹膜转运的特征等。

（四）临床相关的腹膜透析充分性

生长对腹膜透析儿童是特异、潜在、有价值的临床指标。一项多中心的研究显示身高标准差积分(SDS)和透析肌酐清除率存在较弱的正相关,与腹膜转运状态呈负相关(腹膜高转运的儿童SDS变化更低)。Chadha等的研究显示,生长与肾脏溶质清除率相关,但与腹膜清除率不相关。

（五）保留残余肾功能

成人透析充分性前瞻性随机试验和观察性研究已确认相比腹膜清除率,RRF是更有价值的生存预测指标。在儿科,目前没有关于RRF和患者转归之间关联的大型研究数据。然而,Chadha等以PD患儿为研究对象的单中心观察性研究报告,即使两组人群有同样的溶质清除率,有RRF比没有RRF的儿童具有更高的增长速率。

腹膜透析患儿RRF下降的速度相对HD患儿要慢。PD处方应该旨在通过逐步增加透析剂量,尽可能长时间地保护残肾功能,准确地定位超滤量来维持患者的净体重,并使用尽可能低的葡萄糖浓度腹膜透析液。预防RRF损失还包括避免对肾脏的损害(药物、放射性物质、尿路梗阻和感染);特别是在治疗PD患儿腹膜炎,使用氨基糖苷类抗生素时应考虑到肾毒性、耳毒性等。

成人PD患者的数据支持血管紧张素转化酶抑制剂(ACEI)和血管紧张素受体拮抗剂(ARBs)可以延缓RRF下降,ACEI和/或ARBs可以用于降低PD患者血压,但应密切监测高钾血症的发生。

（六）腹膜透析充分性评估

1. 评估指标和频率 PD 患儿定期临床和生化指标的监测见表 15-4。

表 15-4 PD 患儿定期临床和生化指标的监测

评价的指标	监测的频度	评价的指标	监测的频度
临床症状评价		血清铁蛋白	
身高,体重,头围(婴儿)		血清铁	
体块指数(BMI)		总铁饱和度	
中点臂围、三头肌皮肤皱褶厚度		血清碱性磷酸酶	每 3 个月 1 次
血压		甲状旁腺素	
血尿素氮和肌酐	每月 1 次	Kt/V 和 Ccr	
血电解质		神经运动发育评价	
血气分析		24 小时动态血压监测	
血红蛋白/血细胞比容		超声心动图	每年 1 次
血清蛋白		腕骨骨龄	
每天尿量和超滤			

2. 计算所需的测量

（1）患儿身高(cm)和体重(kg)。

（2）血尿素氮和肌酐:CAPD 时,血样标本可以在任何时间抽取;在 NIPD 或 CCPD 时,血样标本应在白天的中位时间抽取。

（3）24 小时透析液:容量、尿素、肌酐。

（4）24 小时尿液:容量、尿素、肌酐(对于每天排尿少于 3 次的患儿,建议收集 48 小时尿液;如果肾脏 Kt/V<0.1 则不必检测 24 小时尿液)。

3. 尿素分布容积(V)或总体水(TBW)

Kt/V 的计算须由尿素分布容积(V)即总体水(TBW)进行标准化。

TBW 计算公式

$$男孩:TBW = 0.01(身高×体重)0.68-0.37×体重$$
$$女孩:TBW = 0.14(身高×体重)0.64-0.35×体重$$

4. Kt/V 的计算

$$总 Kt/V = 肾脏 Kt/V + 腹膜透析 Kt/V$$
$$肾脏 Kt(L) = (尿尿素氮/血尿素氮)$$
$$腹膜透析 Kt(L) = (透析液尿素氮/血尿素氮)×24h 透析液排出量$$
$$总 Kt/V = (肾脏 Kt + 腹膜透析 Kt)×7/V$$

（尿量单位为 L;透析液排出量单位为 L;血、尿和透析液尿素氮的单位为 $\mu mol/L$ 或 mg/dL 均可）。

5. 肌酐清除率(Ccr)

$$总肌酐清除率 = 肾脏肌酐清除率 + 腹膜透析肌酐清除率$$
$$肾肌酐清除率(L) = (尿肌酐/血肌酐 + 尿尿素氮/血尿素氮)/2×24h 尿量$$
$$腹膜透析肌酐清除率(L) = (透析液肌酐/血肌酐)×24h 透析液排出量$$
$$1 周总肌酐清除率[L/(W·1.73m^2)] = (肾脏肌酐清除率 + 腹膜透析肌酐清除率)×7×1.73÷$$
$$实际体表面积$$

注:尿量单位为 L;透析液排出量单位为 L;血、尿和透析液尿素氮的单位为 μmol/L 或 mg/dL 均可。

（七）腹膜透析患儿的营养管理

慢性腹膜透析患儿能量摄入需达到 K/DOQI 营养指南推荐标准（表 15-5 和表 15-6）。当计算每天总摄入能量时,腹膜透析液中包含的摄入的葡萄糖热卡应该考虑在内,因为它增加的热卡摄入可以高达 7~12kcal/(kg·d)。在腹膜透析患儿中膳食蛋白质摄入量需要提供 100% 的 RDA 加上留腹后排出的腹膜透析液中蛋白质和氨基酸的丢失量（表 15-7）。已报道腹膜透析患儿蛋白质的损失为 100~300mg/(kg·d)。

表 15-5　能量需求计算公式

年龄	EER
0~3 个月	[89×体重(kg)−100]+175
4~6 个月	[89×体重(kg)−100]+56
7~12 个月	[89×体重(kg)−100]+22
13~35 个月	[89×体重(kg)−100]+20
3~8 岁	男　88.5−61.9×年龄(y)+PA×[26.7×体重(kg)+903×身高(m)]+20 女　135.3−30.8×年龄(y)+PA×[10×体重(kg)+934×身高(m)]+20
9~18 岁	男　88.5−61.9×年龄(y)+PA×[26.7×体重(kg)+903×身高(m)]+25 女　135.3−30.8×年龄(y)+PA×[10×体重(kg)+934×身高(m)]+25

注:EER,每天所需能量;PA,体力活动水平系数。

表 15-6　3~18 岁儿童体力活动水平系数

性别	缺少体育运动	轻体力活动	中体力活动	重体力活动
男	1	1.13	1.26	1.42
女	1	1.16	1.31	1.56

注:
缺少体育运动:日常生活活动。
轻体力活动:日常生活活动+30~60min/d 中度体育活动(如散步 5~7km/d)。
中体力活动:日常生活活动+>60min/d 中度体育活动。
重体力活动:日常生活活动+>60min/d 中度体育活动+60min/d 剧烈活动或 120min 中度体育活动。

表 15-7　腹膜透析患儿蛋白质摄入量

年龄	蛋白质摄入量/g·(kg·d)$^{-1}$	年龄	蛋白质摄入量/g·(kg·d)$^{-1}$
0~6 个月	1.8	4~13 岁	1.1
7~12 个月	1.5	14~18 岁	1.0
1~3 岁	1.3		

与正常健康儿童相比,腹膜透析患儿能量摄入显著降低,具有较低的身高、体重、肱三头肌皮肤皱褶厚度以及中臂围。低白蛋白血症、高甘油三酯血症和高胆固醇血症在患儿中很常见。患儿普遍存在蛋白质和能量营养不良,且与死亡率增加有关。

尽管提出了许多指标进行营养评估,但至今仍没有单一或简单的营养状况评估方法和金标准定义。在临床实践中通常使用身高、体重、头围(在年幼的儿童)并绘制百分位数图表来评估体重变化和身高改变。患者的营养摄入最后使用前瞻性的食物记录来评估,通常需记录超过 3 天并需要父母的合作,同时父母应获得儿童营养师详细的指导。2 岁以下的腹膜透析儿童饮食评估应该每月一次,年长的患儿可每 3~4 个月进行评估。

在生化参数中,人血白蛋白是最常用的营养评估指标,低人血白蛋白被认为与 ESRD 患儿死亡风险的增加相关,相对于接受血液透析同龄儿,PD 患儿的蛋白质损失更加明显,因此需要更高的蛋白质摄入量(见表 15-5)。腹膜透析过程中蛋白质和氨基酸丢失速度与腹膜转运状态相关,与体重和 BSA 呈负相关。

五、腹膜透析相关并发症及处理

（一）腹膜透析相关腹膜炎

腹膜透析相关腹膜炎是腹膜透析患儿的最常见的并发症，也是导致患儿改变透析方式的主要原因。同时，腹膜炎还可导致蛋白丢失增加，严重者可出现腹腔脓肿形成、脓毒血症甚至死亡。由于儿童无菌意识和配合能力较差、免疫系统发育不成熟、皮下隧道长度较短等原因，其腹膜炎发生率高于成人患者。研究显示，使用鹅颈腹膜透析管、双卡夫腹膜透析导管、导管出口位置向下、置管时预防性静脉使用抗生素以及规范的腹膜透析培训可有效减少腹膜炎的发生。以往研究显示，革兰氏阳性菌腹膜炎占 50%~60%，而革兰氏阴性菌腹膜炎占 20%~30%。近年来，由于腹膜透析连接技术和出口处护理的改进、鼻腔金黄色葡萄球菌携带者的预防性抗生素治疗等措施，导致腹膜透析相关腹膜炎发生的病原菌分布有了一定的变化，革兰氏阳性菌腹膜炎的构成比有所下降，而革兰氏阴性菌腹膜炎的构成比有所上升。另外，正确的标本留取方法和合适的培养技术是诊断腹膜透析相关腹膜炎和合理选择抗生素的关键因素。予以送检的标本液量不足、标本未及时送检等原因均可影响腹膜透析相关腹膜炎培养的阳性率。根据 ISPD 腹膜透析相关腹膜炎的治疗指南，标准腹膜透析中心感染相关腹膜炎致病菌培养阴性率应小于 20%。"腹膜透析儿童腹膜炎预防和治疗指南 2012 更新版"建议留取留腹时间大于 1 小时腹膜透析液标本、腹膜透析液标本注入血培养瓶、即刻送检并处理，以提高腹膜透析液培养阳性率。

1. 诊断

（1）有腹膜炎的症状和体征（腹痛、发热、腹部压痛/反跳痛）。

（2）腹膜透析引流液混浊、引流液白细胞计数>100/μL 且多核细胞>50%。

（3）引流液革兰染色或细菌培养证实有细菌存在。

以上 3 项中存在 2 项或以上，则可诊断为腹膜炎。

2. 治疗

（1）一旦考虑腹膜透析相关性腹膜炎，在留取标本送检后即应开始经验性抗感染治疗。

（2）引流液浑浊者，可采用 1.5% 腹膜透析液冲洗腹腔数次以减轻腹痛症状。

（3）为避免纤维蛋白凝块的形成，可在腹膜透析液中加入肝素（500U/L）。

（4）初始治疗时抗生素的选择：腹膜炎时首选腹腔内给药，通常联合应用第一代头孢菌素（如头孢唑林）和第三代头孢菌素（如头孢他啶），或单一使用头孢吡肟。如果中心的耐甲氧西林金黄色葡萄球菌（MRSA）感染发生率超过 10% 或者患儿既往有 MRSA 定植，应使用糖肽类药物替代覆盖革兰氏阳性菌的第一代头孢菌素或在头孢吡肟的基础上增加糖肽类药物。

（5）抗生素剂量（表 15-8）。

表 15-8　儿童腹膜炎抗生素给药剂量

抗生素	持续腹腔内给药		间歇性给药
	负荷剂量	维持剂量	每天 1 次
头孢唑林	500mg/L	125mg/L	20mg/kg q24h
头孢他啶	500mg/L	125mg/L	20mg/kg q24h
头孢噻肟	500mg/L	250mg/L	30mg/kg q24h
头孢吡肟	500mg/L	125mg/L	15mg/kg q24h
氨苄西林	–	125mg/L	–
万古霉素	1 000mg/L	25mg/L	30mg/kg q5~7d
替考拉宁	400mg/L	20mg/L	15mg/kg q5~7d
氟康唑	6~12mg/kg q1~2d（每天最大剂量 400mg，IP、IV 或 PO）		
卡泊芬净	第 1 天 70mg/m² （每天最大剂量 70mg，IV） 后续每天 50mg/m² （每天最大剂量 50mg，IV）		

1）持续腹腔内给药方案:对急性期腹膜炎患儿,特别是 APD 患儿,需予以负荷剂量抗生素并延长每次腹膜透析液的留腹时间至 3~6 个小时以达到最好的治疗效果。待症状缓解、引流液转清、引流液白细胞计数<100/μL,可恢复至原透析方案。

2）间歇性(每天 1 次)腹腔内给药方案:CAPD 患儿夜间腹膜透析液留腹或 APD 患儿日间腹膜透析液留腹(留腹时间>6 小时)时可予以间歇性腹腔内抗生素治疗。

3）腹膜炎时推荐的每次透析液交换量为 1 100mL/m² 体表面积,若交换量偏小,则应相应增加抗生素的浓度。

4）糖肽类抗生素:间歇性给药(每天 1 次)效果较好,但需监测药物浓度。推荐用药后 3~5 天监测药物浓度,若万古霉素浓度<12mg/L 或替考拉宁浓度<8mg/L,需重复给药。

（6）革兰氏阳性菌腹膜炎的治疗(图 15-1)

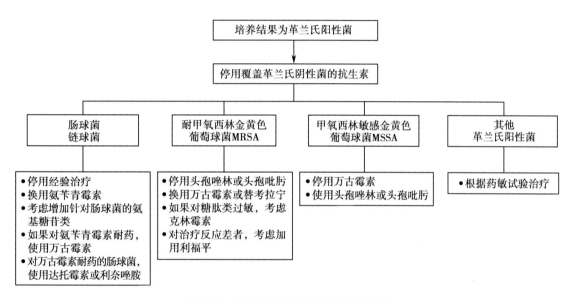

图 15-1　革兰氏阳性菌腹膜炎处置流程

1）停用第三代头孢菌素。
2）甲氧西林敏感葡萄球菌腹膜炎继续使用第一代头孢菌素。
3）甲氧西林耐药葡萄球菌腹膜炎使用糖肽类抗生素。
4）肠球菌或链球菌腹膜炎需换用氨苄西林。
5）金黄色葡萄球菌腹膜炎治疗疗程 3 周,其他革兰氏阳性菌腹膜炎治疗疗程一般为 2 周。

（7）革兰氏阴性菌腹膜炎的治疗(图 15-2)

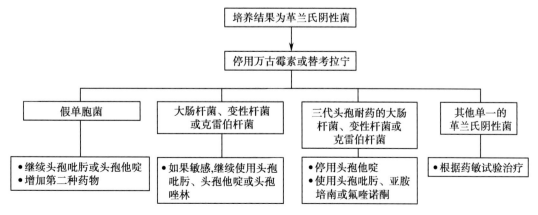

图 15-2　革兰氏阴性菌腹膜炎处置流程

1）停用第一代头孢菌素或糖肽类抗生素,继续使用第三代头孢菌素。

2）根据药敏试验和患儿病情,考虑是否加用另一抗生素。

3）假单胞菌腹膜炎治疗疗程 3 周,其他革兰氏阴性菌腹膜炎治疗疗程 2~3 周。

（8）培养阴性腹膜炎的治疗

1）培养阴性(72 小时)而治疗有效者,继续原治疗,疗程共 2 周。

2）在培养 72 小时仍阴性且临床症状改善的患者中停止使用氨基糖苷类抗生素治疗。

（9）真菌性腹膜炎的治疗

1）推荐尽早拔除透析导管以降低死亡率。

2）拔除透析导管且治疗有效者,治疗疗程>2 周。

3）保留透析导管且治疗有效者,治疗疗程 4~6 周。

4）未拔除透析导管而治疗 3 天仍无改善者,需尽快拔除透析导管。

（10）难治性腹膜炎和腹膜炎复发

1）难治性腹膜炎:合适抗生素治疗 5 天后引流液未转清。

2）复发性腹膜炎:本次腹膜炎发生于前次腹膜炎治疗完成 4 周内,与前次腹膜炎具有相同的病原菌或 1 次培养阴性腹膜炎。建议复发性腹膜炎应根据体外药敏试验的结果,选择除头孢唑啉外的抗生素进行治疗。

（11）透析导管的拔除和重置(表 15-9)。

表 15-9　透析导管的拔除和重置

导管处理方法	指征	重新置管时机
导管拔除绝对指征	难治性细菌性腹膜炎	2~3 周后
	真菌性腹膜炎	>3 周后
	出口处/隧道感染且与腹膜炎病原微生物相同(以金黄色葡萄球菌和铜绿假单胞菌为主,除外凝固酶阴性葡萄球菌)	2~3 周后
同时进行拔管和重置	反复复发或难治性出口处/隧道感染(包括铜绿假单胞菌)复发性腹膜炎	
导管拔除相对指征	分枝杆菌腹膜炎	6 周后
	因腹腔内病变或脓肿致多种肠道菌腹膜炎;外科性腹膜炎	取决于病人临床状况,至少 2~3 周

（二）出口处和隧道感染

腹膜透析导管出口处感染是腹膜炎的重要危险因素。由于对出口处状态的主观评估可能会明显不同,对其诊断应基于客观标准,通过使用客观的评分系统对肿胀、结痂、发红、压痛、分泌物进行评分(表15-10)。出口处评分≥2 分且病原微生物培养阳性,以及不论细菌培养结果评分≥4 分者诊断为出口处感染。隧道感染的定义为导管皮下组织出现发红、水肿以及压痛,伴或不伴出口处化脓性分泌物(出口处评分≥6 分)。

表 15-10　出口处评分系统

标准	0 分	1 分	2 分
肿胀	无	仅出口处(<0.5cm)	包括部分或整个隧道
结痂	无	<0.5cm	>0.5cm
发红	无	<0.5cm	>0.5cm
压痛	无	轻微	严重
分泌物	无	浆液性	脓性

出口处感染若持续有分泌物,推荐每天更换敷料 1~2 次。通常需等待培养结果方开始使用抗生素,出口处感染抗生素疗程至少 2 周且需待症状完全缓解后巩固治疗 7 天,隧道感染治疗疗程为 2~4 周。抗生素剂量和使用频率(表 15-11)。

表 15-11　出口处和隧道感染的口服抗生素治疗

抗生素	剂量	频率	最大剂量
阿莫西林	10~20mg/(kg·d)	qd	1 000mg
头孢氨苄	10~20mg/(kg·d)	qd or bid	1 000mg
环丙沙星	10~15mg/(kg·d)	qd	500mg
克拉霉素	7.5mg/(kg·d)	qd or bid	500mg
克林霉素	30mg/(kg·d)	tid	600mg
琥乙红霉素	30~50mg/(kg·d)	tid or qid	500mg
氟康唑	6mg/(kg·d)	qd or qod	400mg
左氧氟沙星	10mg/kg	qod	首剂 500mg 之后 250mg
利奈唑胺	<5 岁 10mg/kg 5~11 岁 10mg/kg ≥12 岁 600mg	tid bid bid	600mg
甲硝唑	30mg/(kg·d)	tid	500mg
利福平	10~20mg/(kg·d)	bid	600mg
甲氧苄啶/磺胺甲噁唑	5~10mg/(kg·d)	qd	80mg

（三）腹膜透析非感染性并发症

1. 透析液渗漏　在新透析患儿,可考虑延缓透析 1~3 周;对已开始腹膜透析的患者,可考虑暂时行血液透析或减少透析液交换量以减轻腹压;对反复发生透析液渗漏的患儿需考虑外科修补或透析导管拔除。

2. 透析液引流不畅　针对不同原因需采取不同措施,包括使用含肝素的液体进行冲洗以缓解血凝块和纤维蛋白凝块;改变体位以增加引流量;外科手术以缓解大网膜包裹现象。

3. 疝　一般均需在透析治疗前行外科修补术治疗,术后需避免便秘和提重物等。在疝修复前和修复后的 1~2 周内,留腹容积应该降低至少 50%。如果条件许可,患儿应该接受 APD 治疗。

4. 腹膜功能衰竭　非生理性腹膜透析液、慢性肾衰竭状态、反复发生腹膜炎、腹膜纤维化等因素均可引起腹膜功能衰竭,导致毒素清除和超滤功能异常。通常需停止腹膜透析而接受血液透析治疗。

六、预后

合适的超滤、水和钠的平衡、有效的毒素成分的清除(包括尿素、磷等)是腹膜透析的重要治疗目标,而导致儿童慢性腹膜透析的主要死亡原因为感染和心血管事件。

（一）腹膜功能的长期保存

长期需要腹膜透析的患儿,作为透析膜的腹膜稳定性成为关注热点。感染是影响腹膜功能的重要因素。在一项儿童的回顾性研究中,由铜绿假单胞菌或 α 链球菌引起的腹膜炎是独立预测腹膜失功能的因素。低 pH、含有高浓度乳酸盐和葡萄糖的标准腹膜透析液已被证明对腹膜的完整性、间皮细胞功能等有负面影响。越来越多的实验证据支持在长期腹膜透析患者中观察到腹膜高度血管化、纤维化与传统 PD 溶液急慢性毒性作用存在因果关系。

（二）腹膜透析儿童健康相关的生活质量

健康相关的生活质量(QOL)指的是测试患者的功能幸福感,对身体、心理、社会三部分的总体健康感知。有学者提出了 ESRD 特异的健康相关 QOL 评估系统,其可行性、可靠性、有效性得到了初步的证实。慢性透析儿童能像正常儿童一样就学和基本不限制体育活动是反映慢性腹膜透析患儿生活质量的重要指标。2007 年 NAPRTCS 的报道显示,慢性腹膜透析的学龄期患儿中 78% 为全日制上学、9% 为部分时间上学。

(三)患儿生存率和腹膜透析技术存活率

为了更好地维护 CPD 儿童的健康及制定儿童 CPD 的各项治疗指南以推动儿童 CPD 的发展及促进各个地区儿童透析中心的交流,国际儿童腹膜透析协作网(IPPN)于 2007 年正式成立并上线。截至目前,共有来自 39 个国家、112 个中心、2 683 例 CPD 患儿登记数据。IPPN 数据显示,因腹膜透析相关腹膜炎、腹膜透析不充分等原因转行血液透析的比例为 11.6%,死亡率为 4.1%,患儿 5 年生存率和 5 年技术存活率分别为 94.1% 和 78%。NAPRTCS 数据显示,腹膜透析患儿病死率与年龄相关:开始透析时<5 岁的患者病死率为 14.9%,显著高于 6~12 岁年龄组的 5.7% 和>13 岁年龄组的 4.5% 病死率。

而各年龄段慢性腹膜透析儿童的主要死亡原因均为感染和心血管事件,而心血管疾病也越来越多地被意识到是死亡的重要原因。高血压、血脂异常、炎症状态和内皮功能障碍、钙磷代谢紊乱、血管钙化等均是心血管事件的危险因素。儿童腹膜透析随访数据显示,心血管疾病导致患儿死亡的比例分别为 20.9%、43% 以及 58.8%。感染是慢性腹膜透析患儿死亡的第 2 主要原因,占 17.6%~27.9%,亦是 0~5 岁患儿死亡的首要原因。

第二节 血 液 透 析

一、血液透析概述

血液透析(hemodialysis,HD)是利用半透膜原理,将患者的血液和透析液同时引入透析器,通过弥散、超滤和对流原理清除血液中的有害物质和过多水分,是最常用的肾脏替代治疗方法之一,也可用于治疗药物或毒物中毒等。

早在 1943 年,Kolff 首次使用了现代转鼓式人工肾脏。其后,这种笨重的大设备逐渐被现代化透析机器所取代。现代化透析机器利用集成技术、精确的电子控制和现成的医用耗材。然而,早期的治疗由于缺乏永久性血管通路,以及因反复穿刺导致的穿刺点伤害,患者难以接受长期血液透析。1960 年,Scribner和 Quinton 发明了动静脉瘘,使慢性肾衰患者可以进行维持性血液透析。建立透析的外科介入技术也在过去 40 年间逐渐成熟。这些进步让血液透析在成人优先得到广泛的运用。血液透析最初的复杂性使其应用到儿童身上尤为困难。随着技术的进步和临床经验的提高,血液透析可以应用于所有儿童,甚至新生儿。Hickman 发明的双腔血管瘘管,可以为小年龄儿童成功建立血管通路。具有精确超滤控制的血液透析机能精确地控制小患者的血管内容量。基于证据和专家意见共识和指南,儿童血液透析质量也在不断提高。

慢性透析,包括血液透析和腹膜透析,在技术上对各个年龄段的孩子(包括婴儿)都是可行的。但是,透析方式的选择因国家/地区而异。在欧洲,腹膜透析是最常见的选择,其中腹膜透析和血液透析的比例为 2:1;而在美国这个比例却相反。当然,由于腹膜功能衰竭,许多儿童通常需要从腹膜透析改为血液透析。血液透析对危重肾衰竭以及药物或毒物中毒的患儿的疗效迅速,并且安全可靠。因此,儿童的血液透析和腹膜透析是相互依赖、相互补充的治疗方法。

二、血液透析的设备

(一)血液透析机

血液透析机主要包括血泵、空气探测器、肝素给药装置、透析液供给系统和安全监控装置等。其作用是准确、安全地将人体血液和透析液引入透析器内进行充分的透析,将净化后的血液返回体内,其废物随透析液排出。为达到上述目的,以及保证患者安全,血液透析机设置了一系列物理量的精确控制和灵敏的监护报警装置。

儿童血液透析成功关键之一在于血容量的稳定,这取决于体外血流管道容量及血流速度。在成人血液透析时血流速度一般为 200~300mL/min,小儿血流量为 3~5mL/(kg·min),因而小儿血液透析要求透析机的泵头能在 3~5mL/min 范围内精确地控制血流速度。

(二)血液透析器

透析器能代替肾脏部分功能,俗称人工肾。透析器是由透析膜及其支撑结构组成。透析膜将透析器分隔成血区和透析液区,是血液透析时溶质和水交换的场所。透析膜决定透析器的性能,透析器的性能与透析疗效有密切的关系。

1. 透析膜 透析膜是一种厚为 10~20nm 的有机薄膜,膜有许多孔径为 2~9nm 的微孔,能通过分子量为 35 000D 以下的物质。透析膜的材料应对人体无损害;生物相容性好;表面光滑、不损伤血液中的有形成分;通透性好,有较好的清除率和超滤率;膜的化学稳定性好,能耐受一定的压力,对消毒剂的浸泡不变形。目前透析膜材料有:铜仿膜、醋酸纤维膜、聚丙烯腈膜、聚甲基丙烯酸甲酯膜、聚砜膜和聚碳酸酯膜等。

2. 透析器的性能 透析器性能的技术指标包括清除率、超滤率、血区预充量、透析器阻力、透析膜的耐压能力、残留血量及重复使用次数等。

3. 透析器的类型 透析器一般分为管状、平板、空心纤维三种基本类型。管状及平板型透析器已基本淘汰。现已普遍使用空心纤维透析器。空心纤维透析器由 800~1 500 根内径 200nm、壁厚 10nm 的毛细管膜及其支架构成。具有清除、超滤率高;预充血量少、顺应性好,当跨膜压增高时,体外循环血量变化很小;体积小、重量轻、透析面积大;且密封程度高、便于消毒、保存等优点。

4. 透析器面积与预充量 儿童血液透析并发症的发生与透析器有重要关系。使用大容量和高顺应性的透析器可造成低血压,因为体外循环量与患儿体重不成比例。患儿体外循环量(即透析器预充容量加血流管道容量)应限制在 8mL/kg 以下(约为总血容量的 10%)。超微型和微型平板(如 Gambro)及纤维型透析器适应于小婴儿甚至新生儿血液透析,成人空心纤维器的预充量≤75mL,也可用于较大(体重>20kg)儿童。可根据患儿的体重和年龄选择不同大小的血液透析器(表 15-12)。

表 15-12 适合不同体表面积儿童的透析器

表面积/m²	容积/mL	表面积/m²	容积/mL
0.3	20	1.0	53
0.5	30	1.1	65
0.7	45	1.4	81
0.8	51		

(三)血液透析管路

透析患儿可依据不同年龄、体重选择不同容积的血液透析管路。如:新生儿管路容积为 25mL;儿童管路容积有 89mL 或 109mL;成人管路容积为 127mL 或 142mL;体重 30kg 以上的患儿可考虑选择使用成人管路。

三、透析液及透析用水

(一)透析液

透析液既要从患者血液中带走废物、毒物及过多的水分,又要防止必要的电解质、水和营养物质的丢失,同时也要给机体补充某些电解质、碱基和营养成分。因此,对透析液的成分、浓度和理化条件都有严格的要求。

1. 透析液应具备的基本条件 ①对人体无毒、无害;②能充分清除代谢废物,如尿素氮、肌酐、尿酸等;③维持机体水、电解质和酸碱平衡;④与血液等渗;⑤便于制备和保存。

2. 透析液的成分 ①钠:透析液钠离子浓度一般为 130~140mmol/L。②钾:透析液的钾离子浓度一般为 0~4mmol/L。通常为 2~3mmol/L。③钙:透析液钙离子浓度为 1.5~2mmol/L,略高于血清游离钙,有利于纠正低钙血症。④镁:透析液镁浓度一般为 0.6~1mmol/L,略低于正常血清镁。⑤氯:透析液氯离子浓度与阳离子和碱基有关。一般为 100~110mmol/L。⑥碱基:碳酸氢钠为血浆缓冲碱,直接纠正代谢性酸中毒,透析液一般为 32~38mmol/L。

(二) 透析用水

目前透析用水一般均采用反渗水。反渗水处理是利用半透膜加压超滤而制成。渗透膜具有 200nm 直径的微孔,能筛除分子量>200 的有机物、致热原、病毒、细菌等杂质。膜与水的接触面能产生电化学张力,使膜带电荷,能排斥 95% 的 Ca、Mg 等工作离子,以及 90%~95% 的 Na、K 等 1 价离子。水处理系统大致可分为两类:中央水处理系统及移动式床旁单机水处理系统。后者更适合血液透析患者数不多的透析中心使用,或应用于 ICU 床旁急诊透析治疗或家庭式血液透析治疗。

四、血管通路

建议有效的、能够保证足够血流量的血管通路是血液透析成功与否以及维持长期血液透析的必要条件。由于儿童的生理特点,血管通路的选择、建立较成人应更加慎重。维护良好的血管通路、避免及减少并发症是透析质量的有力保证。

血管通路按使用时间分为临时性血管通路、长期(半永久)血管通路及永久性血管通路。K/DOQI 指南推荐预期血液透析时间超过 1 年且体重 20kg 以上的儿童首选永久性血管通路。

(一) 临时性血管通路

1. 直接穿刺法　用穿刺针直接穿刺浅表动脉、静脉建立临时性血液通路。较大儿童通常采用足背动脉直接穿刺引血,周围静脉回血。足背动脉穿刺发生并发症的机会最少。

2. 中心静脉留置导管法　静脉留置导管的常用部位为颈内静脉、股静脉和锁骨下静脉。对于小婴儿或新生儿,导管末端应在透视或 B 超引导下置于右心房。新生儿可使用未闭合的脐静脉,将导管置于腔静脉。可根据年龄选择不同尺寸的临时性(不带套囊)导管(表 15-13)。临时性导管使用期限一般不超过 3~4 周。

表 15-13　不同尺寸临时性和半永久性导管

导管	直径	长度	适宜人群
临时性	8Fr	9cm	新生儿、婴儿
	10Fr	12cm	学龄期儿童
	11.5Fr	13.5cm、16cm、19.5cm	青少年
半永久性	4.5mm	28cm	婴儿、幼儿
	5.5mm	36cm	学龄期儿童、青少年

(二) 长期(半永久性)血管通路

现在主要使用隧道式涤纶套导管,即在上述置管部位采用手术切开或插管的方法将带有涤纶套隧道式单腔或双腔导管,经过一个皮下隧道置于中心静脉内,并将涤纶套固定于皮下,这样形成一个物理屏障,可以阻止细菌的侵入。半永久性(带套囊)导管可根据年龄选用不同的尺寸。半永久性导管使用期限一般为 1~2 年。

(三) 永久性血管通路

永久性血管通路分为直接动静脉内瘘和移植性动静脉内瘘两大类。移植性动静脉内瘘又可分为自身大隐静脉移植、异种血管和人造血管移植 3 种。儿童主要采用直接动静脉内瘘。动静脉内瘘即将人体皮下自身的动静脉血管,直接或通过移植的血管间接吻合成动静脉分流的方法。吻合后的静脉血管,由于动脉血分流到静脉,静脉血流量增多,压力增高,血管逐渐扩大肥厚而动脉化,血流稳定,可长期重复穿刺,使用寿命长,且并发症少。

年龄较大的儿童,常用的血液通路是在非优势手的桡动脉和头静脉之间端侧吻合,建立一个动静脉瘘。体重 5~10kg 的婴儿,可在隐静脉远端和股动脉侧建立一个隐静脉环瘘。当血管太小,不适于建立合适的瘘管时,可在终末动脉和静脉之间放置一个聚四氟乙烯移植物。特殊为婴儿设计的静脉套管,如 Hickman 导管,几乎可完全适应动静脉分流的需要。如将其放置在锁骨下静脉或颈内静脉,则可留置较长时间。

建立动静脉内瘘的时机:《KDOQI 血管通路临床实践指南(2006)》指出:肾小球滤过率<30mL/(min · 1.73m²)(CKD4 期)的患儿应该开始肾脏替代治疗(包括肾移植)的教育,以便及时选择治疗方式和建立永久性血管通路;CKD4 或 5 期的患儿,前臂和上臂适合建立血管通路的血管不应该做静脉穿刺或者插入静脉内导管、锁骨下导管或外周置入中心导管;患者应该在透析开始前具有良好功能的永久性血管通路;在预计开始透析前 6 个月就应该建立动脉内瘘。

五、血液透析时抗凝方法

血液透析需要用抗凝剂来防止血液在透析器及血液管道内的凝固。

(一)普通肝素

肝素的剂量,主要根据患者贫血和出血倾向的程度来进行计算的。首次剂量按体重 50~100U/kg 计算;维持量 10U/(kg · h),治疗结束通常不需要鱼精蛋白中和。透析结束前 30 分钟停止追加肝素。对于有明显出血倾向的患者,可采用微量肝素化进行血液透析,血液透析 3 小时。

(二)低分子肝素

成人每次血液透析前,静脉一次注入低分子肝素 4 000U,儿童或婴幼儿按体重首剂量需 50~100U/kg,维持量 5~10U/(kg · h),凝血功能通过活化部分凝血活酶时间(ACT)和凝血酶原时间测定控制在正常值范围 2 倍内,超过时需减量或停用抗凝剂,主要适用于有明显出血倾向而又必须进行血液透析的患儿。

(三)无抗凝剂透析

采用提高血液流量 300mL/min 左右,用生理盐水或 5% 葡萄糖生理盐水间歇冲洗血路。特别注意,要根据补液量和速度,及时调整超滤液的量和速度,超滤液要等于补液量和需要脱水量。该方法由于脱水受到一定限制,目前已较少采用。

六、适应证及禁忌证

患者是否需要血液透析治疗应由有资质的肾脏专科医师决定。肾脏专科医师负责患者的筛选、治疗方案的确定等。

(一)适应证

1. 急性肾损伤

(1)严重容量超负荷伴充血性心力衰竭,肺水肿或高血压,且对利尿剂和保守治疗效果不佳。

(2)高钾血症伴心电图异常。

(3)代谢性酸中毒且由于钠或容量超负荷风险而不能使用碳酸氢钠治疗。

(4)血尿素氮升高导致脑病或心包炎的发生。

(5)肿瘤溶解综合征或恶性肿瘤化疗后伴发严重高尿酸血症。

(6)进行性血尿素氮水平上升。

(7)先天性代谢异常伴有机酸血症或高氨血症。

(8)需要良好的营养和医疗支持的少尿型肾衰竭。

2. 终末期肾病

(1)K/DOQI 推荐以下情况应开始肾脏替代治疗:①当残余肾肌酐清除率<9~14mL/(min · 1.73m²);②每周尿素清除指数(Kt/V)<2.0。

(2)当患儿出现以下情况应及早肾脏替代治疗:①持续难以控制的营养不良;②水潴留;③顽固性高血压;④高钾血症;⑤高磷血症;⑥代谢性酸中毒;⑦生长障碍;⑧慢性肾衰竭所致的神经症状。

（二）禁忌证

无绝对禁忌证,但下列情况应慎用。

1. 严重感染如败血症等。
2. 严重低血压、休克及严重心功能不全。
3. 严重高血压及脑血管病或恶性肿瘤。
4. 严重出血或重度贫血。
5. 未控制的严重糖尿病。
6. 精神不正常不合作者或患儿家属不同意者。

七、血液透析处方

（一）透析器及透析管路的选择

透析器表面积不能超过患儿的体表面积,最佳透析器表面积和患儿体表面积比为0.7~1.0。

儿童体表面积常用计算公式:体表面积(m^2）= $\sqrt{身高(cm)×体重(kg)/3\,600}$。

体外循环血容量(透析器+透析管路预充量)应小于患儿总血容量的10%,否则需给予血液或5%白蛋白预充管路和透析器。

$$总血容量(mL) = 体重(kg)×60(青少年)/×80(儿童)/×100(新生儿)$$

（二）血流量和透析液流量

血流量:初始透析患儿2~5mL/（kg·min),长期透析患儿血流量可调整为5~8mL/（kg·min)。

透析液流量:血液透析机的透析液流量设置范围通常为300~800mL/min,血流量和透析液流量设置的最佳比为1:2。

（三）透析时间和频率

部分患者在开始治疗时需每日透析治疗数日,第一次透析仅可减少小于30%的尿素氮水平,一般通过数个治疗循环逐渐增加尿素清除率(第一次30%、第二次50%、第三次70%、第四次90%),其后大部分慢性患儿每周进行3次透析、每次4小时。尿素氮水平较高的患儿,第一次透析期间(透析后20min)静脉注射甘露醇每次0.25~1g/kg,可防止失衡综合征。

初始治疗透析时间的计算:通过尿素动力学模型 $Kt/V = -\ln(C_1/C_0)$ 计算透析的时间。不同透析器的尿素清除率(K)、总水量(V)计算公式、尿素清除和 $\ln(C_1/C_0)$ 见表15-14、表15-15 和表15-16。

表 15-14　不同透析器(以 Fresenius 为例)的尿素清除率

透析器	表面积/m^2	K_{OA}(尿素)	血流量/（mL·min^{-1})							
			50	75	100	125	150	200	250	300
F_3	0.4	250	49	71	89	103	114	130	141	149
F_4	0.7	369	50	–	96	–	130	154	171	184
F_5	1.0	402	50	–	97	–	133	159	178	192
F_6	1.3	458	50	–	98	–	137	166	188	203
F_7	1.6	522	50	–	99	–	141	173	197	215

表 15-15　儿童总水量(V)计算公式

性别	身高/cm	总水量/mL
男	<132.7	V=(-1.927+0.465×体重+0.045×身高)×1 000
	≥132.7	V=(-21.993+0.406×体重+0.209×身高)×1 000
女	<110.8	V=(0.076+0.507×体重+0.013×身高)×1 000
	≥110.8	V=(-10.313+0.252×体重+0.154×身高)×1 000

注:体重单位kg,身高单位cm。

表 15-16　尿素清除和 ln(C_1/C_0)

尿素清除/%	C_1/C_0	ln(C_1/C_0)	尿素清除/%	C_1/C_0	ln(C_1/C_0)
90	0.1	−2.302	40	0.6	−0.511
80	0.2	−1.609	30	0.7	−0.357
70	0.3	−1.204	20	0.8	−0.223
60	0.4	−0.916	10	0.9	−0.105
50	0.5	−0.693			

举例:男,10 岁,25kg,120cm,体表面积 0.91m^2,$V=15\,098$mL

透析器 0.7m^2,第 1 次透析血流量 2mL/kg,即 50mL/min

透析器尿素清除率 $K=50$

第一次透析尿素清除率设为 30%

$$50Xt/15\,098 = 0.357$$

$$t = 107\text{min}$$

（四）超滤量

急性肾损伤患儿超滤量不超过 0.2mL/(kg·min)。长期透析患儿每小时超滤量一般不超过体重的 1%~2%,每次透析最大液体去除量应小于体重的 5%,且需根据干体重调整超滤量。由于儿童处于不断生长发育阶段,干体重准确评估更为困难,每月至每两月需进行评估和调整。

（五）抗凝剂

通常使用肝素或低分子肝素。若为无肝素透析,则需每 15~30 分钟予以 100~250mL 生理盐水冲洗管路和透析器。

肝素:初始负荷剂量 30U/kg,维持量 10~20U/(kg·h),活化凝血时间(ACT)延长至基线的 150% 左右。停止透析前 30 分钟停用肝素。

低分子肝素:60~80U/kg,其中 1/3 量注入预冲液,2/3 量在透析前从患儿血管通路静脉端注入。

（六）长期透析患儿透析处方的调整

通过临床、营养状态和透析充分性的评估,当患儿不能达到溶质清除目标值时,应进行透析处方调整。

1. 调整血流量和透析液量　血流量可增至 5~8mL/(kg·min),最佳血流量和透析液流量比为 1:2。

2. 调整透析器　可增加透析器表面积使透析器表面积和患儿体表面积相同,或使用高通量透析器以提高透析效率和中分子毒素清除率。

3. 增加每周透析频率　可使用每日透析治疗模式(每周 5~6 日,每日 2~3 小时)。

4. 其他透析模式　可使用血液透析滤过模式以有效增加中分子毒素清除。

八、血液透析并发症

（一）血管通路的并发症

儿童血管通道的并发症与成人相似。由于小儿外周血管细,血流速度慢,易凝血形成血栓。儿童好动、自控能力差,故易发生感染和脱管。儿童不宜过早使用内瘘,以免造成血肿、假性动脉瘤。

1. 导管相关感染　导管出口处和隧道感染可予以局部和全身抗生素治疗 2 周,而导管相关菌血症需全身长疗程抗生素治疗(3~4 周),同时可使用抗生素锁。常用抗生素锁包括万古霉素 2.5mg/mL+庆大霉素 1mg/mL+肝素 2 500IU/mL 或头孢唑啉 5mg/mL+庆大霉素 1mg/mL+肝素 2 500IU/mL,在每一透析治疗结束后立即将抗生素锁注入导管的两个管腔并在下一次治疗开始前即刻抽出。

2. 血栓形成　不仅是内瘘失败的常见原因,常发生在血管狭窄处;也是临时性血管通路的常见并发症。纠正高凝状态,防止管路扭曲,透析结束后肝素封管均是预防血栓形成的重要措施。导管内血栓可应用尿激酶溶栓法溶栓。对于存在高凝状态或已发生静脉血栓的患儿应采用全身抗凝治疗,严重者需拔除导管,换部位重新置管。

3. 其他　如移植血管或动静脉瘘狭窄、导管功能不良、导管脱落、血管瘤等。

（二）透析时并发症

1. 低血压　儿童最常见的并发症,即刻的处理方法即给予 50~100mL 生理盐水、减少或停止超滤,同时需观察干体重,并避免透析前抗高血压药物的应用。可使用低温透析液、透析期间避免进食、控制透析间期体重的增加、应用可调钠和超滤曲线模式等预防低血压的发生。

2. 肌肉痉挛　多发生在透析后期,是提前终止透析的一个重要因素。可能与低钠血症、低血容量、低血压、低氧血症及肉碱缺乏有关。尽可能减少透析间期体重的增加,避免过量超滤,预防低血压,高钠透析液或可调钠透析均有帮助。

3. 失衡综合征　是指由于透析清除尿素导致血液渗透压下降而引起水分向颅内转移(尿素梯度学说),导致脑水肿从而引起的一系列全身和神经系统临床症候群。轻者出现恶心、呕吐、头痛,严重者可抽搐、昏迷。婴幼儿易发生失衡综合征,可表现为癫痫发作。处理:①控制血流速度和透析时间,以减少溶质排除效率和避免血 pH 快速改变;②透析液的钠浓度等于或稍高于患儿血浆钠浓度;③若透析前患儿 BUN 已达到 35.7~71.4mmol/L,为防止透析过程中渗透压下降,可静脉滴注甘露醇(0.5~1.0g/kg),30% 在透析开始前 1h 内滴入,其余在透析过程中均匀滴入。

4. 透析器反应　也称"首次使用综合征",但复用透析器者也可发生。发生原因与透析器消毒剂、透析器生物相容性不佳、合用药物影响、补体激活等因素有关。临床表现为胸背痛、恶心呕吐、呼吸困难、血管神经性水肿、皮肤瘙痒等。其处理主要是对症治疗,严重者停止透析,应用肾上腺皮质激素。

5. 其他　如发热、出血、心衰、心脏压塞、心律失常、消化道反应等,亦可在儿童血液透析中发生。另外,有关技术性并发症如漏血、凝血、溶血、气栓、硬水综合征等亦需提高警惕,加强监护。

（三）慢性并发症

儿童透析的慢性并发症与成人大致相同,如严重贫血、高血压、肝炎、心包炎、周围神经病变、肾性骨营养不良等。此外,小儿透析需要特别重视生长迟缓、性成熟延迟和精神情绪障碍等问题。

1. 营养不良　主要是低白蛋白血症,是影响血液透析患儿生存的指标之一。其主要原因是营养摄入不足、蛋白异化增加、透析中营养成分的丢失等。小儿代谢率比成人快,尤其是<2 岁的婴儿和青少年更易发生营养不良。为保证接受血液透析患儿的营养摄取,每天蛋白质入量应保证在 1.5~2.0g/(kg·d),其中70% 应是优质蛋白,必要时补充氨基酸。能量的供给至少要高于同龄健康儿,可给男童 251kJ/(kg·d)、女童201kJ/(kg·d),婴儿需 419kJ/(kg·d)(可通过鼻饲喂养)。

2. 生长迟缓　据报道有 2/3 长期透析患者生长速度低于正常儿童。影响生长的主要因素为热量和蛋白质摄入不足,代谢性酸中毒、高血压、微量元素缺乏也影响患儿生长。某些激素紊乱时可影响胰岛素、生长激素和生长介质的分泌,有人认为这种分泌异常是由尿素蓄积造成的,而这些激素可影响儿童生长。当生长速度(>6 个月时)低于平均年龄 1 个标准差或发生肾性骨病时,应采用重组人类生长激素(rhGH)治疗。一旦应用 rhGH 治疗就要持续用至肾移植,或持续到患儿达到正常生长速度第 50 百分位或达到最终成人身高标准方能终止。

3. 肾性骨病　主要由继发性甲状旁腺功能亢进症及不同程度的铝中毒所致。若不及时治疗,可因骨钙化不良引起胫骨和股骨弓变形和与髋滑脱有关的畸形,当髋部受累后可出现跛行,身高生长速度减低。幼儿出现典型的维生素 D 缺乏的临床表现和 X 线特征。因此,做血液透析的患儿应每月检测血清钙、磷、碱性磷酸酶和碳酸氢盐浓度,定期检测血清甲状旁腺激素(PTH)水平,每年摄 X 线片检查骨损害和骨龄。需做到:①补充钙剂,血清钙浓度保持在 2.62~2.80mmol/L。②通过控制饮食和口服磷酸盐结合剂控制血清磷的水平,婴儿和青少年蛋白质摄入量较大,由于很多蛋白质食物含磷丰富故限磷较困难。婴儿磷摄入量应限制在 96.6~129.2mmol/L,儿童在 161.5~323.0mmol/L,尽量不用含铝的磷酸盐结合剂,可用碳酸钙结合磷。③补充维生素 D。

4. 贫血　肾性贫血的原因有红细胞生成素合成障碍,血液透析时的失血、红细胞寿命缩短和溶血等。rHuEPO 的使用可有效地改善肾性贫血并避免输血,从而提高透析患儿的生活质量。接受血液透析患儿,在血细胞比容比为 0.30 时即应开始使用 rHuEPO,开始剂量 50~150U/kg,每周 1~3 次,皮下或静脉注射。当血细胞比容达 0.33~0.36 时,减量并延长治疗间隙,维持量每周 100~200U/kg。使用 rHuEPO 的患者,应同时给予铁剂。肾性贫血治疗的靶血红蛋白值至少达到 110g/L。

5. 性成熟延迟　尽管透析患者血浆促性腺激素和睾酮浓度按身体发育水平是正常的,但这些患儿易出现青春期延迟。据统计,在欧洲 146 例透析女孩月经初潮平均年龄 15.1 岁,而健康女孩初潮年龄为 13.4 岁,同时她们的身高往往低于健康儿童。

6. 精神情绪障碍　长期接受血液透析的儿童,缺乏健康儿童的活动能力和学习时间,必定给精神和生理造成巨大的负担和压力。他们还要经常接受透析穿刺的痛苦,以及透析中不良反应以及血液通道带来的不便,均易造成患儿情绪低落和精神障碍。这些心理问题应注意预防和给予相应的心理治疗。

九、血液透析充分性评估

(一)急性血液透析透析后评估

急性透析患儿透析后评估指标包括:①临床症状:充血性心力衰竭、肺水肿等症状改善程度。②一般指标:体重、血压。③生化指标:透析后立即采血以评估并确认透析"是否"清除了预期的尿素氮,纠正了酸中毒和电解质紊乱,检测指标包括尿素氮、肌酐、血气分析、电解质等。

(二)慢性维持性血液透析充分性评估

从理想角度来说,透析充分意味着该患儿的生存质量和预期寿命能恢复到未患肾脏病时的水平,但这在临床实践中很难实现。一般认为,透析充分即患儿在良好蛋白质摄入的情况下,通过血液透析使血中尿毒症毒素适量清除,通过超滤达到干体重,透析过程安全平稳,透析后患儿感到舒适和满意,并且长期透析少有并发症,经济、省时,基本达到心理健康;也指达到与透析相关的发病率和死亡率降至最低所给予的透析处方。

1. 血液透析充分性的评价指标

(1)临床综合指标:临床症状,如食欲、体力等;体征,如水肿、血压等;干体重的准确评价;血液生化指标,如血肌酐、尿素氮、电解质、酸碱指标、营养指标(包括人血白蛋白等);影像学检查,如心脏超声检查等。长期透析患儿定期临床和生化指标的监测(表 15-17)。

表 15-17　慢性维持性血液透析患儿定期临床和生化指标的监测

检测频率	检测项目
每 2~4 周	血常规
每 1~3 个月	生长发育指标(身高、体重、头围/婴幼儿、中点臂围、二头肌皮肤皱褶厚度),全血生化(包括白蛋白、前白蛋白),血气分析,血清铁,TIBC,铁蛋白,甲状旁腺素,URR,Kt/V,标准蛋白质分解率(nPCR),凝血功能,骨代谢系列,beta2 微球蛋白等
每 6 个月	乙型肝炎、丙型肝炎、梅毒和 HIV 检测,ECHO,骨密度,ABMP 等
每 12 个月	腹部侧位 X 线片,PPD

(2)尿素清除率指标:尿素清除指数 Kt/V[包括单室 Kt/V($spKt/V$)、平衡 Kt/V(eKt/V)和每周标准 Kt/V($stdUKt/V$)]和尿素下降率(UUR)。

2. 血液透析充分性的标准

(1)患儿自我感觉良好。

(2)营养状况良好。

(3)生长发育正常。

(4)透析并发症少,程度较轻。

(5)患儿血压和容量状态控制较好。透析间期体重增长不超过干体重 5%,透析后血压小于同年龄性别儿童的第 90 百分位。

（6）血电解质和酸碱平衡指标基本维持于正常范围。

（7）血液透析溶质清除较好：小分子溶质清除指标单次 UUR 达到 65%，spKt/V 达到 1.2；目标值 UUR 达到 70%，spKt/V 达到 1.4。

（三）小分子溶质清除测定方法

1. 尿素动力学模型　临床上依据尿素动力学模型，通过测定透析前后尿素氮水平，并计算尿素清除指数 Kt/V，是评价小分子溶质清除量的重要指标。目前常用的是 spKt/V、eKt/V 和 stdUKt/V，其中 spKt/V 因计算相对简单而应用较广。

（1）单室尿素动力学模式（Kt/V）：称为尿素清除指数，是基于质量守恒定律，即任何物质在体内的蓄积是生成与清除之差。在这个模型中，尿素的分布被假定为单式模型，即 spKt/V（single pool Kt/V）；假设尿素在体内蓄积时各间隔之间的浓度相等，且清除时各间隔的清除量相当，其中 K 为透析器的尿素清除率（L/mL），它是单位透析面积的溶质转运系数（mass transfer area coefficient，K_{oA}）和血液流速与透析液流速的函数；t 为透析时间（分钟）；V 为尿素的分布容积（体重×0.58）。即尿素清除率与透析器对该物质清除率有关外还有透析的时间成正比，与分布容积成反比。

确定 Kt/V 值的方法有两种：一种是透析器的清除率×透析时间/尿素分布容积；一种是通过计算血液透析 BUN 的清除量 R，R 值应≤0.35。

$$R(\%) = 透析后\ BUN/透析前\ BUN×100\%$$

Kt/V 计算公式中，Daugirdas 提供的公式较为精确而得到广泛应用，其适用于儿童，公式如下。

$$spKt/V = -\ln(R - 0.008t) + (4 - 3.5R)×(UF/BW)$$

式中，ln：自然对数；t：透析时间（h）；UF：超滤量（L）；BW：透析后体重（kg）。spKt/V 目标值 1.2~1.4，每月评价 1 次。

（2）双室尿素动力学模型（dpKt/V）：单室模型忽略了尿素在体内分布的不均一性，即细胞内外和不同组织中存在分布差异；同时还忽略了透析中尿素产生量、体液容量变化及溶质室间转运系数及透析后尿素的反弹等变量因素；因此计算结果过高地估计了实际清除值。在透析的状态下由于多种因素，尿素氮的动力学模型呈双室或多室模型，这些因素主要包括两方面：①解剖学方面，尿素氮的分布包括血浆、红细胞、细胞间液和细胞内液，尿素氮在它们间弥散时有一定的阻抗，尤其是在血液透析期间，尿素氮快速在其间弥散，阻抗会导致尿素氮的不均匀分布；②从功能上看，各脏器的血流灌注量是不均匀的，如在无肾功能时，80% 的心排血量供应内脏器官，如肝脏、肠道、心脏和脑组织，其中占体重的 30%，而占体重 70% 的肌肉、骨骼和皮肤组织的血供只占心排血量的 20%。血液透析期间血供丰富器官中的尿素氮更易被清除，因此导致了功能性的多室。上诉两种情况共同导致了所谓的双室效应（double-pool effects），也是导致血液透析后尿素氮反弹的主要原因。对大部分透析患者，尿素氮反弹于透析后 15 分钟结束，个别 60 分钟才能结束。单室模型测定 Kt/V 值，于透析后立即采集标本测定尿素氮，多室模型测定 Kt/V，采集标本的时间为透析结束后 30~60 分钟。

欧洲应用 1994 年提出的 Daugirdas 和 Schwartz 公式计算平衡 Kt/V（eKt/V）。

$$eKt/V = \ln(Cpre/Ceq - 0.008t_d - UF/BW)$$

式中，t_d：透析时间（h）；Cpre：透析前尿素浓度；Ceq：透析后平衡尿素浓度；UF：超滤量；BW：体重。

（3）每周标准 Kt/V：每周尿素清除率（standard Kt/V，stdKt/V）。

$$stdKt/V = 168×[1-\exp(-eKt/V)/t]/[1-\exp(-eKt/V)/spKt/V] + [168/(N×t)-1]$$

式中，N：每周透析次数；t：透析时间（h）。

英国报道每周透析 3 次的儿童为达到 spKt/V≥1.2，stdKt/V≥2.0；若想保证 spKt/V≥1.4，stdKt/V 必须≥2.2。

（4）血标本的留取：采取准确的抽血方法是保证精确评价患儿 Kt/V 的前提，根据患儿血管通路及抽

血时间等的不同,操作规程如下:

1）透析前抽血:①动静脉内瘘者于透析前从静脉端直接抽血。②深静脉置管者于透析前先抽取2~5mL血液丢弃后,再抽血样送检。避免血液标本被肝素封管溶液等稀释。

2）透析后抽血:为排除透析和透析后尿素反弹等因素影响尿素氮水平,要求在透析结束时,采取如下方法:①用动静脉瘘进行透析时,减慢血流速度<50mL/min维持2分钟后抽取血标本;②静脉插管时,血流速度减慢<50mL,30秒后再取血标本。

（5）Kt/V检测频次:对于透析稳定患儿,建议至少每3个月评估1次;对于不稳定患儿,建议每月评估1次。

2. 尿素下降率　尿素下降率(urea reduction rate,URR)=1−R(%),BUN清除越多,R值就越低,URR越高。目前主张将URR与Kt/V结合判断。虽然没有具体儿童评估要求的指标值,但可以参考成人值,即要求最少Kt/V>1.2或URR>65%。

3. 标准蛋白分解代谢率　标准蛋白分解代谢率(normalized protein catabolic rate,nPCR)决定尿素的生成速率和生成量,既反映营养状态,结合Kt/V后又可判断透析充分性。nPCR是预测住院率和死亡率的独立参数,应每月评估1次,NCDS推荐nPCR>1g/(kg·d)。只有在保证摄入足够量蛋白质的前提下,以nPCR、Kt/V、URR等判断透析充分性才是可靠的。小年龄透析患儿推荐蛋白质摄入量为同年龄推荐摄入量的150%。K/DOQI指南中提出儿童nPCR计算公式如下。

$$G(\text{mg/min}) = [(C_2 V_2) - (C_1 \times V_1)]/t$$

式中,G:尿素氮生成率(urea generation rate);C_1:透析后BUN(mg/dL);C_2:透析前BUN(mg/dL);V_1:透析后总体水(dL;V_1=5.8dL/kg×透析后体重(kg));V_2:透析前总体水(dL),V_2=5.8dL/kg×透析前体重(kg);t:透析间隔时间(透析结束至下1次透析开始时的时间,单位为分钟)。

$$\text{nPCR} = 5.43 \times G/V_1 + 0.17$$

此处V_1为透析后总体水(单位为L;0.58L/kg×体重kg)。

nPCR<1g/(kg·d),常伴有体重和体重指数(BMI)的下降;而nPCR>1g/(kg·d)的患儿上述指标明显改善。

（四）干体重的评估

干体重一般定义为不存在透析间期高血压和透析过程中低血压的情况下患者所能耐受的最低透析后体重。干体重的评估是临床治疗中的一个难题,目前尚无金标准。在生长发育中的儿童判断干体重更加困难。透析间期高血压患儿至少50%是由于体内过多的水分造成的,而20%以上的患儿体内水分过多并没有被注意。使用降压药会使清除水分更加困难,而经常处于水肿状态的患儿易发生心血管疾病如高血压或充血性心力衰竭。干体重的评估方法包括以下几种:

1. 临床评估　临床评估干体重是非常困难的,必须综合考虑不同组织间隙溶质和水的含量、透析中出现的症状以及患者体重的改变等因素。处于生长发育期的儿童,体重增加可能提示生长发育、营养状况好转和肌肉量的增加,也可能是患儿处于营养不良及体重下降时,由于高估干体重而引起容量负荷。根据患儿症状和体征判断干体重,属于临床评估方法,受主观因素影响较大,只能粗略地评价。主要通过临床症状和体征,如有无胸闷、憋气、颜面部、下肢水肿、肺部啰音、高血压等来判断容量负荷过重;通过低血压、肌肉痉挛、乏力等来判断容量不足。此外,还有X线心胸比、超声心动心室大小等辅助检查。然而,这些方法敏感性差,只有容量负荷显著增高和降低时才能被发现,导致透析并发症的增加。目前国内维持性透析患儿大部分存在体内液体负荷过多,超过2/3的患儿血压升高。

2. 超声下腔静脉直径测定法　心脏彩超测定下腔静脉直径(inferior vena cava diameter,IVCD)是一种简单、迅速、无创的检查方法。IVCD可以较好地反映血管内容量。一般采用平静呼气末IVCD与体表面积之比来表示。目前推荐达干体重时IVCD在8.0~11.5mm/m²,IVCD<8.0mm/m²为低血容量状态,>11.5mm/m²为高血容量状态。

塌陷指数(collapse index,CI)=(IVCD 呼气末-IVCD 吸气末)/IVCD 呼气末,它通过呼吸对 IVCD 影响程度的不同,间接反映体液容量状态,正常血容量者 CI 在 40% ~75%之前。

3. 血浆标志物测定法　血浆心钠素(atrial natriuretic peptide,ANP)是一种含 28 个氨基酸的肽段,主要由心房产生,作为一种心脏激素分泌到循环中。环磷酸鸟苷(cGMP)是 ANP 的第二信使,研究证实 cGMP 是 ANP 释放的有效标志物。脑钠肽(brain natriuretic peptide,BNP):含有 32 个氨基酸,主要在心室肌和脑中合成、分泌。正常情况下,BNP 在心室肌内储存很少,心室受到容量压力负荷刺激后,释放 BNP 入血。BNP 是爆发式合成,半衰期非常短,提示 BNP 是心脏即刻分泌的激素,轻微心脏负荷增加就伴有 BNP 浓度增高。

有研究 ESRD 患者 ANP、cGMP、BNP 水平显著高于对照人群,且与透析单项体重增长呈相关关系,可以反映透析患者的容量状态。

4. 在线血容量监测　指透析过程中监测对血容量的变化,相对血容量指当前血容量与透析起始血容量之比。能通过测定血液中血红蛋白、白蛋白、总蛋白等成分的浓度变化得出。透析起始时容量较多,血红蛋白等浓度相对较低,伴随超滤除水,浓度逐渐升高,两者比值即为相对血容量。在线血容量监测无创、持续进行。根据透析时患儿的血容量变化,调整脱水速度,有助于确定合适的超滤量,调整干体重,防止透析中低血压和控制透析患儿难治性高血压。

5. 生物电阻抗分析法　多频生物电阻抗原理是使用一定范围的频率,通过不对频率电流测量最阻抗数据,计算出体内总水量(total body water,TBW)、细胞外液量(extracellular water,ECW),进而得到细胞内流量(intracellular water,ICW)。该技术以其无创性、简单、时效性强及良好的可重复性展现了其评估透析患儿容量状态的良好应用前景。

十、血液透析疗法的其他技术

(一)单纯超滤

超滤(ultrafiltration,UF)是指在血液透析过程中向透析器施加跨膜压,从血液中清除体内多余的水分,是血液透析疗法的主要功能之一。单纯超滤(isolated ultrafiltration,IUF)系指血液引入透析器后,不用透析液和置换液的超滤过程。由于不使用透析液,所以单纯超滤时无弥散发生;由于是超滤,所以伴有对流的发生。单纯超滤能迅速有效地清除机体内过多的水分,并且低血压的发生较少,适用于尿毒症性急性肺水肿、严重充血性心力衰竭、急性肾衰竭伴体液潴留、肾病综合征利尿剂不敏感所致的水肿等。

(二)序贯透析

序贯透析(sequential dialysis,SD)是指一次治疗中弥散透析和单纯超滤两个程序分开进行,不论其顺序先后或时间长短。因单纯超滤血流动力学稳定,序贯透析可达到既清除水分又清除尿毒症毒素的作用,适用于透析中低血压和慢性肾衰竭患儿伴有胸腔积液、腹水和心包积液者。

(三)低温透析

低温透析(low-temperature hemodialysis,LHD)是降低透析液温度,在 1980 年被 Maggiore Q 等最早应用,以减少透析过程中低血压的出现。低温透析可以诱导儿茶酚胺释放,使外周血管收缩,提高外周阻力;使血浆心房利钠肽水平下降减慢;使内皮素增加,收缩血管,并抑制一氧化碳的形成而稳定血压;低温透析增加左心室的收缩功能,借以提高透析时的血流动力学耐受性;并有稳定心血管的功能,从而减少低血压的发生。对于透析液温度的标准目前尚未达成一致,35~35.5℃在临床中应用较为广泛。

(四)可调钠透析

可调钠透析(sodium profiling hemodialysis,PHD)是在透析治疗过程中有计划地精确调整透析液中的钠浓度,通过弥散作用改变血钠浓度,其在透析时可提高血浆渗透压,是改善再充盈率的有效措施。除了透析液钠浓度变化导致血钠浓度变化外,可调钠透析与普通透析技术完全相同。可调钠透析结合超滤模式对于儿童透析失衡综合征和低血压的预防有积极作用。

对于可调钠透析的不同实现方式,有些学者对透析急性并发症的防治效果仍存争议。少数研究称阶梯性、线性、波浪形(钟形)、降幂性等不同实现方式对于透析并发症的预防乃至钠清除率均有不同。

（五）高通量透析

高通量血液透析（high-flux hemodialysis，HFHD）是采用高通量透析器和超纯透析液进行的血液透析。目前国内外对高通量透析器的透析膜参数尚无完全统一的定义。一般认为，符合以下 3 个条件的透析器为高通量透析器：①β_2-微球蛋白（β_2-MG）筛分系数>0.6；②血液流速 300mL/min，透析液流速 500mL/min 条件下 β_2-MG 清除率>20mL/min；③HPM 的超滤系数 Kuf≥20mL/（h·mmHg）。

HFHD 的要求和条件：①使用高通量的透析器，溶质弥散和对流转运相结合；②必须使用碳酸氢盐透析液，最好使用超纯透析液（透析用水标准见表 15-18）；③必须有可调钠装置，采用可调钠或高钠透析方式；④必须有透析液流量调节装置，使透析液流量能达到 800~1 000mL/min；⑤透析机具有高效、精确的超滤装置和定容控制超滤功能。

表 15-18　透析用水标准

标准	细菌计数/(cfu·mL^{-1})	内霉素/(EU·mL^{-1})	细胞因子诱导
AAMI	200	5	+
欧洲药典	100	0.25	+
超纯水	0.01	0.03	−

注：AAMI，美国人工脏器协会和美国医疗促进协会。

HFHD 清除溶质的机制，对以尿素为代表的小分子物质的清除能力与常规 HD 相似，但是对以 β_2-MG 为代表的中大分子物质的清除增加。这是由于高分子人工合成膜不仅生物相容性高，而且具有很高的扩散性能和水力学通透性，在透析中能将更多的且分子量更大的溶质从血液中清除，从而提高透析效果。HFHD 由于高通量膜的生物相容性好，透析用水水质的提高，使其具有减少炎症反应、保护残余肾功能、减少心血管性病变、改善营养等优势。欧洲已建议血液透析患者尽量应用 HFHD。

十一、儿童血液透析预后

儿童透析 4 年存活率为 70%~80%。儿童透析最常见死因是心血管疾病，与成人相同；脑血管意外、高血压心脏病比较多见。因为小儿长期透析还存在生长发育等问题，所以小儿透析应视为一种过渡阶段，肾移植仍是肾脏替代治疗中使患者身体机能恢复的最佳治疗方法。

第三节　血浆置换

一、血浆置换概述

血浆置换（plasma exchange，PE）是一种清除血液中相对分子质量较大的致病因子的血液净化疗法。其基本过程是将患者血液经血泵引至体外循环，经过膜式或离心式血浆分离器，从全血中分离并弃除血浆，非选择性或选择性地去除血浆中的某些致病因子（如自身抗体、免疫复合物、与蛋白质结合的毒物药物等），然后将细胞成分、净化后血浆及所需补充的新鲜冰冻血浆或白蛋白置换液回输至体内，从而达到治疗疾病的目的。

血浆置换于 1913 年由 Abel 等首创。自 1952 年 Adams 等首次使用 PE 治疗多发性骨髓瘤后，临床应用日趋普遍。在我国，自 1986 年始 PE 应用于儿科领域，其后治疗疾病谱也迅速扩大，主要用于肾脏疾病、风湿免疫性疾病、神经、血液、中毒等。尽管 PE 为儿童危重症带来了福祉，但仍需认识到 PE 对于绝大部分疾病并非病因性治疗，故在临床使用时须严格把控适应证，合理评估其使用必要性。

二、血浆置换技术

血浆分离技术主要有离心式和膜式两种，前者在沙特阿拉伯和北美最为首选，而在其他国家，包括日本和德国，后者使用更多。根据治疗模式的不同，PE 还可分为单重血浆置换和双重血浆置换（double filtration plasmapheresis,DFPP)。单重血浆置换是将分离出来的血浆全部弃除,同时补充等量的置换液;而 DFPP 是将分离出来的血浆再通过血浆成分分离器,去除含有较大分子致病因子的血浆,同时补充等量的白蛋白溶液。

三、适应证和禁忌证

(一)适应证

关于儿童 PE 的应用,目前国内外尚无统一指南或共识。虽然在 2019 年美国血浆置换学会(ASFA)发布了最新第八版《治疗性单采术临床实践指南》,但该指南并未针对儿童提出相应的适应证,且儿童与成人疾病谱不同,治疗指征亦有所差异,需根据患儿个体情况谨慎选择。现就血浆置换的适应证简述如下。

1. 肾脏疾病　ANCA 相关的急进性肾炎(或伴肺出血)、抗肾小球基底膜病、新月体性 IgA 肾病、新月体性紫癜性肾炎、重症狼疮性肾炎、移植后 FSGS 复发等。

2. 器官移植　器官移植前去除抗体(ABO 血型不相合移植、免疫高致敏受者移植等)、器官移植后抗体介导的排斥反应。

3. 风湿免疫性疾病　重症系统性红斑狼疮(尤其是狼疮性脑病)、重症过敏性紫癜、抗磷脂抗体综合征、嗜酸性粒细胞肉芽肿性血管炎、白塞病(BD)等。

4. 免疫性神经系统疾病　重症肌无力、急性播散性脑脊髓膜炎、吉兰-巴雷综合征等。

5. 消化系统疾病　重症肝炎、严重肝衰竭、肝性脑病、胆汁淤积性肝病、高胆红素血症等。

6. 血液系统疾病　血栓性微血管病(ADAMTS13 阳性的 TTP;不典型 HUS)、巨噬细胞活化综合征、多发性骨髓瘤(伴高黏滞综合征)、自身免疫性溶血性贫血、难治性免疫性血小板减少症、新生儿溶血性疾病等。

7. 自身免疫性皮肤疾病　大疱性皮肤病、天疱疮、中毒性表皮坏死松解症、硬皮病等。

8. 代谢性疾病　家族性高胆固醇血症和高脂蛋白血症等。

9. 药物中毒　药物过量(如洋地黄中毒等)、毒蕈中毒、动物毒液(如蛇毒、蜘蛛毒等)中毒等。

10. 其他　威尔逊病(肝豆状核变性)、特发性扩张性心肌病、新生儿狼疮性心脏病、甲状腺危象、脓毒血症致多脏器功能衰竭等。

(二)禁忌证

无绝对禁忌证。相对禁忌证包括:①严重活动性出血或弥散性血管内凝血;②对血浆、人血白蛋白、肝素、血浆分离器等有严重过敏史;③严重低血压或休克,未稳定的急慢性心功能不全,重度脑水肿或脑疝等濒危状态;④严重感染;⑤患儿低体质量,与滤器和体外管路血容量严重不匹配者;⑥精神障碍不能配合者。

四、血浆置换的临床应用

(一)血管通路

参见第十五章第二节中"血管通路"的内容。

(二)置换液的种类

为维持机体内环境稳定,置换液应考虑等量置换、维持血容量和胶体渗透压、维持水、电解质平衡。

1. 血浆制品　优选新鲜冰冻血浆,新鲜血浆含有大部分的凝血因子、白蛋白、免疫球蛋白等,是最符合生理的置换液。尤其适用于存在凝血因子缺乏或其他因子缺乏的患者。其缺点是可导致病毒感染和过敏反应,并需要血型匹配才能使用。由于新鲜冰冻血浆含枸橼酸盐,治疗过程中需补充钙剂。

2. 人白蛋白溶液　常用浓度为 4%~5%。白蛋白中钾、钙、镁浓度均较低,应注意调整,以避免引起低钾和/或低钙血症。白蛋白因经过长时间热处理,传播病毒感染和过敏反应的可能性低,但是缺乏凝血因子及免疫球蛋白等。

3. 生理盐水和低分子右旋糖酐　由于没有凝血因子和胶体,不适合单独用于儿童。如治疗骨髓瘤、巨球蛋白血症等高黏滞综合征时,可适当增加其剂量。

（三）血浆置换剂量和效率

1. 血浆置换剂量　单次置换剂量以患者血浆容量的 1~1.5 倍为宜,不建议超过 2 倍。血浆容量的估算(estimated plasma volume,EPV)可根据下述公式:

$$EPV = 65×体重(kg)×(1-血细胞比容)或 40~50mL/kg(通常在儿科患者使用)$$

2. 血浆置换效率

血浆置换效率如表 15-19。

表 15-19　血浆置换的效率

血浆容量等量	物质清除/%	交换后水平/%	血浆容量等量	物质清除/%	交换后水平/%
0.5	35	65	1.5	65	35
1.0	55	45	2.0	70	30

（四）预充管路

儿童血容量偏少,应选择适当的透析器和管路。体外循环血容量不应大于患儿血容量的 5%~8%。当体外循环血容量大于患儿总血容量的 10% 时,需给予血液或 5% 白蛋白预充管路。

（五）血流速度与置换液速度

1. 血流速度　为 3~5mL/kg/min,单位以 mL/min 表示。

2. 置换液速度　为血流速度的 1/5~1/4,一般用 1/5,单位以 mL/h 来表示。

＊注:血浆去除速度即置换液速度应小于 50mL/(kg·h)

（六）抗凝方案

1. 普通肝素　一般首剂量 0.5~1.0mg/kg,追加剂量 10~20mg/h,间歇性静脉注射或持续性静脉输注(常用);预期结束前 30min 停止追加。实施前给予 40mg/L 的肝素生理盐水预冲、保留灌注 20min 后,再给予生理盐水 500mL 冲洗,有助于增强抗凝效果。肝素剂量应依据患者的凝血状态个体化调整。

2. 低分子肝素　一般选择 60~80U/kg,治疗前 20~30min 静脉注射,无须追加剂量。同样肝素生理盐水预冲有助于增强抗凝效果(方法同上)。

3. 无肝素　对于出血风险高的患者(肝衰竭等患儿),可进行无肝素 TPE(一般不需要治疗期间生理盐水预冲管路)。

（七）血浆置换的频率

取决于原发病、致病物质的半衰期(如 IgG 或 IgM)以及血管内外分布等,需个体化制定治疗方案。通常血浆置换频率为间隔 1~2 天,一般 5~7 次为 1 疗程,或直至致病抗体转阴。

五、血浆置换并发症

（一）置换相关并发症

1. 过敏反应　系大量输入异体血浆或白蛋白所致,表现为皮疹、皮肤瘙痒、畏寒、寒战、发热,严重者出现过敏性休克。可在治疗前适量应用糖皮质激素预防;若治疗过程中出现过敏反应,建议立即停止治疗,并根据病情予以抗过敏治疗,密切观察病情变化。

2. 低血压　与原发病、血管活性药物清除或过敏反应等相关。对治疗前有严重低蛋白血症患者,可酌情增加人血白蛋白或血浆用量,并在治疗开始时减慢血泵速度,逐渐增加至目标量;对考虑血管活性药物清除所致者,必要时适量使用血管活性药物;考虑过敏反应所致者,按过敏性休克处理。

3. 低钙血症　枸橼酸盐易引起低钙血症。建议治疗前纠正低钙血症,治疗中静脉输注钙剂以预防低钙血症的发生。

4. 溶血　需查明原因,加以纠正,特别注意所输注的血浆血型。同时严密监测血钾,避免高血钾的发生。

5. 出血倾向　对于由大量使用白蛋白置换液导致凝血因子缺乏者,可适当补充新鲜冰冻血浆;对于抗凝药物过量者,应减少其用量,肝素过量可用鱼精蛋白拮抗,并适当应用止血药物。

6. 血源性病毒感染　主要与输入血浆有关,增加了感染肝炎病毒和人类免疫缺陷病毒的潜在风险。

7. 脑水肿　由于新鲜冰冻血浆的胶体渗透压(20mmHg)低于体内血浆胶体渗透压(25~30mmHg),血浆置换治疗后水钠潴留可导致脑水肿的发生。脑水肿患者应给予提高血浆胶体渗透压等对症处理。

(二) 血管通路并发症

参见第十五章第二节中"血管通路的并发症"的内容。

(徐虹　陈径)

参考文献

[1] 徐虹,丁洁,易著文. 儿童肾脏病学. 北京:人民卫生出版社,2018,510-537.

[2] 陈香美. 腹膜透析标准操作规程. 北京:人民军医出版社,2010,54-69.

[3] HUI-KIM Y,SHARON T,KAR-HUI N. Pediatric Nephrology On-the-Go. 4th Edition. Singapore,2021,619-845.

[4] BROWN E A,BLAKE P G,BOUDVILLE N,et al. International Society for Peritoneal Dialysis practice recommendations:Prescribing high-quality goal-directed peritoneal dialysis. Perit Dial Int,2020,40(3):244.

[5] WARADY B A,BAKKALOGLU S,NEWLAND J,et al. Consensus guidelines for the prevention and treatment of catheter-related infections and peritonitis in pediatric patients receiving peritoneal dialysis:2012 update. Perit Dial Int,2012,32(Suppl 2):S32.

[6] 沈茜,徐虹,方晓燕,等. 儿童慢性腹膜透析相关性腹膜炎危险因素的病例对照研究. 中国循证儿科杂志,2016,11(1):13.

[7] 沈颖,易著文. 儿童血液净化技术. 北京:清华大学出版社,2012.

[8] MAN C C,HUI K Y. Practical Paediatric Nephrology:An update of Current Practices. 1st Edition. Hong Kong,2005,280-286.

[9] KAUR A,DAVENPORT A. Hemodialysis for infants,children,and adolescents. Hemodial Int,2014,18(3):573.

[10] LOK C E,HUBER T S,LEE T,et al. KDOQI Clinical Practice Guideline for Vascular Access:2019 Update. Am J Kidney Dis,2020,75(4 Suppl 2):S1.

[11] 沈颖. 儿童血液净化标准操作规程. 北京:人民卫生出版社,2013.

[12] PASSAUER J,SCHLESER A,LEICHT J,et al. Evaluation of clinical dry weight assessment in haemodialysis patients by bio-impedance-Spectroscopy:a cross-sectional study. Nephrol Dial Transplant,2010,25(2):545.

[13] VERRINA E,EDEFONTI A,GIANOGLIO B,et al. A multicenter experience on patient and technique survival in children on chronic dialysis. Pediatr Nephrol,2004,19(1):82.

[14] 陈香美. 血液净化标准操作规程(2020版). 北京:人民军医出版社,2020.

[15] 沈颖. 儿童血浆置换临床应用专家共识的临床意义. 中华实用儿科临床杂志,2018,33(15):1126.

[16] ALHASAN K A. Therapeutic plasma exchange for children with kidney disorders:Definitions,prescription,indications,and complications. Saudi J Kidney Dis Transpl,2019,30(2):291.

[17] PADMANABHAN A,CONNELLY-SMITH L,AQUI N,et al. Guidelines on the Use of Therapeutic Apheresis in Clinical Practice-Evidence-Based Approach from the Writing Committee of the American Society for Apheresis:The Eighth Special Issue. J Clin Apher,2019,34(3):171.

[18] 中国医师协会儿科医师分会血液净化专业委员会. 儿童血浆置换临床应用专家共识. 中华实用儿科临床杂志,2018,33(15):1128.

第十六章　基因检测与报告解读

　　遗传因素是导致慢性肾脏病发生、发展的重要原因,特别是在儿童慢性肾脏病患者中,常见的遗传性肾脏病包括先天性肾脏及尿路畸形(congenital anomalies of the kidney and urinary tract,CAKUT)、激素抵抗型肾病综合征(steroid-resistant nephrotic syndrome,SRNS)、肾单位肾痨(nephronophthisis,NPHP)等。儿童CKD中遗传性肾脏病占42.1%~52.1%,且与患儿的起病年龄密切相关,起病年龄越早,为遗传性肾脏病的概率越高。及时的基因检测与准确的报告解读可以对儿童遗传性疾病的诊断与治疗起到很大帮助。

第一节　遗传学检测方法

一、基因变异的检测

　　基因变异是指基因在结构上发生碱基对组成或排列顺序的改变。根据美国医学遗传学与基因组学学会(American College of Medical Genetics and Genomics,ACMG)对基因变异的分类指南,将基因变异分为致病性、可能致病性、意义不明确、可能良性和良性。DNA测序是检测基因变异的有效方法。

(一)Sanger测序

　　1977年由Sanger等发明的双脱氧链末端终止法被广泛应用至今,其原理是利用一种DNA聚合酶来延伸结合在待定序列模板上的引物。每一次序列测定由一套四个单独的反应构成,每个反应含有所有四种脱氧核苷酸三磷酸(dNTP),并混入限量的一种不同的荧光双脱氧核苷三磷酸(ddNTP)。反应结束生成长短不一的含有荧光标记的DNA片段混合物。将长短不一的DNA片段在有聚丙烯酰胺凝胶的毛细管电泳,用激光检测各种单链DNA走出凝胶的时间和荧光类型。目前,Sanger测序不仅应用于单个致病基因的基因变异检测,而且作为金标准用于验证高通量测序技术检测到的基因变异。

(二)高通量测序

　　自2005年起基因检测效率发生了革命性改变,高通量测序(high-throughput sequencing)技术实现了一次对几十万到几百万条DNA分子进行序列测定,也称为二代测序(next-generation sequencing)。二代测序的步骤包括文库制备(将基因组DNA打断成几百个碱基的小片段,末端加接头)、产生DNA簇(通过桥式PCR,单片段序列被大量扩增成簇)、测序(边合成边测序)、数据比对和分析。本质上,二代测序和Sanger测序相同,都是在每一个测序周期中,利用计算机检测荧光标记的dNTP结合到DNA模板时产生的荧光信号。然而Sanger测序是单位时间检测单片段,二代测序则能同时检测成千上万的孔道的信号,从而提高了检测效率。目前临床应用的二代测序技术包括目标序列捕获测序(targeted resequencing)、全外显子组测序(whole exome sequencing,WES)和全基因组测序(whole genome sequencing,WGS)。

二、拷贝数变异的检测

　　正常人类基因组成分通常是以2个拷贝存在,分别来自父母。拷贝数变异(copy number variations,CNVs)是由基因组发生重排而导致的缺失、重复或三倍增加,其大小范围从1千碱基(Kb)到几兆碱基(Mb)。基因拷贝数异常与多种人类疾病相关,包括神经发育疾病、颅面畸形、精神分裂症、先天性心脏病和先天性肾脏尿路畸形(congenital anomalies of the kidney and urinary tract,CAKUT)等。

（一）染色体芯片分析

染色体微阵列（chromosomal microarray，CMA）用于 CNVs 分析已有 10 余年，即染色体芯片分析技术，也称为"分子核型分析"。染色体芯片分析技术包括两大类，一类是基于微阵列的比较基因组杂交（array-based comparative genomic hybridization，aCGH）技术，另一类是单核苷酸多态性微阵列（single nucleotide polymorphism array，SNP array）技术。aCGH 技术用于检测两个样本之间 DNA 拷贝数的变化，其中一个样本是实验样本，另一个是对照样本，将两个样本分别用红绿两种荧光标记后，与芯片进行杂交，检测红绿两种荧光的比值，以分析与对照样本相比，实验样本 DNA 拷贝数的改变。aCGH 技术能检测到最小为 3~5Mb 的 CNVs 片段，因此更小的 CNVs 会漏检，而且该技术不能检出拷贝数不变的染色体异常（如单亲二倍体）。SNP array 技术是应用含有大量单核苷酸多态性（single nucleotide polymorphism，SNP）位点序列的高密度芯片，只需将实验样本 DNA 与芯片杂交，与正常基因组对照数据进行对比即可获得检测结果。SNP array 技术能检测几十 Kb 以上的微小缺失或重复，还能检测出大多数的单亲二倍体（uniparental disomy，UPD）和多倍体。在临床应用中，染色体芯片分析比传统细胞遗传学方法在检测基因组失衡中有更高的分辨率，尤其是在检测基因组微缺失、微重复等方面具有突出优势。

（二）多重连接探针扩增技术

多重连接探针扩增（multiplex ligation-dependent probe amplification，MLPA）是 2002 年开发的一种灵敏的分子技术，可以快速有效地定量核酸序列。MLPA 的原理是针对基因组 DNA 上的特定序列设计若干对探针，每对探针包括一长一短两个寡核苷酸，其中长探针上带有一段长度不等的填充序列。基因组 DNA 变性后，首先是两条探针与目标基因完全配对杂交，然后通过连接酶将探针连接，通过一对能与所有长短探针上相同序列结合的公共引物进行聚合酶链式反应（polymerase chain reaction，PCR），扩增片段范围 108~483bp。MLPA 结果显示检测样本扩增片段的拷贝数与正常对照的比值。MLPA 技术的特点是单管 PCR 能检测 50 种 DNA 序列的拷贝数差异，用于目标序列的小拷贝数差异检测，24 小时出结果。此外，甲基化特异性 MLPA 技术可用于检测基因甲基化水平差异。目前 MLPA 检测技术已广泛应用于临床多种遗传性疾病的诊断，如脊髓性肌萎缩症、假肥大性肌营养不良等。

第二节 遗传学检测结果的解读

一、基因变异的解读

基因变异的解读包括了解基因变异的命名、基因变异致病性的判断和用基因变异解释临床表型等内容。

（一）基因变异的命名

标准的基因变异命名由人类基因组变异协会（the Human Genome Variation Society，HGVS）规范和维护（http://varnomen.hgvs.org/）。基因变异的描述应包含参考序列、变异的位置、对核酸序列的改变及对编码蛋白质的改变等。常用的字母缩写和符号如下。

1. 字母前缀表示参考序列的类型

（1）"c."编码 DNA 参考序列。

（2）"g."线性基因组参考序列。

（3）"m."线粒体 DNA 参考序列。

（4）"n."非编码 DNA 参考序列。

（5）"o."环形基因组参考序列。

（6）"p."蛋白质参考序列。

（7）"r."RNA（转录）参考序列。

2. 常用符号及意义

（1）"+"和"-"用于表示核苷酸的位置，如 c.123+45A>G；c.124-56C>T。

（2）"*"核苷酸的位置和终止密码子，如 c.*32G>A；p.Trp41*。

（3）"_"核苷酸的位置范围,如 g. 12345_12678del。

（4）">"描述 DNA 和 RNA 水平的替代变异,如 g. 12345A>T,r. 123a>u。

（5）" = "描述蛋白水平氨基酸无改变,如 p.（Arg234 = ）。

（6）"（ ）"用于表示不确定性和预期结果,如 p.（Ser123Arg）。

3. 常见的变异描述和类型。

（1）">"表示替代变异(仅用于 DNA 和 RNA 水平),蛋白水平的替代变异应描述为 p. Ser321Arg,其中蛋白水平氨基酸替代为终止密码子称为无义变异,如 p. Ser321 * 。

（2）"del"表示缺失变异,如 c. 76delA,p. Val7del。

（3）"dup"表示重复变异,如 c. 76dupA,p. Ala3dup。

（4）"ins"表示插入变异,如 c. 76_77insG,p. His4_Gln5insAla。

（5）"fs"表示移码变异,是由于缺失或插入非 3 的整倍数的核苷酸导致特殊的氨基酸缺失和插入,如 p. Arg97ProfsTer23（简写为 p. Arg97fs）。

（6）"inv"表示倒置,即与参考序列相比,取代原始序列的一个以上核苷酸是原始序列的反向互补序列,如 c. 5657_5660inv。

4. 常见的变异状态

（1）"Het"杂合子。

（2）"Hom"纯合子。

（3）"Hemi"半合子。

（二）基因变异致病性的判断

基因变异致病性的判断标准来自美国医学遗传学与基因组学学会(The American College of Medical Genetics and Genomics,ACMG),主要依据基因变异的类型、是否为已报道的致病性变异、人群频率、体内外功能研究、生物信息学分析(表 16-1)、家系验证等信息,制定了基因变异致病性证据的分级标准(包括非常强,强,中等和支持证据),进而在此基础上制定了基因变异致病性判断的联合标准,将基因变异依据致病性证据由强到弱分为致病性、可能致病性、意义不明确、可能良性和良性五类。

表 16-1　常用数据库及生物信息分析工具

名称	网址	备注
人群数据库		
1 000 Genomes Project	http://browser. 1 000genomes. org	
dbSNP	http://www. ncbi. nlm. nih. gov/snp	
Exome Aggregation Consortium	http://exac. broadinstitute. org/	
gnomAD	http://gnomad. broadinstitute. org/about	
疾病数据库		
OMIM	http://www. omim. org	人类基因和相关遗传疾病
ClinVar	http://www. ncbi. nlm. nih. gov/clinvar	变异与表型之间的关联
Human Gene Mutation Database	http://www. hgmd. org	有文献发表的基因突变
Leiden Open Variation Database	http://www. lovd. nl	基因变异与表型
生物信息分析		
MutationTaster	http://www. mutationtaster. org	错义变异预测
PolyPhen-2	http://genetics. bwh. harvard. edu/pph2	错义变异预测
SIFT	http://sift. jcvi. org	错义变异预测
Human Splicing Finder	http://www. umd. be/HSF/	剪接变异预测
NNSplice	http://www. fruitfly. org/seq_tools/splice. htmL	剪接变异预测
GERP	http://mendel. stanford. edu/sidowlab/downloads/gerp/index. htmL	保守性预测
PhastConsPhyloP	http://compgen. bscb. cornell. edu/phast/	保守性预测

1. 基因变异致病性证据分级标准

（1）非常强（Very strong）：包括一种证据类型 PVS1，是指导致基因丧失功能的基因变异，包括无义突变、移码突变、经典 ±1 或 ±2 的剪接突变、起始密码子变异、单个或多个外显子缺失，而该基因丧失功能是导致疾病的致病机制。

（2）强（Strong）：包括 4 种不同的证据类型。

PS1：与以前已确定为致病性的变异有相同的氨基酸改变，不考虑核苷酸的改变是否相同，如：同一密码子 G>C 或者 G>T 都可以导致缬氨酸→亮氨酸的改变。

PS2：患者的新发突变，父母均已经验证，且无家族史。

PS3：体内、体外功能实验已明确会导致基因功能受损的变异。

PS4：基因变异在患者群的频率显著高于对照人群。

（3）中等（Moderate）：包括 6 种不同的证据类型。

PM1：基因变异位于突变热点或无良性变异的关键功能区，如：酶的活性位点。

PM2：ESP 数据库、千人数据库、EXAC 数据库中正常对照人群中未发现的变异（或隐性遗传病中频率极低）。

PM3：在隐性遗传病中，与已检测到的一个致病性变异呈反式遗传，即两个基因变异分别来自父母。

PM4：非重复区框内缺失/插入或终止密码子丧失导致的蛋白质长度改变。

PM5：新的氨基酸错义变异，已证实在同一位点替代为另一种氨基酸的变异是致病性的，如新的错义变异是 Arg156Cys，而 Arg156His 已知是致病性变异。

PM6：假定是新发变异，但还未在父母验证。

（4）支持（Supporting）：包括 5 种不同的证据类型。

PP1：基因变异与疾病在家系中共分离（在家系多个患者中检测到该基因变异）。

PP2：一个新的错义变异，而该基因良性错义变异很少，并且错义变异是该基因导致疾病的常见原因。

PP3：多种统计方法预测出该变异会对基因或基因产物造成有害影响，包括保守性预测、进化预测、剪接位点影响等。

PP4：患者表型和家族史是某种单基因遗传疾病高度特异的。

PP5：有可靠信誉来源的报告认为该基因变异为致病的，但证据尚不足以支持进行实验室独立评估。

2. 基因变异是良性的证据分级标准

（1）独立证据（Stand-alone）：包括一种证据类型 BA1，是指在 ESP 数据库、千人数据库、EXAC 数据库中等位基因频率>5% 的基因变异。

（2）强（Strong）：包括 4 种不同的证据类型。

BS1：等位基因频率大于疾病发病率。

BS2：对于早期完全外显的疾病，在健康成年人中发现该基因变异（隐性遗传病发现纯合子、显性遗传病发现杂合子，或者 X 连锁疾病发现半合子）。

BS3：体内、体外实验中证明对蛋白质功能和剪接没有影响的基因变异。

BS4：在家系成员中，基因变异与疾病缺乏共分离。

（3）支持（Supporting）：包括 7 种不同的证据类型。

BP1：在一个截短变异是主要致病原因的基因，发现的错义变异。

BP2：在显性遗传病中与一个致病性基因变异呈反式遗传，即分别来自父母；或在任意遗传模式遗传病中与一个致病性基因变异呈顺式遗传，即同时来自父亲或母亲。

BP3：功能未知的重复区域内的框内缺失或插入。

BP4：多种统计方法预测该变异对基因或基因产物无影响，包括保守性预测、进化预测、剪接位点影响等。

BP5:在已经有另一分子致病原因的病例中发现的基因变异。

BP6:有可靠信誉来源的报告认为该基因变异为良性的,但证据尚不足以支持进行实验室独立评估。

BP7:同义变异预测不影响剪接,而且该核苷酸不属于高度保守位点。

3. 基因变异致病性判断标准

（1）致病性(Pathogenic):需满足以下任一条标准:①PVS1+≥1 个(PS1~PS4);②PVS1+≥2 个(PM1~PM6);③PVS1+1 个(PM1~PM6)+1 个(PP1~PP5);④PVS1+≥2 个(PP1~PP5);⑤≥2 个(PS1~PS4);⑥1 个(PS1~PS4)+≥3 个(PM1~PM6);⑦1 个(PS1~PS4)+2 个(PM1~PM6)+≥2 个(PP1~PP5);⑧1 个(PS1~PS4)+1 个(PM1~PM6)+≥4 个(PP1~PP5)。

（2）可能致病性(Likely pathogenic):需满足以下任一条标准:①PVS1+1 个(PM1~PM6);②1 个(PS1~PS4)+1~2 个(PM1~PM6);③1 个(PS1~PS4)+≥2 个(PP1~PP5);④≥3 个(PM1~PM6);⑤2 个(PM1~PM6)+≥2 个(PP1~PP5);⑥1 个(PM1~PM6)+≥4 个(PP1~PP5)。

（3）意义不明确(Uncertain significance):需满足以下任一条标准:①不满足上述标准;②良性和致病标准相互矛盾。

（4）可能良性(Likely benign):需满足以下任一条标准:①1 个(BS1~BS4)+1 个(BP1~BP7);②≥2 个(BP1~BP7)。

（5）良性(Benign):需满足以下任一条标准:①BA1;②≥2 个(BS1~BS4)。

（三）用基因变异解释临床表型

基因变异的解读离不开临床,最终需要结合患者的临床表现、家族史和实验室检测等综合判断该基因变异是否是导致患者疾病的主要原因。必要时需要做进一步的实验来解释临床表型和发病机制,如体细胞生殖细胞嵌合、单亲二倍体等。

二、拷贝数变异的解读

检测导致疾病的拷贝数变异(copy number variations,CNVs)已经广泛应用于临床十余年,包括在神经发育障碍和/或多个先天性异常的个体评估,以及超声异常的胎儿领域。随着芯片技术和二代测序技术的推广,更多的新的 CNVs 被发现,其对人类健康的影响也需要不断的理解和更新。

2020 年美国医学遗传学与基因组学学会(The American College of Medical Genetics and Genomics,AC-MG)与国立卫生研究院(National Institutes of Health,NIH)资助的临床基因组资源计划(Clinical Genome Resource(ClinGen)Project)合作制定了判断 CNV 致病性的标准。主要依据与 CNV 分类最相关的证据类别,包括基因组含量,剂量敏感性预测,功能影响的预测,医学文献中患者临床表现的相似度,病例和对照数据库的证据以及单个 CNV 的遗传模式,并且为每个分配了相对权重,进而开发了半定量打分系统。依据评分标准将证据类型分为 4 种:①非常强(very strong):评分≥0.90;②强(strong):评分为 0.45;③中等(moderate):评分为 0.30;④支持(supporting):评分≤0.15。每一条证据同时有支持致病性得分(正值)和反对致病性得分(负值),将证据评分求和来判断 CNV 的致病性。并根据所有证据最终评分将 CNVs 依据致病性由强到弱分为 5 类:①致病性(Pathogenic):评分≥0.99;②可能致病性(Likely pathogenic):评分为0.90~0.98;③意义不明确(Uncertain significance):评分为-0.89~0.89;④可能良性(Likely benign):评分为-0.90~-0.98;⑤良性(Benign):评分≤-0.99。

致病性 CNVs 即评分≥0.99 的 CNVs,例如:①已报道的与相同表型相关并有明确的外显率的 CNVs;②与已确定的剂量敏感性区域完全重叠的新的 CNVs;③多基因 CNVs 中包括至少一个基因是已知的剂量敏感基因。

可能致病性 CNVs 即评分为 0.90~0.98 的 CNVs,有些特别有力的证据会使 CNVs 直接被判断为可能致病性而无须其他证据,例如:①对于已明确的单倍型不足的基因包括 5'末端和其他编码序列缺失的CNVs,而且没有已知的可变起始点;②对于已明确的单倍型不足的基因包括多个外显子至基因 3'末端缺失的 CNVs;③CNVs 涉及具有多个病例报告的基因的缺失或重复,多例患者具有一致且高度特异的临床表型。

意义不明确的 CNVs 即评分为-0.89~0.89 的 CNVs,例如:①CNV 超出了实验室报告的大小阈值,但在受影响的基因组范围内没有基因;②CNV 在人群中存在,但频率<1%,不足以判断为多态性改变;③CNV 包含少量基因,但尚不清楚这些基因是否对剂量敏感;④CNV 在多个出版物和/或数据库中描述,致病性有争议,其临床意义没有明确的结论;⑤单个基因中的 CNV(缺失或重复),对转录的影响尚不清楚。

可能良性 CNVs 即评分为-0.90~-0.98 的 CNVs,例如:①在患者和对照人群观察值无统计学差异的 CNVs;②在一般人群中经常观察到的 CNVs(尽管其频率低于1%)。

良性 CNVs 即评分≤-0.99 的 CNVs,例如:①被认为多态性改变的 CNVs,其人群频率>1%;②已在多处报道和被数据库标注为良性改变的 CNVs。

大多数 CNVs 都是独特的,需要结合临床和进一步研究来确定其潜在的临床意义。同时拷贝数缺失也是导致单基因遗传病,如常染色体隐性遗传疾病"纯合突变"的原因之一。因此,在临床诊断和遗传咨询中需重视 CNVs 对疾病的影响。

综上,基因突变是指致病性基因变异。通常基因突变范围较 CNVs 范围小,是指某个基因的碱基对组成或序列异常,常导致单基因遗传病;而 CNVs 涉及范围较大,可以是一个基因,也可以累及多个基因,常导致胎儿期结构异常及发育迟缓等疾病。规范的基因报告除包括患者的基本信息、基因检测方法、检测结果及检测质量数据外,还应包含基因变异的类型、遗传方式、是否为已报道的致病性变异、人群频率、体内外功能研究、生物信息学分析、家系验证等信息,以方便临床医生或遗传咨询人员解读基因报告,进而结合临床为患者明确诊断及遗传咨询。

基因报告解读举例:患儿,女,4 岁,临床诊断"肾髓质钙化症"。否认肾脏病家族史。患儿行外周血 DNA 全外显子组测序,检测到 AGXT 基因存在 2 个基因变异,分别是位于该基因第 4 外显子的 c.466G>A(p.(Gly156Arg))杂合变异,母亲杂合携带;和位于第 8 外显子的 c.824_825insAG(p.(Ser275Argfs*38))杂合变异,父亲杂合携带。首先,AGXT 基因突变导致 Ⅰ 型原发性高草酸尿症,是一种罕见的常染色体隐性遗传病,因基因突变导致肝脏过氧化物酶体中丙氨酸乙醛酸氨基转移酶(AGT)缺乏,乙醛酸盐向甘氨酸转化受限,而生成草酸增加,使草酸钙在机体组织内蓄积,尤其是肾脏,表现为草酸钙肾结石、肾钙沉着和肾衰竭等,与患儿临床诊断相符。其次,AGXT 基因 c.824_825insAG(p.(Ser275Argfs*38))变异,是插入变异,导致移码,使编码的蛋白质截短功能丧失,符合基因变异致病性判断证据类型 PVS1;该变异在患者中已有报道,符合证据类型 PS4;该变异在正常人群数据库无记录,符合证据类型 PM2。根据 ACMG 基因变异致病性判断标准,满足 PVS1+≥1 个(PS1~PS4),判断 AGXT 基因 c.824_825insAG(p.(Ser275Argfs*38))变异为致病性(Pathogenic)基因变异。AGXT 基因 c.466G>A(p.(Gly156Arg))变异,是错义变异,在患者中已有报道,符合证据类型 PS4;该变异在正常人群数据库无记录,符合证据类型 PM2;该错义变异为母源,患者已经检测到一个 AGXT 基因致病性变异为父源,符合证据类型 PM3;该变异多种软件预测为有害,符合证据类型 PP3;患儿的临床表型高度符合原发性高草酸尿症,符合证据类型 PP4。根据 ACMG 基因变异致病性判断标准,满足 1 个(PS1~PS4)+2 个(PM1~PM6)+≥2 个(PP1~PP5),判断 AGXT 基因 c.466G>A(p.(Gly156Arg))变异为致病性(Pathogenic)基因变异。因此该患儿确诊为 AGXT 基因突变导致的 Ⅰ 型原发性高草酸尿症,这将为患儿今后出现肾衰竭选择器官移植治疗方案提供重要依据,可避免单独肾移植后出现移植肾失功的情况,提示肾移植术前遗传性疾病筛查有重要意义。

(丁洁　王芳　张琰琴)

参考文献

[1] RICHARDS S,AZIZ N,BALE S,et al. Standards and guidelines for the interpretation of sequence variants:a joint consensus recommendation of the American College of Medical Genetics and Genomics and the Association for Molecular Pathology. Genet

Med,2015,17(5):405-424.

[2] RIGGS E R,ANDERSEN E F,CHERRY A M,et al. Technical standards for the interpretation and reporting of constitutional copy-number variants:a joint consensus recommendation of the American College of Medical Genetics and Genomics(ACMG) and the Clinical Genome Resource(ClinGen). Genet Med,2020,2(2):245-257.

[3] 王秋菊,沈亦平,邬玲仟,等.遗传变异分类标准与指南.中国科学:生命科学,2017,47:668-688.

[4] 王於尘,严紫嫣,邓文锋,等.肾移植术后Ⅰ型原发性高草酸尿症复发致移植肾功能不全的多学科综合诊疗.器官移植,2021,12(1):77-82.

第十七章 儿童受者的术前评估与选择

潜在的儿童移植受者的评估与成人相似，但由于某些问题在儿童中发生频率更高，因此重点可能不同。在儿童中，确定慢性肾衰竭原发病因非常重要，因为这可能与移植后原发疾病复发相关。移植前某些泌尿系统结构异常可能需要外科手术矫正。此外，社会和心理评估也很重要，依从性差的患儿移植物失功和移植后病死率较高。

第一节 儿童受者移植前评估

移植前必须对儿童受者进行评估与宣教（图 17-1），以确定是否存在影响肾移植预后的潜在医学问题。具体医疗评估内容见表 17-1。

一、神经精神发育

（一）婴儿

出生后第一年患慢性肾衰竭的婴儿可能并发神经系统异常，包括心理功能的改变，神经认知延迟，小头畸形和非自主运动现象，如肌阵挛、小脑共济失调、震颤、癫痫发作和肌张力减退等。目前认为慢性肾衰竭相关毒素、早产、高血压危象和透析相关的癫痫发作有关，但确切的发病机制尚不清楚。在发育迟缓的早期迹象出现时，优先肾移植或透析对改善神经精神症状有益。以往研究提示婴儿成功肾移植可显著改善精神运动发育迟缓，其中很大一部分婴儿恢复至正常的发育阶段。

（二）年龄较大的儿童

通常很难评估慢性肾衰竭在多大程度上导致儿童认知延迟和损害，但慢性肾衰竭对儿童的心理功能通常产生不利影响，常引起抑郁表现。而肾移植相较于透析，可有效改善患儿的心理障碍。此外，严重发育延迟儿童对移植后护理通常不理解和不配合。在这种情况下，家庭必须参与疾病的支持治疗决策制定。

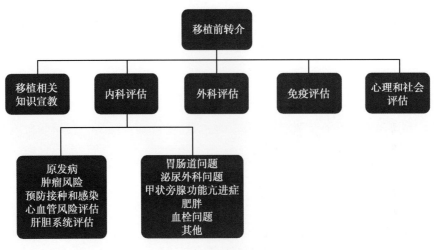

图 17-1 儿童受者移植前评估流程

表 17-1　儿童受者移植前医疗评估要点

项目	评估内容	项目	评估内容
病史及体格检查		影像学检查	
	潜在肾脏疾病		胸部 X 线片、骨龄
	既往病史、手术史		心电图、超声心动图
	用药史		肾脏、输尿管、膀胱超声
	心率、呼吸、血压		排尿性膀胱尿道造影、尿流动力学（必要时）
	身高、体重、营养状况		腹部大血管多普勒超声
	全身检查	免疫学检查	
血生化检查			人类白细胞抗原（HLA）
	ABO、Rh 血型分型		群体反应性抗体
	尿常规、尿培养、24 小时尿蛋白		淋巴细胞毒交叉配型
	血细胞计数	其他系统性疾病	
	血气分析、肝肾功能		癫痫
	血电解质、血白蛋白、血脂、血糖		先天性心脏病
	甲状旁腺激素		支气管哮喘
	出凝血功能		肝脏疾病
感染筛查			高凝状态
		会诊	
	结核菌素试验		口腔科
	乙型肝炎病毒表面抗原、抗 HBs 抗体		小儿外科
	人免疫缺陷病毒、梅毒		营养科
	丙型肝炎病毒、巨细胞病毒、EB 病毒		麻醉科
	BK 病毒、微小病毒 B19	预防接种	
			肺炎球菌、乙型肝炎、麻疹、腮腺炎、风疹、水痘等

（三）癫痫发作

高达 10% 的年轻儿童移植受体需要抗惊厥治疗。移植前,应尽可能控制癫痫发作,推荐使用不干扰神经钙蛋白抑制剂(CNIs)的药物。较新的抗癫痫药物如左乙拉西坦、加巴喷丁、普瑞巴林和拉考沙胺是较好的选择,因为不会干扰免疫抑制剂的药物浓度。卡马西平通常会降低 CNIs 和泼尼松药物水平,但其影响不如苯妥英钠或巴比妥酸盐那么强。如果证实的确需要使用降低免疫抑制剂药物水平的药物,移植后可将泼尼松适度增量,并每天两次给药。CNIs 和/或 mTOR 抑制剂可能需要剂量调整以达到所需谷浓度,并密切监测。

二、心理状态

精神疾病和情绪障碍本身并不是透析和移植的禁忌证,但是,必须由熟练照顾受影响儿童的医疗保健专业人员参与。原发性精神疾病可能适合药物治疗和心理咨询,不应将儿童排除在考虑移植之外。积极经验性使用精神药物,如选择性 5-羟色胺再摄取抑制剂(SSRIs)。与抗癫痫药物一样,重要的是要认识到某些精神药物可能会干扰某些免疫抑制剂代谢。依从性不佳是青少年移植受者中特别普遍存在的问题。建立药物服用和透析依从性应作为移植受者评估的一部分。应在高风险病例中进行精神病学评估。如果发现或预期不依从,则应在移植前采取干预措施。这些应包括可能的社会和精神干预措施,必须确定和培养心理-社会支持系统,医疗,心理和社会工作监测至关重要。此外,移植和透析团队在准备移植前保持密切沟通尤为重要。

三、心血管疾病

儿童和青少年不太可能患有需要进行侵入性诊断检查的明显心血管疾病。透析期间的高血压和慢性体液超负荷易患左心室肥厚(LVH)、高血压性心肌病和充血性心力衰竭。约 75% 的儿童移植前存在LVH,并且外周血管阻力指数通常会增高。和成人相似,儿童肾移植也将有益于心脏功能的改善。高血压控制在慢性肾衰竭患儿中极其重要,KDIGO 指南建议 24 小时动态血压平均动脉压控制在同年龄、同性别、同身高儿童的第 50 百分位及以下。在移植前评估中,必须仔细评估血压并加强透析管理。透析儿童伴高血压者,每 6~12 个月须超声心动图评估左室重量指数(LVMI)、左室射血分数和瓣膜功能。左室射血分数一般应 >53%,而 8 岁以上儿童 LVMI>51g/m^2 提示左心室肥厚。在联合多种降压药物使用的患儿,如果血压仍控制不理想,接受肾移植前可能需要行双侧肾脏切除术。早发性心血管疾病是患有儿童期慢性肾衰竭的成年人的共同特征,对该人群关注成人心血管疾病危险因素可能有助于最大限度地降低远期发病率和死亡率。在移植前控制钙磷代谢是改善移植后冠心病的潜在手段。KDIGO 指南推荐儿童慢性肾脏患者群也可考虑使用他汀类药物以减少心血管事件。

四、感染

防止肾移植相关感染并发症的措施至关重要。应仔细检查泌尿道、皮肤、牙齿和鼻窦等部位的感染征象,并检查发生慢性感染的部位。

（一）常见细菌病原体

泌尿道感染和与腹膜透析相关的感染是慢性肾衰竭患儿最常见的细菌感染源。积极的抗生素治疗和预防儿童泌尿道感染可以有效地抑制感染。

（二）巨细胞病毒

CMV 感染的发病率随着年龄的增长而增加,幼儿通常 CMV 血清阴性。移植前应评估 CMV IgM 和IgG 水平,并且可作为移植后计划性预防 CMV 感染时的参考。

（三）Epstein-Barr 病毒

完善儿童 EBV 抗体状态很重要。与 CMV 感染相似,EBV 感染和由此产生的血清阳性特点随年龄的增长而增加。在强效免疫抑制的情况下,原发性 EBV 感染可能与移植后淋巴组织增生性疾病(PTLD)发生相关。

（四）结核感染

推荐对有以下任意一条的慢性肾衰竭患儿在肾移植前接受抗结核治疗:①结核菌素试验或者结核感染 T 细胞斑点试验阳性;②有未治疗的潜伏性结核病史;③有活动期结核患者接触史。如果术前抗结核未满疗程,建议术后需继续服用抗结核药物,但方案需调整以尽量减少毒性及药物相互作用。

（五）其他感染

传统观点认为 HIV 感染是绝对的移植禁忌证,然后,HIV 感染患者长期预后的改善已促使许多移植项目重新评估是否无须将 HIV 感染作为禁忌证。对于乙型肝炎或丙型肝炎感染患者,除非存在活动性肝脏疾病,否则也不列为移植禁忌证。

五、预防接种

尽可能在移植前对儿童进行并完成计划免疫接种,以尽量减少可预防的传染病风险。因为患有慢性肾衰竭的儿童具有不理想的免疫应答,可能需要更高的初始剂量和用加强剂量的疫苗监测抗体滴度。移植前尽可能完成各类疫苗接种,包括灭活疫苗和减毒活疫苗。移植前未及时完成的疫苗接种,移植后可补种灭活疫苗,通常建议移植后 6 个月开始接种,但不推荐减毒活疫苗,包括麻疹、腮腺炎、风疹和水痘在内的减毒活疫苗在接受免疫抑制剂治疗的患者中是禁忌的。对可检测抗体滴度的疫苗如乙肝病毒疫苗等,应定期监测抗体滴度,必要时复种。规定每年接种的疫苗如流感疫苗等,移植前、移植后须定期接种。

六、凝血功能状态

约 7% 的儿童移植物失功是由移植物血栓形成引起的。因此,识别出处于高凝状态的患者尤为重要,如患儿出现反复发生的血液透析管路凝血。儿童患者中,血栓形成危险因素的完整检查包括凝血酶原时间、部分凝血酶原时间、血小板计数、蛋白 S 水平、蛋白 C 水平、抗凝血酶Ⅲ水平、G20210A 凝血酶原突变、同型半胱氨酸水平、MTHFR T677 突变、抗心磷脂抗体、β2-糖蛋白 1 水平、脂蛋白 A 水平和第Ⅷ凝血因子水平等。如果血栓形成倾向检查结果为阳性或使用儿童整块肾脏进行肾移植者,围手术期和术后较长期抗凝治疗可最大限度地减少移植物血栓形成。

七、慢性肾衰竭原发病因

(一)原发病复发问题

原发病复发是儿童移植物失功的危险因素,是儿童和青少年受体面临的一个重要问题。局灶节段肾小球硬化(非遗传因素所致者)、非典型溶血尿毒综合征、原发性高草酸尿症、ANCA 相关性血管炎、抗肾小球基底膜抗体肾炎、系统性红斑狼疮等疾病易出现移植后复发。因此,原发疾病病因未明的患儿应进行相关检测包括补体 C3、C4、抗核抗体、抗双链 DNA、抗 GBM 抗体和 ANCA 滴度,必要时基因检测以明确诊断,以确定移植时机和移植方式。

(二)泌尿系统发育问题

梗阻性泌尿系统疾病是 10%~15% 移植儿童慢性肾衰竭的原发病因。其他与泌尿道异常相关的慢性肾衰竭病因,还包括反流性肾病、神经源性膀胱、Prune-Belly 综合征和肾发育不良等,占移植儿童 20%~30%。由于泌尿系统畸形高发,应将其视为儿童和青少年病因不明慢性肾衰竭的可能病因之一。排尿异常、夜遗尿或复发性泌尿道感染的病史可能是潜在泌尿系统发育异常的线索。下尿路异常并不是移植的禁忌证,但在移植前最好尽可能明确并解除泌尿系统问题。应尽可能识别并改善如神经源性膀胱、膀胱协同功能失调、后尿道瓣膜、尿道狭窄等的尿路结构畸形和排尿异常。部分泌尿系统发育异常的疾病通常需要多次手术以优化泌尿道解剖和功能,如输尿管再植术以纠正膀胱输尿管反流,膀胱扩大或重建术,Mitro-fanoff 手术(膀胱造瘘以扩大膀胱容积并开展间歇性清洁导尿),切除可能导致反复泌尿道感染的重复集合系统或异位输尿管囊肿等。

此外,尿流动力学检查可以提供有关膀胱容量和功能的重要信息,并有助于判定是否需要行膀胱扩大术。高膀胱内压力存在可能使移植肾脏发生严重的肾积水。后尿道瓣膜患者或小膀胱患者通常需要施行膀胱扩大术。可以使用扩张的输尿管组织、小肠或大肠进行膀胱扩大术。由于输尿管黏膜与膀胱黏膜相同,因此输尿管用于膀胱扩大效果最佳。小肠或结肠用于膀胱扩大通常需要反复的膀胱冲洗,通常易并发黏液分泌,其可导致膀胱造口间歇性阻塞,甚至出现反复泌尿道感染。膀胱扩大术后,大多数儿童仍需要长期施行间歇性清洁导尿。一些中心使用生理盐水强力灌注作为膀胱扩大术的替代,但目前大多医生认为这是非常痛苦和无效的。如果儿童患有神经源性膀胱,通常需教导父母或患者实施清洁间歇性导尿,这可以在移植受者中安全且成功地开展,以改善远期移植物功能。

(三)肾病综合征

在患有肾小球疾病的儿童中,蛋白尿通常随着肾功能恶化的发生而逐渐减少。持续大量蛋白尿会导致高凝状态,增加手术时移植肾血栓形成和血栓栓塞并发症的风险。这使得肾移植围手术期液体管理变得困难,因为低蛋白血症液体会渗出至血管外,这可能导致移植肾功能延迟恢复并且对移植肾产生不利影响。在移植前控制大量蛋白尿较为重要,有时可以用前列腺素抑制剂来实现。

八、肾性骨病

早期诊断和治疗营养性维生素 D 缺乏症、代谢性酸中毒、甲状旁腺功能亢进症、骨软化以及低转运型骨病是移植前需要关注和改善的重要问题。大多需要使用维生素 D 类似物,大龄儿童和青少年拟钙剂的使用甚至部分患者需实施甲状旁腺切除术以控制甲状旁腺功能亢进症。此外,内分泌激素成纤维细胞生长因子 23(FGF23)因其在骨矿物质代谢和心血管疾病中的作用而获得认可,靶向拮抗 FGF23 的药物正在研发中。

九、接受腹膜透析儿童

肾移植前部分患儿会接受腹膜透析治疗。腹膜透析的实施由于腹膜透析液反复循环致腹部膨胀,并为其承受相对较大的成年肾的腹膜外放置创造足够空间。移植物腹膜外放置是理想的,因为它可以允许在移植物功能延迟恢复的情况下移植后继续进行腹膜透析治疗,并且使患者可以经历最少的肠道操作而更快地耐受口服药物。近期等待移植儿童发生腹膜透析相关腹膜炎或出口处感染并不一定是肾移植禁忌,但移植之前移植受者应治疗 10~14 天抗生素治疗,并使腹膜透析液培养阴性。如果在手术时存在慢性出口处感染,则应移除腹膜透析导管并应用静脉抗生素,同时在移植前应治疗明显的隧道感染。移植后腹膜透析相关感染发生率很低。但是,在移植后出现不明原因发热的儿童鉴别诊断中应考虑腹膜炎或出口处感染,并应尽早进行腹膜透析液取样。在无感染情况下,腹膜透析导管可以暂时保留,直到良好的移植功能建立满 2~3 周。

十、移植前肾切除术

是否需要切除受者肾脏仍存在争议。然而,虽然现有数据有限,在某些情况下,受者肾脏切除术可能是有益的。其指征主要包括难治性泌尿道感染、高级别膀胱输尿管反流、使用多种降压药血压控制仍不理想的重度高血压、持续性肾病综合征者。与孤立的 WT1 基因突变或与 Denys-Drash 综合征、WAGR 综合征相关的肾病综合征通常需要早期行双侧肾切除术作为 Wlims 肿瘤预防和治疗的一部分。

十一、门静脉高压

门静脉高压是部分慢性肾衰竭儿童合并出现的临床症状,如有常染色体隐性遗传多囊肾合并先天性肝纤维化。先天性肝纤维化的食管静脉曲张必须通过硬化治疗或门静脉分流术来控制,如果由于脾功能亢进而出现中性粒细胞减少和血小板减少,手术分流、经颈静脉肝内门静脉分流术(TIPS),可能需要实施部分脾切除或脾栓塞术。肝肾联合移植有时可用于慢性肾衰竭合并先天性肝纤维化并发严重门静脉高压症患者。

十二、既往恶性肿瘤

既往有恶行肿瘤病史的患者,在进行移植前评估时,重点需要考虑两个问题:第一,恶性肿瘤的预后;第二,移植后免疫抑制剂治疗方案对恶性肿瘤可能产生的影响。Wilms 肿瘤是儿童最常见的肾脏恶性肿瘤,也是儿童慢性肾衰竭的病因之一。移植后的 Wilms 肿瘤复发率高达 6%。Wilms 肿瘤复发倾向于年龄较轻、从肿瘤识别到移植间隔时间较短的患者。移植前应观察从缓解期起 1~2 年的无病期。

十三、营养

营养不良是儿童慢性肾衰竭的一个突出特征。最佳的营养支持是必不可少的。早期胃造瘘术或鼻胃管喂养常可提高热量摄入和促进生长,尤其是在儿童早期开始透析治疗时。

第二节 儿童受者术前评估与管理

潜在肾移植受者的术前评估对早期移植过程至关重要。系统的病史回顾和体格检查对明确是否存在感染、评估容量负荷和心肺功能非常重要。

一、术前评估内容

术前评估内容如表 17-2 所示。

表 17-2　儿童受者术前评估要点

临床病史和体检	
	有无感染
	水肿和容量负荷
	最后一次输血日期
免疫学评估	
	供、受者 HLA 匹配度
	群体反应性抗体
	淋巴细胞毒交叉配型
	抗供者特异性抗体
实验室检查	
	全血细胞计数,凝血功能,血型
	血生化和血气分析(尿素、肌酐、肝功能、血白蛋白、血脂、血电解质、血钙、血磷)
	巨细胞病毒(CMV)和 EB 病毒(EBV)DNA
	尿液分析和尿培养,尿蛋白/肌酐
	腹膜透析液常规和培养
影像学检查	
	心电图(ECG)和胸片(CXR)
	心脏彩超
	腹部超声
其他	
	药物过敏病史等

二、透析要求

患儿应在移植前至少一天充分透析,以确保电解质在正常范围内,血钾正常($<5.5mmol/L$),但勿过度超滤。同时在移植前需保持合适的水量,以促进移植后利尿。腹膜透析(PD)患者需安排 PD,并在移植前引流腹膜透析液、排空腹腔,处于干腹状态。血液透析患者需确认患者最后一次血液透析的时间,并评估是否需要紧急血液透析。

三、输血评估

若血红蛋白$<6g/dL$,则需术前输注去白细胞的成分血,但切勿过量输血以致患儿体内产生群体反应性抗体。

四、儿童供受者配型与选择

儿童肾移植供、受者配型参照成人肾移植指南,但考虑到移植肾远期存活率,配型要求较成人更高。建议低体质量慢性肾衰竭患儿接受低体质量儿童逝世后捐献的肾脏,体质量匹配的儿童是儿童供肾的理想受者。此外,亲属活体供肾仍然是慢性肾衰竭患儿一种重要的选择。

(徐虹　沈茜)

参考文献

［1］ GABRIEL M D. Handbook of Kidney Transplantation(6th Edition). Wolters Kluwer,2017.

［2］ ELLIS D A,WILLIAM E H,PATRICK N,et al. Goldstein. Pediatric Nephrology(7th Edition). Springer,2016.

［3］ MAN C C,HUI K Y. Practical Paediatric Nephrology:An Update of Current Practices. Medcom Limited,2005.

［4］ 徐虹,丁洁,易著文. 儿童肾脏病学. 北京:人民卫生出版社,2018.

［5］ 中华医学会器官移植学分会,中国医师协会器官移植医师分会. 中国儿童肾移植临床诊疗指南(2015 版). 中华移植杂志(电子版),2016,10(1):12-23.

第十八章 儿童供者的评估与选择

儿童器官捐献为死亡后器官捐献中重要部分。儿童供者捐献具有意愿高、评估难等特点,需要器官捐献工作者予特别关注,以提高捐献成功率。此外,儿童疾病谱和死亡原因与成人存在差异,儿童供者安全性和功能评估具有特殊性,器官捐献工作者在临床工作中应当熟悉其特点,合理选择儿童供者,合理分配器官,合理选择手术方式,使儿童供肾得到最优化利用。

第一节 儿童器官捐献特点及常见死因

自 2010 年起开展死亡后器官捐献(deceased donation,DD)工作以来,器官捐献已成为我国器官移植最主要的供体来源。儿童器官捐献者是指年龄<18 周岁的供体。儿童供者是 DD 的重要组成部分,但儿童供者有其自身的特点,如导致儿童死亡的病种与成人不同、病情变化快、脑死亡判定困难等。儿童供者多因意外伤害、重症肺炎、窒息、颅内肿瘤、急性病毒性脑炎、中毒等导致脑死亡或心死亡。器官捐献工作者应熟悉儿童供者捐献的特点,提高儿童供者评估的能力,从而提高儿童供者的捐献成功率、降低捐献风险。

一、儿童器官捐献的特点

(一)儿童供者亲属捐献意愿较高

国内外均有文献报道,儿童供者的亲属同意捐献的概率约是成人的 1.5 倍,潜在儿童器官捐献者的亲属捐献意愿较成人更高。其原因包括:①儿童及婴幼儿供者的直系家属和监护人只有父母,家庭结构相对简单,协调员容易沟通。②儿童的父母都是年轻人,更易接受器官捐献和脑死亡的理念。

(二)儿童脑死亡评估困难

与成人不同,由于儿童神经系统发育不完善,儿童脑死亡评估比较困难,对新生儿的脑死亡评估须极其慎重。美国神经学协会于 2012 年制定了婴儿和儿童脑死亡判定指南,我国也在 2014 年首次出台了规范性儿童脑功能评估指南《脑死亡判定标准与技术规范(儿童质控版)》,明确规定指南仅适用于 29 天~18 岁的儿童,而新生儿不能以此标准判定脑死亡。2019 年更新的《中国儿童脑死亡判定标准与操作规范》,对年龄范围并未作更改。儿童脑死亡判定的标准较成人更为严格,一定程度上影响了儿童脑死亡判定和器官捐献工作的开展,新生儿的脑死亡后捐献就更加困难。

(三)影响儿童供者捐献亲属决策的因素

患儿家长作为儿童器官捐献的主要决策者,面对患儿的死亡,往往沉浸在悲伤、难过中,不愿意接受患儿死亡的事实,另外受传统观念、舆论压力的影响,对于器官捐献会承受着巨大的心理压力,顾虑重重。影响父母对儿童供者捐献器官的决策有以下因素。

1. 父母对器官捐献的认知和对脑死亡的接受程度 如果儿童供者的父母是已登记的器官捐献志愿者、对器官捐献有较好的认知、在儿童死亡前其父母就接触过器官捐献相关知识,父母同意捐献儿童器官的概率将提高。

2. 父母对生死观的理解 有研究显示,担心手术痛苦(60%)、不想破坏身体完整性(55%)、"入土为安"风俗习惯(40%)是潜在儿童供者父母拒绝捐献的主要原因,而这种原因均可归结为其对生死观的理解。

3. 首先提出捐献的人员 首次提出器官捐献建议时,若是由协调员提出,由于患儿父母对协调员缺乏了解和信任,会明显降低其捐献意愿。Rodrigue 等发现如果首先提出器官捐献的人是管理患儿的医疗团队成员,父母同意捐献的概率将提高。而潜在供体几乎是住在重症监护室,因此,重症监护室医务人员参与器官捐献工作是促成捐献的重要因素。

4. 提出器官捐献的时机 几乎所有的患儿父母在作出终止治疗和器官捐献决定前都会征求其直系亲属、亲戚朋友或相关专业人员的意见,做出捐献的决定往往是一个理性的、循序渐进的决策过程。保证患儿家庭成员有足够时间讨论,家庭成员意见更易统一,父母同意捐献的概率将提高。在父母充分接受患儿脑死亡或预后不良后提出捐献,同意的概率增高,而在宣布脑死亡的同时就提出捐献,同意率则会明显下降。

（四）提高潜在儿童供者父母捐献意愿的措施

以上这些因素是决定捐献谈判是否成功的重要因素,器官捐献协调员应在重症监护室医务人员的协助下,做好脑死亡相关知识的宣传,充分把握沟通的时机,了解儿童供者的家庭背景及其父母的心理顾虑等,从而提高捐献成功率。协调员与家属的沟通是影响家属是否捐献决策的重要因素,是启动捐献流程的关键节点。在与家属沟通时,协调员应在环境安静的场所,交谈时尽量避免使用表达情感态度的话语,以中立的态度与家属交谈,逐步打消患儿父母的心理顾虑,可能会提高家属的捐献意愿。

（五）提高潜在儿童供者识别水平及器官功能维护的技术

提高潜在儿童供者的识别水平以及脑死亡判定水平,可提高捐献率。有研究数据显示,死亡儿童中脑死亡占 13%。而实际儿童捐献率远低于此,一个重要的原因是医务人员识别儿童脑死亡水平不高,导致脑死亡儿童并未介入捐献。儿童供者病情变化快,随时可能出现心跳呼吸骤停,导致捐献失败,因此提高器官功能维护技术水平,也可提高捐献成功率。

同意捐献的潜在儿童供者最终未捐献成功的主要原因:一方面是器官质量达不到捐献标准,另一方面是脑死亡后无法维持生命体征。

器官捐献协调员应提前通知器官获取医生做好获取相关准备,潜在供体出现呼吸心搏骤停后及时将供体全身肝素化,进行有效的心肺复苏,可以提高捐献成功率。对于血流动力学紊乱的潜在儿童供者,应及时纠正其原因,如补充血容量,纠正水电解质和酸碱平衡紊乱,积极预防及控制感染,保护好肾功能。对于可控的中国二类和中国三类供者,必要时可应用体外膜肺氧合技术(extracorporeal membrane oxygenation,ECMO)进行供者维护,可维持器官的功能,提高捐献成功率。

二、儿童死亡常见原因

儿童常见的死亡原因包括新生儿疾病、心跳呼吸骤停、颅内高压及脑水肿、消化系统疾病、休克、多器官功能衰竭、传染病和寄生虫病、肿瘤、呼吸系统疾病、意外和中毒、其他疾病等。

（一）新生儿疾病

1. 出生窒息 指分娩过程中发生窒息或宫内窒息,出生时即有窒息,抢救后仍然呼吸困难、发绀或苍白、哭声小,甚至呻吟,体温不升,可有惊厥。该病多见于母亲患有妊娠高血压综合征,产程过长,胎儿脐带绕颈,羊水、胎粪吸入等情况。

2. 新生儿破伤风 为旧法接生或消毒不严所致,潜伏期为 4~6 天,患儿有牙关紧闭、苦笑面容、角弓反张、反复抽搐、受刺激后抽搐加剧等特征性表现,患儿多因抽搐而窒息或继发感染死亡。

3. 颅内出血 有产伤、难产或出生窒息等缺氧史,患儿主要表现出神经系统的症状,如眼神发直或凝视、哭声尖或不哭,或有脑性尖叫、呕吐甚至惊厥、昏迷。体征主要有前囟隆起、肌张力增高或减低、原始反射减弱或消失,病程晚期患儿表现为呼吸暂停、表浅、不匀、双吸气或下颌呼吸等呼吸衰竭表现。

（二）心跳呼吸骤停

儿童心跳呼吸骤停具有年龄特点,大龄儿童主要是由休克、感染、呼吸衰竭、心肺衰竭所导致,而低龄儿童主要由外伤、溺水、中毒和自杀等意外伤害导致。临床主要表现为突然昏迷、瞳孔扩大、心音消失、大动脉搏动消失、呼吸停止。若抢救不及时,全身多器官都会产生不可逆性损害。

（三）颅内高压及脑水肿

颅内高压是儿科常见的危重症,脑水肿是引起小儿急性颅内高压最主要的原因。其主要病因包括如下几方面。

1. 颅内感染　如各种原因引起的脑膜炎、脑脓肿及耳源性颅内感染。患儿多有发热、呕吐、惊厥,甚至昏迷等症状,可有皮肤化脓灶、中耳炎或脐炎等感染灶。患儿常死于脑疝、全身衰竭。

2. 创伤性脑损伤　因颅脑外伤导致的脑水肿及颅内高压,主要临床表现如下。

(1) 剧烈头痛:婴儿表现为烦躁不安、尖声哭叫,有时拍打头部。

(2) 喷射性呕吐:婴幼儿频繁呕吐,多提示第四脑室或后颅凹存在占位性病变。

(3) 意识障碍迅速出现并加深。

(4) 肌张力改变及惊厥:主要表现为去大脑强直表现(伸性强直、伸性痉挛和角弓反张)和去皮层强直(病变在中脑以上,患儿一侧或双侧上肢痉挛,呈半屈曲状,伴下肢伸性痉挛)。脑缺氧或炎症刺激大脑皮层,可引起抽搐甚至癫痫样发作。恢复期可有木僵状态、失语及自主神经功能失调等。

(5) 呼吸障碍。

(6) 头部体征:前囟膨隆紧张、骨缝裂开、头围增大,头部浅表静脉怒张、破壶音阳性等体征。

(7) 体温调节及循环障碍。

(8) 血压升高。

(9) 眼部改变:此外,头痛、呕吐及视神经盘水肿称为颅内高压三联征,为颅内高压危象,常为脑疝的前兆。

(四) 消化系统疾病

消化系统疾病导致患儿死亡的主要原因包括重症腹泻、急性的胃肠功能衰竭以及其他消化系统疾病。重症腹泻患儿多因脱水、电解质紊乱及循环衰竭死亡,出血性肠炎也归于此类;急性胃肠功能衰竭是多系统器官功能衰竭(multiple systemic organ failure,MSOF)中常见的一部分,根据 MSOF 的诊断标准,胃肠功能衰竭表现为腹胀、口吐咖啡样液体、肠鸣音减弱或消失三大症状;其他消化系统疾病,包括急性阑尾炎、腹膜炎、胃十二指肠溃疡、肠梗阻、肠套叠等。

(五) 休克

多种原因导致重要生命器官的微循环灌注不足、血压下降、组织细胞缺血缺氧、代谢紊乱、尿量减少、神志不清等。休克分为感染性休克、心源性休克、过敏性休克以及低血容量性休克。感染性休克主要因细菌、真菌、病毒等感染所致,特别是革兰氏阴性菌及其内毒素所致者最多见,常见的感染如流行性脑脊髓膜炎、败血症、中毒型痢疾、化脓性胆管炎、坏死性小肠炎、严重肺炎、泌尿道感染等,此型休克在儿童中最常见。心源性休克多见于先心病、心肌炎、心律失常、新生儿窒息等疾病。过敏性休克是机体对某些抗生素、药物、血清制剂或食物等过敏所致。婴幼儿呕吐、腹泻导致的重度脱水和外伤出血是引起低血容量性休克的主要原因。休克导致循环功能衰竭、全身血供重新分配,引起肝、肾、胃肠道等非生命支持器官血供不足,从而对其器官功能产生严重损害。

(六) 多器官功能衰竭

主要病因包括严重的感染、败血症、全身炎症反应综合征、严重的创伤、休克、缺血再灌注损伤、快速输入大量的血液、液体以及不适当的药物应用,主要临床表现为两个及以上器官功能衰竭。

(七) 传染病和寄生虫病

1. 细菌性痢疾　一般都属于中毒型菌痢所致的感染性休克和呼吸衰竭,患儿多表现高热惊厥、昏迷休克,而脓血便可较迟出现。

2. 败血症　为严重的细菌感染,多由皮肤局部感染引起,患儿表现为高热、皮疹、腹胀、肝脾大,新生儿可有体温不升、拒奶、面色苍白或发灰、全身黄疸及惊厥。患儿多死于弥散性血管内凝血、感染性休克、心肺功能衰竭。

3. 麻疹　有麻疹患者接触史,以费-柯氏斑及特征性的皮疹为特点,患儿多死于麻疹肺炎等并发症。

4. 结核　小儿结核多为原发综合征,造成死亡的多为结核性脑膜炎、粟粒性肺结核。

5. 其他传染病和寄生虫病　如白喉、流行性脑脊髓膜炎、脊髓灰质炎、乙脑、百日咳、猩红热、伤寒与副伤寒、病毒性肝炎、狂犬病、斑疹伤寒、回归热、黑热病、森林脑炎、恙虫病、出血热、钩端螺旋体病、布鲁菌病、炭疽、疟疾、血吸虫病等。

（八）肿瘤

儿童肿瘤中 80% 以上是急性白血病。患儿主要表现为骨髓及其他造血器官中白细胞的恶性增生，产生大量幼稚白细胞并释放到周围血液中。患儿常表现为高热、出血倾向、淋巴结及肝脾肿大、严重贫血，多死于感染、颅内出血等。除白血病外，颅内肿瘤、肾母细胞瘤、淋巴肉瘤、霍奇金病等恶性肿瘤也在儿童中发生。

（九）呼吸系统疾病

儿童呼吸系统疾病导致的急性呼吸衰竭是其死亡的主要原因。儿童急性呼吸衰竭病因有很多，2 岁以下婴儿以脓毒症、急性呼吸窘迫综合征、支气管肺炎、上呼吸道梗阻、异物吸入和脑炎为主。2 岁以上幼儿及儿童则以脓毒症、急性呼吸窘迫综合征、支气管肺炎、哮喘持续状态以及脑炎常见。主要临床表现为呼吸增快，呼吸深度及节律改变（深浅改变、不规则呼吸、呼吸暂停），三凹征，鼻翼扇动，面色发绀或灰白，呼吸音减弱或消失，喘鸣音或呼气延长，呼气性呻吟，吸入 40% 浓度氧，发绀无改善；心率先增快，后减慢，心音低钝或心律失常，血压下降；烦躁不安，意识障碍，惊厥等。呼吸衰竭导致低氧血症，最终对心脏、消化系统和肾脏功能产生损害，严重缺氧会引起严重心律失常、肝功能衰竭、肾功能衰竭等。

（十）意外和中毒

意外伤害是导致 5~14 岁儿童死亡的主要原因。

1. 溺水　儿童因游泳或落入水中淹死。
2. 交通意外　火车、汽车、卡车等各种车辆及飞机、轮船等意外事故造成的死亡。
3. 意外窒息　多为各种意外原因引起的缺氧窒息死亡，如小婴儿被被子捂住，母亲翻身不慎将婴儿压住，母亲哺乳时婴儿口鼻被乳头堵住及其他气管异物堵塞等引起的缺氧窒息死亡。
4. 意外中毒　包括各种药物毒物、毒气、食物中毒引起的死亡。其他意外还包括意外跌落、触电而死、重度烧伤后感染致死等。

（十一）其他疾病

1. 内分泌、营养及代谢性疾病　如营养不良及其他严重营养缺乏症，糖尿病，苯丙酮尿症，尿崩症，半乳糖血症。
2. 血液及造血器官病　如贫血，再生障碍性贫血，溶血性疾病，血小板减少性紫癜，血友病等。
3. 循环系统疾病　如风湿性心脏病，心肌炎，心包炎，克山病等。
4. 泌尿系统疾病　如急性肾小球肾炎，肾病综合征等。
5. 先天性疾病

（1）先天性心脏病：包括各种先天性心血管畸形，分青紫型和非青紫型。常见的有动脉导管未闭、室间隔缺损、房间隔缺损、法洛四联症等。

（2）神经管畸形：包括脊柱裂、脑膨出、无脑畸形等。

（3）唐氏综合征：具有两眼外侧高，内侧低，两眼距离宽，鼻根低平、口半开、舌常伸出口外的特殊面容，智力低下，四肢柔软弯曲等特征。

（4）其他先天异常：如无肛，先天胆道闭锁，食管闭锁等。

第二节　供体安全性评估

一、感染供体评估

我国开展器官捐献以来，捐献数量逐年递增，儿童供肾的使用一定程度上缓解了我国器官的供需矛盾，同时也面临着诸多挑战，其中之一就是供体来源性感染（donor derived infection, DDI）。儿童供者因其生理特点与成人具有一定差别，其免疫系统发育尚不完善，对外界病原体的抵抗力较低，故儿童潜在器官捐献者的评估和维护相较于成人供者有其特殊性；且大多数基层医院在儿童重症救治方面硬件和软件均较薄弱，为保证供体器官功能的稳定与安全性，必要时可将供体转运至综合实力较强、具有专门的儿科重症监护室(pediatric intensive care unit,PICU)的医院进行供体器官功能的维护。然而,供体在 PICU 停留时间过长、长时间进行气道切开或者气管插管机械辅助通气、长时间深静脉置管和导尿管、使用 ECMO 等医疗措施,均会极大地提高儿童供者发生院内感染,尤其是多重耐药菌感染的风险。目前,我国 DDI 主要的病原体为多重耐药菌,特别是耐碳青霉烯革兰氏阴性肠杆菌,其次为真菌等。同时,各种病毒感染也可导致儿童供者发生病毒性脑炎、手足口病、流感以及狂犬病等疾病,故要高度重视这类供体的获取前评估和捐献安全。由于儿童患者对各种病理生理状态的耐受能力差,潜在的儿童器官捐献者往往生命体征不稳定,留给器官捐献工作进行评估的时间窗极为有限,故需要在有限的时间内尽快完成供体感染病原体的评估与筛查,以确定器官是否可利用,并在器官获取前进行有效的针对性或预防性抗感染治疗。器官获取前应通过详细的病史询问、全面细致的临床评估和必要的实验室检查等措施,尽可能降低 DDI 发生的风险,并尽可能提高器官利用率,挽救更多患者。

（一）儿童感染供体评估的主要内容

儿童感染供体的评估内容包括如下几点。

1. 供体是否存在感染。

2. 是否存在病原学诊断不明确的感染。

3. 感染病灶部位及类型。

4. 各种感染相关检查。

5. 供体感染是否属于器官捐献与移植禁忌证。

6. 应用抗感染药物能否避免或降低感染风险。

7. 是否为相关传染病的高危个体。

8. 器官保存液的病原体检查也是感染评估、预防和术后治疗的重要依据。

（二）儿童感染供体器官捐献的禁忌证

儿童存在下列感染性疾病应禁止器官捐献。

1. 全耐药肺炎克雷伯杆菌或其他细菌感染。

2. 活动性结核。

3. 未经治疗的细菌或真菌脓毒症(如假丝酵母菌血症),活动性念珠菌血症以及由隐球菌、曲霉菌、毛霉菌和球孢子菌引起的活动性感染。

4. 地方性流行真菌病的活动性感染(如芽生菌、孢子菌、组织胞浆菌)。

5. 潜在中枢神经系统(central nervous system,CNS)感染,如狂犬病毒、乙型脑炎病毒、曾有多瘤病毒 JC 病毒感染的病史、西尼罗病毒(west nile virus,WNV)感染、克雅病等,不明原因的病毒性脑炎患者进行器官捐献需慎重考虑。

6. 血清学或分子学诊断人类嗜 T 淋巴细胞病毒(human T lymphatropic virus,HTLV)-1 或 HTLV-2 感染。

7. 血清学或分子学诊断人类免疫缺陷病毒(human immunodeficiency virus,HIV)感染。

8. 未经治疗的寄生虫感染(阿米巴原虫、枯氏锥虫、杜氏利什曼原虫、粪类圆线虫)等。

9. 新型冠状病毒(COVID-19)感染。

10. 破伤风。

（三）相关病原体感染的检查、评估与选择

1. 细菌感染

（1）实验室检查

1）监测血常规、C 反应蛋白(C-reactive protein,CRP)和降钙素原(procalcitonin,PCT):血常规主要监测白细胞计数(white blood cell count,WBC)和分类计数(包括中性粒细胞 NE、淋巴细胞 LY 和单核细胞 MO),若 WBC 增多($\geq 10.0 \times 10^9/L$)或减少($\leq 3.0 \times 10^9/L$),NE% 增多或者出现"核左移"时,提示感染。CRP 是敏感性强但特异性不高的炎性指标,CRP $\geq 40mg/L$ 多提示感染的存在,$\geq 100mg/L$ 多提示脓毒症或侵袭性感染可能。PCT 反映了全身炎症反应的活跃程度,PCT $\geq 2\mu g/L$ 多提示有脓毒症存在,PCT 浓度与感染严重程度呈正相关。

2）影像学检查：对供体可能发生感染的部位和/或捐献的器官进行相应的影像学检查，如腹部器官 B 超、心脏彩超、X 线胸片、头胸腹部 CT 检查等，为感染灶的定位提供依据。

3）细菌培养+药敏：是细菌感染病原学诊断的可靠手段，常规留取供体的外周血、尿液、痰液或气道分泌物进行病原微生物检查，有条件时可采取组织、脑脊液、引流液、胸腹水等标本，积极寻找可能存在的病原微生物，为后续治疗提供指导。

4）基于宏基因组新一代测序技术（metagenomics next generation sequencing，mNGS）：不依赖于传统的微生物培养，直接对临床样本中的病原体核酸进行高通量测序，能够快速、客观地检测临床样本中的多种病原微生物，在细菌、病毒诊断方面具有很好的敏感度和可信度，部分公司的技术能检测出耐药菌的超广谱内酰胺酶（extended spectrum β-lactamases，ESBL）酶型，可以在一定程度上指导抗菌药物的使用，缺点是无药敏结果作为治疗参考。

（2）评估与选择

1）结合实验室检查以及影像学表现进行诊断：细菌培养结果是诊断金标准，mNGS 结果是重要的参考指标，特别注意的是，mNGS 检测敏感度高、特异性低，容易检出污染或不致病定植菌，应结合临床表现、实验室结果以及 mNGS 检出序列数进行综合判断。

2）革兰氏阴性杆菌：如病原菌为非全耐药菌，供者经过≥24h 的敏感抗菌药物治疗，可以进行器官捐献。对于多重耐药菌感染者，器官捐献需慎重，若为耐碳青霉烯病原体（carbapenem resistant organism，CRO），则需根据药敏结果，在器官获取前有针对性地选用敏感的多黏菌素 B、替加环素、头孢他啶/阿维巴坦、磷霉素等药物进行治疗；若为全耐药的阴性菌感染，建议弃用。

3）革兰氏阳性球菌：器官获取前耐药的革兰氏阳性球菌检出率较高，包括耐万古霉素的肠球菌（vancomycin resistant enterococcus，VRE）以及耐甲氧西林金黄色葡萄球菌（methicillin resistant staphylococcus aureus，MRSA），前者更容易通过供者传播给受者，应参照药敏结果和相应指南进行规范化治疗后再进行器官捐献。

4）细菌性脑膜炎（如流行性脑脊髓膜炎）不是器官捐献的绝对禁忌证，应留取脑脊液进行病原体检查，如果病原菌是肺炎链球菌、脑膜炎奈瑟菌、流感嗜血杆菌、大肠杆菌或 B 族链球菌，在接受针对性抗菌药物治疗后可以进行器官捐献；如果是高毒性病原体（如李斯特菌），则不能进行器官捐献。

5）对于病情紧急且无条件行相关病原学检查的供体来说，可在充分评估无捐献禁忌证后，在获取前使用加倍剂量的高级别抗生素覆盖革兰氏阳性菌+革兰氏阴性菌的抗菌方案；如血常规、CRP 及 PCT 提示炎症明显好转、体温下降，即可完成器官捐献，并在移植后应对受者进行相应的全覆盖抗感染治疗方案，并根据器官保存液、引流液和尿液的培养、mNGS 等结果转为阴性后进行抗菌药物降阶梯。

2. 真菌感染

（1）实验室检查

1）痰涂片及真菌培养：痰涂片、支气管肺泡灌洗液（bronchoalveolar lavage fluid，BALF）镜检发现菌丝，以及相关体液的真菌培养+药敏结果可为真菌感染的诊断与治疗提供重要依据。

2）血清 1,3-β-D 葡聚糖检测（G 试验）：对真菌的细胞壁成分——（1,3）-β-D-葡聚糖进行检测，适用于除隐球菌和接合菌（毛霉、根霉）外的所有深部真菌感染的早期诊断，但它只能提示有无真菌侵袭性感染，不能确定真菌种属，且易出现假阳性：①使用纤维素膜进行血液透析，标本或患者暴露于纱布及其他含有葡聚糖的材料中；②静脉输注免疫球蛋白、白蛋白、凝血因子或血液制品；③链球菌血症；④操作者处理标本时存在污染。故目前认为对其阴性测值进行动态监测意义更大。

3）血清半乳甘露聚糖试验（GM 试验）：检测的是半乳甘露聚糖，为侵袭性曲霉菌感染的早期诊断提供依据，可在临床症状出现前 5~8 天获得阳性结果，通常与 G 试验联合检测可以提高对侵袭性真菌病的诊断能力。常使用半合成青霉素尤其是哌拉西林/他唑巴坦者可出现假阳性。值得指出的是：痰液和 BALF 液 GM 试验阳性是真菌诊断非常重要的确诊指标之一。

4）隐球菌荚膜多糖抗原测定：可取脑脊液或血液进行检测，是新型隐球菌检测的生物标记物，可早期、快速诊断隐球菌感染。

5）其他检查：影像学改变呈多形性，高分辨 CT 可能具有提示性，但缺乏特异性；mNGS 技术对真菌检出率不高，阴性结果不可作为排除真菌感染的指标。

（2）评估与选择

1）真菌感染的诊断需结合患者高热等临床症状、影像学改变、实验室依据等进行诊断，有病原学阳性结果可确诊。

2）治疗通常选用三唑类（氟康唑、伊曲康唑、伏立康唑、泊沙康唑）药物以及两性霉素 B 脂质体、卡泊芬净等抗真菌方案维护供体，通常能取得良好效果。

3）尿液、支气管分泌物培养念珠菌阳性的供者经过恰当的抗真菌治疗后可以考虑器官捐献；侵袭性丝状真菌感染如假丝酵母菌、毛霉和曲霉可通过供肾感染受者，特别是在血管吻合口处发生感染，易导致血管破裂，此类供肾建议弃用。

4）新型隐球菌性脑膜炎供者未经治疗，其传染给受者的机会较高，不适合捐献，而经过治疗的隐球菌感染供者，只有证实感染已经被根治后才可行器官捐献。

5）耳念珠菌是一种多重耐药、传染性强、死亡率高达 60% 的致命真菌，于 2009 年在日本首先发现，是 2019 年在美国多地爆发的"超级真菌"，我国目前报道的耳念珠菌感染病例中有 2 例婴幼儿病例，主要表现为不明原因的高热，对广谱三唑类药物有较强耐药性，且传统的生化鉴定方法很难鉴定，依靠 mNGS 和质谱分析方法可以诊断。由于耳念珠菌感染对于免疫系统受损的人最为致命，故患儿感染评估时，应对疑似真菌感染且效果不佳的患儿进行鉴别，若发现耳念珠菌感染，则禁止器官捐献。

3. 病毒感染

（1）实验室检查

1）由于病毒培养技术要求高，常见血源性传播的病毒性疾病主要依靠血清学检测发现。常规病毒检查包括：HIV、乙型肝炎病毒（hepatitis B virus，HBV）、丙型肝炎病毒（hepatitis C virus，HCV）、单纯疱疹病毒（herpes simplex virus，HSV）、巨细胞病毒（cytomegalovirus，CMV）、水痘-带状疱疹病毒（varicella-zoster virus，VZV）、多瘤病毒（JC 病毒、BK 病毒）、EB 病毒等。

2）核酸检测（nucleic acid tests，NAT）：可用于发现常规血清学筛查漏诊的病毒感染，特别是对 COVID-19 的检测。

3）其他病毒检测方法：病毒分离培养、病毒抗原检测以及血清学试验用于检测乙脑病毒，同时，mNGS 对乙脑病毒检测效率大幅提升，特异性及敏感性均较高。

（2）评估与选择

1）病毒性脑炎及脑膜炎供体的评估与选择：①流行性乙型脑炎是我国和亚洲地区的一种严重急性传染病，经蚊虫叮咬传播，夏、秋季节发病，儿童多见，主要侵犯中枢神经系统，重症病死率高，存活者常留下神经系统后遗症，对于夏秋季节发病的儿童供者，需明确诊断，此类供体慎用；②原因不明的脑炎供者的器官应避免使用，可以通过脑脊液 mNGS、脑组织病理活检寻找病毒包涵体、Negri 小体，一旦发现不适合捐献的阳性证据，应停止捐献；③有 VZV 感染史的儿童供者因可能发展成脑炎，不适合器官捐献；④细菌性脑膜炎和福氏耐格里阿米巴脑膜脑炎的供者，在获取前进行抗菌药物治疗 24~48 小时后可以考虑使用其捐献的器官；⑤高毒性菌株或胞内病原体如李斯特菌、结核分枝杆菌引起的脑膜炎是捐献禁忌；⑥手足口病患儿的器官不宜捐献给儿童，国内部分移植中心的实践证明，这类器官给成人使用是安全的。

2）HBV 及 HCV 感染的儿童供者的选择：①乙型肝炎表面抗原（hepatitis B surface antigen，HBsAg）阳性供者：HBsAg 阳性的受者，可以接受这类器官，术后需使用抗 HBV 药物并定期监测 HBV-DNA 水平；HBsAg 阴性的受者，即便体内有保护性抗体（hepatitis B surface antibody，抗-HBs），接受这类器官仍有 HBV 传播的风险，需检测供体 HBV 的基因型，并结合传染科专家的意见决定是否使用抗 HBV 药物；②抗-HBc 阳性供者，体内有微量 HBV：如果受者 HBsAg 阳性，或者 HBsAg 阴性但抗-HBs 抗体滴度≥100mIU/mL 时可以移植，术后需抗病毒治疗。HBsAg 阴性的受者，无抗-HBs 抗体，在需要挽救生命的情况下才可进行移植，术后需抗病毒治疗。HBsAg 阴性、无抗-HBs 抗体的受者，建议移植前接种 HBV 疫苗。③HCV 阳性供者,需检测 HCV 亚型:HCV 阳性受者可接受 HCV 阳性供者肾脏,术后需服用抗 HCV 药物并定期监测 HCV-RNA 水平。HCV 阴性的受者,鉴于目前新型抗 HCV 病毒药物的使用,在患者知情并获益大于风险时可以移植(目前,丙型肝炎报道的基因型有 1a、1b、1c、2a、2b、2c、3a、3b、4、5 和 6,临床上它们对药物的治疗效果也不尽相同,尤其是 3 基因型以及 3 基因型伴有肝硬化患者的持续病毒学应答率(sustained virological responses,SVR)可低至 69%,且对于该类治疗失败的患者,目前并没有特别的补救方案)。故丙肝患儿获取前建议检测基因亚型,进行 HCV-RNA 序列测定,了解 HCV-RNA 变异情况,并不是所有 HCV 亚型都适合"供阳受阴"的器官分配,对于部分基因亚型的丙肝供体,其变异株可长时间存活,可影响再次抗病毒治疗效果,无法转阴,此时供体不适合给受阴的受者。术后需有效抗病毒治疗并定期监测 HCV-RNA 水平。CMV 阳性供者,若受体 CMV 为阴性,传播风险最高,术后需要采取相应的预防措施。

3)流行性感冒(流感)病毒感染不是绝对禁忌证,可对供者进行抗病毒治疗,待症状消失、血中病毒检测阴性,可进行捐献。

4)狂犬病病毒感染是器官捐献的绝对禁忌,需要在供体评估时仔细检查患儿体表皮肤有无伤口,仔细询问家属患儿既往有无狗、猫、蝙蝠及啮齿类等动物咬伤或抓伤史,如患儿有这类病史,应确认咬伤后有无规律接种狂犬疫苗,且需追踪动物去向以及后来有无发病,若咬伤后规律接种狂犬疫苗、追踪动物后来无发病等情况,则狂犬病病毒感染风险大大降低,可以捐献;由于狂犬病毒潜伏期长,可长达数年,若供者既往被咬伤后未接种疫苗或追踪致伤动物后来发生狂犬病,则不能排除患者携带狂犬病毒可能,故该供者禁止捐献。

5)HIV 感染、COVID-19 感染的供者禁止捐献。

4. 其他病原体感染

(1)阿米巴原虫感染可通过供者传染至肾移植受者,不适合器官捐献。

(2)活动性结核感染的供者不适合器官捐献。

(3)梅毒螺旋体阳性供者,需做 Trust 试验,检测 RPR 滴度,不是器官捐献的绝对禁忌,但供、受者均需接受苄星青霉素的治疗。

二、肿瘤供体评估

在现有供体评估机制下,从供体到受体的肿瘤传播相对罕见。既往大样本数据统计表明,各国供体来源肿瘤发生率(donor transmitted malignancy)从 0.01%~0.05% 不等,且绝大多数供体传播肿瘤案例均因获取前评估时供体未发现肿瘤迹象所致。故供体来源肿瘤总体发生率较低,但供-受体肿瘤传播一旦发生,后果极为严重,故获取前应谨慎而细致地评估肿瘤传播风险。

儿童恶性肿瘤与成人恶性肿瘤疾病谱相差较大。国内一项 2009—2011 年上海市数据统计研究表明,白血病(35.9%)、CNS 肿瘤(19.8%)、淋巴瘤(9.8%)、神经母细胞瘤(7.6%)、软组织肉瘤(5.4%)是儿童肿瘤(0~14 岁)中最常见的 5 种恶性肿瘤(表 18-1)。国内其他地区儿童恶性肿瘤流行病学研究与其结果相符。

表 18-1　2009—2011 年上海市 0~14 岁儿童恶性肿瘤发病情况

瘤别	百分比/%	发病率/100 万$^{-1}$	瘤别	百分比/%	发病率/100 万$^{-1}$
白血病	35.9	46.3	肾脏恶性肿瘤	4.1	5.3
CNS 肿瘤	19.8	25.5	视网膜母细胞瘤	2.4	3.1
淋巴瘤	9.8	12.6	恶性上皮肿瘤	2.4	6.5
神经母细胞瘤	7.6	9.8	肝脏恶性肿瘤	1.7	2.2
软组织肉瘤	5.4	7.0	其他和未特指类型	1.3	1.7
生殖细胞恶性肿瘤	5.0	3.1	合计	100.0	129.0
恶性骨肿瘤	4.6	5.9			

对于儿童肿瘤供体器官的使用,应基于供体肿瘤传播风险与患者获益,谨慎评估,酌情使用(表18-2)。评估应综合病史、家族史、体格检查、实验室检查及影像学结果,如有必要或高度怀疑,可行肿瘤标志物检查及全身 PET-CT 扫描。在获取过程中及结束后,应仔细探查胸腔、腹腔,如有可疑病变,及时取组织送病理检查。若供体发现肿瘤,应详细评估:①被诊断的时间、肿瘤类型、良恶性、肿瘤分化程度及分级、治疗经过、是否复发等;②若为中枢神经系统肿瘤,且既往无手术治疗史、无病理结果时,应在取得家属同意后,在器官获取完毕时,开颅取肿瘤组织活检。

表 18-2　供体肿瘤传播的风险分级

风险分级		定义		临床使用推荐
		解释	估计频率	
0	无明显风险	在评估期间未发现恶性肿瘤或者肿瘤史	0	常规使用
1	极低风险	文献提示肿瘤传播的风险极低	0<f≤0.1%	根据临床情况判断。知情同意
2	低风险	文献表明肿瘤传播有低度风险	0.1%<f≤1%	用于如不移植会有危险的受者。需知情同意
3	中风险	文献表明肿瘤传播有中度风险	1%<f≤10%	一般不推荐使用。极少数可用在受体生命垂危,如不进行移植,预计生存期仅有几天甚至更少的情况下。需知情同意
4	高风险	文献表明肿瘤传播具有高度风险	>10%	建议不使用这些捐献者,除非在罕见和极端的情况下。需知情同意
U	未知风险	风险因素的评估不完整或无文献存在以评估风险	不适用	使用应基于临床判断。需知情同意

由于血脑屏障的存在,CNS 肿瘤发生颅外转移的概率较低。移植传播供体相关恶性肿瘤风险分级将低级 CNS 肿瘤(WHO 分级 I 级或 II 级)划为低分险,而 WHO 分级 III 级或 IV 级 CNS 肿瘤划分为高风险。临床评估颅内肿瘤颅外转移风险,增强 CT 是一个重要的参考指标:由于造影剂不能通过血脑屏障,早期、低级别颅内肿瘤一般不呈现强化;若肿瘤呈现强化表现,则提示血脑屏障被破坏,破坏程度和肿瘤强化程度在一定程度上成正相关,也在相应程度上反映颅外转移的风险。值得指出的是,既往肿瘤治疗过程中实施开颅手术因破坏血脑屏障,会增加肿瘤颅外转移的风险。CNS 肿瘤(任何)伴脑室腹腔或脑室-心房分流术,CNS 外转移的 CNS 肿瘤供体同样划分为高风险,不推荐使用。

非 CNS 肿瘤供体中,良性肿瘤供体器官一般均可利用。而儿童恶性肿瘤中较为常见的白血病、淋巴瘤、软组织肉瘤均为高风险供体,不推荐使用。儿童中相对常见、成人中相对不常见的恶性肿瘤,如神经母细胞瘤、骨恶性肿瘤,这些未见既往供体器官利用报道,考虑其恶性程度相对较高,治疗预后较差,建议弃用。

三、中毒供体评估

据报道和临床经验,对于中毒性疾病或蛇咬伤供体应谨慎评估、选择性利用。

对于死于中毒的潜在器官捐献者,要重点考虑两个方面。首先,供肾是否含有可能导致受体中毒的有毒物质以及该物质的组织浓度,这对于脂溶性药物尤其重要,因为这类药物更容易在移植肾中积累。其次,必须评估毒性物质造成的组织损伤,以及与毒性有关或无关的并发症。所以在移植前需检测供者体内有毒物质的浓度,且应对供肾进行组织病理学检查。已有文献报道以下物质中毒致死潜在器官捐献者捐献成功的案例:丙硫氧嘧啶(PTU)、阿片类药物、苯二氮䓬类药物、巴比妥类药物、三环抗抑郁药、对乙酰氨基酚、甲醇、乙醇、可卡因、尼古丁、摇头丸、一氧化碳、三氯乙烯、氰化物、羟钴胺、铅、灭鼠剂(溴鼠灵)、有机磷杀虫剂(马拉硫磷、对硫磷)、涕灭威、毒鹅膏菌、毒芹等。成功接受这些供肾的受者术后肌酐与接受标准供肾的受者相比无明显差异。但建议血液中毒性物质的浓度低于中毒浓度，纠正捐献者水、电解质和酸碱失衡后再进行器官获取。

蛇咬伤比较常见，肾脏受累取决于蛇的种类、中毒的程度和接触毒液的时间。蛇毒分为血液循环毒素和神经毒素，其中血液循环毒素所致的急性肾损伤（acute kidney injury，AKI），其组织病理学损害为急性肾皮质坏死和急性肾小管坏死，致病机制包括横纹肌溶解、蛇毒的直接肾毒性、大量血管内溶血后出现低血压、血红蛋白尿和弥散性血管内凝血（disseminated intravascular coagulation，DIC）；蛇毒中的神经毒素（如眼镜蛇毒），则主要通过缺氧性脑损伤导致患者死亡，一般不会导致凝血功能异常和多器官功能障碍，并且有研究表明，眼镜蛇的毒液因子可通过消耗补体来预防预先致敏的老鼠发生急性体液性排斥反应。Abraham等人报道了使用眼镜蛇咬伤后脑死亡的供者肾脏的可接受的长期结果。Kute等人报道了使用两例神经毒性蛇咬伤（可能是金环蛇咬伤）的供肾，术后受者恢复良好。Meshram等人报道了8例神经毒性蛇咬伤的肾移植，患者存活率和移植物存活与他们中心其他移植受者相似。

故毒蛇咬伤不是器官捐献的绝对禁忌证，应该通过临床病史、毒蛇表观特征的询问、供肾活检及实验室检查等线索综合判断患者是哪一类毒蛇咬伤，从神经毒性蛇咬伤患者中精心选择供体可能对扩大肾脏供体库有重要作用。

四、畸形与外伤供体评估

目前通行的供体、供肾评估标准也适用于先天性畸形供肾。先天性肾脏解剖异常包括旋转、上升期或融合期的畸形，如重复肾、孤立肾、异位肾、马蹄肾等。先天性畸形肾脏往往有着复杂的血管情况，以及集合系统的相关缺陷，如重复输尿管、输尿管囊肿、肾盂输尿管连接部梗阻和膀胱输尿管反流等。因此在获取前应当询问供体是否有泌尿道感染、肾盂肾炎、结石或血尿等病史，并进行恰当的影像学检查，如静脉肾盂造影（intravenous pyelography，IVP）、肾脏超声、CT和血管成像等。大部分畸形肾脏在予以恰当的评估和处理后都能够作为合适的移植用器官。

先天性融合肾的发生率为1/800～1/300。马蹄肾是先天性融合肾中最常见的一种，马蹄肾可以整体移植给一个受者，也可以将峡部分割后移植给两个受者。进行马蹄肾分离时需注意的是，马蹄肾单侧肾往往合并多支血管变异，峡部附近的肾实质常见腹主动脉发出一支主干、再分成两支分别供应两侧肾的下极，在进行左右肾分离的时候要结合两个受体的体型、年龄和原发病进行合理的血管分配，建议将该主干和一侧分支保留给一侧肾，另一侧肾只保留分支与受体的腹壁下动脉进行吻合；若单侧肾合并多支动脉，建议在修肾台上将各支动脉的腹主动脉片进行拼接，与受体的髂外动脉行端侧吻合；单侧肾多支静脉的处理也尽量在修肾台上采取拼接成整体的方式再与受体的髂外静脉进行吻合；因静脉在肾实质内有广泛的侧支循环，对于离肾门较远、血管长度较短的小静脉可以考虑结扎，一般不会影响肾脏的血运。

多囊肾也属于先天性畸形肾脏的一种。多囊肾也可以作为供体器官并获得良好的效果，但是要注意以下几点。

1. 多囊肾长径应小于15cm。
2. 获取时供者肌酐应在正常范围内。
3. 移植前应进行肾脏活检。
4. 在考虑器官移植之前，应先由病理医生、肾内科医生和外科医生进行讨论。
5. 冷缺血时间最好小于12h。
6. 选择预期寿命为10年或者更少的适合的受者，受者被充分告知并且同意接受多囊肾移植。所以一般不将多囊肾用于儿童，但可以酌情考虑捐赠给成年受者。

如果供体存在肾盂输尿管连接部梗阻，需在修肾台上进行梗阻部位的切除和重建，不同于在体离断成形，离体离断重建有导致远端输尿管缺血坏死的风险，可以考虑将狭窄段远端的输尿管全程切除，将肾盂与受体的输尿管进行端侧吻合。输尿管膨出、先天性巨输尿管等畸形也可以考虑在切除病变部位后采用上述吻合方式进行重建。

重复肾畸形合并重复输尿管,需评估上位肾是否有重度积水的情况,如果没有积水,可以将两根输尿管分别吻合在受体膀胱顶;若上位肾重度积水,需在修肾台上行上位肾和对应输尿管的切除,恰当处理创面后再行移植。

对于因严重外伤致死的供体,需行 CT 检查评估是否有肾脏损伤以及损伤程度。如肾脏无损伤,则遵守标准供肾评估,如肾脏有损伤应在获取时确定肾脏裂口数量、深度、位置,在修肾过程中修补肾实质并修复好血管、输尿管。已有移植中心成功地利用外伤所致的撕裂肾的报道,但该类型供肾容易出现移植物破裂出血、尿瘘、感染等并发症,术后应采取早期控制血压(收缩压控制在 120mmHg 以内)措施,避免咳嗽、呕吐等剧烈增加腹内压的动作。这证明经过适当的处理后,部分破裂的肾脏也能够成为合适的移植器官,但如果肾脏毁损严重,则建议弃用该肾脏。

第三节 供体与肾脏功能评估

一、获取前评估

儿童供肾获取前的评估主要是临床评估,主要从原发病、治疗过程、实验室检查、尿量、B 超、CT 等方面进行评估。

(一)原发病

儿童供者的原发病常见于脑外伤、脑血管畸形破裂出血、窒息、中毒等,部分颅内肿瘤患儿也可以作为供体,具体详见本章第一节内容。了解儿童供者原发疾病的目的是评估有无作为供体的禁忌证,以及了解疾病发病过程对肾脏功能有无损害。

病毒性脑炎是儿童常见的内科疾病,但因临床上很难确定引起发病的病毒种类,导致很难取舍。可以考虑取患儿的脑脊液完善 mNGS 检查,若能找到较明确的病原学依据,且为部分仅在儿童群体内导致发病的病毒(如手足口病相关病毒),可考虑将供肾分配给成人受者。但由于病毒性脑炎导致的脑死亡与不典型狂犬病导致的脑死亡极难鉴别,为避免严重后果,一般不建议使用病毒性脑炎供体器官(表 18-3)。

表 18-3 病毒性脑炎供体原发病评估表

患者分类	病毒类型	导致病毒性脑炎的相关病原体
不可作为供体的病毒性脑炎	肠道病毒	脊髓灰质炎病毒、艾柯病毒
	虫媒病毒	包括乙型脑炎病毒、登革病毒、西尼罗河病毒、雪靴野兔病毒、圣路易脑炎病毒、东方马脑炎病毒、西方马脑炎病毒、波瓦生病毒、科罗拉多蜱传热病毒等
	疱疹病毒	包括 HSV、EBV、CMV 和 VZV
	其他病毒	如腮腺炎病毒、风疹病毒、某些腺病毒、麻疹病毒、狂犬病病毒、逆转录病毒及朊病毒等
可作为供体的病毒性脑炎	手足口病相关病毒	柯萨奇病毒 A 组的 16、4、5、9、10 型,B 组的 2、5 型,以及肠道病毒 71 型均为手足口病较常见的病原体,其中以柯萨奇病毒 A16 型(Cox A16)和肠道病毒 71 型(EV 71)最为常见

(二)治疗过程

儿童供者的维护过程当中,应尽量避免使用对肾功能有损害的药物。治疗过程中如果实施了抢救,要详细了解抢救的原因和持续时间,以及尿量、血压、心率、血氧饱和度等指标的变化。这可为肾脏获取以后质量评估提供指导和参考。

（三）实验室检查

1. 肾功能检查　对于非慢性肾病导致的肌酐升高或者急性损伤,如果入院时肾功能是正常的,经慎重评估以后可以作为供体。

2. 尿常规　当供体尿常规提示尿蛋白阳性时,可参考的策略是尿蛋白电泳,若为大分子蛋白尿,提示为肾小球来源,肾脏病变不可逆;尿蛋白+,肌酐及尿量正常,可以考虑利用供肾;尿蛋白(++),获取后可在供肾上极或下极行零点穿刺病理活检,根据病检结果再决定是否利用。对于尿蛋白(++)的儿童供者,建议做遗传性肾病的基因检测,若为中/小分子蛋白尿,提示为低血压、缺氧、药物毒性等因素导致的肾小管来源性蛋白尿,这种病变一般是可逆的,不影响器官的利用。

（四）尿量

新生儿和婴儿浓缩尿的能力差,排出的多为低渗尿,即使在缺水情况下,尿渗透压也只有 600~700mmol/L,直至 1.5 岁以后才达成人水平。这与小儿肾的生理特点有关:①髓襻的长度是随个体的生长发育而逐渐延伸的,新生儿和婴儿髓襻很短,且未发育成熟,致逆流倍增效率低,不能很好地形成髓质高渗梯度;②肾血流进入髓质部分比成人多,带走较多的溶质,削弱了髓质高渗梯度的维持;③尿素的生成和循环较慢,影响内髓高渗梯度形成;④血浆抗利尿激素水平和活性较低。

婴幼儿的正常尿量差异比较大,一般认为婴幼儿尿量每天<200mL,称为少尿,每天<100mL,称为无尿;新生儿正常尿量>2mL/(kg·h);若尿量<2mL/(kg·h),则为少尿;但出生后 48h 以内无尿也属正常,可给予呋塞米,观察尿量,有尿则肾脏可用。对于少尿和无尿的儿童供者,应行床旁肾脏彩超评估,详见下一小节。

（五）B 超

由于儿童肾脏血管纤细,当合并心肺复苏,少尿或无尿,较长时间低血压,长时间大剂量使用升压药等情况时,肾脏内极易形成血栓,因此在获取前须常规行床旁肾脏彩超评估供肾的情况,若彩超提示供肾无血彩,则取消捐献。

彩超评估的指标:①供肾形态、大小、回声,肾周有无积液,集合系统有无扩张;②肾脏的血彩及阻力指数;③有无肾结石、肿瘤等。

（六）CT

对于有外伤史,尤其是车祸以及高处坠落伤的儿童供者应完善泌尿系 CT 检查,明确供肾有无严重挫裂伤,必要时须完善肾脏增强 CT 或肾动脉 CTA,可以判断供肾动脉有无内膜撕裂。既往有过肾结石病史的儿童供者应在获取前完善泌尿系 CT,评估肾脏有无结石、结石的具体大小及部位。另外 CT 可以明确儿童者体有无肿瘤、多囊肾、重复肾、马蹄肾等先天畸形,较 B 超更有优势。

二、获取后评估

儿童供肾获取以后的评估内容包括肾脏的外观、质地、冷/热缺血时间、肾动脉补灌时灌注液的滴速、体外低温机械灌注以及病理检查等。

（一）外观与质地

获取肾脏以后,打开肾周脂肪囊可以看到肾脏呈白色或淡粉色,质地较软,提示供肾质量和灌注良好,如果肾脏呈暗红或大红,质地硬,提示肾脏质量和灌注均不好,需进一步通过 Lifeport 和病理检查慎重评估。

胎儿和婴儿肾的表面具有许多沟状的肾裂,肾裂处的肾包膜增厚,并向肾实质内伸延;1 岁以后,肾裂逐渐消失,有时成人肾表面仍可见到肾裂的痕迹,多以肾前面较为明显。肾裂将肾表面分成 8~21 个不规则小区(一般为 14 个),称为肾叶。肾的前、后两面各有 7 个肾叶,每个肾叶由一个肾锥体和它相应皮质部分所构成。在 36 周时胎儿的肾单位数量已基本恒定,早产儿、低体质量儿由于血管发育不成熟,出生后血管舒张功能障碍,可能影响肾血流量,导致 GFR 减少。婴幼儿肾脏尚未发育成熟,体积偏小,呈明显分叶状。若肾脏体积过小,建议排除先天性肾发育不良,须谨慎使用。横纹肌溶解症患者由于肌红蛋白在肾脏内沉积,获取后肾脏外观呈黑色,可行病理检查,在无慢性病变和微血栓形成时,横纹肌溶解症导致 AKI 的供肾可以使用,预后良好。

（二）缺血时间

临床上,热缺血时间是影响供肾质量及肾移植效果的重要因素,热缺血时间过长是供肾被弃用的原因之一。热缺血时间包括功能性热缺血时间及无血压状态时间,与肾移植的预后均呈显著负相关性。功能性热缺血时间:>6 岁的儿童,收缩压<60mmHg(1mmHg=0.133kPa);<6 岁的儿童,收缩压<50mmHg,原则上功能性热缺血时间最长不超过 2 小时,无血压状态时间控制在 20 分钟以内,最长不超过 30 分钟。对于有心搏骤停的儿童供者,心外按压的同时及时全身肝素化十分重要! 若超过时间,建议不予采用。而新生儿正常血压为 70/50mmHg,可根据尿量,肾脏彩超等其他指标综合评估。

减少热缺血时间的措施包括以下几点。

1. 对于低血压儿童供者,需及时纠正引起血流动力学紊乱的原因,如血容量不足、内环境紊乱等,配合使用血管活性药物,及时纠正低血压。

2. 到手术室后撤除供者生命支持治疗,可免除因转运导致的热缺血时间。

3. 对于血流动力学不稳定又无法马上获取器官的中国一类供者,若条件允许,征求家属书面同意后,建议予 ECMO 维持供体器官的血流灌注。对于可控的中国二类及中国三类供者,如果器官有明确的缺血缺氧性损伤,在宣布死亡后、器官获取前,亦可使用 ECMO 进行供者器官再灌注,若无法立即获取器官或使用 ECMO,经股动脉腹腔器官原位灌注可有效缩短热缺血时间。但是目前关于未成年供者使用 ECMO 的经验较少。

4. 中国二类供者在宣布死亡后,若无法立即获取或使用 ECMO,可考虑经股动脉插入三腔二囊管(DBTL)对供者腹腔器官进行原位灌注。DBTL 型号应根据供者的年龄、性别、发育情况决定,一般而言,>12 岁儿童采用 16Ch 的 DBTL,5~12 岁儿童采用 12Ch 的 DBTL;<5 岁儿童使用 DBTL 可能无法保证灌注充分,建议可直接使用单腔导管进行灌注。对于<5 个月的供者,建议从供者髂总动脉置入 F8 号单腔导管进行灌注。

冷缺血时间虽然对供肾影响相对较小,但原则上不超过 24h,对于 6 岁以上未成年供者,冷缺血时间上限可适当延长。建议获取后尽早行移植手术,缩短冷缺血时间,减少术后移植肾功能延迟恢复(delayed graft function,DGF)及输尿管并发症的发生率。

（三）肾脏灌注的流速度及体外低温机械灌注

肾脏获取以后,可利用器官保存液的重力进行补灌,灌注高度 1m 左右,灌注的部位为肾动脉,灌注管插入时应操作轻柔,避免动脉内膜的损伤。如果灌注时灌注液滴速快,提示阻力小,供肾质量好,如果滴速慢,提示阻力大,供肾质量欠佳。

对于较大的单侧儿童供肾(供者年龄≥10 岁、供肾长径≥8cm),可采用体外机械灌注,建议降低灌注压力,避免高灌注损伤。对于较小的单侧儿童供肾(供者年龄<10 岁、供肾长径<8cm),体外机械灌注经验有限。

整块双供肾可利用腹主动脉作为双肾灌注的共同通道,可以分别阻断单侧肾动脉,观察对侧肾脏机械灌注的参数,这一类供肾的缺点在于腹主动脉上大量分支血管难以全部结扎,漏扎小动脉会造成机器读数中阻力指数和流量的不准确。未成年人供肾进行体外机械灌注的起始压力建议不超过 30mmHg。婴幼儿供肾血管纤细柔嫩,不建议行体外机械灌注。

（四）病理活检

供肾零点活检是评估供肾质量的重要手段。低于 5 岁的儿童供肾体积小,活检时损伤血管、集合系统的风险高,故一般不建议零点活检,但当怀疑供者存在累及肾脏的遗传性疾病、供肾发育异常时,可考虑行零点活检。

供肾零点病理活检的技术包括穿刺法及楔形切除法。穿刺法取材较稳定,能同时取到皮质及髓质标本,有利于供肾质量的病理学评估,但存在一定的损伤肾血管、集合系统风险。若采用穿刺法,穿刺部位应在肾上极或下极,禁止在肾中部穿刺。而楔形切除法容易出现取材深度不够、取材不均等情况,影响供肾质量评估。大于 5 岁的儿童供肾如有必要进行活检,建议采用穿刺法。

此外,病理检查在明确供者颅内肿瘤的性质以及分期分级、不确定的颅内感染、肾脏的遗传性疾病、自身免疫性疾病、供肾发育异常等诊断方面起着重要作用,是供肾能否利用的重要评估手段。

第四节　供体的选择和利用

未成年供者的年龄、发育程度以及原发病不同,其肾脏的发育程度、肾脏可代偿的最大功能不同。因此要充分考虑供、受者双方的情况来选择和匹配。临床一般根据供者年龄、供体质量、供肾大小及受者体重等进行匹配。适当地选择供、受体和手术方式,可以提高手术安全性、改善预后,并使极低龄、极低体重的供体得到更好地利用。

对于双肾整块移植还是单肾移植的实施标准目前尚不统一,儿童供者的年龄、体重、移植肾的大小均可作为判断标准。各移植中心需根据供肾大小、血管条件等,结合受者的年龄、身高、体重等情况,并结合自身的手术技术和经验选择合适的手术方法。中南大学湘雅二医院肾移植中心认为肾脏的长径是选择单/双肾移植术式决定性的标准。

1. 供肾长径≤6cm,选择儿童供肾成人双肾移植。

2. 6cm<供肾长径<7cm,可选择儿童受者单肾移植或体重较轻的成人受者,受者体重上限在供者体重 10~15 倍范围内是比较安全的。

3. 供肾长径≥7cm,选择单肾移植,受者体重可不受限制。

文献显示,供者年龄<5 个月、供者体重<5kg、供肾长径<5cm 的供肾比供者年龄>5 个月、供者体重>5kg、供肾长径>5cm 的移植肾血管栓塞率明显升高,因此湘雅二医院肾移植团队提出婴幼儿供肾利用的三"5"原则:供者年龄>5 个月,供者体重>5kg,供肾长径>5cm。利用三"5"原则作为一个量化标准,可以帮助医生更好地选择手术方式和进行术后管理。符合三"5"原则的供体,可选择任意手术方式,术后无须常规抗凝;不符合三"5"原则的供者,应谨慎选择手术方式,且需根据手术方式决定是否抗凝。

为解决不满足三"5"原则的供肾的血栓高发难题,湘雅二医院肾移植团队将传统整块移植术式改良,利用儿童供者主动脉远端建立流出道,显著降低了不满足三"5"的供肾的血栓并发症(<5%),且术后无须常规预防性抗凝,提高了移植物的近期存活率;术后随访未出现明显高灌注损伤,提高了移植物的远期存活率。这说明外科技术是影响儿童供肾血管栓塞的一个非常重要因素。

对于部分因遗传性肾病导致大量蛋白尿需要做肾移植的婴幼儿受者,武汉同济医院肾移植团队做了大量开创性工作:他们选取腹腔内单肾移植,供肾动静脉分别和受体的腹主动脉/下腔静脉做端侧吻合,手术同期切除双侧原肾,大部分供肾选择不满足三"5"原则的婴幼儿供肾,这种手术方式对术者的外科技术有极高要求,不建议没有大量初期临床经验的移植中心常规开展。

（彭龙开　余少杰　代贺龙　郭勇　胡善彪）

参考文献

[1] ALI S,MATTHEW M,CARLOS B,et al. Complications of brain death:frequency and impact on organ retrieval. Am Surg,2006,

72(5):377-381.

[2] 赵祥文.儿科急诊医学.4版.北京:人民卫生出版社,2015.

[3] 杨顺良,谭建明.潜在脑死亡捐献者的器官维护.器官移植,2015,6(5):288-293.

[4] CARLOS A G,NINA S. Donor-derived filamentous fungal infections in solid organ transplant recipients. Curr Opin Infect Dis,2013,26(4):309-16.

[5] 彭龙开.尸体器官捐献供体及器官评估和维护规范(2019版).器官移植,2019,10(3):253-262.

[6] 蔡常洁,范欣,黄海辉,等.中国实体器官移植供者来源感染防控专家共识(2018版).中华器官移植杂志,2018,39(1):41-52.

[7] 刘又宁,解立新.感染相关生物标志物临床意义解读专家共识.中华结核和呼吸杂志,2017,40(4):243-257.

[8] 黄小强,王广芬,孙庆芬,等.耳念珠菌感染研究进展.中华医院感染学杂志,2020,30(2):317-320.

[9] BELINDA O,JANE G,ELEANOR A,et al. Candida auris Isolates Resistant to Three Classes of Antifungal Medications-New York,2019. MMWR Morb Mortal Wkly Rep,2020,69(1):6-9.

[10] 高陈,吴碧琛,蓝恭斌,等.重症手足口病患儿捐献供肾用于成人受者肾移植的疗效观察.中华器官移植杂志,2017,38(3):141-144.

[11] CHEN G,BI C W,SHAO J Y,et al. Satisfactory usage of kidneys from pediatric donors with severe hand foot mouth disease. Pediatr Transplant,2019,23(6):e13386.

[12] FISCHER S A,AVERY R K. Screening of Donor and Recipient in Solid Organ Transplantation. Am J Transplant,2013,13(s4):9-21.

[13] 陈国凤,纪冬.慢性丙肝治疗的难点和对策.医学研究杂志,2020,49(11):9-12.

[14] JOSE M M,DEIRDRE S. New insights into the rational use of HCV + organs worldwide. Clin Transplant,2019,33(12):e13739.

[15] LLANERAS J,RIVEIRO B M,LENS S,et al. Effectiveness and safety of sofosbuvir/velpatasvir/voxilaprevir in patients with chronic hepatitis C previously treated with DAAs. J Hepatol,2019,71(4):666-672.

[16] DESAI R,COLLETT D,WATSON C J,et al. Cancer Transmission From Organ Donors-Unavoidable But Low Risk. Transplantation,2012,94(12):120-127.

[17] MYRON K H,MCBRIDE MA,CHERIKH W S,et al. Transplant tumor registry:donor related malignancies. Transplantation,2002,74(3):358-362.

[18] ALBINO E,LETIZIA L,ILARIA G,et al. How safe are organs from deceased donors with neoplasia? The results of the Italian Transplantation Network. J Nephrol,2019,32(2):323-330.

[19] NALESNIK M A,WOODLE E S,DIMAIO J M,et al. Donor-Transmitted Malignancies in Organ Transplantation:Assessment of Clinical Risk. Am J Transplant,2011,11(6):1140-1147.

[20] FORSYTHE J,CARDIGAN R. Advisory committee on the safety of blood,tissues and organs. Transfus Med. 2009,19(2):57-58.

[21] 高赛君,梁洁芳,叶铁真,等.广东省0~18岁人群恶性肿瘤谱分析.中华肿瘤防治杂志,2009,16(21):1634-1637.

[22] 鲍萍萍,吴春晓,顾凯,等.上海市儿童恶性肿瘤发病情况和时间趋势分析.中华流行病学杂志,2016,37(1):106-110.

[23] 曹卡加,刘奕龙,马国胜.广州市城区2000~2004年儿童恶性肿瘤发病和死亡率分析.癌症,2010,29(3):359-362.

[24] MONCLAIR T,BRODEUR G M,AMBROS P F,et al. The International Neuroblastoma Risk Group(INRG)staging system:an INRG Task Force report. J Clin Oncol,2009,27(2):298-303.

[25] 张荣,沈文倩,周良辅.儿童原发性中枢神经系统肿瘤763例临床分析.中华医学杂志,2007,87(7):442-447.

[26] 赵倩,王希思,金眉,等.儿童颅外恶性生殖细胞瘤单中心诊治经验总结.中华实用儿科临床杂志,2020,35(13):996-999.

[27] LÓPEZ-NAVIDAD A,CABALLERO F,GONZÁLEZ-SEGURA C,et al. Short-and long-term success of organs transplanted from acute methanol poisoned donors. Clin Transplant,2002,16(3):151-162.

[28] WOOD D M,DARGAN P I,JONES A L. Poisoned patients as potential organ donors:postal survey of transplant centres and intensive care units. Crit Care,2003,7:147-154.

［29］ BENNETT A E,KAYLER L K. Transplantation of kidneys from a donor with propylthiouracil toxicity. Transplantation,2010, 89:1041.

［30］ WANIS K N,MADENCI A L,DOKUS M K,et al. The Effect of the Opioid Epidemic on Donation After Circulatory Death Transplantation Outcomes. Transplantation,2019,103:973-979.

［31］ LEIKIN J B,HEYN-LAMB R,AKS S,et al. The toxic patient as a potential organ donor. The American Journal of Emergency Medicine,1994,12(2):151-154.

［32］ CABALLERO F,LÓPEZ-NAVIDAD A,GÓMEZ M,et al. Successful transplantation of organs from a donor who died from acute cocaine intoxication. Clin Transplant,2003,17:89-92.

［33］ FOSTER P F,MCFADDEN R,TREVINO R,et al. Successful transplantation of donor organs from a hemLock poisoning victim. Transplantation,2003,76:874-876.

［34］ MARTÍNEZ-MIER G,AVILA-PARDO S F,GURAIEB-BARRAGAN E,et al. Successful renal transplantation from a deceased donor with pesticide intoxication:a case report. Transplant Proc,2010,42:2397-2398.

［35］ FORTIN J L,RUTTIMANN M,CAPELLIER G,et al. Successful organ transplantation after treatment of fatal cyanide poisoning with hydroxocobalamin. Clin Toxicol(Phila),2007,45:468-471.

［36］ SKLIENKA P,NEISER J,SEVČÍK P,et al. Successful kidney transplant from methanol-intoxicated donors. Prog Transplant, 2014,24:199-205.

［37］ MARIAGE J L,GALLINAT A,HANTSON P. Organ donation following fatal organophosphate poisoning. Transpl Int,2012,25 (6):e71-e72.

［38］ DOEDE T, BRÖCKER V, FRÜHAUF N R. Organ donation after lethal methanol intoxication. Transpl Int, 2014, 27(6): e48-e49.

［39］ CABALLERO F,LOPEZ-NAVIDAD A,COTORRUELO J,et al. Ecstasy-induced brain death and acute hepatocellular failure: multiorgan donor and liver transplantation. Transplantation,2002,74(4):532-537.

［40］ RÄSÄNEN M,HELANTERÄ I,KALLIOMÄKI J,et al. A Case Report of Successful Kidney Donation After Brain Death Following Nicotine Intoxication. Transplant Proc,2017,49:229-231.

［41］ ABRAHAM G,SHROFF S,MALLIKESAN S,et al. Long-term outcomes using deceased donor kidneys from cobra bite brain dead victims. Transplantation,2010,90:689-691.

［42］ LI R,CHEN G,GUO H,et al. Prolonged cardiac allograft survival in presensitized rats after a high activity Yunnan-cobra venom factor therapy. Transplant Proc,2006,38:3263-3265.

［43］ KUTE V B,VANIKAR A V,PATEL H V,et al. Successful renal transplantation from a brain-dead deceased donor who died from snakebite:a case report. Transplant Proc,2013,45:2801-2803.

［44］ MESHRAM H S,KUTE V,PATEL H,et al. Expanding donor pool by utilizing deceased donors with snake envenoming. Clin Transplant,2020,34:e14135.

［45］ UZZO R G,HSU T H,GOLDFARB D A,et al. Strategies for transplantation of cadaveric kidneys with congenital fusion anomalies. J Urol,2001,165:761-765.

［46］ STROOSMA O B,KOOTSTRA G,SCHURINK G W H. Re:Strategies for transplantation of cadaveric kidneys with congenital fusion anomalies. J Urol,2002,167:1405.

［47］ DINCKAN A,TEKIN A,TURKYILMAZ S,et al. Horseshoe kidney for transplant:report of 3 cases. Exp Clin Transplant,2007, 5:716-719.

［48］ OLSBURGH J D,GODBOLE H C,O'DONNELL P J,et al. Transplantation of kidneys from deceased adult polycystic donors. Am J Transplant. 2006,6:2809-2811.

［49］ SERAFETINIDES E,KITREY N D,DJAKOVIC N,et al. Review of the current management of upper urinary tract injuries by the EAU Trauma Guidelines Panel. Eur Urol,2015,67:930-936.

［50］ DAI H,PENG L,SONG L,et al. Satisfactory Usage of a Lacerated Kidney for Transplantation:A Case Report. Transplant Proc. 2015,47:2262-2264.

［51］ 冯绵烨,娄燕.病毒性脑炎的诊治研究进展.中华诊断学电子杂志,2019,7(1):66-70.

［52］ 刘凌霄,余少杰,彭龙开,等.婴幼儿脑死亡后供者器官捐献供肾成人双肾移植 23 例.中华器官移植杂志,2015,36 (11):646-651.

［53］ DAI H L,PENG L K,YU S J,et al. a novel technique for En Bloc kidney transplantation from infant donors with extremely low body weight by using the distal abdominal aorta as an outflow tract. Am J Transplant,2018,18(9):2200-2207.

［54］ 汤周琦,刘慧聪,彭龙开,等.婴幼儿供肾成人双肾移植 42 例.中华器官移植杂志,2021,42(01):14-19.

第十九章　儿童供肾的获取与修整技巧

随着我国尸体供者(deceased donor,DD)器官捐献工作的开展,儿童DD器官捐献逐步成为移植的一个重要器官来源。在早期阶段,儿童供肾主要移植给成人受者,而现阶段则优先分配给儿童受者,在一定程度上促进了我国儿童肾移植工作的发展。由于从新生儿到不满18岁均属于儿童范畴,体重从3kg左右到成人体重也相差巨大,因此在儿童供肾的获取及修整方面存在较大差别。总体而言,体格较大儿童供者在供肾获取与修整方面与成人基本类似,而较小儿童供者则存在更多的特殊性。本章主要阐述低龄儿童供肾的获取与修整技巧。

第一节　儿童供肾的获取

儿童DD供肾获取的方式主要包括肝肾联合获取及单纯供肾整块切取术。当儿童供肝也需要用于移植时采用肝肾联合获取方式,当不需要供肝时(主要是年龄过小的婴儿供者)采用单纯供肾整块切取术。

一、获取前的准备

儿童DD器官获取前的准备与成人器官获取有所不同,主要体现在以下几个方面:①动脉灌注管及静脉引流管:对于低龄儿童供者,需准备相对较细的动脉灌注管及静脉引流管。比如较粗的套管针或去掉针头的头皮针硅胶管作为腹主动脉插管及肠系膜上静脉插管;输液器或输血器的硅胶管作为下腔静脉引流所用插管。②手术器械的准备:需准备尺寸较小的血管钳(如蚊式钳)及精细剪刀等。③保存液的准备:HTK或UW保存液,用量显著少于成人供者。

二、肝肾联合获取

(一)体位与手术切口

儿童供者置于仰卧位,常规消毒,铺无菌手术巾。作腹部大"十"字切口进入腹腔,纵切口上至剑突上方,下至耻骨联合上方,横切口在脐水平至双侧腋中线。

(二)建立原位低温灌注

1. 腹主动脉插管及灌注　在下腹腔用生理盐水纱布将小肠及结肠向上方推开,在骶骨前打开后腹膜,分离、显露腹主动脉下段及左右髂总动脉分叉处,在腹主动脉贴近左右髂总动脉分叉处结扎远心端。在结扎线上方0.5~1cm处剪开腹主动脉前壁,插入尺寸适宜的动脉灌注管,插入不宜过长(保持在腹主动脉内,避免头端进入胸主动脉),用丝线结扎固定插入的灌注管。剪开膈肌,在胸腔内用一把蚊式钳阻断胸主动脉并开始灌注低温(4℃左右)器官保存液,灌注压力约9.8kPa(100cm H$_2$O)。注意观察灌注液的灌注速度,保持灌注通畅顺利。

2. 下腔静脉插管　分离下腔静脉起始段后结扎远心端,切开下腔静脉起始段近心端后置入输血器或输液器硅胶管引流血液及灌洗液至体外。静脉插管结扎时应注意避免将邻近的右侧输尿管结扎在内。小婴儿供体需注意下腔静脉结扎处与肾静脉开口水平保持适当距离。

3. 肠系膜上静脉插管　将横结肠提起,距肠系膜根部1~2cm处分离出肠系膜上静脉,结扎肠系膜上静脉远端后,在结扎处附近的近端切开一小口并插入尺寸适宜的灌注管(已预先连接4℃左右低温器官保存液并排空管道内空气）至门静脉主干内,插入深度 2~3cm。注意不要插入过深,以丝线结扎固定。随即进行保存液重力灌注(图 19-1)。灌注高度约 100cm。

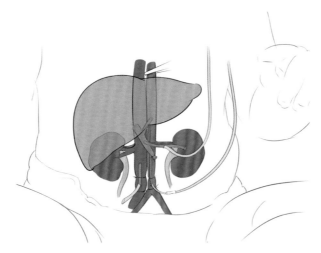

图 19-1　儿童供者原位低温灌注腹主动脉、下腔静脉、门静脉插管示意图(原位低温灌注)

4. 目标器官的探查及辅助降温　进行低温灌洗的同时,剪开肝镰状韧带迅速探查肝脏,并向肝表面铺上无菌生理盐水制成的碎冰屑。在双侧肾表面铺碎冰屑。检查确认肝脏及双肾灌注良好。

5. 冲洗胆道　胆囊周围垫以干棉垫或干纱布后,剪开胆囊底部,挤压胆囊排出胆汁或吸引器伸入胆囊内吸尽胆汁后插入灌注管,予 4℃左右器官保存液 50~100mL 加压灌注冲洗胆囊及胆道。也可紧贴十二指肠上缘游离胆总管,剪开前壁,插入套管针,予 4℃器官保存液 50~100mL 经胆总管冲洗灌注胆道。

（三）整块切取供肝及双侧肾脏

1. 游离双肾及输尿管　将肠管推向右侧,在降结肠外侧剪开后腹膜,找到左输尿管,游离输尿管上至左肾下极,下至进入膀胱处,注意保护输尿管血供。向上剪开结肠脾曲系膜和膈结肠韧带,暴露左肾,离断脾肾韧带,于脂肪囊外侧游离左肾。再将肠管推向左侧腹腔,将右侧升结肠及盲肠外侧的后腹膜剪开,同样方法游离右肾及输尿管。注意分离肝脏与右肾上极,避免牵拉撕裂肝脏。

2. 切断肝圆韧带、镰状韧带、冠状韧带、左右三角韧带,向左右剪开膈肌至膈肌脚。用手指触摸肝胃韧带,检查有无肝左动脉或副肝左动脉,如有应保留,如无则紧贴胃小弯胃壁切断肝胃韧带。紧贴十二指肠上缘分离,打开十二指肠外侧腹膜,将十二指肠及胰头翻起,贴近十二指肠将十二指肠与胰头用剪刀断开。于肠系膜上静脉结扎线的远端离断肠系膜上静脉和肠系膜上动脉。提起升结肠、回盲部及小肠系膜,剪开升结肠外侧腹膜,向内上至肠系膜根部,剪断肠系膜下动脉、胃结肠韧带、降结肠系膜及乙状结肠系膜,将所有肠管翻出腹腔外。至此,腹腔内只剩下已灌注好的肝及双肾、膀胱、腹主动脉及下腔静脉。

3. 近心房处离断肝脏上方下腔静脉及胸主动脉,提起胸主动脉断口远端,于主动脉后方用剪刀贴近脊柱将胸、腹主动脉、下腔静脉、髂总及髂内外动静脉、肝及双肾输尿管整块切取下来。婴幼儿供肾获取时,往往将连接双侧输尿管的部分膀胱组织一并切取,以尽可能保证输尿管的长度够用。将肝及双肾置于 0~4℃器官保存液内,并自剪开的胆囊或胆总管断端插管用 UW 液 50~100mL 再次反复冲洗胆道。

（四）分离肝肾

对于大龄儿童供者(不需要行双肾整块移植时),可采用与成人类似的肝肾分离方法:沿腹主动脉后壁纵向剖开,确认腹腔干、肠系膜上动脉及双侧肾动脉开口后,在肠系膜上动脉开口下缘横断腹主动脉(注意不要太靠近双侧肾动脉开口处),在肾静脉开口上缘 2~3mm 横断下腔静脉,分离肝及双肾。对于低龄婴幼儿供者(可能行双肾整块移植),不宜在此时纵向剖开腹主动脉,在肠系膜上动脉开口下缘弧形切断腹主动脉(甚至保留部分肠系膜上动脉根部),尽可能保留较多的腹主动脉组织给肾脏;在肾静脉开口上缘2~3mm横断下腔静脉,分离肝及双肾。肝及双肾分开后分别装于无菌肝袋及肾袋中,器官完全浸泡于0~4℃器官保存液,包扎后再分别套两层无菌肝袋或肾袋,最后放置于装有适量冰块的保温箱内。将原腹主动脉及下腔静脉插管远端的腹主动脉-髂总动脉-髂内外动脉及下腔静脉-髂总静脉-髂内外静脉切取备肝移植使用。

（五）注意事项

1. 对于体格较小的低龄婴幼儿器官获取,由于肾动、静脉在主干的开口处与左右髂血管分叉处距离较短,需注意腹主动脉及下腔静脉插管的位置尽量远离肾动、静脉。对于新生儿供者,有时甚至需要从右髂总动脉进行插管灌注,以利于之后的双肾整块移植。

2. 腹主动脉插管后结扎线打结力度需恰到好处,过松可能漏液,过紧则影响灌注速度,蚊式钳阻断胸主动脉要确实。

3. 采用在下腔静脉近髂血管处插管引流,可避免下腔静脉、肾、肝静脉压力过高,保证灌注液顺利进行灌注,有利于器官迅速降温及防止器官灌注不良的出现,同时保持手术野干净。但下腔静脉插管不能超过肾动脉平面以上,以免压迫右肾动脉及影响双肾静脉的回流。

4. 在完成插管并对腹主动脉及门静脉的灌注后,应及时在肝及双肾的周围铺上无菌碎冰,有利于保证器官快速降温,迅速缩短器官的热缺血时间。

5. 整块切取完供肝、供肾后,分离肝肾时需特别小心,原则是必须保证肾动脉开口周围保留一定的腹主动脉组,以能够剪成足够大小的动脉瓣进行之后的血管吻合,防止移植后远期的动脉狭窄。下腔静脉横断的位置也需要注意,在肾静脉开口上缘2~3mm以上横断下腔静脉,以保证肾移植吻合时带有足够大的下腔静脉瓣,或在双肾整块移植时能采用肾上的下腔静脉开口用于吻合。

三、单纯供肾获取

当明确儿童供肝不用于移植时,可采用手术相对更简单的单纯供肾获取。与肝肾联合获取相比,单纯供肾获取的不同之处主要包括以下几点。

1. 建立原位低温灌注时,仅需要腹主动脉插管灌注及下腔静脉插管引流,而不需要肠系膜上静脉插管灌注肝脏。

2. 不用仔细游离肝脏及灌注冲洗胆道,在双肾及输尿管完全游离后即可开始整块切取双肾。

3. 切取双肾时,仅需要将双肾连同腹主动脉及下腔静脉、输尿管整块取下,注意保留双侧肾动、静脉开口上下足够长的主干血管。

4. 由于不需要顾及肝移植所需要的血管,单纯供肾获取后腹主动脉及下腔静脉长度足够,一般不会影响肾动、静脉携带的主干血管瓣的大小。

第二节　儿童供肾的修整技巧

儿童供肾获取时,为了缩短热缺血时间,取肾时不可能仔细游离,供肾需要在移植前经过仔细修整。

一、修肾前准备

准备大小适宜的无菌碗,倒入4℃器官保存液,同时放入装有冰块的无菌冰袋,一方面可以维持低温,避免在修整过程中升温,另一方面不会因冰块融化改变保存液的浓度和渗透压。由于儿童供肾较小,所有血管均较细,修肾动作要轻柔,可以将儿童供肾放置在无菌碗里的纱布上修整,有利于供肾的固定和避免不必要的牵拉。在整个修肾过程中,供肾要完全浸泡在保存液中,并要随时监测碗中液体的温度,温度应保持在4℃左右,防止供肾热缺血损伤。

二、双肾整块移植的供肾修整

首先将双肾、输尿管平铺在碗中的纱布上，将肾的背侧朝上，暴露腹主动脉背侧（图 19-2A）。有时肾静脉从腹主动脉后方进入腔静脉，或者有两支肾静脉分别从腹主动脉的前后方进入腔静脉，注意勿损伤血管。沿腹主动脉远端（髂总动脉分叉处）往上游离整段腹主动脉，逐个结扎腹主动脉的腰动脉分支（图 19-2B）。注意分辨并保护在腹主动脉近端两侧的左、右肾动脉开口。检查肾动脉开口周围有无其他血管开口存在，如有其他开口，应辨别是否存在多支肾动脉，注意保留。然后，沿下腔静脉远端游离整段下腔静脉，注意分辨并保护前壁左、右肾静脉根部。再游离腹主动脉和下腔静脉之间组织。

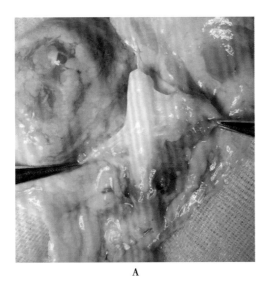
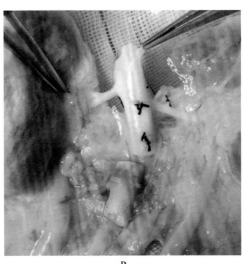

A   B

图 19-2 儿童双肾整块动脉的修整
A：暴露腹主动脉背侧；B：逐个结扎腹主动脉的腰动脉分支。

（一）动脉的处理

沿腹主动脉向肾门处游离左、右肾动脉，剪去周围组织，游离至腹主动脉约 1cm 处即可，不宜过多游离。因儿童供肾的动脉很细，在后期的手术过程中极易发生扭转和痉挛，故不宜有过多的游离操作对肾动脉产生的牵扯，保留足够的肾动脉周围组织也有利于避免术中肾动脉扭转。根据具体情况和血管条件，决定封闭腹主动脉近心端或远心端，保留合适长度的腹主动脉，以备后期吻合。

（二）静脉的处理

沿下腔静脉向肾门处游离左、右肾静脉，并剪去周围多余组织。左肾静脉应注意结扎较粗的性腺静脉及肾上腺静脉。右肾静脉的肾外属支较少，但需注意数支壁薄较细的小分支，在结扎时应十分轻柔，否则吻合开放血流后容易出现出血。因儿童供肾的静脉壁很薄，过多的游离操作可能会损伤肾静脉，游离至下腔静脉约 1cm 处即可，不宜过多游离。封闭下腔静脉一端，保留合适长度的下腔静脉另一端，以备后期吻合。若封闭下腔静脉近心端，需要注意与左肾静脉的位置不宜过近，以避免导致静脉回流障碍。

（三）输尿管的处理

应首先从输尿管远端开始修整，以防误伤输尿管。要保留一定的输尿管周围组织，特别是肾下极输尿管周围的脂肪组织和系膜要适当保留，以免影响输尿管的血供。结扎输尿管周围组织时，注意别牵拉太多组织，防止输尿管狭窄（图 19-3）。

（四）去除肾门多余组织

修剪血管外多余组织，肾门处要仔细结扎断离的小血管，在肾门处不要过多修剪。特别是肾下极输尿管周围的脂肪组织和系膜要尽可能保留，否则会影响输尿管的血供。随后分段结扎肾上腺与肾脏之间的组织，剪除肾上腺。钳夹起肾周脂肪组织，在肾包膜外将其剪除。儿童供肾的修整可保留适当的肾周脂肪

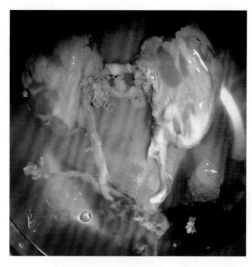

图 19-3　输尿管的处理

和结缔组织,可以避免过多的游离操作对儿童供肾的损伤,适当的周围组织也有利于后期术中对供肾的固定,避免供肾的扭转和位置偏移。

（五）肾脏灌注

肾脏修整好以后推荐再次用4℃器官保存液从腹主动脉灌注,灌注量以 100～150mL 为宜,可观察灌注液的流速,冲洗干净肾内残血,同时检查肾血管有无明显漏液。已经修整完毕的供肾应存放在 4℃保存液中备用。

（六）注意事项

在整个修肾过程中,既要迅速,又要轻巧,避免握捏挤压供肾,防止过多牵拉血管,导致损伤血管内膜或血管痉挛;随时注意供肾温度,避免供肾升温,保护输尿管血供,不要过量再灌洗,减少过灌注损伤。灌注液的悬挂高度注意不要过高(1 米左右),防止灌注压力过大导致的损伤。

三、单肾移植的供肾修整

（一）分离左右供肾

将双肾、输尿管平铺在碗中的纱布上,将肾的背侧朝上,暴露腹主动脉背侧。用小血管钳插入腹主动脉腔内,确认该侧动脉壁有无静脉横穿,有时肾静脉从腹主动脉后方进入腔静脉,或者有两支肾静脉分别从腹主动脉的前后方进入腔静脉,注意勿损伤血管。适当游离腹主动脉后壁后,纵向剖开,在肠系膜上动脉远端可见两侧的左、右肾动脉开口。检查肾动脉开口周围有无其他血管开口存在,如有其他开口,应辨别是否存在多支肾动脉,注意保留。沿左、右肾动脉开口中线剪开腹主动脉前壁,分离左、右肾动脉,注意完整保留左、右肾动脉开口周围的主动脉瓣(图 19-4A 箭头所示)。然后,沿下腔静脉前壁和后壁中线剪开下腔静脉,分离左、右肾静脉,注意完整保留左、右肾静脉开口周围的下腔静脉瓣(图 19-4B)。再游离左、右肾之间,彻底分离左、右供肾。

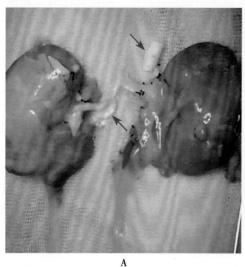

A

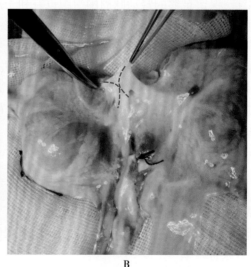

B

图 19-4　左右供肾的分离

A:完整保留左、右肾动脉开口周围的主动脉瓣;B:充分利用下腔静脉壁,完整保留左、右肾静脉开口周围的下腔静脉瓣。

（二）动脉、静脉及输尿管的修整

方法同前。

（三）肾脏灌

肾脏修整好以后推荐再次用4℃器官保存液从肾动脉灌注,可使用50mL注射器,单个肾脏的灌注量以50mL为宜,注意推注的压力控制（图19-5）。修整完毕的供肾存放在4℃保存液中备用。

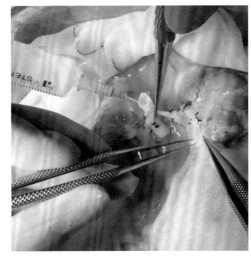

图19-5 肾脏再灌注

四、血管的处理技巧

因儿童供肾的血管较细,术中、术后极易发生痉挛和扭转,所以整个修肾过程中,耐心仔细的修整非常重要。要根据双肾的血管条件及受者的情况综合选择吻合的方式。总体原则是,要保留肾动静脉开口足够的后期生长空间,以允许肾脏生长后肾动静脉能相应增粗。

（一）腹主动脉断端的处理

要根据腹主动脉断端的长度和具体情况决定。如果长度足够,可以选择双重结扎封闭（图19-6A）;若长度稍短,则可选择用7-0血管线缝合关闭（图19-6B）;若长度不够,结扎或直接缝合可能会影响到肾动脉开口位置,则可以利用主动脉血管壁剪成一个大小适宜的圆形瓣进行吻合封闭（图19-6C）。

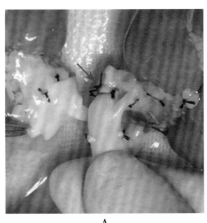 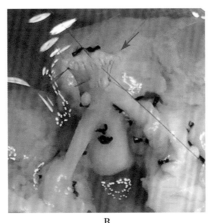 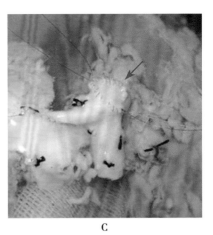

A   B   C

图19-6 腹主动脉断端的处理方式

A:丝线结扎腹主动脉残端;B:7-0的血管线缝合闭合腹主动脉残端;C:利用主动脉血管壁重建吻合封闭腹主动脉残端。

（二）左、右肾动脉的处理

如前所述,在分离左、右肾动脉时,要充分利用主动脉瓣,注意完整保留左、右肾动脉开口周围的主动脉组织（图19-4A）。这样才能保留肾动脉开口足够的后期生长空间。

（三）静脉的处理

若为双肾整块移植,在封闭下腔静脉近心端时,一般不采用结扎法,易造成盲端死腔或影响左肾静脉开口处。建议使用7-0的血管线缝合封闭,但需要注意防止左肾静脉狭窄,以避免导致静脉回流障碍（图19-7A）。也可将左、右静脉分开,则需注意充分利用下腔静脉,给左、右静脉保留足够的静脉瓣,保留肾静脉后期足够的生长空间（图19-4B、图19-7B）。

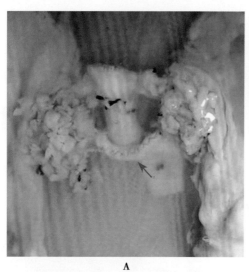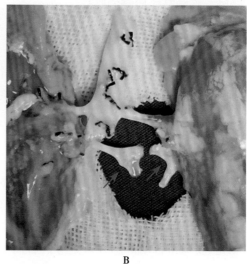

图 19-7 供肾静脉的处理

A:7-0 的血管线缝合闭合下腔静脉残端(箭头所示);B:将左、右静脉分开时,需给左、右静脉保留足够的静脉瓣。

（陈刚　陈松）

参考文献

[1] ONISCU G C,FORSYTHE J L,FUNG J. Abdominal organ retrieval and transplantation bench surgery. Hoboken,NJ:Wiley-Blackwell,2013.

[2] 王心强,昌盛,徐晶,等.器官获取团队的专职化建设在器官捐献工作中的应用.中华器官移植杂志,2018,39(3):131-134.

[3] 黄铭川,吴成林,李军,等.婴幼儿双供肾成人肾移植临床效果研究.中华器官移植杂志,2021,42(01):8-13.

[4] 陈花,石韶华,武政华,等.婴儿双供肾成人肾移植的改良简化术式四例.中华器官移植杂志,2021,42(01):25-28.

[5] 曾宪鹏,夏秋翔,彭景涛,等.38 例小儿双供肾成人肾移植临床疗效分析.中华器官移植杂志,2021,42(01):20-24.

[6] 陈刚.肾移植手术技术操作规范(2019 版).器官移植,2019,10(05):483-488+504.

第二十章　儿童肾移植手术

儿童肾移植手术是儿童肾移植的核心组成部分,为挽救慢性肾衰竭患儿提供了新的技术手段。由于手术难度大,国内超过70%的儿童肾移植集中在少数几家移植中心,因此本章节对儿童肾移植手术学进行系统阐述,以便国内更多移植中心开展儿童肾移植,促使我国儿童肾移植进入更快的发展阶段。

第一节　儿童肾移植手术发展史

由于众多儿童慢性肾衰竭患儿的临床需要,从20世纪50年代开始,众多医学专家进行了相关的探索(表20-1)。1952年Michon等人为一名16岁的男孩进行了肾移植手术,术式不详,后因排斥失败。1959年,Murray等在前次失败的基础上,采用经典术式:移植肾置于右侧髂窝,肾动脉与髂总动脉端侧吻合,肾静脉与髂总静脉端侧吻合,输尿管与膀胱吻合,再次进行了儿童(12岁)同卵双胎亲属肾移植,获得了成功。国内1979年武汉同济医院章咏裳教授为1例1岁半双侧肾胚胎瘤切除术后患儿进行了成人供肾的儿童肾移植,移植肾置于腹腔内,肾动脉与腹主动脉端侧吻合,肾静脉与下腔静脉端侧吻合,输尿管与膀胱吻合,随访5年以上存活良好。早期手术本身大多是成功的,但往往由于其他原因导致患儿未长期存活。在儿童肾移植手术发展过程中,外科医生既借鉴了成人肾移植的经验,又结合儿童受者的特点,在切口选择、手术入路(腹膜外/经腹膜)、血管的选择及吻合、输尿管吻合等各个手术环节,逐渐形成了相对完整的手术技术规范。

表 20-1　儿童肾移植发展史

年代	施术者	受者年龄	移植类型	吻合方式	结局
1952 年	Michon	16 岁	亲属(母子)	不详	失败
1957 年	Murray	14 岁	亲属(同卵双生)	移植肾置于右侧髂窝。移植肾动脉与髂总动脉端侧吻合,移植肾静脉与髂总静脉端侧吻合,移植肾输尿管与膀胱吻合	失败
1959 年	Murray	12 岁	亲属(同卵双生)	同上	成功
1962 年	Starzl	12 岁	亲属(非同卵双生)	移植肾置于腹腔内。移植肾动脉与腹主动脉端侧吻合,移植肾静脉与下腔静脉端侧吻合,移植肾输尿管与自体输尿管吻合	成功
1963 年	Mowbray	17 岁	尸体供肾	移植肾置于右侧髂窝。移植肾动脉与髂内动脉端端吻合,移植肾静脉与髂外静脉端侧吻合,移植肾输尿管与膀胱吻合	成功
1979 年	章咏裳	1.5 岁	尸体供肾	移植肾置于腹腔内。移植肾动脉与腹主动脉端侧吻合,移植肾静脉与下腔静脉端侧吻合,移植肾输尿管与膀胱吻合	成功

儿童的定义目前是小于18周岁，但从新生儿到十几岁的少年个体差异很大，儿童肾移植手术最大的特点还在于受者的体格小，根据既往文献及《中国儿童肾移植临床诊疗指南（2019版）》，将区别手术操作的界限定为15公斤。其中大体格的儿童在供肾匹配的情况下，手术流程及手术难度与成人类似；体格偏小的儿童受者相对于成人肾移植有其特殊性，难点为儿童受者一般情况差，手术操作空间小，动静脉及输尿管管道纤细，需要有显微外科基础及精细的外科操作；有利于手术的方面在于儿童受者大多瘦小，脂肪少，操作位置浅。供受者体重的差异也会带来手术难度，特别是成人供肾给低体重的受者，手术入路及吻合口选择都会受到影响。另外，近年来国内外所做的一些探索性手术，例如多支血管儿童肾移植、超小切口儿童肾移植、双供肾儿童肾移植、二次儿童肾移植及肝肾联合移植等，对其手术关键点在本章中也会有所阐述。

第二节　儿童肾移植手术基本流程

一、供肾的来源、修整与评估

活体供者（living donor，LD）分为活体亲属供者（living related donor）和活体非亲属供者（living unrelated donor）。有血缘关系亲属供者包括直系血亲或者三代以内的旁系血亲，最常见的供者为患儿父母；无血缘关系亲属供者包括帮扶等形成的亲情关系的养父母和继父母。为防止器官交易和买卖，《人体器官移植条例》严禁进行亲属外的活体器官移植，因此，儿童活体非亲属活体肾移植在我国并未开展。

尸体供者（deceased donor，DD）分为脑死亡捐献（donation after brain death，DBD）和心脏死亡捐献（donation after cardiac death，DCD）。在我国现阶段公民逝世后器官捐献分为三大类：中国一类（C-Ⅰ），国际标准化脑死亡器官捐献；中国二类（C-Ⅱ），国际标准化心脏死亡器官捐献，包括目前国际上采用的马氏分型M-Ⅰ-Ⅴ类案例；此外，中国三类（C-Ⅲ）为现阶段过渡时期脑-心双死亡标准器官捐献。其中，C-Ⅰ和C-Ⅲ均在脑死亡状态基础上进行的器官捐献，C-Ⅱ是公民心脏死亡后进行的器官捐献。

根据2018年OPTN/SRTR报告，2018年儿童肾移植LD占36.2%，DD供者占63.8%。LD和DD供者儿童肾移植的1、3、5和10年移植物存活率分别为99.2%和97.8%、94.7%和91.7%、91.2%和82.6%以及70.3%和60.6%。不同来源的供肾修整和评估过程不同（详见第十九章"儿童供肾的获取和修整技巧"），相应的儿童肾移植手术难度和手术技巧也有很大差异。

二、儿童肾移植术的基本步骤

（一）儿童受者术前准备与特殊器械

1. 术前准备　儿童受者目前的理想状态：血红蛋白维持在100g/L以上，白蛋白维持在40g/L以上，总蛋白在55g/L以上，心功能检查EF>50%，肺部CT显示近期无感染。

2. 透析管理　术前首要任务是加强透析管理，制定个体化透析方案，充分透析，降低容量负荷，使患儿术前体重接近干体重。透析中，注意血流动力学的稳定。无尿患儿每次脱水量为体重的2%~4%，不能超过体重的4%。

3. 心脏功能调整　慢性肾衰竭患儿EF值普遍低，心胸比例>0.6或者EF值<45%或者有心衰症状应暂缓手术，改善心功能。

4. 肺功能调整　肺部感染者，待CT示肺部感染治愈至少2周后，方可行手术。胸腔积液者，应加强营养、静脉给予白蛋白、充分透析，必要时放置胸腔引流管，等胸腔积液基本消失后方可行手术。

5. 具体术前准备参见第二十四章"儿童肾移植围手术期管理"。

6. 特殊手术器械　儿童肾移植手术不同于成人，手术器械更加精细，需要专用的牵拉器和心耳钳以及特殊的血管吻合器械（图20-1）。婴幼儿供肾还需4#或3#特殊的DJ管。

（二）麻醉与术中护理

终末期肾病患者病理生理特点具有其特殊性，怎样保证手术操作顺利进行，又能为患者提供舒适的体

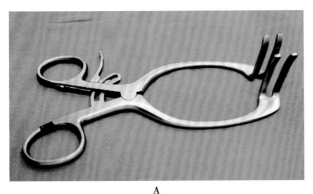
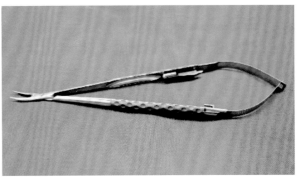

图20-1　儿童肾移植专用器械

A：小儿心耳钳；B：笔式针持；C：显微镊子。

验，是儿童终末期患者临床麻醉中难点。常见的麻醉方法包括椎管内麻醉和全身麻醉两类。但考虑儿童特别是低龄幼儿麻醉中的风险，近些年来全身麻醉已经成为临床麻醉医师最常用的麻醉方法。麻醉过程中注意保暖，血气检测，动脉压检测以及中心静脉压检测。注意术中药物的输注速度，避免过快加重心脏负荷，同时避免过慢，影响手术进度。一般移植肾动静脉开放前药物全部输完。在开放前需要给予呋塞米40~60mg。具体内容参照第二十二章"儿童肾移植麻醉"。

（三）切口的选择

1. 腹腔入路（transperitoneal approach）　将供肾植入在终末期肾病患儿的腹腔内或腹膜后。此方式常用于低龄低体重患儿的肾移植手术，尤其儿童肾移植早期探索阶段。

2. 腹膜外入路（extraperitoneal approach）　将供肾植入在患儿髂窝，不打开腹膜。单肾与成人手术方式类似，整块移植与成人手术方式如血管吻合和摆放位置稍有不同。

既往儿童肾移植的供肾几乎为成人供肾，其血管与低龄低体重患儿的髂血管不匹配，术野暴露不充分并且移植肾植入空间小等原因，故常采用腹腔入路。近十余年来，随着儿童肾移植外科技术的成熟，患儿年龄和体重虽仍具挑战，但绝非腹膜外入路的禁忌证，目前国内婴幼儿肾移植亦几乎采用腹膜外手术入路。腹膜外入路避免了肠粘连、腹腔感染等风险。

3. 切口选择　从20世纪50年代开始腹膜外的髂窝被推荐为首选的肾移植植入位置，常采用L型弧形切口。因其暴露充分、血管表浅，大大降低了手术操作难度，并且还易于移植肾穿刺活检，迅速被移植外科医师广泛采用。无论受体是儿童还是成人，髂窝是目前移植肾标准的植入位置，也是目前婴幼儿整块双肾移植采用的植入位置。对于初次移植放置受体左侧或者右侧髂窝并无统一标准，鉴于右侧髂血管更长，静脉更表浅，易于血管吻合，因此多数移植中心首选放置于右侧位置。此外，如果受体髂血管不匹配，也容易分离暴露髂总动静脉甚至腹主动脉和下腔静脉。移植手术时，婴幼儿供肾的移植肾长度常<5cm，双肾术后1年内会迅速增大到接近成人肾脏大小，所以放置整块移植肾的位置不能太小，常选择较大龄或体型较大的儿童受者。

我国早期儿童移植肾通常放入腹腔，切口常选择脐下弧形或L型弧形切口。为了便于分离髂总动静脉或腹主动脉/下腔静脉,游离充足的移植肾空间,手术切口常常>10cm。由于需要打开腹腔,手术创伤大,而且如果发生尿瘘则有腹腔感染风险。随着儿童肾移植例数增多,相关技术得到积累,加上国内儿童移植专家勇于挑战,髂窝亦成为目前儿童肾移植最常植入的位置,右下腹腹直肌旁弧形切口为目前最常用的手术切口(图20-2)。

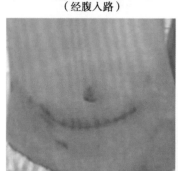
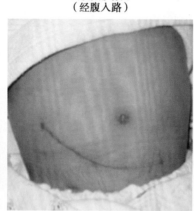
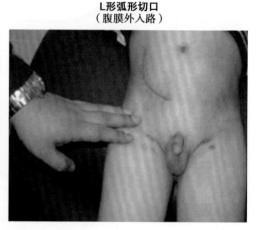

脐下弧形切口
(经腹入路)

L形弧形切口
(经腹入路)

L形弧形切口
(腹膜外入路)

图20-2　儿童肾移植常用切口

(四)手术步骤及技巧

肾移植植入术的步骤主要分为手术切口与准备、血管重建和输尿管重建。因患者大多数已透析(血液或腹膜)治疗,全身情况差,如存在不同程度的营养不良、贫血等,因此,机体抵抗和组织愈合能力差,术中注意容量管理,仔细止血,术后置于重症病房观察,及早发现和处理可能的外科并发症。

1. 血管的选择与游离

(1)切口:切口上端于脐下1~2cm处沿右侧腹直肌外缘向下切开皮肤,至髂前上棘水平可转向内弧形切开至耻骨联合上1~2cm近中线处。弧形切口可以更大暴露术野,并且易于充分分离精索或圆韧带。切开皮下脂肪组织时注意精准电凝止血。电刀(电凝模式)沿腹直肌外侧缘向上和向下充分切开腹外斜肌腱膜、腹内斜肌与前后鞘膜交界处,注意避免损伤肌肉。结扎腹壁下动静脉,暴露腹膜外髂窝。游离精索或圆韧带,将腹膜向内向上推移,暴露髂血管。使用腹壁拉钩牵开腹直肌和右侧腹壁,暴露手术视野。不同中心根据受体体型和供肾大小可适当调整切口长度。若术前考虑需要游离髂总动脉、髂总静脉或下腔静脉,则适当将切口上移至脐上腹直肌外缘。儿童受者常采用腹膜透析,腹膜透析管常在术后移植肾功能恢复顺利后才得以拔出,因此手术切口注意保护腹膜透析管完好。

(2)血管选择:尽管各移植中心首先选择吻合的动脉(髂内动脉或髂外动脉)不同,但无论选择髂内或髂外动脉,首先明确需要吻合的受者的动脉内径是否与供肾动脉匹配。若动脉内径明显小于供肾动脉内径,则需要考虑髂总动脉或腹主动脉。根据本中心经验,除是极低体重患儿外,髂内动脉即可满足吻合需要。目前本中心主要采用髂内动脉与供肾动脉吻合。

分离髂外静脉时,可先将髂外动脉应用红胶管(10#或8#)向外牵拉固定,暴露髂外动脉静脉间隙。仔细结扎髂外静脉表面淋巴管,防治淋巴漏或淋巴囊肿。游离适当长度,纵行剪开的吻合口长度与供肾静脉吻合口径相当即可,一般2~3cm可满足手术需求。

分离髂内动脉时,亦可使用红胶管提拉,便于分离髂内动脉周围筋膜组织。髂内动脉分离上可至髂内动脉起始部,下至髂内动脉主干分叉处,结扎动脉细小分支。应用血管夹、哈巴狗钳阻断髂内动脉起始处,远端分叉处应用丝线双重结扎并剪开,肝素盐水冲洗血管腔内残血,此时血管吻合准备已完成。

2. 血管吻合(单肾)

将供肾用纱布包绕,置于塑料袋中(本中心常用装吸引器用的无菌袋),袋下方剪出动静脉出口,袋中加入碎冰屑阻止供肾复温。确定供肾动脉瓣与受体髂内血管远端吻合口相匹配,注意吻合角度、供肾静脉长度、排列位置和理想的吻合口位置,避免肾脏摆放后血管扭曲,影响血流。吻合口对称两角用 6-0 或 7-0 无损伤血管缝线打结固定并当牵引线。供肾动脉与受体髂内动脉远端进行端端吻合(图 20-3A),可用连续缝合,亦可采用间断缝合。连续缝合本中心常规在单侧缝合的 1/4 和 3/4 处再间断缝合一针加强固定。静脉应用心耳钳阻断,在吻合前再次确认供肾静脉无扭曲和打折后,供肾下腔静脉与受体髂外静脉用 5-0 或 6-0 无损伤血管缝线端侧吻合。供肾下腔静脉吻合前可劈开部分静脉以增加吻合口面积,避免静脉流出道狭窄,而且亦可避免因受体后续的血管生长带来的相对狭窄。动静脉在吻合口闭合前需要用肝素盐水冲出残留血水和空气。为防止动脉开放前痉挛影响移植肾的血供,动脉吻合闭合前可以注入罂粟碱或开放前静脉注入罂粟碱,亦或在动脉吻合口周围用利多卡因浸湿后的纱布包绕。开放前要查看患者诱导药物是否输注完毕,受体收缩压是否在 100~120mmHg,过高对肾脏有高灌注损伤,过低则灌注不足。此外,开放前给予白蛋白 10g,静脉注入呋塞米 40~60mg。

国内亦有儿童肾移植中心采用供肾动脉与儿童受者髂外动脉吻合,吻合方法同髂内动脉吻合方法(图 20-3B)。

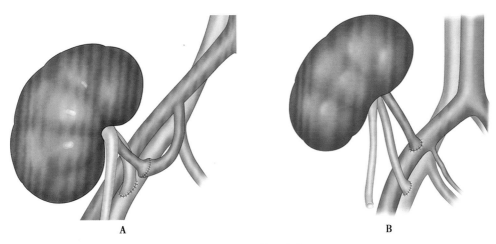

图 20-3　血管吻合术

A:供肾动脉与受者髂内动脉吻合;B:供肾动脉与受者髂外动脉吻合。

3. 输尿管吻合

输尿管吻合采用经典的 Lich-Gregoir 法。为了方便术中找到受体膀胱,笔者所在中心根据受者是否有尿,术前给予膀胱内灌注 100~200mL 庆大霉素生理盐水,待膀胱吻合口位置确定后再放出。于耻骨联合上方游离侧腹膜,暴露膀胱前壁。助手用组织钳分别钳住膀胱壁左右侧以及前壁,分别向左右侧和头侧牵引固定,暴露吻合区域。用电刀(电凝模式)逐层打开膀胱前壁肌层,可见膀胱黏膜。将输尿管穿过精索(圆韧带),剪去多余输尿管,注意避免输尿管扭曲,结扎末端周围组织,然后植入 3# 或 4.7#DJ 管。为防止输尿管膀胱吻合口狭窄,本中心常将供肾输尿管末端纵行剪开 0.5~1.0cm,扩大吻合口面积。纵行剪开受者膀胱黏膜,长度与输尿管末端待吻合的长度对应。用 5-0 可吸收缝线吻合输尿管与受体膀胱黏膜,吻合方式可间断可连续,亦可一侧间断一侧连续(图 20-4A 和 B)。将受者膀胱肌层与外膜用 5-0 可吸收线间断缝合以隧道包埋输尿管和膀胱吻合口(图 20-4C)。隧道长度 1.5~2cm,一般 3~5 针即可。注意打结不易过紧,以免造成拔出 DJ 后造成吻合口狭窄或相对狭窄。对于菲薄的膀胱黏膜,注意牵拉力度,避免膀胱黏膜撕扯,造成吻合难度增大。注意膀胱肌层仔细止血,防止包埋后隧道内血凝块机化压迫输尿管造成相对狭窄。

若单肾移植时输尿管较短,不能与受者膀胱黏膜吻合,供肾输尿管可与受者右侧原输尿管端侧吻合。需要注意供肾输尿管末端需劈开长度约 2cm,受体输尿管亦纵行剪开长约 2cm,吻合口径大大增大,防止吻合口狭窄。

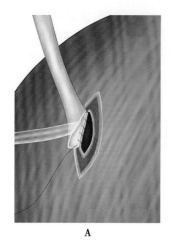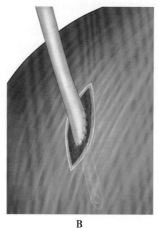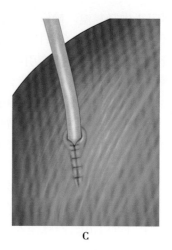

A   B   C

图 20-4 供体输尿管和受体膀胱吻合

A、B:供体输尿管末端劈开后与受体膀胱黏膜连续缝合;C:隧道包埋。

4. 切口关闭与引流

(1) 关口:逐层关闭肌层、皮下组织和皮肤层。注意止血,尤其肌肉出血,肌肉出血也是术后紧急探查的原因之一。随着新型缝线的出现,目前传统的慕丝线缝合应用越来越少,而可吸收缝合线应用越来越多。不仅缝合速度快,并且术后能够完全吸收,特别是皮肤应用可吸收缝线皮内缝合,术后切口不用拆线,愈合更加美观。

(2) 引流:一般来说,肾移植术后需要放置引流管。引流有利于将渗出的血液、组织液、淋巴液以及尿瘘时的尿液等引流到体外,预防液体留置肾周,造成肾周感染。同时需要注意,放置引流后,引流管与体外相通,为细菌从体外进入伤口提供了侵入途径,因此要求换药或退管时注意严格消毒。目前多中心已经常规在术后早期(连续 3 天)将引流液及引流管末端进行细菌培养,及时发现潜在的细菌感染。引流的方法主要有两种,被动引流和主动引流。被动引流是靠伤口内的压力或大气压的虹吸作用将液体引出体外,包括常见的硅胶管、橡胶管引流。橡胶管柔软,富有弹性,牵拉不易断且价格便宜,是平时最常用的引流材料;硅胶管的组织相容性好、刺激小,材质较硬。被动引流对稀薄液体引流较好,对黏稠液体效果较差,容易堵管,造成引流不畅。主动引流目前常用带有负压装置的引流管,能够及时将液体引出体外,引流较为充分,但同时价格较高。

引流部位选择很重要,部位选择不好,不仅达不到彻底引流的效果,反而引起不良反应。一般须避开吻合口,放置膀胱侧壁的盆底位置,方便引流,胶管末端应剪 1~2 个侧孔,侧孔太少则容易堵塞而失去引流作用,剪侧孔时不要超过管腔直径的 1/2,以防胶管扭曲或断裂等。对于引流较多,也可移植肾上级放置一根引流管。引流管最好不要从手术切口中引出,以免感染切口。引流口须松紧合适,以防压迫或扭曲引流管,使引流不充分。伤口引流一般于术后 2~5 天引流液减少后逐步去除。

第三节 特殊儿童肾移植术

一、单肾和整块双肾移植的标准

单肾或整块双肾移植的选择是基于单一供肾是否能满足于患儿正常代谢的需要以及血管尤其是动脉吻合难度的考量。尽管国际上多数支持儿童供者 10kg 以上行单肾移植和 10kg 以下行整块双肾移植可获得与标准供体或亲属供体相当的效果,但是其主要基于满足受体为成人的代谢需要考虑的,并不适合儿童肾移植。目前对于儿童受者行单肾或双肾移植并没有统一的认识,一般根据供肾情况而定,并且许多儿童肾移植中心均报道了其本中心的经验。国内对于儿童肾移植的探索尽管起步较晚,但已经做出许多开创性的尝试,多数儿童移植中心已经不再限定供者年龄。总体而言,近些年随着外科显微缝合技术的发展,肾长度>5cm 或体重>5kg 的婴幼儿供肾可行单肾移植;肾长度≤5cm 或体重≤5kg 的婴幼儿供肾可行整块双肾移植;>1 岁的儿童供肾基本上已行单肾移植,目前均取得较好的临床效果。需要注意的是对于婴幼儿供肾行单肾移植需要格外注意受体的体质量,两者差别不能太大,否则血管吻合难度增大,术后 DGF 发生率会升高。本中心供受体体质量比控制在 1:4以下,临床效果较满意。

二、双肾移植

（一）整块双肾移植

整块双肾植入前常规将肾动静脉开口以上近心端腹主动脉和下腔静脉用不可吸收血管缝线缝扎,残端不宜留多,留取 0.3~0.5mm 用于缝合即可,既能保证缝合确切,减少残端血栓形成风险,又不影响血管内径。一般采取右肾放置左侧,左肾放置右侧的相对摆放位置。供肾腹主动脉与受体髂内动脉远端进行端端吻合可用连续缝合,亦可采用间断缝合(图 20-5A)。连续缝合本中心常规在单侧缝合 1/4 和 3/4 处再间断缝合一针加强固定。国内亦有移植中心采用供肾腹主动脉开口与儿童受者髂总或受者腹主动脉下端吻合的方式(图 20-5B)。

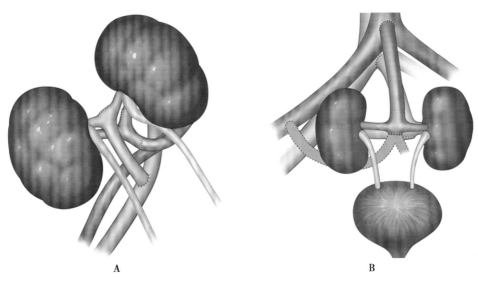

图 20-5　双肾整块移植手术方式
A:供肾腹主动脉动脉与受者髂内动脉吻合;B:供肾腹主动脉与受者髂总或腹主动脉下端吻合。

（二）双肾非整块移植

双肾非整块移植即是将两个肾脏同时移植给同一个受者。常规将右肾动静脉分别于髂总动静脉或腹主动脉/下腔静脉吻合(图 20-6)。余步骤同单肾移植。

通常将双输尿管分别植入膀胱,吻合方法同单肾移植。注意双输尿管的走形,避免扭曲,并留取适当长度。

若整块双肾带供者膀胱瓣,则可用膀胱瓣与受者膀胱黏膜吻合。

对于是否植入输尿管支架的意见目前仍未统一,各有利弊。国内多数中心尽管在拔出输尿管支架的时间上存在不同,但均支持使用输尿管支架。

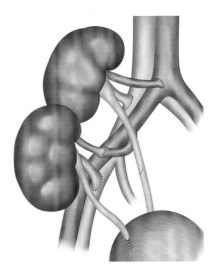

图 20-6　双肾非整块移植手术方式

三、腹腔入路移植

单肾移植分为儿童单肾移植和成人单肾移植。根据手术入路分为腹腔入路或腹膜外入路。腹膜外入路同上,不再累述。

腹腔入路一般经腹部正中切口，剪开回肠末端外侧的后腹膜，充分游离回肠末端，并中线推移，暴露腹主动脉/髂总动脉和下腔静脉/髂总静脉（图20-7）。选择合适的吻合位置，供肾动脉带袢与受体腹主动脉用6-0无损伤血管缝线连续端侧吻合，静脉与受体下腔静脉用5-0无损伤血管缝线连续吻合。若右肾静脉短，可用供肾腔静脉成型延长。输尿管与受体膀胱黏膜吻合，方法同上。

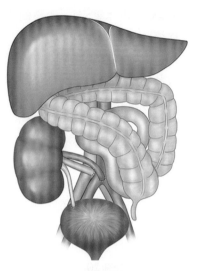

图20-7　儿童肾移植腹腔入路

四、小切口肾移植

肾移植手术自20世纪50年代成功开展以来，手术方式没有大的改动，Gibson切口应用最为广泛。传统的切口对儿童来说切口过长，组织损伤较大，术后恢复较慢而且还不美观，对患儿的心理造成一定影响。为了加快患儿恢复，Oyen等学者于2006年首次报道了小切口肾移植（mini-incision kidney transplantation，MIKT）。研究证实，在强调精细操作和工作台仔细修肾的前提下，MIKT确实可减少手术损伤。笔者认为，小切口肾移植是儿童肾移植发展的一个方向，优势也更明显，主要体现在以下几个方面：①儿童特别是一些低龄儿童，术后依从性欠缺，手术造成的损伤越大，术后这种不依从性就越严重，对免疫抑制方案造成影响，所以减少术中损伤，推动术后快速康复在儿童肾移植尤为重要。②儿童肾移植术后远期心理健康相对于成人更加重要，小切口对儿童及儿童家属造成的心理影响可以明显降低。③儿童受者都偏瘦，体重指数（body mass index，BMI）小，层次浅，有利于小切口实施。④目前根据新的分配政策，儿童肾移植的供者均为儿童，供肾体积一般较小，不需要很大手术空间，可以尝试更小的切口入路。因此，小切口可以使肾移植儿童获益更多。

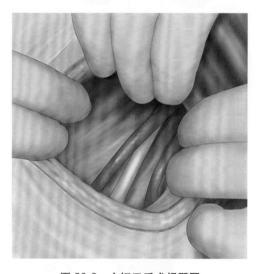

图20-8　小切口手术视野图

小切口肾移植采用平脐水平下两横指腹直肌外缘切口，根据供肾大小选择切口长度，3~6cm。逐层进入，切开腹外斜肌腱膜及腹内斜肌与前后鞘交界处腱膜，暴露髂外动静脉并充分游离（图20-8）。钝性分离暴露膀胱，选取吻合位置，吻合方式和步骤基本同传统儿童肾移植。

小切口由于受体BMI常低于正常，髂窝脂肪少，血管表浅易于分离和暴露术野。目前报道的小切口儿童肾移植是在动静脉开放后植入肾脏。需要注意的是先植入肾脏再开放动静脉术，手术成功的关键就是在修肾时供肾的小血管或淋巴管一定结扎仔细，肾门脂肪无须分离干净，须给予充分结扎，减少开放后出血，避免开放后反复翻动肾脏。考虑到儿童供肾肾周或肾门出血无法彻底在术前杜绝，笔者所在中心经过均是通过先开放动静脉，仔细止血后再放入髂窝。术前根据肾脏大小选择切口，亦可在小切口的基础上将体积稍大的肾脏顺利放入髂窝，临床效果亦较好。术中不用腹壁牵开器，"S"钩辅助牵开即可满足分离时的需要。分离时要指法轻柔，切记勿暴力，以免出血。

五、多支血管的处理

（一）双支血管的处理

1. 双支共瓣　供肾两支动脉开口间距小于1.5cm，可带腹主动脉瓣与受体髂内血管吻合（图20-9A）。若髂内动脉纤细，吻合口径较小，亦可以与髂外动脉吻合（图20-9B）。1.5cm是本移植中心的经验值，各中心可根据受体血管条件判断适合血管吻合的间距。受体髂内动脉和髂外动脉均不适合血管吻合，可将双支动脉带瓣与受体髂总动脉或腹主动脉下端吻合，供肾静脉与髂总静脉或下腔静脉下端吻合（图

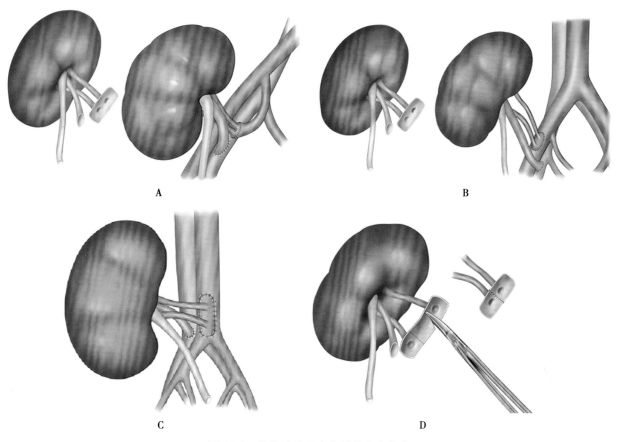

图 20-9 供体动脉双支共瓣的吻合方式

20-9C）。供肾双支动脉开口间距若大于 1.5cm，可将双支动脉中间间隔剪断，重新拼接，则双支动脉开口间距可明显缩小，然后再与受体髂内或髂外动脉吻合（图 20-9D）。

2. 双支不共瓣 若双支共瓣动脉间距大于 1.5cm，可将双支动脉剪开成双支动脉。双支动脉分别于受体髂内动脉主干分支分别吻合（图 20-10A）。注意血管排列，避免扭曲成形，亦可将双支动脉分别与髂外动脉缝合（图 20-10B）。此外若髂内血管纤细，仅满足供肾血管主干血供，则亦可供肾主干血管与髂内动脉缝合，另外一支动脉与髂外动脉吻合（图 20-10C）。

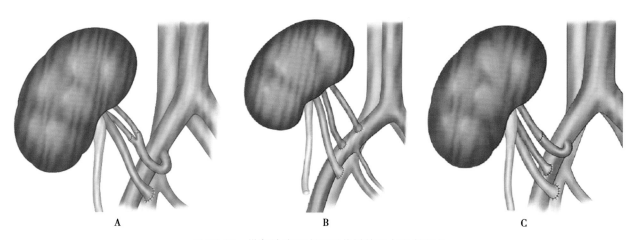

图 20-10 供肾动脉双支且不共瓣的手术吻合方式

（二）三支及以上血管的处理

1. 三支共瓣 若三支动脉粗细相仿且共瓣，动脉开口间距相对较小（图 20-11A），可与髂内动脉直接吻合（图 20-11B）。由于动脉瓣长径常>1.5cm，一般不能与受体髂内动脉吻合，常选择与受体髂外动脉吻合(图20-11C)。若三支动脉开口间距均很远,则可分别剪断,变为三支单独的血管,处理原则同三支不共瓣动脉。

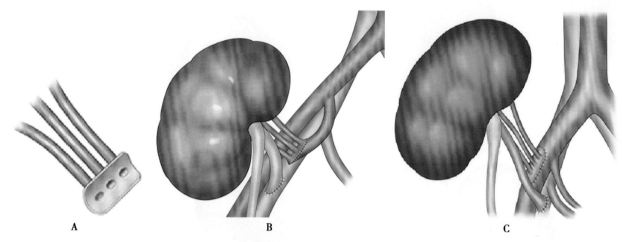

图20-11 供肾三支动脉共瓣的手术吻合方式

2. 三支不共瓣 三支动脉中若两支动脉开口间距相近,另外一支相距较远,可剪开较远一支动脉,变成两支共瓣和一支单独的血管(图20-12A)。三支动脉中相近的两支可与受体髂内动脉主干吻合,另外一支与髂外动脉吻合(图20-12B),或相近两支与受体髂外动脉吻合,另外一支与髂内动脉吻合(图20-12C),亦可三支中主干与髂内动脉吻合,另外两支分别与髂外动脉吻合(图20-12D)。

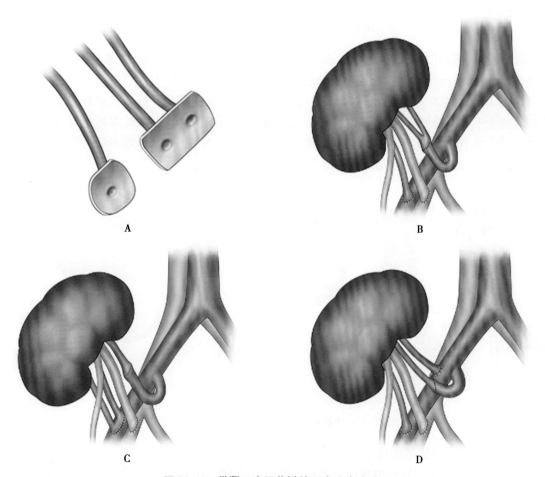

图20-12 供肾三支不共瓣的手术吻合方式

3. 四支及以上血管　较为罕见,处理思路亦是"化零为整",简化手术吻合难度。对于多支血管中血管内径小于 1.0~1.5mm 供肾下级血管,可尝试与受体腹壁下动脉吻合。对于血管内径小于 1.0mm 的可考虑结扎弃用。

4. 供体肠系膜动脉搭桥　对于没有动脉瓣或者获取时剪断了肾动脉,在无法直接吻合的情况下,利用供者肠系膜动脉搭桥将供肾肠系膜上动脉血管分支分别于供肾多支血管分别吻合,血管搭桥后成为一支血管或延长吻合血管长度不失为一种补救方法。

对于三支或三支以上的血管本中心常用肠系膜上动脉及其分支搭桥,将多支动脉"化零为整"。将三支动脉分别于肠系膜上动脉三分支吻合变成单支动脉(图 20-13)。若肠系膜上动脉分支与三支动脉不完全匹配,可将其中两只搭桥变为一支血管,后处理原则同双支不共瓣,减少血管吻合难度。

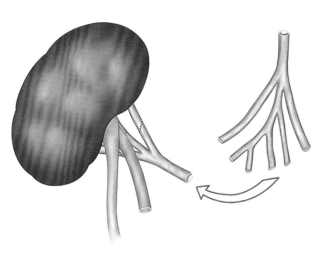

图 20-13　应用供者肠系膜上动脉分支与供肾多支动脉重建

六、下尿路异常

下尿路异常并非移植的禁忌证,但在移植前最好尽可能明确并解除泌尿系统问题。膀胱输尿管反流、膀胱协同功能失调、后尿道瓣膜或/和尿道狭窄等的尿路结构畸形和排尿异常,需要术前纠正,否则常常造成移植肾的失败。神经源性膀胱患儿需要教导父母或患者实施清洁间歇性导尿,或行膀胱扩大术,以改善远期移植物功能。

（丰贵文　尚文俊　王军祥　王志刚）

参考文献

[1] MICHON L,HAMBURGER J,OECONOMOS N,et al. An attempted kidney transplantation in man:medical and biological aspects. Presse Med 1953,61:1419-1423.

[2] MURRAY J E,MERRILL J P,HARRISON J H. Kidney transplantation between seven pairs of identical twins. Ann Surg 1958, 148:343-359.

[3] GOODWIN W E,MIMS M M,KAUFMAN J J. Human renal transplantation. Ⅱ I. Technical problems encountered in six cases of kidney homotransplantation. Trans Am Assoc Genitourin Surg. 1962,54:116-125.

[4] BOHANNON L L,BARRY J M,NORMAN D J,et al. Renal function 27 years after unilateral nephrectomy for related donor kidney transplantation. J Urol 1988,140:810.

[5] STARZL T E,MARCHIORO T L,PORTER K A,et al. The role of organ transplantation in pediatrics. Pediatr Clin North Am 1966,13:381-422.

[6] MOWBRAY J F,COHEN S L,DOAK P B,et al. Human cadaveric renal transplantation:report of twenty cases. BMJ 1965,2: 1387-1394.

[7] STARZL T E,IWATSUKI S,MALATACK J J,et al. Liver and kidney transplantation in children receiving cyclosporin A and steroids. J Pediatr 1982,100:681-686.

[8] JENSEN C W B,JORDAN M L,SCHNECK F X,et al. Pediatric renal transplantation under FK 506 immunosuppression. Transplant Proc 1991,23:3075.

[9] STARZL T E,FUNG J,JORDAN M,et al. Kidney transplantation under FK 506. JAMA 1990,264:63-67.

[10] TEJANI A,BUTT K M H,KHAWAR M R,et al. Cyclosporine experience in renal transplantation in children. Kidney Int 1986,30:35-43.

[11] BRODEHL J,BOKENKAMP A,HOYER P F,et al. Long-term results of cyclosporin A therapy in children. J Am Soc Nephrol. 1992,2:S246-254.

［12］VINCENTI F,KIRKMAN R,LIGHT S,et al. Interleukin-2 receptor blockade with daclizumab to prevent acute rejection in renal transplantation. Daclizumab Triple Therapy Study Group. N Engl J Med 1998,338:161-165.

［13］NASHAN B,MOORE R,AMLOT P,et al. Randomized trial of basiliximab versus placebo for control of acute cellular rejection in renal allograft recipients. CHIB 201 International Study Group. Lancet 1997,350:1193-1198.

［14］BROYER M,GAGNADOUX M F,GUEST G,et al. Triple therapy including cyclosporine A versus conventional regimen:a randomized prospective study in pediatric kidney transplantation. Transplant Proc. 1987,19:3582-3585.

［15］BELL L,GIARDIN C,SHARMA A,et al. Lymphocyte subsets during and after rabbit antithymocyte globulin induction in pediatric renal transplantation:sustained T cell depletion. Transplant Proc 1997,29:6S-9S.

［16］HART A,SMITH J M,SKEANS M A,et al. OPTN/SRTR 2018 Annual Data Report:Kidney. Am J Transplant. 2020;Suppl s1:20-130.

［17］杨顺良,谭建明.对我国儿童肾移植发展的思考与建议.医学与哲学,2007,28(6):46-56.

［18］石鑫森,刘贝妮,钟旭辉,等.儿童慢性肾脏病流行病学研究进展.中华儿科杂志,2019,57(9):721-724.

第二十一章 儿童肾移植随访计划

肾移植术后的免疫抑制治疗和随访管理持续终生,且和患者以及移植肾的预后密切相关。儿童肾移植的随访管理存在诸多特殊之处:儿童人群的肾脏原发病构成、身高体重、免疫功能、脏器功能以及药物在体内的代谢过程不同于成人,且在不同年龄阶段存在较大差异;儿童肾移植随访常历经学龄期、青春期并最终过渡至成人期,期间患儿面临学业、与同龄人交往、考试就业等多方面压力,但其同期的情绪管理和心理行为等方面尚未发育成熟。因此,儿童肾移植的疾病管理和医患沟通等方面有自身的特殊性,和成人相比有很大差别,本章将对儿童肾移植出院后的随访计划和相关注意事项做重点阐述。

第一节 儿童肾移植的常规随访

一、常规随访计划

应在出院前制定个体化、详尽的随访计划,并对患儿及其家属进行充分宣教,强调规律随访、遵从医嘱的重要性和必要性。国内外关于儿童肾移植的随访频率建议为:移植后 1~3 个月内每周随访 1~2 次,移植后 4~6 个月每 2 周随访 1 次,移植后 7~12 个月每月随访 1 次,移植 1 年以上每 1~2 个月随访 1 次,若病情有变化、治疗方案有调整视情况增加随访频率。

关于儿童肾移植随访复查内容(表 21-1),具体包括:①自上次随访以来的病情变化,包括尿量、尿色、饮食/液量摄入和生活方式等,体格检查重点关注血压、身高、体重(计算体重指数)、扁桃体和淋巴结大小变化。②实验室检查,如血常规、尿常规、全血生化(肝肾功能、电解质、血糖和血脂)、估算肾小球滤过率(eGFR)。③药物浓度和药物副作用监测,密切监测环孢素、他克莫司或西罗莫司等的药物浓度并控制在目标范围,注意血药浓度监测时间点的具体要求,其中环孢素建议监测谷浓度和峰浓度,他克莫司监测谷浓度,而吗替麦考酚酯选用全点或有限检样法血药浓度-时间曲线下面积(area under curve,AUC)监测,注意核实有无漏服、错服药物情况,以及是否按要求规范服用药物(如他克莫司建议空腹或餐前 1 小时或餐后 2~3 小时服用)。④病原学筛查,包括 CMV、EB 病毒、BK 病毒等,至少每 1~3 个月检查 1 次。⑤免疫学检查,根据患儿免疫状态定期进行 Luminex 单抗原(Luminex single-antigen,LSA)检测,定期评估体液/细胞免疫功能。⑥移植肾超声:常规每 3 个月复查 1 次,特殊情况随时复查。⑦视情况行移植肾活检病理检查。⑧其他,如有贫血者检查铁储备,定期进行心电图、超声心动图等检查,注意评估患者及其家属的依从性和心理状态。

需要强调的是,上述随访计划应根据患儿的免疫风险和肾脏原发病的复发风险做个体化调整。例如,对于肾脏原发病为原发性、继发性肾小球疾病等有复发可能的受者,术后定期检查尿常规,重点关注有无蛋白尿、血尿;如若溶血尿毒综合征的受者出现移植肾功能损害,需注意筛查血栓性微血管病的相关指标,如血红蛋白、血小板计数、外周血红细胞形态、血浆结合珠蛋白和血清乳酸脱氢酶等,同时根据补体相关基因检测结果有针对性监测病情活动指标。总之,当肾移植术后出现蛋白尿、血尿时,需要及时鉴别是否为原发病复发,必要时行移植肾活检,有助于鉴别是否为原发病复发或者新发肾小球疾病。

表 21-1　儿童肾移植术后随访计划

项目	移植后 1 月	移植后 2~3 月	移植后 4~6 月	移植后 7~12 月	移植后 12 月以上
随访频率	每周 1~2 次	每周 1~2 次	每 2 周 1 次	每月 1 次	每 1~2 个月 1 次
基本临床资料					
心率,血压,身高,体重,BMI	每次就诊时				
移植物监测					
肾功能,电解质(钠、钾、氯、碳酸氢根),eGFR	每周 3 次	每周 1~2 次	每 2 周 1 次	每月 1 次	每 1~2 个月 1 次
肌酐清除率		每年 1 次			
尿蛋白肌酐比,和/或尿白蛋白肌酐比	1 次	每 1~3 月 1 次			
24 小时尿蛋白,和/或 24 小时尿白蛋白		每年 1 次			
DSA		每 6~12 个月 1 次			
移植肾超声	1 次		每年 1 次		
药物浓度监测					
他克莫司/西罗莫司/依维莫司/环孢素浓度	每周 3 次	每周 1~2 次	每 2 周 1 次	每月 1 次	每 1~2 个月 1 次
吗替麦考酚酯 AUC	出院前	视情况而定			
血液系统					
血常规	每周 2~3 次	每周 1~2 次	每 2 周 1 次	每月 1 次	每 1~2 个月 1 次
贫血筛查	1 次	视情况而定			
肝功能,GGT	每周 1 次	每月 1 次			每 1~2 个月 1 次
矿物质骨代谢					
血钙,磷,镁	每月 1 次	每月 1 次			每 1~2 个月 1 次
PTH	1 次	若 PTH 异常,或 eGFR<60mL/(min·1.73m^2),每 3 个月 1 次			
25-(OH)D$_3$		每 3 月 1 次			
尿钙肌酐比	1 次	维生素 D 治疗期间每 6 个月 1 次			

病原学监测

项目	移植后 1 月	移植后 2~3 月	移植后 4~6 月	移植后 7~12 月	移植后 12 月以上
尿沉渣镜检、尿培养	每周 2 次至 DJ 管拔除	神经源性膀胱、膀胱输尿管反流和复发性泌尿道感染者，每月 1 次			
CMV 核酸检测	血清学阴性受者：第 1 个月每周 1 次→第 2 个月每 2 周 1 次→之后每月 1 次				每年 1 次
	血清学阳性受者：每月 1 次				
EBV 核酸检测	血清学阴性受者：每月 1 次				前 2 年每每 3 个月 1 次→每 6 个月 1 次至血清学转换→之后每年 1 次
					每年 1 次
	血清学阳性受者：每 3 月 1 次				
BKV 核酸检测	每月 1 次				前 2 年每每 3 个月 1 次→之后每年 1 次
HBsAg、anti-HBs Ab	第 1,3,12 个月				每年 1 次
Anti-HCV Ab、HIV	第 12 个月				
HBV、HCV 和 HIV 核酸检测	第 1,3 个月				如核酸阳性，继续监测
空腹和/或餐后 2 小时血糖、HbA1c	每周 1 次	每 3 个月 1 次	每 6 个月 1 次		每 6 个月 1 次
血脂、尿酸	第 3 个月	每 6 个月 1 次			
动态血压监测、心脏超声			每年 1 次		
腹部超声		每 3 月 1 次			
原发病复发监测					
FSGS	每周 1 次	每月 1 次			每 3 个月 1 次
IgA 肾病	1 次	每 3 月 1 次			每 6 个月 1 次
狼疮性肾炎	1 次		每 3 月 1 次		
ANCA 相关性血管炎	1 次	每 3 月 1 次			每 6 个月 1 次
抗 GBM 病	1 次	每 3 月 1 次			每年 1 次
眼科检查	每年 1 次				

此外,在儿童肾移植随访的过程中,医患双方的有效沟通和疾病管理非常重要,医生和家长都应当学会如何同对方沟通,如家长应当学习如何早期识别发热、呕吐或排尿异常等症状并及时告知医生;如因各种原因不能前至移植中心随访,可借助远程医疗实施随访;此外,患儿转诊至成人科室之前,应制定并实施详尽的宣教、培训计划,确保患儿能够自我管理、自主服药,医患双方需要提前同转诊医生充分沟通、讨论。

二、并发症监测

(一)心血管系统

肾移植术后多种因素均可能导致高血压,包括药物副作用、排斥反应、移植肾血管狭窄或原发病复发等。推荐患儿每次就诊时测量血压,在日常生活中定期测量并记录血压;建议控制血压低于同年龄、性别和身高的第90百分位。接受降压药治疗患者,需每年监测心电图、心脏超声;注意监测血管紧张素转化酶抑制剂或血管紧张素受体拮抗剂的副作用,包括肾功能损害和高钾血症。此外,如高血压进行性加重可能提示肾动脉狭窄,需要进行移植肾血管超声检查,如果多普勒超声怀疑移植肾动脉狭窄,推荐进一步行 CT 血管造影(CTA)、磁共振血管造影(MRA)或数字减影血管造影(DSA)检查鉴别。

(二)矿物质骨代谢

移植后矿物质骨代谢异常也需要重视,是生长发育的重要影响因素。终末期肾脏病患儿中骨密度减低比较常见,移植后糖皮质激素应用也会对骨密度造成影响,严重者发生骨折。

因此,移植后早期推荐每周监测血钙、血磷直至两者达到稳定水平;之后血钙、血磷、碱性磷酸酶和PTH 的监测频率取决于指标异常程度和移植肾肾功能的情况。建议定期监测血 25-OH-维生素 D 水平,基于基线值和治疗用药决定监测频率。定期监测身高,视情况检测骨代谢指标、行骨密度检查评估骨折风险,必要时进行骨活检,指导进一步治疗。

(三)内分泌系统

儿童肾移植受者需定期监测空腹血糖、口服糖耐量试验和/或糖化血红蛋白(HbA1c),特别在糖皮质激素、钙调神经酶抑制剂或哺乳动物雷帕霉素靶蛋白抑制剂(mammalian target of rapamycin inhibitor,mTORi)的治疗过程中,有助于早期发现移植术后新发的糖尿病(new-onset diabetes mellitus after renal transplantation,NODAT)。同时,移植后的代谢综合征也愈受重视,包括肥胖、高血压、高血脂和糖耐量异常等;推荐儿童受者定期测量血压、身高、体重(计算体重指数)和腰围,定期监测血脂、尿酸、血糖等。

(四)血液系统

定期监测血常规,评估有无贫血,注意寻找贫血病因(营养性、药物副作用、肾性贫血等),不明原因的进行性贫血建议进行血微小病毒检测;白细胞减少、中性粒细胞减少和血小板减少也应尽可能寻找病因;淋巴细胞减少时进一步行淋巴细胞亚群检测,评估细胞免疫功能,视情况调整免疫抑制方案。

(五)营养和生长发育

营养问题和生长迟缓是儿童慢性肾脏病和肾移植在随访管理中需要面临的重要问题。其中,移植患儿的身高、体重常落后于同龄儿童,有数据显示儿童受者在肾移植时的平均身高低于正常对照 2 个标准差;生长迟缓可在肾脏移植之后获得改善,特别是 1 岁以内儿童受者在移植后第 1 年内追赶性生长明显。因此,儿童肾移植受者应当定期进行营养状态和生长发育评估,必要时记录每日液体入量、饮食日记,视情况完成运动发育、发育评分,在此基础上实施营养指导和治疗干预。

肾移植术后生长发育落后持续存在的儿童,注意寻找原因。追赶性生长的可能影响因素包括:移植肾功能、糖皮质激素应用、矿物质骨代谢紊乱和肾移植时的年龄等。

多数情况下,肾移植患儿能够完成学业,移植可以显著改善患儿的运动发育、发育评分和头围。但仍需注意随访评估患儿的智力运动发育情况。轻度认知功能障碍可以表现为学习成绩差、学习困难,必要时进行神经认知功能筛查。

（六）其他

1. 监测药物副作用（参见第二十三章"免疫抑制剂"）　肾移植患儿需长期服用糖皮质激素和免疫抑制药物，在此过程中需密切监测药物浓度和药物副作用。药物的目标血液浓度在各家移植中心之间可能存在一定差别。随访医生应当熟悉各种药物的药代动力学特点、副作用和药物相互作用，治疗方案应当基于受者移植肾功能、免疫功能和是否存在病毒感染等进行个体化调整。常用药物包括钙调神经磷酸酶抑制剂、抗代谢药物（吗替麦考酚酯、硫唑嘌呤），mTOR 抑制剂（西罗莫司、依维莫司）和糖皮质激素。常见副作用包括钙调神经磷酸酶抑制剂的肾毒性、感染、高血压、糖尿病、恶性肿瘤、骨髓抑制、脂代谢紊乱和神经毒性等；其中肿瘤疾病包括 EB 病毒相关性的移植后淋巴增殖性疾病或皮肤肿瘤，建议向所有肾移植受者及其家庭成员进行宣教，培训其如何识别和预防药物副作用，以尽可能减少药物副作用的发生。

2. 青春期儿童注意性教育和避孕　应当对青春期儿童进行性教育，预防性传播疾病，因为移植患者免疫功能被抑制，容易发生机会致病菌感染，一旦发生感染更为严重；此外，移植受者怀孕属于高危妊娠，可能需要调整免疫抑制方案；必要时请妇产科医生会诊，特别在年龄大于 18 岁、性活跃期或出现不规则月经出血者。

3. 其他　移植后 3 个月开始定期口腔检查，每 6 个月 1 次，注意药物副作用如齿龈增生（环孢素）和口腔溃疡（西罗莫司）；眼科评估每年 1 次，因长期大剂量糖皮质激素可导致眼压增高或药物性白内障；如外出旅行，建议提前了解目的地医院和移植中心分布，随身携带病历简介和足够的药物，国际旅行还需要了解当地疫苗接种的要求。

第二节　儿童移植肾监测

移植肾功能的常规评估包括肾功能，尤其血肌酐水平以及蛋白尿。部分患者出现血肌酐异常和或蛋白尿，不除外有移植肾功能丧失，则可能需行肾活检以明确此类异常的原因。相比于正常自体肾功能，几乎所有患者在肾移植术后都会出现肾小球滤过率（GFR）下降。大多数患者移植后的基线肌酐水平往往升高，多相当于估计 GFR<60mL（min·1.73m^2）。GFR 轻度下降的原因包括：单个肾脏移植、供受者肾脏大小不匹配、缺血性损伤（尤其尸肾移植的情况下）、扩大标准供肾，以及使用了可引起肾脏血管收缩的钙调磷酸酶抑制剂（calcineurin inhibitor，CNI）。

一、监测肾功能

移植肾功能延迟恢复（Delayed graft function，DGF）指在移植术后第 1 周内需要透析治疗，且较活体肾移植更多见于尸源肾移植；慢性移植肾功能障碍则指移植肾在数周至数月内发生不可逆损伤，其主要决定因素是慢性移植肾肾病的发生，与供者因素、缺血再灌注损伤、急性移植肾功能障碍反复发生、亚临床排斥反应、钙调磷酸酶抑制剂肾毒性和高血压性疾病有关。

评估和诊断移植肾功能障碍的方法取决于其发病的时间。

（一）移植术后即刻（<1 周）出现移植肾功能障碍

移植术后即刻（<1 周）出现移植肾功能障碍的患者最常表现为术后少尿或血清肌酐不下降，甚至部分患者术后第 1 周即需要透析治疗。其中移植术前接受透析的患者以尿量偏少或不增加为突出表现；术前未透析即移植患者，更可能表现为术后血肌酐不下降。此时存在移植肾失功风险，故评估和诊断移植肾功能障碍的原因最为重要。主要潜在原因有如下几点。

1. 缺血后 ATN　缺血后 ATN 或再灌注损伤是最常见原因。其高危因素：冷缺血时间超过 24 小时或使用环孢素诱导治疗［尤其>10mg/（kg·d）］；预致敏的再次移植患者；移植前即刻进行的透析类型以及供者质量。

2. **超急性抗体介导的排斥反应**（antibody-mediated rejection，ABMR） 预存 DSA 所致，可以导致 24 小时内移植肾失功。

3. **血容量不足** 麻醉引起的血管扩张，伴或不伴诱导药物所致的细胞因子释放造成体液外渗。

4. **手术并发症** 血管血栓形成、积液（尿漏、肾周血肿和淋巴囊肿）、供肾多支肾动脉、动脉粥样硬化栓子脱落等。

（二）移植术后 >1 周出现移植肾功能障碍

移植术后 >1 周出现移植肾功能障碍可分为早期（1 周至 3 个月）和晚期（>3 个月）移植肾功能障碍。若血清肌酐较基线水平升高≥25% 或比预期值高，先增加体液量并复查血清肌酐，补液后仍有血清肌酐持续增高则需要进行评估。主要原因如下。

1. **急性排斥反应** 最常见，多见于术后 6 个月内，多伴有发热、少尿及移植肾区疼痛等。建议行肾穿刺活检明确组织学表现，如急性 T 细胞介导的排斥反应和或急性抗体介导的排斥反应。

2. **钙调磷酸酶抑制剂毒性** 90% 的维持性免疫抑制方案包括钙调磷酸酶抑制剂他克莫司或环孢素，其毒性相关临床表现常见为急性氮质血症或慢性进展性肾病。

3. **血栓性微血管病** 原 HUS 或 TTP 复发，钙调磷酸酶抑制剂毒性以及急性抗体介导的排斥反应等均可导致，临床表现为溶血性贫血、血小板减少及 LDH 升高。

4. **原发病复发** 确诊需要移植肾活检。

5. **移植肾动脉狭窄** 多发生在 3 个月~2 年。

6. **尿路梗阻** 膀胱功能障碍或淋巴囊肿等所致。

7. **病毒感染** 特别是 BK 病毒和 CMV 感染。

8. **新发肾小球疾病。**

9. **慢性移植肾肾病。**

10. **其他** 如移植肾活检后动静脉瘘形成或留置输尿管支架增加感染风险。

KDIGO 指南推荐，每日监测血肌酐至术后 1 周或至出院；术后 2~4 周至少每周监测 2~3 次；术后 2~3 个月内至少每周监测 1 次；术后 4~6 个月内至少每 2 周监测 1 次；术后 7~12 个月内至少每月监测 1 次；术后 1 年后至少每 2~3 个月监测 1 次。推荐同时监测 eGFR，儿童青少年推荐 Schwartz 公式计算。另，推荐监测移植肾超声检查。

二、尿蛋白评估

成人肾移植少量蛋白尿即为移植物功能障碍的高风险因素，移植术后蛋白尿 >1g/d 是移植肾功能障碍的征象。而对儿童肾移植，术后蛋白尿是常见并发症（40%~80%），与远期移植物存活相关，但并不一定与死亡相关。建议常规监测尿蛋白肌酐比，目标范围为 <20mg/mmol。肾移植术后 4~6 周自体肾脏功能的停止，大部分源自自体肾脏的蛋白尿会消失，因此早期即出现蛋白尿提示复发或新发 FSGS，或者移植肾急性排斥反应等，进一步评估建议行肾活检。

指南推荐术后 24 小时内，每 1~2 个小时结算尿量，此后每日监测出入量至肾功能稳定；尿蛋白定量推荐术后 1 个月留取 1 次基线值，此后 1 年内每 3 个月 1 次；术后 1 年后每年 1 次。

三、肾活检

当有证据提示移植肾功能障碍时，如血清肌酐升高、蛋白尿加重等，通常推荐进行移植肾活检。部分肾移植中心对肾移植患者进行程序性肾活检，而其他中心多对高危移植患者进行移植肾活检，比如既往 BK 病毒感染史、疾病复发史，或发生排斥风险较高或高度致敏患者。移植肾活检风险包括：出血、损伤其他器官、感染和移植肾丢失，其中严重并发症移植肾丢失发生率很低，为 0.4%~1%。因此可以适当放宽移植肾活检指征,正确规范操作以避免风险。

KDIGO 建议以下情况推荐完善移植肾穿刺活检:①不明原因血肌酐持续性升高;②急性排斥反应后血肌酐不能恢复至基线水平;③肾功能恢复延迟;④移植术后 1~2 个月肾功能恢复不理想;⑤蛋白尿复现或不明原因的蛋白尿>3.0g/g 或>3.0g/24h。

第三节　儿童肾移植术后感染监测

一、常见感染

(一) BK 病毒

BK 病毒(bovine kobu virus,BKV)是多瘤病毒组的一部分,在尿路上皮细胞中建立潜伏期。临床表现:骨髓移植受者出血性膀胱炎,肾移植受者输尿管狭窄和同种异体移植肾病,与尿路上皮的这种倾向有关。目前推荐将 BK 病毒前瞻性筛查作为移植后常规随访的一部分。尿 BK 病毒 PCR 阴性几乎有 100% 的阴性预测值,因此推荐术后常规进行尿液 BK 病毒检测。前 3~6 个月每月筛查 BK 病毒,此后每 3 个月筛查 1 次,直至移植术后一年。建议对肾移植术后 2~5 年的患者进行年度筛查。免疫抑制的强度已被确认为 BKV 肾病发生的主要危险因素之一。因此,建议在免疫抑制强度增加后进行筛查,如排斥治疗。减少免疫抑制药物是应对 BK 病毒血症最常见的干预措施。KDIGO 建议术后 3~6 个月内每月监测 1 次;术后 1 年内每 3 个月监测 1 次;无法解释的血肌酐升高及急性排斥反应处理后需检测。

(二) EB 病毒

EB 病毒(epstein-barr virus,EBV)监测的主要目标是预防移植后淋巴增生性疾病(PTLD)的发展。EBV 病毒血症通常比 EBV 病和 PTLD 的发展早 4~16 周。早期识别 EBV 病毒血症,进行干预,以防止 EBV 病和 PTLD 的进展。然而,并非所有 EBV 病毒血症的患者均会发展为 PTLD。PTLD 相关的许多危险因素中原发性 EBV 感染被认为是最重要的。原发性 EBV 感染定义为发生于 EBV 血清阴性受者的感染。约 50% 的儿童肾移植受者是 EBV 血清阴性,因此儿童肾移植患者是原发性 EBV 感染易感人群。

KDIGO 建议高危 D+/R-患者移植后采用以下 EB 病毒监测计划:移植后第一周 1 次,前 3~6 个月至少每月 1 次,此后至少每 3 个月 1 次,直至术后一年,并在急性排斥反应治疗后重新开始监测。虽然 D-/R-患者发生 EB 病毒病的概率可能比 D+/R-患者低,但与 R+患者相比,他们仍然面临较高风险,因此需要密切监测。某些中心倾向于更频繁地监测 EBV 载量。在第一年之后,可以根据中心经验进行选择性监测,如病毒载量持续较高的患者或免疫抑制程度较高的患者。对于 EBV 血清阳性受者,可以考虑选择性监测。

(三) 巨细胞病毒(CMV)

巨细胞病毒(cytomegalovirus,CMV)监测的目的是预防巨细胞病毒病。指南建议对 CMV 病毒进行定期监测,监测持续时间和频率因 CMV 预防策略的类型而异,而 CMV 预防策略是以初次感染的风险为指导的。CMV 感染的预防可以通过以下两种方法来完成:①普遍预防:除 D-/R-外,对所有患者进行 CMV 治疗;②预防性治疗:当病毒载量达到一定的阳性阈值时,开始抗病毒治疗。共识指南建议对高危患者(D+/R-或 D+/R+)进行普遍预防。大约 65% 的儿童肾移植受者在移植时 CMV 血清呈阴性,属于 CMV 感染高危人群。伐更昔洛韦生物利用度约为 60%,是更昔洛韦的 10 倍,但儿童患者中其应用的剂量尚未达成共识,并且白细胞减少症是伐昔洛韦治疗的常见副作用。

KDIGO 建议对于巨细胞病毒 D+/R-患者,推荐口服更昔洛韦或伐更昔洛韦预防 3~6 个月。对于 CMV R+患者,建议使用 3 个月,但如果使用抗淋巴细胞诱导剂,则应考虑使用 6 个月。巨细胞病毒 D-/R-患者不推荐任何预防措施。此外,高危受者(D+/R-)用抗淋巴细胞抗体治疗排斥反应时,应立即重新开始预防或预防性治疗 1~3 个月。建议移植后第一年定期使用定量病毒载量分析进行监测,持续时间和频率因 CMV 预防策略的类型而异。

在巨细胞病毒病患者中,建议每周通过 NAT 或 pp65 抗原血症监测巨细胞病毒;建议所有患有严重(包括大多数组织浸润性)巨细胞病毒病的患者静脉注射更昔洛韦;建议所有儿童肾移植受体巨细胞病毒病都应该用静脉注射更昔洛韦治疗,至血浆 NAT 或 pp65 抗原血症阴性为止。

二、机会性感染

(一)结核病

肾移植受体中的结核病预防和治疗方案建议与当地普通人群相同。接受利福平治疗的患者建议监测 CNI 和 mTORI 的浓度;建议利福布汀代替利福平,尽量减少后者与 CNIs 和 mTORi 的相互作用。

(二)真菌感染

建议移植后口服克霉唑含片、制霉菌素或氟康唑 1~3 个月,用抗淋巴细胞抗体治疗 1 个月后口服以预防食道念珠菌。

三、其他感染

HBV 病毒、水痘病毒等相关病毒感染见疫苗接种,具体参见第十四章“慢性肾脏病的疫苗接种”。

第四节 儿童肾移植的依从性和生活质量

随着肾移植手术技术和治疗方案的日益成熟,移植肾和受者的生存时间和长期预后得到极大改善。但患儿在回归学校、进入青春期之后,常面临来自疾病、学习、社交等各方面压力。在此过程中,用药依从性、心理健康和生活质量成为医患双方需要面临解决的新问题。

一、儿童肾移植的依从性

WHO 将依从性定义为“患者行为和诊疗计划的一致性”,依从性可体现在按照医嘱服药、生活方式(饮食、运动等)或按计划就诊等多个环节。肾移植患儿需要终身服用免疫抑制剂,漫长的治疗过程中,依从性成为突出问题,在青春期儿童尤为凸显。既往研究显示,不依从的发生率在成人肾移植为 2%~18%,而在儿童肾移植的发生率为 5%~50%,青春期儿童更是高危人群,有报道高达 64% 的受者存在不依从的情况。目前认为,依从性差的高危因素包括:女性、青春期、种族、居住地至医院距离远、社会经济地位低、治疗方案的复杂性和药物(面容)副作用等。

依从性差(如漏服免疫抑制药物)是排斥反应、移植物失功甚至死亡的高危因素,有时候甚至被误诊为慢性排斥。治疗不依从导致的潜在后果包括医疗花费增加、住院、排斥、移植物失功和死亡,有数据显示,在儿童肾移植失功中,6% 的病例与治疗不依从相关。因此,依从性是儿童肾移植必须关注的重要问题,随访过程中需要持续关注评估患儿及其家属的依从性。

有很多方法可以用于评估肾移植患儿及其家属的依从性,具体包括:①监测血液的药物(代谢产物)浓度,间接反映药物的服用情况,可连续监测血药浓度计算标准偏差,即血药浓度变异指数(medication level variability index,MLVI),以他克莫司为例,有学者认为浓度标准差>2,或谷浓度<50% 和/或>200% 目标浓度即提示依从性差;②对患儿及监护人进行询问调查,是花费最少、方便可行的监测方法,用药依从性评价有多种工具可供选择,如 8 项 Morisky 用药依从性量表(eight-item Morisky medication adherence scale,MMAS-8)、药物依从性报告量表(medication adherence report scale,MARS)和续配和服药依从性量表(adherence to refills and medications scale,ARMS),但依从性量表可能存在敏感性、特异性的局限性;③电子药盒,用药监测系统;④数药片法;⑤调查处方频率、医疗病历等。实际工作中,常缺乏统一标准,可能需要联合多种方法进行评估。

评估依从性同时,对相关儿童进行全面的心理社会评估很重要,注意寻找、评估导致依从性差的潜在因素,可选择工具包括青少年用药依从障碍量表(adolescent medication barriers scale,AMBS)和父母用药障碍量表(parent medication barriers Scale,PMBS)。

同时,需要关注肾移植患儿的心理社会健康,定期评估学业表现、出勤情况也应作为随访计划的一部分。

二、儿童肾移植的生活质量

过去几十年间,随着移植技术的发展,患者及移植肾存活时间显著延长,移植后的生活质量(health related quality of life,HRQOL)备受关注。患者的生长发育、心理社会功能和生活质量愈受重视,认为是长期预后的重要评价指标。

已有研究数据表明,移植患儿的生活质量评分高于终末期肾脏病患儿。但和普通人群相比,移植患儿在学业、外貌、与同龄人交往和家庭关系等方面仍面临较大压力。

生活质量(quality of life,QOL)存在不同的评分工具,包括通用的或疾病特异性的评分表格,移植特异性评分在移植患儿中更敏感、更适合进行纵向比较。目前较为完善的儿童生活质量评分量表有5种,包括儿童生活质量量表(pediatric quality of life inventory,PedsQL)、儿童健康问卷(child health questionaire)、KIDSCREEN生活质量问卷、儿童健康与疾病筛查表(child health and illness profile)、青少年生活质量量表(youth quality of life);其中PedsQL(适用2~8岁)和KIDSCREEN(适用8~18岁)是最被关注的2个量表。

(钟旭辉　苏白鸽)

参考文献

[1] MONTGOMERY R A,HARDY M A,JORDAN S C,et al. ntibody Working Group on the diagnosis,reporting,and risk assessment for antibody-mediated rejection and desensitization protocols. Consensus opinion from the antibody working group on the diagnosis,reporting,and risk assessment for antibody-mediated rejection and desensitization protocols. Transplantation. 2004,78(2):181.

[2] SEEMAN T. Management of proteinuria in the transplanted patient. Pediatr Nephrol,2015,30(6):889-903.

[3] FURNESS P N,PHILPOTT C M,CHORBADJIAN M T,et al. Protocol biopsy of the stable renal transplant:a multicenter study of methods and complication rates. Transplantation. 2003,76(6):969-973.

[4] SCHWARZ A,GWINNER W,HISS M,et al. Safety and adequacy of renal transplant protocol biopsies. Am J Transplant. 2005,5(8):1992-1996.

[5] SMITH J M,DHARNIDHARKA V R. Viral surveillance and subclinical viral infection in pediatric kidney transplantation. Pediatr Nephrol. 2015,30(5):741-748.

[6] KASISKE B L,ZEIER M G,CHAPMAN J R,et al. KDIGO clinical practice guideline for the care of kidney transplant recipients:a summary. Kidney Int. 2010,77(4):299-311.

[7] 中华医学会器官移植学分会,中国医师协会器官移植医师分会.中国儿童肾移植临床诊疗指南(2015版).中华移植杂志,2016,10(1):12-23.

[8] CHEN J,LIVERMAN R,GARRO R,et al. Acute cellular rejection treatment outcomes stratified by Banff grade in pediatric kidney transplant. Pediatr Transplant. 2018:e13334.

[9] Kidney Disease:Improving Global Outcomes(KDIGO) Transplant Work Group. KDIGO clinical practice guideline for the care of kidney transplant recipients. American Journal of Transplantation 2009,9(Suppl 3):S1-S157.

[10] STEVEN A W,KIM M O,DEIRDRE A K,et al. Harmon Pediatric Solid Organ Transplantation,2th ed,Blackwell Publishing Ltd. 2007.

［11］ DUNN. Solid Organ Transplantation in Infants and Children. Organ & Tissue Transplantation,2016.

［12］ HUI-KIM Y,ISAAC D L,KAR-HUI N. Pediatric Nephrology On-The-Go. 3rd. Singapore. Shaw-NKF-NUH Children's Kidney Center. 2018.

［13］ 中华医学会器官移植学分会.儿童肾移植技术操作规范(2019 版).器官移植,2019,10(5):499-504.

第二十二章　儿童肾移植麻醉

　　儿童尤其是低龄儿童,由于其各器官和系统的发育尚未完全、代偿能力有限,与成人相比,麻醉管理的难度和风险均明显增加。对于肾脏功能衰竭、等待肾脏移植的患儿来说,术前可能同时合并多个重要器官和系统的功能异常,为术中麻醉管理带来了极大的挑战。麻醉医生应积极参与到患儿围手术期的管理中,在术前、术中、术后各个阶段制定具有针对性个体化的麻醉方案,以保证患儿可以安全度过围手术期,顺利转归。本章从术前评估、术前准备、麻醉前准备、麻醉方式及药物选择、麻醉术中管理、术后管理、术后镇痛等七个方面介绍儿童肾移植麻醉的要点。

第一节　儿童肾移植的术前评估

一、肾衰竭及透析相关病理生理改变及评估

(一)贫血

　　由于促红细胞生成素的减少和缺铁,贫血在终末期肾病(end-stage renal disease,ESRD)患儿中很常见。治疗贫血可以减缓慢性肾衰和左室肥厚等其他并发症的进展。将红细胞比容控制在 30% 以上有助于减缓 ESRD 进展,改善凝血功能,缩短出血时间。严重贫血应在术前得到纠正。

(二)高血压及心脏改变

　　约 1/3~1/2 的慢性肾衰竭儿童死亡原因与心脏问题相关。血脂异常、冠状动脉钙化和内膜中层增厚在 ESRD 和肾脏替代治疗患儿中患病率更高,高血压和左室肥厚(left ventricular hypertrophy,LVH)也是常见的。术前评估时应对患儿的心肺功能进行评估。通常患儿的一般情况以及与年龄相符的活动能力可反映其心肺功能的储备情况,婴幼儿喂养困难、发绀、易出汗、疲劳,呼吸困难均提示可能存在心功能储备不足。部分 ESRD 患儿存在慢性肾衰竭性心包积液,需先行透析治疗。

(三)发育迟缓

　　慢性肾功能不全的儿童保持正常的生长发育状态是困难的,因为一旦肾小球滤过率(glomerular filtration rate,GFR)低于 $75mL/(min \cdot 1.73m^2)$,生长速度就会下降。肾性骨营养不良和代谢性酸中毒的改善、积极的营养补充和重组人生长激素的使用可以减轻发育迟缓的程度。尽管目前还没有移植时合并肾性骨营养不良的详细报告,但 32%~45% 的慢性肾功能不全儿童并发甲状旁腺功能亢进症,这是肾性骨病的间接证据。

　　青春期延迟在 ESRD 患儿中常有发生。一旦 GFR 降低到 $25mL/(min \cdot 1.73m^2)$ 以下,青春期开始平均延迟 2.5 年。此外,神经发育迟缓和头围小在患有慢性肾功能不全和 ESRD 的婴幼儿中很常见。在接受肾移植的儿童中,有智力和视觉运动技能存在缺陷的报道。认知功能损害的程度与 ESRD 的早期发病和持续时间的延长呈正相关。

　　术前评估时应对患儿的发育情况及认知功能进行初步了解,围术期遇到以年龄为标准的评估项目及决策时,应将患儿发育迟缓的程度考虑在内。

（四）电解质及容量

ESRD 患儿存在电解质酸碱紊乱的情况较为常见,特别是高钾及代谢性酸中毒。术前电解质水平和容量负荷水平与患儿接受肾脏替代治疗的情况相关性较大。

（五）精神心理问题

由于慢性肾病的病因病理复杂,病程长,在治疗期间,患儿可能已经经历不止一次住院治疗,以及长期口服药物治疗和定期的门诊随访,不仅较同龄儿经受更大的压力,更减少了和同龄人的交流机会。在这种情况下,不论患儿还是及其家属,都有不同程度的心理障碍和性格改变,如敏感、多疑、易怒、焦虑、抑郁等。术前一些患儿较其他手术患儿更容易产生恐惧心理。麻醉医师不仅需与家长沟通并告知风险,还应与患儿进行沟通,根据患儿的认知水平采用不同的表达方式让患儿对接下来经历的医疗行为有所认知,减轻患儿的恐惧和焦虑,增加依从性。

二、常规检查

ESRD 患儿术前需进行常规的实验室检查,如血常规、肝功能、肾功能和电解质、出凝血等,了解患儿的电解质和血液系统情况。进行血型和抗体筛查,为术中备血做准备。12 导联心电图、胸部 X 线检查进行基本心肺评估。

三、特殊检查

有长期高血压和 LVH 风险的患儿应行经胸超声心动图评估心脏情况。

第二节 术 前 准 备

一、术前肾脏替代治疗及用药

麻醉医师术前应了解患儿的透析情况。如果患儿术前刚刚进行过透析,则存在一定程度血容量不足的可能。如果最近没有接受透析,则需要考虑可能存在高血容量和高钾血症的可能。一般来说,术前最好进行一次透析再行移植手术,以维持电解质酸碱平衡,但应避免过多脱水。

麻醉医师术前应了解患儿的降压药物使用方案,β 受体阻滞剂可以继续使用至手术当天,血管紧张素转化酶抑制剂和血管紧张素 Ⅱ 受体阻滞剂类药物术前 24~48 小时需停用,以避免术中可能发生的难治性低血压。

二、术前备血

一般来说术中需维持患儿血细胞比容不低于 25%。术前存在慢性贫血的患儿可根据以下公式估算最大允许失血量(maximum allowable blood loss,MABL)。

$$MABL = \frac{EBV \times (初始\ Hct - 目标\ Hct)}{初始\ Hct}$$

其中估计血容量(estimated blood volume,EBV)足月儿为 90mL/kg,3~12 月儿童为 70~80mL/kg,大于 12 月儿童为 70mL/kg。需输入的浓缩红细胞(concentrated red blood cells,PRBCs)量计算公式:

$$PRBCs = \frac{期望\ Hct - 目前\ Hct \times EBV}{PRBCsHct(约 60\%)}$$

肾移植患儿术中输注异体红细胞应选择洗涤红细胞或去白红细胞。结合术前血常规结果计算 MABL 小于手术预计出血量时,应提前联系血库备相应种类及数量血制品。有条件的中心也可采用自体血收集及回输。

三、术前禁食

建议按儿童常规术前禁食时间指南（表22-1）进行禁食。

如存在供肾缺血时间较长等需急诊手术指征,可不过分苛求禁食禁饮时间,同时,应考虑慢性肾功能不全常常会导致胃肠道排空能力下降,因此即使患儿已经达到常规禁食禁饮时间,仍建议按饱胃患者进行处理。

表22-1　儿童术前禁食时间

食物类型	禁食时间
清流质	2h
母乳	4h
配方乳	6h
固体食物	8h

四、术前用药

由于大多数终末期肾病的儿童存在多次就医经历,容易产生焦虑情绪,术前根据患儿情况给予镇静药物是有益的。儿童常用术前镇静药物如下（表22-2）。

表22-2　儿童术前常用镇静药物用法及剂量

药物	口服	静脉注射	经鼻黏膜	肌内注射
咪达唑仑/(mg·kg^{-1})	0.25~1.00	0.05~0.10	0.20~0.30	0.10~0.15
氯胺酮/(mg·kg^{-1})	3~6	1~2	3~6	5~8
右美托咪定/(μg·kg^{-1})	—	0.25~1.00	1.00~20.00	1.00~2.00

第三节　麻醉前准备

一、手术室环境

手术室温度应维持在23℃以维持患儿的正常体温,婴儿需提高至26℃。应备有对流加温及输液加温装置,床旁血气、血糖及电解质监测设备。相对成人来说患儿更应注意头部保暖。

二、监测设备及监测项目

儿童肾移植手术需常规监测 ASA 标准监测中的项目:心电图、血氧饱和度、无创血压、体温及呼末二氧化碳分压。如有必要需监测肌松水平。

中心静脉压(central venous pressure,CVP):常规行中心静脉导管置入并监测 CVP 从而达到一定 CVP 的做法是否改善预后尚存争议,但对于那些有特殊适应证的患儿,如外周静脉通路不良或存在并发症需要监测心脏充盈压力,应保留中心静脉置管。另外,开放中心静脉通路对于较小体型却接受较大肾脏的儿童可能是有益的,因为成人大小的器官在再灌注时可能会减少较大比例的幼儿血容量,导致严重低血压和移植肾低灌注,此时可以通过中心静脉通路进行快速补液。中心静脉置管首选右侧颈内静脉,导管最佳的深度是导管尖端位于上腔静脉的下 1/3 或近端右心房,置管深度也可参考公式:患儿身高≤100cm,置管深度(cm)= 身高(cm)/10-1;身高>100cm,置管深度(cm)= 身高(cm)/10-2。

动脉导管连续血压监测适用于预计麻醉期间存在明显心血管系统不稳定情况的患儿。动脉置管首选桡动脉,替代部位可选择足背动脉和胫后动脉,尽量避免选择穿刺肱动脉。

无论是无创血压还是有创动脉压监测均应避开有动静脉瘘的肢体。由于 10kg 以上的患儿通常将移植肾血管吻合于髂血管上,动静脉穿刺置管也应尽量避免股动静脉。建议在超声引导下进行穿刺置管,以提高成功率、减少并发症。

其他特殊监测:术前心脏有明显器质性病变或功能较差的患儿可采用术中经食管超声心动图监测评估心功能。

第四节 麻醉方式及药物选择

一、常用麻醉方式

（一）全身麻醉

气管插管全身麻醉由于可以提供稳定的气道管理及良好的镇静、镇痛、肌松水平,是儿童肾移植手术的首选麻醉方式。静吸复合或全凭静脉麻醉对预后的影响没有显著差异。

ESRD 患儿选择气管导管时参考一般儿童导管型号选择公式:年龄/4+4.0;插管深度:年龄/2+12 或导管内径×3。气管导管型号选择和插管深度应考虑患儿是否存在明显发育迟缓情况而进行调整,气管插管完成后应进行双肺听诊以确定气管导管位置正确。

（二）椎管内麻醉

考虑到肾衰竭相关血小板功能障碍的限制,单纯椎管内麻醉应用于肾移植的情况近年来较少见。有文献报道,骶管硬膜外麻醉复合全麻可以改善术后镇痛质量,减少阿片类药物相关并发症。

（三）神经阻滞

区域神经阻滞通常和全身麻醉联合应用。腹横平面(transversus abdominis plane,TAP)或髂腹股沟-髂腹下神经阻滞已被证实可减少肾移植术中及术后静脉镇痛药物使用,在其他下腹部手术中减轻患儿的术后应激,因此可以用于切口位于下腹部的术式进行多模式镇痛。神经阻滞建议在超声引导下实施。

二、儿童常用麻醉药物

（一）吸入麻醉药

地氟烷和异氟烷没有明显肾毒性,可用于肾衰竭患者的麻醉。然而地氟烷直接用于全麻诱导容易导致儿童喉痉挛,建议用其他方法诱导后使用地氟烷维持。

尽管七氟烷理论上会产生具有肾毒性的代谢产物复合物 A,但至今并无确切临床证据。安全起见,用于肾衰竭患儿全身麻醉时,新鲜气流量最好不低于 2L/min。

（二）阿片类镇痛药

吗啡、羟考酮及哌替啶的代谢产物具有活性或肾毒性且依赖肾代谢,因此不推荐用于 ESRD 患儿。

目前临床上常用的强阿片类药物如阿芬太尼、芬太尼、舒芬太尼及瑞芬太尼药动学及药效学不受肾功能影响,推荐用于肾移植手术围术期镇痛。

（三）肌肉松弛药

顺式阿曲库铵经血浆脂酶水解及霍夫曼代谢消除,为 ESRD 患者理想的非去极化肌松药物。

罗库溴铵可安全应用于肾衰竭患者,但存在因肾脏清除功能影响神经肌肉阻滞作用时间延长的可能性。其特异性拮抗剂舒更葡糖钠不推荐用于严重肾功能衰竭的患者,因此在肾移植术后者使用中需谨慎。

琥珀胆碱由于存在使血钾增高的可能性,可能使血清钾增加至少 0.5mmol/L,不推荐常规应用。如需快诱导时使用,应先排除高钾血症的存在。

（四）局麻药

儿童局麻药物在肾移植手术中一般用于区域神经阻滞或切口局部镇痛。常用局麻药浓度及极限量如下(表 22-3)。

表 22-3 儿童常用局麻药物用量及极限量

药物	常用浓度/%	极限量/ (mg·kg⁻¹)	药物	常用浓度/%	极限量/ (mg·kg⁻¹)
普鲁卡因	1~2	7	布比卡因	0.125~0.500	3
利多卡因	0.25~2.00	5	罗哌卡因	婴幼儿 0.10~0.25,>5y 0.1~0.5	3

三、特殊药物

根据 ESRD 患儿病理生理及术中特点,肾移植术前还应准备:呋塞米、多巴胺、阿托品、钙剂、葡萄糖、胰岛素、利多卡因、罂粟碱等。

第五节　术中麻醉管理要点

一、容量与移植肾灌注

静脉输液的确切剂量和种类尚存争议。术前足够时间禁食和近期进行透析治疗的情况下应假定存在容量不足的情况。给予患儿足够的液体量能够改善移植肾的功能。虽然有些研究提示术中 CVP 与移植肾功能及预后没有明确的相关性,但是 10~15mmHg 的目标 CVP 已被证明可以优化移植肾灌注。

容量补充常用不含钾的液体以避免高钾,如 0.9% NaCl(10~20mL/kg),但需注意 0.9% NaCl 可能会增加代谢性酸中毒和高氯血症的风险。移植肾恢复灌注前快速静脉输入 0.9% NaCl 10~20mL/kg,或胶体液如白蛋白 0.5g/kg,可以有效扩容,增加移植肾灌注,从而改善移植物的功能。

二、电解质酸碱平衡

移植物血管开放后发生的再灌注损伤可引起严重的代谢性酸中毒和高钾血症。因此,术中定期进行血气监测很有必要。

高钾血症可表现为 T 波高尖,进一步进展可出现 ST 段压低,宽大 QRS 波群,进而导致传导异常、室颤及心搏骤停。高钾血症治疗包括:立即停止外源性钾输入;静脉注射钙剂稳定心肌细胞膜:氯化钙 10~20mg/kg 或葡萄糖酸钙 30~60mg/kg;静脉应用碳酸氢钠 1~2mmol/kg;静脉应用葡萄糖 1~2g/kg,胰岛素 1IU/4g 葡萄糖。除此之外,行机械通气的患儿还可采取增加通气量,适当的过度通气也可以使血钾降低。

患儿一般能够耐受轻中度代谢性酸中毒,重度代谢性酸中毒(BE>−10mmol/L)应给予适度过度通气及碱性药物治疗,以降低心律失常发生风险。

三、血流动力学管理

移植肾再灌注时可能出现显著的血流动力学波动,尤其是移植肾体积过大时,再灌注时移植肾的血液分流量可能会非常严重,一个成人供肾可以存留高达 250mL 血容量,甚至达到受体患儿总血容量的水平,从而引起严重的低血压、甚至心搏骤停。在移植肾复流前保证恰当的容量是减轻血流动力学波动的主要措施。容量治疗包括用晶体液和胶体液优化前负荷,各种研究主张在再灌注前将 CVP 目标设定在 10~15mmHg,收缩压>120mmHg。儿童供肾可根据大小调整 CVP 8~12mmHg,收缩压 100~130mmHg。平均动脉压在 65~70mmHg 以上;吻合后血压稍高于患儿平时血压。外科医生也可以在移植肾动静脉吻合完成后缓慢、分步开放肾动脉,以减少再灌注反应。

必要时可配合使用血管活性药物来增加心排血量。应避免使用具有 α-肾上腺素活性的强效血管收缩剂,如去氧肾上腺素,可能存在引起移植肾血管收缩的风险。只有在其他措施失败时才应考虑使用去氧肾上腺素等药物。通过泵注肾血管剂量[2~3μg/(kg·min)]多巴胺增加肾血流量的作用尚存在争议,一些研究发现多巴胺的使用与移植肾功能的改善并无明确相关。近来有证据表明,与多巴胺相比,Fenoldopam(一种 DA-1 受体选择性激动剂)输注可以改善移植物的功能。

四、血制品输注

红细胞种类及输注量计算参见本章第二节"术前准备"中"二、术前备血"部分。如遇术中突发出血量增加大于 MABL,不得不输注普通浓缩红细胞时,应经白细胞滤器过滤后输注,并尽可能输注新鲜红细胞。输注红细胞前后应监测血红蛋白的变化,维持患儿血细胞比容不低于 25%。

五、其他问题

血管吻合术完成后，移植肾恢复灌注之前，可使用呋塞米（1mg/kg）利尿。呋塞米作为钠钾泵抑制剂，作用于髓袢升支促进尿液形成。

第六节 术后管理要点

术后应当在确保肌松消退至足够拔管水平，自主呼吸参数达标后拔出气管导管。如小体重患儿腹腔内移植了较大的肾脏，可能出现肺顺应性的降低。术前存在心功能受限的患儿可能导致术后肺水肿，需延迟拔管进行进一步呼吸支持治疗。即使成功移植了新的肾，也不能将患儿视作肾功能正常，因此需注意经肾脏代谢药物作用时间的延长。

第七节 术后镇痛

肾脏移植术后疼痛强度通常为中到重度，除全身镇痛外，辅以局部镇痛（伤口局部浸润、神经阻滞或椎管内麻醉）可以显著有助于围手术期的疼痛控制。术后全身性镇痛药物应选择无活性代谢物的合成类阿片药物，如芬太尼、舒芬太尼。许多中心使用患者自控镇痛（patient-controlled analgesia，PCA）来充分控制疼痛。4岁儿童通常已具有正确使用PCA的认知能力。监护人控制镇痛也是有效的，但是有呼吸抑制概率增加的风险。建议与专业疼痛治疗团队联合管理小儿术后疼痛以达到最优效果。

（杨璐 沈月坤）

参考文献

[1] RICHARD N F,STEVEN A W,KIM M O,et al. Pediatric Solid Organ Transplan-tation. 2nd Ed. Oxford：Blackwell Publishing Ltd,2007.

[2] RONALD D M. 米勒麻醉学. 8 版. 邓小明,曾因明,黄宇光译. 北京：北京大学医学出版社,2017.

[3] ROBERT S H,THOMAS J M,DAVID M P. 小儿麻醉实践方法. 2 版. 李超,等译. 上海：上海世界图书出版公司,2020.

[4] KATHIRVEL S,TETSURO S. 器官移植麻醉与围手术期管理. 姜虹,夏明译. 北京：人民卫生出版社,2021.

[5] 中华医学会器官移植学分会. 儿童肾移植技术操作规范(2019 版). 2019.

[6] 中华医学会麻醉学分会器官移植麻醉学组. 小儿肝移植术麻醉管理专家共识. 临床麻醉学杂志,2021,37(4)：424-429.

[7] 黄悦,张马忠. 小儿先天性心脏病手术术前评估. 上海医学,2012,35(4)：270-272.

[8] 祝融. 浅谈儿童慢性肾脏病患者的人文关怀. 特别健康,2019(12)：78-79.

[9] WAGENER G,BEZINOVER D,WANG C,et al. Fluid Management During Kidney Transplantation：A Consensus Statement of the Committee on Transplant Anesthesia of the American Society of Anesthesiologists. Transplantation. 2021, 105（8）：1677-1684.

[10] WASSON N R,DEER J D,SURESH S. Anesthetic Management of Pediatric Liver and Kidney Transplantation. Anesthesiol Clin. 2017,35(3)：421-438.

[11] ABU E M M,MOSTAFA S F,ABDULLAH M A,et al. The effect of ultrasound-guided transversus abdominis plane（TAP）block on postoperative analgesia and neuroendocrine stress response in pediatric patients undergoing elective open inguinal hernia repair. Paediatr Anaesth. 2016,26（12）：1165-1171.

[12] SOLTANI M S,DABIR A,SHOEIBI G. Efficacy of transversus abdominis plane block for acute postoperative pain relief in kidney recipients：a double-blinded clinical trial. Pain Med. 2014,15(3)：460-464.

第二十三章 免疫抑制剂

同种异体移植后不可避免地发生免疫应答,引起排斥反应,有效的免疫抑制治疗是保证移植物良好功能和近远期存活的条件。当前目标仍然是寻找免疫抑制剂的最佳联合方案,此类方案应能防止发生急性排斥反应同时限制药物毒性,以尽可能延长移植物存活时间。虽然成人肾移植试验的数据可用于指导儿童患者的治疗决策,但一些免疫抑制剂对儿童有独特的临床效果,包括影响生长和发育,因此往往必须调整这些免疫抑制方案。本章节将概述儿童肾移植中使用的免疫抑制方案。

第一节 肾移植常用免疫抑制剂的发展历史

免疫抑制剂的使用是目前保证器官移植成功的前提之一。从20世纪50年代前后糖皮质激素(1949年)、环磷酰胺(1959年)、硫嘌呤(1959年)等应用于器官移植临床,多种免疫抑制剂被相继开发和使用。20世纪60年代,甲氨蝶呤(1961年)逐渐被应用于临床中,同时抗代谢药物硫唑嘌呤与糖皮质激素联合应用,使移植肾存活时间延长;20世纪70年代环孢素(CsA,1976年)的应用使器官移植临床开始了划时代的发展进程,各种器官移植尤其是肾移植效果大大提高;20世纪80年代末90年代初,他克莫司(FK506,1987年)的使用标志着新型免疫抑制剂临床开发时代的来临。此后抗代谢药物吗替麦考酚酯(MMF,1991年)和来氟米特、mTOR抑制剂雷帕霉素及其衍生物等相继开发并在临床普遍使用。另外,目前已在或曾在临床应用的尚包括达利珠单抗、人源化IL-2R抑制剂、抗淋巴细胞球蛋白(ALG)、抗胸腺细胞球蛋白(ATG)等生物制剂。以下是常见的免疫抑制剂的分类、作用靶点、不良反应等(表23-1)。虽然以上各种新型免疫抑制剂均有很好的抗排斥作用,极大提高了患者和移植物近期存活率;但随着移植后存活时间的延长,各种药物的缺点体现得更加明显,器官移植远期效果尚不理想,如长期使用他克莫司诱导的慢性肾毒性导致移植肾功能的下降,而免疫抑制剂的联合应用可以尽可能达到免疫抑制的作用同时将不良反应降低。展望未来,人们研制更加安全和有效的新型免疫抑制剂、探索更有益的免疫抑制治疗方案和个体化的用药方案、开发更加简便和高效的给药方式等的脚步仍在前进。

表23-1 常规免疫抑制剂汇总表

分类	药物名称	作用靶点	适应证	主要副作用
糖皮质激素	甲泼尼龙/泼尼松	多靶点	免疫诱导/冲击治疗/长期维持	消化系统并发症、糖耐量异常骨质疏松、肌肉萎缩、伤口愈合迟缓等
钙调磷酸酶抑制剂	他克莫司环孢素	T细胞中所产生钙离子依赖型信息传导路径	免疫状态维持	神经毒、高血钾、糖耐量异常、胃肠道反应、肾毒性肝肾毒性、牙龈增生伴出血、毛发增生
西罗莫司靶蛋白抑制剂	西罗莫司依维莫司	mTOR	免疫状态维持	高脂血症、SRL相关性肺炎、伤口愈合不良、蛋白尿、胃肠道反应高胆固醇血症、水肿、淋巴囊肿、贫血

分类	药物名称	作用靶点	适应证	主要副作用
抗细胞增殖类药物	硫唑嘌呤	嘌呤拮抗作用	免疫诱导/免疫状态维持	恶心、骨髓抑制、肝功能损害
	吗替麦考酚酯	次黄嘌呤核苷酸脱氢酸的活性	免疫状态维持	胃肠道反应、骨髓抑制、肿瘤和感染易感性增加
	麦考酚钠肠溶片			
	咪唑立宾	抑制嘌呤合成	免疫状态维持	高尿酸、骨髓抑制、胃肠道反应
	来氟米特	抑制二氢乳清酸合成酶	免疫状态维持	瘙痒、剂量依赖性皮炎、可逆性脱发和氨基转移酶升高及胃肠道不良反应
多克隆抗体	抗淋巴细胞球蛋白（ALG）/抗胸腺细胞球蛋白（ATG）	淋巴细胞/胸腺细胞	免疫诱导/冲击治疗	骨髓抑制、过敏、增加感染的易感性
单克隆抗体	抗CD3单克隆抗体	T细胞表面CD3抗原	免疫诱导/冲击治疗	细胞因子释放综合征，急性肺水肿
	抗CD25单克隆抗体	T细胞表面CD25抗原	免疫诱导	发热、乏力、头痛、胸痛
	抗CD20单克隆抗体	B细胞表面CD20抗原	抗体介导的排斥反应	发热、低血压、支气管痉挛

第二节　儿童肾移植的免疫诱导方案

免疫抑制的诱导方案是指术前、术中和/或术后短期内使用的包含生物制剂（抗体）及传统免疫抑制剂在内的免疫抑制方案，主要目的是抑制移植物激活受体T细胞这一阶段，在短期内减少发生排斥和移植肾失功的风险，其效应甚至可以在诱导期以后长期维持。诱导治疗可防止T细胞活化，用于急性排斥反应风险最高的围术期。很多成人随机对照试验和meta分析表明，就减少移植肾排斥反应和移植失败而言，联合应用生物抗体和传统免疫抑制剂（如皮质类固醇、抗代谢物和/或钙调磷酸酶抑制剂）进行诱导治疗的效果优于仅使用传统免疫抑制。虽然激素也是诱导方案常用的一部分，但目前谈到诱导方案的选择主要指的是生物制剂的选择。关于预防儿童发生移植物排斥反应和移植失败同时尽量减少严重不良反应（如感染和恶性肿瘤）的最佳诱导治疗方案，现有数据有限。因此，儿童肾移植中诱导治疗的选择仍有争议，取决于移植中心基于患者因素的考虑。

一、免疫抑制诱导治疗药物的种类

目前使用的免疫抑制诱导治疗药物包括抗体诱导剂和非生物制剂。

（一）抗体诱导剂

抗体诱导药物包括针对T细胞的特异性抗淋巴细胞抗体或IL-2受体抗体。

1. 抗淋巴细胞抗体　针对T细胞的抗淋巴细胞抗体可直接杀死结合的T淋巴细胞，从而阻止淋巴细胞发挥作用。这类药物可用于逆转和预防急性排斥反应，目前的抗淋巴细胞抗体可分为多克隆制剂和单克隆制剂。

（1）多克隆抗体：多克隆制剂是通过给动物（如马、兔）接种人类淋巴细胞、胸腺细胞或淋巴母细胞而获得的抗体。它们包括各种针对多种造血细胞抗原的抗体，此类抗原包括CD2、CD3、CD4、CD8、CD18和HLA分子。目前有以下两种淋巴细胞耗尽性多克隆抗体：①一种多克隆马源性抗胸腺细胞球蛋白；②一种多克隆兔源性抗胸腺细胞球蛋白。

（2）单克隆抗体：现有针对不同 T 细胞表面受体的单克隆抗体，包括以下几类。

1）OKT3：OKT3（莫罗单抗-CD3 或 Orthoclone）是临床移植中首个使用的单克隆抗淋巴细胞抗体。它能与淋巴细胞 CD3 复合物结合，导致细胞迅速裂解，因此几乎可抑制 T 细胞的所有功能。与其他抗淋巴细胞抗体制剂相比，OKT3 没有明显益处且会引起严重不良反应，因此目前极少会使用 OKT3 对儿科移植受者进行诱导治疗。其不良反应包括"首剂效应"，2/3 以上的患者会出现该反应，包括发热、寒战、头痛、呕吐、腹泻和低血压，偶有患者出现肺水肿。此外，儿童体内常会出现抗 OKT3 抗体，使得 OKT3 的应用受到限制。

2）阿仑单抗（Campath-1H）：阿仑单抗是一种人源化抗 CD52 抗体。CD52 是最常见的淋巴细胞表面抗原，但目前其功能仍不明确。阿仑单抗可迅速耗竭 T 细胞、B 细胞、单核细胞和自然杀伤细胞，其作用可持续数月。目前阿仑单抗已获准用于治疗慢性淋巴细胞白血病，但尚未批准将其用于器官移植。对于接受肾移植的患者，必须告知这种药物为超适应证使用且其实验性质还在不断变化。目前阿仑单抗的用量、给药频率及其最佳免疫抑制维持方案，均尚未明确。

2. 抗 IL-2 受体抗体　T 细胞完全活化会导致钙调磷酸酶刺激转录、翻译和 IL-2 分泌，从而诱导 T 细胞增殖。因此，通过使用抗 IL-2 受体抗体消除 IL-2 活性可能会预防急性排斥反应。现有的唯一 IL-2R 抗体为巴利昔单抗，这是一种针对 IL-2 受体 α 链的人-鼠嵌合型单克隆抗体。

（二）非生物制剂

可用于诱导治疗的非生物制剂包括皮质类固醇、钙调磷酸酶抑制剂（他克莫司和环孢素，后者较少使用）和抗代谢药（吗替麦考酚酯和硫唑嘌呤，后者较少使用）。这些药物作为诱导治疗的剂量比作为维持治疗时更高。目前，对于大多数非生物制剂，一般是在移植时以维持剂量开始给药，并联合抗体诱导治疗。自肾移植开始以来，皮质类固醇一直是免疫抑制的中流砥柱。大剂量类固醇通常伴随着抗体治疗的诱导。方案通常包括甲泼尼龙（5~20mg/kg），然后逐渐减少。对于接受肾移植的儿童，诱导治疗时最常用的非生物制剂是皮质类固醇。

二、诱导药物的选择

相比之下，迄今还没有一种明确的方案能够被证明对儿童肾移植受者是最有益的。目前的这些研究成果会受到诸多混杂变量的影响，如中心的影响、使用了几种不同的 T 细胞抗体以及其他非生物抗体。基于成人试验的结果和 NAPRTCS 注册数据表明，对于儿童肾移植受者，应联合应用抗体诱导治疗和传统免疫抑制治疗。

诱导治疗的目的是在供体抗原呈递之前耗尽或修饰 T 细胞。最常用的诱导剂主要包括抗胸腺细胞球蛋白（ATG）和巴利昔单抗。根据美国移植受者科学登记系统（The Scientific Registry of Transplant Recipients，SRTR）的年度报告，2018 年美国 60% 的儿童肾移植受者接受了 T 细胞耗竭抗体，35% 接受了抗 IL-2 受体抗体，5% 没有接受诱导治疗。所以在儿童肾移植诱导药物选择方面所主要面临的问题就是抗胸腺细胞球蛋白和巴利昔单抗的选择。

目前对诱导免疫抑制剂的选择主要根据肾移植受者发生急性排斥反应的风险。对于排斥反应风险显著升高的患者，应该采用更积极的免疫抑制疗法。

确定急性排斥反应的风险

KDIGO2009 版临床指南指出，急性排斥反应的危险因素包括以下 1 个或多个。

1. 1 个或多个 HLA 错配。

2. 再次移植。

3. 非洲裔美国人。

4. 群体反应性抗体（panel reactive antibody，PRA）大于 0%。

5. 存在供者特异性抗体（donor-specific antibody，DSA）。

6. 血型不相容。

7. 移植物功能恢复延迟。

8. 冷缺血时间超过 24 小时。

对于排斥反应风险高的患者,2009 版 KDIGO 临床指南建议使用淋巴细胞清除药物(强效免疫抑制剂),而不用 IL-2 受体抗体。而对于免疫学风险不高的患者,该指南推荐使用 IL-2 受体抗体,部分原因为一项 meta 分析表明使用此类药物时排斥反应的风险下降。

在特殊情况下有特殊的选择推荐,特殊情况包括。

1. 不能耐受淋巴细胞清除剂的患者,例如就诊时存在低血压、白细胞减少和/或血小板减少的患者。此类患者可使用 IL-2 受体拮抗剂巴利昔单抗。

2. 接受了两个单倍型相同的活体亲缘供者移植肾的白种人受者。这类患者的诱导方案中不使用抗体类生物制剂。

3. 同时接受肾移植和另一种功能性实体器官移植(如肝、肺或心脏)并正在接受免疫抑制剂的受者。此类患者通常不接受诱导治疗,但部分肾病科医生会使用巴利昔单抗。

抗胸腺细胞球蛋白和巴利昔单抗的用法如表 23-2 所示。

表 23-2 抗胸腺细胞球蛋白和巴利昔单抗的用法

免疫抑制剂诱导药物	给药方式	给药时间	剂量	注意事项
巴利昔单抗	静脉用药	20~30min	>35kg:移植前 2 小时静脉注射 20mg,术后 4 天第二次注射 <35kg:10mg,间隔相同	不需要预先用药
抗胸腺细胞球蛋白	静脉用药	第一次给药超过 6h,如果耐受,随后给药超过 4h	1.0~1.5mg/(kg·d),连续 3~5 天,根据患者病情及用药反应酌情调整	1. 推荐术前使用皮质类固醇、苯海拉明和对乙酰氨基酚 2. 由于静脉炎和血栓的风险,首选经中心静脉途径给药 3. 对于白细胞计数<$3×10^9$/L 血小板计数<$70×10^9$/L,血液学监测和剂量调整是必要的

迄今没有针对儿童肾移植受者的对照试验证实抗体诱导治疗有益。然而,基于成人肾移植受者的试验以及 NAPRTCS 的登记数据,推荐对儿童肾移植受者联合应用抗体诱导治疗与传统免疫抑制治疗。关于生物制剂(即抗淋巴细胞抗体和抗 IL-2R 抗体)作为诱导治疗的作用,目前仍存在争议,目前诱导治疗方案的选择取决于移植中心。选择合适的生物制剂时应考虑:患者发生排斥风险程度,患者是否正在使用最小化皮质类固醇或钙调磷酸酶抑制剂方案,以及所选免疫抑制剂的副作用。

第三节 维持性免疫抑制治疗

维持方案是继诱导方案后或与诱导方案同时使用的免疫抑制方案,需要肾移植受体长期执行,以减少机体对供肾的排斥反应,延缓甚至避免肾失功。经典的三联维持方案能够使一年内移植肾存活率达 90% 以上,急性排斥发生率低于 20%。随着新药的发展,移植患者的治疗重点为确定最佳治疗方案,以维持较高的移植肾存活率,同时降低毒性(如感染、肾毒性、恶性肿瘤、容貌影响和生长障碍)。此外,对于儿童肾移植患者来说,患者的依从性也是一大问题。有文献报道,21 岁以下的儿科肾移植受者中不依从率为 32%。青少年中的不依从率更高,可能是因为一些免疫抑制剂(如皮质类固醇和环孢素)会影响外貌。本章节将介绍这些用于儿童肾移植的药物,以及讨论用于维持性免疫抑制治疗的联合方案。

一、皮质类固醇

1. 药物机制 皮质类固醇的免疫抑制作用主要取决于其抑制 T 细胞活化和增殖的能力。这些药物可抑制编码几种细胞因子(如 IL-1、IL-2、IL-6、干扰素-γ 和 TNF-α)的基因转录。皮质类固醇还可抑制单核细胞和中性粒细胞的活性,但几乎不会影响抗体应答反应。

2. 药物剂量　初始皮质类固醇治疗通常在术中以及术后 1~2 日给予患者,一般为静脉用甲泼尼龙。其剂量为 2~10mg/kg,用于诱导治疗时为 10mg/kg。

在移植后第 3 日,泼尼松维持治疗的起始剂量通常为每日 1mg/kg,随后在 6~12 个月内逐渐降至每日 0.12~0.16mg/kg。在移植后 6~12 个月,通常隔日给药 1 次,以尽量减少皮质类固醇对生长的影响。

一些药物可加速泼尼松的代谢,如苯巴比妥、苯妥英和利福平。因此,当进行皮质类固醇治疗时应慎用这些药物。

3. 副作用　皮质类固醇对儿童有多种副作用,包括生长障碍、容易感染、类库欣表现、痤疮、高血压、无菌性骨坏死、白内障、高血糖、伤口愈合不佳和心理效应。皮质类固醇对外貌的不良影响可能导致依从性不佳。

停用皮质类固醇或改为隔日 1 次用药的一个最重要原因是身高生长障碍,每日使用皮质类固醇的儿童经常出现这种情况。隔日使用一次类固醇似乎可减弱对生长的抑制作用,且不会过度增加排斥反应的发生率,这是尽量减少皮质类固醇副作用最常用的方法。

4. 改良方案　皮质类固醇维持治疗会引起多种不良反应,因此人们已尝试对肾移植患儿停用皮质类固醇或尽量减少其剂量。在一项纳入了 196 例儿科肾移植受者的随机对照试验中,对于接受他克莫司和吗替麦考酚酯的患者,给予 2 剂达利珠单抗(Daclizumab)可在移植后 5 日早期停用类固醇。6 个月后,停药组与对照组中活检证实的急性排斥反应发生率相当(10.2% 与 7.1%)。此外,早期停用类固醇的青春期前患者与对照组相比,生长情况和糖脂代谢情况都更好,而且移植物排斥或丢失的发生率并未升高。随后进行的一项 2 年随访研究发现,早期停用皮质类固醇可改善生长情况,尤其是青春期前儿童。然而,患者生存率或移植物存活率并无差异。另一项规模较小的试验纳入了 42 例免疫风险较低的患者,使用了环孢素、MMF 和皮质类固醇进行维持治疗,在肾移植术后 1 年将这些患者随机分配至继续接受皮质类固醇或在 3 个月内逐渐停药。随访 1 年发现,与继续皮质类固醇治疗组相比,停用皮质类固醇组的追赶生长更快、动脉血压更低且血脂和血糖情况更好。同时,也有儿童实体器官移植中皮质类固醇使用的 Meta 分析表明,采用这些避免使用皮质类固醇或尽量减少其剂量的方案可改善生长状况,且排斥反应的发生率并未升高、患者/移植物的存活率也没有下降。

人们担心停用皮质类固醇可能使肾病复发,从而导致移植物丢失风险升高。尽管相关信息有限,但一项研究表明,与接受皮质类固醇治疗的历史对照组相比,接受迅速停用泼尼松方案的儿童中(4~18 岁)疾病复发所致移植物存活率并无差异。不过,尚需进行更多研究,以确定停用皮质类固醇不会引起疾病复发风险升高。有一点值得注意,停用皮质类固醇对疾病复发的影响可能因原发疾病而异。

二、抗代谢药

吗替麦考酚酯

1. 药物机制　吗替麦考酚酯(mycophenolate mofetil,MMF)是有效免疫抑制剂霉酚酸的前体药物,它可抑制次黄嘌呤核苷酸脱氢酶和鸟嘌呤核苷单磷酸合成酶。MMF 可减少 T 淋巴细胞和 B 淋巴细胞中嘌呤的从头合成,从而抑制淋巴细胞增殖和抗体生成。研发 MMF 的目的是为代替硫唑嘌呤用于维持性免疫抑制治疗,以及作为 OKT3 单克隆抗体无效的排斥反应患者的补救治疗。MMF 的骨髓毒性比硫唑嘌呤轻。

一项德国的开放性研究纳入了 140 例儿童患者(≤18 岁),其接受了 MMF+环孢素+泼尼松联合治疗,随访 5 年后该研究只剩下 64 例患者,与接受硫唑嘌呤的历史对照组相比,接受 MMF 的患者中移植物存活率更高(91% 与 67%)。另一项荷兰的研究纳入了 96 例接受 MMF+环孢素+皮质类固醇联合方案的连续患者,发现其 1 年移植物存活率比接受硫唑嘌呤+环孢素+多种其他皮质类固醇联合方案的历史对照组高。MMF 组的急性排斥反应发生率较低(37% 与 72%)。

MMF 在未来还有可能用于预防和/或治疗慢性排斥反应,有证据表明,对于发生慢性排斥反应的儿童,以 MMF 代替硫唑嘌呤可能改善肾脏功能。

2. 浓度监测和目标浓度　关于测定霉酚酸浓度的临床价值,监测其浓度可避免剂量不足和过量,从而防止剂量不足引起排斥反应,以及防止过量引起不良反应风险升高。成人肾移植患者霉酚酸浓度曲线下面积(area under curve,AUC)一般维持在 $40\sim70\mu g\cdot h/ml$(酶放大免疫测定技术),儿童的目标浓度尚无定论,仍需进一步研究确定。一项试验纳入了 720 例肾移植受者,发现与固定剂量组相比,浓度控制监测组的 MMF 剂量更高,治疗失败的发生率更低(23% vs 26%);治疗失败的定义为发生活检证实的急性排斥反应、移植物丢失和死亡。

3. 副作用　MMF 的副作用与剂量有关,包括腹泻、呕吐、白细胞减少、贫血和感染并发症。相比于成人,6 岁以下幼儿中导致需要停药的不良反应发生率更高。一项研究显示,对首次接受肾移植的患者给予 MMF+钙调磷酸酶抑制剂+皮质类固醇后,儿科患者中不良反应的发生率比成人患者低(4.8% 与 12.5%)。但与年龄较大儿童(6~18 岁)和成人相比,6 岁以下幼儿发生不良事件的可能性更高,包括白细胞减少(20%、6%、16%)、腹泻(40%、29%、25%)和体重减轻(10%、2%、2%)。

肠溶型麦考酚钠(enteric coated mycophenolate sodium,EC-MPS)可减少胃肠道等不良反应,但其不能碾碎或制成混悬液,只能用于可吞下完整药片的患者。此外,EC-MPS 为缓释盖仑制剂,其药动学特点更加多变,因此从 MMF 治疗患者中得到的给药前霉酚酸目标水平或计算 MPA-AUC0-12 值的方法不能用于 EC-MPS 治疗患者。

三、钙调磷酸酶抑制剂

在过去十年中,钙调磷酸酶抑制剂是儿科移植免疫抑制治疗的主要药物,可能是移植物存活率不断升高的原因。虽然选择哪种钙调磷酸酶抑制剂通常取决于移植中心,但首选药物为他克莫司,因为环孢素会对外貌产生不良影响,且他克莫司还可降低急性排斥反应的发生率。

(一)环孢素

1. 药物机制　环孢素是真菌多孔木霉(tolypocladium inflatum)的代谢产物。该药在 T 淋巴细胞活化早期发挥作用,可抑制 IL-2、其他细胞因子、原癌基因和细胞因子受体基因的转录。

2. 药物剂量　儿童对环孢素的代谢更快,所以其使用的环孢素剂量比成人高。环孢素的推荐起始口服剂量取决于年龄。

(1) <6 岁的儿童:起始剂量为每日 $500mg/m^2$,分 3 次给药,每 8 小时 1 次。

(2) >6 岁且联合使用类固醇和/或嘌呤合成抑制剂的儿童:起始剂量为每日 6~10mg/kg,分 2 次给药,每 12 小时 1 次。

监测环孢素的水平,以确保不会出现剂量不足或过量;并调整剂量以将移植后 3~6 个月目标水平维持在 150~300μg/L。此后,将剂量减至每日 4~6mg/kg。给药频率取决于代谢速度(幼儿的代谢速度更快)和谷浓度监测。长期谷浓度的目标值为 75~125μg/L。NAPRTCS 登记处的数据表明,环孢素的维持剂量在逐渐减少,术后 1 年时平均剂量为 4.36~8.4mg/kg。虽然较高的维持剂量可减少慢性排斥反应,但也会增加环孢素相关肾病的风险。

环孢素有胶囊和口服溶液制剂。不同制剂的吸收率不同,应根据环孢素的谷浓度调整剂量。环孢素可与其他所有免疫抑制剂联用,但他克莫司除外。然而,联合应用标准剂量的钙调磷酸酶抑制剂、西罗莫司和皮质类固醇可能使 PTLD 的风险升高,故应避免使用此类联合方案。

3. 副作用　环孢素的副作用包括肾毒性、高钾血症、低镁血症、高血压、糖尿病、神经毒性、多毛症、牙龈增生、血脂异常和易发严重感染。环孢素对外貌的不良反应可能导致不依从,尤其是青少年患者。

(二)他克莫司

1. 药物机制　他克莫司(Tacrolimus),又名 FK506,是从真菌筑波链霉菌中提取的一种包含 11 个氨基酸的环肽,其作用机制与环孢素类似。它能与胞质受体钙调磷酸酶结合,抑制转录因子 NF-AT(活化 T 细胞的核因子)转位,从而抑制几种细胞因子转录。在体外,他克莫司对淋巴细胞激活的免疫抑制作用是环孢素的 50~100 倍。

2. 药物剂量　他克莫司的初始口服或鼻饲剂量为每日 0.15~0.20mg/kg,分 2 次给药。在一些情况下，初始给药时给予静脉用他克莫司，24 小时剂量为 0.05~0.1mg/kg，随后在移植后 2~3 日换为口服制剂。术后 1 个月内的目标全血谷浓度为 8~15ng/mL，此后为 5~10ng/mL。

他克莫司可与其他所有免疫抑制剂联用，但环孢素除外。然而，如上文环孢素章节所述，对于 PTLD 风险较高的患儿，应慎用钙调磷酸酶抑制剂+西罗莫司+皮质类固醇联合方案。

3. 环孢素 vs 他克莫司　成人试验显示，使用基于他克莫司和环孢素的方案后，移植物的存活结局相似；但他克莫司组的急性排斥反应发生率和强化免疫抑制治疗需求率更低。尽管这两种药物的毒性相似，但成人研究表明，他克莫司改善血脂水平的作用更显著。

对于儿童，比较他克莫司方案与环孢素方案的移植物存活率的数据有限。一项纳入了 986 例儿童（220 例使用他克莫司、776 例使用环孢素）的回顾性研究中，术后 1 年和术后 2 年时，移植物的存活率相近。而一项开放性试验纳入了 192 例儿科患者，将其随机分配至他克莫司组和环孢素组，发现他克莫司组的急性排斥反应发生率较低。对于儿科肾移植受者，目前多使用他克莫司而不再是环孢素，其主要原因是成人试验的结果以及环孢素会对外貌产生不良影响。

4. 副作用　他克莫司的毒性与环孢素相似，但没有环孢素的外貌不良影响（多毛症和牙龈增生），也不会引起血脂异常。其副作用包括肾毒性、高血压、糖尿病、神经毒性以及感染。

四、西罗莫司靶蛋白抑制剂

西罗莫司

1. 药物机制　西罗莫司是从真菌吸水链霉菌中提取的一种大环内酯类抗生素，也是第一个西罗莫司机能靶点（mechanistic target of rapamycin，mTOR）抑制剂。它可阻断 IL-2 引起的淋巴细胞增殖反应。西罗莫司可与钙调磷酸酶抑制剂合用作为免疫抑制剂，但可能会增加后者的肾毒性。因此，如果联合应用西罗莫司与环孢素或他克莫司，推荐降低后两者的剂量。2007 年 NAPRTCS 登记处数据显示，移植术后 30 日仅有 3% 的儿科肾移植受者在使用西罗莫司。另一种 mTOR 抑制剂为依维莫司，其也可用于儿科肾移植。

2. 药物剂量　西罗莫司为口服制剂，有固体和液体两种剂型。研究显示，它在成人中的半衰期较长，可一日 1 次用药。但针对儿童的药动学研究表明，它在儿童中的半衰期要短得多。因此，儿童可能需要使用一日 2 次方案以维持治疗水平。

每日剂量取决于患者的体重以及是否联用钙调磷酸酶抑制剂。确定西罗莫司的目标谷浓度很重要，尤其是联用钙调磷酸酶抑制剂时，并应根据其谷浓度调节剂量。关于西罗莫司的治疗水平，现有建议都是通过推测得到的，并且取决于是否联用钙调磷酸酶抑制剂。由于使用西罗莫司会使伤口延迟愈合，故随后的治疗方案均应避免在移植后早期使用 mTOR 抑制剂。一项儿科研究发现，与历史对照组相比，在钙调磷酸酶抑制剂+西罗莫司+类固醇联合方案中加入巴利昔单抗可降低排斥反应发生率，但 PTLD 发生率有所升高。这种联合方案可能导致没有感染过 EBV 的高危儿科患者出现过度免疫抑制，因此应谨慎使用。

3. 西罗莫司 vs 钙调磷酸酶抑制剂　对于肾移植患者，钙调磷酸酶抑制剂的肾毒性是移植物长期存活率降低的危险因素。对于成人，一些移植中心会将三联治疗方案中的钙调磷酸酶抑制剂换为西罗莫司。

免疫抑制可能对儿童患者具有终生影响，因此对于有低至中等免疫风险的患者，以西罗莫司代替钙调磷酸酶抑制剂可能有益。一些研究以西罗莫司代替钙调磷酸酶抑制剂来治疗儿科患者，并获得了不同程度的成功：一项避免使用钙调磷酸酶抑制剂的初步研究中，34 例患者接受了抗 CD25 单克隆抗体、泼尼松、MMF 和西罗莫司。随访 3 年发现，早期急性排斥反应的发生率较高（移植后 6 个月和 12 个月时分别为 22% 和 32%）。此外，4 例患者因出现严重不良事件而退出研究，2 例患者发生了 PTLD。

对于儿科患者，尤其是晚期移植物失功和/或蛋白尿患儿，将西罗莫司作为慢性移植物损伤的挽救治疗时应慎重。移植物损伤严重到一定程度时，停用钙调磷酸酶抑制剂并不能使临床情况显著改善。

五、共刺激分子抑制剂

贝拉西普

1. 药物机制　贝拉西普是一种选择性共刺激阻断剂，也是第一个获批用于肾移植维持性免疫抑制治疗的生物制剂。贝拉西普是一种融合蛋白，其包含突变的高亲和力 B7-1 和 B7-2 受体以及一种免疫球蛋白分子的一部分（LEA29Y），目前已有多项研究评估了贝拉西普的疗效。其作用机制为，通过阻碍 T 细胞表面的 CD28 受体与其抗原提呈细胞表面配体 B7-1（即 CD80）或 B7-2（即 CD86）发生相互作用，从而阻断 T 细胞活化，导致 T 细胞无能和凋亡。

美国食品药品监督管理局发布了一则通知，贝拉西普可能引起 PTLD 和进行性多灶性白质脑病，因此生产商必须提供风险评估和减低策略。贝拉西普会使 PTLD 的发生率升高，因此目前 EBV 抗体阴性的患者禁用贝拉西普。这在儿科患者中是一个重要的考虑因素。在试验中，贝拉西普的用法用量通常为静脉给药一月 1 次，这可能会改善高危青少年移植患者的依从性。

2. 免疫抑制剂联合治疗 维持性免疫抑制方案通常包括作用机制不同的药物。联合治疗方案具有协同免疫抑制作用，可降低急性排斥反应的发生率，同时最大程度减少每种药物的副作用。

大多数儿科肾移植受者都接受了包括皮质类固醇（甲泼尼龙或泼尼松）、抗代谢药（MMF 或硫唑嘌呤）和钙调磷酸酶抑制剂（他克莫司或环孢素）的三联免疫抑制方案。然而，这种治疗方案仍有明显副作用，尤其是长期使用皮质类固醇和钙调磷酸酶抑制剂的副作用，前者包括生长障碍，后者包括慢性肾病。

很多移植中心都尝试尽量减少皮质类固醇的用量或完全避免使用，但目前仍未确定儿科肾移植受者的最佳方案。如前所述，目前的研究重点为避免或尽量减少皮质类固醇和/或钙调磷酸酶抑制剂在维持性免疫治疗中的应用，同时继续寻找可防止急性排斥反应且同时减少长期严重不良反应（如 PTLD、生长障碍和肾病）的免疫抑制方案，以最大程度延长移植物长期生存率。

第四节 儿童肾移植免疫抑制方案的优化

目前可供儿童肾移植使用的免疫抑制剂与成年人基本一致，但是由于儿童在解剖结构、生理代谢以及心理状态等方面与成年人相去甚远，对于儿童肾移植而言，免疫抑制方案的选择也必须加以优化才能满足儿童肾移植的需要。优化的方面不只是"量"的问题，还需要"质"的优化。

一、精确用"量"

免疫抑制剂的合适剂量一直是移植界不断探索的临床问题，免疫抑制不足导致排斥反应发生，免疫抑制过强则引起感染、免疫抑制药物肾毒性以及长期的肿瘤发生。与成年人相比，儿童因其处于特定的发育阶段而拥有独特的解剖和生理功能特点，具体表现如下。

1. 儿童回肠短，使得药物吸收面积小，药物吸收利用度低。
2. 肝酶活性强，药物代谢速度快。
3. 免疫机能活跃，免疫细胞再生速度快。
4. 体重轻且体表面积小，根据计算所得的药物剂量较小。
5. 心理状态不成熟，依从性较差，特别是处于青春期的儿童。

这些因素混杂在一起，常常使得儿童肾移植术后出现免疫抑制剂用量不足或者免疫抑制过强的情况，导致不良反应发生。因此，儿童肾移植术后免疫抑制剂的使用，需进行精细化用药和严密药物浓度检测。

1. 精细化用药 除了根据年龄、身高体重或者体表面积计算药物剂量外，还应该结合药代动力学的个体差异、儿童自身的生理特点，在术前检测 CYP3A5 基因型，确定免疫抑制剂的使用剂量。另外，针对婴幼儿肾移植患者，新近推出的他克莫司颗粒制剂，也为儿童肾移植患者精确用药增加利器。

2. 严密药物浓度检测 儿童肾移植患者常由于肾病状态长期求医，社交活动减少，加上疾病状态甚至术后身体变化，害怕被同龄人嘲笑疏远而导致依从性差；特别是处于青春期的肾移植受者，叛逆心理与冒险心理使得这一年龄的儿童受者往往免疫抑制不足，移植肾失功多发。除了心理干预外，还应进行严密的药物浓度监测，及早发现免疫抑制不足情况。儿童肾移植受者感染后免疫抑制剂的减量或停用，容易出现急排导致移植肾失功，应十分谨慎。

二、精准用药

与成人肾移植不同,儿童肾移植术后免疫抑制剂的使用除了一般的考量外,还需要考虑免疫抑制剂对于儿童生长发育的影响。

目前儿童肾移植中诱导治疗一般选用多克隆抗胸腺细胞球蛋白(ATG)或者 IL-2 受体拮抗剂。ATG 对免疫细胞的清除作用比 IL-2 受体拮抗剂强,但是,儿童免疫机能活跃,免疫细胞再生能力强,诱导治疗的后续效应持续时间较成年人短,使用更强的免疫诱导方案并不一定对术后患者及移植肾存活更有意义,同时,ATG 诱导常伴随着后续感染事件的发生以及在儿童肾移植群体中更易引起移植后淋巴细胞增殖性疾病(PTLD)。因此,应该根据移植前儿童的免疫学状态以及供受体的相容度等进行免疫风险评估,对于"高风险"的患儿,使用 ATG 诱导;对于"低风险"患儿,使用 IL-2 受体拮抗剂诱导或者不使用诱导治疗。

关于维持治疗方案,目前主要应用的药物包括:钙调磷酸酶抑制剂(包括环孢素和他克莫司)、吗替麦考酚酸类药物、糖皮质激素以及 mTOR 抑制剂。由于儿童对于他克莫司的清除率较成年人快,需要高于成年人剂量方可达到相同的需要浓度,但是随之而来的是药物的不良反应,因此出现了 CNI 撤减甚至无 CNI 的免疫抑制方案探索。另外,激素对儿童生长发育影响最大,且可能导致痤疮、满月脸、代谢异常以及骨病等不良反应,除了影响儿童依从性外,还严重影响儿童体格生长,因此出现了激素撤除和无激素的免疫抑制方案的应用。下面介绍这几种优化的免疫抑制方案。

(一)激素撤除

激素从被发现具有免疫抑制作用以来,一直被认为是控制移植排斥的关键用药,随着 ATG、巴利昔单抗等免疫抑制生物制剂和更加强效的免疫抑制剂的出现,使得激素撤退甚至完全不使用激素成为可能。最初的激素撤除试验开展后,受体当时出现了急性排斥发生率和移植肾失功显著增高,考虑是硫唑嘌呤时代免疫抑制不足所致。当吗替麦考酚酯作为新型免疫抑制剂进入临床使用后,激素撤退不再增加移植肾失功。

目前激素撤退的方式有完全不使用激素、早期撤除激素以及晚期撤除激素三种方式。完全不使用激素、早期撤除激素都是以移植术前免疫诱导为基础的,对于低免疫学风险的患者,早期撤除激素是可以被耐受的,在 KDIGO 指南中也推荐低免疫学风险的受体术后早期撤除激素。晚期撤除激素则不要求受体是否术前进行诱导治疗,撤除的时机是在肾移植 1 年后肾功能稳定时可以考虑撤除。最近在儿童肾移植术后激素撤离方面有了可喜的进展。数篇随机对照临床试验研究了完全不用激素、早期撤除激素和晚期撤除激素三种方案相比起激素维持方案对儿童术后急性排斥反应和生长发育情况的影响,提示这几种方案联合抗体诱导方案以及 CNI 和抗代谢药维持方案,不会增加术后急性排斥的风险,却能够促进术后的生长,尤其是术后 1 年的追赶性生长。但值得注意的是,入选的患者主要是非免疫疾病所致的终末期肾病。但在中国,终末期肾病的原发病主要是各种病理类型的肾小球肾炎,激素撤离可能会导致肾炎的复发,降低移植肾寿命。本中心对原发病不是免疫性疾病的儿童肾移植患者,如遗传性肾病、先天性肾脏尿路畸形等患儿采取激素晚期撤除方案,取得良好疗效。

(二)CNI 药物的撤减

CNI 在术后早期起到免疫抑制的关键作用,而 CNI 的肾毒性又会影响移植肾的长期存活,现在越来越多的临床专家在尝试减轻这种毒副作用的免疫抑制方案。

1. CNI 撤减或转化为 SRL　考虑到 CNI 的毒副作用,首先考虑的是 CNI 药物的减量,目前减量 CNI 免疫抑制方案包括两类:①小剂量 CNI+mTOR 抑制剂+激素;②小剂量 CNI+MMF/MPA+激素。mTOR 抑制剂相比于 MMF/MPA 可能是更好选择。其一,从作用机制上,CNI 在 T 细胞周期的较早阶段(G 期到 G1 期)发挥阻断作用,而 mTOR 抑制剂在 T 细胞增殖周期中 G1 期向 S 期发挥阻断作用。由于两者作用在 T 细胞激活的不同阶段,因而可能具有良好的协同免疫抑制作用。其二,CNI 的毒性作用呈剂量相关性,减量 CNI 能显著减少其慢性肾毒性。其三,与 CNI 联用时,mTOR 抑制剂的谷值不必过高,这样也同时减轻了 mTOR 抑制剂的不良反应。由于 MMF 或 MPA 的总体免疫抑制强度可能弱于 mTOR 抑制剂,即使患者能够较好地耐受足量 MMF 或 MPA,CNI 的剂量也不宜减少过多(一般减少 30% 以内)。这种情况目前仅适用于长期肾功能稳定无排斥征象者。

临床上发生 CNI 毒性、移植术后糖尿病等情况时，可用 SRL 完全代替 CNI 以改善肾脏功能。有研究证明用 SRL 完全代替 CNI 后，对 AR 的发生率无明显影响，但骨髓抑制更加严重。目前这方面还需更多的临床研究得以验证。

2. 无 CNI 的免疫抑制方案　无 CNI 免疫抑制方案中，一些临床试验说明 MMF/AZA+Pred 方案的移植肾存活率与 CsA+MMF/AZA+Pred 方案结果还是存在差异，主要差别在于二联治疗的排斥反应发生率升高，或者必须采用多克隆抗体进行诱导治疗，其他并发症也会升高。总体而言，无 CNI 免疫维持治疗方案可以改善因 CNI 长期服用导致的移植肾功能损害，但有些问题不容忽视：①耐受性问题，mTOR 抑制剂与 MMF/MPA 类药物均有骨髓抑制副作用，联合应用时易导致较多患者不能长期耐受，单用 mTOR 抑制剂或 MMF/MPA 对药物的剂量或浓度要求较高，也存在患者长期服用的耐受性问题。②安全性问题，免疫抑制不足可能导致急性排斥反应的发生概率增加。目前无 CNI 免疫抑制方案使用并不普遍，尤其是不建议肾移植术后初始使用。在长期服用 CNI 为基础免疫抑制方案未发生过排斥的低危患者中，如出现慢性血肌酐升高，且有明确证据证实其与 CNI 肾毒性相关者，可以考虑转换为无 CNI 免疫抑制维持治疗方案。

（三）mTOR 抑制剂在儿童肾移植患者中的应用

西罗莫司和依维莫司一般不作为三联抗排斥治疗的首选，首先，研究表明，无论是替代 CNIs 还是抗代谢药，mTORi 都可能增加急性排斥风险和降低移植肾存活率。其次，mTORi 会增加肾移植术后早期并发症发生的风险，如 DGF、伤口愈合不良、淋巴囊肿。

有研究认为，在术后几个月把 CNIs 换成 mTORi，在低到中度免疫风险患者能够达到满意的免疫抑制效果。而把抗代谢药改为 mTORi 的临床研究比较少，结论不统一，未能在临床上推广，相关文献认为可能有助于减少 CNIs 的用量，以减少其毒性，又不至于明显减弱免疫抑制效果。

在以下情况出现时，把 CNIs 改成 mTORi 可能对患者有帮助。

1. 低水平 CNIs 依然对移植肾产生明显毒性，且得到病理活检证实。
2. 恶性肿瘤患者。
3. 肾移植术后淋巴细胞增殖性疾病患者。

第五节　肾移植患儿依从性对免疫抑制的影响

儿童移植肾功能保持时间长，可明显改善患儿长期预后。患儿在移植术后必须长期遵医嘱规律服用免疫抑制剂，以降低肾脏发生免疫排斥的风险，延长肾脏功能保持时间。然而由于儿童自制力较差、免疫抑制剂副作用、免疫抑制疗程长等原因，儿童免疫抑制剂治疗依从性常不如人意，是导致晚期排斥反应和移植肾丢失发生的高危因素之一。

一、儿童治疗依从性现况

目前对儿童免疫抑制剂治疗不良依从性的有关研究定义以"对既定处方的偏离"为主，不同研究之间判断标准差异性大，包括：①未规律服药；②未足量服药；③未规律随访；④免疫抑制剂血药浓度过高或过低等。目前对于不良依从性暂未有统一的、可用于临床快速评估的诊断标准，因此相关研究结果差异较大，不良依从性率从 10% ~ 72.3% 不等，平均为 30.7%。值得注意的是，研究表明青春期儿童的不良依从性率比更小年龄的儿童更高，可能与叛逆、社会角色改变等影响有关，提示青春期儿童的依从性管理具有特殊性。

二、儿童不良依从性危险因素

由于儿童心智尚未成熟，相关知识缺乏，以及受家庭环境影响较大，儿童治疗不良依从性的危险因素与成人有所差异。目前基于 WHO 不良依从性分类对儿童不良依从性的危险因素的研究结果主要如下。

1. 社会经济因素　家庭经济情况、家庭关系、父母监督缺如等。

2. 条件相关因素　情绪低落、自我感觉良好、移植后长时间等。

3. 患者相关因素　叛逆、干扰生活、遗忘、药物影响外观等。

4. 治疗相关因素　服药次数多、药物味道差、难以吞咽药片等。

5. 医疗系统因素　医疗团队与家属沟通缺乏。

既往研究认为社会经济因素、条件相关、患者相关和治疗相关因素为主要危险因素,但目前研究逐渐重视医疗系统因素,关注移植后健康教育和随访的重要性。现实中常见多个危险因素共同影响患儿依从性,临床医生应该详细了解患者有无上述危险因素,在接诊时针对存在的危险因素对患儿和家属开展健康教育,以提高免疫抑制治疗依从性。

三、儿童不良依从性的影响

儿童免疫抑制治疗依从性差导致免疫抑制剂血药浓度不稳定,甚至长期处于免疫抑制不足或免疫过度抑制状态,对移植物免疫排斥反应影响较大。目前研究表明,14.4%的儿童移植肾丢失和23.2%的晚期急性排斥反应与不良依从性相关。值得一提的是,青春期儿童移植肾丢失与不良依从性相关概率(31.8%)比总体儿童人群(14.1%)高。

四、儿童不良依从性的干预措施

患者教育、规律随访、治疗方案优化等措施,可能对依从性改善有一定帮助。有研究采用患者教育手册、视频等干预措施,但干预组和对照组依从性结果无显著差异。目前对于不良依从性的患者尚未有干预措施的随机对照研究开展,因此暂无循证支持哪种干预措施是明确有效的。

（刘龙山　张桓熙　王长希）

参考文献

[1] ALLISON AC. Immunosuppressive drugs：the first 50 years and a glance forward. Immunopharmacology. 2000,47(2-3):63-83.

[2] BALANI S S,JENSEN C J,KOURI A M,et al. Induction and maintenance immunosuppression in pediatric kidney transplantation-Advances and controversies. Pediatr Transplant. 2021,25(7):e14077.

[3] PAPE L. State-of-the-art immunosuppression protocols for pediatric renal transplant recipients. Pediatr Nephrol. 2019,34(2):187-194.

[4] HÖCKER B,TÖNSHOFF B. Calcineurin inhibitor-free immunosuppression in pediatric renal transplantation：a viable option?. Paediatr Drugs. 2011,13(1):49-69.

[5] NORMAN D J,LEONE M R. The role of OKT3 in clinical transplantation. Pediatric nephrology(Berlin,West) 1991,5(1):130-136.

[6] SEIKALY M,HO P L,EMMETT L,et al. The 12th Annual Report of the North American Pediatric Renal Transplant Cooperative Study：renal transplantation from 1987 through 1998. Pediatr Transplant 2001,5(3):215-231.

[7] NIAUDET P,JEAN G,BROYER M,et al. Anti-OKT3 response following prophylactic treatment in paediatric kidney transplant recipients. Pediatr Nephrol,1993,7(3):263-267.

[8] BARTOSH S M,KNECHTLE S J,SOLLINGER H W. Campath-1H Use in Pediatric Renal Transplantation. Am J Transplant 2005,5(6):1569-1573.

[9] SHAPIRO R,ZEEVI A,BASU A,et al. Alemtuzumab preconditioning with tacrolimus monotherapy-the impact of serial monitoring for donor-specific antibody. Transplantation 2008,85(8):1125-1132.

[10] PAPE L,STREHLAU J,HENNE T,et al. Single centre experience with basiliximab in paediatric renal transplantation. Nephrol Dial Transplant 2002,17(2):276-280.

[11] CLARK G,WALSH G,DESHPANDE P,et al. Improved efficacy of basiliximab over antilymphocyte globulin induction therapy in paediatric renal transplantation. Nephrol Dial Transplant 2002,17(7):1304-1309.

[12] HOCKER B,KOVARIK J M,DANIEL V,et al. Pharmacokinetics and immunodynamics of basiliximab in pediatric renal transplant recipients on mycophenolate mofetil comedication. Transplantation 2008,86(9):1234-1240.

[13] A H,JM S,MA S. OPTN/SRTR 2018 Annual Data Report：Preface. Am J Transplant,2020,20(s1):20-130.

［14］ Group KDIG. KDIGO clinical practice guideline for the care of kidney transplant recipients. Am J Transplant,2009,9(Suppl 3):S1-S155.

［15］ WEBSTER A C,RUSTER L P,MCGEE R,et al. Interleukin 2 receptor antagonists for kidney transplant recipients. Cochrane Database Syst Rev,2010,2010(1):CD003897.

［16］ CASSUTO J R,LEVINE M H,REESE P P,et al. The influence of induction therapy for kidney transplantation after a non-renal transplant. Clin J Am Soc Nephrol,2012,7(1):158-166.

［17］ PAPE L. State-of-the-art immunosuppression protocols for pediatric renal transplant recipients. Pediatr Nephrol,2019,34:187.

［18］ DOBBELS F,RUPPAR T,DE GEEST S,et al. Adherence to the immunosuppressive regimen in pediatric kidney transplant recipients:a systematic review. Pediatr Transplant,2010,14:603.

［19］ KORSCH B M,FINE R N,NEGRETE V F. Noncompliance in children with renal transplants. Pediatrics,1978,61:872.

［20］ FENNELL R S,FOULKES L M,BOGGS S R. Family-based program to promote medication compliance in renal transplant children. Transplant Proc,1994,102-103.

［21］ BEATO M. Gene regulation by steroid hormones. Cell,1989,56:335.

［22］ PALIOGIANNI F,RAPTIS A,AHUJA S S,et al. Negative transcriptional regulation of human interleukin 2(IL-2) gene by glucocorticoids through interference with nuclear transcription factors AP-1 and NF-AT. J Clin Invest,1993,91:1481.

［23］ BROYER M,GUEST G,GAGNADOUX M F. Growth rate in children receiving alternate-day corticosteroid treatment after kidney transplantation. J Pediatr,1992,120:721.

［24］ JABS K,SULLIVAN E K,AVNER E D,et al. Alternate-day steroid dosing improves growth without adversely affecting graft survival or long-term graft function. A report of the North American Pediatric Renal Transplant Cooperative Study. Transplantation,1996,61:31.

［25］ BENFIELD M R,BARTOSH S,IKLE D,et al. A randomized double-blind,placebo controlled trial of steroid withdrawal after pediatric renal transplantation. Am J Transplant,2010,10:81.

［26］ HÖCKER B,WEBER L T,FENEBERG R,et al. Prospective,randomized trial on late steroid withdrawal in pediatric renal transplant recipients under cyclosporine microemulsion and mycophenolate mofetil. Transplantation,2009,87:934.

［27］ TSAMPALIEROS A,KNOLL G A,MOLNAR A O,et al. Corticosteroid Use and Growth After Pediatric Solid Organ Transplantation:A Systematic Review and Meta-Analysis. Transplantation,2017,101:694.

［28］ WEBB N J,DOUGLAS S E,RAJAI A,et al. Corticosteroid-free Kidney Transplantation Improves Growth:2-Year Follow-up of the TWIST Randomized Controlled Trial. Transplantation,2015,99:1178.

［29］ CHAVERS B M,RHEAULT M N,GILLINGHAM K J,et al. Graft loss due to recurrent disease in pediatric kidney transplant recipients on a rapid prednisone discontinuation protocol. Pediatr Transplant,2012,16:704.

［30］ BACH J F. Mode of action of thiopurines:Azathioprine and 6-mercaptopurine. In:Immunopharmacology in Autoimmune Diseases and Transplantation,Plenum Press,New York,1992,123.

［31］ BUELL J F,GROSS T G,WOODLE E S. Malignancy after transplantation. Transplantation,2005,80:S254.

［32］ ALLISON A C,EUGUI E M,SOLLINGER H W. Mycophenolate mofetil(RS-61443):Mechanisms of action and effects in transplantation. Transplant Rev,1993,7:129.

［33］ JUNGRAITHMAYR T C,WIESMAYR S,STASKEWITZ A,et al. Five-year outcome in pediatric patients with mycophenolate mofetil-based renal transplantation. Transplantation,2007,83:900.

［34］ GASTON R S,KAPLAN B,SHAH T,et al. Fixed-or controlled-dose mycophenolate mofetil with standard-or reduced-dose calcineurin inhibitors:the Opticept trial. Am J Transplant 2009,9:1607.

［35］ HÖCKER B,VAN GELDER T,MARTIN-GOVANTES J,et al. Comparison of MMF efficacy and safety in paediatric vs. adult renal transplantation:subgroup analysis of the randomised,multicentre FDCC trial. Nephrol Dial Transplant,2011,26:1073.

［36］ HARMON W E,MCDONALD R A,REYES J D,et al. Pediatric transplantation,1994-2003. Am J Transplan,2005,5:887.

［37］ MAGEE J C,BUCUVALAS J C,FARMER D G,et al. Pediatric transplantation. Am J Transplant,2004,9:54.

［38］ NEU A M,HO P L,FINE R N,et al. Tacrolimus vs. cyclosporine A as primary immunosuppression in pediatric renal transplantation:a NAPRTCS study. Pediatr Transplant,2003,7:217.

［39］ TROMPETER R,FILLER G,WEBB N J,et al. Randomized trial of tacrolimus versus cyclosporin microemulsion in renal transplantation. Pediatr Nephrol,2002,17:141.

［40］ KAHAN B D,CAMARDO J S. Rapamycin:clinical results and future opportunities. Transplantation,2001,72:1181.

［41］ HARMON W,MEYERS K,INGELFINGER J,et al. Safety and efficacy of a calcineurin inhibitor avoidance regimen in pediatric renal transplantation. J Am Soc Nephrol,2006,17:1735.

［42］ 朱有华与曾力.我国儿童肾移植的现状与展望.武汉大学学报(医学版),2016,37(04):603-606.

［43］ 胡善彪,余少杰,彭龙开,等.40例儿童肾移植回顾性分析.实用器官移植电子杂志,2018,6(06):435-439.

［44］ JOOSTEN S A,SIJPKENS Y W,VAN KOOTEN C,et al. Chronic renal allograft rejection:pathophysiologic considerations. Kidney Int,2005,68(1):1-13.

［45］ DELUCCHI A,VALENZUELA M,FERRARIO M,et al. Early steroid withdrawal in pediatric renal transplant on newer immunosuppressive drugs. Pediatr Transplant,2007,11(7):743-748.

［46］ HALLER M C,ROYUELA A,NAGLER E V,et al. Steroid avoidance or withdrawal for kidney transplant recipients. Cochrane Database Syst Rev,2016,2016(8):CD005632.

［47］ ZHANG H,ZHENG Y,LIU L,et al. Steroid Avoidance or Withdrawal Regimens in Paediatric Kidney Transplantation:A Meta-Analysis of Randomised Controlled Trials. PLoS One,2016,11(3):e0146523.

［48］ TÖNSHOFF B,HÖCKER B,WEBER L T. Steroid withdrawal in pediatric and adult renal transplant recipients. Pediatr Nephrol,2005,20(3):409-417.

［49］ MERICQ V,SALAS P,PINTO V,et al. Steroid withdrawal in pediatric kidney transplant allows better growth,lipids and body composition:a randomized controlled trial. Horm Res Paediatr,2013,79(2):88-96.

［50］ GRENDA R. Steroid withdrawal in renal transplantation. Pediatr Nephrol,2013,28(11):2107-2112.

［51］ 满芯悦,徐虹.儿童肾移植免疫抑制治疗中激素应用的变迁.肾脏病与透析肾移植杂志,2017,26(05):486-490.

［52］ PAPE L,AHLENSTIEL T. mTOR inhibitors in pediatric kidney transplantation. Pediatr Nephrol,2014,29(7):1119-1129.

［53］ MAXIMO SILVA A C,SANDERS-PINHEIRO H,LEITE R F,et al. Nonadherence to Immunosuppresive Medications Following Pediatric Kidney Transplantation Within Full Cost Coverage Health System:Prevalence and Correlates. Exp Clin Transplant,2020,8(5):577-584.

［54］ F. DOBBELS,T,RUPPAR,S,DE GEEST. Adherence to the immunosuppresive regimen in pediatric kidney transplant recipients:a systematic review. Pediatr Transplant. 2010,14:603.

［55］ DE GEEST S,SABATÉ E. Adherence to long-term therapies:evidence for action. Eur J Cardiovasc Nurs,2003,323.

第二十四章 儿童肾移植围手术期管理

随着器官捐献工作的蓬勃发展,得益于国家器官分配系统对儿童的优先政策,儿童肾移植手术例数逐年增加。同时,儿童供者池和受者池的扩大,使得供受者可以获得更为优化的匹配和选择,加上外科手术技术的进步,多种免疫抑制剂防治排斥反应,以及抗生素防治感染的发生,儿童肾移植的成功率和人肾存活率较以往有显著提高。儿童肾移植围手术期从患儿决定接受移植手术开始,至基本康复出院,包含术前、术中及术后的一段时间。移植术前充分的准备工作,术中和术后免疫抑制治疗,以及术后严密的医疗监护,均为保证儿童肾移植成功的重要环节。儿童肾移植围手术期管理涉及外科、儿科、内科、神经心理科、麻醉科、影像科等多学科医护人员的参与。

第一节 围手术期操作流程及注意要点

准备行肾移植手术的慢性肾脏病患儿在进行详细的术前评估与供受者选择匹配后,需维持内科治疗,直至接到移植手术通知后赶往医院。在接收器官分配确认的时候,首先需确定患儿当时的身体状况,有无发热、咳嗽、咯痰等感染表现,了解患儿近期是否有水肿、心衰等表现;其次,明确患儿血液透析或腹膜透析的安排;再次,根据预计的手术时间,通知患儿是否需要禁食等。另外,需要确认患儿及家属的家庭经济情况、医疗保障和依从性,必须保证能够配合手术的完成,以及围手术期治疗和术后长期的免疫抑制治疗。

患儿住院后要进行详细的检查和评估,可以参考其近期的检查和评估结果,如有必要,应在住院后移植手术前进行再次检查和评估。

一、手术前的准备

(一)病史和一般情况

在患儿登记排队准备行肾移植手术的时候,已经进行了详细的既往史问诊和医学评估。主诊医生对患儿的原发病诊断,以及并发疾病已有充分的了解。患儿入院后需按照病历记录要求,了解并记录患儿的一般情况,原发肾病的诊断过程,并发疾病的诊断及维持治疗情况,尤其是患儿近期的病情变化,包括但不限于有无发热、咳嗽、咯痰等感染表现,以及患儿是否存在水肿、心衰等表现。

(二)体格检查

身高、体重、呼吸、心率、血压、皮肤、胸、腹部、骨盆、口腔(牙齿)、四肢。

(三)实验室检查

1. 实验室检查 血型,配血,血常规,肝,肾功能(包括 Na、K、Cl、CO_2、BUN、血糖、Ca、Mg、P、AST、ALT、碱性磷酸酶、胆红素),出凝血常规(PT、PTT、INR),尿生化,尿蛋白肌酐比。

2. 病原学检查 肝炎系列,乙肝两对半,巨细胞病毒(IgG、IgM),EB 病毒(IgG、IgM、EBNA),HIV,梅毒,微小病毒(B19),多瘤病毒(BKV、JCV),PPD 皮试和其他结核菌素检查。

3. 人类白细胞抗原(HLA)交叉配型。

4. 心电图、超声心动图、胸部 X 线或 CT 平扫检查、腹部彩超或 CT 检查、髂血管彩超、泌尿系统和膀胱功能检查。

（四）透析治疗准备

1. 血液透析　已经行规律血液透析治疗的患儿,如果时间允许,在移植手术前 36 小时内增加 1 次透析,尽量采用无肝素透析或使用低剂量肝素。记录超滤液体量,以便于术中和术后计算补液量。

术前检查电解质如发现高钾血症(血钾大于 6.0mmol/L),水肿,胸腔积液较多的情况,需安排血液透析,进行降钾或脱水处理。

2. 腹膜透析　一般腹膜透析的患儿持续进行腹膜透析。如出现腹膜感染的情况,必须使用抗生素治疗,持续 2 周腹腔引流液无细菌才能行肾移植手术。肾移植手术前排空腹腔中的透析液,以保证体内电解质平衡及术后病情稳定。采用腹膜透析机进行透析的患儿,应设置好在术前排出透析液,或最后改为手动操作。术中暂时关闭腹膜透析管路。

二、手术中的管理

（一）免疫诱导治疗

诱导治疗是指使用多克隆抗胸腺细胞抗体或单克隆抗淋巴细胞抗体以减弱移植手术时免疫反应。一般要求移植物植入半小时前予以静脉输注。

免疫诱导治疗的获益在于降低具肾脏毒性作用的钙调磷酸酶抑制剂的首次剂量;降低移植肾延迟恢复的发生率和严重性;降低急性排斥反应的发生率。然而,另一方面,诱导治疗显著增加术后早期感染和肿瘤的发生率,增加了死亡的危险性,相应地也增加了肾移植住院治疗的费用和时间。

免疫诱导治疗的药物主要是多克隆抗体和单克隆抗体。用于肾移植免疫诱导的多克隆抗体常见的有 ATG、ATG-F 与 OKT3。由于细胞因子释放综合征和人抗鼠抗体的形成,OKT3 目前在国内已不使用。使用多克隆抗体可以降低急性排斥反应的发生,允许在移植肾功能延迟恢复的患儿中临时撤销或减量应用钙调磷酸酶抑制剂,或者不耐受激素的患儿临时撤销或减少应用激素,减轻 CNI 药物肾毒性以及因使用激素对于儿童生长发育的影响。但是,多克隆抗体相比单克隆抗体更容易导致术后感染和远期恶性肿瘤疾病(如移植后淋巴增生性障碍)等。

单克隆抗体有巴利昔单抗和抗 CD25 人源化单抗两种。单克隆抗体的作用靶点明确,特定作用于 T 细胞,免疫抑制强度较弱,因此术后感染以及远期恶性肿瘤的发生相对少,但是应用单克隆抗体发生急性排斥反应的风险增加,需早期给予足量的钙调磷酸酶抑制剂和霉酚酸类药物,容易导致 CNI 肾病。

关于免疫诱导选择的原则,目前较为统一的意见是对免疫高风险的患儿应用多克隆抗体进行免疫诱导治疗,例如 PRA 阳性,有移植病史的患儿。如果存在供体感染高风险的情况,受者宜采用单克隆抗体进行免疫诱导。

因此,我们需要根据每个患儿及供体的具体情况,考虑权衡是否使用免疫诱导治疗,免疫诱导治疗采用的药物种类和剂量,以达到既能保证移植免疫治疗的疗效,又能减少不良反应,提高人肾存活率的目标。

（二）麻醉及生命体征管理

术前准备包括置中心静脉测压管、心电监护、测周围血氧饱和度、动脉穿刺测压可穿刺足背动脉或胫后动脉、留置胃管和尿管。

1. 液体管理规范　肾移植术中需维持循环系统的稳定,防治各种原因造成血压波动,确保移植肾的有效血流灌注。肾移植术中较容易发生容量不足低血压的情况,常见原因有术前患儿容量不足、麻醉药物的影响、移植血管开放后血流再分布、出血或尿量较多等。较为常用的防治措施包括:静脉输注晶体液和胶体液扩容、失血较多时给予输血及血浆等用品。一般术中补液量为 40~60mL/kg,同时根据患儿的中心静脉压、血压和心功能情况进行调整,维持 CVP 在 $10\sim15cm\ H_2O$ 较为合适。在肾动脉吻合后开放之前,应适当快速输液。肾动脉开放时,适度的液体负荷有益于改善移植肾的灌注,预防急性肾小管坏死,保护肾功能。在防治低血容量、低血压的同时,还要防止容量过度,以免增加患儿心力衰竭的风险。

2. 麻醉　儿童肾移植一般采用气管内全身麻醉,插管前用药为芬太尼和咪达唑仑。全麻手术结束后为减少感染可能,应尽早行麻醉气管拔管。严格把握拔管时机,确保通气和氧合。麻醉气管拔管前的患儿,使用持续静脉镇痛和镇静药物,予充分吸引以避免分泌物引流不畅而导致肺不张等情况。肺不张多发生在术后第1周,可通过鼓励呼吸、咳嗽、增加通气、呼吸训练来治疗和预防。拔管后,年龄较小、对疼痛耐受性差或者哭闹不配合的患儿,可按需给予镇痛或镇静。心肺功能较差的患儿术后早期应继续辅助呼吸,直至平稳的苏醒和自主呼吸,避免因拔管过早导致通气不足引发缺氧或强烈的心血管应激反应。

三、手术后管理

肾移植术后患儿通常安排隔离病房或重症监护病房,予以专门护理或重症监护。术后需严密观察以下几个方面。

1. 生命体征 体温、心率、血压、血氧、呼吸频率。

2. 循环液体量 中心静脉压,静脉液体入量和口服液体入量,每小时、每24小时尿量;尿外观和颜色、尿常规检测;血生化检测,血脑钠肽(BNP)。

3. 免疫抑制治疗 免疫抑制剂血药浓度、HLA抗体检测、淋巴细胞亚群等免疫功能检测。

4. 防止移植肾血栓形成 出凝血常规、移植肾彩超。

5. 防止感染 血常规、伤口引流的量和颜色。

肾移植术后患儿移植肾功能恢复速度快慢不尽相同,尿量有多有少,容易导致液体失衡、电解质紊乱。慢性肾衰竭的患儿多数存在负氮平衡、营养缺失的情况,术后早期胃肠道功能尚未恢复,应积极给予补充白蛋白等支持治疗。术后早期的管理重点是生命体征、循环液体量、免疫抑制治疗、预防移植肾血栓形成和防治感染等几个方面。

(一)生命体征的管理

一般手术后的体温不超过38℃。如果发生感染和排斥反应,有可能会出现体温明显升高。但由于大量免疫抑制剂的使用导致体温调节异常,体温不升也不能完全排除感染或排斥反应。

患儿肾移植术后早期常出现心率加快的情况,如果同时出现血压下降,提示血容量不足,可能有出血、严重贫血、液体负平衡等情况发生,需要针对性进行输血、补液、止血等处理。如果心率加快的同时出现血压升高,提示有左心功能衰竭的可能,可给予口服β受体阻滞剂降低心率,效果不佳者可使用静脉制剂,同时控制血压,必要时可强心治疗。

肾移植术后动脉血压升高非常普遍,其原因包括液体容量负荷较大、钙调磷酸酶抑制剂和激素等药物的应用,以及移植术前存在肾性高血压情况。一般而言,术后早期可予以静脉输注钙离子拮抗剂,如盐酸尼卡地平注射液,可以选择性扩张血管平滑肌,在扩张冠脉增加冠脉血流量的同时降低外周血管阻力,通过减轻后负荷使心肌耗氧量降低,扩张入球小动脉、增加肾血流量和肾小球滤过率。不能控制的高血压是有心血管病死亡、移植肾功能减退和移植肾丢失的独立危险因素。在静脉维持降压效果的同时,给予口服降压药,并逐步加量以达到撤减静脉降压药的目的。可以采用钙拮抗剂,联合应用β受体阻滞剂和α受体阻滞剂。

RAAS阻滞剂因扩张肾小球出球小动脉的作用强于入球小动脉,可能降低肾小球滤过压,在肾移植术后早期的应用存有争议。本中心的经验是术后早期尽量避免使用血管紧张素转化酶抑制剂和血管紧张素Ⅱ受体拮抗剂,术后2周后,如患儿尿量多,且移植肾彩超监测无肾动脉狭窄的情况下,可考虑加用RAAS阻滞剂。

当一些儿童接受较大儿童或成人供肾的时候,需要维持适当的血压水平,才能保证给予移植物充分的灌注。维持移植肾的充分灌注,是避免移植肾小管损伤和移植肾动脉血栓形成的重要前提。但是,过高的血压又会对心、肺、肾等脏器造成高灌注损伤。肾移植术后应维持怎样的血压水平较为理想,以达到延长移植肾存活并降低心血管事件风险的目的,目前尚缺乏随机对照临床观察试验的数据支持,既没有研究证实可采用哪些合适的治疗措施,也没有基于专家意见的共识指南。根据本中心的经验,通常低龄患儿维持100~130mmHg/60~80mmHg的血压水平较为理想。足量的循环补液对于维持血压至关重要,可以通过输注晶体溶液和5%人血白蛋白来维持。当仅凭容量不能维持必要的血压和肾灌注的时候,可以增加输注血管活性药物。多巴胺是最常用的血管活性药物。另外,如去氧肾上腺素和精氨酸血压加压素之类的加压药,以及肾上腺素和去甲肾上腺素等强心药,也有一些应用的报道。至于采用哪种治疗措施最佳,行业专家没有达成一致的意见。大量的研究显示,血管活性药物和强心药物的应用与移植肾延迟恢复有关。当使用多巴胺达到超常血压的目的时,还会增加肺水肿的风险。

（二）循环液体量的管理

肾移植术后早期,主要是前 3 天内,应重点关注血流动力学的稳定,液体出入量和电解质。如果移植肾功能恢复良好,在移植肾恢复血循环后几分钟即开始泌尿。由于患儿存在一定程度的水钠潴留、高尿素血症,患儿术后会出现明显的多尿期,同时可能会伴随电解质紊乱和渗透压改变。如果存在移植肾损伤的原因,术后出现少尿的情况,患儿慢性肾衰竭情况不能缓解,同时伴有体内高分解代谢的情况,更容易出现水电解质紊乱。

肾移植术后液体管理的总体原则是量出为入。如果患儿尿量多,需及时足量给予补液,注意纠正电解质紊乱。如果尿量少,要及时调整循环补液,如存在入超的情况,应停止循环补液,应用呋塞米和螺内酯等药物利尿。如有必要,安排透析脱水,防止心力衰竭的发生,减少肺水肿和肺部感染的可能。

中心静脉压是上、下腔静脉进入右心房处的压力,通常通过右颈内、锁骨下腔静脉或颈外静脉检测,可反映右房压,是临床观察血流动力学的重要指标之一,它受右心泵血功能、循环血容量及体循环静脉系统血管紧张度等 3 个因素影响。中心静脉压应维持在 $6\sim12cmH_2O$,如果小于 $6cmH_2O$,提示血容量不足,应加快补液速度;如果大于 $12cmH_2O$,提示血容量过多或心功能下降,应减慢补液速度及利尿。没有证据支持在儿童肾移植受者中,中心静脉维持较高水平（CVP 为 $12\sim18cmH_2O$）可以获益。而且,中心静脉压与临床结局缺少相关性,中心静脉压在术中和围手术期作为监测指标的临床价值有所下降,可作为一参考指标。

循环补液起始量按每天的预计的不显性失水量计算（$400mL/m^2BSA$）。根据每小时的尿量补充输入相等剂量的晶体溶液。关于循环补液的构成,各中心的用法有所不同,可以采用盐水、乳酸林格氏液、含碳酸氢盐的液体或者是几种液体的组合。本中心一般采用糖盐 1:1 交替,再根据患儿的情况进行调整。如为 1 型糖尿病的患儿,糖水中应加入胰岛素,可改为糖盐 1:2,如尿量特别多的情况,可按 1:3 配比。因排出尿中含有高浓度电解质,应预估到患儿可能会出现电解质紊乱的情况,肾移植术后第 1 天建议进行 $2\sim3$ 次生化检验,直至保持出入量平衡的同时电解质维持稳定。常见的电解质紊乱包括:低钠血症、低钙血症、低镁血症、低钾血症、低磷血症等。可根据生化检验结果给予补充。

（三）免疫抑制治疗

肾移植手术后既意味着异体肾的植入,异体抗原将持续在受者体内呈递并可能引起免疫反应,因此免疫抑制治疗直接关系到移植的成败。

移植术中开始使用的免疫诱导药物,如为多克隆抗体、抗胸腺细胞球蛋白或抗淋巴细胞球蛋白,须在术后连续使用 $2\sim6$ 天;如为巴利昔单抗,须在术后第 4 天使用第二剂,抗 CD25 人源化单抗须在术后第 14 天使用第二剂。根据本中心的经验,如患儿使用多克隆抗体诱导治疗,如果出现严重不良反应,如过敏反应、高热、白细胞减少、血小板减低、血清病、骨关节疼痛和腹泻等情况较为严重,诱导治疗使用的剂量和疗程可减少。如患儿使用单克隆抗体诱导治疗,出现移植肾延迟恢复,或发生临床怀疑的排斥反应,将停用第二剂原用药物,改用多克隆抗体治疗。

术中除生物制剂的免疫诱导外,皮质类固醇按照甲泼尼龙 $300mg/m^2$ 或 $10mg/kg$ 静脉滴注。术后皮质类固醇继续甲泼尼龙 $10mg/(kg \cdot d)$ 静脉滴注 2 天后改口服泼尼松,或按 $5mg/(kg \cdot d)$、$2.5mg/(kg \cdot d)$、$1.5mg/(kg \cdot d)$ 逐日减量后改口服泼尼松。

移植术后返回病房即可以开始给予口服基础免疫抑制剂的治疗。常用的三联药物:钙调磷酸酶抑制剂、霉酚酸类药物和皮质类固醇。口服泼尼松起始剂量为 $0.6mg/(kg \cdot d)$,每隔一周逐步减量至 $5mg/d$ 或 $2.5mg/d$。部分肾病复发风险较小的患儿可酌情停用皮质类固醇,更利于生长发育。

（四）防止移植肾血栓形成

移植肾动脉或静脉血栓形成是儿童肾移植术后早期常见的并发症,容易造成移植物丢失。原因有以下几个方面。

1. 慢性肾衰竭患儿由于原发肾病综合征高脂血症、系统性红斑狼疮、抗磷脂抗体，V因子基因突变、凝血酶原基因突变、高胱氨酸血症、蛋白C缺乏、蛋白S缺乏、抗凝血因子增加等原因，通常处于高凝状态。

2. 低龄移植供者或受者的血管内径较细。

3. 移植肾存在多支血管。

4. 术中操作不当导致血管内膜损伤。

5. 术后血管痉挛，血流动力学不稳定时低血压低灌注等情况。

动脉血栓形成的时候，临床上往往观察到患儿尿量突然减少，移植肾彩超可以诊断，超声造影可进一步明确。一般来说，移植肾可耐受30~60分钟的热缺血时间。如果高度怀疑血栓形成，宜尽快再次手术解除血管栓塞。但就临床实际而言，往往不能及时处理并挽救移植肾。静脉血栓形成的时候通常会出现肉眼血尿，尿量减少，移植肾肿胀。移植肾彩超可以观察到移植肾动脉和静脉有反向的舒张期血流，移植肾肿大。除非能够及时诊断并及时手术去除移植肾静脉血栓，否则极易发生血栓蔓延导致移植物丢失。

针对以上原因，一般建议儿童肾移植术后予以抗血小板药物和抗血管痉挛药物。抗血小板药物在术后前3天，如伤口引流液小于100mL/d，建议采用低分子肝素皮下注射。如伤口引流液少于30mL/d，予拔除引流管，同时改口服抗血小板药物。术后使用抗血管痉挛药物罂粟碱持续静脉泵入3~5天。

（五）抗生素的使用

移植受者围手术期感染的危险因素有两个方面。一方面是供体来源的感染，一方面是受者本身的易感状态。针对供体来源的感染，可以根据供体的病原学检查，给予受者相应的抗生素预防。受者本身术前潜伏感染或易感状态，可根据受者术后临床表现给予治疗。

感染来源包括细菌、真菌和病毒。

第二节　常见围手术期并发症处理

儿童肾移植围手术期的常见并发症，最常见的排斥反应，感染和外科并发症在本书中有专门的章节进行阐述。另外，本节内容就排斥、感染和外科并发症以外的其他常见并发症进行阐述。

一、移植肾功能延迟恢复

移植肾功能延迟恢复（delayed graft function，DGF）的定义，目前无统一的定义，通常是指肾移植术后1周内血肌酐水平未能明显下降，甚至持续升高，或出现氮质血症和容量负荷过度、电解质紊乱情况，需要行透析治疗过渡。主要表现为肾移植术后少尿、无尿或有尿但血肌酐下降不明显。病理生理表现为广泛的血管收缩和肾小球滤过率下降，或是移植肾急性肾小管损伤甚至坏死。

（一）病因

DGF是肾移植术后的常见并发症。也是急性肾功能衰竭的一种形式。发生的原因包括以下几个方面。

1. 供者为低龄儿、老年、高血压、糖尿病、肥胖，获取前有心肺复苏史、低血压、药物损伤等损伤肾功能的情况，心死亡捐献等。

2. 供肾手术和围手术期的相关因素导致的肾脏血流动力学改变，移植肾热缺血时间较长、冷缺血时间超过24小时、缺血再灌注损伤、术中低血压、手术操作中过度挤压移植肾等。

3. 供受者年龄、体重差异较大，血管内径不匹配，会增加手术和处理的时间。

4. 手术麻醉时应用的扩张血管药物会加重低血压低氧情况。

5. 受者急性肾小管损伤、尿路梗阻、血栓栓塞形成、药物的毒性反应、各种排斥反应以及感染。

6. 一些肾病如局灶节段硬化性肾小球肾炎、非典型溶血尿毒症、特发性高草酸尿症等容易早期复发导致移植物受损等。

上述各种影响移植肾功能恢复的因素还可能同时并存。

（二）诊疗原则

根据临床表现和实验室检查可诊断 DGF。

1. 严格限制患儿的入量,包括静脉补液量和口服液量,记录 24 小时出入量,量出为入。每天早上空腹时定时称体重,参考体重的变化,减少因不能准确计出入量而带来的误差。

2. 一旦发现移植肾延迟恢复的情况,尽早开始透析治疗过渡,缓解由于尿量少而导致的水钠潴留,防止心力衰竭的发生,减少肺水肿乃至肺部感染的发生。发生 DGF 行血液透析的时候,尽量保持透析过程中血压的稳定,避免脱水速度过快,导致血压急剧下降。低血压一方面影响血流动力学的稳定,使得移植肾供血不足从而影响其功能的恢复,另一方面增加移植肾血管栓塞的风险。可以增加透析的频率,减少每次透析的超滤量。患儿术后早期尚未恢复正常进食,且由于手术应激,体内毒素水平未能下降、肠道组织水肿等原因,容易发生低蛋白血症,胶体渗透压下降,不耐受脱水,更容易发生低血压的情况,可于血液透析进行中补充白蛋白。腹膜透析无须使用抗凝剂,不会增加患儿出血风险,对血流动力学的影响也较小。但腹膜透析时腹腔内灌入大量液体,会增加腹腔内的压力,对移植肾产生影响。本中心的经验是,每次灌入的液体量减半,增加腹膜透析的次数。如果肾移植术中腹膜发生破损,或者腹膜透析过程中发现脱水效果不理想,或发生腹膜感染的情况,可改行血液透析治疗。

3. 药物的调整在防治 DGF 中如较长时间(>14 天)移植肾功能未能恢复,可考虑行移植肾穿刺病理诊断,明确移植肾延迟恢复的原因,排除是否存在排斥反应或肾病复发等情况需要进行处理。

二、胃肠道不良反应

胃肠道不良反应是肾移植术后的常见并发症,包括上消化道不良反应如反酸、嗳气、食欲不振、恶心、呕吐、剑突下不适、上腹痛等,下消化道不良反应一般表现为肠胀气、腹泻、腹痛、便秘等。一部分患儿还会伴有神经系统症状,如紧张、烦躁、哭闹、失眠等,这些情况有时候会反过来加重胃肠道不良反应,形成恶性循环。

（一）病因

患儿发生胃肠道不良反应的发病原因如下。

1. 慢性胃炎病史。

2. 手术应激。

3. 药物的影响,包括麻醉药物、免疫抑制剂、抗生素。

4. 移植肾功能恢复不良,肠道水肿。

5. 感染,如急性胰腺炎、细菌、病毒或真菌性肠炎。

（二）诊疗原则

根据患儿临床表现和实验室检查结果,特别是腹部的体格检查,结合既往病史、术前检查,可对消化道不良反应进行诊断和鉴别诊断。

对于各种胃肠道不良反应的处理措施包括对症治疗和病因治疗,具体如下。

1. 应用激素前予以抑酸药物,H_2 受体阻断药或质子泵抑制剂,以及铝碳酸镁等保护胃黏膜药物。

2. 止呕药物:甲氧氯普胺、托烷司琼。

3. 柏西乳剂或中药四磨汤促进胃肠蠕动和排气。

4. 发生腹泻时予以蒙脱石散止泻。

5. 益生菌调节肠道菌群。

6. 撤减激素类药物或霉酚酸类药物。

7. 如有移植肾功能恢复不良,肠道水肿情况,可予以透析加 5% 人血白蛋白输注,改善毒素和水肿对肠道的影响。

8. 如术后并发急性胰腺炎,须监测血淀粉酶和脂肪酶,予以抗生素和生长抑素治疗。

9. 如细菌、病毒或真菌性肠炎,予以针对性抗生素治疗。

三、抽搐

抽搐的经典含义是指一块或一组肌肉发作性短促而快速的抽动。但在临床实际应用时,抽搐的概念有时较为广泛且模糊,其可包括癫痫发作、痉挛、抽动及搐搦等。

1. 痉挛　个别肌肉或者肌群不受意识支配的收缩,持续时间较长,可伴有节律性运动或疼痛感,意识清楚,反应灵敏。

2. 抽动　反复出现的不规则活动。

3. 癫痫发作　可有几种不同类型的痫性发作形式。

(一)病因

围手术期发生抽搐的原因有很多,包括神经系统疾病、内分泌代谢紊乱、感染、遗传、药物、心理状态等。疾病因素常见的有神经系统疾病和非神经系统疾病,例如发热、感染、电解质紊乱、缺氧、高血糖或低血糖、代谢性疾病等。慢性肾衰竭属于代谢性疾病。儿童大脑皮质功能发育尚未完全,血脑屏障功能较弱,因而更易引起大脑强烈兴奋,从而导致大脑神经细胞的异常放电,患儿突然出现惊厥、肌肉抽搐甚至认知障碍。另外,肾移植围手术期使用的多种药物也可引起抽搐,如他克莫司、环孢素、青霉素、碳青霉烯类抗生素等。病房环境的声光刺激和睡眠剥夺等均可导致抽搐发生。

(二)诊疗原则

诊断最重要的依据是患者的病史,通常根据患儿的发作史,发作过程和表现。脑电图检查,颅脑 CT、磁共振成像等影像学检查,生化检查,脑脊液检查等多方面分析,可帮助诊断和鉴别诊断。注意有的患儿在术前已有明确诊断并服用抗癫痫药物,围手术期可能存在漏服药物的情况。

针对抽搐的常用处理措施如下。

1. 出现抽搐发作时,让患儿平卧头向侧位,清除呼吸道分泌物,防止嘴里的分泌物误吸。必要时可使用口咽器,予以吸氧。

2. 安抚患儿及家属的紧张情绪。

3. 一次发作<5min,自行缓解可不用药处理。抽搐持续发作超过 5min 或抽搐严重,可予以安定静脉推注 0.3~0.5mg/(kg·次),最大剂量婴幼儿不超 3mg/次,儿童不超 5mg/次。静推速度≤1mg/min,抽止药停。静注地西泮注射液 1~2min 起效,20min 代谢完毕,30min 可重复应用。注意如果静脉注射地西泮速度过快,容易引起呼吸抑制。若抽搐时间较长者或反复抽搐者持续 30 分钟以上,可用咪达唑仑以每小时 0.06~0.12mg/kg 的速度开始持续静脉输注,然后视需要提高或降低输注速度。

4. 积极寻找诱发抽搐发作的原因,如存在感染、药物、电解质异常、血糖和血压异常等情况,应积极予以纠正。

5. 控制抽搐发作后,及时完善脑电图检查,颅脑 CT、磁共振成像等影像学检查。

（傅茜　王长希）

参考文献

[1] 郑克立.临床肾移植学.北京:科学技术文献出版社,2006.

[2] 陈实.移植学.北京:人民卫生出版社,2011.

[3] 张小东.肾移植治疗学.北京:人民卫生出版社,2009.

[4] 杨小刚,张明生,贺慧为,等.PICCO 监测中 GEDI 同 CVP 相关性研究.中国社区医师(医学专业),2010,12(35):169.

[5] 穆青青,丁传刚.儿童癫痫的诊治进展.医学综述,2020,26(15):3012-3016.

[6] 陈埃清.社区全科医师常用的小儿急救知识.中国社区医师,2017,33(13):6-7.

第二十五章 儿童肾移植外科并发症

儿童肾移植术后切口并发症的发生率较成人肾移植低。经积极抗感染治疗、伤口切开引流、伤口封闭负压吸引处理后均能获得良好结果。

一、切口感染

（一）原因

切口感染多发生于肾移植术后5~7天。DDI、血肿、尿漏和淋巴漏是导致伤口感染主要因素。严重的感染可致血管吻合口破裂出血、移植肾及移植肾内菌栓，甚至可发生败血症危及患者生命。其主要易感因素如下。

1. 受者因素 慢性肾衰竭患者伴有低蛋白血症、贫血、营养不良及肥胖和肝功能减退等，使机体抵抗力下降。

2. 供者因素 DCD器官捐献者在ICU超过一周以上，均有不同程度的感染，在术前及修整时未进行必要的防治处理，而易发生感染。

3. 切口有渗血、出血、尿漏、淋巴漏、腹膜透析者有腹膜损伤致腹水外漏等。

4. 切口引流不畅或引流管留置时间过长。

5. 术后应用大剂量免疫抑制剂致免疫功能低下。

（二）处理

早期诊断、有效引流、合理用药。

1. 表浅感染 一般伤口加强消毒换药，同时应用适当的抗生素即可。

2. 深部感染 伤口感染合并脓肿形成时，脓肿应尽早切开引流，局部以0.5%的碘伏、生理盐水反复清洗，切口应选低位并足够大，以达到能充分引流的目的。必要可采用伤口密闭负压吸引，能够充分引流，保持伤口清洁，同时促进伤口局部血液循环，促进伤口更快愈合。

3. 适当减少使用免疫抑制药物用量，尽可能避免糖皮质激素的冲击治疗，警惕有可能出现的移植肾多发性皮质脓肿及全身性感染播散。

4. 抗生素应用 应根据细菌药敏试验选用抗生素抗感染治疗，使用时间一般7~14天。

二、切口裂开

（一）原因

1. 受者长期贫血及低蛋白血症状态，一般情况较差。

2. 移植后早期大剂量免疫抑制剂的应用，特别是大剂量糖皮质激素的应用影响切口愈合。

3. 慢性肾衰竭患者手术切口易于渗血和渗液，导致切口积液，影响切口愈合。

4. 导致切口张力增加的因素都可能引起切口裂开。

（二）防治

1. 术前如果条件允许积极改善患者全身状况，增加患儿营养，积极纠正贫血及低蛋白血。

319

2. 细致的手术操作,合理止血,严密的腱鞘缝合,防止术后前鞘的撕裂。

3. 加强术后营养支持治疗。

4. 针对性切口加压包扎,延期拆线。

5. 对裂开的切口,根据具体情况一期缝合或延期缝合。

三、切口内神经损伤

（一）原因

1. 手术显露腹股沟韧带近端和分离髂血管时,电刀切凝、器械钳夹、拉钩压迫股浅神经或股神经皮支。

2. 术中止血电凝时有时会损伤股神经皮支。

（二）处理

术中尽量注意保护股神经皮支。神经损伤一般无须外科处理,术后 6 个月内一般会自行缓解。情况较重影响生活或功能可以结合物理治疗。

第二节 血管并发症

儿童肾移植的血管并发症包括移植肾血管破裂出血、移植肾动静脉血栓形成、移植肾动脉狭窄、移植肾动脉瘤等。与成人肾移植不同的是,儿童肾移植特别是低龄儿童肾移植,目前大多数是应用低龄儿童供肾。由于低龄儿童供者血管纤细,对牵拉等较为敏感,容易损伤及形成血栓等,因此血管并发症是儿童供肾儿童肾移植术后重要的影响移植肾存活的并发症之一。预防和及时发现、处理血管并发症的发生对儿童供肾儿童肾移植手术的成功及术后移植肾的长期存活至关重要。

术前必须评估供者和受者的血管情况,提前制定手术方案和备用方案,这对低龄儿童肾移植的成功至关重要。大于 30kg 的儿童受者可以按低体重成人处理。低龄儿童和新生儿的手术方案需要个体化才行。

血管动脉或静脉栓塞以及术后 MTA,几乎 100% 导致移植肾丢失,是造成早期移植物丢失的最常见原因。有报道儿童肾移植血管栓塞发生率为 5.1%。术中和术后均可发生栓塞,最常见于术后 24 小时内。笔者单位利用 1~10 个月的低龄儿童(3.5~10kg)供体双供肾整块移植 6 例,其中 1 例在术中出现一个肾脏动脉栓塞行单肾切除,剩余的另一个肾脏存活良好。术后血管栓塞一旦诊断,应立即手术探查。手术探查过程中可以先尝试取栓。有报道取栓后移植肾仍能恢复功能并且长期存活良好。如果是成人供肾儿童肾移植,或供肾放置位置空间受限,关闭切口后有可能导致腹腔室间隔综合征,压迫供肾导致血供障碍,或者关闭切口后不利于监测供肾血供情况,可以在探查后开放切口,用纱布等覆盖切口后结束手术,监测移植肾血供及肾功能恢复情况。也可以在超声监测下,确定移植肾血供良好再二次手术关闭切口。

儿童双供肾移植的血管并发症主要是血管栓塞,一般应用供者的腹主动脉和下腔静脉与受者的相应血管做吻合重建供肾血供,并发症发生率并不高。

对于低龄儿童双供肾整块移植,血管并发症的风险除了血栓形成外,还有静脉扭转导致回流梗阻的风险。为避免双肾活动扭转,有报道用芳基网状包膜把双肾固定再放入髂窝。也有研究把儿童双供肾放置在成人受者的腹主动脉两旁并置于腹膜后固定双供肾防止扭转。另外有研究采用供者下腔静脉和受者下腔静脉或髂总静脉行侧侧背驮式的吻合方式也可能有效预防静脉扭转的发生。

关于双肾整块移植(EBKT)还是单肾移植(SKT)其血管并发症的发生概率有无差异,有研究纳入 4 个月到 1 岁半的儿童供者,分别行单肾移植和双肾整块移植,结果发现两种方式的移植后血管并发症(包括血栓形成、狭窄、吻合口破裂、移植肾破裂等)无差异,分别为 14.7% 和 8.6%。

为减少低龄及极低龄儿童(小于 5 个月,体重 1.9~4.9kg)双供肾整块移植动脉血栓形成的风险,国内有移植中心创新手术方案,利用供者腹主动脉近端与受者髂总或髂外动脉行端侧吻合作为流入道,供者髂总动脉远端与受者髂外动脉行端侧吻合或者供者髂外动脉远端与受者腹壁下动脉行端端吻合作为流出道。利用该创新手术方案的 8 例受者无一例出现血管栓塞或其他血管并发症。

为预防术后血管栓塞的发生,术后常规应用罂粟碱(60mg 维持 24 小时静脉输入)防止儿童供肾细小动脉的痉挛。在保证手术止血彻底的前提下,术后可以应用低分子肝素抗凝。度过围手术期后,儿童肾移植术后远期的血管并发症处理可根据成人肾移植的经验来决定。

第三节　尿路并发症

一、尿漏

移植后发生尿路并发症的发生率少于成人肾移植,其中最常见的为尿漏和尿路梗阻,极低龄儿童供者由于输尿管吻合时留取较多容易发生输尿管远端缺血坏死。

（一）原因

1. 主要原因是输尿管较短与膀胱缝合时张力较大或输尿管与膀胱吻合不严密。儿童肾移植早期出现的尿漏多由此因所致。

2. 取肾、修肾和植肾时损伤输尿管末端供应血管,易引起输尿管部分和全段坏死。出现尿漏的时间较晚。

3. 废用性小膀胱,膀胱肌层薄弱及术中膀胱黏膜撕裂、愈合不良等。

4. 排斥反应引起的输尿管坏死的尿漏极少见。

（二）诊断

1. 临床表现　一般发生于术后 1 周内,以吻合口漏和膀胱漏多见。主要表现为伤口引流量增加,患者自行排尿或留置导尿管尿量减少。伤口引流管拔出后晚期发生的尿漏,出现尿少或突然无尿,移植肾区皮肤水肿、胀痛和压痛,可有发热,部分患者可有自愈合的伤口或引流管口渗液。

2. 血生化检查　若尿漏引流不畅或存在梗阻时,尿液被肾周组织吸收,血肌酐水平升高或持续不降。

3. 鉴别诊断　当伤口引流量增加而自行排尿或留置尿管尿量减少明显时,应测定引流液的肌酐值可有效鉴别尿液和组织渗出液。一般可做出尿漏的诊断。但当伤口引流量增加而自行排尿或留置尿管尿量减少不明显时,应与淋巴漏、腹水外渗或漏等鉴别。

（三）治疗

保持引流通畅,预防感染,修复漏口。

1. 保守治疗　通常术后早期发生的尿漏以吻合口和膀胱漏居多,由于支架管留置,一般不需要手术修补,可先予保守治疗。只要保持引流通畅,充分膀胱引流,多可自行愈合。

2. 手术修补　根据漏尿程度、尿漏的时间长短、输尿管和膀胱尿漏的具体原因等而采取不同的手术方式。

（1）输尿管膀胱再吻合术:术后早期因输尿管与膀胱吻合不严密或漏缝者,漏尿量较大且超过膀胱引流量者,估计漏尿难以自愈,应急诊探查手术,明确上述原因后行输尿管与膀胱重新再植术并内置双 J 管引流。

（2）输尿管与输尿管吻合术:尿漏由于供者输尿管较短与膀胱吻合张力导致尿漏时,可改为供受者输尿管与输尿管吻合术,输尿管内留置双 J 管引流。

（3）膀胱瓣替代缺损输尿管吻合术:由于供体输尿管部分或全段缺血坏死,局部炎症水肿严重,周围组织有严重的粘连和瘢痕,自体输尿管难以寻找的情况下,可做膀胱瓣替代缺损输尿管与移植肾残留输尿管或肾盂吻合,应确保再次吻合后无张力,可将膀胱代膀胱瓣与腰大肌前筋膜固定缝合,以减少吻合口张力。

二、尿路梗阻

尿路梗阻可以发生在术后的任何时间,根据发生时间分为早期梗阻和晚期梗阻。

（一）原因

1. 早期梗阻 多发生于术后 7 天内,原因有:①肾盂输尿管出血,凝血块堵塞输尿管膀胱吻合口。②吻合口狭窄:输尿管-膀胱吻合口缝合过密、过紧,致使输尿管与膀胱吻合口狭窄。③输尿管保留过长,术后扭曲、折叠所致。④输尿管包埋于膀胱肌层缝合过紧、外隧道压迫隧道内输尿管等。⑤腹壁下动、静脉及精索、引流管压迫输尿管。

2. 晚期梗阻 多发生于手术 3 个月以后,常见原因有:①输尿管及吻合口炎性水肿后的纤维化。②BK 病毒感染致输尿管周围炎症形成纤维瘢痕狭窄。③输尿管内结石等阻塞。④肾盂、输尿管反复或长期感染致输尿管壁增厚而形成的狭窄。

（二）诊断

由于移植肾已去除神经支配,自体输尿管常见的症状(疼痛和肾绞痛)在儿童肾移植术后并不存在。尿液梗阻最主要的临床表现是尿量减少或无尿。

1. 早期梗阻 一般为急性梗阻表现,突然无尿或少尿,B 超等影像学检查肾盂输尿管扩张不明显但张力增高。肾功能肌酐水平升高或不降,并伴有电解质紊乱。

2. 晚期梗阻 多为慢性梗阻表现,移植肾区胀满感,尿量逐渐减少或减少不明显,肾盂输尿管扩张,肾功能肌酐水平可缓慢升高。

（三）治疗

根据梗阻发生的时间、程度、进展速度以及有无并发症采取相应处理。

1. 早期急性梗阻 一旦发生应手术治疗,根据梗阻类型,去除梗阻原因,一般需行输尿管膀胱重新再吻合术;必要时需先行移植肾造瘘尿液改到,待伤口感染控制伤口愈合良好后再行移植肾输尿管膀胱再吻合。

2. 晚期梗阻

（1）膀胱镜或输尿管镜下输尿管口扩张或剪开置入单"J"导管术。内镜下通过吻合口输尿管置支架或扩张术。若治疗失败以及有明确手术指征的患者,可行开放手术,切除狭窄段后重新吻合;

（2）移植肾积水,经皮肾造口顺行肾盂造影后置入双"J"管。顺行对输尿管膀胱吻合口狭窄进行气囊扩张,短期成功率 50% ~90% ,长期疗效尚不确定;

（3）经腹寻找自体输尿管,行同侧自体输尿管与移植肾肾盂或输尿管吻合术。

三、尿路结石

（一）原因

在供肾内原先存有结石,也有在移植数年后肾内发生。

1. 移植肾发生结石时,受者常伴有甲状旁腺功能亢进症和高钙血症。

2. 其他易发因素 包括尿路梗阻、反复尿路感染、高钙尿症、高草酸盐尿、碱性尿、酸性尿等。

（二）诊断

一般移植肾结石的临床症状不明显,多在复诊行 B 超或 X 线检查时发现。患结石者,应查明是代谢问题还是有输尿管末端狭窄等原因所致。儿童肾移植术后患者一般食欲改善,进食大量肉、鸡、内脏等高蛋白饮食,易致尿酸结石。如腹部平片未发现阳性结石而有血尿、疼痛等症状,则可行 B 超检查或做尿检,pH<6.0,镜检发现尿酸结晶、血尿酸增高者,亦可作出诊断。

（三）治疗

根据结石部位、大小,可采用 ESWL 治疗,经皮输尿管镜激光碎石或服中药排石,一般很少需要开放手术治疗。

四、淋巴漏、淋巴囊肿

儿童肾移植术后淋巴系并发症主要有淋巴漏、淋巴囊肿两种。

（一）原因

淋巴漏主要是术中分离髂血管时损伤淋巴管所致。其次为供肾修剪时肾门淋巴管未被结扎。术后早期漏出淋巴液可从引流管中引出，一旦拔除引流管后，漏出的淋巴液即在髂窝处形成积液或淋巴囊肿，如范围较大可压迫移植肾或输尿管。有时漏液量较多，需与尿漏、腹水外渗区别。晚期发生的淋巴漏多与切口感染等有关。

（二）诊断

1. 临床表现 发生的淋巴漏表现为术后伤口引流管持续引出透明或乳糜色或淡黄色液体，或移植肾区出现进行性逐渐增大的囊性包块。术后早期的淋巴漏容易与尿漏、血肿等肾周积液相混淆。

2. 体征 囊肿压迫输尿管可引起肾积水，移植肾区饱满；压迫髂血管造成静脉血栓和下肢肿胀；压迫膀胱可出现尿频、尿失禁；精索受压可致阴囊肿大等。

3. 实验室检查 引流或穿刺液化验蛋白含量高，乳糜试验或阳性，而肌酐浓度明显低于尿液，与血浆水平相当。

4. B超检查 可发现圆形、孤立的液性暗区。

（三）治疗

1. 一般情况下因手术疏忽而漏扎被离断的淋巴管，淋巴漏出量不会很多，只要引流通畅、不发生感染，随着创面的愈合淋巴漏会自行消失。

2. 对于肾周小而无症状的淋巴囊肿一般能逐渐自行吸收机化，不需要特殊处理。对于较大淋巴囊肿，可行囊肿穿刺或切开引流，囊内注射硬化剂。

3. 当怀疑合并有尿漏、尿路感染并梗阻时，可行囊肿局部穿刺抽吸，穿刺液做生化分析和细菌学培养，并进行相应处理。

（李军 邓荣海 吴成林 王长希）

参考文献

[1] GANDER R,ASENSIO M,ROYO G F,et al. Vascular thrombosis in pediatric kidney transplantation：Graft survival is possible with adequate management. J Pediatr Urol. 2018,14(3):222-230.

[2] WANG H Y,LI J,LIU L S,et al. En bloc kidney transplantation from infant donors younger than 10 months into pediatric recipients. Pediatr Transplant. 2017,21(2):10.

[3] LI Y,LI J,FU Q,et al. En bloc dual kidney transplantation from pediatric donors after cardiac death：initial experience in China. Urol Int. 2014,93(4):482-486.

[4] YU S J,LIU H C,SONG L,et al. Dual Kidney Transplantation From Pediatric Donors to Adult Recipients. Transplant Proc. 2015,47(6):1727-1731.

[5] CHINNAKOTLA S,LEONE J P,TAYLOR R J. Long-term results of en bloc transplantation of pediatric kidneys into adults using a vicryl mesh envelope technique. Clin Transplant. 2001,15(6):388-392.

[6] THOMUSCH O,TITTELBACH-HELMRICH D,MEYER S,et al. Twenty-year graft survival and graft function analysis by a matched pair study between pediatric en bloc kidney and deceased adult donors grafts. Transplantation. 2009,88(7):920-925.

[7] LI J,SCHILD R,HERRMANN J,et al. Venous anastomosis by piggyback technique to avoid twisting of the pediatric en bloc kidney grafts. Pediatr Transplant. 2018,22(2).

[8] JIN X,HU J M,LIU Y G,et al. A Multicenter Clinical Study of Single-Kidney Transplantation vs En Bloc Transplantation with Kidneys from Deceased Pediatric Donors. Transplant Proc. 2019,51(10):3252-3258.

[9] DAI H,PENG L,PENG F,et al. A novel technique for en bloc kidney transplantation from infant donors with extremely low body weight by using the distal abdominal aorta as an outflow tract. Am J Transplant. 2018,18(9):2200-2207.

第二十六章　儿童肾移植排斥反应

排斥反应是导致儿童移植肾失功的重要原因之一。本章系统介绍了儿童肾移植排斥反应的免疫学机制、临床表现与诊疗方案，为儿童肾移植术后排斥反应的充分预防、及时诊断和规范治疗提供指导。近年来针对排斥反应的早期预测与诊断方法，新治疗靶点与方案等前沿进展也逐渐投入临床应用，本章也作简要介绍。

第一节　儿童肾移植排斥反应总论

肾移植是儿童终末期肾病的重要治疗手段，可提高患儿生活质量，较透析有更好的生存优势。作为一种同种异体抗原，供体肾脏会诱导受体对其产生免疫反应。如果不加以控制，这种反应会破坏移植物，这个过程称为同种异体排斥反应。在排斥反应过程中，受体的固有免疫系统和适应性免疫系统都起重要作用，其中 T 淋巴细胞是参与识别非自身抗原、攻击移植物的主要细胞，其他的免疫细胞如 B 淋巴细胞、巨噬细胞、NK 细胞以及共刺激分子、多种细胞因子等在这一反应中也起着重要作用。根据组织病理学和免疫学特点，肾移植排斥反应可大致分为以下几个类别。

一、超急性排斥反应

多发生于移植后几分钟或几小时内，与预存的抗体或 ABO 血型不相容有关，此外，多胎妊娠、多次输血、长期血液透析治疗、再次移植、细菌或病毒感染致敏等都是产生预存抗体，诱发超级性排斥反应的风险因素。由于当前组织配型技术的提高以及高效免疫诱导药物的使用，这种情况现在临床很少见到。

二、急性排斥反应

可发生在移植后的任何时间，通常在移植后的几天到几周内。它分为以下几类。

1. T 细胞介导的排斥反应　T 细胞介导的排斥反应（T cellular mediated rejection，TCMR）是早期移植肾失功的独立危险因素，可增加 ABMR 发生风险，以淋巴细胞浸润小管、间质，甚至动脉内膜为病理特征。

2. 抗体介导的排斥反应　抗体介导的排斥反应（antibody mediated rejection，ABMR）是导致移植肾急性或慢性失功的重要原因，显著降低移植肾的近期和长期存活率，病理表现主要是肾小管周围毛细血管炎、肾小球炎等。

三、慢性排斥反应

通常发生在移植后 3 个月以上。它可以是慢性抗体介导的排斥，也可以是慢性 T 细胞介导的排斥。免疫性和非免疫性的肾脏损伤因素都参与其中，过程复杂，具体机制尚不清楚，也无针对性的有效治疗方案。

四、急性排斥和慢性排斥叠加的混合性排斥反应

既有细胞介导的因素，同时也有抗体介导的因素参与。

目前临床研究表明，排斥反应在儿童受者中表现得尤为突出，有报道儿童肾移植术后 6 个月内，亚临

床和交界性 T 细胞排斥发生比例高达 36%,远高于成人 2.6%~25% 的水平,而且排斥反应的治疗效果也较成人差,明显影响移植物预后和儿童受者的长期存活。本章将系统介绍儿童肾移植排斥反应的相关内容。

一、免疫学机制

急性排斥反应影响移植肾的长期存活,增加了发生慢性排斥反应的风险,可使移植肾半数生存期减少达 34%。目前临床上由于有效的免疫抑制药物的广泛使用,早期因急性排斥反应而导致移植肾丢失明显减少。实体器官异体移植物的排斥反应是一个涉及先天性和获得性免疫系统的复杂免疫学过程,其中 T 细胞发挥核心作用。受体的 T 细胞具有识别供体来源抗原的能力,称为同种异体识别,这种识别是同种异体移植物排斥反应发生的"扳机点"。一旦受体的 T 细胞被激活,它们可进行克隆扩增,并分化为各种效应细胞,迁移入移植物中,造成移植物的损伤。此外,CD4$^+$T 细胞还能辅助 B 细胞产生抗体,介导排斥反应。在此,我们将重点介绍同种异体抗原激活 T 细胞,产生排斥反应的免疫学过程。

T 细胞对移植物的反应始于受体/宿主 T 细胞识别不匹配的组织相容性抗原或异体抗原。这一过程被称为同种异体识别,是排斥反应的触发器。T 细胞在获得活化的第一信号和第二信号以及细胞因子信号后,可被激活成为反应性 T 细胞,反应性 CD4$^+$T 细胞可以直接破坏移植物或通过间接影响其他免疫反应来破坏移植物。活化的 T 细胞会被招募到同种异体移植物中发挥作用。受体/宿主 T 细胞识别的抗原靶点包括主要组织相容性复合体(major histocompatibility complex,MHC)和次要组织相容性(minor histocompatibility,miH)抗原。MHC 是一种基因复合物,它编码一系列细胞表面分子——MHC 抗原,当供体和受体之间不匹配时会引发强烈的排斥反应。既往一直都认为 miH 抗原不能激发强大的 T 细胞活化;然而,最近有证据表明多个 miH 不匹配,也可以引起强烈的排斥反应。当 MHC 抗原匹配时,miH 抗原不匹配会导致慢性排斥反应,特别是在骨髓移植中。

在同种异体移植过程中,T 细胞可以通过直接识别、间接识别和半直接识别三种模式识别同种异体抗原,并启动活化过程。在趋化因子作用下,移植物出现 T 细胞和巨噬细胞的浸润,活化的 T 细胞和巨噬细胞可释放多种炎性因子,导致迟发型超敏反应性炎症,直接造成移植物组织损伤。同时 CD8$^+$细胞毒 T 淋巴细胞(cytotoxicity T lymphocyte,CTL)在移植物损伤中也发挥重要作用。此外,同种异体移植首先引发固有免疫效应,主要是缺血再灌注过程诱导细胞应激,激发炎性"瀑布式"反应,导致移植物炎症反应及相应组织损伤,随后才发生特异性免疫排斥反应,因此固有免疫是 T 细胞介导供体特异性免疫应答的基础。这个过程中损伤相关模式分子、促炎介质、体液中异常激活的级联反应系统(补体系统、凝血系统)、固有免疫细胞(巨噬细胞、NK 细胞、中性粒细胞)均发挥了重要作用。

二、临床表现及诊断

急性 TCMR 是常见的排斥反应类型,由于各种新型免疫抑制剂的不断推出,TCMR 的发生率在逐步下降。合理的个体化免疫抑制方案可预防 TCMR 的发生,早期诊断、及时治疗是减少由此导致的移植物失功的重要策略。TCMR 多数发生在移植后的前 3 个月内,免疫抑制剂剂量不足是导致 TCMR 的主要原因,如免疫抑制剂突然减量或撤除、患者漏服药物或者依从性差未按时服药、频繁呕吐及腹泻、短期内体重明显增加等都可诱发急性 TCMR。

早期发生的 TCMR 多数与下列因素相关。

1. 预致敏　存在高滴度群体反应性抗体。
2. 移植类型　公民逝世后捐献供体的移植肾排斥反应风险反应比活体供体高。
3. 捐献者的高龄。
4. 冷缺血时间长。

5. HLA 错配。

6. ABO 血型不相容。

7. 受体的年龄　年轻的受体比年长的受体更容易发生排斥反应。

8. 受体种族　非裔美国人排斥风险高于白人。

9. 移植肾功能延迟恢复。

10. 治疗依从性差。

11. 有排斥反应病史。

12. 免疫抑制方案不合理。

（一）临床表现

典型的 TCMR 的临床表现可包括全身表现和移植肾区症状。全身反应大多是非特异性的,包括不明原因发热、乏力、腹胀、恶心、头晕、关节疼痛;突发尿量减少;体重增加;规律服用降压药的情况下出现血压突然升高等。局部表现主要表现在移植肾区,包括移植肾的肿胀疼痛感,部分患者伴发肉眼血尿,体格检查可发现移植肾肿大、质地变硬,可伴有压痛。临床上 TCMR 的症状常不典型,单纯凭临床表现很难诊断,但上述症状符合的越多,越有可能是 TCMR。

移植后中远期各种原因导致的免疫抑制药物不足,也会诱发 TCMR,如不能及时发现和积极处理,可能导致移植肾功能损伤,严重的会导致移植肾短期内失功。

（二）诊断与鉴别诊断

大部分 TCMR 根据病史、临床表现、生化检查、移植肾超声检查等手段综合评估,可以做出临床诊断,但会存在一定的漏诊率和误诊率,移植肾穿刺活检是目前公认的排斥反应诊断的金标准。Banff 标准是目前移植肾穿刺病理诊断分类常用标准。该标准将细胞介导的排斥反应按轻重程度分为 3 级,而根据免疫损伤病变特点又可将 TCMR 分为急性 TCMR（acute TCMR,aTCMR）和慢性活动性 TCMR（chronic active TCMR,caTCMR）。其中移植肾急性 TCMR 的基本病理改变包括肾间质内单核炎症细胞浸润及肾小管炎和动脉内膜炎;慢性活动性 TCMR 的基本病理改变包括慢性移植物血管病（chronic allograft vasculopathy,CAV）、肾间质纤维化及肾小管萎缩（interstitial fibrosis and tubular atrophy,IFTA）、IFTA 区域内的间质炎症细胞浸润（interstitial inflammation in areas of IFTA,i-IFTA）和萎缩性肾小管炎（tubulitis in areas of IFTA,t-IFTA）。在临床上,很多患者是 TCMR 与 ABMR 同时存在造成移植物损伤,我们称之为混合性排斥反应。TCMR 是早期移植肾失功的独立危险因素,也可增加 ABMR 的发生风险,并影响受体的长期预后。

临床上排斥反应的最重要表现为血肌酐升高,但肾移植患者血清肌酐升高还应做进一步相关检查,与以下病因相鉴别。

1. 排除肾前性因素　检查生命体征、血压和血容量状态。

2. 通过泌尿系 B 超排除肾后性梗阻性尿路病变。

3. 血常规　检查有无贫血和血小板减少表现,排除血栓性微血管病。

4. 慢性肾脏病、急性肾损伤相关的电解质异常。

5. 尿常规和尿培养　必须排除感染作为 AKI 的原因。

6. 蛋白尿检查　尿常规或 24 小时尿蛋白定量评估肾脏病变,蛋白尿与广泛移植肾小球病变相关。

7. 检测 BK 病毒、CMV 病毒,排除病毒感染。

8. 检测供体特异性抗体排除体液性因素。

9. 移植肾超声排除外科因素,同时可根据超声改变判断是否存在排斥的可能。

10. 供体来源游离 DNA 检测是近年出现的新的检测方法。该检测在血肌酐实际上升之前就可以呈阳性,对排斥反应诊断有一定意义。

TCMR 的总体发生率已经明显下降,移植物的存活率也随着使用更先进和更强的免疫抑制剂进行诱导和维持治疗而不断提高,术后第 1 年内急性排斥反应的发生率约为 7.9%。总的来说,活体供肾的移植肾的急性排斥反应发生率低于公民逝世后捐献的移植肾,这可能与更好的 HLA 匹配和更短的冷缺血时间有关。

三、治疗方案及预后

糖皮质激素冲击疗法仍是 TCMR 的一线治疗方案,甲基泼尼松(250～1 000mg/日,静脉滴注)靶向 T 细胞、B 细胞和巨噬细胞。对耐激素的难治性 TCMR,应尽早给予针对效应性 T 细胞的抗胸腺细胞免疫球蛋白(antithymocyte globulin,ATG)(1～1.5mg/kg,静脉滴注)或其他 T 淋巴细胞清除剂。不同移植中心使用的持续时间不同。轻中度 TCMR(Banff 分级为临界性、Ⅰ A 或 Ⅰ B 级)如对激素冲击疗法有效,静脉滴注后可口服激素维持。使用 T 淋巴细胞清除剂和大剂量激素冲击治疗后可给予口服药物预防巨细胞病毒和卡氏肺孢子虫感染,同时要优化维持性免疫抑制药物的剂量和水平。

虽然急性排斥反应仍然是儿童肾移植术后的一个重要问题,但国外研究数据显示,急性排斥反应发生率已有很大程度的下降。2001 年北美儿童肾移植协作组(North American Pediatric Kidney Transplantation Cooperative Group,NAPRTCS)的中心年度报告显示,活体供肾移植和公民逝世后捐献肾移植的移植肾急性排斥反应的发生率从 1987—1988 年的 57% 和 70%,下降至 1999—2000 年的 32% 和 36%,10 年间的进步非常大。

需要注意的是,NAPRTCS 中的排斥反应被定义为临床怀疑排斥,使用了抗排斥药物,没有经过活检病理验证。活体供肾和公民逝世后捐献移植物排斥反应的风险因素包括黑人、存在至少一个 DR 位点错配和未使用针对 T 细胞的免疫诱导治疗。尽管前一个 NAPRTCS 的报告表明,公民逝世后捐献供体年龄小于 5 岁与排斥风险增加相关,但最新数据库分析不再确定这是一个危险因素,可能是因为减少了使用低龄供体肾脏的原因。晚期急性排斥反应是指首次发生的急性排斥反应时间超过移植后 1 年。NAPRTCS 1998 年的数据表明,1 471 名移植儿童在术后 1 年内未发生排斥反应,但其中 327 人(22%)在移植 1 年后又出现了晚期排斥反应。晚期急性排斥反应的危险因素包括 6 岁以上移植患儿和黑人。

第三节　抗体介导的排斥反应

一、免疫学机制及分类

(一)免疫学机制

抗体介导的排斥反应(antibody-mediated rejection,ABMR),又叫体液性排斥(humoral rejection),是由供体特异性抗体(donor specific antibody,DSA)引起的一类排斥反应,其发生与 T 细胞、B 细胞、抗体形成以及补体通路激活等有关。DSA 是针对同种异体移植物抗原的抗体,可以是术前预存的,也可以是术后新生的。导致患儿预致敏(产生预存 DSA)的因素主要包括输血、既往移植史、细菌和病毒感染。怀孕也是危险因素之一,但在儿童中比较少见。导致术后新生 DSA 的危险因素主要包括感染(常因后续的免疫抑制强度下调)、免疫抑制剂服药依从性不佳、既往发生过 T 细胞介导的排斥反应(又称"细胞性排斥")。

肾移植受体体液免疫反应被激活的主要机制包括两类,即机体预存抗体直接攻击移植肾抗原,或者抗原提呈细胞(antigen presenting cells,APCs)呈递异体抗原,产生新生抗体攻击移植肾。以后者为例简要介绍主要免疫学过程:受体自身或者供肾携带的 APCs 呈递异体抗原,激活受体 CD4$^+$效应性 T 细胞,此过程主要发生在供肾引流淋巴结中。最近有研究报道,在移植肾中发现有生发中心,APCs 呈递抗原也能发生在其中。CD4$^+$效应性 T 细胞利用 T 细胞受体(T cell receptor,TCR)与 B 细胞上的 MHC-Ⅰ结合而发生相互作用。T 细胞上的 CTLA-4(CD152)或者 CD28,以及 CD40L 结合 B 细胞上的 B7(CD80/86)复合物和 CD40,从而提供共刺激信号。这些共刺激信号帮助 B 细胞在 IL-2 的诱导下通过增殖、分化,形成记忆性 B 细胞和分泌 DSA 的浆细胞。体液反应的激活进一步导致免疫细胞(中性粒细胞、单核巨噬细胞等)在肾脏和血管中浸润,激活补体系统,破坏移植肾。如果有补体结合,则会有补体终产物 C4d 沉积。

目前也发现有一种不依赖补体的 ABMR 出现,病理上缺乏 C4d 沉积。有学者认为肾脏血管内皮可以直接激活 T 细胞和 B 细胞,导致抗体产生。

从传统意义上来说,与 ABMR 最相关的 DSA 是针对人类白细胞抗原(human leukocyte antigen,HLA)

的。然而,现在我们知道非 HLA 的抗体在 ABMR 的发生发展中也很重要。然而,现在的 DSA 检测常规只测 HLA 的 6 个位点(A、B、C、DR、DQ、DP)。

（二）分类

根据发病时间分类:超急性(数秒钟到数天)、急性(数天到数年)、慢性(数月至数年)。

根据临床表现和实验室检查异常分类:没有任何临床表现和实验室检查异常(例如血肌酐升高、蛋白尿等),只能通过 DSA 检测和程序性移植肾穿刺活检发现和诊断的 ABMR 称为亚临床 ABMR;有临床表现和实验室检查异常者,称为临床 ABMR。

1. 根据术前 DSA 检测结果分类　术前预存 DSA 引起的 ABMR 称为Ⅰ型 ABMR,而由术后新生 DSA 引起的 ABMR 称为Ⅱ型 ABMR。

2. 根据诊断时 DSA 检测结果进行分类　诊断时若检测不到 DSA 但病理上高度怀疑 ABMR,称为 DSA 阴性的 ABMR(Banff 2017 开始已提供具体诊断标准)。

3. 根据活检病理结果分类　病理上没有移植肾小球病(cg = 0)的 ABMR 为(急性)活动性 ABMR(Banff 2019 取消了“急性”的说法),有移植肾小球病(cg≥1)的 ABMR 为慢性活动性 ABMR;病理上没有 c4d 沉积,称为 c4d 阴性的 ABMR。

二、临床表现及诊断

（一）临床表现

超急性 ABMR 在肾移植术后几秒钟到几天内发生,主要表现为无尿或少尿、血清肌酐没有下降或者下降后再次上升,甚至需要透析治疗。

急性 ABMR 的典型表现跟 TCMR 类似,主要是发热、乏力、无尿或少尿、移植肾区疼痛、移植肾区触痛,但典型表现不太常见。急性 ABMR 的发生往往只能通过血肌酐急性升高,或者新发蛋白尿,或者原有蛋白尿加重来发现。另外,发生排斥反应时,儿童血肌酐数值升高没有成人患者明显。随着生长发育,儿童肌肉增多,血肌酐也会缓慢上升,这些干扰诊断的因素均值得注意和警惕。亚临床急性 ABMR 可以没有任何临床表现,也没有血肌酐升高、蛋白尿、血尿等实验室检查异常,只能通过 DSA 检测和程序性移植肾穿刺活检发现。

慢性 ABMR 也往往没有临床症状和体征,主要是血肌酐缓慢上升,或者出现新生蛋白尿,或原有蛋白尿加重,出现高血压等。

（二）实验室检查

用于筛查 ABMR 的常规实验室检查包括血肌酐、尿常规的尿蛋白半定量、尿白蛋白肌酐比(住院期间可用 24 小时尿蛋白定量)。当出现血肌酐增高超过患者平时基线值 20% 以上,或者出现新发蛋白尿或者原有蛋白尿加重,都提示该患者需要进一步检测 DSA 和移植肾穿刺活检病理。但在肾移植患者中,如有其他潜在导致血肌酐升高和蛋白尿的原因,不需要活检来诊断,但应在进行活检前排除。鉴于儿童血肌酐变化的影响因素较多,胱抑素 C(又称“半胱氨酸蛋白酶抑制剂”)和供体来源细胞游离 DNA(Donor-derived cell-free DNA,ddcfDNA)作为监测手段逐渐得到儿童肾移植医生的青睐。胱抑素 C 不受年龄、性别、体重和肌肉含量等的影响,从 1 岁到 17 岁都维持恒定范围,能更加准确地反映不同年龄段儿童肾移植患者的肾小球滤过率。ddcfDNA 是近年来开发的用于反映移植肾损伤的新型标志物,具有敏感性高、早期识别损伤的优势,具有巨大的应用前景(详见第四节“无创诊断”)。

（三）影像学检查

肾脏影像学检查获得的大多数结果是非特异性的,一般用于排除其他原因引起的肾损伤。超声检查可见移植物体积增大、皮髓质交界处消失、肾窦回声降低等。多普勒超声可见动脉血管的阻力指数升高,但没有特异性,在输尿管梗阻、急性肾小管坏死、肾静脉梗阻、肾盂肾炎和钙调磷酸酶抑制剂毒性损伤时也可观察到。核素肾图可见移植肾延迟显影。

（四）免疫学检查

ABMR 诊断依赖受体血清中 DSA 的检测。DSA 检测目前常规只检测抗 HLA 抗体,目前主流是 Luminex 平台,采用单抗原珠(single antigen beads,SAB)的固相检测方法。再结合供体 HLA 分型,明确阳性的抗 HLA 抗体是否属于 DSA。对于缺少供体 HLA 配型信息的患者,目前也可以通过体外扩增供体来源的尿液细胞来获取供体 HLA 信息。此外,我们还可以选择使用流式补体依赖细胞毒性交叉试验(flow cytometric complement-dependent cytotoxicity,flow CDC)来明确受体血清中是否存在 DSA。对于有一部分移植肾病理高度怀疑 ABMR 而未能检测到抗 HLA DSA 的患者,可进一步检测非 HLA 抗体(详见第四节"无创诊断"部分)。

（五）病理学检查

ABMR 诊断的关键是移植肾穿刺活检病理。对于临床表现和实验室检查提示发生排斥反应的受者,需要接受 DSA 检测和指征性的移植肾穿刺活检来进一步确诊 ABMR。术后定期执行的程序性移植肾穿刺活检可以识别亚临床 ABMR。ABMR 的组织学表现是存在急慢性组织损伤、微血管炎症以及补体激活的证据。

（六）诊断标准

ABMR 的诊断标准是 Banff 标准。Banff 会议最初在 2003 年提出 ABMR 诊断标准,其概念和内涵不断发展,目前已经更新到 2019 版。

（七）鉴别诊断

对于出现典型症状和体征的 ABMR 患者(发热、乏力、无尿或少尿、移植物疼痛、移植肾区触痛等),需要跟感染、动静脉血栓形成或栓塞、尿漏、输尿管梗阻等相鉴别。大多数 ABMR 患者没有症状,仅表现为血肌酐升高,需要与其他导致肾移植术后血肌酐升高的疾病相鉴别。此外,还需要跟 ABMR 病理改变类似的其他疾病鉴别,例如移植后淋巴增殖性疾病(posttransplant lymphoproliferative disorders,PTLD),BK 病毒肾病,间质性肾炎,肾盂肾炎,TMA 等。

三、治疗方案及预后

所有类型 ABMR 的治疗措施主要目标为:①清除循环 DSA;②免疫调节;③抑制或灭活补体。由于缺乏针对儿童的随机对照临床试验和新药研究,儿童 ABMR 的治疗药物选择主要基于成人临床试验的结果,但因为儿童免疫系统与成人存在差异,可能影响药物的实际疗效。目前最有效且广泛使用的治疗方案是广谱免疫抑制治疗,包括血浆置换、静脉注射用免疫球蛋白(intravenous immunogloblin,IVIG),糖皮质激素静脉冲击治疗和利妥昔单抗。

（一）急性或亚急性 ABMR

血浆置换是最常用的初始治疗手段,可有效清除 DSA。受者的血浆替换为新鲜冰冻血浆或 5% 白蛋白。儿童中常用的比例是 1.5 倍血浆,每次可清除 65% 左右的 DSA,因此一般需要完成多次置换。常见的不良反应包括与血浆清除相关的容量耗尽导致的低血压,特别是在年龄较小的患者中,以及由于使用柠檬酸盐作为抗凝剂导致的低钙血症。血液预充和联合输钙可以作为预防措施,有利于获得良好的耐受性。血浆置换的有效率约为 50%,因此,它很少作为单一疗法使用;但是,当与 IVIG 一起使用时,治疗急性 ABMR 的成功率为 80%~90%。

IVIG 是集合免疫球蛋白,低剂量(1g/kg)使用可结合固定 DSA,以防止补体激活。当大剂量使用时(2g/kg),除了抑制淋巴细胞活性外,还被证明可降低 DSA 水平。血浆置换联合 IVIG 是治疗急性 ABMR 的常规治疗方案。

利妥昔单抗是一种人源化的嵌合抗 CD20 抗体,可从血液循环中清除成熟的抗原呈递 B 细胞,并保留未成熟和终末分化的浆细胞。经典剂量是 375mg/m²,有研究说可以用到 650mg/m²。在常规治疗方案中加上利妥昔单抗,可以大幅清除循环中的 CD20B 细胞。对利妥昔单抗无反应者可能是体内存在大量终末分化的浆细胞,此时可以考虑使用清除浆细胞或抑制补体的其他替代药物治疗。使用利妥昔单抗的不良反应主要是导致 BK 病毒肾病和其他感染的发生风险增加。

硼替佐米是一种蛋白酶抑制剂,通过诱导成熟浆细胞凋亡减少 DSA 产生,因此已被证明可有效降低 DSA 水平。方案可采用每剂 1.3mg/m²,使用 4 次。硼替佐米与利妥昔单抗联合使用时,DSA 抑制效果可能更好,也可能是利妥昔单抗无反应者的一个好的选择。使用多剂量的硼替佐米有报道会发生血液系统、神经系统和胃肠道的不良反应。

其他 ABMR 的治疗手段还包括血浆吸附、脾切除、贝拉西普、依库丽珠单抗(补体 C5a 抑制剂)等,在成人中有一定疗效,但在儿童中使用经验较少,疗效不确切。

(二)慢性 ABMR

慢性 ABMR 治疗棘手且预后差。慢性 ABMR 的原因尚不完全清楚,但与新生 DSA 密切相关。治疗策略与急性 ABMR 相同,最常见的是 IVIG 和利妥昔单抗的组合,这在儿科已被证明有一定的成功率;然而,当不成功时,下一步治疗将非常困难。硼替佐米也被证明在一些顽固的病例中有效。

总之,没有任何形式的药物治疗能够成功地作为急性或慢性 ABMR 的单一疗法;需要有协同作用的药物组合。大多数成功的治疗方案包括血浆置换和 IVIG。目前,常规治疗仍然是多轮血浆置换的组合,然后是多轮 IVIG 和利妥昔单抗。顽固性病例用硼替佐米或依库丽珠单抗治疗可能成功。

第四节　儿童肾移植排斥反应诊疗新进展

一、无创诊断

(一)非 HLA 抗体

非 HLA 抗体的重要性逐渐得到认识,最开始是因为针对内皮抗原的抗体被确定为超急性排斥反应的罪魁祸首,以及供受体 HLA 全匹配的受体意外发生排斥反应。在 ABO 血型不相容的肾移植中,ABO 血型抗体是排斥的最常见原因;然而,在 ABO 相容的移植中,其他非 HLA 抗原和抗体也被牵扯进来,包括Ⅳ型和Ⅵ型胶原蛋白、波形蛋白、肌球蛋白、蛋白激酶 C zeta(PKCf)、MHCI 相关链 A(MICA)、血管紧张素Ⅱ型受体(AT1R)、内皮-1A 型受体以及抗内皮抗体(AECA)等。虽然 HLA 和 ABO 血型抗体与急性 ABMR 的关系最大,但据推测,目前非 HLA 抗体可能在慢性 ABMR 中发挥更大的作用。

(二)补体结合 DSA 和 IgG3

有 30%~40% DSA 阳性的患者最终未发生 ABMR,因此,国内外研究均致力于识别高危 DSA。补体结合能力大大增强 DSA 促进 ABMR 发生发展的能力,能结合补体成分 C1q、C3d 的 DSA,与不能结合 C1q、C3d 的 DSA 相比,与肾移植不良预后相关。同样,IgG 亚类结合补体能力存在差异,IgG3 > IgG1 > IgG2 > IgG4,IgG3 DSA 与其他亚类 DSA 相比,肾移植预后更差。

(三)供体来源细胞游离 DNA

dd-cfDNA 是由受损移植肾中的死细胞释放到血液中的,在急性排斥反应患者中可能会升高。以 1% 为界值,dd-cfDNA 水平能够区分排斥和非排斥反应,也有研究表明,dd-cfDNA 水平能区分 ABMR 和 TCMR,ABMR 患者 dd-cfDNA 水平明显高于 TCMR,尤其是 IB 期以下的 TCMR。dd-cfDNA 是可用于诊断异体移植排斥反应,尤其是 ABMR 的具有前景的无创生物标志物。

(四)其余潜在的无创分子标志物

最近,可以作为排斥反应分子"特征"的血液或尿液生物标志物被迅速发现。有多个研究在肾脏移植中探索了基因表达模式,进行了微阵列分析、尿液蛋白质组学分析等,获得了急性排斥反应特有的分子标志物。其中一些研究发现可以用外周血标本准确诊断急性移植肾排斥反应。这些研究进展证实,肾脏中存在 ABMR 的无创分子"特征",最重要的是,这些"特征"可以在血肌酐上升和组织学变化之前出现,并利用血液或尿液标本进行识别。此外,与不发生排斥反应的 DSA 阳性肾移植患者相比,发生排斥反应的 DSA 阳性肾移植患者的基因表达模式也存在差异。一旦这些无创"标志物"被开发出来,它们将成为免疫调节和确定治疗效果的宝贵指南,而不必在治疗后重新进行活检。利用这些"标志物",我们还可以指导提前 ABMR 的治疗时机,并作为治疗决策的工具,以避免不必要地使用激进的免疫抑制治疗方案。然而,这些无创诊断标志物仍不完善,特别是在区分 TCMR、ABMR 或混合性排斥反应方面,我们仍需要挖掘更多新的无创分子标志物。

二、移植肾病理分子诊断

利用病理分子诊断技术协助排斥反应的病理诊断也是近年来的重要进展。利用转录组阵列分析,有研究发现移植肾病理组织的基因转录水平与特定的 Banff 组织学病变、排斥表型和 Banff 诊断类别有统计学上的显著关联。转录本分析还揭示了诊断分组内单靠病理学所不能识别的潜在重要异质性。2013 年分子病理诊断加入 Banff 诊断标准中。内皮细胞相关转录物的分子定量和基于分类器的 DSA 介导组织损伤预测评分被采纳为诊断 ABMR 的其中一条标准,等同于 C4d 标准。然而,移植界对哪些内皮细胞基因应该被量化没有达成共识,也没有对任何诊断分类器或基因集进行独立的多机构验证。

三、治疗

传统治疗手段对 ABMR 的疗效有限。尤其是慢性活动性 ABMR,目前没有疗效确切的方法。

移植界对针对补体系统预防和治疗 ABMR 的潜力越来越感兴趣。有研究报道,抗 C5 单克隆抗体依库丽珠单抗可抑制末端补体激活,减少预致敏肾移植受体早期 ABMR 的发生率,但未能预防持续高水平 DSA 受体发生慢性 ABMR。近端补体抑制也被作为一个治疗目标进行研究。两项试点研究显示,血浆 C1 酯酶抑制剂 Berinert(CSL Behring)和 Cinryze(Shire Viro Pharma)可能改善 ABMR 受者的移植肾功能。

最近有研究发现了阻断促炎症细胞因子在慢性 ABMR 肾移植受体中的潜力。使用 Tocilizumab(一种抗 IL-6 受体的单克隆抗体)来抑制 IL-6,可能改善慢性 ABMR 的预后,这表明未来 IL-6 和 IL-6 受体抑制剂的临床试验可能适用于慢性 ABMR 患者。

在小型研究中,使用化脓性链球菌的 IgG 降解酶(IdeS)可以减少或消除 HLA 不相容肾移植受者在术前的供体特异性抗 HLA 抗体。

针对 B 细胞、浆细胞、致病性抗体、细胞因子和补体的药物从自身免疫和癌症免疫治疗中不断涌现。借用这些药物已经在治疗 ABMR 方面取得重要进展。还有更多新的治疗药物,尤其是生物制剂,在接受临床试验的考验,在此不一一列举。

第五节　儿童肾移植排斥反应总结与展望

肾移植排斥反应依然是导致儿童移植肾失功的最重要原因。在识别和诊断方面,儿童患者发生移植肾排斥反应时,血肌酐数值升高可能没有成人患者明显,术后随访要时刻保持警惕,必要时结合胱抑素 C 和 dd-cfDNA 进行监测。儿童患者的移植肾急性排斥反应进展快,细胞性排斥也有导致功能丢失的风险,应积极处理。在治疗措施方面,儿童肾移植患者的治疗药物选择主要基于成人临床试验的结果,缺乏针对儿童的随机对照临床试验和新药研究,未来仍需开展针对儿童肾移植患者的高质量临床研究。

(吴成林　张桓熙　王长希)

参考文献

[1] 中华医学会器官移植学分会,中国医师协会器官移植医师分会.中国肾移植排斥反应临床诊疗指南(2016 版).实用器官移植电子杂志,2017,5(2):81-87.

[2] 郭晖.移植肾 T 细胞介导的排斥反应的病理学.器官移植,2021,12(2):134-142.

[3] ABUL K A,ANDREW H H L,SHIV P. Cellular And Molecular Immunology,Ninth Edition,2011.

[4] LI X C,STROM T B,TURKA L A,et al. T Cell Death and Transplantation Tolerance. Immunity,2001,14(4):407-416.

[5] LI,XIAN C. The significance of non-T-cell pathways in graft rejection:implications for transplant tolerance. Transplantation,2010,90(10):1043.

[6] LI X C,JEVNIKAR A M. Transplant Immunology(Li/Transplant Immunology)Emerging issues in transplantation. 2015,10:280-296.

[7] NG Y W,SINGH M,SARWAL M M. Antibody-mediated rejection in pediatric kidney transplantation:pathophysiology,diagnosis,and management. Drugs,2015,75(5):455-472.

［8］ LOUPY A,HAAS M,ROUFOSSE C,et al. The Banff 2019 Kidney Meeting Report(Ⅰ):Updates on and clarification of criteria for T cell-and antibody-mediated rejection. 2020.

［9］ MENGEL M,LOUPY A,HAAS M,et al. Banff 2019 Meeting Report:Molecular diagnostics in solid organ transplantation-Consensus for the Banff Human Organ Transplant(B-HOT) gene panel and open source multicenter validation. Am J Transplant,2020,20:2305-2317.

［10］ LOUPY A,LEFAUCHEUR C. Antibody-mediated rejection of solid-organ allografts. New England Journal of Medicine,2018,379(12):1150-1160.

［11］ LI X,WEI Y,LI J,et al. Donor HLA genotyping of ex vivo expanded urine cells from kidney transplant recipients. Hla,2021,98(5):431-447.

［12］ MONTGOMERY R A,LOUPY A,SEGEV D L. Antibody-mediated rejection:New approaches in prevention and management. Am J Transplant,2018,18 Suppl 3:3-17.

［13］ BOUQUEGNEAU A,LOHEAC C,AUBERT O,et al. Complement-activating donor-specific anti-HLA antibodies and solid organ transplant survival:A systematic review and meta-analysis. PLoS medicine,2018,15(5):e1002572.

［14］ REINDL-SCHWAIGHOFER R,HEINZEL A,KAINZ A,et al. Contribution of non-HLA incompatibility between donor and recipient to kidney allograft survival:genome-wide analysis in a prospective cohort. The Lancet,2019,393(10174):910-917.

［15］ SEE S B,MANTELL B S,CLERKIN K J,et al. Profiling non-HLA antibody responses in antibody-mediated rejection following heart transplantation. American Journal of Transplantation,2020,20(9):2571-2580.

［16］ BLOOM R D,BROMBERG J S,POGGIO E D,et al. Cell-Free DNA and Active Rejection in Kidney Allografts. J Am Soc Nephrol,2017,28(7):2221-2232.

［17］ ZHANG H,ZHENG C,LI X,et al. Diagnostic Performance of Donor-Derived Plasma Cell-Free DNA Fraction for Antibody-Mediated Rejection in Post Renal Transplant Recipients:A Prospective Observational Study. Front Immunol,2020,11:342.

［18］ ROEDDER S,SIGDEL T,SALOMONIS N,et al. The kSORT assay to detect renal transplant patients at high risk for acute rejection:results of the multicenter AART study. PLoS medicine,2014,11(11):e1001759.

［19］ HALLORAN P F,PEREIRA A B,CHANG J,et al. Microarray diagnosis of antibody-mediated rejection in kidney transplant biopsies:an international prospective study(INTERCOM). American Journal of Transplantation,2013,13(11):2865-2874.

［20］ MADILL T K,PERKOWSKA P A,BÖHMIG G A,et al. Discrepancy analysis comparing molecular and histology diagnoses in kidney transplant biopsies. American Journal of Transplantation,2020,20(5):1341-1350.

［21］ JORDAN S C,AMMERMAN N,CHOI J,et al. Novel therapeutic approaches to allosensitization and antibody-mediated rejection. Transplantation,2019,103(2):262-272.

第二十七章 儿童肾移植术后感染

供者来源病原和免疫抑制状态容易导致肾移植患者发生术后感染。由于儿童免疫系统特点以及疾病谱与成人相异,诊疗方法和患儿预后结局存在一定差异,这需要临床医生全面掌握相关感染的特点和诊疗方法。本章详细介绍了泌尿道感染、多重耐药菌感染和机会性病毒感染的研究进展和临床诊疗,术后感染的预防和检测方法,为临床儿童肾移植术后感染诊治提供理论指导。

第一节 儿童肾移植术后感染的特点

感染是肾移植术后最常见、也往往是最致命的并发症,对于儿童肾移植患者更是如此。感染早已超过排斥反应,成为儿童肾移植患者术后需住院治疗的最主要原因;同时也是导致儿童肾移植患者死亡的最主要原因。儿童肾移植术后感染与成人相比有共性,也有区别。由于儿童处于生长发育期的生理特性,免疫系统尚不成熟,从出生到成年,免疫系统经历了巨大改变;儿童与成人慢性肾衰竭患者原发病亦有差别,梗阻性尿路疾病是儿童慢性肾衰竭患者的主要原发病之一;同时病原体多为初次暴露。因此,儿童肾移植术后感染的病原菌、发病部位等都与成人有所差别。除了因免疫抑制导致的机会性感染,儿童肾移植患者亦需注意儿童时期常见的感染性疾病风险,移植前疫苗接种应尽可能完善。另外,儿童患者的抗感染用药亦应尽量避免影响生长发育。

由于长期接受免疫抑制剂治疗,感染是长期存在的风险。尽管每例患者均有独特的致病危险因素,儿童肾移植术后感染仍然具有诸多可预测的共性。总体而言,感染多发生在泌尿系统和肺部。感染的危险因素包括:接受肾移植时年龄较小、使用单克隆或多克隆抗体诱导治疗、留置导管、HLA 错配数量较多以及首先使用环孢素而非他克莫司进行抗钙调磷酸酶药物治疗等。

感染的病原体类型与术后时间密切相关。术后 30 天内,细菌及真菌是最常见的病原体。这个阶段患者的免疫抑制水平最高,是感染最容易也最常发生的时间段。供肾来源的感染也多发生在这个阶段,尤其是对于公民逝世后捐献来源的供肾。感染多与术前患者的基础情况、院内感染,以及手术并发症相关感染有关。50% 以上的儿童肾移植术后细菌感染发生在术后一个月内,需要进行重点预防和针对性监测。术后一个月到半年,感染多为潜在的机会性病原体致病,可能为供者携带病原体而受者为未感者,或者病原体血清学阳性的患者感染复发。这个阶段比较常见的病原体多为病毒,如巨细胞病毒(cytomegalovirus,CMV)、EB 病毒(epstein-barr virus,EBV)等。儿童肾移植术后病毒感染概率比成人更高。中晚期的感染对移植肾功能和患者生存率影响更大。机会性感染,如 CMV 感染,在术后半年后仍会发生。尤其是术后预防性使用抗病毒药物的患者,在停药后感染可能暴发。术后重返学校、社会生活导致社区获得性感染的机会增加。本节我们重点介绍社区获得性感染和供者来源的感染,机会性感染将在下一节中详细概述。

一、社区获得性感染

肾移植受者在社区内接触到的潜在病原体包括:常见的呼吸道感染病毒(如流感病毒、副流感病毒、腺病毒等),以及胃肠道细菌性、病毒性和寄生虫性病原体(如诺如病毒等)。常见的细菌性病原体包括肺炎链球菌、支原体、军团菌、单核细胞增多性李斯特菌和沙门菌。泌尿道感染是儿童肾移植术后最主要的感染,最常见的微生物为肺炎克雷伯杆菌和大肠埃希菌,具体诊疗将在下一节概述。

二、供体源性感染

目前,公民逝世后捐献是我国供肾的主要来源,供肾来源的感染也越来越被重视,尤其是手术区多重耐药菌感染。随着抗生素耐药菌株传播,来源于供者器官的细菌和真菌感染也增加。在捐献器官前,如果供体有在重症监护室治疗时间较久的病史,供肾感染多重耐药菌的风险就相应增高。有些多重耐药菌感染后的危险性很高,比如嗜血管性的多重耐药肺炎克雷伯杆菌阳性的供肾移植术后,会有很大概率引起移植肾动脉溃破大出血的严重并发症。因此,活体或死亡器官供者都要接受筛查,以免将某些感染传播给移植受者。对于一些特殊病原菌,推荐肾移植术前进行相关检测,以决定是否适宜作为供肾,或者在肾移植术后尽早进行针对性的有效治疗以预防严重并发症的发生。

源于供肾的感染有一些是有潜伏性的,而其他一些则是在免疫功能低下时发生。由于服用免疫抑制剂,患儿可能不会出现感染的典型表现,而是存在非特异性表现,如神志改变、血液肝功能指标升高、伤口开裂和无法解释的低血压。例如,相比于免疫功能正常者,免疫抑制患儿中供肾源性传播的西尼罗病毒感染更常表现为神经系统疾病,临床结局较差。

第二节　儿童肾移植术后常见感染的诊治

儿童肾移植术后感染,因儿童多种抗感染药物联合应用耐受性可能较差,建议首先进行病原微生物检测,尽早明确病原体,特别是近年来基因测序在病原体诊断中的作用,建议传统病原微生物培养的同时,采用基因测序明确病原体。根据微生物培养或基因检测及药敏结果进行针对性治疗。因肾移植受者服用免疫抑制剂,感染一般较重,需尽早开始经验性治疗,防止病情进展。对于没有明确感染部位的,一般建议诊断细菌、病毒等联合治疗。

在明确病原体与药敏结果之前,需要对儿童肾移植感染受者进行经验治疗,以下简要介绍常见感染的经验治疗。

一、泌尿道感染

泌尿道感染是儿童肾移植术后最主要的感染,占总感染例数的 45% ~ 72%,尤其对于原发病为泌尿系疾病的患者,更多发生在术后 6 个月内。易感因素包括:女性、低龄、移植前尿液反流、尸体供肾、导尿管或输尿管支架管长期留置等。诊断标准与成人一致,临床上一般表现为尿频、尿急、尿痛。移植肾区疼痛提示上尿路感染,可能约 30% 有上尿路和全身症状。如患者出现移植肾结构或功能异常,提示为复杂性泌尿道感染。建议早期对患者进行病原微生物检测和药敏试验,尽早明确病原体进行针对性治疗。

一项纳入 87 例儿童肾移植的队列研究显示,移植前后分别有 15% 和 32% 的患者发生泌尿道感染;发生感染的中位时间为移植后 18 个月;最常见的微生物为肺炎克雷伯杆菌(klebsiella pneumoniae)和大肠埃希菌(escherichia coli)。与原发病由内科疾病引起的患者相比,泌尿系疾病导致慢性肾衰竭的患者移植后泌尿道感染的发病率更高,可能需要长时间服用抗感染药物。采用复方磺胺甲噁唑进行预防治疗,可降低泌尿道感染的发生率。目前,尚不明确报道泌尿道感染是否会影响移植肾的存活。美国肾脏数据系统的数据显示,较早出现泌尿道感染的儿童发生移植物丢失的风险升高,但较晚出现泌尿道感染的儿童风险并不一定升高。不过,亦有其他研究持不同观点,其研究中并未发现泌尿道感染对移植物功能产生有害作用。

泌尿道感染是一种常见的移植后表现,尤其是终末期肾病由泌尿系疾病引起的患者。上文讲到,泌尿道感染最常见的微生物为肺炎克雷伯杆菌(30%)和大肠埃希菌(25%)。对于所有存在复杂性泌尿系感染体征和症状的移植受者,采用的初始治疗为静脉应用抗菌谱覆盖革兰氏阴性菌和革兰氏阳性菌的抗生素,并在开始使用抗生素前获得尿培养样本。在明确致病微生物的种类和药敏性后,应将经验性治疗换为确定性治疗。

二、多重耐药菌感染

近年来随着广谱抗生素的滥用,多重耐药革兰氏阴性菌感染的发病率在全球范围呈不断上升的趋势,增加了肾移植术后感染的发病率和致死率。多重耐药是指某细菌种属对三种及以上种类的抗生素不敏感,全耐药指某细菌种属对现有所有种类的抗生素均不敏感。主要的耐药型致病菌包括多重耐药的肠杆菌、不动杆菌以及铜绿假单胞菌。在多重耐药的肠杆菌和不动杆菌中,耐碳青霉烯类抗生素的种群尤为值得关注。

目前,针对儿童肾移植感染患者多重耐药菌的研究仍较有限,相关诊疗主要借鉴成人肾移植术后多重耐药菌感染。感染多重耐药菌的危险因素包括低龄、无指征的预防性抗菌治疗、留置导尿管和/或中心静脉置管、住院天数延长以及患者原有基础性疾病加重等。对于感染多重耐药型铜绿假单胞菌的患者,其危险因素还包括术后抗生素疗程延长及长期使用同一种抗生素等。感染多重耐药型肠杆菌及不动杆菌患者的危险因素还包括肾功能不全、多器官联合移植、输尿管梗阻及术后血液透析治疗。

当患者对抗生素治疗不敏感,或本身具备多种危险因素,抑或之前有多重耐药细菌感染病史时,医生应高度警惕多重耐药革兰氏阴性菌感染的可能性。此时,从合适的样本(如血、痰、尿液)中分离培养致病菌并进行多种抗生素(尤其是碳青霉烯类)的药敏试验非常必要。

对于多重耐药的超级细菌,可以考虑筛选噬菌体进行治疗。目前上海市公共卫生临床中心朱同玉教授创建上海市噬菌体研究所,在治疗多重耐药的超级细菌积累了丰富的临床经验,特别是针对多重耐药的肺炎克雷伯杆菌筛选出较多种噬菌体,治疗效果良好。

三、儿童肾移植术后的机会性感染

机会性病毒感染已成为肾移植术后患者临床管理的巨大的挑战,可能与目前更强效的免疫抑制方案有关。近年来,巨细胞病毒、EB病毒、多瘤病毒等感染导致的移植术后并发症发生率逐年升高。这些病毒通常在儿童中感染率更高。同时由于儿童移植肾供体部分来源于成人捐赠者,导致大概率将有潜伏病毒的供肾移植给血清学抗体阴性的受体,因此与成人相比,儿童受者移植后会有更高的由机会性感染导致严重的疾病、并发症、移植失败和死亡风险。

(一)巨细胞病毒感染

1. 流行病学　巨细胞病毒(Cytomegalovirus,CMV)是一种人类普遍易感的常见疱疹病毒,CMV抗体血清学阳性率为30%~97%。CMV可通过母婴传播,有40%的概率可通过母体传播给胎儿。它还可通过唾液、血液、尿液等几乎所有体液传播,婴幼儿时期极易感CMV。在不采取任何预防策略的情况下,CMV病通常出现在肾移植术后的前3个月,而CMV预防可以延迟这一时间窗。缺乏CMV特异性免疫力的肾移植患者首次感染CMV时发生CMV疾病的风险很高,如供者CMV血清阳性,而受者CMV血清阴性(D^+R^-)的患者。另外的危险因素包括免疫抑制状态、机体情况(如年龄、并发症、白细胞减少、淋巴细胞减少和遗传因素等)和其他(如冷缺血时间、重大疾病、应激等);淋巴细胞耗竭剂的使用(如抗淋巴细胞抗体)与CMV疾病的发生密切相关,尤其是用于治疗排斥反应后。

2. 临床表现与诊断　对于免疫力正常的宿主,CMV感染后一般没有明显症状。免疫力缺陷儿童更易感CMV,且感染后可表现为CMV综合征和组织浸润性疾病。CMV感染时,患者可表现为发热、转氨酶升高、腹泻和肺部感染,也可表现为白细胞减少或血小板减少;组织浸润性CMV疾病则可累及不同组织器官导致多部位炎症(如胃肠炎、肺炎、肝炎、肾炎、心肌炎、胰腺炎、视网膜炎等)。上述称为CMV病,不伴有任何临床表现的CMV感染应视为无症状性CMV感染。

3. 治疗与预后　研究表明,更昔洛韦和缬更昔洛韦均可降低CMV疾病和死亡的风险。推荐对接受血清阳性供者肾脏的患者进行预防治疗。治疗方法为减少免疫抑制并使用抗病毒药物。减少免疫抑制推荐停用抗代谢免疫抑制剂(即吗替麦考酚酯或硫唑嘌呤),需根据儿童不同年龄阶段,综合评估减少剂量。抗病毒治疗的选择取决于疾病严重程度、初始病毒载量、能否耐受口服药物以及能否在家接受静脉治疗。现有的抗CMV药物包括静脉用更昔洛韦、口服缬更昔洛韦、静脉用膦甲酸和静脉用西多福韦。

（二）BK 病毒感染

1. 流行病学　　BK 病毒（BK polyomavirus，BKV）隶属多瘤病毒科多瘤病毒属，是一种环状双链 DNA 病毒。BKV 的原发感染多在 2~5 岁，传播机制仍不十分清楚，可能是经呼吸道或口腔传播，亦有报道可通过母胎传播。BKV 感染是儿科肾移植受者发生移植肾功能障碍的重要原因。分析表明，肾移植受者中 BKV 诱导性肾病的发病率为 5%。血清阴性患者发生 BKV 诱导性肾病的风险最高。输尿管支架会使发生 BKV 诱导性肾病的风险升高。

2. 临床表现与诊断　　BKV 感染后可潜伏在人尿路上皮细胞，健康人一般不表现出症状。肾移植受者的 BKV 肾病多与排斥反应相伴随，或继发于排斥反应治疗后。而儿童肾移植患者，原发性 BKV 感染即可导致移植肾失功。BKV 感染可导致移植肾输尿管溃疡和吻合口狭窄而引起移植肾输尿管梗阻。据报道，BKV 相关的输尿管狭窄发生在 3% 的肾移植患者，通常在术后 50~300 天多见。诊断主要通过血尿 BKV 检测，移植肾穿刺活检证实。

3. 治疗与预后　　BKV 肾病患儿治疗主要是降低免疫抑制强度和使用西多福韦进行抗病毒治疗。治疗后仍存在病毒血症（PCR 持续阳性），肾功能丢失的风险更高。对于儿科患者，采用与成人肾移植受者相似的筛查和抢先治疗策略，可能有效预防 BK 肾病。

在肾移植患者，BKV 大量复制导致移植肾感染，引发 BKV 肾病造成肾脏永久损害，严重者可致移植肾失功。BKVN 是肾移植术后早期并发症之一，常发生在移植后的第一年内。早期 BKVN 可能被完全逆转，但持久的病毒感染可导致不可逆转的间质纤维化和肾小管萎缩。一旦被诊断 BKVN，超过 15% 的患者在一年内发生移植肾失功。

（三）EV 病毒感染

1. 流行病学　　人类是目前所知 EV 病毒（epstein-Barr virus，EBV）唯一的宿主，免疫功能正常的人群中常以体液传播，肾移植患者中血清学阳性的供肾是重要的传染源。有研究显示，儿童肾移植术后亚临床的 EBV 感染率为 35%~40%。原发性 EBV 感染的中位发病时间是肾移植术后 6 周，再发和感染事件最常见于移植术后 2~3 个月。EBV 病毒血症通常发生在 EBV 病和移植后淋巴增殖性疾病（post transplant lymphoproliferative disorder，PTLD）前 4~16 周。

2. 临床表现与诊断　　在接受 EBV 血清学阳性供体、移植肾的 EBV 血清学阴性受者中（D⁺R⁻），常见 EBV 引起的原发性感染。在血清学阳性受者中，EBV 再激活更可能没有症状。EBV 感染可与 PTLD 相伴随，PTLD 是肾移植术后最严重的并发症之一。绝大多数肾移植术后 PTLD 患者均有 EBV 感染史。EBV 相关性 PTLD 特征为移植后淋巴细胞增殖，可无临床表现，也可表现为传染性单核细胞增生至实体瘤等。病变多局限于移植肾。病灶局限者往往进展缓慢，若病灶广泛可呈暴发性多系统败血症样综合征。据统计，PTLD 发生于超过 20% 的儿童肾移植患者，而成人肾移植患者发生率只有不到 1%。大部分 PTLD 病因在于 B 细胞感染 EBV。诊断主要通过血 EBV 基因检测及病理诊断。

3. 治疗与预后　　肾移植术后 EBV 的治疗，主要是减少免疫抑制剂，降低免疫强度，和血液科联合治疗 PTLD。一旦发生 EBV 感染，与年龄较小的受者相比，青少年进展至 PTLD 的风险显著更高且结局更差。

（四）结核

1. 流行病学　　移植受者的活动性结核患病率为 1.2%~6.4%，但在流行区可高达 10%~15%。肾移植受者的结核发病率尚未明确且存在地域差异，但显著高于一般人群，但儿童肾移植术后结核感染数据较少。在肾移植受者中，结核最常见的原因是受者的潜伏感染再激活，也有可能是由供肾携带结核菌引起或移植后的新发感染导致。绝大多数患者在移植后 1 年内发病，肾移植受者发病的中位时间为 11.5 个月。供体来源的结核发病时间要早于受者原有的潜伏感染再激活的时间。供体来源的结核病例似乎更早出现临床表现。

2. 临床表现与诊断　　大部分受者表现为发热，盗汗和体重减轻也很常见。放射影像学表现仅有一小部分器官移植患者的胸片会有典型的空洞改变。受者肺结核的放射影像学表现包括局灶性浸润（40%）、粟粒状表现（22%）、小结节（15%）、胸腔积液（13%）、弥漫性间质浸润（5%）和空洞（4%）。

诊断通常需行有创操作，如支气管镜检查联合支气管肺泡灌洗或肺活检。对于所有出现不明原因发热、盗汗、体重减轻的移植受者,均应考虑结核病的可能。痰液标本及支气管镜标本抗酸杆菌染色和培养可明确诊断。当高度怀疑患者存在结核病时,核酸扩增法可加快诊断速度。此外,对于有非典型皮肤损害或软组织感染的受者,皮肤活检标本和/或脓液应送检,进行抗酸杆菌染色和培养以及组织病理学检查以明确诊断。

3. 治疗与预后 对于活动性结核的治疗,无论是重度结核病还是局部非重度结核病,均强烈建议首选含利福霉素的方案,因为这类方案有强效杀菌作用,并且对防止产生耐药性具有重要意义。接受三联方案治疗的患者,治疗周期为 12 个月。也可以开始三联方案使用 2 个月,继续使用 12~18 个月的两药联合方案,即异烟肼、乙胺丁醇或吡嗪酰胺。利福平起到减少他克莫司、环孢素、西罗莫司及依维莫司血清浓度的作用。联用利福平与这类药物可导致排斥反应,注意调整剂量并监测药物浓度。治疗潜伏性结核时,儿童每日口服 10~15mg/kg(最多 300mg)的异烟肼,疗程为 9 个月;还应给予 25~50mg/d 的口服维生素 B_6。

（五）水痘-带状疱疹病毒感染

1. 流行病学 水痘-带状疱疹病毒(varicella-zoster virus,VZV),又称"人类疱疹病毒 3",是一种无处不在的 α 疱疹病毒,其基因组为双链 DNA。VZV 具有高度传染性,只自然感染人类。大多数病毒来自皮肤,以高度集中的囊泡存在;皮肤细胞和无细胞的 VZV 经常脱落,可能是传播病毒的主要来源。没有皮肤病变的感染儿童不会传染给他人。VZV 无动物性宿主,其主要目标是 T 淋巴细胞、上皮细胞和神经节。原发感染会引起水痘,期间 VZV 会潜伏在神经节神经元中。随着年龄的增长或免疫力低下的人对 VZV 的细胞免疫力减弱,VZV 重新激活引起带状疱疹。在大规模疫苗接种前,儿童肾移植受者在移植后第 1 年出现 VZV 感染的比例高达 2%,并伴有显著的并发症发病率和死亡率。

2. 临床表现与诊断 VZV 感染主要表现为带状疱疹,带状疱疹可并发慢性疼痛和其他严重的神经系统和眼部疾病(如脑膜炎、脊髓炎、颅神经麻痹、血管病、角膜炎和视网膜炎),以及多种内脏和胃肠道疾病,包括溃疡、肝炎和胰腺炎。对于儿童肾移植受者,VZV 感染有更高的概率引起一些严重疾病,包括脑膜炎、肺炎、肝功能障碍和死亡。

3. 治疗与预后 无水痘免疫力儿童受者若发生水痘暴露,应在 72 小时内进行暴露后预防治疗。如果出现相应的临床症状,则应静脉给予阿昔洛韦,而给予该药时应停用硫唑嘌呤或吗替麦考酚酯。对于儿科肾移植受者,水痘感染可能引起一些严重疾病,包括脑炎、肺炎、肝功能障碍和死亡。

（六）人类细小病毒感染

1. 流行病学 B19 病毒隶属红病毒属细小病毒科,是该属病毒中唯一能感染人类的病毒,也是迄今已知动物病毒中对人类具有致病性的最小的单链线状 DNA 病毒。B19 病毒的天然宿主是人类红系祖细胞,因而对其有特异性攻击性。在儿童,B19 病毒感染广泛存在,15 岁以前,半数人口中可检出其 IgG 抗体。该病毒感染正常免疫力人群只会出现短暂病变,主要特征为面颊部边界清晰的红斑;而对于肾移植术后的免疫抑制人群,B19 病毒感染发病率较高,可引起纯红细胞再生障碍性贫血。B19 病毒感染的潜伏期为 4~14 天,主要的传播方式为呼吸道分泌物,胎儿可通过垂直传播感染,但通过血制品的传播罕见。通过供肾也可能发生 B19 病毒的传播。

2. 临床表现与诊断 临床表现并不典型,常见症状为发热、关节痛和皮疹。由于影响红细胞生成、缩短红细胞寿命,持续的病毒感染最终导致骨髓红系增生受抑,贫血可出现于 99% 的患者中。儿童肾移植患者出现 EPO 治疗抵抗贫血时应高度怀疑存在 B19 病毒感染。诊断主要通过核酸检测,明确诊断。

3. 治疗与预后 B19 病毒感染的处理主要是对症状的,并随临床表现而变化。目前没有可用于治疗细小病毒 B19 感染的特异性抗病毒药。关节炎或关节痛患者,非甾体抗炎药可以缓解症状。文献报道患有慢性细小病毒 B19 感染和慢性关节炎的患者接受了静脉注射免疫球蛋白(intravenous immunoglobulin,IVIG),关节炎无法治愈,但症状可能会短期减轻。这些有限的数据不支持使用 IVIG 治疗细小病毒 B19 相关的关节炎。在儿童肾移植受者的贫血治疗中,建议连续五天每天进行 400mg/kg 的 IVIG,并尽可能减少免疫抑制治疗。

对于长期接受免疫抑制剂治疗的患者,感染是长期存在的风险。尤其是肾移植术后的早期(6个月内),患者的免疫抑制水平最高,是感染最容易也最常发生的时间段,我们需要进行重点预防和针对性监测。儿童肾移植受者,特别是低龄受者免疫系统发育不完善、被动免疫不完全到位,预防和监测尤其重要。

一、儿童肾移植术后感染的预防

针对儿童肾移植患者术后感染并发症的预防非常关键,有利于降低术后感染的发生率。

(一)评估感染源和感染危险因素

1. 病史及流行病学史　曾经前往或居住在特定的地方性感染流行地区,例如肝炎病毒以及分枝杆菌感染;小儿动物密切接触而缺乏及时清洗消毒,包括猫、狗、啮齿类动物或鸟类;饮食暴露,包括未经巴氏消毒的乳制品或进口奶酪等,易隐藏隐球菌或单核细胞增多性李斯特菌等;母亲感染史及可能存在的母婴传播及其他可能的细菌及病毒暴露史;医疗活动的影响,如植入人工材料,包括输尿管支架管、中心静脉导管等;既往可能促发感染的情况,例如泌尿道感染、膀胱输尿管反流病史、泌尿系梗阻手术史等;疫苗接种史。

仔细开展系统回顾以发现当前隐匿性感染或病原体定植。仔细询问患儿的监护人并记录所有既往感染情况,包括微生物检测及药敏、所接受的相应治疗。如果术前存在复发性感染,包括胆囊炎、鼻窦炎、憩室炎和肾盂肾炎等,移植术前应该给予正规足疗程的抗感染治疗。

2. 体格检查　术前应仔细检查患者的泌尿道、皮肤、牙齿和鼻窦等有无感染征象或慢性感染灶,如有感染存在,则尽量在肾移植手术前对这些感染进行处理及治疗。

3. 实验室及影像学检查　实验室检查可以发现既往感染暴露或活动性感染的证据,从而确定移植患儿发生感染的风险。血清学检查可以用于提示既往感染,但基于抗体的检查结果通常不可用于活动性感染的诊断,因为病原体暴露和血清抗体转化之间可能存在延迟(窗口期)。核酸检测(nucleic acid tests,NAT)可以检出和监测活动性感染,其在感染过程中呈阳性的时间通常早于血清学检测。

肾移植术后结核的发病绝大多数是由潜伏性结核菌再激活所导致,虽然也有通过移植器官传播的报道。目前临床上可通过结核菌素皮肤试验(tuberculin skin test,TST)和γ-干扰素释放试验(interferon-gamma release assay,IGRA)术前筛查潜伏性结核感染。然而对于免疫功能尚不成熟且罹患慢性肾衰竭的患儿,这两种检测方法的敏感性均较差。IGRA相较TST更常出现阳性,与结核危险因素的关联更强。此外,胸部影像学(胸部X线片、胸部CT)改变也可提示既往结核暴露史。

巨细胞病毒、单纯疱疹病毒、水痘-带状疱疹病毒等的筛查结果可以指导肾移植术后的预防策略,而非移植前的治疗;EB病毒的血清学检测结果有助于评估移植后PTLD的发生风险,尤其是儿童肾移植受者;既往感染过乙型肝炎病毒(hepatitis B virus,HBV)和丙型肝炎病毒(hepatitis C virus,HCV)者,应检测病毒载量,必要时进行肾移植围手术期的预防性处理。

儿童肾移植患者中,由于先天性泌尿系统解剖结构异常而导致慢性肾衰竭的比例较高,因而术前需要仔细评估。对于存在先天性泌尿道解剖结构异常或有感染病史的患儿,应当使用排泄性尿道膀胱造影等影像学检查评估下尿路情况,以判断有无应该在移植前需要纠正的解剖异常,进而减少术后泌尿道感染和尿源性脓毒症的风险。

(二)术前活动性感染的处理

移植后患儿处于免疫抑制状态,即使是无症状的感染也可能在移植后进展为严重感染,使治疗更加困难。因此应诊断并处理活动性感染后再行移植手术,包括细菌、真菌及病毒等感染。对于存在泌尿道解剖结构异常的患儿,如输尿管梗阻,可能还需要手术纠正。此外,建议肾移植术前,移除一切非必要的静脉内导管或尿导管,当然,非菌血症患儿的血液透析导管或腹膜透析导管,以及主动脉内球囊反搏等可以在术前继续保留,但仍建议在术时移除。

1. 疫苗接种　通过患儿自身的免疫应答预防感染,对于肾移植受者很重要,疫苗接种是预防感染的有效措施之一,不仅可降低相应疾病的发病率,且有助于降低相应疾病的严重程度,对儿童受者尤为重要。比如,推荐没有水痘抗体的儿童在移植前接种水痘活疫苗;按照当前指南在移植前对合适的女性患儿(9岁以上)接种人乳头瘤病毒(human papillomavirus,HPV)疫苗等。

儿童受者由于自身免疫功能不全,通常对疫苗产生保护性免疫应答较低。移植后免疫抑制状态可致减毒活疫苗病毒株过度增殖,因此活疫苗应在肾移植前接种,移植后接种风险较大。通常应该尽量在肾移植手术前完成患儿的常规疫苗免疫接种,尤其是减毒活疫苗。比如,水痘疫苗和麻疹疫苗等的接种,应该至少在接受移植前 2 个月完成。若患儿在移植前未完成相应的疫苗接种,那么剩余尚未完成的疫苗接种,应推迟至肾移植术后 3~6 个月,以尽量增加疫苗的免疫原性,但活疫苗接种通常是禁止的。此外,灭活的流感疫苗最早可在肾移植术后 1 个月时接种。

2. 维持合理的免疫抑制强度　维持合适、合理的免疫抑制强度,对减少术后感染具有重要意义。根据患儿术后的各项检测结果,比如细胞免疫检测、免疫抑制剂浓度等指标,及时调整免疫抑制剂的种类、剂量等,在抑制移植物排斥反应的同时,尽量避免免疫抑制强度过大。

3. 预防性使用抗感染药物　与接受非器官移植手术的患者相比,肾移植患者更容易发生围手术期感染(通常为细菌和真菌感染),因此应采取标准的围术期抗感染预防治疗。结合儿童用药的具体情况,抗感染药物的种类及剂量应该与成人有所区别。肾移植患儿,尤其是术后早期,院内感染发生率更高。尤其是机械通气时间较长的患者。针对不同的病原体,可以采取针对性预防,如采用复方磺胺甲噁唑即可降低卡氏(耶氏)肺孢子菌感染的发生率,也可预防单核细胞增多性李斯特菌、刚地弓形虫以及其他潜在病原体感染;口服更昔洛韦或缬更昔洛韦可降低 CMV 疾病发生率和死亡风险。

4. 生活方式指导

(1) 遵照医嘱服用免疫抑制剂:研究报道,儿童肾移植受者中不依从率为 32%。儿童肾移植受者,尤其是年龄较小的患儿,家长需要监督、指导用药,避免错服、误服、漏服各种药物,同时减少接触性感染机会。

(2) 个人生活习惯的监督:尽量减少到人多、空气流通性差的公共场所;做好个人的防护,如手卫生、戴口罩、定期清洗家用空调的滤网、减少接触霉变物品等。

二、儿童肾移植术后感染的监测

对于儿童肾移植术后较常见而临床尚无有效预防措施的感染类型,我们需要进行密切的监测,以便一旦出现相关病原体的感染迹象或证据,即开始抢先治疗。

肾移植术后,患儿可在社区内、随访医院内等场所接触到各种病原体,这些病原体也会因地区、社会经济状况等因素不同而有所差异。

(一) 社区内感染的监测

儿童肾移植术后病毒感染较常见,包括呼吸道传播病毒(如流感病毒、副流感病毒、呼吸道合胞病毒、腺病毒和人类偏肺病毒等);也有些经粪口传播的病毒(如诺如病毒、手足口病相关病毒等),某些病毒感染甚至可能危及患儿生命(如 EB 病毒导致的 PTLD、CMV 导致的 CMV 肺炎等)或移植肾功能(如 BK 病毒导致的 BK 病毒肾病)。术后采用 PCR 等方法定期监测 EB 病毒、CMV、BK 病毒等病毒在体内的复制情况,并在检测到早期感染(如 PCR 检测为阳性)后,及时降低免疫抑制强度,并给予相应的抗病毒药物进行治疗。

社区内常见的细菌性病原体包括肺炎链球菌、支原体、军团菌、单核细胞增多性李斯特菌和沙门菌。在某些地区会存在地方性真菌(如荚膜组织胞浆菌、球孢子菌、副球孢子菌、皮炎芽生菌、格特隐球菌)和常见的环境病原体(如新型隐球菌、曲霉菌和隐孢子虫)。然而,对这些病原体的监测需要专业的人员和试剂、设备等,因而对社区内的病原体实施监测很困难。

(二) 医院内感染的监测

肾移植患儿在住院治疗期间易发生医院内感染,特别是肾移植术后早期、长时间住院、大剂量静脉激素冲击治疗后或需要使用机械通气辅助呼吸时,感染风险显著增加。医院内常见病原体包括:军团菌和其他革兰氏阴性杆菌,如铜绿假单胞菌和多药耐药菌;革兰氏阳性菌,尤其是耐抗生素的菌种,如耐万古霉素的肠球菌(vancomycin-resistant enterococci,VRE)和耐甲氧西林的金黄色葡萄球菌(methicillin-resistant Staphylococcus aureus,MRSA);真菌,如曲霉菌和非白假丝酵母菌或耐唑类的假丝酵母菌;艰难梭菌结肠炎及手术切口中的非结核分枝杆菌。当医院的空气、食物、设备或饮用水供应系统受到这些病原体污染时,可能发生群集性的院内感染。一旦怀疑肾移植患儿在医院内发生了相关病原体感染,需及时进行细菌/真菌培养及检测,并予以针对性抗感染治疗。

(戎瑞明 朱冬 王宣传 王继纳)

参考文献

[1] KIRK A D,MANNON R B,SWANSON S J,et al. Strategies for minimizing immunosuppression in kidney transplantation. Transpl Int,2005,18:2-14.

[2] HOGAN J,PIETREMENT C,SELLIER-LECLERC A L,et al. Infection-related hospitalizations after kidney transplantation in children:incidence,risk factors,and cost. Pediatr Nephrol,2017,32:2331.

[3] PULIYANDA D P,STABLEIN D M,DHARNIDHARKA V R. Younger age and antibody induction increase the risk for infection in pediatric renal transplantation:a NAPRTCS report. Am J Transplant,2007,7:662.

[4] YIN S,POWELL E C,TRAINOR J L. Serious bacterial infections in febrile outpatient pediatric kidney transplant recipients. Pediatr Infect Dis,2011,30:136.

[5] LJUNGMAN P,GRIFFITHS P,PAYA C. Definitions of cytomegalo-virus infection and disease in transplant recipients. Clin Infect Dis,2002,34:1094-1097.

[6] KUMAR D,PRASAD G V,ZALTZMAN J,et al. Community-acquired West Nile virus infection in solid-organ transplant recipients. Transplantation,2004,77:399.

[7] SILVA A,RODIG N,PASSEROTTI C P,et al. Risk factors for urinary tract infection after renal transplantation and its impact on graft function in children and young adults. J Urol,2010,184:1462.

[8] SILVA A,RODIG N,PASSEROTTI C P,et al. Risk factors for urinary tract infection after renal transplantation and its impact on graft function in children and young adults. J Urol,2010,184:1462.

[9] 吴楠楠,朱同玉. 噬菌体在实体器官移植中的应用. 器官移植,2019,10(4):410-415.

[10] HÖCKER B,ZENCKE S,KRUPKA K,et al. Cytomegalovirus Infection in Pediatric Renal Transplantation and the Impact of Chemoprophylaxis With(Val-)Ganciclovir. Transplantation,2016,100:862.

[11] SMITH J M,DHARNIDHARKA V R,TALLEY L,et al. BK virus nephropathy in pediatric renal transplant recipients:an analysis of the North American Pediatric Renal Trials and Collaborative Studies(NAPRTCS) registry. Clin J Am Soc Nephrol,2007,2:1037.

[12] GINEVRI F,AZZI A,HIRSCH H H,et al. Prospective monitoring of polyomavirus BK replication and impact of pre-emptive intervention in pediatric kidney recipients. Am J Transplant,2007,7:2727.

[13] HÖCKER B,FICKENSCHER H,DELECLUSE H J,et al. Epidemiology and morbidity of Epstein-Barr virus infection in pediatric renal transplant recipients:a multicenter,prospective study. Clin Infect Dis,2013,56:84.

[14] TORRE-CISNEROS J,DOBLAS A,AGUADO J M,et al. Tuberculosis after solid-organ transplant:incidence,risk factors,and clinical characteristics in the RESITRA(Spanish Network of Infection in Transplantation) cohort. Clin Infect Dis,2009,48:1657.

[15] LOPEZ D C D,SCHLUGER N W. Tuberculosis following solid organ transplantation. Transpl Infect Dis,2010,12:106.

[16] ABAD C L R,RAZONABLE R R. Mycobacterium tuberculosis after solid organ transplantation:A review of more than 2000 cases. Clin Transplant,2018,32:e13259.

[17] SUBRAMANIAN A K,MORRIS M I. AST Infectious Diseases Community of Practice. Mycobacterium tuberculosis infections in solid organ transplantation. Am J Transplant,2013,13 Suppl 4:68.

[18] LYNFIELD R,HERRIN J T,RUBIN R H. Varicella in pediatric renal transplant recipients. Pediatrics,1992,90:216.

[19] EID A J,ARDURA M I. AST Infectious Diseases Community of Practice. Human parvovirus B19 in solid organ transplantation:Guidelines from the American society of transplantation infectious diseases community of practice. Clin Transplant,2019,33:e13535.

［20］ DHARNIDHARKA V R,STABLEIN D M,HARMON W E. Post-transplant infections now exceed acute rejection as cause for hospitalization:a report of the NAPRTCS. Am J Transplant,2004,4:384-389.

［21］ PULIYANDA D P,STABLEIN D M,DHARNIDHARKA V R. Younger age and antibody induction increase the risk for infection in pediatric renal transplantation:a NAPRTCS report. Am J Transplant,2007,7:662.

［22］ SUBRAMANIAN AK,MORRIS MI. AST Infectious Diseases Community of Practice. Mycobacterium tuberculosis infections in solid organ transplantation. Am J Transplant,2013,13 Suppl 4:68.

［23］ ROGERSON T E,CHEN S,KOK J,et al. Tests for latent tuberculosis in people with ESRD:a systematic review. Am J Kidney Dis,2013,61:33.

［24］ THEODOROPOULOS N,LANTERNIER F,RASSIWALA J,et al. Use of the QuantiFERON-TB Gold interferon-gamma release assay for screening transplant candidates:a single-center retrospective study. Transpl Infect Dis,2012,14:1.

［25］ FELDMAN A G,BEATY B L,CURTIS D,et al. Incidence of Hospitalization for Vaccine-Preventable Infections in Children Following Solid Organ Transplant and Associated Morbidity,Mortality,and Costs. JAMA Pediatr,2019,173:260.

［26］ FOX T G,NAILESCU C. Vaccinations in pediatric kidney transplant recipients. Pediatr Nephrol,2019,34:579.

［27］ ANESI J A,BLUMBERG E A,ABBO L M. Perioperative Antibiotic Prophylaxis to Prevent Surgical Site Infections in Solid Organ Transplantation. Transplantation,2018,102:21.

［28］ HÖCKER B,ZENCKE S,KRUPKA K,et al. Cytomegalovirus Infection in Pediatric Renal Transplantation and the Impact of Chemoprophylaxis With(Val-)Ganciclovir. Transplantation,2016,100:862.

［29］ DOBBELS F,RUPPAR T,DE GEEST S,et al. Adherence to the immunosuppressive regimen in pediatric kidney transplant recipients:a systematic review. Pediatr Transplant,2010,14:603.

［30］ ZIAKAS P D,PLIAKOS E E,ZERVOU F N,et al. MRSA and VRE colonization in organ transplantation:a meta-analysis of published studies. Am J Transplant,2014,14(8):1887-1894.

［31］ PAPPAS P G,ALEXANDER B D,ANDES D R,et al. Invasive fungal infections among organ transplant recipients:results of the Transplant-Associated Infection Surveillance Network(TRANSNET). Clin Infect Dis,2010,50:1101.

［32］ ECHENIQUE I A,PENUGONDA S,STOSOR V,et al. Diagnostic yields in solid organ transplant recipients admitted with diarrhea. Clin Infect Dis,2015,60:729.

［33］ LONGWORTH S A,VINNARD C,LEE I,et al. Risk factors for nontuberculous mycobacterial infections in solid organ transplant recipients:a case-control study. Transpl Infect Dis,2014,16:76.

第二十八章 移植后肾脏病的复发和新发

儿童肾移植术后一些原发病可能复发。本章节将重点介绍几种儿童移植后高复发风险的肾脏病,如局灶节段性肾小球硬化、膜增生性肾炎、非典型溶血尿毒综合征和原发性高草酸尿症 1 型,以及几种移植后低复发风险的肾脏病,如 IgA 肾病、紫癜性肾炎、狼疮性肾炎、ANCA 相关性血管炎和溶酶体贮积病。

儿童移植肾也会新发一些肾脏病。本章节将介绍移植后新发局灶节段性肾小球硬化和血栓性微血管病。

第一节 移植后肾脏病的复发

肾移植术后原发肾脏疾病可能复发(表 28-1),这种现象在儿童患者中更常见,可导致 7%~8% 移植物失功。

表 28-1 初次肾移植术后原发病复发

原发病	复发率(%)	复发导致移植物失功率(%)	常见复发的时期
激素耐药型肾病综合征	14~50	40~60	早期,移植后数日或数周
膜增生性肾炎 I 型	30~77	17~50	晚期
膜增生性肾炎 II 型	66~100	25~61	晚期
原发性高草酸尿症 I 型	90~100	80~100	早期,移植后数日
非典型溶血尿毒综合征	0(DGKE)	0(DGKE)	早期,移植后数日或数周
	17(MCP)	10(MCP)	
	90(CFH,CFI)	86(CFH,CFI)	
IgA 肾病	32~60	3~7	晚期
紫癜性肾炎	31~100	8~10	晚期
狼疮性肾炎	0~30	0~5	晚期
ANCA 相关性血管炎	<20	无相关数据	晚期

注:DGKE,二酰甘油激酶 ε;MCP,膜辅因子蛋白;CFH,补体因子 H;CFI,补体因子 I。

一、肾移植术后高复发风险疾病

(一)激素耐药型肾病综合征/局灶节段性肾小球硬化

儿童肾病综合征患者中,10% 表现为激素耐药型肾病综合征(Steroid Resistant Nephrotic Syndrome, SRNS),SRNS 患儿中近半数可进展至慢性肾衰竭,占儿童终末期肾病(End Stage Renal Disease,ESRD)病因 10%~15%。大多 SRNS 患儿的病理表现为特发性局灶阶段性肾小球硬化(Focal Segmental Glomerulosclerosis,FSGS)。这些特发性 FSGS 患儿初次肾移植术后复发风险高达 14%~50%,移植物失功风险高达 40%~60%。初次肾移植术后复发导致移植物失功的患儿,再次肾移植术后复发的风险增加至 60%~100%。复发常发生于术后早期,数日或数周,甚至在术后首次尿检时发现。特发性 FSGS 术后第 1 年移植物失功风险高达 15%,之后趋于平稳,术后 5 年移植物失功风险为 25%。

SRNS/FSGS 复发和移植物失功的危险因素:①增加风险的因素:初次肾移植术后有复发,开始肾替代治疗(RRT)年龄>12 岁,白种人和亚裔受者,快速进展至 ESRD 病程<3 年;②不确定的危险因素:性别,系膜增生,起病年龄>6 岁,存在 FSGS 循环因子,供者类型,HLA 配型匹配度,移植前的透析龄,免疫抑制治疗方案,免疫诱导治疗方案,原肾双侧切除;③降低风险的因素:起病年龄<6 岁,非裔美国人受者,遗传性和综合征型肾病综合征。

SRNS/FSGS 复发的机制:肾移植术后复发的机制和假说主要涉及免疫异常和基因异常两方面。特发性 FSGS 患儿复发风险最高,可能与其 T 细胞和 B 细胞功能异常,以及存在影响足细胞功能的循环因子(可能是可溶性尿激酶受体)有关。在非综合征型 SRNS/FSGS 中,已确认有至少 10 种影响足细胞生理功能的基因(NPHS1、NPHS2、PLCE1、CD2AP、ACTN4、TRPC6、INF2、MYO1E、PTPRO 和 ARHGDIA)。在综合征型 SRNS/FSGS 中,已确认 11 种基因(WT1、LMX1B、LAMB2、ITGB4、CARB2、COQ2、PDSS2、MTTL1、SMARCAL1、MYH9 和 NXF5)。基因突变导致的 FSGS,肾移植术后复发风险较低,可以有机会接受活体肾移植。NPHS2(编码 podocin 蛋白)基因突变导致 SRNS 通常不会发生肾移植术后复发。然而,在一些患者可发生移植后肾病复发样表现,如有些 NPHS1 基因突变者的原肾不表达 nephrin,在肾移植术后,机体对移植肾的 nephrin 产生抗体,临床表现肾病水平蛋白尿。遇到这种情况,血浆置换联合环磷酰胺(CTX)和利妥昔单抗(RTX)可成功治疗。

移植前降低复发风险的策略:①明确诊断:明确组织学诊断行肾穿,完善基因检测 DNA 分析。②免疫抑制剂:移植前免疫抑制剂的应用,对原肾治疗无效的免疫抑制剂可能对避免移植后复发有作用。③肾移植时机:肾病活动时不宜行“肾移植”,因可能发生血栓,且不能及时判断是否肾病复发。④活体供肾:活体供肾移植尚存争议,支持者认为只要在移植前数日给予受者适当的免疫抑制,如环孢素(CSA)联合吗替麦考酚酯(MMF),有时联合血浆置换和/或 RTX,是有效且安全的。个别成功的经验提示活体供肾移植前给予受者 CSA(目标谷浓度 250~350mg/L)联合糖皮质激素(Pred)口服 7 天;D0 和 D4 给予巴利昔单抗,联合静脉 CSA 持续维持,1 周后改为 CSA 口服,未发生 FSGS 复发。

移植后降低复发风险和治疗复发的策略:①监测:复发通常发生于肾移植术后早期,甚至在术后第 1 次尿检样本中即可检测到蛋白尿;因此,建议术后每日监测尿蛋白以早期诊断复发。2009 年 KDIGO 指南建议 FSGS 患者肾移植术后 1 周每日监测尿蛋白,之后每周监测持续 4 周,再之后每 3 月监测持续 1 年,此后每年监测。②药物:至今尚无预防复发一线治疗方案的指南。人们尝试了 3 种药物:钙调神经蛋白酶抑制剂,如 CSA、他克莫司(FK);B 细胞杀伤制剂,如 RTX;烷化剂,如 CTX。有随机临床对照研究(RCT)证实 CSA 诱导 SRNS 或特发性 FSGS 缓解的有效性。欧洲某中心经验提示移植后 1~3 周静脉应用大剂量 CSA(目标谷浓度 250~350ng/mL,同时避免中毒剂量的峰浓度)对于移植后早期复发患儿有效(图 28-1)。大剂量 CSA 无效患儿,选用 RTX、或 RTX 联合血浆置换有时可有效。对于复发性 FSGS,使用 1~6 剂 RTX (375mg/m^2)可以保持长期 CD19$^+$B 细胞清除,且一般无明显副作用。FK 治疗 FSGS 复发的有效性目前尚不明确。③血浆置换:血浆置换可单独用与 FSGS 复发的治疗,也可联合 CSA/RTX/CTX 应用。欧洲某中心,2 周内 10 次血浆置换,之后 2 月内每周 1 次,联合应用 CSA 和 CTX 治疗,60% FSGS 复发患者可达到完全缓解。术后血浆置换开始越早,该方案的有效率越高。虽然 CSA 是一线有效治疗,血浆置换仍应尽早开始。上述经验来自 35 个 SRNS 患儿的 46 次肾移植经验,其中 8 例接受活体肾移植,在移植前开始 CSA 治疗,这 8 例均未复发,其余 38 名接受尸身移植的患儿中有 18 例发生复发,其中 11 例经治疗获得完全缓解。④免疫吸附,一项 7 例儿童移植后复发 SRNS 的研究报道,移植后 6~24 天(中位 10 天)进行 3~11 次免疫吸附治疗(中位数 5 次),均达到缓解。其中 4 例达到持续完全缓解,3 例需要维持每周免疫吸附。这些患儿也同时接受 RTX 治疗。⑤其他:其他一些报道方案的有效性尚未证实,这些治疗包括 CD80 抑制剂阿巴西普(abatacept)和全人源化抗 CD20 单克隆抗体奥法木单抗(ofatumumab)。作为营救方案,血管紧张素转化酶抑制剂(ACEI)、血管紧张素受体拮抗剂(ARB)和非甾体消炎药(NSAIDS)有可能减少蛋白尿,但不能改善肾功能。用抗胸腺细胞球蛋白(ATG)还是 IL-2 受体拮抗剂诱导对于 FSGS 复发预防仍有争议。

由于缺乏数据和有效的治疗指南,儿童 SRNS 肾移植前后的治疗仍然充满挑战。图 28-1 展示了现今主流的治疗方案。

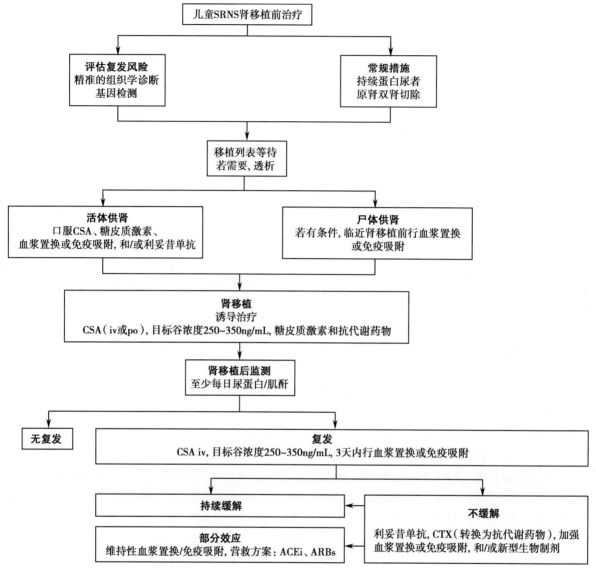

图 28-1 儿童 SRNS 肾移植策略

（二）非典型溶血尿毒综合征

儿童溶血尿毒症(hemolytic uremia syndrome,HUS)病例中 90%～95% 是"典型"的,系由于暴露于大肠杆菌产生的志贺毒素而引起。这些患者中有 5%～10% 发生 ESRD,但在肾移植术后几乎没有疾病复发的风险(<1%)。相比之下,不典型溶血尿毒综合征(aHUS)发生 ESRD 的风险>50%,肾移植术后复发的风险较高(20%～80%)。约 2%～5% 儿童 ESRD 病例是由 aHUS 引起的。欧洲 ESPD/ERA/EDTA 数据显示,HUS 术后 5 年移植物失功风险与 CAKUT 患者相仿;6 岁前开始 RRT 者移植物失功风险增加(6 岁前21.9%,6 岁后 16.5%);与以往 10 年数据比较,术后 1 年移植物失功率显著下降,从 1995—1999 年的17.1%下降到 2005—2009 年的 3.6%。但该研究的一个重要局限性是,没有区分典型的 HUS 和 aHUS。

近十年,遗传学和病理生理的研究发现,补体替代途径异常是 aHUS 主要致病机制。遗传性或获得性疾病导致补体通路异常,von Willebrand 因子裂解蛋白酶(ADAMTS13)缺乏,代谢性疾病(甲基丙二酸尿症)或二酰基甘油激酶功能缺失(由 DGKE 基因编码),均可导致 aHUS 发病。aHUS 病例中 5%～10% 存在补体因子 H(CFH)的抗体,50%～70% 存在遗传性补体异常,包括编码 CFH(CFH,20%～30%)、膜辅因子蛋白(CD46,10%~15%)、补体因子 I(CFI,10%~15%)、补体因子 B(CFB)、补体 C3(C3)和血栓调节蛋白(THBD)的基因突变。ADAMTS13 缺失者临床可表现为新生儿 aHUS 或复发性血栓性血小板减少性紫癜。鲜有这类患者行肾移植,但若接受肾移植,疾病复发风险高。CD46 突变引起的 aHUS 通常发生在 1 岁以后的儿童时期,肾移植可恢复移植物中正常的 CD46 水平,这些患者的复发风险较低(<20%)。因此,只要供体不存在 CD46 突变,则不应排除其作为活体供体。在 CFH,CFI 或 CFB 突变者中,aHUS 症状较早出现,通常发生在出生 3 个月内。CFH 缺乏患儿的疾病复发风险(66%~80%)和因肾移植术后疾病复发而导致的移植物失功风险(77%~93%)较高;因此,通常不建议这些患者进行活体供肾移植。同样,据报道,CFI 突变患者的移植结局也较差(复发风险 80%~88%,由于复发导致移植物失功风险为 100%)。很少有 CFB 或 C3 突变者接受肾移植,但其疾病复发风险可能很高。相比之下,有报道 3 名 DGKE 突变者(aHUS 通常在 1 岁以内起病)术后未复发。

aHUS 复发和移植物失功的危险因素:aHUS 肾移植预后很大程度取决于不同的遗传因素。因此,应在肾移植前进行补体系统功能的详细评估,包括补体活性的检测,基因型检测和抗 CFH 抗体的测定。移植前必须进行全面的遗传评估,因为可能存在多个相关的突变。此外,应将膜锚定因子的突变与涉及循环补体因子的突变区分开来。

移植后降低复发风险和治疗复发的策略:①监测:2009 年 KDIGO 指南建议在术后移植物功能异常者筛查血栓性微血管病,筛查方法为血小板计数、外周血涂片检查血细胞形态、血浆触珠蛋白和血清乳酸脱氢酶水平。这些患者的移植物失功主要是由血管血栓形成或疾病复发引起的内皮损伤所致。复发通常发生在肾移植术后的第一个月内,尽管有些患者报告了晚期复发,通常在移植后的第一年内。疾病复发和移植物失功的危险因素有移植物功能延迟恢复、同种异体移植排斥以及细菌或病毒感染(主要是巨细胞病毒、细小病毒 B19、BK 病毒或流感病毒)。因此,要预防巨细胞病毒感染,接种流感疫苗,发生急性感染时密切监测 aHUS 生物标志物。②强化血浆置换:新鲜血浆效果佳,无论是治疗还是预防。③依库珠单抗(Eculizumab):疗效显著,治疗复发和预防复发都有效。大多 aHUS 患者一开始每周 1 次使用依库珠单抗,之后改为每 2 周 1 次,由于高复发风险,因此不能停用。而对于预防复发,依库珠单抗的疗程尚不确定。④肝肾联合移植:因补体因子大多在肝脏合成,肝肾联合移植+移植前后血浆置换常被用于治疗 aHUS。然而自从依库珠单抗诞生,高风险的肝肾联合移植方案可被替代。肾功能正常的 aHUS 患者可不再接受肝移植,因为该治疗方案的风险高于依库珠单抗的长期使用。⑤ADAMTS13 缺乏者:少数肾移植复发的 ADAMTS13 缺乏患者似乎受益于新鲜冰冻血浆的输注。⑥CFH 抗体者:也有疾病复发的风险;在有或没有 RTX 的情况下进行血浆置换可能对这些患者有效,但尚无使用依库丽单抗的理由。除了使用免疫抑制剂降低抗体滴度以外,人血浆来源的 CFH 浓缩物有望对这些患者有效,但该产品目前尚不能用于临床实践。在一项儿童回顾性研究中,抗 CFH 的自身抗体引起的 45 例 aHUS,血浆置换和皮质类固醇的初始治疗,然后静脉注射 CTX 或 RTX,可导致自身抗体滴度显著下降。同一研究小组显示,有 4 名接受活体或死者供肾移植的患儿在 5~26 个月的随访中均未复发。这些患者在移植之前或之后接受了两剂 RTX 以及静脉内种免疫球蛋白注射或血浆置换。⑦内皮保护:内皮损伤可能是肾移植术后移植物失功的重要原因,可应用简单的内皮保护措施,例如避免免疫学不匹配或扩展的供体,以及适应免疫抑制方案。钙调神经磷酸酶抑制剂和雷帕霉素抑制剂在诱导内皮损伤和移植后血栓性微血管病有被研究。使用 belatacept(一种细胞毒性 T 淋巴细胞相关蛋白 4-免疫球蛋白融合蛋白)作为维持免疫抑制可能是未来 aHUS 的有希望的治疗方法。

总之,肾移植前后儿童 aHUS 的治疗具有挑战性,但是随着依库丽单抗的出现而大大改善。许多问题仍未解决,例如最佳治疗时间,免疫抑制方案以及长期依库丽单抗治疗相关的财务费用。图 28-2 为针对因 aHUS 导致的 ESRD 患儿的治疗流程,其中包括肾移植的标准。尽管依库丽单抗的疗效已经可以使用补体阻断(CD50 水平)进行常规评估,游离依库丽单抗水平的检测及 C5b-9 内皮细胞沉积物的检测,可辅助临床医师优化治疗方案。

（三）膜增生性肾小球肾炎

尽管膜增生性肾小球肾炎(membranous proliferative glomerulonephritis,MPGN)的分类准则有所改变,

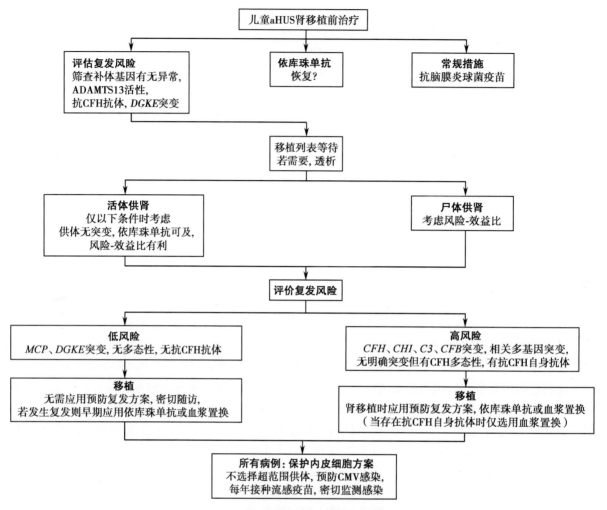

图 28-2　儿童 aHUS 肾移植策略

在肾移植领域,原发性 MPGN 一般根据超微结构作为分类标准。MPGN Ⅰ型指内皮下和系膜区 IgG 和 C3 沉积,MPGN Ⅱ型指致密物沉积病(DDD),MPGN Ⅲ型指一种特殊类型 MPGN Ⅰ型。儿童肾移植中 2% 是 MPGN Ⅰ型。MPGN 移植后复发风险为 30% ~ 77%,复发导致移植物失功风险为 17% ~ 50%。复发较晚出现,通常发生于移植后 0.5 ~ 2 年。复发典型的临床表现为晚发性蛋白尿,有时可达肾病范围。2013 年一项儿童研究发现,与 FSGS 不同,MPGN 肾移植术后 5 年有持续升高的移植物失功风险(MPGN Ⅰ型风险为 23.5%,MPGN Ⅱ型风险为 67.5%);与成人 MPGN 复发的移植物预后也不同,成人 MPGN Ⅰ型移植后复发率为 30% ~ 50%,术后 10 年复发导致移植物失功风险为 15%。

MPGN 复发和移植物失功的危险因素:①MPGN Ⅰ型:复发风险与移植前原发病临床严重程度和持续低 C3 血症有关。②MPGN Ⅱ型:该病系编码补体蛋白的基因异常,循环 C3 肾炎因子存在;成人复发率高达 66% ~ 100%,且复发者中 25% 发生移植物失功;复发和移植物失功的危险因素与移植前临床表现和 C3 水平无关,而与移植后尿蛋白水平有关。

移植前降低复发风险的策略:无明确指南。

移植后降低复发风险和治疗复发的策略:①监测:2009 年 KDIGO 指南建议 MPGN 移植后患者筛查蛋白尿和镜下血尿,至少每月 1 次,获取基线值;此后每 3 月 1 次至 1 年;然后每年 1 次。②药物:一些成人 MPGN Ⅰ型的研究报道血浆置换或 CTX 有效,依库珠单抗和 RTX 也有些报道。MPGN Ⅱ型复发治疗的报道较少,一个病例报道提示依库珠单抗治疗有效。鲜有研究关于儿童 MPGN 复发的治疗。2013 年有一个病例报道,21 岁男性 C3 肾炎连续 2 次移植后复发,依库珠单抗对抑制复发有部分效应,一旦确诊复发即刻给药,并持续 1 年。

（四）原发性高草酸尿症Ⅰ型

原发性高草酸尿症(primary hyperoxaluria,PH)Ⅰ型是一种常染色体隐性遗传疾病,由于编码丝氨酸-丙酮酸氨基转移酶(AGXT)基因的突变引起。突变导致该酶的活性降低或缺失,草酸盐过量产生,大量草酸钙从尿中排泄,从而引起尿路结石、肾钙化病和进一步的肾功能损害。一旦进展至慢性肾脏病(CKD)3期,不溶性草酸盐积累于全身,主要沉积于骨骼和血管。因主要的代谢缺陷发生于肝脏,仅靠肾移植不能纠正病理状态。肝脏持续产生的草酸盐和组织沉积物释放的草酸盐,使此类患者肾移植术后快速复发。

1. 移植前降低复发风险的策略 ①肝肾联合移植:大多数PHⅠ型患者需要CLKT。然而有些PH患者并无AGXT缺乏,因此在肾移植前须先行基因诊断。无AGXT缺乏者可诊断为PHⅡ型,Ⅲ型或其他未确定的类型,在这些其他形式的PH中,尚不能完全确定肾移植的策略。②移植前应评估PHⅠ型患者对吡哆醇的反应性,某些特定位点突变(如Gly170Arg)者在维持吡哆醇治疗基础上可能只需单独肾移植,但这种观点仅基于病例报告和少量患者。

2. 单独肾移植 接受单独肾移植的不明类型PH患者的移植物存活率很低。3年移植物存活率为17%~23%,5年移植物存活率仅为14%;儿童复发率为90%~100%。因此,不建议采用这种移植策略。但是在某些国家/地区,在将患儿转移到可以进行CLKT的中心前,作为一种桥接策略,仍然可以进行单独的肾移植。

单独肝移植:某些PHⅠ型患者,其肾功能尚未进展至晚期[GFR40~60mL/(min·1.73m^2)],可选择单独肝移植。在一项研究中,接受肝移植的4名儿童受者[GFR27~98mL/(min·1.73m^2)],3名患儿在长期随访(中位近12年)中维持较好的残肾功能。另一项4名接受先期肝移植的PHⅠ型患儿[平均GFR81mL/(min·1.73m^2)],随访5年,肾功能尚可。然而,单独肝移植的策略存在伦理争议,因为疾病预后无法预测的同时,肝移植本身可能危及生命且损害生活质量。

3. 肝肾联合移植(CLKT) 是欧洲PHⅠ型的首选治疗方法。器官供体的最佳选择仍在争论中,大多采用尸体供肾,但亲体供肾也可考虑。从免疫学角度,建议采用同一供体的两个器官,而从生化学角度,建议先行肝移植以清除组织的草酸盐负荷,然后再行肾移植。欧洲一项研究报告1984—2004年间的117例PHⅠ型患者的127例肝移植手术(其中100例为CLKTs),结果令人鼓舞,患者1年生存率86%,5年生存率80%,10年生存率69%;仅13例移植肾失功。美国肾脏数据系统(USRDS)报告结果类似,术后5年患者生存率>80%,术后8年移植物存活率76%。一项儿童研究报道,CLKT患儿1年、3年和5年肾移植物存活率分别为82%、79%和76%,高于单独肾移植患儿(1年、3年和5年的移植物存活率分别为46%、28%和14%),而非PH患儿1年、3年和5年移植物存活率分别为95%、90%和85%。CLKT具体策略的选择可能受病程影响,对长时间透析者可先行肝移植,再行肾移植,在肾移植前通过透析清除体内草酸盐。同样,ESRD患者和可能长时间等待移植的婴儿,也可选用先肝移植后肾移植的方案。

4. 移植后降低复发风险的策略 CLKT后,血草酸水平通常早于尿草酸水平恢复正常,沉积于全身的草酸盐有个缓慢的再溶解过程,因而在移植后仍可发生肾钙化,损害移植物功能。为防止草酸盐沉积和保护移植肾功能,2009年KDIGO指南建议在血浆和尿液草酸盐水平恢复正常以前,大量饮水(每天3~5L/1.73m^2),同时使用结晶抑制剂(例如口服枸橼酸盐)。血浆草酸水平、结晶尿和尿草酸/肌酐比值是监测CLKT后患者草酸水平正常化的有效工具。肾移植术后每天进行血液透析的益处值得怀疑,这种疗法应仅限于全身草酸沉积严重和肾功能异常的患者。

二、肾移植术后低复发风险疾病

（一）IgA肾病和紫癜性肾炎

IgA肾病患者中约25%可能进展至ESRD,接受肾移植者中32%~60%可能在移植后晚期(数年或更长时间)出现疾病复发。儿童肾移植术后IgA肾病的复发率尚未全面评估,为3%~7%。一项欧洲的研究报道,在儿童患者中,IgA肾病和HSPN与CAKUT有相似的5年移植物失功率。某些血清学和遗传学因素可能是预测复发风险的潜在指标。

1. 移植前降低复发风险的策略 无。

2. 移植后降低复发风险和治疗复发的策略　①监测:2009 年 KDIGO 指南建议在移植后第 1 个月至少筛查一次镜下血尿作为基线值,然后每 3 月筛查 1 次至移植后满 1 年,此后每年筛查一次。②药物:目前尚无明确的治疗移植后 IgA 肾病复发的最有效方法。一般采用常规支持治疗,例如 ACE 抑制剂。没有任何一种免疫抑制方案被证明优于其他任何一种。

（二）狼疮性肾炎

狼疮性肾炎(lupus nephritis,LN)患者中 10%～22% 可能进展至 ESRD。LN 占儿童 ESRD 病因 1.3%。LN 术后复发的风险为 10%～50%。肾移植术后抗排斥治疗的免疫抑制剂可同时抑制原发病系统性红斑狼疮(SLE)活动。一项欧洲研究报道,LN 肾移植患儿的 5 年移植物失功风险与 CAKUT 移植患儿相似。然而,经过较低的活体供肾率和干肾移植率矫正后,LN 移植物失功风险增加 3 倍。

1. 移植前降低复发风险的策略　移植前较短的透析龄可能与移植后移植物失功风险增加有关,但有争议。

2. 移植后降低复发风险和治疗复发的策略　LN 术后复发可采用甲强龙冲击联合加大剂量 MMF。一个病例报道了移植后在抗凝治疗的基础上仍即刻发生 TMA,这类并发症可采用血浆置换治疗。遗传性 C4 缺乏者可表现 SLE 样表现,这些患者在术后更易感染,这类患者的免疫抑制方案建议适当弱化。

（三）ANCA 相关性血管炎

ANCA 相关性血管炎至少有 3 个亚类:Wegener's 肉芽肿、显微镜下多血管炎和嗜酸性肉芽肿合并多血管炎。ANCA 相关性血管炎引起 ESRD 的风险是 20%～40%。移植后复发的风险很小。一项回顾性研究报道 107 例患者中只有 5 例复发,10 年移植物存活率可达 70%。移植时 ANCA 滴度与移植物血管病变进展有关,但与移植物存活率无明显相关性。然而,移植后发生的血管病变显著降低移植物存活率(10 年存活率47%)。患者死亡是移植物失功的主要原因,因此认为移植前疾病最好控制在缓解阶段。哪一型更容易复发并没有儿童数据。

1. 移植前降低风险的策略　无明确指南。一项调查数据显示,100% 肾脏科医生认为移植时血管炎应该缓解,16% 认为术前 ANCA 应为阴性,还有 40% 建议血管炎病情缓解 1 年后再行肾移植。

2. 移植后降低复发风险和治疗复发的策略　①监测:2009 年 KDIGO 指南建议,在移植后的第一个月至少对蛋白尿和镜下血尿进行 1 次筛查以确定基线,然后在第一年每 3 个月进行 1 次筛查,此后每年进行一次筛查,此后每年 1 次。②复发:CTX 联合 Pred,或联合血浆置换可治疗疾病复发,据报道这些方案可使 90% 患者获得病情缓解。此外,成人研究有报道使用 RTX 获得病情缓解。

（四）溶酶体贮积病

有些溶酶体贮积病患者在肾移植术后,即使原发病不复发也会发生肾损伤。例如在肾性胱氨酸病患者中,由于宿主细胞攻击移植物,移植肾会产生结晶。患者在肾移植术后需持续治疗原发病,减少肾脏和肾外并发症,这些患者移植肾的整体预后优于一般肾移植人群。同样,法布里病(Fabry)患者在肾移植术后,原发病的治疗也需持续。

尽管儿童肾移植术后的疾病复发仍然具有挑战性,但新的生物靶向治疗、细胞疗法甚至基因疗法将可能改善儿童肾移植术后疾病复发的整体预后。进一步研究还可改善移植前的风险评估以及开展个体化的移植后管理。

第二节　移植后肾脏病的新发

虽然肾移植后肾脏病通常是原发肾脏病复发,但仍有一些是移植前没有而移植后新发的肾脏病,其肾活检病理改变往往更复杂,病因和发病机制也多样,预后取决于新发肾脏病种类,治疗主要为经验性治疗。本部分重点介绍移植后新发 FSGS 和新发 TMA。

一、局灶节段性肾小球硬化

据文献综述报道,局灶节段性肾小球硬化(focal segmental glomerulosclerosis,FSGS)是移植后新发肾脏病中最常见的类型。与 FSGS 复发常发生于移植后早期不同,新发 FSGS 通常发生于移植 1 年后,临床表现为不同程度蛋白尿(包括肾病综合征)、高血压、移植肾功能进行性恶化。其可能的发病机制包括肾小球代偿性高灌注、高血压、糖尿病、排斥反应、BK 或细小病毒 B19 感染、CNI 药物副作用等。若新发 FSGS 与 CNI 药物副作用相关,可考虑将 CNI 更换为 MMF 或 mTOR 抑制剂,但是该方案会增加排斥风险。新发 FSGS 导致的移植物失功不是再次肾移植的禁忌证,但应确认引起新发 FSGS 的病因并采取相应的治疗措施,如尽量控制 CNI 剂量、预防性抗病毒治疗,从而防止其在再次移植后再次发生。

二、血栓性微血管病

血栓性微血管病(thrombotic microangiopathy,TMA)是肾移植的严重并发症,影响受者和移植物存活。移植后 TMA 主要分两大类,其一为 TMA 患者肾移植术后 TMA 复发,其二为移植前未诊断 TMA 者移植后出现 TMA 新发。TMA 复发在上文中已介绍,本部分将重点介绍移植后新发 TMA 的病因和治疗。

基于临床和组织学证据,移植后新发 TMA 的发病率为 0.8%~14%,2 年移植物存活率 40%。从病因角度看,移植后新发 TMA 主要分以下几个类型:①免疫抑制剂相关(CNI 和 mTOR 抑制剂),②抗体介导体液排斥(ABMR)相关,③补体系统基因突变相关,④少见原因,其他药物相关(干扰素、来氟米特等)、病毒感染相关等。移植后 TMA 新发的病因诊断至关重要(图 28-3)。

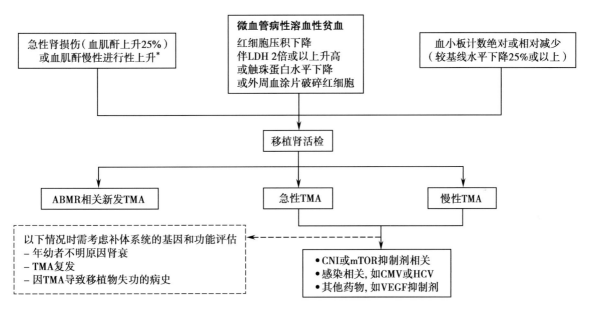

*移植后新发 TMA 常无明显临床微血管病性溶血或血小板减少的表现,当发生无其他原因可解释的急性肾损伤(AKI)或血肌酐慢性进行性升高时,应行肾活检明确有无 TMA。

图 28-3　移植后新发 TMA 的诊断流程

移植后新发 TMA 可发生于移植后的各个时期,以最初 3~6 个月诊断率最高,可能由于移植初期 CNI 浓度较高有关。超过半数患者可无经典的 TMA 临床表现,仅表现为进行性肾功能损伤和高血压,需肾活检才能确诊。

如上所述,移植后新发 TMA 病因多样,发生机制各异,因此其治疗首先需根据最可能的病因,其次根据治疗效果调整,如暂停可能引起新发 TMA 的药物,行血浆置换,静脉输注丙种球蛋白(IVIG),更换新型免疫抑制剂如贝拉西普(Belatacept)或应用补体抑制剂(图 28-4)。

除上述 FSGS 和 TMA 以外,其他报道的移植后新发肾脏病包括移植后新发膜性肾病、膜增生性肾炎、IgA 肾病、ANCA 相关性血管炎、感染后肾炎等,Alport 综合征患者尚有报道发生移植后新发抗基底膜肾炎。由于肾移植前原发肾脏病偏低的确诊率,使移植后新发肾脏病的诊断存在一定的局限性。有观点认为,移植时供肾的病理诊断对评估新发肾脏病也十分重要。

综上所述,多种病因可导致移植后肾脏病复发或新发,应强调在儿童肾移植前尽可能明确病因诊断,

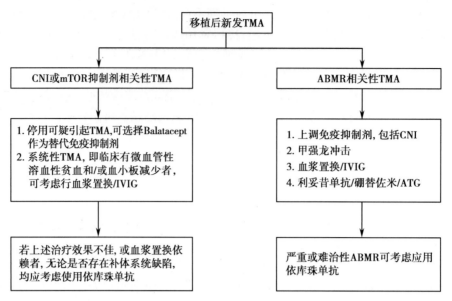

图 28-4 移植后新发 TMA 的治疗

从而有利于个性化肾移植方案的制定,改善移植肾预后和移植患者的生存率。

(徐虹 翟亦晖)

参考文献

[1] BACCHETTA J,COCHAT P. Primary disease recurrence—effects on paediatric renal transplantation outcomes. Nat Rev Nephrol,2015,11(6):371-84.

[2] GARG N,RENNKE H G,PAVLAKIS M,et al. De novo thrombotic microangiopathy after kidney transplantation. Transplant Rev (Orlando),2018,32(1):58-68.

[3] COCHAT P,FARGUE S,MESTRALLET G,et al. Disease recurrence in paediatric renal transplantation. Pediatr Nephrol,2009,24(11):2097-2108.

[4] North American Pediatric Renal Trials and Collaborative Studies. NAPRTCS 2010 Annual Transplant Report. The EMMES Corporation™2010.

[5] AGNES T,SVEN S,BEATA S,et al. Long-Term Outcome of Steroid-Resistant Nephrotic Syndrome in Children. J Am Soc Nephrol,2017,28(10):3055-3065.

[6] KASISKE B L,ZEIER M G,CHAPMAN J R,et al. KDIGO clinical practice guideline for the care of kidney transplant recipients:a summary. Kidney Int,2010,77(4):299-311.

[7] CLAUDIO P,GABRIELLA M,RICHARD J. Glassock. De Novo Glomerular Diseases after Renal Transplantation. Clin J Am Soc Nephrol,2014,9:1479-1487.

第二十九章 儿童肾移植术后代谢性疾病

代谢性疾病,指代谢中间某个环节障碍所引起的疾病。肾衰儿童经过同种异体肾移植术后内环境紊乱,加之免疫抑制剂、糖皮质激素等药物的使用,术后易发糖尿病、高尿酸血症和高血脂等代谢性疾病。本章着重从发病机制、诊断标准和治疗方案等方面介绍此三种代谢性疾病。

第一节 儿童肾移植术后糖尿病

移植术后糖尿病(post-transplantation diabetes mellitus,PTDM)是移植术后发现的糖尿病,是移植患者常见的并发症之一。肾移植术后数周内血糖升高非常普遍,但并非所有术后高血糖的移植受者最终都会转化为 PTDM。PTDM 在移植后早期即可发生,通常发生于术后 3~6 个月,平均诊断时间为 4.3 个月。据统计,PTDM 的移植后 1 年累积发生率为 31.4%,其中大部分发生于 6 个月内(总体发生率 26.4%),移植 1 年后的年发生率下降至 4%~6%;5 年后累积发生率为 46.3%,随着随访时间的延长,肾移植术后 PTDM 的发生率呈下降趋势。儿童 PTDM 的发生率尚缺乏大宗数据,但文献显示,在实体器官移植中,肾移植术后高血糖和糖尿病的发生率仅次于肺移植,高血糖发生的中位数时间为 48 天(19~186 天)。

PTDM 增加了移植物相关并发症的风险,如排斥反应、移植物功能减退或丧失以及感染,是肾移植受者心血管疾病发病率和病死率增加的独立危险因素,最终影响受者的长期生存。

一、儿童肾移植术后糖尿病定义

1964 年,Starlz 等首次报道了肾移植术后糖尿病病例。2003 年,制定了首个移植后新发糖尿病指南,首次提出了移植后新发糖尿病(new onset diabetes after transplantation,NODAT)的概念,指器官移植前无糖尿病,术后出现糖代谢紊乱、空腹血糖受损(impaired fasting glucose,IFG)、糖耐量减低(impaired glucose tolerance,IGT)甚至发生糖尿病。2014 年,第 2 个国际指南发表,考虑到移植之前糖尿病的诊断与否,与不同中心的筛查方法有关,该指南将 NODAT 更名为 PTDM,取消"新发"这个限定,因为即使很多患者在移植后才诊断为糖尿病,也不能确定糖尿病是移植后新发生的。多数中心仅采用空腹血糖(fasting plasma glucose,FPG)和糖化血红蛋白(HbA1c)筛查移植前受者,这两种方法灵敏度明显低于口服葡萄糖耐量试验(oral glucose tolerance test,OGTT)。因此,并不能明确移植受者术后出现的糖尿病是否为"新发"。

同时,由于移植术后早期病情不稳定、大剂量抗排斥药物的应用等因素所致的高血糖状态可部分恢复,新指南建议将 PTDM 的诊断时间推迟到患者出院之后、状态稳定且免疫抑制方案调整至日常维持剂量时。

二、儿童肾移植术后糖尿病发生危险因素及发病机制

(一)移植术后糖尿病的危险因素

儿童肾移植受者发生 PTDM 的危险因素主要包括两大类:移植相关和非移植相关。非移植相关危险因素包括年龄、种族、肥胖、糖尿病家族史、移植前 IGT 或 IFG、炎症标志物升高、间质性肾炎等。移植相关危险因素包括使用糖皮质激素、钙调神经蛋白磷酸酶抑制剂(calcineurin inhibitor,CNI)、西罗莫司靶蛋白(mammalian target of rapamycin,mTOR)抑制剂、移植后病毒感染、移植后体质量增加等。

（二）发病机制

1. 胰岛素敏感性下降及胰岛 β 细胞分泌功能减弱　PTDM 的发病机制与 2 型糖尿病（type 2 diabetes mellitus，T2DM）相似，外周胰岛素抵抗增加或胰岛素敏感性下降及胰岛 β 细胞分泌功能减弱，从而导致糖耐量减低。观察发现尽管部分肾移植术后受者的胰岛素敏感性可改善，但胰岛素的分泌能力仍不足，提示胰岛 β 细胞功能衰竭可能是 PTDM 发生更为关键的因素。

2. 激素及免疫抑制剂的作用

（1）糖皮质激素可通过刺激胰高血糖素分泌，增加肝糖输出，增加胰岛素抵抗并抑制胰岛素分泌，甚至可诱导胰岛细胞凋亡，PTDM 的出现概率与使用糖皮质激素的累积剂量、疗程等有剂量相关性。

（2）钙神经蛋白调神经磷酸酶抑制剂（CNI）通过调节胰岛 β 细胞的生长和功能，引起血糖升高及 PTDM。移植术后普遍应用的免疫抑制剂，主要包括他克莫司（tacrolimus，FK506）和环孢素（CsA），FK506 较 CsA 的致病效应更强。

（3）其他免疫抑制剂：mTOR 抑制剂影响胰岛素信号传导途径，加重胰岛素抵抗，同时可抑制 β 细胞增殖，促进 β 细胞凋亡。硫唑嘌呤和吗替麦考酚酯的应用可以降低 PTDM 的发生率。

3. 其他　移植围手术期应激和炎症因子导致的血糖增高，以及移植前原发疾病的状态等也与 PTDM 有关。终末期肾病患者移植前的胰岛素清除减慢与胰岛素抵抗处于平衡状态，因此血糖可以维持相对正常。肾移植术后肾功能恢复，胰岛素清除加快，而胰岛素抵抗状态未解除，因此出现胰岛素不足，机体 β 细胞处于应激；高血糖也加重 β 细胞应激，进一步加重了 β 细胞损伤。这种高血糖、低胰岛素的恶性循环，促进了 PTDM 的发生。

三、儿童肾移植术后糖尿病的诊断和风险评估

（一）儿童移植术后糖尿病诊断

1. 临床表现　与非移植的 DM 患者一样，儿童 PTDM 也表现为典型的"三多一少"症状：多饮、多尿、多食和消瘦。但相当一部分 PTDM 患者可无上述症状，多在化验尿糖、血糖异常时发现，移植后应严密监测血糖情况，尤其对 IGT 和 IFG 的患者。

2. 实验室检测

（1）随机血糖：随机血糖 ≥11.1mmol/L+典型糖尿病症状（三多一少）可诊断糖尿病。随机的定义为一天中的任何时间，不考虑距上次进餐的时间。

（2）空腹血糖（FPG）：空腹血糖指至少 8 小时没有热量摄入。FPG<5.6mmol/L 为正常；5.6～6.9mmol/L 时考虑空腹血糖受损（IFG）；≥7.0mmol/L 为 PTDM。

（3）口服葡萄糖耐量试验（OGTT）：服糖后 2 小时血糖，应用的葡萄糖负荷量等同于 75g 无水葡萄糖溶于水中。OGTT<7.8mmol/L 为正常；7.8～11.0mmol/L 时考虑糖耐量减低（IGT）；≥11.1mmol/L 为 PTDM。

3. 诊断标准　儿童 PTDM 的诊断标准与糖尿病（diabetes mellitus，DM）诊断标准一致，世界卫生组织 2019 年发布的 DM 新的诊断标准，是国内外该病诊断的依据，符合下述 4 条中之一即可诊断为 DM：①FPG ≥7.0mmol/L；②有糖尿病的症状及体征（多饮、多尿、多食，体重下降等），且随机血糖 ≥11.1mmol/L；③OGTT≥11.1mmol/L[葡萄糖 1.75g/kg（体重），葡萄糖最大量为 75g]；④HbA1c≥6.5%（HbA1c 测定方法需美国糖化血红蛋白标准化计划认证）。符合上述标准但对于无症状者建议在随后的 1 天重复检测以确认诊断。归纳见表 29-1。

表 29-1　PTDM 的诊断标准

监测指标	标准值	监测指标	标准值
糖尿病症状+随机血糖浓度	≥11.1mmol/L	口服葡萄糖耐量试验（OGTT）	≥11.1mmol/L
空腹血糖浓度（FPG）	≥7.0mmol/L	糖化血红蛋白 A1c（HbA1c）	≥6.5%

注：符合以上 4 条其中之一即可诊断。

（二）风险评估

北欧移植学会对 PTDM 的诊断、管理和治疗立场声明强调，移植前需对患者进行 PTDM 风险评估和积极干预。此声明中指出影响葡萄糖代谢的危险因素包括 IGT、IFG、代谢综合征和肥胖。

四、儿童肾移植术后糖尿病治疗

（一）一般治疗

饮食控制，减少含糖、脂肪高的食物摄入。

（二）调整免疫抑制剂

1. 尽快将糖皮质激素剂量减至 5mg/d 或 2.5mg/d，但不建议停用。

2. 他克莫司减量或直接换为环孢素。

3. 在糖皮质激素和他克莫司减量的同时增加吗替麦考酚酯用量。

4. 因西罗莫司有加剧胰岛素抵抗和高血糖的风险，目前不推荐将他克莫司换为西罗莫司。

（三）降糖药物应用

1. 口服降糖药物 目前，在 PTDM 的治疗方面，还没有研究证实哪种非胰岛素药物是最安全或最有效的。口服降糖药物的选择需要根据药物的不良反应和受者的免疫抑制剂治疗方案做出综合判断。

儿童可选择的口服降糖药物有限，虽然二甲双胍在糖尿病的治疗中作为一线口服降糖药物推荐，但当患儿存在肾功能不全时，其会增加乳酸酸中毒的风险，故对于肾移植术后的患儿不推荐使用。如果使用，需评估肾小球滤过率，一般认为当 eGFR>60mL/min 时可安全使用，当 eGFR<45mL/min 时应停用。

除了二甲双胍，格列奈类药物（如瑞格列奈）也是不错的选择。《2007 年美国国家肾脏基金会—肾脏病预后生存质量指导（KDOQI）指南》《2012 年瑞士内分泌和糖尿病学会指南》《2013 年加拿大糖尿病学会指南》《2013 年 T2DM 和慢性肾病患者口服降糖药用药原则中国专家共识》，均将瑞格列奈作为肾移植患者口服降糖药的优选推荐。瑞格列奈适用于肾功能损害和透析患者，是唯一在各期 CKD 患者（包括肾衰竭或肾移植患者）中无须调整剂量或停用的口服降糖药。但是，格列奈类药物价格较贵，目前通常不将其用作一线药物。

2. 胰岛素的应用 既往指南推荐按"生活方式改变→口服降糖药→胰岛素治疗"的"阶梯化"策略治疗 PTDM。近年来随着 β 细胞功能衰竭在糖尿病发病中的作用得到进一步的认识，形成了早期胰岛功能保护治疗理念，所以，现在这一传统治疗理念不建议采用。

移植器官长期存活是移植术后的核心治疗目标，为防治急性排斥反应，不可避免的需要长期使用糖皮质激素和抗排斥药物。在这种临床状态下，胰岛素是唯一迅速、安全、有效的降糖药物。故目前常用的方案是在密切监测的基础上，积极使用胰岛素泵中长效基础胰岛素+短效胰岛素治疗术后早期高血糖，稳定后逐步转变为胰岛素、口服降糖药、生活方式改变的综合性治疗策略。保护胰腺分泌功能是实施这一策略的关键考虑要素。

胰岛素的治疗方法从传统每日注射 1~2 次，演化为每日多次注射（multiple daily injections，MDI）和持续胰岛素皮下注射（continuous subcutaneous insulin infusion，CSII）的主流模式。

（1）胰岛素剂量设置取决于年龄、体重、糖尿病持续时间、营养、体育锻炼等众多因素。合理的胰岛素剂量应在不引起明显低血糖的情况下，使血糖控制达到最佳水平以确保儿童的正常生长和发育。《中国儿童 1 型糖尿病标准化诊断与治疗专家共识（2020 版）》推荐：新发 T1DM 每日胰岛素总量一般为 0.5~1.0U/（kg·d），但 3 岁以下建议从 0.5U/（kg·d）开始；蜜月期通常<0.5U/（kg·d）；青春期前（部分缓解期外）为 0.7~1.0U/（kg·d）；青春期为 1.0~1.5U/（kg·d），个别可达 2U/（kg·d）。

（2）胰岛素剂量的分配以患儿病情的个体化需要为基础，综合考虑患儿家庭经济水平、知识层次、患儿及家长的接受度等，与家长详细沟通后选择个体化治疗方案，从每日 2 次到 MDI 以及 CSII 治疗。

1）每日 2 次注射胰岛素（早餐前短效或速效+中效，晚餐前短效或速效+中效），中效胰岛素占 1 日总量的 40%~60%，初次使用短效或速效与中效用量比约为 1:2（中效是短效的 1~3 倍）。起始剂量分配为早餐前胰岛素占 1 日总量约 2/3，晚餐前约占 1/3，之后根据血糖酌情加减。该方法操作方便，但血糖波动较大,建议在经济不发达、糖尿病蜜月期、生活作息规律、治疗依从性较差不愿采用其他方法或强烈要求保护隐私的患儿。

2) MDI(餐食+基础)方案,通常 3 餐前短效+睡前中效胰岛素或 3 餐前速效+睡前长效胰岛素,中效或长效胰岛素可酌情互换,青春期可能需要将基础胰岛素分成早餐前和睡前 2 次用药。以短效作为餐时胰岛素其比例可达每日总量的 70%(50%~70%,早、中、晚 3 餐前等量分配,后视血糖调整),睡前中效胰岛素约占 30%(10%~30%)。以速效胰岛素作为餐时胰岛素时占总量的 50%~70%(早、中、晚等量分配,后视血糖调整),长效类似物可达 30%~50% 在睡前和/或晨起时使用(初次使用建议 30% 以预防夜间低血糖)。

3) 胰岛素 CSⅡ治疗是通过胰岛素泵这个机器实现持续的皮下胰岛素输注,通过体外的胰岛素泵的程序化控制每天的基础胰岛素以及根据需要给予大剂量胰岛素。此种治疗方法可最大程度地模拟生理性胰岛素分泌模式,可减少胰岛素用量、低血糖、DKA 和慢性并发症的发生,但长期有效性受生活方式、运动等多因素的影响。目前这种治疗方案在临床中的应用越来越广泛。

总之,胰岛素用量应根据血、尿糖结果调整,血、尿糖恢复正常后,逐渐减少用药剂量直至停药。

（四）并发症的处理

血脂异常和高血压是 PTDM 的主要并发症,与心血管疾病风险相关的病死率和并发症密切相关。临床上应根据受者的病情,制定个体化的调脂、降压目标。调脂药物中,他汀类药物作为移植后高胆固醇血症的一线用药。在肾移植中,降压药物无明显禁忌,可根据利弊权衡单药或联合治疗。

五、儿童肾移植术后糖尿病预后及预防

（一）预后

PTDM 的自然病程与 T2DM 有很多相似之处,起初发病较为隐匿,首先经历糖耐量异常,可在临床发病之前存在多年无症状阶段。有些患者不经治疗也会恢复至正常,恢复时间可能数周、数月,甚至更长。但有些患者,即使糖尿病临床表现消失,OGTT 异常仍持续存在。肾移植术后前 6 个月是发生 PTDM 的最危险时期。

大多数研究证实,PTDM 患者移植肾存活率较非 PTDM 患者短,同时,PTDM 也会降低移植肾受者的长期存活率。

（二）预防

鉴于 PTDM 对移植肾存活率及肾移植受者长期存活率均产生负面影响,应积极采取前瞻性干预措施以减少 PTDM 的发生。

1. 所有准备接受移植的患儿均应接受基线状态评估,包括完整的病史和家族史,了解有无潜在的糖尿病和其他心血管代谢疾病的危险因素。

2. 肾移植术前监测 FPG 或 OGTT,早期发现糖尿病前期病变(IFG 或 IGT)。

3. 肾移植术后积极监测 FPG,在移植术后 3 个月、6 个月、12 个月复查血糖水平。

4. 合理应用免疫抑制剂。糖皮质激素如泼尼松的用量是发生 PTDM 的独立危险因素。对于有进展为 PTDM 风险的患者,应尽量降低糖皮质激素的剂量,但必须与降低糖皮质激素剂量后所带来的排斥反应增加的危险相权衡,以求得最佳的治疗方案。当糖皮质激素与他克莫司合用时,糖皮质激素的起始剂量应尽量减少(成人建议为 10mg/d)。有研究表明,当他克莫司治疗肝移植患者发生难以控制的 PTDM 时,将他克莫司更换为 CsA 是有益的。

5. 适度的体育运动可有效控制体重,降低血糖并增加人体细胞对胰岛素的敏感性。

第二节　儿童肾移植术后高尿酸血症的管理

高尿酸血症(hyperuricemia,HUA)是嘌呤代谢紊乱引起的代谢紊乱综合征,是由于机体尿酸生成过多或排泄减少导致血清尿酸(serum uric acid,SUA)水平升高所致。随着我国居民膳食结构中动物蛋白比例

增加和生活方式改变,HUA 发病率呈逐年上升趋势。高尿酸血症可以导致痛风、泌尿系统结石和急、慢性肾功能衰竭。近年来,研究表明高尿酸血症是慢性肾脏病、高血压、心脑血管疾病及糖尿病等独立危险因素。因此,维持正常的血尿酸水平是非常重要的。

据流行病学研究报道,在普通人群 HUA 发生率为 10%~15%,而肾移植成人受者 HUA 发生率明显升高,占受者的 40%~60%,肾移植儿童 HUA 的流行病学尚不清楚。肾移植受者 HUA 的发病因素包括肾小球滤过率(glomerular filtration rate,GFR)降低、既存 HUA、使用钙神经蛋白抑制剂(calcineurin inhibitor,CNI)或利尿药、男性、糖尿病、高钙血症以及肥胖等。HUA 不仅增加心血管疾病发病风险,同时影响移植肾功能,是影响移植肾存活重要危险因素。

一、肾移植术后高尿酸血症的病因

(一) 尿酸排泄下降

尿酸盐与蛋白在体内的结合率非常低(4%~5%),尿酸盐几乎可完全自由通过肾小球滤过。尿酸在肾脏排泄有 4 个步骤:①肾小球滤过(100%);②肾小管重吸收(98%~100%);③肾小管再分泌(50%);④尿酸分泌后再次重吸收(40%)。最后约有 8%~12% 由肾小球滤过排出体外。由此,尿酸分泌的减少与肾小球过滤率降低、肾小管分泌减少或肾小管重吸收增加有关。

引起肾移植术后患儿尿酸排泄下降的主要因素:肾功能不全、糖尿病、高血压、甲状旁腺功能亢进症、甲状腺功能减退、药物[利尿药、环孢素(CsA)、他克莫司(tacrolimus,FK506)、吡嗪酰胺、乙胺丁醇等]。

1. 单侧肾脏移植　肾移植通常为单侧供肾,且部分受者移植肾功能低于正常,导致尿酸排泄下降。

2. 免疫抑制剂(他克莫司、环孢素)　肾移植术后常用的 FK506、CsA 等免疫抑制剂,FK506、CsA 具有肾毒性,可致入球小动脉收缩,引起 GFR 降低,尿酸排泄减少。此外,肾小管受损影响尿酸分泌可能也有作用。在肾移植患者回顾性研究显示,与他克莫司相比,应用环孢素患者新发痛风风险相对增加。

3. 利尿药(袢利尿药及噻嗪类利尿药)　尿酸主要由近端小管排泄,这些药物可竞争性抑制尿酸排出,导致 SUA 升高。

(二) 尿酸合成增多

人体尿酸 80% 来源于机体细胞核内源性的嘌呤。摄入的富含嘌呤的食物分解代谢所产生约占 20%,故严格无嘌呤饮食可以降低血尿酸水平 15%~20%。尿酸主要在含有黄嘌呤氧化酶的肝脏和小肠组织中产生。尿酸转化代谢过程需要一系列酶的参与,影响这些酶活性,都可导致尿酸产生异常。引起肾移植术后尿酸产生增多的主要因素,包括运动、饮酒、肥胖、高嘌呤饮食、药物硫唑嘌呤(azathioprine,AZA)、咪唑立宾(mizoribine,MZR)等。

1. 硫唑嘌呤　AZA 在人体内分解为 6-巯基嘌呤(6-mercaptopurine,6-MP),并渗入 DNA 内引起细胞障碍,释放氮化合物尿酸至血液中,导致 SUA 上升。

2. 咪唑立宾　MZR 可导致 HUA,这与其影响嘌呤代谢有关。几乎所有 MZR 引起 HUA 的移植受者,在降尿酸治疗后,其尿酸水平相对容易得到控制。

二、肾移植术后高尿酸血症引起肾脏功能受损的机制

近年来,研究表明尿酸升高与心血管钙化的发生相关,尿酸能将一氧化氮(nitric oxide,NO)转化为谷胱甘肽,而 NO 能够降低血管张力,抑制血小板的聚集和黏附,防止白细胞黏附,并减少内膜增殖,因此尿酸增高易造成血管损伤。同时 HUA 可致血管内皮功能损害,其机制是在近曲小管以外的血管内皮细胞发现尿酸转运蛋白-1(urate transporter-1,URAT1),而尿酸可通过 URAT1 流入细胞,促进丝裂原活化蛋白激酶(mitogen-activated protein kinase,MAPK)、核因子(nuclear factor,NF)-κB 活化,产生环氧合酶-2(cyclooxygenase-2,COX-2),进而激活组织器官局部肾素-血管紧张素系统(renin-angiotensin system,RAS)及多种炎症因子,导致器官功能损害。综上,HUA 介导的肾脏损害,其主要通过致内皮细胞损害和加重炎症反应,致肾脏血流动力学改变,诱发高血压及肾小球高滤过压和肾小球肥厚,以及刺激 RAS 和 COX-2 系统等作用产生。

三、肾移植术后高尿酸血症的临床表现

HUA 一般无症状,当患者出现痛风、肾结石时,可有相应临床表现。痛风时,尿酸盐在关节及其周围组织沉积,引起痛风性关节炎。可出现关节红、肿、热、痛等,疼痛剧烈难忍。随着病情进展,如果不进行预防,将出现慢性关节症状,并发生永久性破坏性关节畸形。

大量尿酸结晶阻塞肾小管腔,可导致急性肾功能衰竭。而尿酸盐结晶长期沉积于肾组织,可引起间质性肾炎,早期可表现镜下血尿和蛋白尿。随着病程进展,肾功能尤其浓缩功能受损,出现夜尿增多,尿比重偏低等,病情进一步发展,可进展至慢性肾功能衰竭。同时增加肾移植术后 HUA 患者的慢性移植肾肾病(chronic allograft nephropathy,CAN)和移植物失功能的风险。如果移植后 1 年内 SUA>480μmol/L,HUA 可导致 CAN 并显著降低移植肾长期存活率。

四、肾移植术后 HUA 的诊断

根据 2019 中华医学会内分泌学分会《中国高尿酸血症与痛风诊疗指南》,成人 HUA 的生物学定义是指无论性别,SUA 超过 420μmol/L。在成人中,其流行病学定义为在正常饮食状态下,以尿酸氧化酶法测定血尿酸值,非同日 2 次空腹血尿酸男性和绝经期女性>420μmol/L、非绝经期女性>360μmol/L。而在儿童中,其诊断标准尚未达成统一意见,通常认为血尿酸高于同年龄、同性别及同种族的正常健康人群血尿酸水平第 95 百分位数,即为高尿酸血症。有研究将儿童高尿酸血症定义为:1~12 个月血尿酸水平>500μmol/L,1~10 岁>320μmol/L,11~15 岁(男)>470μmol/L,11~15 岁(女)>350μmol/L,15 岁以上采用成人标准。而根据我国儿童 15 项常用临床检验指标的生物参考区间研究,不同年龄性别的高尿酸血症,参考区间上限为:<1 岁>398μmol/L,1~4 岁>377μmol/L,5~9 岁>409μmol/L,10~11 岁(男)>491μmol/L,10~11 岁(女)>455μmol/L,12~13 岁(男)>617μmol/L,12~13 岁(女)>473μmol/L,14~16 岁(男)>606μmol/L,14~16 岁(女)>437μmol/L。

HUA 分型:尿酸排泄不良、尿酸生成过多、混合型。根据患者低嘌呤饮食 5 天后,留取 24h 尿检测尿尿酸水平的结果,分为 3 型,具体如下:①尿酸排泄不良型:尿酸排泄<2.86μmol/(kg·h),尿酸清除率<6.2mL/min;②尿酸生成过多型:尿酸排泄>3.00μmol/(kg·h),尿酸清除率≥6.2mL/min;③混合型:尿酸排泄>3.00μmol/(kg·h),尿酸清除率<6.2mL/min。其中尿酸排泄=24h 尿酸排泄量(μmol)/体质量(kg)/24;尿酸清除率=尿尿酸水平×平均每分钟尿量/血尿酸水平。

五、肾移植术后高尿酸血症和痛风的治疗

(一)肾移植术后 HUA 的治疗

治疗原则:首选饮食治疗、碱化尿液。若无效,加用药物控制。控制目标:SUA 控制在<360μmol/L;对于有痛风发作或合并心血管疾病者,或合并心血管疾病危险因素,如血脂异常、高血压、糖尿病或既往有发生心血管事件,则需将 SUA 控制在<300μmol/L,以防止靶器官损害反复发作。但不建议应用药物控制 SUA<180μmol/L。

1. 降尿酸药物

(1)抑制尿酸生成的药物

1)别嘌醇(allopurinol):是第一个用于高尿酸血症和痛风患者治疗的黄嘌呤氧化酶抑制剂(xanthine oxidase inhibitor,XOI),具有良好降尿酸效果,适用于尿酸生成增多型的患者。别嘌醇可抑制肝脏代谢酶 CYP3A4 活性,致 CsA 血药浓度上升,因此与 CsA 联合使用时须慎重。AZA 的代谢酶为黄嘌呤氧化酶,别嘌醇通过阻断该酶的活性抑制 AZA 的代谢,从而造成后者血药浓度上升,故别嘌醇避免与 AZA 合用。

多国指南均推荐别嘌醇作为高尿酸血症和痛风患者降尿酸治疗的一线用药,建议从小剂量起始,并根据肾功能 eGFR 调整起始剂量、增加剂量及最大剂量。成人剂量:建议的初始剂量为每天 100~200mg;中等程度 SUA 增高,每天 300~600mg;严重 HUA,每天 700~900mg,分 2~3 次服用。肾功能下降时,如 eGFR<60mL/min 时,别嘌醇应减量,推荐剂量为 50~100mg/d。有研究报道儿童剂量 300mg/m² 或 10mg/kg,仍

建议小剂量开始,分 3 次口服。重度移植肾功能不全者禁用。

虽然其疗效显著、价格低廉,但在我国人群中使用应特别注意别嘌醇的超敏反应,发生重症肝炎及皮肤超敏反应,严重时可致死,通常在治疗 8 周后发生。已证实别嘌醇超敏反应的发生与个体遗传特征 HLA-B5801 存在明显相关性,且汉族人群携带该基因型的频率为 10%~20%,因此,在临床使用别嘌醇前,建议检测 HLA-B5801,对于 HLA-B5801 阳性患者,不推荐使用别嘌醇。导致该综合征的其他因素,还包括剂量过大、肾功能不全、伴随利尿剂使用等。

2）非布司他(febuxostat):为特异性 XOI,有良好的降尿酸效果,尤其适用于慢性肾功能不全患者,我国专家组推荐非布司他为痛风患者的一线降尿酸药物,成人起始剂量为 10~20mg/d,2~4 周后监测 SUA,血尿酸水平仍未达标,可增加 20mg/d,最大剂量为 80mg/d,但在合并心脑血管疾病的患儿应谨慎使用,并密切关注心血管事件。eGFR>30mL/min 的患者无须调整剂量。对于 CKD 4 期及以上患者,研究依然显示非布司他的有效性及安全性。不良反应:主要有肝功能异常、恶心、关节痛、皮疹。非布司他的不良反应发生率低于别嘌醇。禁忌证:本品禁用于正在接受 AZA、巯嘌呤治疗的患者。在 CKD 儿童服用非布司他时,还观察到伴随尿酸水平降低的肾脏保护作用。但非布司他治疗儿童和青少年 CKD 的有效性和安全性仍有待进一步研究。

3）托匹司他(topiroxostat):为新型的抑制尿酸生成药物,通过与氧化型和还原型黄嘌呤氧化酶结合,选择性抑制黄嘌呤氧化酶活性,减少尿酸生成不影响其他嘌呤和嘧啶合成。由于其通过肝脏代谢并被肠道排泄,故这些药物几乎不影响肾功能。严重肝功能损伤者慎用。

（2）促进尿酸排泄的药物:适用于别嘌醇不能耐受或不良反应风险较高的肾移植受者,如 HLA-B5801 等位基因受者。若使用促排尿酸药物(包括苯溴马隆、丙磺舒)降低患者血尿酸水平,在治疗过程中,要特别提醒多饮水和使用碱化尿液药物。若患者 24h 尿尿酸的排出量>3.54mmol 或有泌尿系尿酸结石,则应避免单独使用促尿酸排泄药治疗,同时在溃疡病或肾功能不全者慎用。

1）苯溴马隆(benzbromarone):通过抑制肾近端小管 URAT-1,抑制肾小管尿酸重吸收,以促进尿酸排泄。适用于肾尿酸排泄减少的高尿酸血症和痛风患者,对于尿酸合成增多或有肾结石高危风险的患者不推荐使用,服用时应大量饮水及碱化尿液。同时建议在使用过程中密切监测肝功能,合并慢性肝病患者,应谨慎使用苯溴马隆。该药阻碍肝脏代谢酶 CYP2C9 活性,对华法林(warfarin)具有增强作用,应予以注意;eGFR<30mL/min 者慎用,肾结石和急性尿酸性肾病禁用。

2）丙磺舒(probenecid)和氯沙坦(losartan):作用于近曲小管 URAT1,通过抑制其功能,促进尿酸排泄。丙磺舒可作为单药治疗或联合 XOI 用药,但可能对 eGFR<50mL/min 患者无效。在使用这些药物时要注意多饮水(2 000mL/d 以上)和碱化尿液,尿液 pH 值控制在 6.2~6.9。由于 HUA 通过 RAS 促进血压升高和肾内血管病变,因此对肾移植术后合并 HUA 与高血压的肾移植受者,优先考虑氯沙坦。相比其他降尿酸药物,该药降尿酸效果较弱,因此用药效果不明显时应与其他药物合用。

3）Lesinurad:是 2015 年新上市的促尿酸排泄药。一种口服的 URAT1 和有机阴离子转运蛋白 4(Organic anion transporter 4,OAT4)选择性抑制剂,可通过抑制 UA 重吸收,增加肾 UA 排泄并降低 SUA 水平。需与 XOI 联用,不能单独使用。对于未达到治疗目标的患者,成人建议每日 200mg 剂量与 XOI 联合使用。Lesinurad 可提高 XOI 的效率(与单一疗法相比),并有助于减少 XOI 剂量。与别嘌呤醇相比,lesinurad 与别嘌呤醇合用,显著增加达到 SUA 目标水平的患者比例。Lesinurad 联合 XOI 的安全性与别嘌呤醇或非布司他的安全性相当。因此,lesinurad 联合别嘌呤醇,是治疗单独使用别嘌呤醇未达到其目标 SUA 水平痛风患者的是一种新的治疗策略。

（3）其他药物

1）钠-葡萄糖协同转运蛋白 2(Sodium Glucose Transporter 2,SGLT2)抑制剂:目前有卡格列净(canagliflozin)、达格列净(dapagliflozin)、依帕列净(empagliflozin),这些药物均可不同程度降低血尿酸水平,尤其对 2 型糖尿病患者不仅利于血糖控制,还可以降低血压、减低体重、减小肾小球滤过压,改善蛋白尿。

2）非诺贝特:为临床常用的调整血脂药物,可改善脂质代谢,促进尿酸排泄。常用于 HUA 合并高三酰甘油血症患者。肾功能不全者禁用。

3）尿酸氧化酶(rasburicase):促进尿酸分解,可催化尿酸分解为水溶性更高、分子量更小的尿囊素,从而降低血尿酸水平。分为重组氧化酶和非重组氧化酶两类。重组尿酸氧化酶主要包括黄曲霉尿酸氧化酶(rasburicase,拉布立酶)、聚乙二醇化重组尿酸氧化酶(PEG-uricase)和培戈洛酶(pegloticase),其中培戈洛酶目前尚未在中国上市。非重组氧化酶临床耐受性较差,易诱发过敏反应。尿酸氧化酶不常规用作肾移植受者的初始降尿酸治疗,一般用于没有其他治疗选择而且痛风日益严重的患者。肾功能不全肾移植受者无须调整剂量,每2周静脉滴注1次。G6PD缺乏患者为禁忌证。可能引起的过敏反应,包括荨麻疹、瘙痒、呼吸急促、胸痛等。

以上降尿酸药物的用药与监测原则:①单药小剂量开始,可逐渐加量,足疗程治疗,SUA仍未达标的,可考虑联合应用两种不同作用机制的降尿酸药物。如苯溴马隆或苯溴马隆与别嘌呤醇的联合治疗,但eGFR<30mL/min的患者除外。此外,还可考虑采用别嘌呤醇+Lesinurad联合治疗。②肾移植术后第一年常规监测SUA水平,第二年内每6个月1次,以后每年一次。③一旦持续达到SUA目标,降尿酸药物剂量应继续维持,同时每年两次持续监测SUA水平。④肾移植受者共存疾病及其治疗方法发生变化后,特别是利尿剂或其他能改变尿酸水平的药物,也应监测SUA水平。

2. 碱化尿液 尿pH<6.0是尿酸肾结石形成的重要原因,碱化尿液是预防和溶解尿酸结石的主要方法。当高尿酸血症与痛风患者晨尿pH<6.0时,建议服用枸橼酸制剂、碳酸氢钠碱化尿液,以降低发生尿酸性肾结石风险和促进尿酸性肾结石溶解。临床常用药物为碳酸氢钠和枸橼酸制剂,监测血中碳酸氢根浓度,建议血中碳酸氢根浓度应该维持在22~26mmol/L。

3. 生活饮食指导 应基于个体化原则,建立合理饮食习惯及良好生活方式,限制富含高嘌呤动物性食物,控制能量及营养素供能比例,保持健康体重,配合规律降尿酸药物治疗,并定期监测随诊。

(1) 避免高嘌呤饮食。动物内脏、长时间炖煮的肉汤、啤酒等嘌呤含量最高,其次包括大部分肉类、贝类及禽类。蔬菜中以芦笋、菜花、四季豆、菜豆、菠菜、蘑菇、花生等含量较多。而奶、蛋、米及面制品和其他大部分蔬菜嘌呤含量较低。

建议避免的食物:肝脏和肾脏等动物内脏、贝类、牡蛎和龙虾等带甲壳的海产品及浓肉汤和肉汁等。建议限制食用的食物:高嘌呤含量的动物性食品,如牛肉、羊肉、猪肉等。鱼类食品,含较多果糖和蔗糖的食品。建议选择的食物,如脱脂或低脂乳类及其制品,每日300mL,鸡蛋每日1个,足量的新鲜蔬菜。鼓励摄入低GI(glycemic Index,升糖指数)的谷类食物,充足饮水。多摄入蔬菜水果,多属碱性食物,可防止尿酸结石形成和促进其溶解,增加尿酸排出。

(2) 严格戒饮酒,尤其是啤酒和蒸馏酒(白酒)。

(3) 肥胖者,增加运动量,以达到理想体重,采用低热量、平衡膳食;血尿酸与体重指数正相关,因此应限制每日进食总热量。痛风患者饮食以正常人食量的80%左右为妥,禁暴饮暴食。超重或肥胖患者的减肥和定期体育锻炼。

(4) 在肾功能允许下充分饮水,以增加尿酸排泄。

(5) 积极控制与HUA相关的危险因素,避免使用升高SUA的药物。

(二) 肾移植术后痛风的治疗

痛风是由持续性HUA引起关节沉积尿酸盐结晶,导致继发性关节炎。有痛风发作的肾移植受者的目标SUA值为<300μmol/L。肾移植受者痛风的临床治疗难度大,原因是秋水仙碱(colchicine)、别嘌醇、非甾体抗炎药(non-steroidal anti-inflammatory drugs,NSAIDs)等治疗痛风药物与肾移植受者常用的CsA、AZA、利尿药等药物互有不利影响。

1. 痛风发作时的治疗

(1) 糖皮质激素:是治疗肾移植受者急性痛风发作的有效治疗药物,因为其对肾功能影响小,正逐渐取代NSAIDs和秋水仙碱用于治疗急性痛风发作。可通过口服、关节内注射、静脉注射等途径给药。单关节急性发作,在除外感染可行关节内注射,以减少药物的全身反应。对于多关节或严重的急性发作时,可使用小剂量糖皮质激素1.0mg/(kg·d),分2次口服给药,3~7天,然后逐渐减少至14天内或直至症状缓解。如果糖皮质激素不耐受或使用有禁忌证,可选择秋水仙碱。

（2）秋水仙碱：秋水仙碱不是治疗肾移植受者急性痛风发作的首选药物。但推荐在降尿酸治疗初期，同时给予痛风预防性治疗，推荐口服秋水仙碱。使用秋水仙碱治疗急性痛风，对于肾功能不全或合并使用 CNI 者酌情减量。秋水仙碱 20% 通过肾脏以原形排泄，严重肾功能减退时半衰期延长，因此需根据 eGFR 酌情调整剂量。肾移植受者同时使用环孢素、严重肾功能受损、中重度肝功能受损、或伴随有任何程度的肝、肾功能同时受损者慎用。

（3）非甾体抗炎类药物：NSAIDs 可能损害移植肾功能，导致急性肾功能障碍，因此肾移植受者及合并肾功能不全、心血管疾病、胃肠道出血等，尽可能避免使用非甾体抗炎药物和环氧化酶-2 抑制剂。但若患者不能接受秋水仙碱治疗，可使用口服小剂量 NSAID 治疗，如萘普生或吲哚美辛，但要密切监测移植肾功能，短疗程治疗（5~7 天）。在症状减轻后，可逐步减量。

2. 痛风发作时的注意事项

（1）痛风发作时患儿应尽量卧床休息，冷却患部。若已经开始服用降尿酸药，无须中止服用，可配合秋水仙碱、NSAIDs 等进行治疗。若尚未服用降尿酸药，待痛风缓解后再加用降尿酸治疗。

（2）痛风发作时应避免使用阿司匹林。

（3）痛风关节炎症状减轻后，应及时停用 NSAIDs。

（4）痛风发作的关节在穿刺后，应避免可能发生化脓性关节炎或类固醇诱发性关节炎。

（5）如果降尿酸治疗患者的痛风发作伴有 AKI，则应停用降尿酸治疗，直至 GFR 恢复和稳定。

儿童肾移植受者的移植肾功能受限，且常伴有营养不良、高血压、高血糖、钙磷代谢紊乱、贫血等，长期 HUA 可影响移植肾的存活，并增加心血管疾病发病风险。因此，儿童肾移植术后 HUA 的科学管理，对于移植肾和移植受者的长期存活尤为重要。肾移植术后 HUA 患儿治疗时，必须考虑免疫抑制剂的使用情况、移植肾功能及代谢等情况，同时应根据肾功能具体分期，合理选择降尿酸药物，采取综合治疗的原则，及时调整药物剂量，才能获得理想预后。

第三节　儿童肾移植术后血脂代谢异常的管理

血脂代谢紊乱是指血中总胆固醇（total cholesterol，TC）、低密度脂蛋白胆固醇（low density lipoprotein cholesterol，LDL-C）、甘油三酯（triglyceride，TG）水平升高，而高密度脂蛋白胆固醇（high density lipoprotein cholesterol，HDL-C）水平下降的情况。儿童慢性肾脏病患者的血脂代谢异常主要表现为高脂血症，而肾移植术后高脂血症并没有逆转，部分患儿反而会加重。儿童肾移植术后高脂血症可增加肾脏排斥反应、发生心血管疾病风险，甚至导致肾移植失败。

肾移植患儿术后出现高脂血症较为常见，国内外研究发现：高达 50% 的儿童肾移植受者出现不同程度血脂代谢异常，尤其是肾移植手术后半年内。一项研究发现：肾移植受者（移植年龄为 11.4±5.4 岁）术后 7 年内，33% 可检测到高胆固醇血症，12.5% 可检测到高 TG 血症。在整个 13 年的随访期内，约 33% 的肾移植受者（移植时年龄为 0.7~18.2 岁）有高胆固醇血症，而高胆固醇血症和高 LDL-C 血症的患病率随着时间的推移而下降（分别从 39% 降至 22% 和 17% 降至 4%）。此外，5%~13% 的患者 HDL-C 水平较低。除了血脂水平的变化外，肾移植术后高密度脂蛋白亚类可转换为潜在致动脉粥样硬化的高密度脂蛋白亚类和低密度脂蛋白。

一、肾移植术后血脂异常的病因

（一）儿童慢性肾脏病伴发高脂血症

儿童慢性肾脏病往往伴发高脂血症，如局灶性节段性肾小球硬化症（FSGS）、慢性肾小球肾炎等等。

（二）不良生活习惯

如高脂饮食、高糖饮食、作息不规律、活动量少、肥胖、年长儿吸烟及大量饮酒、遗传因素以及糖尿病等。

（三）原发病复发

肾移植术后再次出现大量蛋白尿、低白蛋白血症、肾功能下降、水肿等原发肾脏疾病复发表现，往往伴发高脂血症。

（四）药物

在引起儿童肾移植受者发生高脂血症的使用药物中，抗排斥反应药物最受关注，如糖皮质激素、环孢素（Cyclosporine A，CsA）、他克莫司（FK506）、吗替麦考酚酯（mycophenolate mofetil，MMF）、西罗莫司（rapamycin）、硫唑嘌呤等。其中以糖皮质激素、CsA 诱发高脂血症作用最强，其他依次为 FK506、硫唑嘌呤、MMF 等。糖皮质激素可能是通过激活乙酰辅酶 2 羧化酶，促进肝脏合成极低密度脂蛋白（very low-density lipoprotein，VLDL），下调 LDL 受体，增强 3-羟基-3-甲基戊二酸单酰辅酶 A（HMG-COA）还原酶的活性，抑制脂蛋白脂酶的活性，从而使血浆 VLDL、TC、LDL、TG 水平升高，HDL 水平降低，造成高脂血症。CsA 可增加血浆胆固醇尤其是 LDL-C 的水平，促进脂质的氧化修饰作用。FK506、MMF 等也可通过增强 HMG-CoA 还原酶的活性，促进胆固醇的合成；抑制卵磷脂胆固醇酰基转移酶（lecithin-cholesterolacyltransferase，LCAT）与脂蛋白脂酶（lipoprteinlipase，LPL）的活性，抑制血脂的降解代谢。

（五）其他因素

高脂血症基因易感性、合并大量蛋白尿、低镁血症、肾功能减退等也可引起高脂血症。肥胖与高脂血症的发生有关，一些肾移植受者术前体形正常或偏瘦，术后逐渐成为肥胖体形，提示肾移植受者高脂血症与基因易感性有关联。

综合分析发现，儿童肾移植术后高脂血症的主要危险因素包括 CsA（与 FK506 相比）、大剂量糖皮质激素、移植前胆固醇水平明显升高和受者年龄偏大。

二、肾移植术后血脂异常的临床表现

肾移植术后血脂代谢异常则主要表现为高胆固醇血症，这是因为长期服用糖皮质激素和免疫抑制药导致 LDL-C 含量增加所致；另有部分患者表现为高胆固醇和高甘油三酯混合型高脂血症。血 TG 水平一般在肾移植术后 1 个月迅速下降，然后逐渐上升，在 4~8 个月时达到高峰，此后趋于稳定；血 TC 水平一般在肾移植术后 1 个月即开始升高，在第 12 个月达高峰，并趋于稳定。而 HDL-C 的水平降低。

高脂血症的主要危害在于促进血管增生性病变，可导致肾移植术后心血管并发症的发生，如动脉粥样硬化等。还可导致脂质肾毒性、脂肪肝、胆结石、胰腺炎、高尿酸血症、眼底出血、失明等，因此高脂血症对于儿童肾移植受者的长期存活和生活质量均有不良影响。

三、肾移植术后血脂异常的检测

儿童肾移植前后均需定期监测血脂，理想的血脂控制目标：TC<4.40mmol/L，LDL-C<2.85mmol/L。肾移植受者血脂水平参考值如表 29-2 所示。

表 29-2　肾移植术后血脂代谢参考标准及分层方案

分类	合适范围	边缘范围	升高	降低
TC	<4.40mmol/L（170mg/dL）	4.40~5.15mmol/L（170~199mg/dL）	≥5.18mmol/L（200mg/dL）	
LDL-C	<2.85mmol/L（110mg/dL）	2.85~3.34mmol/L（110~129mg/dL）	≥3.37mmol/L（130mg/dL）	
TG				
0~9 岁	<1.94mmol/L（75mg/dL）	1.94~2.56mmol/L（75~99mg/dL）	≥2.59mmol/L（100mg/dL）	
10~19 岁	<2.33mmol/L（90mg/dL）	2.33~3.34mmol/L（90~129mg/dL）	≥3.37mmol/L（130mg/dL）	
HDL-C	>1.17mmol/L（45mg/dL）	1.04~1.17mmol/L（40~45mg/dL）		<1.04mmol/L（40mg/dL）

儿童肾移植受者应在肾移植前、透析时即开始定期监测血脂水平,因为血脂代谢异常最早可以发生于肾移植术后 3 个月内,术后 6~9 个月时高脂血症达到发病最高峰,所以从围手术期开始即进行血脂水平检查。术后前半年需要每月检查血脂水平,6~12 个月后根据脂代谢异常程度和治疗情况,至少每 1~3 个月监测 1 次血脂水平。

四、治疗原则

高脂血症可以促进移植肾慢性排斥反应的发生和进展。因此,对于作为导致心血管疾病的主要危险因素之一的高脂血症应该予以足够的重视和良好的控制。其治疗的主要目的就是降低心血管疾病的发病率和死亡率;延缓慢性移植肾动脉病变或肾病的发展。儿童肾移植受者病发高脂血症的治疗原则如下。

(一)饮食干预

首选饮食干预治疗血脂异常,低饱和脂肪酸、低脂肪、低胆固醇、低糖饮食,但需保证足够的营养摄入,对于 2 岁以下婴幼儿饮食控制应慎重。

(二)生活习惯

养成良好的生活习惯,如合理运动、作息规律、年长儿不吸烟及饮酒等。

(三)药物治疗

对于 ≥10 岁的儿童受者,饮食治疗 6 个月到 1 年无效,LDL-C≥4.14mmol/L,并伴有:确切的早发心血管疾病家族史(55 岁前),或同时存在 ≥2 个的未控制心血管疾病危险因素者(包括早发心血管疾病、脑血管意外或突发外周血管疾病的家族史、吸烟、高血压、肥胖、糖尿病、缺乏锻炼、HDL-C<0.91mmol/L),建议采取药物治疗。对于 <10 岁的儿童,若 TC>10mmol/L,也可开始药物治疗。

1. 他汀类药物　即胆固醇生物合成限速酶抑制剂(HMG-CoA 还原酶抑制剂),虽然他汀类药物在儿童肾移植受者发生高脂血症中的应用经验有限,但国内外文献报告阿托伐他汀和普伐他汀在被证明是安全、有效的。

注意事项如下。

(1)从最小的剂量口服开始,定期检测血脂水平,逐渐加量至推荐的最大剂量。

(2)治疗目标:LDL-C<3.37mmol/L(130mg/dL),理想状态:LDL-C<2.85mmol/L(110mg/dL)。

(3)注意药物的不良反应,特别是肌病(如肌肉痛性痉挛、无力、软弱等),用药前后检测患儿磷酸肌酸激酶(CK)、谷草转氨酶(AST)和谷丙转氨酶(ALT)。若持续升高,必要时停药。

2. 胆汁酸螯合剂　儿童药物的剂量与体重无关,而与血 TC 和 LDL-C 水平有关,建议从小剂量开始,根据患儿反应,逐步调整剂量。

贝特类、烟酸、右旋甲状腺素、对氨基水杨酸和氯贝丁酯没有被推荐作为儿童和青少年常规降脂药物。

(四)其他治疗

对于严重病例,如脂蛋白肾病,若饮食及药物治疗疗效不佳患儿,可考虑血浆净化治疗,本身有严重的家族性高胆固醇血症(familial hypercholesterolemia,FH)等儿童等遗传性疾病的可行基因治疗。

(五)原发病治疗

对于继发性高脂血症,如终末期肾病等,应积极防治原发病,减少高脂血症。

五、预防措施

肾移植前常规评估儿童受者血脂水平,若有血脂代谢紊乱,进一步寻找病因并尽量去除,饮食治疗,必要时药物降脂治疗。每次就诊时评估患儿营养、肥胖情况,包括身高、体质量、体重指数、腹围、腰围等。向所有肥胖的肾移植受者提供减轻体质量的方案,口服糖皮质激素短期体质量增长过快的受者建议减量或撤离糖皮质激素。

对于那些虽然经过饮食治疗联合降脂药物治疗但血脂水平仍然较高的肾移植受者,尤其是可能发生肾移植排斥反应和缺血性心脏病高危因素的患儿,应考虑调整抗排斥反应方案,例如减少或撤除激素、将 CsA 转换为 FK506、用 MMF 代替西罗莫司等。

由于儿童肾移植术后受者存在多种病因学因素,且儿童降脂治疗经验不足,因此制订儿童肾移植术后降脂治疗方案时,目标值应逐步接近正常,不可急于求成。时间、周期和剂量应与非移植群体有差别,而且治疗措施和控制目标应该更严格。

（李秋　王墨　吴道奇　张高福　阳海平）

参考文献

[1] 朱有华,石炳毅.肾脏移植手册.北京:人民卫生出版社,2010.

[2] 徐涛.肾移植患者管理手册.北京:北京大学医学出版社,2015.

[3] 钱叶勇,袁铭.肾移植实用全书.北京:人民军医出版社,2012.

[4] 中华医学会器官移植学分会.中国移植后糖尿病诊疗技术规范(2019版).器官移植,2019,10(1):1-9.

[5] 中华医学会儿科学分会内分泌遗传代谢学组,中华儿科杂志编辑委员会.中国儿童1型糖尿病标准化诊断与治疗专家共识(2020版).中华儿科杂志,2020,58(6):447-454.

[6] RAHUL C,SANG J K,ESTHER D K,et al. Incidence of hyperglycemia and diabetes and association with electrolyte abnormalities in pediatric solid organ transplant recipients. Nephrol Dial Transplant. 2017,32(9):1579-1586.

[7] 赵维刚.肾移植术后新发糖尿病的合理血糖控制策略——北欧移植学会肾移植术后糖代谢异常诊断、管理和治疗立场声明解读.中国医学论坛报,2014.

[8] 王海燕.肾脏病学.3版.北京:人民卫生出版社,2008.

[9] 中华医学会器官移植学分会.中国肾移植术后高尿酸血症诊疗技术规范.器官移植,2019,10(1):10-15.

[10] 中华医学会内分泌学分会.中国高尿酸血症与痛风诊疗指南.中华内分泌代谢杂志,2020,36(01):1-13.

[11] HOLT R C L,CONNELL J E,ADDISON G M. Reference data for paediatric nephrology. In:Webb NJA,Postlethwaite RJ,eds. Clinical paediatric nephrology. 3rd ed. New York:Oxford University Press,2003,493-509.

[12] 钟旭辉,丁洁,周建华,等.中国儿童15项常用临床检验指标的生物参考区间研究.中华儿科杂志,2018,56(11):835-845.

[13] GOLDMAN S C,HOLCENBERG J S,FINKLESTEIN J Z,et al. A randomized comparison between rasburicase and allopurinol in children with lymphoma or leukemia at high risk for tumor lysis. Blood,2001,97(10):2998-3003.

[14] 徐虹,丁洁,易著文.儿童肾脏病学.北京:人民卫生出版社,2018.

[15] 姜佳佳,傅茜,龙思哲,等.非布司他治疗肾移植术后高尿酸血症的有效性和安全性.中华器官移植杂志,2019,40(3):158-161.

[16] ASSADI F. Managing new-onset gout in pediatric renal transplant recipients:when,how,to what extent. J Nephrol,2013,26(4):624-628.

[17] 中华医学会器官移植学分会,中国医师协会器官移植医师分会.中国儿童肾移植临床诊疗指南.中华移植杂志(电子版),2016,10(1):12-23.

[18] 中国慢性肾脏病患者合并高尿酸血症诊治共识专家组,中国慢性肾脏病患者合并高尿酸血症诊治专家共识.中华肾脏病杂志,2017,33(06):463-469.

[19] BORGHI C,DOMIENIK-KARŁOWICZ J,TYKARSKI A,et al. Expert consensus for the diagnosis and treatment of patient with hyperuricemia and high cardiovascular risk:2021 update. Cardiol J,2021,28(1):1-14.

[20] 中国儿科杂志编委会,中华医学会儿科学分会儿童保健学组,中华医学会儿科学分会心血管学组,等.儿童青少年血脂异常防治专家共识.中华儿科杂志,2009,47(6):426-428.

[21] 张小东.肾移植治疗学.北京:人民卫生出版社,2009.

[22] HOLMBERG C,JALANKO H. Long-term Effects of Paediatric Kidney Transplantation. Nat Rev Nephrol,2016,12(5):301-311.

[23] TAINIO J,QVIST E,HÖLTTÄ T,et al. Metabolic risk factors and long-term graft function after paediatric renal transplantation. Transpl Int,2014,27(6):583-592.

[24] ARGENT E,KAINER G,AITHEN M,et al. Atorvastatin treatment for hyperlipidemia in pediatric renal transplant recipients. Pediatr Transplant,2003,7(1):38-42.

[25] ALEKSANDRA Z,JELENA V,VESNA S K,et al. Characteristics of low-density and high-density lipoprotein subclasses in pediatric renal transplant recipients. Transpl Int,2011,24(11):1094-1102.

第三十章　心血管疾病

肾移植是终末期肾脏病患者最有效的肾脏替代治疗方式,相比透析而言,其可使患者提高生存率、改善生活质量和节省医疗费用。随着手术技术的推广和抗排斥药物的应用,外科并发症及急性排斥逐渐减少,内科并发症尤其是心血管并发症已成为目前影响肾移植生存率的主要因素之一。研究表明,心血管疾病是肾移植术后死亡的主要原因,占 30%~50%,肾移植受者的心血管疾病年死亡风险为 3.5%~5%,较一般人群高出 50 倍。

第一节　移植后高血压

移植后高血压(post-transplant hypertension,PTHT)是儿童实体器官移植术后常见的心血管并发症之一,亦是导致肾移植受者发生心脑血管事件及慢性移植肾功能不全的主要原因。有研究显示,儿童实体器官移植后高血压的发生率为 50%~90% 不等。

一、病因和危险因素

移植后高血压通常是多因素共同作用的结果。移植前 CKD 患者已合并高血压和免疫抑制药物的使用是 PTHT 最常见的原因。增高血压的药物包括钙调磷酸酶抑制剂、mTOR 抑制剂,当联合使用糖皮质激素会加重此效应。环孢素可以调节血管活性物质的表达,如升高内皮素水平,降低肾小球滤过率,同时抑制前列腺素的合成和释放,促进血管收缩,从而导致血压增高。而糖皮质激素类药物引起水钠潴留,激活交感神经,促进肝脏合成血管紧张素原,增加肾素-血管紧张素-醛固酮系统的作用,亦可导致血压增高。肾衰竭的病因、保留受者的自体肾脏、移植肾功能、排斥反应、供肾来源、高钙血症等也是肾移植术后高血压常见的影响因素。此外,还需警惕移植肾肾动脉狭窄,通常临床表现为顽固性高血压,舒张压显著升高,药物难以控制。

二、高血压的诊断

(一)儿童血压的测量

儿童血压测定应在坐位、安静休息至少 5min 后进行。首选的方法是听诊测量法,即使用适合该儿童手臂大小的袖带加压,通过听诊读取血压值。选择合适的袖带对准确测量儿童血压至关重要,表 30-1 为各年龄段儿童的上臂围及对应的袖带型号。

表 30-1　各年龄段儿童的上臂围、血压计袖带型号

年龄/岁	上臂围/cm	袖带型号	年龄/岁	上臂围/cm	袖带型号
3~5	12~18	SS	—	32~42	L
6~11	18~22	S	—	42~50	XL
≥12	22~32	M			

动态血压监测(ambulatory blood pressure monitoring,ABPM)是使用动态血压监测仪在 24 小时内定期记录血压(通常 20~30 分钟记录 1 次),监测期间儿童可以进行正常的日常活动。ABPM 可以客观地反映出血压在全天内的变化规律,对鉴别白大褂高血压、夜间高血压、评估药物治疗效果及靶器官损害风险很有价值。因此,对于继发性高血压、实体器官移植后高血压、主动脉缩窄、合并高血压的遗传代谢病、抗高血压治疗患者等应尽可能常规使用 ABPM。目前由于技术上的限制,建议 ABPM 仅用于≥5 岁的儿童,因为这些儿童可以配合测量并且有参考数据可循。

（二）儿童高血压的诊断标准

1. 我国的儿童高血压标准　《中国高血压防治指南(2018 年修订版)》建议使用百分位法"表格标准"诊断儿童高血压,制定了我国 3~17 岁男、女年龄别和身高别的血压参照标准(表 30-1),以每岁组不同身高水平对应的血压 P50、P90、P95、P99 值判定儿童血压水平,收缩压和/或舒张压≥P95 为高血压,P90~P95 或≥120/80mmHg 为"正常高值血压"。然后进行高血压程度分级:1 级高血压:(P95~P99)+5mmHg;2 级高血压:≥P99+5mmHg。同时,为方便临床诊断,该指南建议可先采用简化公式初步判断,其结论与"表格标准"诊断的一致率接近 95%,简化公式初筛出的可疑高血压患儿,需要再采用"表格标准"确定诊断。简化公式为:

男童:收缩压=100+2×Age(岁),舒张压=65+Age(岁);

女童:收缩压=100+1.5×Age(岁),舒张压=65+Age(岁)。

2. 2017 年美国儿科学会发布了《儿童青少年高血压筛查和管理的临床实践指南》,对儿童青少年(1~18 岁)高血压的定义如表 30-2。

表 30-2　儿童青少年血压分类和分级定义

分类	1~13 岁	≥13 岁
正常血压	<第 90 百分位	<120/<80mmHg
血压升高	第 90~95 百分位或 120/80mmHg 至第 95 百分位(取较低值)	120/<80~129/<80mmHg
1 级高血压	≥第 95 百分位~第 95 百分位+12mmHg 或 130/80~139/89mmHg(取较低值)	130/80~139/89mmHg
2 级高血压	≥第 95 百分位+12mmHg 或≥140/90mmHg(取较低值)	≥140/90mmHg

（三）高血压的原因鉴别

首先,判断高血压是否由移植肾功能受损导致,主要对移植肾的功能和病变作出诊断,包括血清肌酐、血清尿素氮、肌酐清除率、肾小球滤过率、尿常规、24h 尿蛋白定量、CsA/Tac 谷浓度、彩色多普勒超声观察移植肾血流分布和血流阻力,若需鉴别原发病复发、新发肾脏病或排斥反应,宜行移植肾活检。

卡托普利试验可以鉴别移植肾肾动脉狭窄、肾脏疾病及 CsA 相关高血压。方法:口服 25~50mg 卡托普利后血清肌酐水平,若给药 48 小时内肌酐急剧上升,提示可能是移植肾动脉狭窄所致,需行 CTA 或 MRA 筛查(图 30-1),并进一步行移植肾动脉造影检查以判断狭窄的部位和选择合适的手术方式;若血压趋向正常,可能为原位肾脏病肾素分泌过量所致;若血压与血清肌酐均无变化,则提示 CsA 等药物所致的高血压。应注意,CsA 等药物治疗的同时进行卡托普利试验可能对诊断没有帮助,反而会加重移植肾动脉狭窄患者的肾功能恶化。

（四）移植后高血压的治疗

1. 血压控制目标　有研究显示儿童移植后高血压的控制率并不高,仅 33%~55%,因此,儿童移植后高血压的治疗面临极大挑战。美国移植学会推荐,成人移植后常规血压应维持在<140/90mmHg(如有可能应更低),若存在蛋白尿,则血压应<120/75mmHg。《中国高血压防治指南(2018 年修订版)》推荐,对于

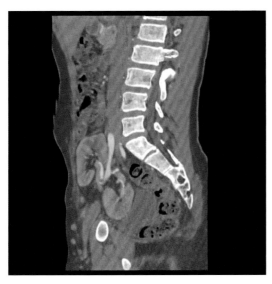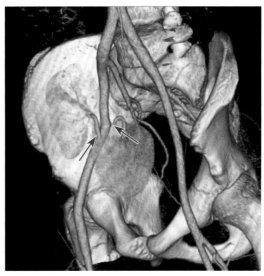

图 30-1　一位移植后高血压男孩的 CTA 影像
可见移植肾双侧肾动脉起始部狭窄(箭头)。

儿童原发性高血压,应将血压控制在 P95 以下,当合并肾脏疾病或靶器官损害时,应将血压降至 P90 以下,以减少对靶器官的损害。

2. 病因治疗　对于可去除的 PTHT 原因,应针对性地进行病因治疗,以期治愈高血压。譬如,移植肾肾动脉狭窄者,首选经皮腔内血管成形术(percutaneous transluminal angioplasty,PTA),PTA 治疗失败或无法实施时可考虑开放式手术治疗。有研究显示与服用 Tac 的受者相比,服用 CsA 者平均血压较高,而移植肾有效血流量和肾小球滤过率较低。故而发生 CsA 相关性高血压时应减少 CsA 的剂量或换用 Tac 治疗。

3. 生活方式干预
(1) 控制体重:在确保生长发育的同时,控制 BMI 上升速度,降低体脂含量。
(2) 调整膳食结构,参照 WHO 针对儿童的建议标准,控制盐、糖和脂肪摄入量。
(3) 适度进行有氧和抗阻力运动。
(4) 避免不良的精神刺激,保障足够的睡眠时间等。

4. 药物治疗　儿童移植后高血压的药物治疗,应以保护移植肾功能为基础,宜从小剂量、单一用药开始,再视疗效和病因调整治疗方案,必要时亦可联合用药。有研究显示,控制血压可减少蛋白尿,保护移植肾。常用药物包括:①血管紧张素转化酶抑制剂(ACEi)和血管紧张素受体抑制剂(ARB),目前被认为控制肾移植术后高血压和改善移植肾远期预后的效果优于其他类降压药,其不仅可降低血压,更可改善血管功能和高血压心脏病的左室重构,可能的作用机制包括减低毛细血管压力、减少毛细血管通透性、减少血管紧张素 Ⅱ 诱导的氧自由基生成,以及改善系膜细胞功能等;②钙通道阻滞剂(CCB),其不仅可降低血压,还可拮抗 CNIs 引起的肾小球入球小动脉收缩,但需注意二氢吡啶类和非二氢吡啶类 CCB 和 CNIs 同服,均可导致 CNIs 的血药浓度升高;③β 受体阻滞剂,可降低心排血量,改善心衰受者的预后,但也有减少肾脏血流和影响血脂、血糖代谢的不良影响。

常用降压药物的儿童推荐剂量参见《尼尔逊儿科学(第 19 版)》和《诸福棠实用儿科学(第 8 版)》(表 30-3)。但目前我国经国家药品监督管理局批准可用于儿童高血压治疗的药物品种有限,包括:①ACEI:最常用的儿童降压药物之一,被批准的儿童用药仅有卡托普利;②利尿剂:被批准的儿童用药有氨苯蝶啶、氯噻酮、氢氯噻嗪、呋塞米;③二氢吡啶类 CCB:被批准的儿童用药有氨氯地平;④肾上腺受体阻滞剂:被批准的儿童用药有普萘洛尔、阿替洛尔、哌唑嗪;⑤ARB:目前尚无被批准的儿童用药。

表 30-3　儿童和青少年高血压的抗高血压药物推荐剂量

分类	药名	推荐计量	服药频次	计量范围
血管紧张素转化酶抑制剂	贝那普利	0.2mg/(kg·d)~10mg/d	每天 1 次	0.6~40mg/d
	卡托普利	每次 0.3~0.5mg/kg	每天 2~3 次	6~450mg/d
	依那普利	0.08~0.1mg/(kg·d)	每天 1 次	0.6~40mg/d
	福辛普利	0.1mg/(kg·d)~10mg/d	每天 1 次	0.6~40mg/d
	赖诺普利	0.07mg/(kg·d)~5mg/d	每天 1 次	0.6~40mg/d
	喹那普利	5~10mg/d	每天 1 次	80mg/d
	雷米普利	2.5mg/d	每天 1 次	20mg/d
血管紧张素受体拮抗剂	坎地沙坦	4mg/d	每天 1 次	32mg/d
	厄贝沙坦	75~150mg/d	每天 1 次	300mg/d
	氯沙坦	0.75mg/(kg·d)~50mg/d	每天 1 次	1.4~100mg/d
α 和 β-肾上腺素能拮抗剂	拉贝洛尔	2~3mg/(kg·d)	每天 2 次	10~12mg/d
	卡维地洛	每次 0.1mg/kg~12.5mg BID	每天 2 次	0.5~25mg, BID
β-肾上腺素能拮抗剂	阿替洛尔	0.5~1mg/(kg·d)	每天 1~2 次	2~100mg/d
	美托洛尔	1.~2mg/(kg·d)	每天 2 次	6~200mg/d
	普萘洛尔	1mg/(kg·d)	每天 2~3 次	16~640mg/d
	富马酸比索洛尔/氢氯噻嗪	0.04mg/(kg·d)~2.5/6.25mg/d	每天 1 次	6.25~10mg/d
钙通道阻滞剂	氨氯地平	0.06mg/(kg·d)~5mg/d	每天 1 次	0.6~10mg/d
	非洛地平	2.5mg/d	每天 1 次	10mg/d
	伊拉地平	每次 0.05~0.15mg/kg	每天 3~4 次	0.8~20mg/d
	硝苯地平缓释片	0.25~0.50mg/(kg·d)	每天 1~2 次	3~120mg/d
中枢 α 激动剂	可乐定	5~10μg/(kg·d)	每天 2~3 次	25mg/(kg·d)~0.9g/d
	甲基多巴	10mg/(kg·d)	每天 1~2 次	10mg/(kg·d)~65mg/d
利尿剂	阿米洛利	5~10mg/d	每天 1 次	20mg/d
	呋塞米	每次 0.5~2.0mg/kg	每天 1~2 次	6mg/(kg·d)
	氢氯噻嗪	0.5~1.0mg/(kg·d)	每天 1 次	3mg/(kg·d)~50mg/d
	安体舒通	1mg/(kg·d)	每天 1~3 次	3.3mg/(kg·d)~100mg/d
	氨苯蝶啶	1~2mg/(kg·d)	每天 2 次	3~4mg/(kg·d)~300mg/d
外周 α 拮抗剂	哌唑嗪	0.05~0.1mg/(kg·d)	每天 3 次	0.5mg/(kg·d)
	特拉唑嗪	1mg/d	每天 1 次	20mg/d
血管扩张剂	肼屈嗪	每次 0.25mg/kg	每天 3~4 次	7.5mg/(kg·d)~200mg/d
	米诺地尔	0.1~0.2mg/(kg·d)	每天 2~3 次	1mg/(kg·d)~50mg/d
	硝普钠	0.5μg/(kg·min)	静脉持续给药	

第二节　心力衰竭

心力衰竭(heart failure),简称心衰,即心室收缩和/或舒张功能障碍导致心排血量不足而引起的一组综合征。心衰是肾移植早期危重的心血管并发症之一,如不及时治疗,可危及生命。

一、心力衰竭的病因和诱因

婴幼儿肾移植受者心衰的病因与年长儿不尽相同。婴幼儿期,合并先天性心脏病是常见的原因,如室间隔缺损、主动脉缩窄、心肌致密化不全等。此外,心肌病变如心内膜弹力纤维增生症、心糖原累积症等,以及冠状动脉病变如川崎病。年长儿则以心肌病更多见。

在移植术后早期,心衰的常见诱因包括,高血压、急性排斥反应、感染、贫血、电解质紊乱、酸碱失衡、容量过负荷、高脂血症等。尤其是婴幼儿受者,可因术后大量排尿导致电解质紊乱、心律失常,从而诱发心衰,亦可因移植肾功能延迟恢复导致电解质、酸碱失衡而诱发心衰。

二、心力衰竭的类型和心功能分级

（一）心衰类型

根据起病的缓急,分为急性心衰和慢性心衰;根据临床表现,分为左心衰竭、右心衰竭和全心衰竭;按心排血量是绝对降低或相对不足,分为低排血量型心衰和高排血量型心衰;按心肌收缩和舒张功能的改变,分为收缩性心衰和舒张性心衰。移植后心力衰竭以急性左心衰常见。2013年加拿大心血管协会发布的《儿童心力衰竭诊疗指南》以一个简单的四格图示将急性失代偿性心衰分为4型:A"干暖"、B"湿暖"、C"湿冷"、D"干冷",即有或无循环淤血(分为"湿"与"干")和有或无低灌注(分为"冷"与"暖")四种情况排列组合。循环淤血临床表现为呼吸急促、端坐呼吸、下肢水肿、腹水,低灌注临床表现为低血压、肢端凉、意识障碍。该分型利于快速区分初诊心衰患者的轻重程度,以便及时处置。

（二）心力衰竭程度的临床评估

《儿童心力衰竭诊断和治疗建议(2020年修订版)》指出依据NYHA心功能分级和改良的Ross分级均可对已确诊心衰的患儿进行症状评估,心功能分级如下。

Ⅰ级:体力活动不受限制。体力活动不受限制或无症状。

Ⅱ级:体力活动轻度受限。休息时无不适,但一般活动后疲乏、心悸、呼吸困难或胸痛。婴幼儿,轻度呼吸急促,喂养时多汗;年长儿,活动时轻、中度呼吸困难。

Ⅲ级:体力活动明显受限。轻微活动即产生症状,影响日常活动。婴幼儿,明显呼吸急促,喂养时多汗,生长障碍;年长儿,活动后明显的呼吸困难。

Ⅳ级:不能从事任何体力活动,休息时亦有心衰症状,并在活动后加重。休息时出现症状,如呼吸急促、呻吟、吸气凹陷、多汗。

三、心力衰竭的诊断

心衰的诊断依赖于病史、体格检查、实验室检查、心脏影像学和功能检查。首先,根据病史、体格检查、心电图、胸片判断有无心衰的可能;然后,通过脑钠肽(brain natriuretic peptide,BNP)和氨基末端-BNP前体(NT-proBNP)的检测和超声心动图明确是否存在心脏衰竭,并进一步确定心衰的病因及诱因,再评估心衰的严重程度以及是否存在并发症。

儿童心衰的临床表现包括,①心肌功能障碍:心脏扩大、心动过速、第一心音低钝、重者可出现舒张期奔马律;外周灌注不良、脉压窄、少部分患儿出现交替脉、四肢末端发凉。②肺循环淤血:呼吸急促、肺部啰音、泡沫血痰;③体循环淤血:肝脏肿大伴触痛、颈静脉怒张、水肿。

四、心力衰竭的预防和治疗

（一）心衰的预防

《2018中国心力衰竭诊断和治疗指南》建议对所有患者进行临床评估以识别心衰危险因素,如高血压、高脂血症、电解质紊乱、糖尿病、BNP 升高等,控制心衰危险因素将有助于延缓或预防心衰的发生。

（二）慢性心衰的治疗

慢性心衰的治疗应以防止和延缓心衰加重,缓解症状,改善远期预后和降低死亡率为目标。

1. 病因治疗　包括对受者基础心脏疾病的治疗,以及祛除诱因,如控制高血压、纠正电解质紊乱、控制高脂血症、纠正贫血、控制感染等。

2. 一般治疗　限制钠盐摄入,控制体力活动等。

3. 药物治疗　儿童常用的抗心力衰竭药物推荐剂量,如表 30-4。

表 30-4　抗心力衰竭药物的儿童推荐剂量

种类	药物	给药途径及剂量
洋地黄制剂	地高辛（0.25mg/片）	口服:早产儿 0.02mg/kg 足月儿 0.02~0.03mg/kg 婴儿及儿童 0.025~0.040mg/kg
	地高辛（0.5mg/2mL）	静脉注射:75% 口服量
	西地兰（0.4mg/2mL）	静脉注射:<2 岁 0.03~0.04mg/kg >2 岁 0.02~0.03mg/kg
	毒毛花苷 K（0.25mg/2mL）	静脉注射:<2 岁 0.006~0.012mg/kg >2 岁 0.005~0.010mg/kg
利尿剂	呋塞米（速尿）	静脉注射:1~2mg/(kg·次),Q6~12hr 口服:1~4mg/(kg·d),Q6~12hr
	依他尼酸（利尿酸）	静脉注射:0.5~1mg/(kg·次) 口服:25mg/(m²·d),Q8~12hr
	布美替尼	静脉注射:0.01~0.10mg/(kg·次),Q8~12hr 口服:0.05~0.10mg/(kg·d),Q12hr
	氢氯噻嗪	口服:1~2mg/(kg·d),Q12hr
	美托拉松	口服:0.2~0.4mg/(kg·次),Q24~48hr
	螺内酯（安体舒通）	口服:1~2mg/(kg·次),Q12hr
	氨苯蝶啶	口服:2~4g/(kg·d),Q12hr
	阿米洛利	口服:0.05~0.1mg/(kg·次),Q12~24hr
血管扩张剂	硝普钠	静脉注射:0.5~8μg/(kg·min)
	硝酸甘油	静脉注射:1~5μg/(kg·min)
	酚妥拉明	静脉注射:0.1~0.3mg/(kg·次);2.5~15μg/(kg·min)
	哌唑嗪	口服:0.005~0.050mg/(kg·次),Q6~8hr,最大量 0.1mg/(kg·次)
	肼苯哒嗪	静脉注射:0.1~0.5mg/(kg·次),最大量 20mg/次 口服:0.25~1.0mg/(kg·次),Q6~8hr,最大量 200mg/d
	卡托普利	口服:新生儿 0.1~0.5mg/(kg·次),Q8~12hr,最大量 2mg/(kg·d) >1 个月 0.5~1mg/(kg·次),Q8~12hr,最大量 4mg/(kg·d)
	依那普利	口服:新生儿 0.05~0.2mg/(kg·次),Q12~24hr,最大量 0.4mg/(kg·d) >1 个月 0.05~0.25mg/(kg·次),Q12~24hr,最大量 0.5mg/(kg·d)
	贝那普利	口服:0.3mg/(kg·d),分 1~2 次服
β-受体阻滞剂	美托洛尔	口服,初始:0.2~0.5mg/(kg·d),最大量 2mg/(kg·d),分 2 次服
	卡维地洛	口服,初始:0.1mg/(kg·d),最大量 0.3~0.8mg/(kg·d),分 2 次服

慢性收缩性心衰不同心功能分级的药物选择:①NYHA 心功能 Ⅱ级:ACEI、β-受体阻滞剂、地高辛;②NYHA 心功能 Ⅲ级:ACEI、β-受体阻滞剂、地高辛、利尿剂;③NYHA 心功能 Ⅳ级:ACEI、地高辛、醛固酮拮抗剂;经治疗,心功能改善达Ⅲ级时,可慎用 β-受体阻滞剂。

慢性舒张性心衰的药物治疗:①β-受体阻滞剂;②CCB 类;③ACEI 类;④维持窦性心律;⑤减轻肺淤血:可选用利尿剂;⑥无收缩性心衰的情况下,禁用正性肌力药。

（三）急性心衰的治疗

1. 体位　患者取坐位,双下肢下垂。
2. 吸氧　维持动脉血氧分压在 60mmHg 以上,严重者需机械通气。
3. 镇静。
4. 快速利尿　呋塞米 1~2mg/kg。
5. 扩张血管　静脉滴注硝酸甘油 1~5μg/(kg·min)或硝普钠。
6. 强心　静注地高辛或毛花苷 C,当心排血量降低及低血压者可静脉滴注多巴胺、多巴酚丁胺。
7. 肾上腺皮质激素　静脉滴注地塞米松,可改善心肌代谢,解除支气管痉挛。
8. 病因治疗。
9. 必要时进行透析超滤。

第三节　心律失常

正常心脏激动起源于窦房结,若心脏激动的形成、频率或传导不正常,均可形成心律失常(arrhythmia)。近年来,由于 24 小时动态心电图的广泛应用,儿童心律失常的诊断率明显增高。任何类型的心律失常主要危险在于导致心排血量下降,或可进展至危重的心律失常,如心室颤动。所幸,大多数儿童常见的心律失常应用单一药物即能得到有效控制。

一、心律失常的病因及诱因

心律失常的病因及诱因繁多复杂,常见于患有心脏病的儿童,包括先天性心脏病以及后天性心脏病,如风湿性心脏病、心肌炎等。心脏以外的原因亦可引起心律失常,如电解质紊乱、药物反应、内分泌及代谢性疾病、缺氧、情绪激动等。电解质紊乱是围手术期心律失常的常见原因,以低钾血症、高钾血症及低镁血症最常见。抗心律失常药物多有致心律失常的副作用,其中以洋地黄中毒最为严重,合并低钾或低镁血症时更易发生洋地黄中毒相关的心律失常。

二、心律失常的诊断

24 小时动态心电图,又称"Holter 监测",是一种可在活动情况下连续 24~72 小时记录心电图的方法。已广泛用于心律失常的诊断及观察药物疗效,可提高心律失常尤其是无症状者的检出率。不同年龄健康儿童 Holter 监测结果,如表 30-5。

表 30-5　抗心律失常药物的儿童推荐剂量

药物	给药途径与剂量
奎尼丁	口服:试验量 2mg/kg,无不良反应,2h 后开始治疗量,每日 30mg/(kg·d),分 4~5 次,至恢复正常心率;维持量:10mg/(kg·d),分 3 次
普鲁卡因胺	口服:15~50mg/(kg·d),分 4 次 肌肉注射:5~8mg/kg,每 8h 1 次 静脉注射:2~3mg/kg,缓慢注射 维持量:20~50μg/(kg·min)

药物	给药途径与剂量
双异丙吡胺	口服:3~6mg/(kg·d),分4次 静脉注射:1.5~2.5mg/kg,缓慢注射
利多卡因	静脉注射:1mg/kg,每10~15min 1次,总量不超过5mg/kg 维持量:20~50μg/(kg·min),静滴
美西律	口服:10~15mg/(kg·d),分3次 静脉注射:1~3mg/kg,缓慢注射 维持量:20~40μg/(kg·min),静脉滴注
苯妥英钠	口服:2~5mg/(kg·d),分3次 静脉注射:2~4mg/kg,缓慢注射,生理盐水稀释
氟卡胺	口服:2mg/(kg·d),分2次 静脉注射:1~2mg/kg,缓慢注射
普罗帕酮	口服:5~6mg/(kg·次),每日3~4次 静脉注射:1~2mg/kg,20min后可再用 维持量:2~3mg/(kg·次),每日3~4次
普萘洛尔	口服:1~4mg/(kg·d),分3次 静脉注射:0.05~0.15mg/kg,缓慢注射,一次不超过3mg 维持量:1~2mg/(kg·d),分3次
阿替洛尔	口服:0.8~1.5mg/(kg·d),分3次
胺碘酮	口服:10~15mg/(kg·d),分3次 静脉注射:2.5~5mg/kg,缓慢注射 维持量:3~5mg/(kg·d),分2次
地高辛	负荷量:口服:早产儿:25μg/kg;新生儿:30μg/kg;1个月~2岁:40~60μg/kg;>2岁:20~40μg/kg;首次量为总量的1/2,余量分2次,每6h 1次 静脉注射:75%~80%口服剂量;首次量为总量的1/3~1/2,余量分2次,每6h 1次 维持量:总量的1/4~1/5,分2次
维拉帕米	口服:3~5mg/(kg·d),分3次,最大剂量:480mg 静脉注射:0.1~0.2mg/kg,缓慢注射,必要时30min后可再用,总量不超过5mg
三磷酸腺苷	静脉注射:40~50μg/kg,快速静脉推注,3~5min后加倍剂量重复1~2次

三、儿童常见的心律失常类型

(一)期前收缩

期前收缩(presystole),又称"过早搏动""早搏"(premature contraction),是儿童最常见的心律失常类型。按起搏点的部位,可分为房性、交界性及室性期前收缩。以室性期前收缩最为常见,健康儿童室性期前收缩的发生率18%~50%。有研究显示,肾移植受者室性早搏的发生率高于轻症的CKD患者。肾移植围手术期的常见原因包括,合并先天性心脏病或心肌病、精神紧张、低钾血症、缺氧、麻醉等。多数患儿无明显症状,年长儿可有心悸、心前区不适感。

1. 房性期前收缩

心电图特点 ①期前出现的房性异位P波,其形态与窦性P波不同;②P-R间期在正常范围(>0.10秒)或有干扰性P-R间期延长;③异位P波之后的QRS波与窦性QRS波相同,如发生差异传导,其QRS波形态有变异,或未下传;④代偿间歇多为不完全性。

2. 交界性期前收缩

心电图特点　①期前出现的 QRS 波,其形态与窦性 QRS 波相同,伴有差异传导时可变形;②逆行 P 波,在 I、Ⅲ、aVF 倒置,aVR 直立,逆行 P 波可出现在 QRS 波之前,其 P-R 间期<0.10 秒,如在 QRS 波之后,则 P-R 间期<0.20 秒,也可嵌入 QRS 波之中,而无逆行 P 波;③代偿间歇多为完全性。

3. 室性期前收缩

(1) 心电图特点:①提前出现的 QRS 波,其前无 P 波;②提前的 QRS 波增宽(年长儿>0.12 秒,婴幼儿>0.10 秒)、畸形,其后的 T 波方向与之相反,如起搏点邻近房室束,则 QRS 波接近正常;③代偿间歇为完全性(图 30-2)。

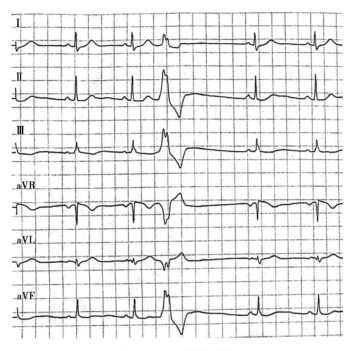

图 30-2　室性期前收缩

(2) 室性期前收缩的分级:按 Lown 分级分为 6 级,①0 级:无期前收缩;②1 级:期前收缩<2 次/分或<30 次/小时;③2 级:前收缩>2 次/分或>30 次/小时;④3 级:多形性期前收缩;⑤4 级 A:联律性期前收缩或连续 2 个期前收缩;⑥4 级 B:连续性期前收缩在 3 个以上;⑦5 级:早期室早,R 波落在 T 波,易引发室速或室颤。

(3) 治疗:首先,应积极去除引发期前收缩的各种病因。多数无须使用抗心律失常药物。复杂性期前收缩或合并有心脏基础疾病的患者则需及时控制,一般选用 IB 及 Ⅱ 类抗心律失常药,心功能正常者可用普罗帕酮。难治型或发生血流动力学障碍者可选用胺碘酮。常用抗心律失常药物的儿童推荐剂量见表 30-5。

(二) 心房颤动和心房扑动

肾移植受者的房性心律失常并不少见,尤其是心房颤动和心房扑动,有研究显示,约 6% 的美国肾移植受者有房颤病史,且与不良预后相关。

1. 心房颤动　心房颤动(atrial fibrillation, AF)简称"房颤",是室上性心律失常中最严重的类型。可见于合并先天性心脏病的受者。患儿有心悸、胸闷、气短、头晕、心律不齐的感觉,当心室率较快时,自觉症状更明显,且易引发心衰。

(1) 心电图特点:①P 波消失,代之以不规则的心房颤动波称为 f 波,在 Ⅱ、Ⅲ、aVF 或 V1 导联最为明显,F 波之间无等电位线;②房率 300~700 次/分,心室率极不规则,100~150 次/分,QRS 波正常。

（2）治疗：当心室率快或引起心衰者应选用洋地黄治疗，其可减慢心室率和控制心衰，少数可转复为窦性心律。若必须转复为窦性心律，可加用奎尼丁，转复后继续奎尼丁维持治疗至少6个月。除奎尼丁外，尚可使用普罗帕酮、氟卡尼、胺碘酮等转律。若药物治疗无效，可选择电击复律，但转复后仍需奎尼丁维持治疗以防复发。常用抗心律失常药物的儿童推荐剂量见表30-5。

2. 心房扑动　心房扑动（atrial fluter，AFL）简称"房扑"，如1∶1下传，心室率高达200～300次/分，易诱发心衰，如2∶1或3∶1下传，无心脏基础病者症状多不明显，但伴有器质性心脏病者，则有头晕、心悸等症状，甚至可诱发心衰、晕厥或心源性猝死，因此需及时治疗。儿童期房扑较房颤多见，各年龄组儿童均可发病。房扑多见于有器质性心脏病的患儿，低钾血症等电解质紊乱也是围手术期的常见诱因。

（1）心电图特点：①心房活动呈现规律的锯齿状扑动波称为F波，F波之间无等电位线，在Ⅱ、Ⅲ、aVF或V1导联最为明显，心房率通常为250～300次/分；②婴儿AFL可出现1∶1房室传导，多数为2∶1或3∶1传导，4∶1传导少见，常发生于使用地高辛或普萘洛尔后；③QRS波形态正常（如图30-3）。

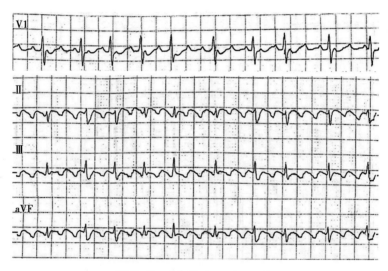

图30-3　心房扑动2~4∶1下传

（2）治疗：首先，应积极去除诱发房扑的病因，如电解质紊乱。如1∶1下传，心室率极快，易诱发心衰，可选用地高辛减慢心室率并加强心肌收缩，偶可转复为窦性心律；未转复者，加用奎尼丁，转复后继续地高辛和/或奎尼丁维持治疗，以防复发。如2∶1或3∶1下传，不合并器质性心脏病的患儿，多无明显症状，可无须用药。但伴有器质性心脏病者，可诱发心衰甚至心源性猝死，应及时治疗，除选用地高辛加奎尼丁外，尚可使用普萘洛尔、维拉帕米、普罗帕酮、胺碘酮等，但疗效较差。AFL合并预激综合征者禁用地高辛。此外，难治型AFL还可选择电击复律、心房起搏、射频消融术等治疗。需注意的是，对已接受地高辛治疗的患儿，进行电击复律可引发严重的室性心律失常，术前1天需停用地高辛，若是紧急电击复律，应在术前静脉注射利多卡因1mg/kg，以预防室速的发生。常用抗心律失常药物的儿童推荐剂量见表30-5。

（三）室性心动过速

室性心动过速（ventricular tachycardia，VT）是一类严重的快速性心律失常，可发展为心室颤动，导致心源性猝死。肾移植围手术期的常见诱因包括，合并先天性心脏病或心肌病、感染、缺氧、高钾血症、低钾血症、低镁血症等。患儿烦躁不安、脸色苍白、呼吸急促，年长儿可有心悸、胸闷、头晕等症状，严重者发生心衰、晕厥甚至猝死。

1. 心电图特点　①连续3次以上的室性期前收缩、QRS波宽大畸形、婴儿QRS时间可不超过0.08秒，心室率150～250次/分；②可见窦性P波，P波与QRS波各自独立，呈房室分离，心室率快于心房率；③可出现室性融合波及心室夺获（如图30-4）。

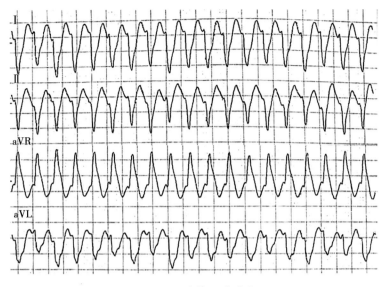

图30-4　室性心动过速

2. 治疗　首先,应治疗病因,如电解质紊乱、缺氧、感染等。由于室性心动过速可发展成心室颤动,导致心源性猝死,如合并有器质性心脏病则病死率高达50%以上,所以必须及时终止室速。无血流动力学障碍者,选择药物复律,常用药物包括:①利多卡因,首选,1~2mg/kg稀释后缓慢静脉推注,每隔10~15分钟可重复使用,总量不超过5mg/kg,复律后以20~50μg/(kg·min)维持治疗;②普罗帕酮,1~2mg/kg稀释后缓慢静脉推注,每隔20分钟可重复使用,不超过3次,复律后以5~10μg/kg/min维持治疗;③美西律,1~3mg/kg稀释后缓慢静脉推注,复律后以20~40μg/(kg·min)维持治疗;④胺碘酮,2.5~5mg/kg稀释后缓慢静脉推注,可重复使用2~3次。有血流动力学障碍者,则首选电击复律,电能量2J/kg,隔20~30分钟可重复使用,一般不超过3次,复律后以利多卡因维持治疗;但洋地黄中毒者禁忌电击复律。预防复发可用口服美西律、普罗帕酮、莫雷西嗪。

(周建华　张瑜　胡秀芬)

参考文献

[1] 陈实. 移植学. 北京:人民卫生出版社,2011.

[2] Robert M K,Bonita F S,Joseph W St. G Ⅲ,et al. 尼尔逊儿科学. 19版. 毛萌,桂永浩,译. 北京:世界图书出版公司,2017.

[3] 胡亚美. 诸福棠实用儿科学. 8版. 北京:人民卫生出版社,2015.

[4] 中国高血压防治指南修订委员会,高血压联盟(中国),中华医学会心血管病学分会,等. 中国高血压防治指南(2018年修订版). 中国心血管杂志,2019,24(1):1-46.

[5] FLYNN J T,KAELBER D C,BAKER-SMITH C M,et al. Clinical practice guideline for screening and management of high blood pressure in children and adolescents. Pediatrics. 2017,140(3):e20171904.

[6] ARBEITER K,PICHLER A,STEMBERGER R,et al. ACE inhibition in the treatment of children after renal transplantation. Pediatr Nephrol. 2004,19(2):222-226.

[7] SUSZYNSKI T M,RIZZARI M D,GILLINGHAM K J,et al. Antihypertensive pharmacotherapy and long-term outcomes in pediatric kidney transplantation. Clin Transplant. 2013,27(3):472-480.

[8] 胡亚美. 诸福棠实用儿科学. 8版. 北京:人民卫生出版社,2015.

[9] KANTOR P F,LOUGHEED J,DANCEA A,et al. Presentation,diagnosis,and medical management of heart failure in children:Canadian Cardiovascular Society guidelines. Can J Cardiol. 2013,29(12):1535-1552.

[10] 中华医学会儿科学分会心血管学组,中华儿科杂志编辑委员会. 小儿心力衰竭诊断与治疗建议. 中华儿科杂志,2006,44(10):753-757.

[11] 中华医学会心血管病学分会心力衰竭学组,中国医师协会心力衰竭专业委员会,中华心血管病杂志编辑委员会. 中国

心力衰竭诊断和治疗指南 2018. 中华心血管病杂志. 2018.

［12］ 胡亚美. 诸福棠实用儿科学. 8 版. 北京：人民卫生出版社，2015.

［13］ STOUMPOS S,JARDINE A G,MARK P B. Cardiovascular morbidity and mortality after kidney transplantation. Transpl Int. 2015,28(1):10-21.

［14］ MALYSZKO J,LOPATOWSKA P,MLODAWSKA E,et al. Atrial fibrillation in kidney transplant recipients:is there a place for the novel drugs? Nephrol Dial Transplant. 2018,33(8):1304-1309.

第三十一章　儿童矿物质和骨代谢异常与儿童肾移植

骨骼的快速生长发育和正常骨质矿化在儿童时期最为关键,其对成年时期获得正常骨量、身高以及减缓老年时期的骨质疏松等均具有重要意义。

2005 年 KDIGO 明确提出了"慢性肾脏病的矿物质和骨代谢异常(chronic kiney disease-mineral and bone disorder,CKD-MBD)"的概念,指出 CKD-MBD 是由于肾功能的损害导致机体钙磷代谢紊乱有关的全身性系统性疾病,是慢性肾脏病(CKD)的严重并发症之一。CKD-MBD 与 CKD 患者(尤其是终末期肾病维持性血液透析或腹膜透析患者)的预后密切相关,可增加患者全因死亡率和心血管死亡率,即使部分终末期肾病患者接受了肾移植,生活质量明显改善,然而部分受者矿物质与骨代谢异常的问题仍然存在,主要表现为高钙血症、低磷血症、继发性甲状旁腺功能亢进症以及骨质疏松等,也严重影响了肾移植受者的远期预后,因此对于 CKD-MBD 患者如何尽早诊断和防治对于改善 CKD 患者的长期预后至关重要。

第一节　儿童矿物质和骨代谢正常生理

儿童骨骼的生长发育受遗传因素、营养状态、性激素水平及骨矿物质代谢相关的激素等因素共同调节,其中骨矿物质代谢在骨骼的生长发育和矿化中起到至关重要的作用。在正常生理情况下,甲状旁腺激素(PTH)、降钙素、1,25-二羟维生素 D_3(1,25-$(OH)_2D_3$)、成纤维细胞生长因子23(FGF23)是维持钙磷代谢动态平衡最主要的调节因子。其中任一环节出现异常均可引起骨骼发育障碍,包括骨骼塑形、生长和分化的异常,可导致骨骼畸形以及功能异常,因此必须高度重视儿童青少年时期钙磷代谢障碍的早期诊治。

维生素 D 是一种生物活性的脂溶性维生素,是一组具有抗佝偻病作用、结构类似的固醇类衍生物总称。人体表皮和皮肤组织中都含有 7-脱氢胆固醇,接受日光中紫外线(290~320nm)的化学作用后,可转化为胆固化醇,即内源性维生素 D,这是体内维生素 D 的主要来源,日常饮食中摄取的维生素 D 仅占10%左右。维生素 D 经肝脏线粒体 25-羟化酶作用催化生成 25-羟维生素 D_3[25-$(OH)D_3$],是人体循环中含量最高的维生素 D 代谢产物,可作为体内维生素 D 营养状况的指标。而 1-α 羟化酶和维生素 D 受体(VDR)在所有组织中广泛分布,25-$(OH)D_3$ 主要经肾脏中混合功能氧化酶 1α-羟化酶转化为 1,25-二羟维生素 D_3[1,25-$(OH)_2D_3$],其活性较维生素 D_3 强 10~15 倍,进而与维生素 D 受体(VDR)结合,VDR 主要位于小肠、骨骼和肾脏,与 VDR 结合后可以促进肠道吸收和转运钙磷的双重作用;维持骨盐溶解和沉积的平衡,有利于骨骼的更新和成长;同时促进肾小管对钙磷的重吸收,起到提高血钙血磷的作用。

PTH 是甲状旁腺主细胞合成和分泌含有 84 个氨基酸的单链多肽,机体血钙降低或血磷增高均可刺激甲状旁腺分泌 PTH,是钙代谢过程中最重要的调节因子。PTH 可通过提高 1-α 羟化酶活性,促进肾脏合成 1,25-$(OH)_2D_3$,进而促进肠管对钙磷的重吸收。同时 PTH 可促进骨钙不断地从骨组织中释出以提升血钙,促进肾小管增加磷的排出和钙的重吸收,升高血钙和降低血磷。

FGF-23 由骨骼中骨细胞合成和分泌,少数有成骨细胞和软骨细胞分泌,是一种具有调节血磷功能的骨源性内分泌激素,现已证实在骨-肾-甲状旁腺轴起重要作用,参与调控骨矿物质代谢。在正常情况下 FGF23 水平可随磷摄入量的增加在小范围内波动,体内血磷升高时,PTH 分泌增加,增加肾小管对磷的排出;PTH 刺激软骨细胞分泌 FGF23,通过下调近曲小管上皮细胞钠磷协同转运蛋白 NaPi-2a 和 NaPi-2c 的表达,促进尿磷排泄,使血磷进一步降低;FGF23 在其辅助因子 Klotho 蛋白作用下,激活 FGF-1 型受体

（FGF1R）并作用于肾脏，导致肾磷酸盐的损耗，降低血磷并抑制近端肾小管上皮细胞 $1-\alpha$ 羟化酶活性而抑制 $1,25-(OH)_2D_3$ 的合成，同时促进 $1,25-(OH)_2D_3$ 降解，从而减少肠道对磷的吸收因此有降钙降磷的作用。

降钙素则由甲状腺滤泡旁细胞（C 细胞）分泌的一种多肽激素，其主要生理功能是：抑制破骨细胞的生成，增强成骨过程；促使骨组织释放的钙盐减少，促进骨盐沉积；降钙素还作用于肾脏，抑制肾小管对钙、磷、氯、钠的重吸收，增加尿液中钙磷的排泄。主要功能是降低血钙和血磷，因此降钙素的合成和分泌受血钙血磷浓度的影响，血钙升高能刺激降钙素的分泌，磷酸盐亦能加强其作用。

在生理情况下，血钙浓度降低时，PTH 分泌增加，通过 PTH 和甲状旁腺激素相关肽受体作用于肾、肠和骨骼，促进肾小管对钙的吸收和磷的排出；动员骨骼中储存的钙释放；加速 $25-(OH)D_3$ 转变为 $1,25-(OH)_2D_3$，增加肠道钙的吸收，促使血钙升高。反之，当血钙超过正常时，PTH 分泌减少，降钙素分泌增加，促使血钙降低。磷可经肾小球自由滤过，近曲小管重吸收，通过 NaPi-2a 和 NaPi-2c 与钠离子顺着钠离子浓度梯度一起进入细胞内，当血磷升高时，PTH 分泌增加，尿磷排泄增加，同时 $1,25-(OH)_2D_3$ 生成减少，PTH 刺激软骨细胞分泌 FGF23，促进尿磷排泄，使血磷进一步降低；当血磷降低时，又可促使 $1,25-(OH)_2D_3$ 的生成增加，使血磷升高。在此过程中，其中任一激素及受体功能或结构的异常均可引起钙磷代谢紊乱，导致骨骼发育异常，出现生长障碍、骨骼畸形、骨骼疼痛、骨折、异位钙化等症状和体征。

在正常儿童体内上述几个激素相互制约和协调，基于血钙血磷水平进行正负反馈机制的调整，适应机体内环境的变化，共同维持机体钙磷浓度的相对稳定。

第二节　儿童慢性肾脏病患者矿物质和骨代谢异常

在矿物质和骨代谢过程中，遗传因素、内分泌激素以及钙、磷等因子都起着非常重要的作用。除遗传因素外，CKD 也是导致矿物质和骨代谢异常的重要因素。CKD 是指各种原因引起的慢性肾脏结构和功能障碍（肾脏损害病史大于 3 个月），包括肾小球滤过率正常和不正常的病理损伤、血液或尿液成分异常以及影像学检查异常，或不明原因肾小球滤过率下降 $[<60\text{mL}/(\text{min}\cdot1.73\text{m}^2)]$ 超过 3 个月。CKD 是临床常见病和多发病，国内大型流行病学调查发现其发病率可高达 10.8%，CKD 已经成为公共健康问题。

生长发育迟缓是 CKD 患儿的显著特点之一。一方面与患儿在疾病状态下，蛋白和热量摄入不足有关；此外 CKD 时伴发的代谢性酸中毒、对生长激素的抵抗、肾性骨病等诸多因素均有参与。有研究指出：当 GFR 为 $50\sim70\text{mL}/(\text{min}\cdot1.73\text{m}^2)$ 时，CKD 患儿的平均身高低于同龄儿 1 个标准差；GFR 为 $25\sim49\text{mL}/(\text{min}\cdot1.73\text{m}^2)$ 时，则低于 1.5 个标准差；进入肾脏替代治疗时，则低于 1.8 个标准差；提示 CKD 患儿的生长迟缓与肾功能的下降呈正相关。骨骼畸形也是 CKD 患儿的常见表现，CKD-MBD 是导致骨重建紊乱的重要原因。患儿以骨骺端增宽为主，常常累及手腕、脚踝、肋软骨交接处（可出现佝偻病性串珠）。而骨骺滑脱、膝关节外翻、股骨和手腕的畸形等则在青少年中较为常见。另外还可出现骨质疏松导致股骨头缺血性坏死、四肢末端发生病理性骨折、脊椎压缩性骨折等临床病理表现。

目前随着 CKD 导致的终末期肾脏病（ESRD）逐年增加并快速增长，终末期肾病需要透析治疗的患者持续上升。CKD-MBD 的诊断需要具备 4 个方面，包括 CKD、实验室检查异常、骨病和心血管或异位钙化。因此 CKD 患儿具备下列之一或者均有，即为 CKD-MBD。包括：①钙、磷、甲状旁腺（PTH）或维生素 D 代谢异常；②骨转化、矿化、骨量，骨骼线性生长或骨强度的异常；③血管或其他软组织钙化。目前 CKD-MBD 已成为国内外学者的研究重点和热点。

一、慢性肾脏病患者的钙、磷、PTH 和维生素 D 代谢异常

钙磷平衡是肾、骨骼及肠道各个器官共同参与并在钙磷调节激素共同作用下的复杂过程，依靠 PTH、维生素 D、降钙素和 FGF23 等因子的共同调节，维持血浆钙磷浓度处于平衡和稳定的状态。在 CKD 早期尽管血清钙、磷及 PTH 维持在正常水平，但已经出现骨化三醇合成抑制。随着肾功能逐步下降，体内 $1,25-(OH)_2D_3$ 含量减少，肠道吸收钙的能力下降，血钙降低，引起血 PTH 升高，此时血磷水平正常甚至偏

低。随着病程进展,肾小球滤过率进一步下降,胃纳减少导致钙摄入不足,同时肾脏排磷减少,1-α 羟化酶活性减低,导致 1,25-(OH)$_2$D$_3$ 缺乏,进一步影响肠道钙的吸收和转运,加之因滤过率下降尿磷减少导致高磷血症,而骨骼对 PTH 存在抵抗,骨钙入血减少,多个因素导致血钙降低。血磷升高则与残肾功能下降尿磷排泄减少有关,此外含磷食物摄入,高磷刺激甲状旁腺分泌 PTH,引起继发性甲状旁腺功能亢进症(SHPT),本应降低了肾小管对磷的重吸收导致尿磷排泄增加,但是肾功能严重下降时,肾小管对持续增高的 PTH 反应降低导致并不能增加尿磷的排泄。此外由于残余肾单位减少,即使肾小管重吸收磷功能完全被抑制,也不能进一步增加磷的排出,而高血磷仍然能刺激 PTH 分泌增加,PTH 作用于骨骼导致破骨细胞更为活跃,使骨磷释放入血明显增多,进一步加重高磷血症,最终导致恶性循环。

而一旦进入肾脏替代治疗,相当部分患者的血钙往往正常甚至偏高。这与患者长期口服含钙的磷结合剂、活性维生素 D、继发性甲状旁腺功能亢进症或使用高钙透析液相关,此时患者往往高钙高磷,更容易发生骨代谢紊乱和异位钙化等并发症。

二、继发性甲状旁腺功能亢进症

随着 CKD 的进展,尤其当肾小球滤过率低于 60mL/(min·1.73m^2)时,各种原因引起的 1,25-(OH)$_2$D$_3$ 缺乏、低钙血症和高磷血症,均刺激 PTH 的释放,进而导致难以逆转的甲状旁腺细胞增殖,PTH 大量释放,由于过多 PTH 释放和血钙水平的异常可出现一系列的临床症候群。临床表现包括:骨痛、骨质疏松、骨折、骨骼畸形、肌无力、泌尿系结石、胰腺炎、消化道溃疡、软组织或血管钙化等。大样本回顾性研究表明,临床症状以骨骼系统、泌尿系统和消化系统多见,故反复发生不明原因的骨质疏松和骨痛、泌尿系结石、迁延不愈的消化道溃疡等均应警惕是否存在 SHPT 的可能。

在继发性甲状旁腺功能亢进症(Secondary hyperparathyroidism,SHPT)基础上,由于腺体受到持久刺激,发展为不受反馈机制抑制变为具有自主功能的增生性腺瘤,此时腺瘤能自主分泌过多的 PTH,此时导致的疾病,称为三发性甲状旁腺功能亢进症(tertiary hyperparathyroidism,THPT)。肾移植术后 SHPT 无改善多见于 THPT 患者。

CKD 患者如有长期血液透析病史、钙磷代谢紊乱等对诊断 SHPT、THPT 有一定意义。血清总钙测定是发现 SHPT 的首要指标,多次检测血钙异常应怀疑此病。部分患者血钙可正常,此时往往合并维生素 D 缺乏、低蛋白血症和骨软化症等。典型的 SHPT 患者以低钙血症最为常见,血钙水平随着肾功能进展情况有所变化。而 THPT 患者常有高钙血症,且多数伴有高尿钙症。在 CKD 伴 SHPT 患者中,血磷水平随着肾功能受损情况有所变化。尿磷的排泄也受饮食中磷摄入量影响而不同,因此其诊断意义不如尿钙。因此 PTH 检测是确定 SHPT 最可靠的直接证据。PTH 促进破骨细胞和成骨细胞的活性增加,此时体内碱性磷酸酶(ALP)水平升高,往往提示骨骼存在病损。X 线检查对于以骨骼病变为首发症状的患者,可直接观察骨质变化和骨质受损情况。此外血液维生素 D 的缺乏对 SHPT 的诊断也具有一定临床意义。

在影像学方面,超声影像学检查可作为 SHPT 的首选检查,可对甲状旁腺的病变进行定位诊断,临床常用于术前定位,但对异位甲状旁腺诊断困难,且受仪器的分辨率、操作者是否熟练影响较大。SPECT/CT、MRI 检查可用于异位甲状旁腺的定位诊断,可判断病变的具体位置和与周围组织的关系。同位素^{99}Tcm 甲氧基异丁基异腈(^{99}Tcm-MI-BI)甲状旁腺显像也是敏感性比较高的检查方法,也可用于异位甲状旁腺的诊断。四维计算机断层扫描除具有传统 CT 三维重建优点外,还整合了时间维度,可动态输出高清图像,较传统断层扫描速度更快、输出图像更为清晰和精准。需要注意的是以上检测均有假阳性、假阴性可能,必要时可联合多种检查方法可减少假阳性和假阴性的机会。

三、肾性骨营养不良

肾性骨营养不良是 CKD 患者出现的骨矿化及代谢的异常。目前主要通过骨骼影像学和血 PTH 及生化指标进行诊断和治疗,骨活检是诊断肾性骨营养不良的金标准,通过双四环素标记的骨活检可确定骨转化状态,提供骨矿化率和骨形成率的信息。活检部位一般取髂前上棘,KDIGO 建议,下列情况下需要考虑骨活检:①无法解释的骨折;②怀疑铝、铁或其他金属过量或中毒;③无法解释的高钙血症;④严重、进行性血管钙化;⑤生化指标不一致无法进行最终的诊断;⑥使用双膦酸盐治疗 CKD-MBD 之前等。由于骨活检具有创伤性,患者一般不愿意接受,因此临床常规诊疗中并不作为常规的检查方法。

临床根据组织形态学的变化和骨动力学参数的不同,可分为高转化性骨病(甲状旁腺功能亢进性骨病)、低转化性骨病和混合性骨病。

（一）高转化性骨病

又称甲状旁腺功能亢进性骨病,主要见于甲状旁腺功能亢进症的患者,主要组织学改变为骨转化明显增加(包括骨形成和骨吸收)。生化改变包括血钙降低,血磷、骨特异性碱性磷酸酶升高,血 PTH 水平明显增高。X 线检查可见骨膜下吸收、骨硬化等特征性影像学表现。活检可见骨小梁周围出现大量的纤维化,破骨细胞和成骨细胞数目大量增加,骨的吸收和生成活跃,破骨细胞可穿入骨小梁形成大量吸收腔隙,表现为纤维囊性骨炎,可伴有骨质疏松和骨硬化,双四环素标记显示骨形成率升高,骨矿化率和骨形成率均明显增加。

（二）低转化性骨病

又称无动力性骨病,特点是骨的形成率降低,即骨转运和骨重塑均降低,伴随成骨细胞和破骨细胞数目减少和活性减低。组织形态学包括:骨软化和骨再生不良。

1. 骨软化 骨软化的发生与维生素 D 缺乏有关,此外认为与铝中毒关系更为密切。此外和甲状旁腺功能亢进症的过度治疗有关,主要因为服用过多的钙片和/或维生素 D,引起再生不良性肾性骨营养不良,检测 PTH 水平往往偏低,生化检测血钙正常,血磷增高,血铝一般也增高,骨特异性碱性磷酸酶降低。组织学特征为非矿化的骨基质沉积,矿化过程减少伴胶原沉积受抑制,此时非矿化骨占据骨小梁容积大部分,导致板层样组织堆积,骨骼易变形,板层状类骨质容积增加,多数骨小梁表面被很宽的类骨质覆盖,不伴有骨内膜纤维化,总骨量变化不定,骨铝染色常常可见铝在骨小梁和类骨质交叉处线性沉积。四环素标记可见散在性吸收或缺如,显示骨矿化障碍。

2. 骨再生不良 近年发病有增加趋势,病因仍不明确,可能与铝过量或 1,25-$(OH)_2D_3$ 对 PTH 的过度抑制有关。生化检查表现为血钙正常或轻度降低,血磷通常在正常范围,骨特异性碱性磷酸酶和 PTH 水平大多正常或偏低。组织学特征主要为骨形成减少伴有骨矿化减少,成骨细胞活性明显降低,仅有很少甚至没有类骨质层,骨总容量常常下降,骨形成率低于正常,骨铝染色可见铝沉积与骨小梁表面和类骨质-骨质交界处。

（三）混合性骨病

甲状旁腺功能亢进性骨病和骨矿化障碍同时并存,同时有高转化性骨病和低转化性骨病的表现,常由继发性甲状旁腺功能亢进症、骨矿化缺陷引起。组织学表现为纤维性骨炎和骨软化并存。骨形成正常或降低骨总量不定,破骨细胞活性增加,骨髓纤维化,类骨质覆盖面积增加,骨铝染色部分阳性,铝含量低但是呈现弥漫性分布。

四、血管钙化

CKD 患者早期即存在血管钙化、血管和心脏结构或功能的异常(包括颈动脉中膜厚度增加、左室质量指数升高、心室舒张功能减退等),而且症状往往隐匿,在早期难以发现。来自肾脏疾病早期评估计划的结果发现,CKD 患者发生致死或非致死心血管事件的风险远远超过肾病本身进展的危险。而血管钙化是导致心血管事件的高危因素,是 CKD 患者高病残率及死亡率的"隐形杀手"。而在接受维持血液透析患儿中,可出现动脉硬度增加及钙化的进一步加重,提示心血管病变的进展随着肾功能的恶化可进一步加重。其中 CKD-MBD 是导致血管钙化发生最主要的原因,也在 CKD 患儿心血管疾病发生发展过程中起到关键性作用。来自欧洲、澳大利亚等多个国家的研究均显示 CKD 患儿死亡因素中心脑血管事件占据 50%,维持性血液透析患儿中比例更高;因此心脑血管疾病是 CKD 患儿的首位死亡原因,临床需要高度重视。

CKD 患者血管钙化的具体机制是当前研究中的重点和热点,目前尚未完全阐明,研究认为,高钙、高磷血症及高钙磷沉积的作用仍然受到重视。但是近年研究认为,血管钙化不仅仅是由于高钙高磷过饱和后的被动沉积过程,目前认为可能是一个受多因素调控的、与骨组织发生相类似的主动可调节过程,其中心环节是血管平滑肌细胞向成骨样细胞转分化的过程。一方面,促进转分化的因素增强,如动脉的弹性蛋白被基质金属蛋白降解,与血管平滑肌细胞表面的受体结合,诱生转录因子-核心结合因子 α-1/Runt 相关基因 2(Cb-fa1/Runx2)活化,从而启动血管平滑肌细胞向成骨样细胞转化,直接参与血管钙化。而另一方面,CKD 患者体内抑制钙化的机制发生异常,这些因子水平下降和功能缺陷也参与了 CKD 患者血管钙化的发生。例如胎球蛋白 A(fetuin A)、基质 γ-羧基谷氨酸蛋白(matrix Gla protein,MGP)、骨保护素、骨桥蛋白等受到抑制均可导致血管钙化的发生。近年来发现 FGF-23 也参与血管钙化的发生。CKD Ⅲ 期时发生血磷升高,导致 PTH 明显增高,刺激骨细胞合成和分泌 FGF-23 进入血循环,FGF-23 与辅助因子 Klotho、FGF-23 受体结合后抑制钠-磷共转运体促进肾排泄磷,使血磷降至正常。因此,血清 FGF-23 升高可作为 CKD 患者维生素 D 的反调节因子,促进钙化。此外 CKD 患者慢性炎症以及其他因素(如医源性的正钙平衡状态)等 CKD 特有危险因素均参与血管钙化的发生。

高血压、吸烟、年龄等传统危险因素也可导致动脉粥样硬化和钙化,其发生部位主要为血管内膜,而 CKD 患者的血管钙化主要发生在动脉中膜,典型的中膜钙化主要发生在外周远端动脉,当然也可发生在大血管(如主动脉)。如果 CKD 患者合并高钙高磷时,矿物质沉积在血管壁内膜的硬化斑块或附近时,此时也可发生动脉内膜钙化。

评估血管钙化主要通过血管超声测定颈动脉内膜中层厚度的方法。近年电子束 CT(EBCT)以其快速、低辐射、高灵敏性得到医师们的青睐,用来评估冠状动脉钙化积分已被广泛应用在先天性心血管疾病的诊断、心胸外科手术等领域,未来 EBCT 在 CKD 儿童中检测血管钙化诊断中的应用前景值得关注,但目前仍缺乏统一的诊断和分级标准。

第三节　儿童慢性肾脏病的矿物质和骨代谢异常的治疗

在临床治疗 CKD-MBD 过程中,需要明确治疗的中心环节是控制高磷血症,纠正低钙血症,合理使用活性维生素 D 及其类似物,防止治疗中的高钙血症,防治 SHPT,改善和逆转肾性骨病和血管钙化等,努力使各项指标能够达到靶目标,最终达到改善患者临床预后的治疗目的。

一、纠正高磷血症

CKD 患者发生高磷血症最根本的原因是肾脏对磷滤过率下降导致磷在体内潴留。血清磷的调节包括饮食方式、多种器官功能改变(肾、骨、肠道等)、激素和细胞因子(PTH、活性维生素 D、FGF23 等)协同调节等。大量证据表明:长期高磷血症不单是 CKD 患者疾病进展的高危因素,也是 CKD 患者(包括肾脏替代治疗患者)发生全因死亡和心血管死亡、血管钙化、导致肾性骨营养不良的独立危险因素。因此应尽可能将升高的血磷降至或接近正常范围。

(一)限制磷的摄入

K/DOQI 主张:CKD3-4 期患者血磷 > 1.5mmol/L(4.6mg/dL)以及 CKD5 期患者血磷 > 1.8mmol/L(5.5mg/dL)以及血 PTH 升高超出 CKD 各期靶目标时应限制磷摄入,并且应每月监测血磷水平,推荐每日磷摄入限制在 800~1 000mg,根据蛋白水平需要调整饮食。由于磷主要存在于食物蛋白和食品添加剂中,限制磷的摄入可使 CKD 患者营养缺乏,导致机体负氮平衡。因此,为保证 CKD 患者蛋白摄入,维持机体正氮平衡,应选择磷/蛋白比值低、磷吸收率低的食物,限制含有大量磷酸盐添加剂的食物,此外还可使用磷结合剂治疗减少磷的吸收。

(二)磷结合剂

常用的磷结合剂有氢氧化铝、碳酸钙(含钙 40%)、醋酸钙(含钙 25%)等,还有不含钙和铝的磷结合剂,如司维拉姆、碳酸镧等。氢氧化铝是早期非常有效的磷结合剂,但铝累积具有铝中毒可能,机体内长期铝蓄积可导致顽固性小细胞性贫血、痴呆、骨软化症和其他疾病。K/DOQI 推荐只有血磷升高>2.26mmol/L(6.8mg/L)才可以短期应用,疗程应小于 4 周,且只能使用 1 个疗程,目前临床也很少使用。70% 的患者使用钙盐后能有效地控制高血磷,钙盐的主要副作用是引起血钙增高,碳酸钙和醋酸钙是最常用的钙盐,其中醋酸钙的降磷效果更强,是碳酸钙的两倍,同时由于含钙量低,较少引起血钙增高,临床更为推荐,一般建议餐中服用可以更好地发挥磷结合剂的作用。K/DOQI 推荐每日服用含钙磷结合剂的元素钙含量不能超过 1.5g。但是血钙水平>2.63mmol/L(10.5mg/dL),或合并严重血管钙化或其他软组织钙化的患者应禁用含钙磷结合剂。司维拉姆是阳离子聚合物,它通过离子交换和氢化作用吸附磷,是一种不经肠道吸收、不含钙和铝的新型磷结合剂。研究表明:服用司维拉姆的患者比服用含钙的磷结合剂具有更低的高血钙发生率、更低的低密度脂蛋白水平以及更少的冠状动脉钙化。碳酸镧是另一个新型不含钙和铝的磷结合剂,研究证实同样能有效降低血磷,高钙血症发生率明显低于碳酸钙。

(三)充分透析

调整透析频率和透析时间也可明显降低血磷。有研究表明增加透析次数,改隔日透析改为每日透析,血磷水平可明显下降。也有研究认为同时增加透析次数和透析时间,行每周 6 夜,每夜 8 小时的夜间血液透析,观察对磷清除率的影响,研究期间停用磷结合剂,并放宽对饮食磷的限制,观察 5 月后所有实验组血磷水平接近正常。此外如果改变透析器或使用高通量的透析方法,对单次透析血磷的清除效果要优于其他透析方法,但是否有持续的降磷疗效仍有待进一步证实。

二、调整血钙在目标值范围

血液循环中的钙以三种形式存在:白蛋白结合钙(40%)、游离钙(50%)和复合物钙(10%,如枸橼酸钙、磷酸钙和碳酸钙等),其中游离钙和复合物钙可经肾小球滤过,超过 97% 的钙在肾小管被重吸收。60%~70% 的钙在近端小管主动重吸收,20%~30% 在亨氏祥升支粗段重吸收,10% 在集合管被重吸收。研究表明血钙和 CKD 患者死亡率之间存在 U 形曲线关系,血清钙在 2.15~2.50mmol/L(校正钙 1.9~2.38mmol/L)范围时,CKD 患者的死亡风险最低。高于或低于这一范围均可增加 CKD 患者的不良事件。血清钙>2.5mmol/L(校正钙>2.38mmol/L)时,CKD 患者的全因死亡和心血管死亡风险最高,而血清钙≤2.13mmol/L 时同样增加患者的全因死亡风险。因此,对于 CKD 患者应尽可能维持在血钙在 2.15~2.50mmol/L,尤其应该避免高钙血症的发生。对于透析液中血钙的浓度,中国慢性肾脏病矿物质和骨异常诊治指南建议为避免发生高钙血症,建议使用钙浓度为 1.25~1.5mmol/L 的透析液。低钙血症时碳酸钙和醋酸钙是最常用的钙盐。

三、维生素 D 及其衍生物

CKD-MBD 的一个重要发病机制是 $1,25-(OH)_2D_3$ 缺乏和维生素 D 受体(VDR)异常,补充维生素 D 直接上调维生素 D 受体可以抑制甲状旁腺增生和 PTH 分泌,并间接作用于钙敏感受体促进肾小管重吸收钙。但由于活性维生素 D 可直接促进肠道增加对钙磷的吸收,因此可有增高血钙和血磷的不良反应,过度使用时,还可引起动力缺失性骨病,因此在用药过程需要严密检测血钙、血磷和 PTH 水平。目前较为常用的药物为骨化三醇。2019 年《中国慢性肾脏病矿物质和骨异常诊治指南》认为,对于 CKD3-5 期未接受透析的成年患者不建议常规使用活性维生素 D 及其类似物,伴有严重、进行性 SHPT 的 CKD4-5 期患者可以使用活性维生素 D 及其类似物,儿童患者可考虑使用活性维生素 D 及其类似物,以维持患儿血钙水平在相应年龄的正常范围内。

维生素 D 衍生物制剂同样可降低 CKD 患者的 PTH 合成和分泌,进而改善患者预后,且认为较少引起高血钙与高血磷的不良反应,常用药为帕立骨化醇。有研究发现,服用帕立骨化醇的透析患者具有比服用骨化三醇的透析患者具有较低浓度的血钙、血磷和 PTH,病死率也可进一步下降。

需要注意的是,使用活性维生素 D 或衍生物来实现最佳的维生素 D 受体激活时,应该避免诱发高钙血症。医源性高钙很有可能会直接或间接地增加患者由高血钙引发心血管疾病的相对风险。

四、钙敏感受体激动剂

钙敏感受体(CaR)激动剂是一种微小的有机分子物,对甲状旁腺的 CaR 可产生变构激活作用,增进 CaR 对细胞外钙的敏感度,从而在低于正常的血清钙水平时也能使受体活化,从而抑制 PTH 分泌达到治疗 SHPT 的目的。临床研究表明,使用钙敏感受体激动剂治疗能显著降低 CKD 患者的 PTH 水平和钙磷乘积。

西那卡塞是目前临床应用较为广泛的钙敏感受体激动剂,许多临床试验表明,在血液透析患者中使用西那卡塞能够降低甲状旁腺激素、钙、磷和钙磷酸盐结合产物的水平,透析患者血清中磷酸盐/钙离子处于不平衡的状态,西那卡塞除了能有效控制继发性甲状旁腺功能亢进症外,还能改善透析患者血清的矿物质平衡,进而有助于改善和治疗血管钙化。但是钙敏感受体激动剂没有获准在 CKD 患儿中使用,目前还没有钙敏感受体激动剂对儿童骨骼生长和生化参数影响的长期数据。

五、继发性甲状旁腺功能亢进症的治疗

(一)降低血磷和调整血钙在目标值范围
(二)应用活性维生素 D 及类似物和钙敏感受体激动剂

2019 年中国慢性肾脏病矿物质和骨异常诊治指南建议对于 CKD5 期透析患者需要减低 PTH 的患者,建议使用活性维生素 D 及其类似物,钙敏感受体激动剂,或使用活性维生素 D 及其类似物联合钙敏感受体激动剂治疗。

使用骨化三醇治疗 SHPT 时,临床常采用口服用药,常用的方法有每日小剂量及大剂量间歇疗法。每日口服治疗适用于轻-中度 SHPT,开始剂量为每日 $0.25 \sim 0.5 \mu g$,之后根据血钙血磷及 PTH 进行调整。大剂量间歇疗法主要为避免高钙血症发生和减少不良反应,适用于中重度 SHPT,根据美国 K/DOQI 指南干预慢性肾脏病骨代谢及疾病的临床实践指南建议:①PTH 在 $300 \sim 600 pg/mL$,每次 $0.5 \sim 1.5 \mu g$,每周 3 次;②PTH 在 $600 \sim 1\ 000 pg/mL$,每次 $1 \sim 4 \mu g$,每周 3 次;③PTH>$1\ 000 pg/mL$,每次 $3 \sim 7 \mu g$,每周 3 次。我国 2005 年关于活性维生素 D 在慢性肾脏病 SHPT 合理应用专家指南中的推荐剂量为:①PTH 在 $300 \sim 500 pg/mL$,每次 $1 \sim 2 \mu g$,每周 2 次;②PTH 在 $500 \sim 1\ 000 pg/mL$,每次 $2 \sim 4 \mu g$,每周 2 次;③PTH>$1\ 000 pg/mL$,每次 $4 \sim 6 \mu g$,每周 2 次。建议夜间睡眠前肠道钙负荷最低时服给药,这样高钙血症发生率低同样能达到降低 PTH 的治疗目的。钙敏感受体激动剂这一类药物一般无高钙血症副作用,临床可考虑和活性维生素 D 及其类似物合用来控制 SHPT。

(三)手术治疗

对于 CKD3-5 期包括透析患者药物治疗 SHPT 无效时,可采用甲状旁腺切除手术治疗。手术切除指征包括:①PTH 持续>$800 pg/mL$;②药物治疗无效的持续性高钙和/或高磷血症;③具备至少一枚甲状旁腺增大的影像学证据,如高频彩色超声显示甲状旁腺增大,直径>1cm 并有丰富的血流;④以往对活性维生素 D 及其类似物药物治疗抵抗。

目前手术治疗主要有 3 种术式:甲状旁腺次全切除术、甲状旁腺全切除加甲状旁腺自体移植术、甲状旁腺全切除术。临床更为推荐的术式为甲状旁腺全切除加甲状旁腺自体移植术:即切除所有甲状旁腺腺体(通常为 4 枚以上),同时即刻行自体甲状旁腺组织移植,一般可种植在手臂肌肉内,后期再次发生腺瘤也容易手术摘除。需要注意的是:甲状旁腺切除后 PTH 快速下降,肠道钙吸收减少,骨骼仍处于高转化状态,大量吸收血液中的钙磷沉积在骨骼以增加骨矿物质成分,此时容易发生严重的低钙血症和低磷血症,我们称之为"术后骨饥饿综合征",因此在术后 3 天内一般需要大量静脉补钙并应密切监测血钙水平。

六、血管钙化的防治

防治血管钙化应当控制和纠正血管钙化发生及发展的高危因素,包括戒烟、控制体重、增加运动、纠正营养不良、纠正血脂紊乱、控制高血压、控制糖尿病等,当然对于 CKD-MBD 的干预治疗是重中之重,包括降低血磷、避免高钙血症和治疗甲状旁腺功能亢进症。

七、治疗进展

骨形态发生蛋白-7(bone morphogenetic protein-7, BMP-7)是一种和骨骼发育密切相关的酸性多肽,在成骨细胞的生成和发育中起到重要作用。在动物的骨折治疗已被证实有确定的疗效,此外认为对骨折后延迟愈合或不愈合的干预治疗、骨不连接或骨缺损的修复均有治疗效果。

BMP-7 在成人肾脏中高度表达,并参与血液循环。在 CKD 患者中 BMP-7 的生成显著下降,从而引起 CKD-MBD。在 CKD 患者中 PTH 的刺激可能会导致成骨细胞前体累积,BMP-7 的缺乏导致这些前体细胞可能无法分化为成熟的成骨细胞。在这种情况下,CKD 患者合并 SHPT 时积累的纤维细胞可导致骨髓纤维化,外源性使用 BMP-7 能够纠正这些紊乱达到治疗的目的。目前 BMP-7 在 CKD-MBD 的治疗作用只是在部分患者在实验中证实和使用,仍未在临床推广使用。

第四节　儿童肾移植术后矿物质和骨代谢异常的变化及研究进展

骨矿物质代谢紊乱是慢性肾脏病的重要并发症,但近年来研究发现在肾功能恢复的肾移植患者中,仍存在一定程度的骨矿物质代谢紊乱。骨矿物质代谢在儿童期及青春期发挥着至关重要的作用,此阶段骨矿物质代谢可影响患儿远期骨健康状况。目前已有越来越多骨矿物质代谢紊乱的临床研究在成人肾移植患者中开展,但是关于儿童肾移植术后的临床研究仍然较少,儿童肾移植术后骨矿物质代谢紊乱主要为低磷、高钙、低维生素 D_3、SHPT 以及 FGF-23 水平升高等骨矿物质因子改变,这种改变不仅严重影响小儿骨骼正常生长,其临床研究的重要性甚至超过成人,部分研究提示这些紊乱可影响移植肾远期功能。因此需要对儿童肾移植术后骨矿物质代谢紊乱相关的临床研究进行归纳和总结,从肾移植术前和术后的变化趋势、病因、临床意义及治疗等方面进行梳理,为进一步深入探讨儿童肾移植术后骨矿物质代谢紊乱的监测、预防和治疗提供新的思考。

一、钙、磷及甲状旁腺激素

肾移植术后随着肾功能改善,肾脏合成 1,25-$(OH)_2D_3$ 的能力明显提升,绝大部分患者骨矿物质代谢紊乱明显改善,但部分受者继发性甲状旁腺功能亢进症持续或缓解后复发,少数受者在继发性甲状旁腺功能亢进症基础上发生自主性功能亢进或已形成具有自主分泌功能甲状旁腺腺瘤,即三发性甲状旁腺功能亢进症(THPT)。目前认为移植前长时间接受透析治疗和甲状旁腺增生改变是肾移植术后持续、再发或新发甲状旁腺功能亢进症主要危险因素。此外既往有较长激素及免疫抑制剂治疗病史、高脂血症、肥胖等临床因素亦与移植后甲状旁腺功能亢进症相关。持续的高水平 PTH 可与 FGF-23 共同作用,促进尿磷排泄,导致血磷降低。PTH 通过与活性维生素 D 协同作用促进消化道钙吸收及肾小管钙重吸,同时调节骨钙释放入血,从而可促使血清钙进一步升高。这也是肾移植术后患者仍存在高钙血症的重要原因。

在儿童肾移植患儿中随访发现,肾移植术后半年 PTH 升高患儿比例达 78%,移植后 1 年 PTH 升高患儿比例更高达 56%,移植后 1 年以上 PTH 高于正常范围患儿占 34%。长时间接受透析治疗、移植前 PTH 水平较高、移植后呈现低重碳酸盐等表现是肾移植术后发生甲状旁腺功能亢进症的高危因素,应注意具有上述高危因素的患儿移植后应进行 PTH 水平的动态检测和随访。PEKT(pre-emptive kidney transplantation)是指患者未接受透析就进行肾移植治疗,研究提示有更好的移植肾和人的长期存活,小儿 CKD 患者接受 PEKT 同样可以降低 CKD 相关并发症所带来的副作用。在 1997 年 Nogueira 等人随访 17 名接受 PE-KT 患儿和 24 名透析治疗后肾移植患儿术后 PTH 变化,发现 PEKT 患儿 PTH 恢复至正常水平早于已接受透析治疗的肾移植患儿。但 Hasegawa 等人在 2019 年发布的临床研究并未发现 PEKT 手术对肾移植术后 PTH 水平存在明显获益,研究者认为单纯 PEKT 并不能降低儿童肾移植术后钙磷代谢紊乱的发生,须同时在肾移植前注意控制骨矿物代谢紊乱。因此 PEKT 术对于儿童肾移植术后骨矿物质代谢是否存在获益,目前小样本的研究结果尚不能给出一致性的结论,需进一步扩大样本多中心研究矫正相关危险因素后方可对其是否获益进行深入解析。

二、维生素 D_3 缺乏

维生素 D_3 是一种类固醇激素,可参与调节钙平衡和骨矿物质代谢,在维持骨健康中起到重要作用。小儿缺乏维生素 D_3 可导致佝偻病发生,成年人缺乏维生素 D_3 可导致骨软化,并增加骨质疏松风险。同时近年来维生素 D_3 在多系统中的作用得到了广泛的认识。维生素 D_3 可参与糖脂质代谢,其血浆水平与胰岛素抵抗、血糖水平呈负相关,与高密度脂蛋白呈正相关。此外维生素 D_3 缺乏人群中发生心血管疾病及高血压疾病比例升高,且在心肌肥大、高血压、动脉粥样硬化等动物模型中,均存在维生素 D_3 代谢紊乱。同时有研究报道其参与免疫调节,降低感染发生。

在成人肾移植中,绝大多数移植受者维生素 D_3 缺乏,但既往报道中维生素 D_3 缺乏的肾移植患者群比例文献报道不一,大致在 49%~85% 之间。目前认为在肾移植患者中维生素 D_3 缺乏的原因主要有以下几点:移植前已存在维生素 D_3 缺乏,移植后免疫抑制剂使用影响维生素 D_3 的正常代谢,移植后 FGF-23 异常高表达抑制 $1,25\text{-}(OH)_2D_3$ 的合成,肾移植术后患者主动接受日照减少等;此外还可能与研究所处季节、地理位置以及纳入人群的风俗饮食结构有关。相关研究初步证实维生素 D_3 缺乏与移植后骨密度降低、肾小管萎缩和肾间质纤维化以及移植肾排斥发生相关。关于探索维生素 D_3 在肾移植中治疗作用的随机对照研究已有在开展。VITA-D 是首个临床前瞻性的随机对照研究,选取成人肾移植患者,探索维生素 D_3 与安慰剂治疗后对移植后肾功能、免疫介导排异的发生以及骨矿物质代谢的影响。进一步 VITALE 是一个随机、多中心、双盲、前瞻性研究,试图说明不同剂量维生素 D_3 治疗对移植患者的获益情况。两个前瞻性随机对照研究结果尚未发表,其结果可为维生素 D_3 在肾移植患者中的治疗应用提供一定的临床指导意义。

同样维生素 D_3 缺乏已被证实存在于儿童肾移植患者,25-羟维生素 $D_3<10ng/mL$ 患儿比例高达 26%,25-羟维生素 $D_3<120ng/mL$ 高达 32%。在小儿 CKD 中往往合并甲状旁腺功能亢进症,维生素 D_3 补充可抑制甲状旁腺素分泌,改善甲状旁腺功能亢进症。同样在儿童肾移植术后亦合并甲状旁腺功能异常,维生素 D_3 补充明显降低异常分泌 PTH 水平。但在小儿 CKD 中维生素 D_3 补充对患儿肾性骨病是否获益仍无一致结论。大部分研究发现维生素 D_3 治疗 CKD 患儿可有效改善肾性骨病,但也有研究报道其对肾性骨营养不良有负面作用。一项研究发现给予腹膜透析患儿每周 3 次骨化三醇治疗,随访 12 个月后,治疗组患儿无动力骨病发病率明显升高,作者认为骨化三醇治疗的负效应可能与慢性肾脏病往往合并血钙缺乏有关,高水平维生素 D_3 提升骨吸收,抑制骨矿化,以维持血钙正常浓度,一定程度干扰了骨形成。在儿童肾移植中,维生素 D_3 补充对骨密度改善相关研究有限,El-HusseiniAA 等人报道了给予肾移植患儿阿法骨化醇治疗 12 个月后,利用双能 X 线检测骨密度,发现治疗组腰椎骨密度从 -2.1 提升至 -0.6,而安慰剂组无明显改善。KIDGO 指南指出慢性肾脏病在维生素 D_3 缺乏时应补充维生素 D_3,但对于移植患儿没有明确指导方案,KIDGO 补充方案可能并不适用于肾移植患儿。对于小儿移植后维生素 D_3 该如何补充,近来也有初步的研究报道。Tuchman 等人发现,移植后给予患儿每天补充 400iu 维生素 D_3 或麦角钙化醇,与安慰剂组对比提升 7.5ng/mL 的 25-羟维生素 D_3 水平。并发现维生素 D_3 比麦角钙化醇在提升血浆 25-羟维生素 D_3 水平有更好的表现,其原因可能与维生素 D_3 具有较长半衰期有关,有助于维持 25-羟维生素 D_3 水平,此外其与肝脏 25-羟化酶具有较高结合力,提升 25-羟维生素 D_3 合成效率。

三、成纤维细胞生长因子-23

成纤维细胞生长因子-23(FGF-23)是近年新发现的一种参与血磷代谢的细胞因子,其主要通过促进尿磷排泄,抑制 $1,25\text{-}(OH)_2D_3$ 的合成,促进 $1,25\text{-}(OH)_2D_3$ 降解等途径参与骨矿物质代谢。近年来发现 FGF-23 除了参与钙磷代谢外,亦与心血管系统损伤重构密切相关。FGF-23 参与多种心血管疾病如左室肥厚、颈动脉及冠状动脉粥样硬化及心力衰竭的发生,并且其水平与心血管疾病严重程度及临床预后相关,目前认为具体机制可能是 FGF-23 激活 RAAS 系统、介导炎症反应以及造成血管内皮细胞功能障碍。

FGF-23 在绝大多数的 CKD 患者人群中呈现高表达,终末期肾脏病患者呈进一步升高。高水平的 FGF-23 是 CKD 患者死亡、肾功能恶化、心血管事件发生的独立危险因素。FGF-23 水平与 CKD 患者 eGFR 呈负相关,随着 CKD 病程进展,(肾小球滤过率)eGFR 下降,FGF-23 水平逐渐升高,可能因为 FGF-23 与残余肾单位减少相关,因此 FGF-23 是 CKD 进展至终末期肾脏病的独立危险因素。Isakova 团队开展两项大样本长期随访研究证实高水平 FGF-23 与 CKD 患者死亡相关。研究者首先在 3 879 例 CKD2-4 期的患者中,通过平均随访 3.5 年,发现高 FGF-23 水平是死亡的独立危险因素。在进一步的研究中,作者利用 5 年时间随访 1 135 名 CKD 患者,随访观察 FGF-23 在 CKD 患者中变化水平,发现随访期间 FGF-23 水平缓慢升高者死亡风险增加 4.49 倍,明显高于 FGF-23 稳定患者;而 FGF-23 水平急剧升高者的死亡风险比 FGF-23 稳定患者增加 15.23 倍。心血管事件是慢性肾脏病常见并发症,随着对 FGF-23 与心血管疾病关系的逐步认识,该研究初步探索了 FGF-23 水平与慢性肾脏病合并心血管疾病的关系。Scialla 开展的前瞻性研究纳入 3 860 名 CKD 患者,随访时间平均 3.7 年,360 名患者出现慢性心功能不全,在矫正人口特点、肾功能、心血管危险因素、药物等混杂因素后发现高水平 FGF-23 是慢性心力衰竭的独立危险因素。

成功肾移植术后,eGFR 逐渐上升,FGF-23 清除代谢增加,循环中 FGF-23 下降,但研究发现肾移植术后 FGF-23 水平仍高于同等 eGFR 的 CKD 患者,部分患者亦存在 FGF-23 复发升高现象。高水平的 FGF-23 可促进尿磷的排泄,抑制维生素 D_3 活化,因此高水平的 FGF-23 可与移植后低血磷和低维生素 D_3 相关。除了参与钙磷代谢外,FGF-23 水平上升与移植物排斥所带来的肾功能恶化相关。一项纳入 57 名儿童肾移植患儿研究发现随着慢性移植肾失功 FGF-23 逐渐升高,并且其变化早于 PTH,因此与 PTH 相比 FGF-23 对儿童肾移植慢性移植物失功具有更好的预测作用。Michael E 等人进一步发现在病理证实的慢性移植肾肾病患者中 FGF-23 呈现高表达,并且 FGF-23 是慢性移植肾损伤的危险因素,研究指出当 FGF-23>70pg/mL 对于慢性移植肾肾病是否进展具有较好的预测能力。除了慢性移植物肾病,Wesseling-Perry 团队发现高水平 FGF-23 患儿在随访 2 年期间发生病理证实急性排异的风险明显高于 FGF-23 正常水平患儿。激素是肾移植术后常用的抗排异药物,其可介导导致骨骼肌产生 FGF-23 表达量,从而增加血清学 FGF-23 水平。随着移植后无激素方案的开展,无激素治疗方案是否可以改善移植后 FGF-23 异常升高相关的 CKD-MBD 仍需明确,针对这一问题目前已有一些研究报道,一项研究认为在移植后短期内,无激素治疗尚未对 FGF-23 水平存在显著影响。另一项较长期的随访发现儿童肾移植 FGF-23 表达水平升高与激素使用相关,且 FGF-23 参与激素相关骨生长发育障碍,临床结果发现激素治疗肾移植患儿 FGF-23 水平明显高于无激素治疗患儿和正常健康对照的患儿。此外进一步的动物实验发现阻断 FGF-23 与其受体结合可降低地塞米松导致的骨生长不良。因此对于儿童肾移植术后推荐使用无激素方案有其临床研究和动物实验的理论依据。

四、肾移植术后钙磷代谢检测和处理原则

关于小儿移植后钙磷代谢检测和处理原则国内仍没有指南,建议参考成人的处理原则。

监测项目和合理的检测间隔时间:在肾移植术后初期,推荐至少每周测定血清钙、磷水平,直至两者达到稳定(1B)。肾移植初期之后,血清钙、磷及 PTH 水平的监测频率取决于其异常程度以及 CKD 进展速度(证据未分级)。合理的检测间隔包括,CKD G1T-G3bT 期:每 6~12 个月检查血清钙、磷水平;在第一次检

测 PTH 之后根据 PTH 基线水平和 CKD 进展情况决定 PTH 的检查间隔。CKD G4T 期:每 3~6 个月检查血钙、磷水平;每 6~12 个月检查 PTH 水平。CKD G5T 期:每 1~3 个月检查血钙、磷水平;每 3~6 个月检查 PTH 水平。CKD G3a~G5T 期:每 12 个月检查碱性磷酸酶活性,如存在 PTH 水平升高,则检测频率可增加。

对于接受针对 CKD-MBD 治疗或已经出现生化指标异常的患者,可以合理地增加检测频率,以监测疗效和副作用(证据未分级)。这些患者异常生化指标的处理,可依据 CKD G3a~G5 期患者的处理方案进行(证据未分级)。

CKD G1T-G5T 期患者,建议测定 25-(OH)D₃(骨化二醇)的水平,并根据基线值和治疗措施决定监测频率(2C)。CKD G1T~G5T 期患者出现维生素 D 缺乏和不足时,建议采用普通人群中推荐的治疗方案加以纠正(2C)。伴骨质疏松危险因素的 G1T~G5T 患者,若骨密度检查结果影响治疗决定,建议行骨密度检查以评估骨折风险(2C)。

肾移植术后 12 个月内估算肾小球滤过率超过 30mL/(min·1.73m²)且骨密度减低的患者,建议使用维生素 D、骨化三醇/阿法骨化醇,和/或抗骨吸收药物治疗(2D)。建议根据是否存在 CKD-MBD 选择治疗,可通过钙、磷、PTH、碱性磷酸酶和 25-(OH)D₃ 水平的异常来判断(2C)。可考虑行骨活检来以指导治疗(证据未分级)。

目前尚无足够的证据指导行肾移植术 12 个月后的治疗。已知骨密度减低的 CKD G4~G5T 期患者,建议治疗方案与 CKD G4~G5 期未透析的患者相同(2C)。

第五节 小 结

CKD 患者早期易出现低磷、高钙、低维生素 D₃、继发性甲旁亢以及 FGF-23 水平升高等骨矿物质代谢改变,在儿童同样容易发生骨矿物质代谢异常,即 CKD-MBD,CKD-MBD 不仅严重影响儿童骨骼正常生长,给患儿成年期骨健康带来不可逆的副作用,同样影响生长发育,增加心血管事件;即使行肾移植手术,术后 CKD-MBD 仍然存在,可影响移植肾患者的远期肾功能和长期人肾存活,也与慢性移植物失功和急性排异相关,亦可能对心血管系统等产生不良影响。KIDGO 和国内关于 CKD-MBD 的指南虽对慢性肾脏病骨矿物质代谢紊乱做出了相应指导,是否适合儿童以及对移植后是否同样适用仍需进一步明确。

与发达国家相比,我国 CKD-MBD 的诊治水平相对落后,存在着认知率低和治疗不规范的情况。儿童正处于骨骼、心血管系统发育的关键时期,CKD-MBD 严重影响着 CKD 患儿未来的生活质量和预后。临床应根据患儿各项指标的具体情况,制定个体化的治疗方案,同时注意治疗过程中的先后顺序,根据疗效及副作用情况进行治疗方案的调整。在临床治疗过程中应明确治疗的中心环节是纠正血钙血磷紊乱,合理使用活性维生素 D 及其类似物,防止治疗中的高钙血症,防治 SHPT,改善和逆转肾性骨病和血管钙化等,努力使各项指标能达到靶目标,最终达到改善患儿的临床预后。

(黄洪锋)

参考文献

[1] WASSERMAN H,GORDON C M. Bone Mineralization and Fracture Risk Assessment in the Pediatric Population. Journal of clinical densitometry:the official journal of the International Society for Clinical Densitometry,2017,20(3):389-396.

[2] MOE S,DRUEKE T,CUNNINGHAM J,et al. Definition,evaluation,and classification of renal osteodystrophy:a position statementfrom kidney disease:improving global outcomes(KDIGO). Kidney Int,2006,69:1945-1953.

[3] BERGWITZ C,JUPPNER H. Regulation of phosphate homeostasis by PTH,vitamin D,and FGF23. Annual review of medicine,2010,61:91-104.

[4] ANNA J,PETRA B,MICHEL C,et al. Fibroblast growth factor 23,bone mineral density,and risk of hip fracture among older adults:the cardiovascular health study. J CLIN ENDOCRIN METAB,2013,98(8):3323-3331.

[5] PEACOCK M. Calcium metabolism in health and disease. Clin J Am Soc Nephrol,2010,5 Suppl 1:S23-30.

［6］ PETTIFOR J M. Calcium and vitamin D metabolism in children in developing countries. Annals of nutrition & metabolism, 2014,64 Suppl 2:15-22.

［7］ 颜纯,王慕逖.小儿内分泌学.2 版.北京:人民卫生出版社,2006.

［8］ KETTELER M,BLOCK G A,EVENEPOEL P,et al. Executive summary of the 2017 KDIGO Chronic Kidney Disease-Mineral and Bone Disorder(CKD-MBD) Guideline Update:what's changed and why it matters. Kidney international,2017,92(1): 26-36.

［9］ VERGHESE P S. Pediatric kidney transplantation:a historical review. Pediatric research,2017,81(1-2):259-264.

［10］ BOUQUEGNEAU A,SALAM S,DELANAYE P,et al. Bone Disease after Kidney Transplantation. Clin J Am Soc Nephrol, 2016,11(7):1282-1296.

［11］ BACCHETTA J,RANCHIN B,DEMEDE D,et al. The consequences of pediatric renal transplantation on bone metabolism and growth. Current opinion in organ transplantation,2013,18(5):555-562.

［12］ JAMAL S A,MILLER P D. Secondary and tertiary hyperparathyroidism. Journal of clinical densitometry:the official journal of the International Society for Clinical Densitometry,2013,16(1):64-68.

［13］ KOCH N P C,DAVID L,COCHAT P. Evolution of secondary hyperparathyroidism after renal transplantation. Pediatric nephrology,2000,14(4):342-346.

［14］ GUERRA R,AUYANET I,FERNANDEZ E J,et al. Hypercalcemia secondary to persistent hyperparathyroidism in kidney transplant patients:analysis after a year with cinacalcet. Journal of nephrology,2011,24(1):78-82.

［15］ MATSUDA-ABEDINI M,PORTALE A A,SHAH A,et al. Persistent secondary hyperparathyroidism after renal transplantation in children. Pediatric nephrology,2006,21(3):413-418.

［16］ KIM D H,LEE J H,HAN D J,et al. Risk factors for persistent hyperparathyroidism in children with stable renal function after kidney transplantation. Pediatric transplantation,2018,e13238.

［17］ AMARAL S,SAYED B A,KUTNER N,et al. Preemptive kidney transplantation is associated with survival benefits among pediatric patients with end-stage renal disease. Kidney international,2016,90(5):1100-1108.

［18］ NOGUEIRA P C,REY N,SAID M H,et al. Evolution of hyperparathyroidism after renal transplantation in children--effect of pre-emptive transplantation and duration of dialysis. Nephrology,dialysis,transplantation:official publication of the European Dialysis and Transplant Association-European Renal Association,1997,12(5):984-987.

［19］ HASEGAWA K,MOTOYAMA O,SHISHIDO S,et al. Mineral disorders in pediatric pre-emptive kidney transplantation. Pediatrics international:official journal of the Japan Pediatric Society,2019,61(6):587-594.

［20］ DIAB L,KREBS N F. Vitamin Excess and Deficiency. Pediatrics in review,2018,39(4):161-179.

［21］ LIPS P,EEKHOFF M,VAN SCHOOR N,et al. Vitamin D and type 2 diabetes. The Journal of steroid biochemistry and molecular biology,2017,173:280-285.

［22］ WANG T J. Vitamin D and Cardiovascular Disease. Annual review of medicine,2016,67:261-272.

［23］ WATKINS R R,LEMONOVICH T L,SALATA R A. An update on the association of vitamin D deficiency with common infectious diseases. Canadian journal of physiology and pharmacology,2015,93(5):363-368.

［24］ BRODERSEN L A,NIELSEN P R,THIESSON H C,et al. Vitamin D status in children and adolescents with kidney transplants. Pediatric transplantation,2011,15(4):384-389.

［25］ WESSELING-PERRY K,TSAI E W,ETTENGER R B,et al. Mineral abnormalities and long-term graft function in pediatric renal transplant recipients:a role for FGF-23? Nephrology,dialysis,transplantation:official publication of the European Dialysis and Transplant Association-European Renal Association,2011,26(11):3779-3784.

［26］ SHROFF R,KNOTT C,GULLETT A,et al. Vitamin D deficiency is associated with short stature and may influence blood pressure control in paediatric renal transplant recipients. Pediatric nephrology,2011,26(12):2227-2233.

［27］ SGAMBAT K,TUCHMAN S,RYAN L,et al. Low bone mineral density and nutritional vitamin D deficiency in pediatric renal transplant recipients:Assessment of risk factors and response to oral vitamin D therapy. Pediatric transplantation,2011,15 (8):790-797.

［28］ TUCHMAN S,KALKWARF H J,ZEMEL B S,et al. Vitamin D deficiency and parathyroid hormone levels following renal transplantation in children. Pediatric nephrology,2010,25(12):2509-2516.

［29］ SARNO G,NAPPI R,ALTIERI B,et al. Current evidence on vitamin D deficiency and kidney transplant：What's new？ Reviews in endocrine & metabolic disorders,2017,18(3):323-334.

［30］ CHO H Y,HYUN H S,KANG H G,et al. Prevalence of 25(OH) vitamin D insufficiency and deficiency in pediatric patients on chronic dialysis. Peritoneal dialysis international：journal of the International Society for Peritoneal Dialysis,2013,33(4): 398-404.

［31］ WESSELING-PERRY K,SALUSKY I B. Phosphate binders,vitamin D and calcimimetics in the management of chronic kidney disease-mineral bone disorders(CKD-MBD) in children. Pediatric nephrology,2013,28(4):617-625.

［32］ GOODMAN W G,RAMIREZ J A,BELIN T R,et al. Development of adynamic bone in patients with secondary hyperparathyroidism after intermittent calcitriol therapy. Kidney international,1994,46(4):1160-1166.

［33］ SUDA T,TAKAHASHI F,TAKAHASHI N. Bone effects of vitamin D-Discrepancies between in vivo and in vitro studies. Archives of biochemistry and biophysics,2012,523(1):22-29.

［34］ EL-HUSSEINI A A,EL-AGROUDY A E,EL-SAYED M,et al. A prospective randomized study for the treatment of bone loss with vitamin d during kidney transplantation in children and adolescents. American journal of transplantation：official journal of the American Society of Transplantation and the American Society of Transplant Surgeons,2004,4(12):2052-2057.

［35］ ERBEN R G,ANDRUKHOVA O. FGF23-Klotho signaling axis in the kidney. Bone,2017,100:62-68.

［36］ CIANCIOLO G,GALASSI A,CAPELLI I,et al. Klotho-FGF23,Cardiovascular Disease,and Vascular Calcification：Black or White？ Current vascular pharmacology,2018,16(2):143-156.

［37］ FIGUREK A,SPASOVSKI G,POPOVIC-PEJICIC S. FGF23 Level and Intima-Media Thickness Are Elevated From Early Stages of Chronic Kidney Disease. Therapeutic apheresis and dialysis：official peer-reviewed journal of the International Society for Apheresis,the Japanese Society for Apheresis,the Japanese Society for Dialysis Therapy,2018,22(1):40-48.

［38］ ZHANG LN,YANG G,CHENG C,et al. Plasma FGF23 levels and heart rate variability in patients with stage 5 CKD. Osteoporosis international：a journal established as result of cooperation between the European Foundation for Osteoporosis and the National Osteoporosis Foundation of the USA,2015,26(1):395-405.

［39］ GUTIERREZ OM,MANNSTADT M,ISAKOVA T,et al. Fibroblast growth factor 23 and mortality among patients undergoing hemodialysis. The New England journal of medicine,2008,359(6):584-592.

［40］ ISAKOVA T,XIE H,YANG W,et al. Fibroblast growth factor 23 and risks of mortality and end-stage renal disease in patients with chronic kidney disease. Jama,2011,305(23):2432-2439.

［41］ ISAKOVA T,CAI X,LEE J,et al. Longitudinal FGF23 Trajectories and Mortality in Patients with CKD. Journal of the American Society of Nephrology：JASN,2018,29(2):579-590.

［42］ SCIALLA J J,XIE H,RAHMAN M,et al. Fibroblast growth factor-23 and cardiovascular events in CKD. Journal of the American Society of Nephrology：JASN,2014,25(2):349-360.

［43］ WESSELING-PERRY K,PEREIRA R C,TSAI E,et al. FGF23 and mineral metabolism in the early post-renal transplantation period. Pediatric nephrology,2013,28(11):2207-2215.

［44］ YILMAZ M I,SONMEZ A,SAGLAM M,et al. Longitudinal analysis of vascular function and biomarkers of metabolic bone disorders before and after renal transplantation. American journal of nephrology,2013,37(2):126-134.

［45］ BUYUKKARAGOZ B,BAKKALOGLU S A,KANDUR Y,et al. The evaluation of bone metabolism in children with renal transplantation. Pediatric transplantation,2015,19(4):351-357.

［46］ BAIA L C,HEILBERG I P,NAVIS G,et al. Phosphate and FGF-23 homeostasis after kidney transplantation. Nature reviews Nephrology,2015,11(11):656-666.

［47］ WOLF M,MOLNAR M Z,AMARAL A P,et al. Elevated fibroblast growth factor 23 is a risk factor for kidney transplant loss and mortality. Journal of the American Society of Nephrology：JASN,2011,22(5):956-966.

［48］ VAN HUSEN M,LEHNHARDT A,FISCHER A K,et al. Fibroblast growth factor 23 and calcium phosphate homeostasis after pediatric renal transplantation. Pediatric transplantation,2012,16(5):443-450.

［49］ SEIFERT M E,ASHOOR I F,CHIANG M L,et al. Fibroblast growth factor-23 and chronic allograft injury in pediatric renal transplant recipients：a Midwest Pediatric Nephrology Consortium study. Pediatric transplantation,2016,20(3):378-387.

［50］ QUARLES L D. Skeletal secretion of FGF-23 regulates phosphate and vitamin D metabolism. Nature reviews Endocrinology,

2012,8(5):276-286.

[51] DELUCCHI A,TORO L,ALZAMORA R,et al. Glucocorticoids Decrease Longitudinal Bone Growth in Pediatric Kidney Transplant Recipients by Stimulating the FGF23/FGFR3 Signaling Pathway. Journal of bone and mineral research,2019,34(10):1851-1861.

[52] 刘志红,李桂森.中国慢性肾脏病矿物质和骨异常诊治指南.北京:人民卫生出版社,2019.

[53] 2017 KDIGO 临床实践指南更新:慢性肾脏病矿物质与骨异常诊断、评估、预防和治疗.肾脏病与透析移植杂志,2017,26(5):462-466.

[54] 孔维玮,刘帅辉,黄洪锋.儿童肾移植后矿物质和骨代谢紊乱研究进展.中华器官移植杂志,2020,41(9):571-573.

[55] 王平,黄文彦.儿童慢性肾脏病钙磷代谢问题.中国实用儿科杂志,2011,26(6):411-414.

[56] 唐荣.慢性肾脏病患者骨矿物质代谢紊乱的发病机制与治疗的研究进展.广东医学院学报,2010,28(2):202-204.

[57] 戴威,孔令泉,吴凯南.甲状旁腺功能亢进症的诊断与治疗进展.中华内分泌外科杂志,2018,12(1):82-84.

[58] 潘海,刘金鑫,张岩.慢性肾病合并矿物质与骨代谢紊乱的发病机制、临床诊断与治疗.中国临床药理学与治疗学,2014,19(6):695-700.

[59] 国家肾脏疾病临床医学研究中心.中国慢性肾脏病矿物质和骨异常诊治指南概要.肾脏病与透析肾移植杂志,2019,28(1):52-57.

[60] 梁雁,罗小平.关注儿童青少年钙磷代谢障碍相关性骨病和遗传性骨病.中国实用儿科杂志,2017,32(9):649-654.

[61] 陈瑞敏,袁欣.维生素 D 缺乏与儿童内分泌疾病.中国实用儿科杂志,2017,32(9):673-679.

[62] 邢昌赢,沈冬云.慢性肾脏病患者骨-矿物质代谢异常的诊断与治疗.中华全科医学,2015,13(7):1040-1041.

第三十二章 儿童肾移植术后肿瘤

与成人受者相比,儿童肾移植术后恶性肿瘤类型存在较大的差异,国外报道中儿童肾移植受者中新生肿瘤大多数为移植后淋巴增殖性疾病(posttransplant lymphoproliferative disorders,PTLD)和非黑色素瘤皮肤癌(non-melanoma skin cancer,NMSC),术后新发恶性肿瘤作为儿童肾移植受者术后死亡的重要原因之一,但是目前对其发病机理、临床表现、诊断和治疗的认识仍有许多不足,完善监测和预防策略,规范诊疗逐渐成为儿童肾移植术后管理的重要环节。

第一节 儿童肾移植术后肿瘤学概述

儿童肾移植受者与成人受者相比,移植后恶性肿瘤类型存在较大的差异,张健等对我国成人肾移植术后恶性肿瘤总结分析,前10位最常见的肿瘤是尿路上皮细胞癌、肝细胞癌、胃肠道肿瘤、肾细胞癌、淋巴瘤、肺癌、乳腺癌、皮肤癌、Kaposi肉瘤和宫颈癌。我国目前对儿童肾移植术后新发恶性肿瘤报道很少。国外报道中儿童肾移植受者中新生肿瘤大多数为移植后淋巴增殖性疾病(posttransplant lymphoproliferative disorders,PTLD)和非黑色素瘤皮肤癌(non-melanoma skin cancer,NMSC),实体肿瘤在成年后发生风险增高。儿童肾移植受者恶性肿瘤发生风险是普通儿童的2~8倍,首次肾移植术后25年所有癌症的累积发病率可达18%~27%,11%~18%的肾移植术后死亡可以归因于恶性肿瘤。

亚洲国家对儿童肾移植术后恶性肿瘤报道较少。韩国、日本的单中心报告指出,儿童肾移植术后恶性肿瘤发病率分别为7.7%和10.6%,其中以PTLD最常见,其次为甲状腺乳头状癌、硬腭黏液表皮样癌、急性T淋巴细胞白血病、恶性淋巴瘤、黑色素瘤、肝母细胞瘤、结直肠癌和输尿管肿瘤。移植后恶性肿瘤的平均发病时间分别为3.7年和8.9年。目前我国对儿童器官移植等待者有移植优先权,随着未来儿童肾移植手术量的增加、术后带功生存时间的延长及成年后可能接受二次移植,预计术后新发恶性肿瘤将会成为儿童肾移植受者术后死亡的首要原因。

一、皮肤癌

非黑色素瘤皮肤癌(non-melanoma skin cancer,NMSC)是儿童受者第二常见的恶性肿瘤,NMSC包括鳞状细胞癌和基底细胞癌。儿童移植后皮肤癌的发生在儿童时期并不常见,大多数是鳞状细胞癌,表现为更具侵袭性,10%~15%有淋巴或远处扩散。儿童在成年后患病风险增加,通常在移植后12~18年内发生,移植后25年的累积发病率可达20%。与普通人群相反,移植术后鳞状细胞癌更常见,这可能与HPV感染有关。NMSC通常发生于头皮、面部及手等暴露于阳光的部位,皮肤癌最重要的环境危险因素是阳光照射。西罗莫司可降低皮肤癌患者复发鳞癌的风险,可用于存在癌前病变或过度日晒的高危患者。

黑色素瘤比NMSC少见,它是一种高度侵袭性肿瘤。儿童器官移植受者的发生率高于成人受者,在儿童中,无色素性黑色素瘤更为常见。黑色素瘤通常具有ABCDE的特征(不对称、边界不规则、着色多样化、直径>6mm和皮损渐进性隆起)。移植术后多发性黑素细胞痣(数量>50个)可能是黑色素瘤的危险因素。

大多数皮肤癌的标准程序是手术切除肿瘤,并保留适当的健康皮肤边缘。

二、实体肿瘤

儿童肾移植术后实体肿瘤发生率较成人低。Smith等报道,儿童肾移植实体肿瘤与普通儿童人群相比,风险增加了6.7倍且最常见为肾细胞癌。随着年龄增长,成年后更易患上皮来源性肿瘤,甲状腺乳头状癌、肾母细胞瘤、肝细胞瘤、结肠癌、乳腺癌和宫颈腺癌较常见。

肾移植术后新发肾细胞癌大多发生在原肾,可能与原肾囊肿发生恶变及透析时间过长有关。回顾性研究表明儿童肾移植受者原肾肾细胞癌的发病率约为0.6%,且发病率随着年龄的增长而升高。

移植肾肾细胞癌发生较原肾肾细胞癌少见,可能为供者传播性肿瘤或移植后新生肾细胞癌。Bita等人对12例儿童移植肾肾细胞癌的分析显示最常见的症状是血尿(肉眼或镜下)。其他不常见的表现包括未控制的高血压和蛋白尿。确诊时供者年龄比普通人群中肾癌患者小,男性供者较多见。对9例患者肿瘤进行了DNA检测,发现移植肾肾癌均来源于供者。移植肾肾细胞癌体积通常较小(<5cm),核分级较低,最常见病理类型为乳头状瘤。大多数患者预后较好,1例发生肺转移。移植肾超声监测可以更早地发现肾细胞癌。

第二节　儿童肾移植术后淋巴增殖性疾病

一、流行病学

移植后淋巴增殖性疾病(PTLD)是儿童器官移植患者中最常见的恶性肿瘤。美国器官获取和移植网络(OPTN)和美国移植受者科学登记中心(SRTR)报道在儿童肾移植中PTLD发病率为2.2%。儿童从移植到发生PTLD的平均时间约为1.5年,在移植后1年PTLD发生率最高。PTLD占所有恶性肿瘤中死亡率的一半。

PTLD的发生率与器官移植类型有关,不同类型的儿童实体器官移植的PTLD发生率不同,肠移植后PTLD的风险最高(26.8%),其次是心肺联合移植(19.5%)、心脏移植(7.7%~12.9%)、肝移植(4%)和肾移植(1%~7%)。目前尚不清楚发病率不同的原因,但可能与移植器官中淋巴组织的数量和免疫抑制方案有关。

二、病理生理学

EB病毒(Epstein-Barr-virus,EBV)属于伽马疱疹病毒家族,是一种双链DNA病毒,感染全世界90%以上的人类,并终生携带。EBV主要通过唾液传播,美国成年人中80%~90%血清EBV阳性,但5岁儿童中只有20%~25% EBV血清阳性。在发展中国家,90%的儿童在5岁之前感染,通常以无症状的方式感染。

EBV在PTLD的产生中起着核心作用,这与EBV的两个独特特征有关。第一是EBV具有转化和永生化B细胞的能力。这样的B细胞有不受控制的增殖的潜力,由此导致的增殖有时会导致次级遗传或表观遗传突变。第二是与EBV保护细胞凋亡的能力有关。EBV相关淋巴瘤的发病机制涉及病毒基因表达的不同模式和细胞遗传效应改变之间的复杂相互作用。

儿童PTLD患者中90%以上是EB病毒(EBV)阳性,且绝大多数是B细胞来源的。与其他血清学组合相比,供者中的EBV+血清学(D+/R-)与PTLD显著相关。T细胞起源的PTLD罕见而且与EBV相关的可能性较小。移植后的原发性EBV感染可能的几个来源,包括供体器官、围手术期血液制品、社区获得。供体器官是血清阴性受者发生早期(如第一年)的EBV感染最可能来源。目前已有研究用分子技术证明EBV来自捐赠者。血清阴性受者移植后前几个月EBV血清转换和PTLD的发生率相对较低,提示围手术期输血是儿童实体器官受者EBV感染的较少来源。

三、临床表现及分类

PTLD的表现可能是非特异性的,临床症状和体征取决于肿物的位置、并发症及全身炎症反应。临床医生必须将其纳入几乎所有移植后患者的鉴别诊断中。

PTLD的首发症状常为发热、咽痛、疲乏无力、体重减轻等或腹痛、呕吐、腹泻、便血等消化道症状或移植器官功能受损表现类似移植物抗宿主病、移植物排斥反应。一些患者可仅表现为颈部淋巴结病变而无症状。

常见的受累器官包活腺样体/扁桃体(A/T)、淋巴结、胃肠道、移植物、肝、肺、肾等实体器官或中枢神经系统。胃肠道和淋巴结是肾移植患者发生 PTLD 最常见的部位。中枢神经系统(CNS)受累很少见,但预后不佳。

2016 年 WHO 的 PTLD 组织学分类是目前最新的分类,它以 2008 年组织学分类为基础,将 PTLD 分为早期病变(浆细胞增生性 PTLD、传染性单核细胞增多症样 PTLD 和旺炽性滤泡增生性 PTLD、多形性 PTLD、单形性 PTLD 以及经典霍奇金淋巴瘤型 PTLD(见表 32-1),反映了病变从多克隆向单克隆演进,侵袭性逐渐增强,最终发展为淋巴瘤的连续过程。

一项在多伦多关于儿童 SOT 术后发生 PTLD 的研究提出了根据 PTLD 的部位进行分类的方法(表 32-2)。PTLD 发生的初始部位对 PTLD 相关死亡率具有重要意义。尤其是 T/A 型 PTLD 患者的总体死亡率和 PTLD 相关死亡率明显低于非 T/A 型 PTLD 患者。

表 32-1 2016 年 WHO 的 PTLD 组织学分类

类型	组织学分类
早期病变	浆细胞增生性 PTLD
	传染性单核细胞增多症样 PTLD
	旺炽性滤泡增生性 PTLD
多形性 PTLD	
单形性 PTLD	
B 细胞淋巴瘤	弥漫性大 B 细胞淋巴瘤
	Burkitt 淋巴瘤
	浆细胞骨髓瘤
	浆细胞瘤样
	其他
T 细胞淋巴瘤	外周 T 细胞淋巴瘤,非特指型
	肝脾 T 细胞淋巴瘤
	其他
经典霍奇金淋巴瘤型 PTLD	

表 32-2 PTLD 临床分类

临床分类	初始部位
PTLD-A	腺样体(这里是不是都是指扁桃体)/扁桃体
PTLD-GI	消化道
PTLD-GI:Oe	食管
PTLD-GI:Ga	胃
PTLD-GI:Sb	小肠
PTLD-GI:Lb	结肠
PTLD-CNS	中枢神经系统
PTLD-Re	肾
PTLD-Li	肝
PTLD-Lu	肺
PTLD-No	淋巴结

注:对于多部位 PTLD,则按顺序列出其发生部位(例如小肠和肝 PTLD 记为 PTLD-GI:Sb. Li)。

四、诊断

PTLD 主要依据临床症状、实验室检查和组织病理学综合进行诊断。PTLD 的预后不同,一些患者的预后良好,另一些患者则预后不佳。PTLD 的早期诊断尤为重要。

(一) 常规实验室检查

常规实验室检查包括以下检查:血常规,淋巴细胞减少症可能表明细胞毒性 T 细胞(CTL)活性较低,CTL 对遏制 EBV 驱动的淋巴细胞至关重要。某些 PTLD 患者中,可能有贫血的证据,通常为正常细胞性贫血;胃肠道 PTLD 并伴隐匿性出血的患者,可能存在小细胞低色素性贫血,可以通过大便隐血试验鉴定。骨髓穿刺检查可以进一步明确血常规异常的原因。另外可有血电解质及肝肾功能紊乱的表现。血尿酸和乳酸脱氢酶可升高。

(二) EBV 相关检测

EBV 特异性抗体对确定受体和供体的 EBV 血清状态非常重要。最常用抗 VCA IgG 和抗 EBNA-1 IgG 作为 EBV 血清学监测。Carpentier 等人研究发现,在原发感染期间 EBV 病毒载量高的儿童 SOT 受者,如果没有产生抗 EA 抗体,则更有可能发生 PTLD。

（三）影像学检查

多种影像学检查（如 X 线、US、CT、MRI 和 PET/CT）有助于评估疑似 PTLD 的儿童移植受者并明确病变的范围及性质。当影像学检查提示 PTLD 时，应及时组织活检以鉴定 PTLD 亚型（表 32-3）。超声是腹部疾病首选的无创成像方式。CT 是 PTLD 的主要影像学检查方法。PTLD 累及中枢神经系统的情况很少见，只有在临床需要的情况下才进行 MRI 检查。

表 32-3　PTLD 的影像学表现及特征

成像方法	影像特点	优势及用途	缺点及局限性	新兴技术
超声	内部血流丰富的高回声或低回声肿物	用途 1. 评估浅表及腹盆腔病变 2. 监测随访 3. 超声引导下穿刺活检 优势：无辐射、简单易行、低花费	1. 受限于操作者的技术； 2. 肠道内气体可能掩盖病变※ 3. 炎症†	超声造影
CT	低密度或高密度的肿物，增强扫描后肿物强化较弱或环形强化并可能侵犯正常或增大的移植物	用途 1. 评估移植物及病灶解剖结构 2. CT 引导下穿刺活检 优势 1. 多维成像 2. 简单易行 3. 技术先进 4. 检查迅速 5. 辐射剂量小 6. 无须镇静	1. 辐射 2. 非离子型碘造影剂的肾毒性	1. 低辐射 CT 2. CT 纹理分析
MRI	T_1 与 T_2 序列加权低信号，增强扫描后肿物强化较弱或环形强化，由于 PTLD 肿物富细胞特性导致核磁弥散受限	优势 1. 高对比度分辨率 2. 多维成像 3. 无辐射 4. 不依赖操作者的技术	1. 扫描时间长 2. 需要镇静 3. 肾源性系统性纤维化‡ 4. 造影剂（钆）沉积‡	1. 磁共振背景抑制全身成像 2. 新型造影剂（如羧基化三氧化二铁磁性纳米颗粒） 3. 短时动态自适应技术
FDG PET/CT	高代谢结节或肿物，伴或不伴骨髓浸润	用途 1. 准确分期 2. 评估治疗效果 3. 指导活检部位 4. 影像表现可能助于 PTLD 分型 5. 监测随访 度量方法：最大标准化摄取值	1. 高背景信号和正常组织 FDG 代谢导致检查准确性降低§ 2. 辐射剂量大 3. 空间分辨率有限（6~7mm） 4. 早期 PTLD 亚型可无 FDG-avid※ 5. 炎症（7.7%~90.5%）†	1. PET/MRI 2. 新型 PET 示踪剂

注：※会导致假阴性；†会导致假阳性；‡如果使用造影剂；§包括脑、心肌、从化疗中恢复的骨髓、胃肠道及泌尿系统。

1. **多普勒超声**　高回声或低回声并伴有内部血流信号。

2. **CT**　低密度或高密度的肿块，伴有轻微或大部分外周强化，可能包含正常或增大的移植物（minimal or mostly peripheral contrast enhancement that might involve normal or enlarged graft）。

3. MRI　T_1 和 T_2 加权低信号或高信号,最小或大部分周边对比剂增强。

有扁桃体肥大或睡眠呼吸障碍史的儿童应该对颈部进行 CT 成像,以评估颈部的 Waldeyer 环和其他淋巴结构。MRI 是避免 CT 辐射暴露的很好的替代方案。由于担心儿童 CT 的电离辐射暴露,在评估非肺部疾病部位时,MRI 可作为 CT 的替代方法。

18F-FDG PET/CT 具有较好的特异性和阳性预测值,但敏感性和阴性预测值为低至中度,特别是当疾病位于 Waldeyer 环,宫颈淋巴结或胃肠道时。因此,18F-FDG PET/CT 扫描阳性可以确定对 PTLD 的怀疑,但是阴性 18F-FDG PET/CT 不能排除 PTLD。PET/CT 在儿童 PTLD 反应评估中的作用有限,临床医生应特别注意儿童 Waldeyer 环、颈淋巴结和胃肠道的潜在病灶。另一个缺点是,其辐射暴露量明显大于常规 CT 扫描的辐射量。

当存在胃肠道症状,包括持续性腹泻和原因不明的体重减轻或隐匿性消化道出血的证据时,应进行上和/或下消化道内窥镜检查。

(四)组织病理学检查

组织病理学检查是诊断 PTLD 的金标准。首选切除活检,如果不能进行较大范围的活检(如移植物),则可进行穿刺活检。一旦病理学符合 PTLD 诊断标准,应该严格按 2008 年或 2016 年 WHO 组织学分类标准进行诊断。

儿童受者可以采用按照以 St. Jude 分期系统为基础的新的分期系统:修订国际儿童 NHL 分期系统 PNHLSS 进行分期,如表 32-4。

表 32-4　修订的国际儿童非霍奇金淋巴瘤分期系统(IPNHLSS)

分期	肿瘤侵犯范围
Ⅰ期	单个器官(淋巴结、结外骨或皮肤),除外纵隔或腹部受累
Ⅱ期	单个结外器官伴区域淋巴结侵犯
	横膈同侧≥2 个淋巴结区域侵犯
	原发于胃肠道瘤灶(常在回盲部)±相关肠系膜淋巴结受累,肿瘤完全切除。如果伴随恶性腹腔积液或肿瘤扩散到邻近器官应定为Ⅲ期
Ⅲ期	横膈上和/或横膈下≥2 个结外器官(包括结外骨或结外皮肤)
	横膈上下≥2 个淋巴结区域侵犯
	任何胸腔内瘤灶(纵隔、肺门、肺、胸膜或胸腺)
	腹腔内或腹膜后瘤灶,包括肝、脾、肾和/或卵巢,不考虑是否切除
	任何位于脊柱旁或硬脑膜外瘤灶,不考虑其他部位是否有病变
	单个骨瘤灶同时伴结外侵犯和/或非区淋巴结侵犯
Ⅳ期	任何上述病变伴随中枢神经系统(CNS)侵犯(Ⅳ期 CNS),骨髓侵犯(Ⅳ期 BM)或中枢和骨髓同时侵犯(Ⅳ期 BM+CNS)

注:对每一分期,骨髓和中枢侵犯程度和检查方法均需要明确界定。

1. 移植年龄　儿童和成人的 PTLD 发病率不同,儿童受者的发病率较高,儿童受者的发病率是成人移植受者的 4 倍。这主要由原发性 EBV 感染引起。儿童移植前常为 EBV 血清阴性,原发性 EBV 感染比成人更常见。但这可能不是解释这一现象的唯一因素。

Rojas 等人对所有类型移植的研究中发现,年龄≤5 岁的儿童受者发生 PTLD 风险比年龄≥10 岁的儿童高 5 倍。年龄≤5 岁的捐献者的 PTLD 的风险是成年捐献者的 3 倍。McDonald 等人研究中发现相同的结论,≤5 岁儿童患 PTLD 的相对危险度(RH)是>12 岁儿童的 5.3 倍。

澳大利亚和新西兰透析和移植登记系统(ANZDATA)的一项研究中发现与年龄相仿的普通人群相比,儿童受者患淋巴瘤的风险增加了 30 倍,在 20 岁之前相对风险最高(90 倍),高于成人受者。但成人受者和儿童受者 25 年累积 PTLD 发生率相似,成人受者为 3.3%,儿童受者为 3.6%。成人发生 PTLD 的时间呈双峰分布,第一年和第六年达到峰值。儿童受者比成年受者更容易在移植后第一年发展为 PTLD。在第一年的高峰之后,发病率保持相对稳定。

2. 受体血清 EBV 状态　这是 PTLD 发展过程中最重要的风险因素。在 1988 年首次报道,并在随后的研究中得到证实。EBV 阴性受者接受 EBV 阳性器官的风险最高。成人在移植前 EBV 血清阴性<8%,而半数儿童 EBV 血清阴性。EBV 血清阴性受者的相对危险度是 EBV 阳性受者的 4.7 倍。EBV 供者+/受者-(D+/R-),患 PTLD 的相对危险度增加 6.1 倍。

约 1/3 的 PTLD 发生在 EBV+受者儿童中。与和 EBV-受者相比,PTLD 发生部位无差异。多器官移植的 EBV+受者比单器官移植的 EBV+受者更容易发生 PTLD。并且与 EBV-受者相比,EBV+的 PTLD 受者预后较差。

3. 免疫抑制方案　PTLD 是在免疫抑制状态下发生的疾病。随着更强效的免疫抑制剂的使用,PTLD 的发病率呈上升趋势。NAPRTCS 在 2002 年的一份报告显示,他克莫司和吗替麦考酚酯(MMF)的使用与儿童肾移植中 PTLD 的风险增加无关。不推荐巴利昔单抗、钙调神经磷酸酶抑制剂、西罗莫司和类固醇的联合使用,导致高危儿童过度免疫抑制。

4. 合并巨细胞病毒感染　血浆或全血定量核酸检测 CMV DNA 以及组织活检可以确定是否伴有 CMV 感染。CMV 感染可能会导致免疫抑制,被描述为 PTLD 的危险因素,但目前对 CMV 病或 CMV 不匹配的影响研究存在矛盾。

5. 重组人生长激素　rhGH 可用于终末期肾病儿童,以改善生长和身高。澳大利亚和新西兰一项研究表明接受 rhGH 治疗的儿童肾移植患者患 PTLD 的风险没有增加。

五、治疗

治疗 PTLD 主要有两方面策略,一是恢复和增强被抑制的 T 细胞对 EBV 的免疫,二是直接用化疗和/或 CD20 抗体(利妥昔单抗)靶向治疗。

(一)减少免疫抑制剂(RIS)

PTLD 是由细胞毒性 T 淋巴细胞(CTL)功能受抑制引起的,因此通过减少或停止免疫抑制药物以刺激 CTL 功能的恢复是推荐的初始治疗措施。由于排斥或移植物抗宿主病(GVHD)的风险,通常并不能达到必要的程度。目前还没有减少免疫抑制药物的标准算法,这取决于患者临床状态、肿物大小、克隆性和移植物功能的评估。减少免疫抑制剂治疗肾移植患者 EBV 感染后应注意肾功能的监测。

(二)抗 CD20 单克隆抗体(利妥昔单抗)

CD20 在大多数多态性和单态性 B 细胞 PTLD 上表达,因此是干预治疗的有效靶点。利妥昔单抗与 CD20 结合诱导 B 淋巴细胞凋亡。超过 90% 的儿童 PTLD 来源于 B 细胞,并且表达 CD20。

RIS+利妥昔单抗或 RIS+化疗±利妥昔单抗在单独 RIS 无效时是非常有效的治疗方式,并且不会增加患者移植肾功能损害的风险。表明可以利妥昔单抗和化疗可以弥补 RIS 对移植物功能的负面影响。另一项 RIS+利妥昔单抗治疗 PTLD 后移植肾功能稳定并避免 T 细胞介导的排斥和慢性抗体介导的排斥(cAMR)。

(三)低剂量化疗

在一项对减少免疫抑制剂无效的 PTLD 儿童的研究中,6 个周期的低剂量环磷酰胺和泼尼松龙以及利妥昔单抗联用给药,2 年的无事件生存(EFS)和总生存期(OS)分别为 71% 和 85%。表明利妥昔单抗联合低剂量化疗在儿童实体器官移植后 EBV(+)PTLD 的治疗中是安全有效的。霍奇金淋巴瘤 PTLD 中患者按照分期和乳酸脱氢酶(LDH)定制的 GPOH-HD 方案进行化疗和/或局部放疗治疗(IF-RT),2 年和 5 年总生存率为 86%,其中无事件生存为 81%。

(四)EBV 特异性细胞毒性 T 细胞(EBV-CTLs)

利妥昔单抗和低剂量化疗联用只有约 70% 的患者能得到缓解。研究表明 EBV-CTL 是儿童器官移植 PTLD 的有效治疗方法,其缓解率高且毒性最小。但供体来源的 EBV-CTLs 不是有效的选择,因为实体器官移植大多是尸体来源,不能用于特异性细胞毒性 T 细胞的生成。更重要的是,SOT 患者的 PTLD 通常来自受者,而供受者 HLA 不匹配。

自体 EBV-CTLs 已被用于预防和治疗 PTLD,但它的生产有一些限制。为了避免自体 EBV-CTLs 生产中的一些问题,可以使用第三方 EBV-CTLs。第三方 EBV-CTLs 的优势在于,它可从健康的 EBV 血清阳性供体中产生,并在冷冻保存之前用 HLA 分型,从而使它们能够迅速用于更多的患者。第三方 CTL 目前只在少数机构进行临床试验。它们需要熟悉细胞疗法的设施和工作人员,但在未来可能变得更广泛。

（五）手术切除和局部/全身放疗

完全或部分手术切除以及局部放疗可作为减少免疫抑制剂的辅助治疗。手术治疗主要用于治疗局部并发症(如胃肠道出血、穿孔,重要结构的局部压迫)。对于局限性 PTLD,如浆细胞增生或累及腭扁桃体或淋巴结的滤泡增生,完全手术切除可能是一种有效的治疗方法。当化疗失败或试图避免化疗时,放疗常用做治疗中枢神经系统 PTLD 的方法。

（六）B 细胞耗竭疗法

B 细胞耗竭疗法可能是在实体器官受者高风险期中的一种有吸引力的策略,B 细胞耗竭疗法除了 EBV 相关的 PTLD 外,在预防 EBV 阴性的 PTLD 方面也是潜在有效的。一个明显的缺点是,B 细胞耗竭治疗必须在整个高危期持续进行,可能还会造成低丙种球蛋白血症。

（七）其他治疗方法

帕米膦酸二钠的体外研究表明,它可以诱导细胞内积聚焦磷酸异戊烯基,并激活一组自然杀伤细胞,这些细胞能够触发细胞死亡信号通路并破坏感染 EBV 的 B 细胞。帕米膦酸二钠在人类中的应用还没有研究。在考虑帕米膦酸二钠作为 PTLD 的治疗方案之前,还需要进行进一步的研究。

六、预防

（一）监测血液中 EBV 水平

这是预防 PTLD 的首选策略,最常用的监测方法是使用 PCR 检测外周血中 EBV DNA。年龄较小是发展慢性高 EBV 载量和 PTLD 的危险因素。进行 EBV 载量测量,能够早期发现 EBV DNA 血症,从而通过调整免疫抑制方案,减少儿童肾移植患者长期随访中的并发症。肾移植术后 EBV 携带率较高,主要发生在较小的儿童。患者中没有发生 PTLD,这表明监测 EBVDNA 以指导免疫抑制可能在降低 PTLD 的风险方面有效。韩国一项研究也表明对肾移植受者进行定期 EBV 监测有利于早期诊断和治疗 EBV 感染以及预防 PTLD,尤其是在移植前 EBV IgG 阴性的受者。

（二）抗病毒治疗

更昔洛韦或阿昔洛韦常被用作实体器官移植围手术期和术后即刻预防 EBV 感染的药物。但在儿童实体器官移植受者中,预防性抗病毒对于预防 EB 病毒(EBV)血症或 PTLD 的作用仍有争议。Masaki 等人研究中发现在抗病毒治疗期间,EBV 感染的发生率显著升高。抗病毒治疗对预防 EBV 或减少 EBV 病毒载量没有明显益处。Albatati 等人的研究中表明更昔洛韦可有效延迟移植后前 6 个月内和一年内 EBV 病毒血症的发作。并且每增加使用更昔洛韦一周,EB 病毒血症的发作时间就会延长 7.4%。然而,现有的指南并不推荐对 EBV 感染进行抗病毒预防。

（三）潜在生物标记物

研究的潜在生物标记物包括多克隆血清游离轻链(FLC)、血清 IL-6、血清可溶形式 CD30(sCD30)。血清 CXC 亚家族趋化因子 13(sCXCL13)。这些潜在标记物需要进一步验证。

（四）静脉注射免疫球蛋白

IVIG 进行免疫预防是预防实体器官移植中 EBV 相关并发症的另一种潜在的(但未经证实的)选择。现有的指南并不推荐 IVIG 用于对 PTLD 的预防。

总结:随着接受器官移植的儿童患者数量的增加,PTLD 是儿童器官移植中最常见的恶性肿瘤。目前我们对 EBV 相关儿童 PTLD 发病机理、临床表现、诊断和治疗的认识仍有许多不足,需要进一步的研究以提高我们对此疾病的认识和管理,完善监测和预防策略。

（林俊　张健）

参考文献

［1］　王超,李涛,张健,等.中国肾移植术后并发恶性肿瘤趋势分析.器官移植,2015(03):169-173.

［2］　SERRANO O K,BANGDIWALA A S,VOCK D M,et al. Post-Transplant Malignancy after Pediatric Kidney Transplantation: Retrospective Analysis of Incidence and Risk Factors in 884 Patients Receiving Transplants Between 1963 and 2015 at the University of Minnesota. Journal of the American College of Surgeons,2017,225(2):181-193.

［3］　KOUKOURGIANNI F,HARAMBAT J,RANCHIN B,et al. Malignancy Incidence after Renal Transplantation in Children: A 20-Year Single-Centre Experience. Nephrology,Dialysis,Transplantation: Official Publication of the European Dialysis and Transplant Association-European Renal Association,2010,25(2):611-616.

［4］　MYNAREK M,HUSSEIN K,KREIPE H H,et al. Malignancies after Pediatric Kidney Transplantation: More than PTLD?. Pediatric Nephrology(Berlin,Germany),2014,29(9):1517-1528.

［5］　JUNG J,PARK Y S,HAN D J. Malignancy after Pediatric Kidney Transplantation: The 30-Year Experience of a Single Center. Childhood Kidney Diseases,2020,24(2):75-82.

［6］　YAMADA A,TASHIRO A,HIRAIWA T,et al. Long-Term Outcome of Pediatric Renal Transplantation: A Single Center Study in Japan. Pediatric Transplantation,2014,18(5):453-462.

［7］　FRANCIS A,JOHNSON D W,CRAIG J C,et al. Incidence and Predictors of Cancer Following Kidney Transplantation in Childhood. American Journal of Transplantation,2017,17(10):2650-2658.

［8］　FOGEL A L,MIYAR M,TENG J M C. Cutaneous Malignancies in Pediatric Solid Organ Transplant Recipients. Pediatric Dermatology,2016,33(6):585-593.

［9］　IMKO-WALCZUK B,ROSKOSZ-STOŻKOWSKA M,SZYMAŃSKA K,et al. Skin Cancer in Children after Organ Transplantation. Postepy Dermatolog Ⅱ I Alergolog Ⅱ,2019,36(6):649-654.

［10］　FOO S H,NIGHTINGALE P G,GAZZANI P,et al. A 10-Year Longitudinal Follow-up Study of a U. K. Paediatric Transplant Population to Assess for Skin Cancer. The British Journal of Dermatology,2018,179(6):1368-1375.

［11］　ROBINSON C,CHANCHLANI R,KITCHLU A. Malignancies after Pediatric Solid Organ Transplantation. Pediatric Nephrology(Berlin,Germany),2020.

［12］　FRANCIS A,JOHNSON D W,CRAIG J C,et al. Incidence and Predictors of Cancer Following Kidney Transplantation in Childhood. American Journal of Transplantation,2017,17(10):2650-2658.

［13］　SMITH J M,MARTZ K,MCDONALD R A,et al. Solid Tumors Following Kidney Transplantation in Children. Pediatric Transplantation,2013,17(8):726-730.

［14］　GERAMIZADEH B,KESHAVARZ P,KASHKOOE A,et al. Allograft Renal Cell Carcinoma in Pediatrics Transplantation: A Mini-Review. Pediatric Transplantation,2020,24(1):e13614. DOI:10. 1111/petr. 13614. 1.

［15］　PENN I. De Novo Malignances in Pediatric Organ Transplant Recipients. Pediatric Transplantation,1998,2(1):56-63.

［16］　LLAURADOR G,MCLAUGHLIN L,WISTINGHAUSEN B. Management of Post-Transplant Lymphoproliferative Disorders. Current Opinion in Pediatrics,2017,29(1):34-40.

［17］　SIMARD J F,BAECKLUND E,KINCH A,et al. Pediatric Organ Transplantation and Risk of Premalignant and Malignant Tumors in Sweden. American Journal of Transplantation: Official Journal of the American Society of Transplantation and the American Society of Transplant Surgeons,2011,11(1):146-151.

［18］　DHARNIDHARKA V R,WEBSTER A C,MARTINEZ O M,et al. Post-Transplant Lymphoproliferative Disorders. Nature Reviews. Disease Primers,2016,2:15088.

［19］　SMITH J M,MARTZ K,BLYDT-HANSEN T D. Pediatric Kidney Transplant Practice Patterns and Outcome Benchmarks,1987-2010: A Report of the North American Pediatric Renal Trials and Collaborative Studies. Pediatric Transplantation,2013,17(2):149-157.

［20］　SERRANO O K,BANGDIWALA A S,VOCK D M,et al. Post-Transplant Malignancy after Pediatric Kidney Transplantation: Retrospective Analysis of Incidence and Risk Factors in 884 Patients Receiving Transplants Between 1963 and 2015 at the University of Minnesota. Journal of the American College of Surgeons,2017,225(2):181-193.

［21］　THERGAONKAR R W,BHARDWAJ S,SINHA A,et al. Posttransplant Lymphoproliferative Disorder: Experience from a Pediatric Nephrology Unit in North India. Indian Journal of Nephrology,2018,28(5):374-377.

［22］　YOU J,KIM M,LEE J,et al. Epstein-Barr Virus Infection in Children with Renal Transplantation: A Single-Centre Experience. Nephrology,2018,23(11):1039-1045.

［23］朱有华,曾力.我国儿童肾移植的现状与展望.武汉大学学报(医学版),2016(4):606.

［24］LADFORS S W,LINDAHL J K,HANSSON S,et al. Long-Lasting Chronic High Load Carriage of Epstein-Barr Virus Is More Common in Young Pediatric Renal Transplant Recipients. Pediatric Nephrology(Berlin,Germany),2020,35(3):427-439.

［25］ALLEN U D,PREIKSAITIS J K. Post-Transplant Lymphoproliferative Disorders,Epstein-Barr Virus Infection,and Disease in Solid Organ Transplantation:Guidelines from the American Society of Transplantation Infectious Diseases Community of Practice. Clinical Transplantation,2019,33(9):e13652.

［26］TAYLOR A L,MARCUS R,BRADLEY J A. Post-Transplant Lymphoproliferative Disorders(PTLD) after Solid Organ Transplantation. Critical Reviews in Oncology/Hematology,2005,56(1):155-167.

［27］SHANNON-LOWE C,RICKINSON A B,BELL A I. Epstein-Barr Virus-Associated Lymphomas. Philosophical Transactions of the Royal Society of London. Series B,Biological Sciences,2017,372(1732).

［28］WISTINGHAUSEN B,GROSS T G,BOLLARD C. Post-Transplant Lymphoproliferative Disease in Pediatric Solid Organ Transplant Recipients. Pediatric Hematology and Oncology,2013,30(6):520-531.

［29］DIERICKX D,TOUSSEYN T,SAGAERT X,et al. Single-Center Analysis of Biopsy-Confirmed Posttransplant Lymphoproliferative Disorder:Incidence,Clinicopathological Characteristics and Prognostic Factors. Leukemia & Lymphoma,2013,54(11):2433-2440.

［30］HOSHIDA Y,LI T,DONG Z,et al. Lymphoproliferative Disorders in Renal Transplant Patients in Japan. International Journal of Cancer,2001,91(6):869-875.

［31］CEN H,BREINIG M C,ATCHISON R W,et al. Epstein-Barr Virus Transmission via the Donor Organs in Solid Organ Transplantation:Polymerase Chain Reaction and Restriction Fragment Length Polymorphism Analysis of IR2,IR3,and IR4. Journal of Virology,1991,65(2):976-980.

［32］JEONG H J,AHN Y H,PARK E,et al. Posttransplantation Lymphoproliferative Disorder after Pediatric Solid Organ Transplantation:Experiences of 20 Years in a Single Center. Korean Journal of Pediatrics,2017,60(3):86-93.

［33］SWERDLOW S H,CAMPO E,HARRIS N L,et al. WHO Classification of Tumours of Haematopoietic and Lymphoid Tissues. Revised Fourth Edition. International Agency for Research on Cancer. World Health Organization,2017.

［34］COHEN J I. Epstein-Barr Virus Infection. The New England Journal of Medicine,2000,343(7):481-492.

［35］L'HUILLIER A G,DIPCHAND A I,NG V L,et al. Posttransplant Lymphoproliferative Disorder in Pediatric Patients:Survival Rates According to Primary Sites of Occurrence and a Proposed Clinical Categorization. American Journal of Transplantation:Official Journal of the American Society of Transplantation and the American Society of Transplant Surgeons,2019,19(10):2764-2774.

［36］GREEN M,WEBBER S. Posttransplantation Lymphoproliferative Disorders. Pediatric Clinics of North America,2003,50(6):1471-1491.

［37］CARPENTIER L,TAPIERO B,ALVAREZ F,et al. Epstein-Barr Virus(EBV) Early-Antigen Serologic Testing in Conjunction with Peripheral Blood EBV DNA Load as a Marker for Risk of Posttransplantation Lymphoproliferative Disease. The Journal of Infectious Diseases,2003,188(12):1853-1864.

［38］TOMA P,GRANATA C,ROSSI A,et al. Multimodality Imaging of Hodgkin Disease and Non-Hodgkin Lymphomas in Children. Radiographics:A Review Publication of the Radiological Society of North America,Inc,2007,27(5):1335-1354.

［39］MARIE E,NAVALLAS M,NAVARRO O M,et al. Posttransplant Lymphoproliferative Disorder in Children:A 360-degree Perspecive. RadioGraphics,2019,40(1):241-265.

［40］ABSALON M J,KHOURY R A,PHILLIPS C L. Post-Transplant Lymphoproliferative Disorder after Solid-Organ Transplant in Children. Seminars in Pediatric Surgery,2017,26(4):257-266.

［41］SANDLUND J T,GUILLERMAN R P,PERKINS S L,et al. International Pediatric Non-Hodgkin Lymphoma Response Criteria. Journal of Clinical Oncology:Official Journal of the American Society of Clinical Oncology,2015,33(18):2106-2111.

［42］JESUS F M DE,GLAUDEMANS A W J M,TISSING W,et al. 18F-FDG PET/CT in the Diagnostic and Treatment Evaluation of Pediatric Post-Transplant Lymphoproliferative Disorders. Journal of Nuclear Medicine,2020:jnumed.119.239624.

［43］MURPHY S B. Classification,Staging and End Results of Treatment of Childhood Non-Hodgkin's Lymphomas:Dissimilarities from Lymphomas in Adults. Seminars in Oncology,1980,7(3):332-339.

［44］ROSOLEN A,PERKINS S L,PINKERTON C R,et al. Revised International Pediatric Non-Hodgkin Lymphoma Staging System. Journal of Clinical Oncology:Official Journal of the American Society of Clinical Oncology,2015,33(18):2112-2118.

[45] SHAPIRO R,NALESNIK M,MCCAULEY J,et al. Posttransplant Lymphoproliferative Disorders in Adult and Pediatric Renal Transplant Patients Receiving Tacrolimus-Based Immunosuppression. Transplantation,1999,68(12):1851-1854.

[46] ALLEN U D,FARKAS G,HÉBERT D,et al. Risk Factors for Post-Transplant Lymphoproliferative Disorder in Pediatric Patients:A Case-Control Study. Pediatric Transplantation,2005,9(4):450-455.

[47] ROJAS VASQUEZ M,PETERS A,LAI R,et al. Epidemiology of Post-Transplant Lymphoproliferative Disorders in Children with Solid Organ Transplant over 34 Years of a Single Center Experience. Blood,2019,134(Supplement_1):1602-1602.

[48] MCDONALD R A,SMITH J M,HO M,et al. Incidence of PTLD in Pediatric Renal Transplant Recipients Receiving Basiliximab,Calcineurin Inhibitor,Sirolimus and Steroids. American Journal of Transplantation,2008,8(5):984-989.

[49] FRANCIS A,JOHNSON D W,TEIXEIRA-PINTO A,et al. Incidence and Predictors of Post-Transplant Lymphoproliferative Disease after Kidney Transplantation during Adulthood and Childhood:A Registry Study. Nephrology,Dialysis,Transplantation:Official Publication of the European Dialysis and Transplant Association-European Renal Association,2018,33(5):881-889.

[50] HO M,JAFFE R,MILLER G,et al. The Frequency of Epstein-Barr Virus Infection and Associated Lymphoproliferative Syndrome after Transplantation and Its Manifestations in Children. Transplantation,1988,45(4):719-727.

[51] SHROFF R,REES L. The Post-Transplant Lymphoproliferative Disorder-a Literature Review. Pediatric Nephrology(Berlin,Germany),2004,19(4):369-377.

[52] L'HUILLIER A G,DIPCHAND A I,NG V L,et al. Posttransplant Lymphoproliferative Disorder in Pediatric Patients:Characteristics of Disease in EBV-Seropositive Recipients. Transplantation,2019,103(11):e369.

[53] DHARNIDHARKA V R,HO P-L,STABLEIN D M,et al. Mycophenolate,Tacrolimus and Post-Transplant Lymphoproliferative Disorder:A Report of the North American Pediatric Renal Transplant Cooperative Study. Pediatric Transplantation,2002,6(5):396-399.

[54] LONGMORE D K,CONWELL L S,BURKE J R,et al. Post-Transplant Lymphoproliferative Disorder:No Relationship to Recombinant Human Growth Hormone Use in Australian and New Zealand Pediatric Kidney Transplant Recipients. Pediatric Transplantation,2013,17(8):731-736.

[55] TRAPPE R,HINRICHS C,APPEL U,et al. Treatment of PTLD with Rituximab and CHOP Reduces the Risk of Renal Graft Impairment after Reduction of Immunosuppression. American Journal of Transplantation:Official Journal of the American Society of Transplantation and the American Society of Transplant Surgeons,2009,9(10):2331-2337.

[56] KANZELMEYER N K,MAECKER-KOLHOFF B,ZIERHUT H,et al. Graft Outcomes Following Diagnosis of Post-Transplant Lymphoproliferative Disease in Pediatric Kidney Recipients:A Retrospective Study. Transplant International:Official Journal of the European Society for Organ Transplantation,2018,31(4):367-376.

[57] GROSS T G,ORJUELA M A,PERKINS S L,et al. Low-Dose Chemotherapy and Rituximab for Posttransplant Lymphoproliferative Disease(PTLD):A Children's Oncology Group Report. American Journal of Transplantation:Official Journal of the American Society of Transplantation and the American Society of Transplant Surgeons,2012,12(11):3069-3075.

[58] KAMPERS J,ORJUELA-GRIMM M,SCHOBER T,et al. Classical Hodgkin lymphoma-type PTLD after solid organ transplantation in children:a report on 17 patients treated according to subsequent GPOH-HD treatment schedules. Leukemia & Lymphoma,2017,58(3):633-638.

[59] CHIOU F K,BEATH S V,WILKIE G M,et al. Cytotoxic T-Lymphocyte Therapy for Post-Transplant Lymphoproliferative Disorder after Solid Organ Transplantation in Children. Pediatric Transplantation,2018,22(2):e13133.

[60] DROR Y,GREENBERG M,TAYLOR G,et al. Lymphoproliferative Disorders after Organ Transplantation in Children. Transplantation,1999,67(7):990-998.

[61] LONES M A,MISHALANI S,SHINTAKU I P,et al. Changes in Tonsils and Adenoids in Children with Posttransplant Lymphoproliferative Disorder:Report of Three Cases with Early Involvement of Waldeyer's Ring. Human Pathology,1995,26(5):525-530.

[62] XIANG Z,LIU Y,ZHENG J,et al. Targeted Activation of Human $V\gamma9V\delta2$-T Cells Controls Epstein-Barr Virus-Induced B Cell Lymphoproliferative Disease. Cancer Cell,2014,26(4):565-576.

[63] FUNCH D P,WALKER A M,SCHNEIDER G,et al. Ganciclovir and Acyclovir Reduce the Risk of Post-Transplant Lymphoproliferative Disorder in Renal Transplant Recipients. American Journal of Transplantation:Official Journal of the American Society of Transplantation and the American Society of Transplant Surgeons,2005,5(12):2894-2900.

［64］DARENKOV I A,MARCARELLI M A,BASADONNA G P,et al. Reduced Incidence of Epstein-Barr Virus-Associated Posttransplant Lymphoproliferative Disorder Using Preemptive Antiviral Therapy. Transplantation,1997,64(6):848-852.

［65］ALBATATI S,SHARMA A,HAUBRICH K,et al. Valganciclovir Prophylaxis Delays Onset of EBV Viremia in High-Risk Pediatric Solid Organ Transplant Recipients. Pediatric Research,2019:1-5.

［66］YAMADA M,NGUYEN C,FADAKAR P,et al. Epidemiology and Outcome of Chronic High Epstein-Barr Viral Load Carriage in Pediatric Kidney Transplant Recipients. Pediatric Transplantation,2018,22(3):e13147.

［67］BORROWS R,SCHEER A,COCKWELL P,et al. Serum-Free Light Chains Adjusted for Renal Function Are a Potential Biomarker for Post-Transplant Lymphoproliferative Disorders. Annals of Hematology,2019,98(3):625-632.

［68］BARTON M,WASFY S,HÉBERT D,et al. Exploring beyond Viral Load Testing for EBV Lymphoproliferation:Role of Serum IL-6 and IgE Assays as Adjunctive Tests. Pediatric Transplantation,2010,14(7):852-858.

［69］HAQUE T,CHAGGAR T,SCHAFERS J,et al. Soluble CD30:A Serum Marker for Epstein-Barr Virus-Associated Lymphoproliferative Diseases. Journal of Medical Virology,2011,83(2):311-316.

［70］SCHIFFER L,HENKE-GENDO C,WILSDORF N,et al. CXCL13 as a Novel Marker for Diagnosis and Disease Monitoring in Pediatric PTLD. American Journal of Transplantation:Official Journal of the American Society of Transplantation and the American Society of Transplant Surgeons,2012,12(6):1610-1617.

［71］ZHANG J,MA L,XIE Z,et al. Epidemiology of post-transplant malignancy in Chinese renal transplant recipients:a single-center experience and literature review. Med Oncol 2014,31(7):32.

［72］EUVRARD S,KANITAKIS J,COCHAT P,et al. Skin cancers following pediatric organ transplantation. Dermatol Surg 2004,30(4 Pt 2):616-621.

［73］HO W L,MURPHY G M. Update on the pathogenesis of post-transplant skin cancer in renal transplant recipients. Br J Dermatol 2008,158(2):217-224.

［74］DHARNIDHARKA V R,SULLIVAN E K,STABLEIN D M,et al. North American Pediatric Renal Transplant Cooperative S:Risk factors for posttransplant lymphoproliferaive disorder(PTLD)in pediatric kidney transplantation:a report of the North American Pediatric Renal Transplant Cooperative Study(NAPRTCS). Transplantation 2001,71(8):1065-1068.

［75］SWERDLOW S H,CAMPO E,PILERI S A,et al. The 2016 revision of the World Health Organization classification of lymphoid neoplasms. Blood 2016,127(20):2375-2390.

［76］中华医学会器官移植学分会.器官移植受者 EB 病毒感染和移植后淋巴组织增生性疾病临床诊疗规范(2019 版).器官移植 2019,10(2):149-157.

［77］ALLEN U D,PREIKSAITIS J K,PRACTICE A. Epstein-Barr virus and posttransplant lymphoproliferative disorder in solid organ transplantation. Am J Transplant 2013,13 Suppl 4:107-120.

［78］ALLEN U D,PREIKSAITIS J K,PRACTICE A. Post-transplant lymphoproliferative disorders,Epstein-Barr virus infection,and disease in solid organ transplantation:Guidelines from the American Society of Transplantation Infectious Diseases Community of Practice. Clin Transplant 2019,33(9):e13652.

第三十三章 儿童移植免疫学特点

儿童免疫系统处于发育阶段，各年龄段免疫器官、免疫细胞组成相异，移植物排斥效应存在差别。只有在充分了解其特点后，才能更好地控制儿童移植肾的免疫排斥反应，延长移植肾寿命。本章将详细阐述儿童不同发育阶段的免疫器官、免疫细胞、免疫分子的组成和功能变化规律及特点；移植物在肾移植患儿中免疫应答机制、耐受机制及治疗方法研究进展；儿童肾移植配型、免疫功能检测方法等内容。

第一节 儿童免疫系统发育特点

免疫器官和免疫细胞在胚胎期就开始发育。随着胎儿胸腺的发育，在胎龄 7~9 周时就可以见到淋巴细胞。这些淋巴细胞的功能逐渐完善，在 11 周时胸腺中的淋巴细胞已经能够形成 E 花环，14 周左右对植物凝集素产生应答。脾脏是体内最大的免疫器官，具备产生致敏淋巴细胞和抗体的能力，同时也能清除衰老细胞和微生物等物质。脾脏的发育始于胎龄第 5 周，12~17 周时开始出现淋巴细胞，20 周时初步完成发育，但免疫功能尚不完善。淋巴结的发育始于胎龄第 7 周，但此时淋巴结无生发中心，20 周后可以产生免疫反应，出生后在抗原刺激下才逐步形成生发中心。出生数周后淋巴结的皮质和髓质才能清晰可辨，淋巴结的发育于青春期达顶峰，其退化较慢，至老年期仍有较清晰的结构。

一、非特异性免疫及特点

非特异性免疫又称固有免疫，指机体与生俱来的对各种病原微生物和入侵的异物产生免疫应答的防御功能。它们的主要功能特点包括作用范围广，反应快，在反应上具有比较好的稳定性。固有免疫系统包括：组织屏障（皮肤和黏膜系统、血脑屏障、胎盘屏障等），固有免疫细胞（吞噬细胞、杀伤细胞、树突状细胞等），固有免疫分子（补体、细胞因子、酶类物质）等。

（一）新生儿期

新生儿期是指出生后脐带结扎开始至出生后 28 天，新生儿属于婴儿的一个特殊时期，有自己的免疫特征。在此阶段，免疫器官和免疫细胞的发育已相对成熟，而免疫功能低下可能是由于未受到抗原刺激，尚未建立记忆性免疫应答。

在各类免疫细胞中，中性粒细胞作为免疫应答的效应细胞，在趋化因子和调理素的作用下，能够吞噬、释放氧自由基和溶酶体酶，杀死粒细胞受分娩的刺激，在新生儿出生后 12 小时的计数可高达 $13×10^9/L$，72 小时后逐渐降至 $4×10^9/L$。维持一段低水平后，再度上升，逐渐达到成人水平。新生儿存在骨髓中性粒细胞储藏库空虚的现象，故严重的新生儿败血症常合并中性粒细胞缺乏症。新生儿中性粒细胞趋化功能较成人差，由于趋化反应较弱，中性粒细胞无法穿过血管内皮细胞，使新生儿中性粒细胞黏附功能低于成人。

此外，另一类非特异性细胞免疫的效应细胞——自然杀伤细胞（NK 细胞），无须特异性抗原，即可杀伤病毒感染细胞和肿瘤细胞。NK 细胞在成人外周血中占 5%~15%，而在新生儿期的占比很低，其数量和功能都不及成人，出生后半年左右才逐渐达到成人水平。新生儿的抗体依赖性细胞介导的细胞毒作用（antibody dependent cell mediated cytotoxicity，ADCC）水平仅为成人的 50%，1 岁左右达到成人水平。

（二）婴幼儿期

在临床上通常将婴幼儿期具体分为婴儿期（出生后 28 天~1 周岁）和幼儿期（1~3 周岁），在这一阶段，不同免疫细胞仍处于发育发展期。

如在外周血中具有摄取和处理抗原能力的单核吞噬细胞，它将消化处理后的抗原通过细胞膜表面的人类主要组织相容性复合体（MHC）呈递给 T 细胞表面的 T 细胞受体识别，成为抗原提呈细胞（APC）。单核吞噬细胞能分泌白细胞介素（IL），如 IL-6 和肿瘤坏死因子 α 等炎症因子和一氧化氮，对炎症的发生和发展起促进作用。婴幼儿期的单核巨噬细胞的趋化、黏附、吞噬和氧化杀菌功能均较成人差，并非单核细胞自身发育不完善，而是发挥功能所必需的辅助因子不足。由于单核细胞在刺激后产生粒细胞集落刺激因子、IL-6 和 IL-8 的能力差，从而影响中性粒细胞从骨髓释出和趋化功能。

除上述免疫细胞外，在此阶段表达水平大幅提升的还有一类特殊的蛋白质，称为补体。补体是存在于正常血清中的一组蛋白质，由 9 个血清蛋白成分组成，分别命名为 C1~C9。经典活化途径是通过 C1q 与抗原抗体复合物相互作用而启动；而非经典活化途径则可直接由某些细菌激发。在免疫功能方面，C5a 是中性粒细胞、单核细胞及嗜酸性细胞直接作用的趋化因子，可促使这些细胞脱颗粒及进行黏附作用。另一方面 C3b 和 C5 是重要的调理素，可促进吞噬细胞对细菌等外来物质的清除。

但母体的补体并不传输给胎儿，胎儿在 6~14 周时便能合成补体成分。血清补体的含量随胎龄增长而增加，出生后 3~6 个月达到成人水平。旁路途径和旁路途径的各种活性成分的发育则较晚，B 因子及备解素仅为成人的 30%~60%。

此外，婴幼儿期机体还存在一类公认的"古老的抗体"——血浆甘露糖结合蛋白（mannanbinding protein，MBP），又称甘露糖结合凝集素（mannanbinding lectin，MBL），其结构相似于病原体细胞壁糖类的配体。MBP 可识别革兰氏阴性细菌，可单独或与吞噬细胞共同作用产生抗病毒的自然免疫。在儿童尚未获得特异性免疫能力之前起着重要的作用。特别是在 2 岁以前的婴幼儿，获得性免疫反应尚不完善，MBP 在保护宿主免疫感染中具有重要的意义。

（三）儿童成长期

免疫器官的结构和功能在儿童时期，特别在新生儿及婴幼儿时期发展变化极大，多种免疫细胞和免疫分子从无到有，从少到多，从幼稚到成熟。年龄因素是免疫系统发育的重要影响因素，儿童的免疫生理状况明显有别于成人。如儿童阶段的中性粒细胞的吞噬和杀菌功能与成人相比差异不太大，但在疾病或应激状态下则呈明显低下。在应激状态时，儿童的中性粒细胞和单核细胞表面表达的 IgG 受体比成人的低，使得吞噬和杀菌功能减弱。再者，儿童期如遇感染，此时机体也会产生及活化多种体液性介质，如补体系统、激酶系统、甘露糖结合蛋白等，但其防御机能仍不及成人。

二、特异性免疫功能及其特点

特异性免疫又称为适应性免疫，这种免疫是人体出生以后逐渐建立起来的防御功能，通常只针对一种或同种病原体。经过与抗原接触，比如后天感染（病愈或无症状的感染）或预防接种（菌苗、疫苗、类毒素、免疫球蛋白等）而使机体获得抵御感染的能力。特异性免疫一般在微生物等抗原物质刺激后才形成的，并能与该抗原起特异性反应。可分为细胞免疫及体液免疫两大类。

（一）新生儿期

T 细胞是细胞免疫的主导者，同时也是体液免疫的重要调节者。原胸腺细胞于胎龄 8 周时移至胚胎胸腺，经过分化表达 T 细胞受体。T 细胞是外周血淋巴细胞主要组成细胞。

T 细胞根据其功能可分为两类。一类是 CD4 T 细胞，包括辅助性 T 细胞和抑制性 T 细胞；另一类是 CD8 T 细胞，包括杀伤性 T 细胞和迟发型超敏反应 T 细胞。新生儿 T 细胞功能有缺陷，其表型主要介于成熟胸腺细胞和成人外周血原始 T 细胞之间。97% 的 T 细胞为 CD45RA$^+$ 的原始 T 细胞亚型，且 CD25 表达量较低。

由于 T 细胞的功能性及群体在成人及儿童间存在着较大的差异，这也导致了在细胞因子分泌上具有一定的差异。在新生儿期，T 细胞可以产生足量的 IL-2 及淋巴毒素，同时可以产生大约成人水平 50% 的肿瘤坏死因子（TNF）和粒细胞-巨噬细胞集落刺激因子（GM-CSF）；但仅能产生约成人 10% 的 γ-干扰素

(IFN-γ)和 IL-4。一般随着年龄的增长,记忆性 T 细胞及其产生的 IFN-γ 会逐渐增高。

B 细胞是体液免疫的主导细胞,主要的分化场所为骨髓和肝脏,IgM 的浆细胞是新生儿 B 淋巴细胞的主要分化细胞。新生儿存在依赖 T 淋巴细胞的 B 淋巴细胞反应,大部分抗原刺激 B 淋巴细胞分化为浆细胞时需要 T 淋巴细胞协助,称为 T 细胞依赖性抗原(TD 抗原),如破伤风、白喉类毒素等蛋白质抗原。另一部分抗原如肺炎球菌的荚膜多糖,是 T 淋巴细胞非依赖性抗原(TI 抗原),即使没有 T 淋巴细胞的帮助,也能刺激 B 淋巴细胞分化,分泌免疫球蛋白。在新生儿期,胎儿已能合成抗 TD 抗原的抗体,但 TI 抗原的抗体合成能力极差。

除上述的 T 细胞和 B 细胞外,机体发挥特异性免疫功能的还有一类免疫球蛋白分子,即 IgG、IgM、IgA、IgE 和 IgD 五大类,每一类有其独特的结构和功能特点。有较强的机体防御功能包括抵御外来微生物入侵、激活补体系统、中和毒素和病毒等。免疫球蛋白的含量从出生到成人有一个变化的过程,母体的 IgG 能通过胎盘和脐带输送给胎儿,使胎儿出生时 IgG 达高峰,之后经过代谢逐渐下降。IgG 是血液中最主要的免疫球蛋白,也是唯一能通过胎盘屏障的免疫球蛋白,在妊娠晚期,大量 IgG 通过胎盘进入胎儿体内。早产儿由于从母体获得的 IgG 不足,容易发生感染。

（二）婴幼儿期

此阶段较之新生儿期,免疫球蛋白的表达水平有明显差异性。婴儿体内的 IgG 经过代谢逐渐减少甚至消失。婴儿本身受环境抗原的刺激,逐渐合成 IgG,10~12 个月的婴儿体内 IgG 均为自身合成,至 2 岁时达成人水平。一些母体特异性抗体,如破伤风和白喉抗毒素、脊髓灰质炎、麻疹、腮腺炎和风疹抗体能顺利通过胎盘,对新生儿及出生后数个月内防御这些感染起到重要作用。

IgM 是免疫应答时最早产生的一类免疫球蛋白,相对分子质量最大。IgM 不能通过胎盘,一些抗革兰氏阴性细菌抗体,如抗大肠埃希菌 O 和 H、沙门菌菌体 O 抗体属 IgM 抗体,因此不能通过胎盘。但胎儿在宫内感染时可产生少量的特异性 IgM,测定特异性 IgM 对诊断胎儿宫内感染有重要价值。出生后婴儿体内的 IgM 含量升高得很快,2~3 个月为成人水平的 54%,1 岁时为 75%,2 岁时达到成人水平。

IgA 有血清型和分泌型两种亚型。血清型 IgA 为单体,主要由肠系膜淋巴组织中的浆细胞产生,在血清中占绝大多数。分泌型 IgA 由黏膜固有层的浆细胞产生。胎儿 30 周时可产生少量血清型 IgA,但在脐血中很难测到,血清型 IgA 是发育最迟的一个免疫球蛋白,1 岁时为成人水平的 20%,到青春后期才达到成人水平。sIgA 是机体黏膜抗感染的重要因素。sIgA 在新生儿期检测不到,在 2 个月时的唾液中可测到,2~4 岁时达成人水平。母乳中含有一定量的 IgA,初乳中 sIgA 含量尤为丰富,母乳喂养可使新生儿获得 sIgA,以抵御呼吸道和胃肠道的感染。过早停止母乳喂养而以牛乳喂养的婴儿血清 IgA 较母乳喂养的婴儿高,提示肠道免疫活性细胞接触牛乳蛋白,容易引起更多的全身性免疫反应。

一般情况下,幼儿到 2 岁时 IgG 分泌达到成人水平,而 IgA 分泌型 B 细胞则到 5 岁时才达到成人水平。胎龄 28 周的胎儿能够产生微量 IgM,故 3~6 个月的婴儿会出现一个生理性抗体低谷。

（三）儿童成长期

在儿童最早期,T 细胞并不能被佛波酯/离子霉素(PMA/ion)激活表达 CD40L,则可能辅助 B 细胞产生免疫球蛋白的能力减弱,活化吞噬细胞和产生细胞毒性 T 淋巴细胞的能力下降。

IgE 是出生后形成较迟的免疫球蛋白分子且不能通过胎盘,在儿童成长至 7~9 岁阶段即可达成人水平。IgE 在全身都有分布,主要分布于消化道和呼吸道黏膜下层,这些常发生 I 型超敏反应的部位。

另一类免疫球蛋白 IgD,它也不能通过胎盘,1 岁时达成人的 10%,2~3 岁基本达到成人水平。4~5 岁超过成人水平,11~16 岁达顶峰后随年龄增长逐渐降低,其功能尚不清楚。

第二节　移植免疫机制

一、移植物引起的免疫应答

（一）细胞免疫

细胞免疫属于适应性免疫。引起移植物排斥反应的抗原为主要组织相容性抗原,其中最重要的是人类白细胞抗原(human leukocyte antigen, HLA)。在同种实体器官移植中,以 T 细胞介导的排斥反应为主。急性 T 细胞介导的排斥反应(TCMR)可在移植后几天发生,绝大多数在半年内发生,少数几年后才发生。

受者识别移植物的方式分为直接识别和间接识别。直接识别是指受者 T 细胞直接识别供者细胞 HLA 分子,引起排斥;间接识别指供者细胞 HLA 分子由受者抗原提呈细胞加工处理后,通过受者细胞的 HLA 分子传递给受者 T 细胞。其中活化的受者 CD4$^+$T 细胞通过将供者抗原提呈给 CD8$^+$T 细胞,产生多种细胞因子,参与移植后的细胞免疫过程。TCMR 发生时,多种细胞因子和趋化因子的产生会导致非抗原特异性效应物在移植物中沉积。此外,趋化因子上调会促进细胞募集,从而上调供者主要组织相容性抗原,增加供者细胞对移植物的识别能力使排斥反应更加强烈。多种细胞因子和 T 细胞的共同作用可能最终导致移植物失去功能,甚至失去活性。

（二）体液免疫

体液免疫是另一种适应性免疫。移植相关的体液免疫主要为预存抗体(主要为 IgM 类)以及移植后 B 细胞在 T 细胞辅助下产生的抗体介导的免疫(主要为 IgG 类)。体液免疫引起最严重的结果是超急性排斥反应。这种反应通常发生在移植器官与受者血管接通后的数分钟至 1~2 天内,主要由受者体内预存抗体所导致,比如抗供者 ABO 血型抗体、血小板抗体等。这些天然抗体多为 IgM 类,它们可与供者组织抗原结合,通过激活补体形成攻膜复合物,直接破坏靶细胞。此类反应发生时,通常唯一的治疗方法是再次移植。

当抗体介导的排斥反应(ABMR)发生时,外来抗原由 MHC-Ⅱ类分子加工并呈递到 B 细胞表面,B 细胞抗原受体(BCR)识别、结合和内化外来抗原,激活体液免疫反应。抗原特异性辅助 T 细胞(Th 细胞)识别 MHC 结合的抗原,表达包括 CD40L 在内的共刺激分子,并分泌细胞因子,促进 B 细胞的激活和增殖。在 Th 细胞的帮助下,激活的 B 细胞发育成熟。一部分 B 细胞分化为浆母细胞和浆细胞,分泌特异性抗体,通常为 IgG 类;另一部分 B 细胞分化为长期存活的记忆 B 细胞。ABMR 需要进行临床活检才能与 TCMR 区别诊断,肾活检表现为中性粒细胞与单核细胞聚积、微血管血栓形成以及 C4d 沉积。随着各项科研工作进一步深入,ABMR 的临床表现以及各项诊断标准变得越来越复杂,关于其分类、患者免疫状态,以及各项治疗方法的有效性等问题也需要进一步解决。

二、耐受机制的进展与探讨

免疫耐受是指免疫活性细胞在接触抗原物质时所表现的特异性无应答状态。诱导受者对移植物抗原特异的免疫耐受是防止器官排斥的最理想方法。然而在临床移植中稳定持久的免疫耐受状态是难以诱导维持的。主要困难在于小动物实验结果难以在大动物实现。现在免疫耐受的临床研究热点主要集中在以下几个方面。

（一）调节性 T 细胞在移植免疫中的作用

调节性 T 细胞(Treg)是具有免疫调节作用的一类免疫细胞,Treg 虽可体外扩增,但是在同种异体排斥反应中自然产生的数量较少。Treg 主要通过两种方式发挥生物学功能:一是通过高表达的细胞毒性 T 细胞相关抗原-4(CTLA-4)与 B7 分子特异性结合,直接抑制活化的效应性 T 细胞,此外还表达多种抑制性受体分子如程序性细胞死亡受体-1(PD-1)和糖皮质激素诱导的肿瘤坏死因子受体(GITR)等通过与细胞直接接触抑制免疫应答;二是通过分泌转化生长因子-β(TGF-β)、IL-10 等间接抑制 T 细胞的增殖活化,同时减少一部分活性细胞因子释放达到免疫抑制的效果。在目前临床研究中,有实验结果证明 Treg 具有抑制移植排斥反应、预防移植物抗宿主反应,以及治疗自身免疫疾病的作用。近年来一些科学家专注于 Treg 的亚群研究,诱导型Ⅰ类调节性 T 细胞(Tr1)可以通过调节效应 T 细胞的活动维持外周耐受,并防止同种异体排斥反应。这些研究为诱导及维持耐受的临床细胞治疗方法提供了思路。同时也鼓励更多科学家去发现 Treg 在诱导和维持耐受过程中的作用机制。

（二）新生物标记的研究与发现

耐受性生物标记是近来移植领域的研究热点之一。耐受性生物标记可以为临床医生制定诱导以及维持耐受的临床方案提供思路。Newell 等首先通过实验证明与接受免疫抑制的受试者相比,耐受患者的 B 细胞总数和幼稚 B 细胞数量增加,B 细胞分化和激活基因的表达增强并获得一些可能的 B 细胞相关生物标记物来预测患者是否已经建立耐受。Silva 等研究发现,与慢性排斥的肾移植患者比较,具有移植免疫耐受的患者体内调节性 B 细胞(Bregs)数量明显增加,提示 Bregs 可能有诱导移植耐受的作用。此外,Sagoo 等通过对 24 名耐受性肾移植受者独立测试进行高预测性分析发现耐受患者外周血 B 淋巴细胞和 NK 细胞增多,活化的 CD4⁺T 细胞减少。

然而,在实际临床与科研工作中,生物标记物的发现与应用面临重重挑战。首先,在肾移植中,自发耐受比较罕见,许多自发耐受的患者由于不遵医嘱或与免疫抑制相关的严重不良事件而停止免疫抑制治疗。其次,可能不存在移植耐受通用的生物标记,由于移植器官及患者免疫状态不同,生物标记可能会发生改变。要使生物分子标记得到广泛可靠的运用,还需要大量的科研及临床工作来验证。

第三节　儿童移植免疫特点及进展

肾移植是大多数患有终末期肾病儿童的首选治疗方式。先天性或遗传性疾病,如幼龄儿童的肾脏发育不良、梗阻性尿路病、反流性肾病,以及获得性肾小球疾病,如大龄儿童的局灶节段性肾小球硬化和狼疮肾炎是儿童终末期肾脏疾病最常见的原因。

由于儿童的免疫系统发育尚不完善以及移植后的管理问题使儿童移植比成人移植要复杂一些。自 1954 年进行第一例肾移植手术成功以来,经过 60 多年的发展,对移植免疫反应研究的深入和免疫抑制药物的发展,大大改善了移植受者和移植物的存活率。

一、儿童的免疫系统

从出生到成年,免疫系统发生了巨大的变化。胸腺是中枢免疫器官,是 T 细胞分化、发育和成熟的场所。出生时胸腺功能完全,幼稚 T 细胞比例较高,抗原特异性 T 细胞前体较少。成人由于连续抗原暴露,使 T 细胞池的组成从幼稚 T 细胞转为记忆性 T 细胞。

T 细胞是细胞免疫的主要参与者,也是体液免疫和细胞免疫的调节者。T 细胞的共刺激配体 CD40L 在初生婴儿的表达很低,在出生后的前几个月,随着 CD4⁺T 细胞亚群的成熟逐渐上调表达。从婴儿期开始,CD4⁺ 和 CD45RO⁺CD4⁺T 细胞的 CD69 和 CD40L 表达水平和成人水平相似,但活化的 T 细胞产生 IFN-γ 的频率在 10 岁前一直低于成人。

B 细胞是体液免疫的效应细胞。新生儿 B 淋巴细胞分化的浆细胞只能产生 IgM,而不能产生 IgG 和 IgA。到 2 岁时分泌 IgG 的 B 细胞才发育到成人水平,直至 5 岁时,IgA 分泌才达到成人水平。

儿童肾移植的排斥反应发生率并不会因为儿童免疫系统发育不完善而有所降低,事实上反而可能高于成人肾移植。此外,儿童供肾耐受排斥反应损伤的能力弱于成人供肾,更容易因排斥反应而导致移植物功能丧失。

二、免疫接种

儿童在幼儿期需要多次接种疫苗,以免受可预防传染病的侵害。由于患终末期肾病的儿童的免疫力较弱,免疫持续时间缩短,因此可能需要更高的初始剂量、额外剂量的疫苗以及抗体效价监测的加强疫苗。移植后,一般应避免活疫苗的接种,但在免疫抑制药物达到了低维持水平(通常在移植后 6～12 个月)后,可以进行其他免疫接种。因为给免疫功能低下的患者接种疫苗可能不会有效,因此,移植前应该努力让儿童接种疫苗完全。

三、供肾选择

为了移植肾长期存活,应尽量满足血型相容,HLA 也要尽可能相容。英国一项关于儿童血型不相容肾移植的研究发现定制脱敏疗法的儿童血型不相容肾移植的效果极佳,移植物存活率和排异率与兼容移植相当。在过去的十多年,血型不相容的肾移植在成人中已经建立。鉴于血型不兼容移植在成人中有良好的结果,如果没有合适的供体,现在似乎也考虑在儿童中使用血型不兼容移植。

美国移植界对儿童肾移植得到的共识为儿童受者应该得到最好的供肾以尽可能降低其移植风险,因而其供肾来源主要是亲属供肾或者年轻的成人器官捐献供肾。之前由于认为年轻的儿童供肾移植给年轻的儿童受者可导致血管血栓和移植物丢失风险增加,使年轻儿童供肾的使用率降低。最近的研究表明,将年轻的儿童供肾用于年龄匹配的年轻儿童受者甚至高危患者中可取得良好的效果,并且与良好的移植物存活相关。我国近几年的儿童肾移植实践也主要是采用儿童捐献供肾,虽然并发症风险相对较高,但能有效避免成人供肾移植的低灌注损伤以及失用性萎缩,同时儿童供、受者无论是体内环境还是血管条件,均较匹配,有利于术后肾功能恢复,满足儿童不同生长发育阶段的需要,具备长期的生理学优势。2018 年 8 月,我国将器官分配政策改为儿童供肾优先分配给儿童受者。

四、儿童肾移植的免疫抑制方案

儿童的免疫系统、儿童对药物代谢能力以及对免疫抑制剂的耐受性和成人存在着较大的差异。药代动力学研究表明,环孢素在儿童的半衰期比成人的要短,从而需要每日给药三次。西罗莫司在儿童中半衰期也较短,往往需要每日给药两次。剂量标准化之后吗替麦考酚酯的曲线下面积在儿童的要高于成人。免疫抑制方案要对患儿进行评估后个体化选择,并根据评估结果调整血药浓度和并发症适时调整。

兔抗人胸腺细胞免疫球蛋白和巴利昔单抗是较常见的两种免疫抑制诱导剂。最常用的免疫抑制维持方案是钙调神经蛋白抑制剂(CNI)、吗替麦考酚酯(MMF)和糖皮质激素的三联免疫抑制方案,CNI 可选择他克莫司或环孢素,MPA 可选择吗替麦考酚酯或者麦考酚钠肠溶片。糖皮质激素可显著增加心血管危险因素,对预后产生负面影响,特别是移植后糖尿病。Oliver Thomusch 等人开展的一项多中心、随机对照试验,对肾移植术后第一年免疫低危患者使用兔抗人胸腺细胞免疫球蛋白或巴利昔单抗诱导治疗后快速停用类固醇的有效性和安全性进行评估,发现对于免疫风险较低的患者,诱导治疗后在不丧失疗效的情况下快速停用类固醇,对减少移植后糖尿病的发生是有利的。另一方面,对于低免疫风险同时接受过诱导方案治疗的患儿可在治疗过程中撤除糖皮质激素,以促进生长发育,减少远期并发症。

五、诱导耐受

尽管有了免疫抑制药物,但免疫抑制作用过强或过弱,都不利于移植物的长期存活。免疫抑制不足,机体会对移植物产生排斥,过度的免疫抑制会导致移植后 EB 病毒、BK 病毒、巨细胞病毒和微小病毒的原发感染或再感染。因此免疫学家和临床研究者想要通过诱导受体对移植物的耐受来改善肾移植的结果。比如使用供者来源的骨髓间充质细胞来诱导耐受或者用间充质干细胞诱导耐受。尽量减少使用免疫抑制药物维持,并可以防止长期使用免疫抑制药物治疗相关的不良事件。

第四节　儿童移植免疫学监测

一、HLA 系统与移植物组织相容性检测

移植物术后的存活率在很大程度上取决于供受体之间的组织相容性,包括抗原的相容及匹配情况。长期研究证明,采用 HLA 抗原差异小的供者预后更好。在 20 世纪中期 HLA 抗原系统的发现及免疫抑制物在移植中的应用,使肾移植从 19 世纪 60 年代起成了广泛开展的临床技术。

在 HLA 类抗原中,HLA-Ⅱ类抗原匹配程度对移植预后起着主导性作用,特别是 HLA-DR 匹配;近年来,HLA-DP 的相配与移植器官长期存活的相关性也越来越受到关注。

在进行肾移植前,供受体均应作 HLA-A、HLA-B、HLA-C、HLA-DR 及 HLA-DQ 抗原测定,根据家系中 HLA 的定型,通常可决定基因型或单倍型。单倍型的直接相合程度即可用于预测移植物的存活率。在活体亲系移植中,2 个单倍型复合者(通常为同胞兄妹),1 年移植物存活率可高达 90%;而单个单倍型相合者,1 年移植物存活率大概为 75% 左右;完全不合者,1 年存活率仅为 50%。在 HLA 系统选择中,如果有多个合适供体,可进行混合淋巴细胞培养及交叉反应操作,可从中挑出最合适供体。

混合淋巴细胞培养是把供受体淋巴细胞混合体外培养的一种体系,用于观测体外细胞的增殖反应。在这个体系中,供受体间单倍体相合程度越高,增殖反应则越小;反之,混合淋巴细胞增殖反应越强,则移植物存活率越低。

既往已接触过移植抗原者在再次接触此类 HLA 抗原时,可迅速产生细胞毒作用抗体,导致移植物的生存率下降。在已致敏的患者中进行多次移植时,将会进一步导致排斥反应。交叉反应可用于了解受者体内是否存在针对供者 HLA 抗原的抗体。即应用受者最近的血清与供者的淋巴细胞一起体外培养,若受者已存在针对供者的抗体,则供者的淋巴细胞将迅速死亡,交叉反应阳性。产生阳性反应的受者在移植后短期内将会发生不可控的排斥反应,导致移植物丢失。然而细胞交叉反应的敏感性不高,因此现在大多数进行的是相对敏感度高的 ELISA 方法与 Luminex 方法。

ELISA 与 Luminex 方法检测原理相近,他们对浓度降低的抗体具有更好的敏感性,可以更精准得结合 HLA 抗原。这两个方法的不同点在于 ELISA 检测方法的敏感性低于 Luminex,且不能用于供者特异性抗体(DSA)检测。Luminex 体系应用单个 HLA 抗原包被磁珠,能够更好地检测抗体的特异性,确定 DSA 的存在。

二、移植术前免疫功能监测

儿童肾移植的基本免疫状态评估基本与成人肾移植的较接近,包括组织配型、HLA 抗原及 HLA 抗体检测。HLA 抗体检测是肾移植前免疫评估最重要的内容,目前 Luminex 技术是检测 DSA 最敏感的方法。

移植前检测 HLA 抗体具有重要的意义,在 Luminex 体系中测定出特异性抗体在随机选择的供者人群中出现的概率,是目前发现交叉反应阳性或 DSA 的最有效评估方法。HLA 抗体代表的是潜在的免疫记忆反应,HLA 的存在将会增加移植后排斥的风险。同样的,应用 Luminex 的结果也可以进一步进行虚拟交叉配型从而评估术前预存 DSA 的水平高。

流式细胞术是另一大类常用的免疫监测方法,指标通常为淋巴细胞亚群和绝对计数。通过多色流式细胞分析,鉴别单个细胞上的多种抗原,评估反应细胞的功能状态。淋巴细胞亚群在数量和功能上发生异常,将导致机体免疫异常,并产生病理变化。淋巴细胞亚群的监测对使用免疫抑制剂的肾移植受者是非常必要的。

另外,在发病较早的儿童中进行原发性免疫疾病及原发性代谢疾病的筛查也是非常有必要的。

三、移植术后免疫监测

目前,儿童肾移植非常成功。而感染是最常见的并发症,同时也是造成重症的主要原因。在移植后早期感染最常见的病原体为细菌;而在移植后期发生的感染则涉及众多因素,较常见的包括免疫抑制剂的用量、移植物抗宿主反应及抗生素类药物的使用。在后期最重要的病原体包括巨细胞病毒、EB 病毒、单纯疱疹性病毒、念珠菌及曲霉菌等。在患者进行移植术后,要定期进行免疫学检测,有计划地进行药物调整,同时对临床发生异常事件要及时监测。除了进行抗体排查外,也需要定时进行流式细胞检测。

现阶段常规的移植术后监测包括流式免疫细胞功能评估、Cylex 免疫细胞功能评估法、细胞因子监测法等。

(一)流式免疫细胞监测应用

机体免疫系统的平衡由 $CD4^+$ 和 $CD8^+$ 两类 T 淋巴细胞亚群维系。通过检测淋巴细胞亚群的数量仅仅能够评估淋巴细胞数量的变化,难以有效地反映淋巴细胞功能的变化。临床监测的淋巴亚群情况很难和整体的免疫状态以及移植物功能之间形成有效关联。在基础判定上,CD4/CD8 的比值可以在一定程度上判定当前免疫状态,对药物调节及事件发生有一定的提示作用。

系统性的监测外周血淋巴细胞亚群的分布以及其免疫评分,有利于指导整体的免疫状态监测,可进一步推动临床药物管理及预估临床事件的发生。把免疫抑制剂血药浓度与移植物功能以及免疫状态有机地联系起来,进而做到精准个体化管理。

(二)细胞因子监测

细胞因子是机体免疫系统功能的执行者和体现者,在很大程度上反映了免疫细胞的功能。因而检测全血免疫细胞的细胞因子,可以真实的反映免疫系统中主导微环境的影响功能。细胞免疫相关细胞因子和辅助性 T 细胞亚群 Th1 和 Th17 有关,体液免疫相关细胞因子主要和 Th2 有关,而趋化因子能够趋化和招募免疫细胞,对整体免疫系统也起着重要作用。

(三)Cylex 免疫检测法

目前临床上使用的和正在研究中的免疫抑制剂绝大多数都是通过抑制 T 细胞的活化及功能而发挥免疫抑制作用。大量研究表明,$CD4^+T$ 细胞主导排斥反应的启动,而 ATP 活性的测量可反映免疫细胞功能。

Immuknow-Cylex 免疫细胞功能测定试剂盒具有检测快速、操作简便等优点,可以直接检测 $CD4^+T$ 细胞内 ATP 的水平,以此反映受者的免疫状态。但由于调节性 T 细胞的激活也需要 ATP 支持,且排斥反应还有 $CD8^+T$ 细胞和树突状细胞参与,因此单纯 $CD4^+T$ 细胞的 ATP 水平,有可能不能完全反映受者的免疫激活状态。由于整体免疫系统的复杂性,很多实验证明,Cylex 结果和排斥反应相关性个体差异较大,尽管个别研究发现 $CD4^+T$ 细胞内 ATP 的水平与受者发生感染的概率有较强的相关性。

除了常规流式检测外,若发生临床异常时,血清抗巨细胞病毒 IgM 抗体等可用于确定巨细胞病毒感染。同时现有技术如巨细胞病毒酶联免疫斑点(ELISPOT),BK 病毒酶联免疫斑点、EB 病毒酶联免疫斑点等均可对感染病程的发展作出评估。

(高伊昉　叶东枚)

参考文献

[1] 李淑志.儿童免疫的特点.世界最新医学信息文摘,2012,12,346-348.

[2] STUART E.TURVEY D H B.INNATE IMMUNITY.Journal of Allergy and Clinical Immunology,2010,125,S24-S32.

[3] MAHESHWARI A,CHRISTENSEN R D.Developmental Granulocytopoiesis.Fetal and Neonatal Physiology:Third Edition. Vol. 2-2 Saunders,2003,1388-1396.

[4] LEVY O.Innate immunity of the newborn:basic mechanisms and clinical correlates.Nat Rev Immunol,2007,7,379-390.

[5] CARR R.Neutrophil production and function in newborn infants.Br J Haematol,2000,110,18-28.

[6] NUSSBAUM C,GLONING A,PRUENSTER M,et al.Neutrophil and endothelial adhesive function during human fetal ontogeny. J Leukoc Biol,2013,93,175-184.

[7] FREUD A G,MUNDY-BOSSE B L,YU J,et al.The broad spectrum of human natural killer cell diversity.Immunity,2017,47, 820-833.

[8] GUILMOT A,HERMANN E,BRAUD V M,et al.Natural killer cell responses to infections in early life.J Innate Immun,2011, 3,280-288.

[9] PHILLIPS J H,ET A L.Ontogeny of human natural killer(NK) cells:fetal NK cells mediate cytolytic function and express cyto- plasmic CD3 epsilon,delta proteins.J Exp Med,1992,175,1055-1066.

[10] WEST E E,KOLEV M,KEMPER C.Complement and the Regulation of T Cell Responses.Annu Rev Immunol,2018,36,309- 338.

[11] COLTEN H R,GOLDBERGER G.Ontogeny of serum complement proteins.Pediatrics,1979,64,775-780.

[12] JOHNSTON R B,JR ALTENBURGER K M,ATKINSON A W,JR CURRY RH.Complement in the newborn infant.Pediatrics, 1979,64,781-786.

[13] 祝兴元,李梨平.健康儿童淋巴细胞免疫表型参考范围与年龄关系的研究进展.实用预防医学,2011,18,776-778.

[14] 俞晔珩,朱文胜,王晓川.流式细胞仪测定成人与儿童中性粒细胞功能.复旦学报(医学版),2005,01,101-104.

[15] FILIAS A,THEODOROU G L,MOUZOPOULOU S,et al.Phagocytic ability of neutrophils and monocytes in neonates.BMC Pediatr,2011,11,29.

[16] ADKINS B,LECLERC C,MARSHALL-CLARKE S.Neonatal adaptive immunity comes of age.Nat Rev Immunol,2004,4,553-

564.

［17］STOLL B J,LEE F K,HALE E,et al. Immunoglobulin secretion by the normal and the infected newborn infant. J Pediatr, 1993,122,780-786.

［18］FASANO R M. Hemolytic disease of the fetus and newborn in the molecular era. Semin Fetal Neonatal Med,2016,21,28-34.

［19］MUELLER F B,YANG H,LUBETZKY M,et al. Landscape of innate immune system transcriptome and acute T cell-mediated rejection of human kidney allografts. JCI Insight,2019,4(13):e128014.

［20］HEUVEL H,HEIDT S,ROELEN D L,et al. T-cell alloreactⅣity and transplantation outcome:a budding role for heterologous immunity? Curr Opin Organ Transplant,2015,20,454-460.

［21］ALI J M,BOLTON E M,BRADLEY J A,et al. Allorecognition pathways in transplant rejection and tolerance. Transplantation, 2013,96,681-688.

［22］HALLORAN P F. T cell-mediated rejection of kidney transplants:a personal viewpoint. American Journal of Transplantation: Official Journal of the American Society of Transplantation and the American Society of Transplant Surgeons, 2010, 10, 1126-1134.

［23］SYKES M. TRANSPLANTATION IMMUNOLOGY. IN:GOLDMAN,L. M. D. SCHAFER,A. I. M. D. (eds). Goldman-Cecil Medicine,2020,pp 216-220. e211.

［24］GARG N,PARAJULI S,MANDELBROT D A,et al. Donor-specific antibodies in kidney transplantation:the University of Wisconsin experience. Current opinion in organ transplantation,2020,25,543-548.

［25］VINUESA C G,LINTERMAN M A,YU D,et al. Follicular Helper T Cells. Annual Review of Immunology,2016,34,335-368.

［26］LOUPY A,HAAS M,ROUFOSSE C,et al. The Banff 2019 Kidney Meeting Report(Ⅰ):Updates on and clarification of criteria for T cell-and antibody-mediated rejection. Am J Transplant,2020,20,2318-2331.

［27］石炳毅,陈文,刘志佳. 调节性免疫细胞在异种移植免疫中的作用. 器官移植,2020,11,321-325.

［28］GU W,GE R,ZHU F,et al. PARP-1 inhibitor-AG14361 suppresses acute allograft rejection via stabilizing CD4+FoxP3+ regulatory T cells. Pathol Res Pract,2020,216,153021.

［29］BLAZAR B R,MACDONALD K P A,HILL G R. Immune regulatory cell infusion for graft-versus-host disease prevention and therapy. Blood,2018,131,2651-2660.

［30］GÖSCHL L,SCHEINECKER C,BONELLI M. Treg cells in autoimmunity:from identification to Treg-based therapies. Semin Immunopathol,2019,41,301-314.

［31］JEON Y W,LIM J Y,IM K I,et al. Enhancement of Graft-Versus-Host Disease Control Efficacy by Adoptive Transfer of Type 1 Regulatory T Cells in Bone Marrow Transplant Model. Stem Cells Dev,2019,28,129-140.

［32］NEWELL K A,ASARE A,SANZ I,et al. Longitudinal studies of a B cell-derived signature of tolerance in renal transplant recipients. American Journal of Transplantation:Official Journal of the American Society of Transplantation and the American Society of Transplant Surgeons,2015,15,2908-2920.

［33］SILVA H M,TAKENAKA M C,MORAES-VIEIRA P M,et al. Preserving the B-cell compartment favors operational tolerance in human renal transplantation. Molecular Medicine(Cambridge,Mass.),2012,18,733-743.

［34］SAGOO P,PERUCHA E,SAWITZKI B,et al. Development of a cross-platform biomarker signature to detect renal transplant tolerance in humans. The Journal of Clinical Investigation,2010,120,1848-1861.

［35］ROACH J P,BOCK M E,GOEBEL J. Pediatric kidney transplantation. Semin Pediatr Surg,2017,26,233-240.

［36］DHARNIDHARKA V R,FIORINA P,HARMON W E. Kidney transplantation in children. N Engl J Med,2014,371,549-558.

［37］SHRESTHA B M. Immune System and Kidney Transplantation. JNMA J Nepal Med Assoc,2017,56,482-486.

［38］MILLER J F A P. The function of the thymus and its impact on modern medicine. Science(New York,N. Y.),2020,369.

［39］HASSAN J,REEN D J. Reduced primary antigen specific T-cell precursor frequencies in neonates is associated with deficient interleukin-2 production. Immunology,1996,87,604-608.

［40］MCFARLAND R D,DOUEK D C,KOUP R A,et al. Identification of a human recent thymic emigrant phenotype. P Natl Acad Sci USA,2000,97,4215-4220.

［41］BRUGNONI D,AIRÒ P,GRAF D,et al. Ontogeny of CD40L [corrected] expression by activated peripheral blood lymphocytes in humans. Immunol Lett,1996,49,27-30.

［42］ HANNA-WAKIM R,YASUKAWA L L,SUNG P,et al. Age-related increase in the frequency of CD4+ T cells that produce interferon-gamma in response to staphylococcal enterotoxin B during childhood. The Journal of infectious diseases,2009,200,1921-1927.

［43］ AOKI Y,HAMASAKI Y,SATOH H,et al. Long-term outcomes of pediatric kidney transplantation:A single-center experience over the past 34 years in Japan. International journal of urology:official journal of the Japanese Urological Association,2020,27,172-178.

［44］ NEU A M,FIVUSH B A. Recommended immunization practices for pediatric renal transplant recipients. Pediatric Transplantation,1998,2,263-269.

［45］ BARNETT A N,MANOOK M,NAGENDRAN M,et al. Tailored desensitization strategies in ABO blood group antibody incompatible renal transplantation. Transpl Int,2014,27,187-196.

［46］ CHUA A,CRAMER C,MOUDGIL A,et al. Kidney transplant practice patterns and outcome benchmarks over 30 years:The 2018 report of the NAPRTCS. Pediatric transplantation,2019,23,e13597.

［47］ 中华医学会器官移植学分会.儿童肾移植技术操作规范(2019版).器官移植,2019,10,499-504.

［48］ 陈刚.中国儿童肾移植的现状及对未来发展的思考.中华器官移植杂志,2020,41,1-2.

［49］ COONEY G F,HABUCKY K,HOPPU K. Cyclosporin pharmacokinetics in paediatric transplant recipients. Clin Pharmacokinet,1997,32,481-495.

［50］ FILLER G,BENDRICK-PEART J,CHRISTIANS U. Pharmacokinetics of mycophenolate mofetil and sirolimus in children. Ther Drug Monit,2008,30,138-142.

［51］ THOMUSCH O,WIESENER M,OPGENOORTH M,et al. Rabbit-ATG or basiliximab induction for rapid steroid withdrawal after renal transplantation(Harmony):an open-label,multicentre,randomised controlled trial. Lancet(London,England),2016,388,3006-3016.

［52］ SA H,LEAL R,ROSA M S. Renal transplant immunology in the last 20 years:A revolution towards graft and patient survival improvement. Int Rev Immunol,2017,36,182-203.

［53］ CONTRERAS-KALLENS P,TERRAZA C,OYARCE K,et al. Mesenchymal stem cells and their immunosuppressive role in transplantation tolerance. Annals of the New York Academy of Sciences,2018,1417,35-56.

［54］ JOHNSTONE B H,MESSNER F,BRANDACHER G,et al. A Large-Scale Bank of Organ Donor Bone Marrow and Matched Mesenchymal Stem Cells for Promoting Immunomodulation and Transplant Tolerance. Frontiers In Immunology,2021,12,622604.

［55］ KHALIFEH T,BAULIER E,LE PAPE S,et al. Strategies to optimize kidney recovery and preservation in transplantation:specific aspects in pediatric transplantation. Pediatr Nephrol,2015,30,1243-1254.

［56］ KARAM S,WALI R K. Current State of Immunosuppression:Past,Present,and Future. Crit Rev Eukaryot Gene Expr,2015,25,113-134.

［57］ CONNOLLY J K,DYER P A,MARTIN S,et al. Importance of minimizing HLA-DR mismatch and cold preservation time in cadaveric renal transplantation. Transplantation,1996,61,709-714.

［58］ DANIELS L,Claas F H J,Kramer C S M,et al. The role of HLA-DP mismatches and donor specific HLA-DP antibodies in kidney transplantation:a case series. Transpl Immunol,2021,65,101287.

［59］ KRAMER C S M,ROELEN D L,HEIDT S,et al. Defining the immunogenicity and antigenicity of HLA epitopes is crucial for optimal epitope matching in clinical renal transplantation. Hla,2017,90,5-16.

［60］ CERILLI J,NEWHOUSE Y G,FESPERMAN D P,et al. The significance of mixed lymphocyte culture in related renal transplantation. Surgery,1980,88,631-635.

［61］ JUNG S,OH E J,YANG C W,et al. Comparaive evaluation of ELISA and Luminex panel reactive antibody assays for HLA alloantibody screening. Korean J Lab Med,2009,29,473-480.

［62］ 付迎欣.肾移植术前免疫风险评估.实用器官移植电子杂志,2016,4,163-166.

［63］ TAIT B D. Detection of HLA Antibodies in Organ Transplant Recipients-Triumphs and Challenges of the Solid Phase Bead Assay. Front Immunol,2016,7,570.

［64］ 中华医学会器官移植学分会.肾移植组织配型及免疫监测技术操作规范(2019版).器官移植,2019,10,513-520.

［65］ AHLENSTIEL-GRUNOW T, PAPE L. Virus-specific T cells in pediatric renal transplantation. Pediatr Nephrol, 2021, 36, 789-796.

［66］ 马军, 贺强, 李先亮. 器官移植受者免疫状态监测最新进展. 器官移植, 2019, 10, 333-335, 338.

［67］ RUAN Y, GUO W, LIANG S, et al. Diagnostic performance of cytomegalovirus(CMV) immune monitoring with ELISPOT and QuantiFERON-CMV assay in kidney transplantation: A PRISMA-compliant article. Medicine(Baltimore), 2019, 98, e15228.

［68］ BAE H, NA D H, CHANG J Y, et al. Usefulness of BK virus-specific interferon-γ enzyme-linked immunospot assay for predicting the outcome of BK virus infection in kidney transplant recipients. The Korean journal of internal medicine, 2021, 36, 164-174.

［69］ NAKID-CORDERO C, ARZOUK N, GAUTHIER N, et al. Skewed T cell responses to Epstein-Barr virus in long-term asymptomatic kidney transplant recipients. PLoS One, 2019, 14, e0224211.

第三十四章　儿童移植肾病理学

一、儿童移植肾活检的临床意义及其重要性

随着我国器官移植转变为公民器官捐献以来，移植例数逐渐增多，同时也出现了许多新的移植领域，儿童肾移植即是其中新的、进展很快的领域之一。通过深入研究这些儿童移植肾病例，也使得儿童移植肾脏病理学得到了相应的发展，其中逐渐发现和认识到了包括儿童移植肾肾小球病（pediatric glomerulopathy，PG）等在内的多种独特病变就是很好的证明。在这些儿童移植肾的研究中，活检及其病理学诊断的重要性已得到移植医生的广泛认可，成为临床工作不可缺少的部分。在其疑难病例的多学科讨论中，病理已经成为不可缺少的诊断依据，甚至需要两次或者多次的穿刺活检及其病理学诊断，以便动态观察移植肾的组织病理学变化和指导调整临床治疗方案。在介绍儿童移植肾病理学前，首先需要明确儿童移植肾活检的临床意义及其重要性。

（一）对儿童移植肾并发症予以明确诊断和鉴别诊断以便指导临床治疗

儿童移植肾的并发症虽然在类型、致病机制、临床表现和病理学特征上各不相同，但其总体上可以划分为免疫性损伤因素所致的并发症即排斥反应和多种的非免疫性损伤因素所致并发症两个主要方面。当临床医生怀疑移植肾发生并发症时，活检病理诊断是移植肾并发症明确诊断和鉴别诊断的核心。移植肾的穿刺活检病理学诊断不论在供肾质量评估方面，还是移植后任何阶段发生的并发症的明确诊断方面，都具有重要的、不可替代的作用，同时，移植肾活检后明确的病理诊断和鉴别诊断也是指导临床治疗的最主要手段。

（二）认识儿童移植肾并发症的特殊性

导致儿童终末期肾病（end stage renal disease，ESRD）的病因学疾病谱与成人 ESRD 患者有很大不同。儿童 ESRD 患儿中主要是原发性肾小球肾炎，其次是囊性或遗传性肾病等。而导致成人 ESRD 中的高血压肾病、糖尿病肾病、IgA 肾病或膜性肾病等在儿童则极少；同时在某些原发性肾病复发方面儿童较成人复发率更高。

与成人相比，基于其自身特定发育阶段和生理功能的特点——儿童回肠短，使得药物吸收面积小；肝酶活性较强，造成药物代谢快；因体重轻、体表面积小，造成据此计算所得的药物剂量较小；儿童免疫功能活跃等，这些与年龄相关的生理特征决定了其免疫抑制药物的吸收少而代谢和排泄快。同时，由于儿童特定心理发育的特点，低龄儿童对医嘱的依从性差，这些因素均导致其肾移植术后免疫因素相关的并发症，尤其是急性排斥反应的发生率比成人明显升高。此外，目前我国开展的儿童肾移植主要集中在少数大型移植中心，其中能常规开展儿童移植肾活检及其病理学诊断的中心则更少，这主要是由于儿童移植肾体积很小，穿刺技术难度大和穿刺出血风险高，因此常规的儿童移植肾穿刺活检较少，使得对儿童移植肾的病理学变化的认识和诊断经验仍不足，很多儿童移植肾并发症的病理诊断目前不得不套用成人移植肾活检病理诊断的 Banff 诊断和分类标准（以下简称"Banff 标准"）中对并发症的诊断分类和分级。因此，笔者认为，对儿童肾移植受者应该再依据年龄分组，即低龄儿童组和高龄儿童组，高龄的儿童已经发育接近成人，可以按成人的术后药物剂量和管理方式对待，而其中的低龄儿童才是术后管理的重点和难点，需要我们重

点关注和研究其与成人移植肾并发症不同的独特特征,以便更好地及时诊断和治疗这些并发症。

（三）积累儿童移植肾病理的经验和培养病理专业人才

由于导致儿童移植肾并发症的因素众多,在详尽的活检病理学观察的基础上,更需要紧密结合临床各项检查以建立诊断。由于目前儿童移植肾病理学的研究仍非常有限,以及掌握儿童移植肾病理知识的病理专业人员亦很少,因此需要一方面通过活检展开更深入的病理学研究,不断积累儿童移植肾病理学相关经验。包括对移植术后儿童移植肾结构与功能的发育,受者血流以及血压、免疫抑制剂药物等对儿童移植肾的多种影响因素予以系统的观察。另一方面也需要培养更多的病理专业人员掌握儿童移植肾的病理学特点,以便更好地配合儿童肾移植工作的顺利开展。

（四）重视电镜在儿童移植肾病理学诊断中的作用

近年来,随着儿童移植肾活检的逐渐开展和初步经验的积累,笔者发现在临床工作中,儿童移植肾活检的电镜观察越来越重要,这一点也日益在近年的 Banff 移植病理学会议上得到肯定。电镜诊断的优势在于其具有极高的分辨率,可弥补光镜观察中分辨率不足的弱点,获得更为详细的病理变化信息。儿童移植肾活检的电镜诊断的主要作用包括:①儿童原发肾病的明确诊断。②儿童移植肾肾小球病的早期发现与诊断。③肾移植术后复发性或新发肾小球疾病的明确诊断。④肾移植术后的排斥反应,尤其是抗体介导的排斥反应的明确诊断等。

儿童移植肾活检的电镜观察有利于儿童自身原发性肾病的明确诊断;移植术后还可对移植肾并发症予以诊断。电镜观察的主要内容包括:①肾小球:基底膜形态,有无免疫复合物的沉积及其确切的沉积部位及形态;内皮细胞的变化;肾小球系膜细胞和基质有无增生;足细胞和足突的变化;有无特殊有形结构形成;有无炎症细胞浸润、炎症细胞的类型和数量等。②肾小管:肾小管上皮细胞的改变,有无肾小管炎、肾小管上皮细胞内的亚细胞结构形态异常和有无病毒颗粒等;③肾间质:间质内有无炎症细胞浸润及其炎症细胞类型;有无纤维基质增生;肾小管管周毛细血管内有无炎症细胞淤滞即肾小管炎;有无肾小管周毛细血管基膜多层化;④小动脉病变:小动脉内皮细胞有无水肿、内皮有无炎症细胞浸润等。在儿童移植肾的复发性肾病中,慢性肾小球肾炎占有较大比例。理论上而言,各种导致终末期肾病的原发性和继发性肾小球疾病均可在肾移植术后复发,故儿童移植肾活检应与所有肾病活检病理诊断一样,对肾小球、肾小管、肾间质和血管均应予以包括电镜观察在内的全面的病理诊断。

移植肾原有肾小球疾病复发所呈现的超微病理学改变同普通肾活检,如最为常见的 IgA 肾病复发,同样可见在移植肾的肾小球系膜区有团块状的电子致密物沉积;如在毛细血管袢上皮下见到较多电子致密物沉积则提示膜性肾病(membranous nephropathy,MN)复发的可能;肾移植术后短期内出现大量蛋白尿者则预示局灶节段新肾小球硬化(focal segmental glomerulosclerosis,FSGS)复发,此时即便移植肾活检光镜下无肾小球节段性硬化的表现,但电镜下如果发现足突广泛融合者,可提示 FSGS 的复发。针对移植肾的排斥反应,特别是轻微的急性或者慢性活动性抗体介导的排斥反应,电镜的诊断更为精确。电镜可发现轻微或者不典型的急性血栓性微血管病病变,包括肾小球毛细血管袢内皮细胞肿胀、内皮下间隙增宽等;对慢性移植肾肾小球病的诊断则更早和更为准确;而慢性活动性抗体介导的排斥反应特征性的病变即肾小管周毛细血管基膜多层(peritubular capillary basement membrane multilayering,PTCML)则必须依靠电镜才能诊断,并可准确区分微血管炎症(肾小球炎、管周毛细血管炎)中炎症细胞的类型。如果肾移植供、受者年龄或体重相差较大,因高灌注损伤等等因素而导致的儿童移植肾肾小球病(PG),则必须依靠电镜诊断。

二、儿童移植肾活检的主要适应证和禁忌证

儿童移植肾活检的适应证和禁忌证与成人移植肾活检基本相似。

（一）儿童移植肾活检的主要适应证

儿童移植肾活检的主要适应证包括不明原因的移植肾功能明显减退,经主要的临床检查后仍难以明确者;怀疑有原发性肾病复发或新发性肾病者;临床严重的排斥反应需要进一步明确鉴别诊断是否为 T 细胞介导性排斥反应或抗体介导的排斥反应。

（二）儿童移植肾活检的主要禁忌证

1. 绝对禁忌证　有明显的凝血机制障碍或出血倾向的儿童受者；明显不能配合操作的儿童受者。

2. 相对禁忌证　移植肾存在活动性感染、肾盂积水、移植肾周感染或脓肿的儿童受者；严重贫血或心力衰竭的儿童受者。

三、儿童移植肾活检的基本方法

在穿刺活检的安全性方面，由于儿童移植肾体积更小，皮质更薄，动静脉瘘和动脉瘤的发生率会更高。临床上并无专门针对儿童肾脏的穿刺针，一般多采用略细的、直径为 18G 的穿刺针。笔者所在的移植中心曾出现过一例穿刺后出现动静脉瘘的移植受者，因此考虑到儿童肾脏体积较小、皮质较薄，建议要充分重视穿刺活检的危险性和更为熟练掌握穿刺技术。当儿童供肾有必要做供肾活检病理学观察时，建议以楔形切取为主，便于把握活检的深度。

（一）儿童移植肾穿刺活检术前的准备

1. 术前沟通　向患儿家长讲解移植肾活检的重要性，手术的安全性及可能出现的并发症，确保家长和移植儿童配合医师操作。接受肾移植的儿童与普通儿童不同，由于大部分儿童经历了长期肾病治疗过程，基本都能在医生的耐心引导和安慰下配合移植肾穿刺活检检查。笔者所在的移植中心接受移植肾穿刺活检的最小儿童年龄仅 3 岁。对于仍有部分儿童不能完全配合穿刺活检，为了降低穿刺的风险，可以使用地西泮、右美托咪定等镇定药物，必要时在手术室麻醉状态下进行。

2. 完善移植肾活检术前的各项检查

（1）完善活检术前各项检查：术前应完善的主要检查包括传染病、凝血功能、血常规和电解质等，有出血倾向的受者还要检测血栓弹力图。

（2）停用抗凝药物：有出血倾向的儿童受者建议先纠正凝血功能，使用了活血化瘀药物、扩血管药物、低分子肝素和其他影响凝血功能的药物者需要及时停药，再考虑进行穿刺。透析期间的受者应尽量避开透析前后，结合笔者为透析的儿童移植受者进行移植肾穿刺活检的经验，穿刺后注意延长局部按压止血的时间，未见出现严重的出血，可见穿刺后预防出血的要点为针对穿刺点的按压止血和早期的制动。

（3）术前准备加压腹带和沙袋：没有沙袋也可以用未拆封的盐袋和其他代替，没有专用儿童腹带的单位可以将成人腹带改短使用。

（4）合理控制血压：在伴有高血压的儿童受者（尤其术后早期），必须将血压控制在接近正常范围内，对于哭闹的儿童可给予适当的镇静剂。由于儿童血压较成人低，尤其是高龄儿童接受低龄儿童供肾移植时，更要严密的控制血压，因为收缩压 120~130mmHg 时就可以造成儿童肾脏的高灌注，增加了穿刺后出血的风险。

（二）移植肾穿刺活检操作的流程

1. 穿刺前彩超定位　移植肾的位置因不同移植中心有不同的摆放方法，在对移植肾予以穿刺活检前，应借助彩超等影像学检查对其仔细地定位，避开大血管，尤其上翻的动静脉血管，同时了解肾皮质的厚度，调整进针的角度和深度，尽量保证穿刺活检安全和获取有代表性的肾脏皮质组织。

2. 穿刺操作　以笔者所在的肾移植中心的经验为例，移植肾的穿刺点尽量选择肾脏的中、下极，因上极靠近肠管，定位不准确有穿刺到肠管的风险，下极周围多是肌肉则不会引起严重后果。进针深度因皮质厚度而定，以 18G 穿刺针穿刺获取皮质肾组织。进针过深的移植受者要在术后及时复查彩超，控制血压，避免动静脉瘘形成。

3. 活检组织的处理

（1）活检标本的分配及其常规染色和特殊染色：儿童移植肾穿刺活检组织的处理参考肾脏病活检标本的处理原则，分切电镜、免疫荧光和光镜标本。电镜标本置入戊二醛溶液固定；免疫荧光染色标本用湿纱布包裹送检并尽快冷冻切片；光镜标本置缓冲福尔马林液固定。具体染色项目在不同单位略有差异，但光镜切片的染色必须包括 HE、PAS、Masson 和 PASM 染色；免疫荧光染色包括 IgA、IgG、IgM、C3、C4、C1q、ALB、κ 轻链、λ 轻链、和 IgG1~IgG4 等染色项目；为明确抗体介导的排斥反应、BK 病毒或 CMV 病毒感染因素,免疫组化至少应包括 C4d、SV40T、CMV 染色,必要时可补充 CD3、CD4、CD8 及 CD20 和 EB 病毒等其他有助于排斥反应等鉴别诊断的项目。

(2) 电镜标本的处理:电镜标本的正确取材和固定非常重要,获取的肾活检组织首先分切电镜标本并立即置于 4℃ 预冷的 2.5% 戊二醛缓冲固定液中固定。电镜样品应在穿刺后首先取材、及时固定、操作轻柔、刀片切取、避免挤压。对于肾活检样品,电镜观察的主要对象是肾小球,故电镜送检材料中至少应含有 1~2 个肾小球,所以合理分配穿刺所得标本十分重要。

儿童移植肾穿刺在操作技术上和成人基本相同,但儿童供肾的体积偏小、皮质较薄,穿刺时应特别注意调整好穿刺的深度。由于儿童受者的原发病复杂且部分疾病易于移植肾复发的特点,电镜具有更加重要的意义,其除了在某些原发病的诊断中具有重要意义以外,还可以在光镜和荧光尚不明确的情况下,发现早期复发的移植肾肾病及一些微小的病变,对疾病早诊断、早治疗、早预防具有重要作用。对某些极易复发且预后较为严重的肾病类型,譬如局灶性节段性肾小球硬化(FSGS)、原发性高草酸尿症(primary hyperoxaluria,PH)、ANCA 相关性肾炎、抗肾小球基底膜病(anti-glomerular basement membrane disease)、非典型溶血性尿毒症综合征(atypical haemolytic uraemic syndrome,aHUS)的移植受者,建议放宽穿刺的适应证,一旦发现蛋白尿或者血肌酐异常,为明确诊断尽早进行穿刺。

总之,肾脏病理在儿童肾移植中仍然起到非常重要的作用,电镜在儿童肾移植受者的移植肾并发症的诊断中的作用较之成人肾移植更加突出。尽管儿童移植肾穿刺仍然有一定的风险和技术要求更高,但仍需要在必要时借助穿刺活检及其病理学诊断以更好地指导临床针对性的治疗,保障儿童移植肾和受者的长期存活。

第二节 儿童移植肾病理学概述

儿童肾移植是指儿童因多种病因导致终末期肾病(ESRD)后接受肾脏移植治疗。肾移植不仅显著提高了患儿的远期存活率,而且更能为患儿带来良好的生长发育和接近健康儿童的生活质量,其中儿童捐献供肾的儿童肾移植因为更符合儿童的生理特点和能够更好地兼顾到儿童肾移植术后长期的成长及发育,是更为合理的儿童肾移植模式,也得到更多的认可和支持。

其根据供肾来源的不同可以分为亲属活体肾脏移植和尸体供肾移植两种类型;也依据供肾来源于成人或儿童分为成人供肾的儿童肾移植和儿童供肾的儿童肾移植两个类型。儿童肾移植由于儿童受者自身原发肾病类型、肾脏血管及输尿管解剖、生理代谢、生理发育和依从性等方面具有其自身特点而与成人肾移植存在较大差异,因此其肾移植术后移植肾的多种并发症在发生时间、临床表现和病理学表现方面也存在特殊性。综上,有必要了解儿童肾移植的特点,并在此基础上掌握其各种移植后并发症的病理学特征,由此对其予以准确的病理诊断和鉴别诊断,准确指导临床治疗,保障儿童移植肾和儿童受者的长期存活。

一、儿童移植肾的病理学特点

儿童肾移植受者年龄小及体重小、肾脏血管和输尿管纤细、移植肾脏易受到血管吻合技术操作、血压或血液灌流的影响、术后移植肾脏发育的变化、儿童受者依从性较差和某些特定肾病移植术后易于复发等多方面因素的影响,导致了儿童移植肾病理学上具有其独特特点,包括易于发生动、静脉血栓栓塞或输尿管狭窄等外科并发症、儿童移植肾的移植肾功能延迟恢复的发生率较高、易于发生急性排斥反应、易于发生某些特定类型的原发肾病复发等并发症,因此需要特别予以关注。截至 2018 年底,我国共实施儿童肾移植 1 998 例,其中移植肾丢失率为 11.8%,其中导致移植肾丢失的首要原因分别为移植肾血栓栓塞(占 33.7%)、急性或慢性排斥反应(占 28.9%)和复发性肾病(10.8%)。现对主要的移植肾并发症予以简述,并在后面的各种并发症的病理学中将会予以进一步详细阐述。

(一) 儿童移植肾脏需重视外科并发症

在儿童肾移植中,无论是实施亲属活体捐献的成人供肾的儿童肾移植,抑或是尸体捐献的儿童供肾的儿童肾移植,由于儿童受者年龄小,其肾脏动、静脉血管和输尿管尚处于发育中,不仅成人供者的血管管径与受者管径不匹配,而且儿童尸体供者往往年龄更为幼小,其血管管径也与受者儿童存在差异,这些因素不仅显著增加了儿童肾移植的外科技术难度,也同时增加了其外科并发症的发生率,其移植肾动、静脉血栓栓塞和/或输尿管并发症是儿童肾移植术后近期主要的并发症之一,其发生率显著高于普通的成人肾移植。移植肾血栓栓塞所致的儿童移植肾丢失比例约占30%,另输尿管并发症的发生率为2.5%,这些外科并发症均需要在术后密切结合影像学检查尽早地予以明确诊断,并与术后围手术期内出现的其他并发症予以明确鉴别。

(二)儿童移植肾功能延迟恢复的发生率较高

儿童肾移植术后出现移植肾功能延迟恢复(delayed graft function,DGF)的发生率较之成人更高,大约可以达到14.9%,在移植术后近期的移植肾活检诊断中需要予以关注。在亲属活体成人供肾移植给儿童的儿童肾移植中,因受者髂内/外动脉管径纤细,导致其管径与供者肾动脉管径不匹配,移植后容易因供血不足以及低灌注损伤,导致术后近期DGF,而持续的、未能改善的供血不足则导致术后远期阶段较早出现肾小球硬化、肾间质纤维化及肾小管萎缩等类似肾动脉狭窄所致的慢性纤维化改变;而在儿童尸体供者捐献供肾的儿童肾移植中,对于年龄极为幼小甚至婴儿供肾移植中,由于供者的动、静脉血管极为纤细,更易于出现动脉狭窄、扭曲等并发症导致术后近期局部缺血导致肾小管进一步缺血损伤而出现DGF,这些情况下必要时则需要及时移植肾穿刺活检予以明确诊断和鉴别。

(三)儿童移植肾易于发生排斥反应

儿童肾移植受者的免疫系统虽然处于发育阶段,但其发育旺盛、免疫功能活跃,因此免疫力较强;同时儿童往往对移植术后免疫抑制剂医嘱的依从性较差;肠道吸收面积有限使得免疫抑制剂药物吸收减少;以及肝脏代谢活跃使得免疫抑制药物代谢增快等诸多特点,往往使得儿童受者移植后易于发生急性排斥反应。我国儿童移植肾急性排斥反应的发生率大约14.7%,显著高于成人移植肾的急性排斥反应发生率。儿童移植肾的急性排斥反应如果未能及时活检并与其他并发症准确鉴别,则完全有可能导致移植肾急性失功而必须予以切除,因此对儿童移植肾的急性排斥反应需要时刻保持警惕,尤其对于受者因各种原因导致的依从性差者,需要注意预防、及时诊断和及时的针对性治疗,以保证移植肾有功能存活。

(四)儿童移植肾肾病复发

导致儿童ESRD而需要实施包括肾移植在内的替代治疗的原发病疾病谱与成人有明显不同,其中患高血压或糖尿病导致ESRD的患儿极少,以2016年美国肾脏病数据系统(US renal data system,USRDS)的资料统计显示,导致儿童ESRD的首要病因为肾脏及泌尿道先天性发育异常(congenital anomalies of the kidney and urinary tract,CAKUT),约占33%,其次为原发性肾脏疾病,约占24.6%,再次为各种类型的肾小球肾炎,约占12.9%。2015年发布的欧洲肾脏病协会暨欧洲透析与肾移植协会(European Renal Association-European Dialysis and Transplant Association,ERA-EDTA)的年度报告的数据也显示类似的结果,其2004—2013年间,30%患儿ESRD由CAKUT所致,20%由多种原发性肾病所致,9%为囊性肾病、8%为遗传性肾病,另30%为多种其他因素所致肾病。北美儿童肾脏病临床与协作研究机构(North American Pediatric Renal Trials and Collaborative Studies,NAPRTCS)2008年的年度数据也显示导致儿童慢性肾病的致病因素中CAKUT约占48%,多种类型肾小球肾炎占14%,遗传性肾病占10%,囊性肾病占5%和其他各种肾病因素占23%。这些权威数据均显示,与成人相比,一方面ESRD患儿最大的特点是其常罹患先天性泌尿系统发育异常和遗传性肾病,另一方面则是一些特殊的原发性肾脏疾病,如原发性高草酸尿症(PH)、原发性局灶节段性肾小球硬化(FSGS)、非典型性溶血性尿毒综合征(aHUS)、Alport综合征和胱氨酸肾病等,其中PH、FSGS和aHUS易于在肾移植术后早期复发并导致移植肾失功能,因此在术后活检病理学诊断中需要予以高度重视。

二、儿童移植肾病理学的基本类型

儿童移植肾病理学主要为移植肾并发症的病理学,其并发症的类型划分可有多种不同的标准,依据其病理学发病机制中的免疫性损伤机制可以将其分为免疫性损伤和非免疫性损伤两个主要方面。前者显然是指儿童移植肾的排斥反应;后者则为非免疫性的、与排斥反应无关的损伤,其致病因素多样,包括外科并发症、DGF、感染、原有肾病复发等。也可以依据儿童肾移植术后时间阶段将其并发症分为术后早期移植肾失功和术后后期失功两个类型,其中前者进一步分为术后即期和早期失去功能。术后即期(immediate posttransplant period)即术后 0~7 天内,这期间的并发症主要包括 DGF 和外科并发症,其中 DGF 尤其易于出现在尸体供肾移植中有较长的冷缺血时间者;外科并发症中主要为动、静脉血栓栓塞和输尿管梗阻等;早期阶段(early posttransplant period)为术后 1~12 周内,这期间易于导致移植肾失功的并发症包括尿漏、急性排斥反应、某些复发性肾病和免疫抑制剂毒性损伤等。而移植术后后期(late posttransplant period)即术后 3 个月至数年内,这期间的并发症为在较长期存活者中出现的并发症,主要包括部分急性排斥反应及其进展而来的慢性排斥反应、免疫抑制剂慢性毒性损伤、复发性肾病和肾小球的高滤过损伤等。

以下主要依据其免疫损伤机制予以分类简述。

（一）儿童移植肾的免疫性损伤

儿童移植肾的免疫性损伤即排斥反应。儿童移植肾术后有较高的排斥反应发生率,截至 2020 年初,根据我国儿童捐献供肾肾移植的临床研究显示,排斥反应导致移植肾丢失的发生率为 28.9%。移植肾排斥反应的现代分类中依据国际公认的移植肾活检 Banff 标准对移植肾排斥反应予以类型分类及程度分级。结合排斥反应免疫损伤的效应机制明确地将排斥反应划分为两个基本类型,即 T 细胞介导的排斥反应(T-cell mediated rejection,TCMR)和抗体介导的排斥反应(antibody mediated rejection,AMR/AbMR),其中再依据其病理学表现是否为急性炎症或慢性炎症的病理学特征而进一步分为急性和慢性活动性 TCMR 或活动性和慢性活动性 AMR。这些不同的排斥反应类型,需要通过进行儿童移植肾活检病理学观察,以明确病变性质并且对病变程度予以半定量评分,以达到明确诊断和程度分级的目的,以便精确地指导临床治疗。

儿童移植肾的急性 TCMR 或急性 AMR 往往由于儿童受者免疫功能活跃或因受者免疫抑制剂的药物依从性差导致免疫抑制不足而较早发生,容易在术后早期阶段即出现,但多数发生于术后的后期阶段即术后的数月至数年内;慢性 TCMR 和慢性 AMR 则往往没有明确的时间界限,常伴随未能及时诊断及逆转的急性排斥反应后续出现,需要予以高度重视和早期预防。以下对儿童移植肾的排斥反应予以简介。

1. T 细胞介导的排斥反应　T 细胞介导的排斥反应(TCMR)是肾移植术后排斥反应中的主要效应机制之一,也是最为常见的排斥反应类型。其发病机制为移植物内的移植抗原经经受者免疫系统中的抗原递呈细胞递呈后启动免疫识别,通过迟发型超敏反应性 $CD4^+T$ 细胞(T_{DTH})引发迟发型超敏反应性的炎症,进而借助细胞毒性 $CD8^+T$ 细胞(CTL)通过释放穿孔素(perforin)等淋巴毒素直接杀伤靶细胞作用发挥排斥反应的免疫损伤,在这一过程中,还有巨噬细胞、NK 细胞等多种免疫细胞、炎症细胞及其细胞因子的共同参与。TCMR 依据其免疫炎症损伤的表现,即是否为单纯的急性炎症和是否出现了慢性炎症,以纤维化的表现而进一步区分为急性 TCMR 和慢性活动性 TCMR。后者常由未能及时诊断和治疗的急性 TCMR 迁延进展所致。

急性 TCMR 的病理学特征为移植肾组织间质内出现不等数量的单个核细胞(mononuclear cell)的炎性浸润,进而可见浸润的炎症细胞损伤移植器官的实质结构成分。浸润的单个核细胞中不仅包括 T 淋巴细胞和 B 淋巴细胞、也常包括巨噬细胞、NK 细胞等,其中主要的是大量 $CD8^+T$ 细胞即细胞毒性 T 淋巴细胞,以区别于急性感染性炎症中的以中性粒细胞为主的炎性浸润。炎症细胞损伤移植肾实质组织进一步形成急性 TCMR 的特征性病变即移植肾的肾小管炎(tubulitis)和移植肾内的血管分支尤其是细小动脉的动脉内膜炎(intimal arteritis,endarteritis)。慢性活动性 TCMR 的特征以慢性增生性病变即纤维化为主,可见移植肾间质不同程度的纤维化和肾小管萎缩,与此同时,仍可见纤维化的肾组织间质内有炎性细胞浸润和萎缩肾小管具有肾小管炎表现,提示慢性活动性 TCMR 病变是由急性 TCMR 进展所致;慢性活动性 TCMR 的另一个特征性的病变是慢性移植物动脉血管病(chronic allograft arteriopathy,CAV),即动脉内膜因反复的急性 TCMR 炎性损伤所致内膜增生及管腔狭窄。

2. 抗体介导的排斥反应　抗体介导的排斥反应(AMR)是由抗体、补体等多种体液免疫效应因子参与所致的排斥反应免疫损伤。AMR 不仅在超急性排斥反应,而且在急性排斥反应甚至慢性排斥反应中均发挥了重要的致病作用。

体液免疫介导的 AMR 有两种致病机制,其一为过敏性排斥反应,即受者体内因之前有过输血、妊娠或前次移植等原因而形成了预存抗体(performed antibody),这种预存抗体在移植后与移植肾组织细胞上的移植抗原结合并激活补体,释放缓激肽等多种血管活性物质,损伤移植肾组织的血管内皮,形成血管炎、血栓及广泛的血液循环障碍,导致移植肾缺血坏死;另一种致病机制为移植肾组织细胞上的移植抗原逐渐刺激受者免疫系统的 B 细胞产生抗供者移植抗原的新生的供者特异性抗体(de novo DSA),这些抗体通过激活补体以及通过补体介导的淋巴细胞毒作用造成移植肾的排斥反应免疫损伤。

最严重的 AMR 见于肾移植中的超急性排斥反应(hyperacute rejection,HAR),表现为移植肾动脉吻合完成并开放血流后,出现移植肾脏迅速肿胀、颜色紫黑、无尿液产生,甚至移植肾肿胀破裂而必须予以切除。急性 AMR 的主要特征为移植肾内动脉内膜炎和微血管炎(microvascular inflammation,MVI),前者导致动脉内膜水肿、内膜明显增厚及管腔狭窄,引起血液循环障碍甚至缺移植肾缺血坏死;后者形成移植肾内广泛的、以毛细血管床为主要损伤靶部位的微血管炎(MVI)的免疫损伤,包括移植肾的肾小球炎(glomerulitis)和肾小管周毛细血管炎(peritubular capillaritis,PTCs)。目前,已逐渐明确 AMR 是导致移植肾慢性排斥反应的主要致病机制,慢性活动性 AMR 的特征性病变主要包括慢性移植肾肾小球病(chronic transplant glomerulopathy,TG)、肾小管周毛细血管基膜多层(PTCML)和慢性移植肾动脉血管病(chronic allograft vasculopathy,CAV)三个方面。

移植肾 AMR 的诊断是一项综合性诊断,应包括儿童移植肾功能减退、移植肾活检中相应的病理学表现尤其是肾小球炎和肾小管周毛细血管炎、TG 和 PTCML 等特征性病变;补体成分 C4d 的免疫荧光或免疫组织化学染色阳性,以及移植受者外周血中检测到 DSA 水平升高三个方面。其中 C4d 的染色是一项必需的辅助诊断依据但不能作为诊断的绝对依据,因为部分病例的 AMR 的免疫损伤中并非单纯通过补体经典途径激活而可以通过其他补体激活途径或者激活的补体被溶解清除以后均难以染色呈阳性等,因此,在这时,在活检中仔细观察 AMR 的相应病理学特征尤其是 MVI 的特征,再结合外周血 DSA 的检测结果,是关键的诊断依据。

（二）儿童移植肾的非免疫性损伤

引起儿童移植肾非免疫性损伤的致病因素众多,其并发症类型也是多样的,总体上包括移植肾功能延迟恢复(DGF)、外科并发症、免疫抑制剂毒性损伤、感染和复发性肾病等多个方面。

1. 移植肾功能延迟恢复　对儿童移植肾而言,其 DGF 发生率较高,这是由于儿童肾移植中既包括成人供肾给儿童的肾移植,也包括儿童尸体供肾移植给儿童的肾移植两种类型。前者即成人供肾移植给儿童,尤其是移植受者为婴儿时,成人供肾较大,受者的血容量相对不足,移植后较难以保证移植肾获得充分的血流灌注,动脉吻合开放后容易发生移植肾血液灌注不足即低灌注导致移植 DGF,因此需要在术中及术后通过使用高剂量多巴胺、甘露醇快速扩容、输血补液和输注红细胞成分等措施予以升压、扩充血容量和纠正贫血,以改善肾脏灌注以预防 DGF;而对于儿童尸体供肾移植给儿童的肾移植,供者往往年龄幼小以及血管极为纤细,血管和输尿管吻合需要精细操作甚至需要进行血管重建,无疑将延长供肾的冷缺血时间,也易于导致 DGF。此外,在婴幼儿供肾的儿童肾移植中,由于婴幼儿肾脏尚未发育完善,肾小球滤过率(GFR)较低,也是导致其术后 DGF 发生率升高的生理因素。

2. 外科并发症　儿童肾移植中,来自不同年龄的儿童供者的肾脏体积大小和血管口径差异很大,尤其是婴儿供肾血管极为纤细,显著增加了血管吻合操作的难度;其次,加之低血压灌注、血液高凝状态和早期的排斥反应等因素,共同导致婴幼儿的儿童肾移植仍有较高的动、静脉血管并发症和输尿管并发症的发生率。

（1）移植肾动、静脉血栓栓塞:是导致儿童供肾的儿童肾移植围手术期内移植肾丢失的首要原因,多发生在移植术后 1 周内,且一旦发生往往难以逆转,不得不切除移植肾。导致儿童移植肾血管血栓栓塞的原因主要包括:①体重<5kg 的供肾动、静脉血管管径极为纤细、手术操作中供肾血管留置过长或过短等均易导致血管扭曲或狭窄,同时低龄受者髂窝内空间极为有限,移植肾植入后因为位置不易摆放等而造成移植肾血管扭曲。②血压偏低所致血流缓慢,或者血压偏高所致高灌注导致的血管痉挛或者内皮细胞损伤。③多数 ESRD 患儿处于高凝状态,也导致易于发生血栓栓塞。

（2）输尿管并发症：也是造成婴幼儿供肾移植术后早期失功的重要因素之一，婴幼儿供肾的输尿管短小以及发育不足所致的输尿管末端血供较差等因素，均导致移植术后容易发生输尿管坏死及尿漏。此外，也由于输尿管纤细、输尿管吻合口缝合操作过密或过紧，以及围手术期内血凝块堵塞等因素，也易于导致输尿管梗阻。上述这些因素均需要在婴幼儿的儿童肾移植中通过改进手术的术式、提高手术的精细操作、配合抗凝治疗和留置输尿管支架管等多种技术措施予以预防。

3. 免疫抑制剂的毒副作用　儿童肾移植受者具有特殊的生理发育及免疫功能发育的特点，机体的免疫活性较高，而使得部分受者需要使用较强的免疫抑制方案，增加了免疫抑制剂的毒性暴露。肾移植术后免疫抑制剂的应用可引起生长发育障碍、高血压、糖尿病、高脂血症、骨质疏松、牙龈增生、多毛和腹泻等全身不良反应，同时，钙调磷酸酶抑制剂类免疫抑制剂环孢素（CsA）或 FK506 也可以引起移植肾的免疫抑制剂毒性损伤（immunosuppressant toxicity），其肾毒性损伤的机制和病理学表现与成人基本类似。针对这些免疫抑制剂的毒副作用，在综合制订免疫诱导和免疫抑制剂方案的时候应整体考虑儿童肾移植受者的特殊情况，合理制订免疫抑制剂药物的组合和剂量，在最大程度预防排斥反应的同时避免免疫抑制药物的毒副作用。

儿童移植肾免疫抑制剂的毒性损伤在病理学上与成人移植肾毒性损伤基本相同，也分为急性和慢性毒性损伤。急性毒性损伤在病理组织学上表现为肾小管上皮细胞胞浆内出现数量不等的、细小等大的空泡变和/或巨线粒体等；有时可见类似血栓性微血管病（thrombotic microangiopathy, TMA）样的微血栓形成；慢性毒性损伤造成肾组织间质条带状纤维化，肾小球入球微动脉局部管壁的结节性透明样变甚至管腔阻塞，肾小球缺血性硬化与废弃。

免疫抑制剂毒性损伤的诊断除了进行活检病理学观察外，必须结合临床免疫抑制剂的剂量和受者的血药物浓度检测予以综合诊断。

4. 感染　儿童肾移植受者的感染包括移植肾外的感染和移植肾感染两个方面。前者主要包括创口感染、肺部感染和泌尿道感染等，其中外科手术伤口感染主要为引流等因素所致、肺部感染常因受者为婴幼儿或长期慢性肾病导致机体羸弱及免疫功能低下、泌尿道感染主要见于受者原发病为肾脏及泌尿道先天发育异常（CAKUT）的受者。对于病毒感染，尤其要注意巨细胞病毒阴性或 EB 病毒阴性的儿童受者接受了 CMV 或 EBV 阳性供者的供肾而发生 CMV 或 EBV 感染，这一点在成人供肾的儿童肾移植或部分年龄较大的儿童供肾的儿童肾移植中特别需要注意供者病原学筛查。CMV 和多瘤病毒中的 BK 病毒是造成移植肾的感染的主要感染因子，其中 BKV 感染对移植肾的损害更为突出，其可造成 3%～8% 的儿童移植肾出现显著的 BKV 相关肾病（BK virus associated nephropathy, BKVAN），其病理学特征与成人移植肾感染类似，主要表现为移植肾小管-间质炎症，包括肾小管上皮细胞感染病毒后出现变性及坏死，间质炎症细胞浸润，逐渐进展为肾间质纤维化和肾小管萎缩，同时临床出现移植肾功能减退、病毒尿症和/或病毒血症。

同时，儿童肾移植中也需要注意在合适的时机给儿童受者进行常规疫苗如水痘及麻疹疫苗、肝炎疫苗和流感疫苗等的接种，以预防相应感染和避免疫苗对移植术后对应用免疫抑制剂的干扰。

5. 复发性肾病　基于儿童肾病患儿中导致 CKD 的病因中原发性肾小球肾炎占有较高比例，因此儿童肾移植术后复发性肾病发病率亦较高，其中主要为原发性肾小球肾炎的复发以及少数遗传性肾病的复发，其中主要包括局灶性节段性肾小球硬化（FSGS）、非典型性溶血性尿毒症综合征（aHUS）、膜增生性肾小球肾炎（MPGN）、膜性肾病（MN）、原发性高草酸尿症 Ⅰ 型（PH Ⅰ）、IgA 肾病（IgA nephropathy, IgAN）、系统性红斑狼疮（systemic lupus erythematosus, SLE）等的复发。

第三节　儿童移植肾免疫性损伤的病理学

一、T 细胞介导的排斥反应

（一）急性 T 细胞介导的排斥反应

1. 临床表现　儿童受者由于其尚处于生理发育旺盛阶段，其免疫系统中含天然 T 淋巴细胞等大量天然免疫细胞导致其免疫功能极为活跃,同时在移植术后,因体型幼小,使得肠道的药物吸收面积小,而幼儿肝细胞内细胞色素 P450 酶活性较强,使得免疫抑制剂吸收及代谢率较成人快 40% ~ 45% 等因素,导致其肾移植术后近期的急性排斥反应发生风险较高。

急性 T 细胞介导的排斥反应(acute T-cell mediated rejection,aTCMR)的临床表现包括血清肌酐和尿素氮升高、移植肾肿胀、压痛、尿量减少、出现蛋白尿和/或血尿;发热、体重增加和血压升高;彩超检查显示移植肾体积增大、血流减少、血管阻力增加。但随着近来儿童肾移植技术的逐渐成熟,以及强效免疫抑制剂尤其是其中包括淋巴细胞清除剂(lymphocyte depleting agent),如抗胸腺细胞球蛋白(antithymocyte globulin,ATG)或 IL-2 受体拮抗剂(interleukin-2 receptor antagonist)在内的免疫诱导方案的应用,使儿童肾移植术后 1 年的移植肾急性排斥反应的发生率控制在 10% 左右。据来自 2012 年度的美国 OPTN/SRTR 肾移植数据报告显示,有 55% 的儿童肾移植受者接受了淋巴细胞清除剂(ATG)的治疗、35% 的受者接受了 IL-2 受体拮抗剂治疗,仅 10% 的受者未接受任何免疫诱导治疗。同样是由于儿童的生理代谢特点,其肌酐产生明显较成人低,即使发生急性排斥反应,其肌酐水平往往升高不显著甚至不升高,在这样的情况下,其血压升高、低热、移植肾区肿胀和疼痛却则成为比较敏感的提示急性排斥反应的临床表现,需要予以特别关注。

2. 危险因素　儿童移植肾急性排斥反应的危险因素主要体现为低免疫抑制状态,其中主要包括儿童受者的依从性差和儿童受者的生理特点两个方面的因素。

(1) 依从性不足:依从性(adherence)是指患者接受医嘱和药物处方,并依照医嘱准确服用药物、按时到门诊进行生化检测等医嘱内规定的随访复查的项目,并能与医护人员就移植术后并发症的预防和治疗持续保持交流和沟通。而依从性不足/依从性不佳(nonadherence)则显然是指与上述情况相反,移植受者因为多种原因未能按照医嘱方案予以执行,进而威胁到移植器官和受者的良好预后。

儿童肾移植受者导致依从性不佳的因素是多方面的,而儿童实体器官移植(solid organ transplantation,SOT)受者的依从性不佳的发生率很高,不同的肾移植中心报道的其发生率差异很大,可以波动在 5% ~ 71%。造成儿童实体器官移植术后依从性不佳的发生率差异大的原因包括:不同的移植器官类型(譬如儿童心脏移植术后受者的依从性不佳的发生率要显著低于肝移植和肾移植受者,可能是因为心脏移植术后的监护更为频繁和严格)、术后严密观察期限的长短不一、对依从性不佳的判断标准不一等,甚至有的研究报道依从性不佳的发生率达到 50% ~ 65%。

儿童肾移植受者中,11 ~ 18 岁青春期阶段孩子的依从性不佳最为显著,这一阶段的依从性不佳的发生率为 30% ~ 53%,这是由于在这一生理发育阶段内儿童的自主意识显著提高、对父母的依赖性明显减小等多种因素所致,而这一依从性不佳则是移植肾不良预后的重要危险因素。易于导致儿童肾移植受者发生依从性不佳特别是对免疫抑制药物依从性不佳的影响因素是多方面的,总体上归纳为以下五个方面,包括:①社会-经济方面;②受者自身方面;③移植术后时间方面;④治疗药物方面;⑤医护相关的方面。以下予以简述。

社会-经济方面:主要包括受者及其家庭的社会经济状况尤其是医疗保险和家庭经济的支付能力、家庭的稳定程度及家庭成员的关爱程度、受者在家庭中的受重视程度、受者双亲对移植的态度和对受者的情感支持程度等因素。

受者自身方面:主要包括儿童的年龄是否幼小、对自身疾病和移植手术及术后服用药物的认知程度、疾病创伤后的应激反应程度、个性心理及情感因素尤其是对年龄较大的儿童或青春期儿童,他们担心在其他儿童同伴面前服药招致的猜疑或易于忘记服药等。其中对处于青春期的男孩和女孩而言,因之男孩有更易于冒险的个性,因此依从性不佳的可能性较之女孩更大。

移植术后时间方面:儿童肾移植术后良好肾功能持续的时间越长,越容易使受者儿童和家长认为移植治疗的目的已完全达到,而放松对严格规律服药的关注力,容易导致术后中、长期存活者中因免疫抑制剂不足而发生严重的急性排斥反应,或者较早出现慢性排斥反应导致的移植肾功能减退。

治疗及其药物方面:一方面,免疫抑制剂药物的副作用所致生长发育障碍、牙龈增生、皮肤痤疮、满月脸和体重增加等因素尤其容易使青春期儿童在同伴面前产生自卑感,导致对服药的畏惧和抵触情绪,因此易于形成依从性不佳。另一方面,每日服用的药物种类多样和数量较多以及某些药物口感不佳等也是导致长期服药后出现依从性不佳的因素。

医护相关方面:主要包括受者及其家属对导致 ESRD 的疾病和移植治疗的相应知识认识上的不足、移植手术医护与儿童受者及其家属的指导和沟通不足、受者及其家属未能建立对医护的充分信任等。

(2)儿童受者的生理特点:儿童受者与成人相比具有特殊的生理和发育特点,也是导致易于发生急性排斥反应的重要因素。这其中包括儿童尚处于生理发育的旺盛阶段,其免疫系统发育旺盛和免疫细胞更新快及功能活跃;同时,婴幼儿受者体型幼小,移植术后其体内免疫抑制剂的肠道药物吸收面积小和肝细胞内细胞色素 P450 酶活性较强,使得免疫抑制剂吸收少而其代谢率则较成人快 40%~45%,也易于导致其肾移植术后近期处于低免疫抑制状态而使得发生急性排斥反应的风险较高。

3. 发病机制　急性 TCMR 的发病机制中 T 淋巴细胞起主导作用,即抗原递呈细胞通过对移植抗原的递呈作用启动排斥反应的免疫识别,迟发型超敏反应性 CD4$^+$T 细胞(T$_{DTH}$)通过引发迟发型超敏反应性炎症促进排斥反应,细胞毒性 T 淋巴细胞(CTL)即 CD8$^+$T 细胞通过直接杀伤靶细胞而发挥主要的免疫损伤效应,同时,还有巨噬细胞、NK 细胞等多种免疫细胞的参与。CTL 对移植肾靶细胞的杀伤作用主要通过穿孔素/颗粒酶途径和 Fas/FasL 途径来完成。

(1)穿孔素/颗粒酶途径:即抗原-抗体结合后,CD8$^+$T 细胞活化并开始合成穿孔素和颗粒酶(perforin/granzyme),CD8$^+$T 细胞与表达移植抗原 MHC 分子的靶细胞即移植肾组织细胞形成紧密结合,CD8$^+$T 细胞释放穿孔素在靶细胞表面打孔,使颗粒酶 A 和颗粒酶 B 进入靶细胞胞质内,通过半胱天冬酶(caspase)途径激活核酸酶分解 DNA 造成靶细胞损伤。

(2)Fas/FasL 途径:Fas 为 TNF 超家族,组成性表达于大多数细胞表面,而其配体 FasL 则诱生性表达于激活后的 T 细胞表面。Fas/FasL 结合后,形成死亡诱导信号复合物(death inducing signal complex,DISC),激活半胱天冬酶(caspase)途径激活核酸酶分解 DNA 造成靶细胞凋亡。同时,激活的巨噬细胞和NK 细胞等天然免疫细胞成分也参与到急性 TCMR 的组织损伤中。

4. 病理学特征　肉眼观,严重的急性 TCMR 可见儿童移植肾明显水肿使表面肿胀且呈灰白色,严重的急性 TCMR 移植肾因充血使得解剖切面呈灰红色甚至因局灶性出现呈暗红色。光镜下,急性 TCMR 的病理学特征为移植肾间质内不同程度的、以淋巴细胞等单个核细胞为主的炎性浸润(图 34-1),进而淋巴细胞等侵入肾小管上皮层形成"肾小管炎"(图 34-2)。随着急性 TCMR 程度的加重,出现动脉内皮炎或动脉内膜炎,后者以动脉内皮上淋巴细胞浸润伴内皮细胞肿胀、肥大和空泡变性为特征,严重时动脉内膜水肿增厚和管腔狭窄甚至闭锁;炎性细胞浸润也可由内膜扩展至动脉中膜甚至外膜形成透壁性动脉炎,更为严重者导致动脉管壁纤维素样坏死(图 34-3)。急性 TCMR 的病理学诊断中,除紧密结合上述特征性组织病理学表现以外,还需要结合移植肾活检组织 C4d 免疫组化染色和受者外周血 DSA 的检测以排除急性抗体介导的排斥反应(AMR)因素。

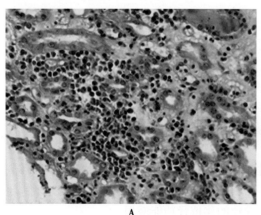
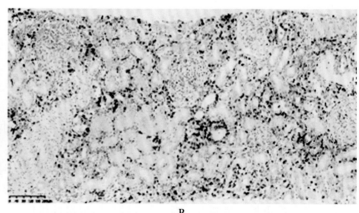

A　　　　　　　　　　　　　　　　　B

图 34-1　移植肾急性 T 细胞介导性排斥反应

A:移植肾活检组织内见间质弥漫性淋巴细胞浸润,HE 染色×100;B:移植肾间质内弥漫性浸润的 CD8$^+$淋巴细胞,CD8 免疫组化染色×40。

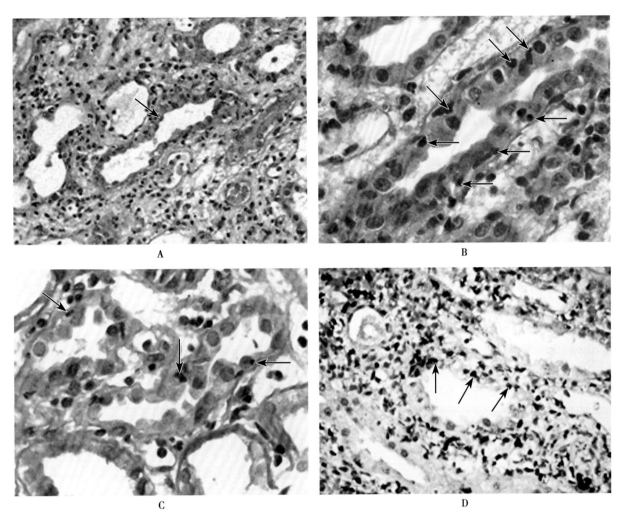

图 34-2　移植肾急性 T 细胞介导性排斥反应的肾小管炎

A:移植肾间质内弥漫性淋巴细胞浸润及肾小管炎(↑),HE 染色×200;B、C:肾小管炎,可见多个淋巴细胞浸润进入肾小管上皮内浸润(↑)HE 染色和 PAS 染色×400;D:肾小管炎时浸润入肾小管上皮内的 CD8+淋巴细胞,CD8 免疫酶组织化学染色×400。

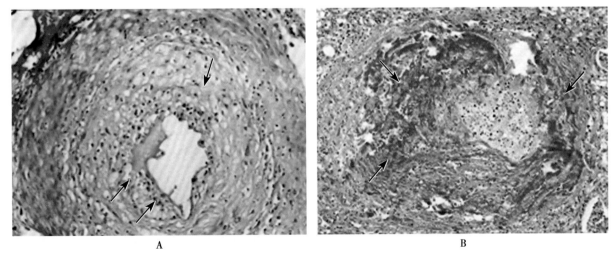

图 34-3　移植肾急性 T 细胞介导性排斥反应的动脉内膜炎

A:示动脉内膜淋巴细胞浸润致动脉内膜显著水肿增厚及管腔狭窄,HE 染色×200;B:示移植肾动脉管壁纤维素样坏死,HE 染色×200。

5. 诊断和鉴别诊断 儿童移植肾急性 TCMR 的明确诊断必须进行儿童移植肾的穿刺活检及其病理学诊断,明确的病理学诊断是指导临床予以及时的、针对性治疗的基本前提和关键。辅助检查中 B 型超声和彩色多普勒等对了解移植肾的形态、血管阻力指数和血流量等具有一定的帮助;免疫学功能的监测包括外周血 T 细胞亚群计数、杀伤细胞活性测定、血清 IL-2R 测定等对了解儿童受者的免疫功能活性,帮助判断是否易于出现急性排斥反应有一定的参考意义。急性 TCMR 的鉴别诊断包括急性抗体介导的排斥反应、免疫抑制药物的急性毒性损伤、病毒感染和原发肾病复发等。

6. 治疗和预防 在经活检明确诊断的前提下,其治疗原则为大剂量的激素冲击治疗并调整免疫抑制剂剂量。首选大剂量糖皮质激素冲击治疗,其是治疗急性 TCMR 首选的、最常用的方法,其对急性 TCMR 的逆转率约为 75%。对类固醇皮质激素冲击治疗无效的急性 TCMR 称为耐皮质类固醇的急性排斥反应(steroid resistance acute rejection)或耐激素的急性排斥反应,在急性 TCMR 中约占 30%,可用抗淋巴细胞生物制剂如抗胸腺细胞球蛋白(r-ATG)或抗 CD3 单克隆抗体(OKT₃)等。对于较为严重的急性 TCMR 也可采用抗淋巴细胞抗体治疗,目前常用的抗淋巴细胞抗体主要有抗胸腺淋巴细胞球蛋白(ATG)、和抗 CD3 单克隆抗体 OKT₃。抗淋巴细胞抗体等生物制剂的治疗可以使 75% ~ 90% 的耐皮质类固醇激素的急性 TC-MR 逆转。同时也要注意,这类耐激素的急性排斥反应中是否混合有急性 AMR 因素,由此,清除受者体内的 DSA 抗体也是治疗耐皮质类固醇排斥反应的有效方法之一。

（二）慢性/活动性 T 细胞介导性排斥反应

1. 临床表现 慢性/活动性 T 细胞介导性排斥反应(chronic active T-cell mediated rejection,caTCMR)的临床表现缺乏特异性,常常呈隐匿发生和进展。通常表现为肾移植术后 3~6 个月或 1 年至数年后受者的肌酐和尿素氮缓慢爬行性升高、逐渐出现蛋白尿、高血压等,最终因移植肾脏纤维化而失去功能。其明确诊断必须通过移植肾活检病理学诊断,并与非排斥反应因素所致的慢性损害相鉴别。

2. 发病机制 慢性/活动性排斥反应是未能及时诊断和治疗的急性排斥反应持续进展所致。急性 TCMR 炎症损伤中局部浸润的炎症细胞、血管表面沉积的血小板以及组织固有细胞可以产生大量的转化生长因子 β(transforming growth factor-β,TGF-β)、血小板源性生长因子(platelet derived growth factor,PDGF)、成纤维细胞生长因子(fibroblast growth factor,FGF)、血管内皮细胞生长因子(vascular endothelial growth factor,EGF)、IL-1、IL-6、IL-8、IFN-γ 以及胰岛素样生长因子 1(insulin like growth factor,IGF-1)等多种纤维化细胞因子,其在促进组织修复的同时长期持续存在并产生级联反应,导致细胞外基质(extracellular matrix,ECM)过度沉积和降解减少,逐渐形成纤维化及移植肾慢性失功。

3. 病理表现 肉眼观,移植肾脏体积常明显缩小(图 34-4),肾实质因纤维化和萎缩致肾脏外观表面可见多少不等的瘢痕状外观,肾包膜明显增厚,表面和切面多呈灰白色而质硬。

镜下观,除移植肾慢性/活动性 TCMR 的特征性病变即慢性移植肾动脉血管病(CAV)以外,还具有间质纤维化和肾小管萎缩区域内的间质炎症和萎缩肾小管炎。

（1）慢性移植肾动脉血管病:慢性移植肾动脉血管病(CAV)是慢性/活动性 TCMR 的特征性表现。镜下观,表现为移植肾内各级动脉血管分支在免疫损伤因素的持续作用下,导致动脉内膜反复地损伤、修复及增生,逐渐进展为内膜增厚导致管腔狭窄甚至完全闭塞。其早期常表现为小动脉内膜出现多量的泡沫样细胞,使管腔狭窄、甚至闭塞(图 34-5A);部分病例在纤维增厚的内膜层内仍可见多数淋巴细胞、巨噬细胞浸润(图 34-5B),提示急性 TCMR 的炎症损伤仍在活动和进展,进一步进展可呈内膜纤维性增厚及管腔不同程度的狭窄直至管腔完全闭塞(图 34-5C、D)。

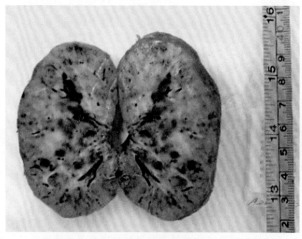

图 34-4 移植肾急性 T 细胞介导性排斥反应
图示移植肾肉眼观明显缩小,皮髓质分界不清。

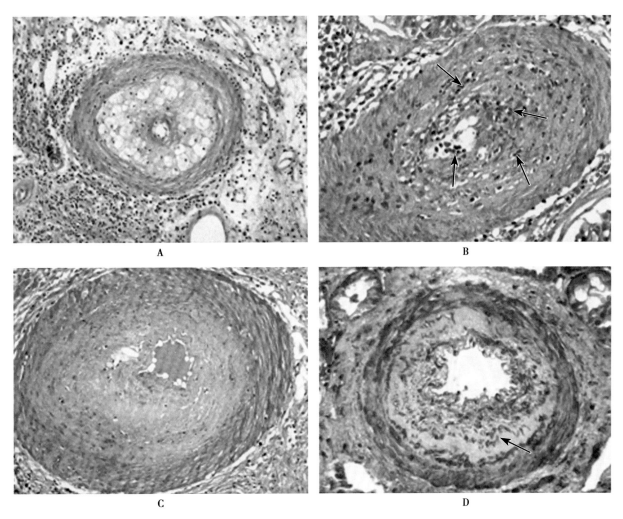

图 34-5　移植肾慢性排斥反应的慢性移肾动脉血管病

A:移植肾内小动脉内膜有多量泡沫样细胞沉积致管腔明显狭窄甚至闭塞,HE 染色×200;B:移植肾内小动脉内膜增生增厚致管腔明显狭窄,同时可见在增厚的内膜内有多数淋巴细胞浸润(↑),HE 染色×400;C:移植肾内动脉分支内膜显著增厚致管腔明显狭窄接近闭锁,HE 染色×200;D:慢性移植肾动脉血管病时显著增厚的内膜形成类似"第二中膜"改变(↑),Masson 染色×200。

（2）间质纤维化和肾小管萎缩区域内的间质炎症和萎缩肾小管炎（i-IF/TA 和 t-IF/TA）：近年来，Banff 移植病理学会议的 T 细胞介导的排斥反应工作组（TCMR Banff Working Group）已确定，间质纤维化区域内的间质炎症（interstitial inflammation in fibrotic areas，i-IF/TA）和萎缩肾小管的肾小管炎（tubulitis in atrophic tubules，t-IF/TA）与移植肾的慢性失功及其预后有显著的相关性，因此在 2017 年 Banff 标准中，对慢性/活动性 TCMR 的诊断中引入了 i-IF/TA 和 t-IF/TA 的观察即其量化评分。目前的研究显示，i-IF/TA 和 t-IF/TA 多由前次急性 TCMR 迁延而来，或为隐匿进展的亚临床急性排斥反应所致。其病理学特征为在移植肾活检组织内的不同程度间质纤维化区域内有以淋巴细胞为主的单个核炎性细胞浸润和萎缩的肾小管炎（图 34-6），但完全萎缩、塌陷所致管腔消失的肾小管不能用于评估。

4. 诊断和鉴别诊断　慢性/活动性 TCMR 必须进行活检病理学诊断。其诊断依据包括间质的炎症细胞浸润、肾小管炎和 CAV 等特征。其鉴别诊断主要应与慢性/活动性 AMR 相鉴别，两者鉴别诊断的原则为严格依据各自的病理学诊断标准，前者移植肾活检组织内少见微血管炎变现、C4d 免疫组化染色阴性和复查受者 PRA 和/DSA 均为阴性，后者则多为阳性；但对于 C4d 阴性的 AMR，两者的鉴别主要依赖是否出现微血管炎的特征和外周血中 PRA/DSA 抗体水平的检测。

在两者的鉴别诊断中需要注意，临床实际的移植肾慢性排斥反应中常常是由慢性/活动性 TCMR 和慢性/活动性 AMR 共同参与的混合性排斥反应（mixed rejection）所致，但在病理诊断上则需要分别予以明

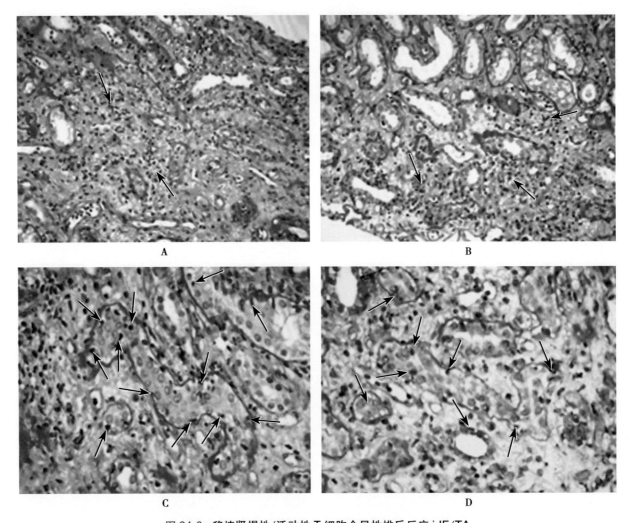

图 34-6　移植肾慢性/活动性 T 细胞介导性排斥反应 i-IF/TA

A、B:移植肾轻度萎缩间质内可见淋巴细胞浸润(↑),PAS 染色×100;C、D:移植肾萎缩肾小管炎(↑),分别为 PAS 染色×200 和 Masson 染色×200。

确。而慢性/活动性 TCMR 病变中 CAV 病变,是帮助与移植肾的多种复发性疾病、慢性免疫抑制剂毒性损伤或感染相鉴别的要点。

5. 治疗和预防　其治疗的关键在于预防排斥反应的发生和及时予以明确诊断,即预防、及时诊断和治疗以便及时逆转急性 TCMR,阻止其进展为慢性/活动性 TCMR。良好的术前组织配型、术后合理使用免疫抑制剂、术后根据受者机体的药代动力学的个体差异制订个体化的免疫抑制方案,以预防急性排斥反应或亚临床排斥反应的发生均是预防的关键因素。对于已经进展到严重的,即病理活检诊断为重度的慢性/活动性 TCMR 者,临床往往缺乏有效的治疗手段,必要时考虑再次肾移植。

二、抗体介导的排斥反应

(一)急性/活动性抗体介导的排斥反应

急性/活动性抗体介导的排斥反应(acute/active antibody-mediated rejection,aAMR)是将所有因抗体介导所致的、急性排斥反应(AMR)的免疫损伤病变均囊括在内,即实际上包括了经典分类中的超急性排斥反应(HAR)、加速性急性排斥反应(accelerated acute rejection,AAR)和急性/活动性抗体介导的排斥反应三种情况,只是前两者在良好的术前组织配型筛查的基础上得到了有效地预防,临床上已经极为罕见,因此其主要的关注点则是急性/活动性抗体介导的排斥反应的病变。

1. 临床表现　绝大多数急性/活动性 AMR 病例的临床表现为在术后不同时间内移植肾功能明显减

退,以及移植肾肿胀、尿量减少、血清肌酐升高等,但明确诊断必须进行活检病理学诊断。

2. 发病机制 其基本的发病机制为移植肾所携带的移植抗原与受者体内产生的 DSA 结合后,通过多种途径激活补体和多种炎症因子引起广泛的血管内皮细胞损伤,导致血小板凝聚和血栓形成,以及广泛的微血管炎症损伤。

(1) 移植抗原:引发 AMR 的移植抗原包括 ABO 血型抗原、HLA-Ⅰ和 HLA-Ⅱ类抗原、血管内皮细胞抗原(endothelial cell antigens,ECA)和上皮细胞抗原(epithelial cell antigen),也包括一些机体内的自身抗原。

(2) 抗体:肾移植受者体内的抗 ABO 血型抗原的抗体为机体天然形成的抗体。抗 HLA-Ⅰ类抗原的抗体一部分为预存抗体(performed antibody),即移植受者在移植术前接受过多次输血、血液透析、多次妊娠以及再次移植而形成,常导致移植肾 HAR 和 AAR 的免疫损伤;另一部分抗 HLA-Ⅰ类和 HLA-Ⅱ类抗原的抗体为移植术后逐渐产生的抗体即诱生抗体(induced antibody)或称为新生的供者特异性抗体(de novo DSA),是导致移植肾急性/活动性 AMR 和慢性/活动性 AMR 的重要因素。其具体机制为,B 细胞表面的抗原特异性受体可以直接与抗原结合,结合的抗原经 B 细胞加工处理后与 HLA-Ⅱ类抗原共同表达于 B 细胞表面并与 T 细胞受体作用,引发细胞因子 IL-4、IL-5、IL-6 的产生,这些细胞因子促进 B 细胞增殖分化为分泌抗体的浆细胞,另一些 B 细胞则转化成为记忆性 B 细胞,当再次接触移植抗原时,记忆性细胞克隆大量增殖,快速分化成为 IgG 分泌产生细胞,形成排斥反应。在 HAR 尤其是 ABO 血型不合的肾移植中,造成移植肾破坏的抗体主要是 IgM,而在急性/活动性 AMR 中,针对 HLA-Ⅰ类抗原的抗体主要为 IgG,针对 HLA-Ⅱ类抗原的抗体中既有 IgM 也有 IgG 且以 IgM 居多。由于上述这些移植抗原主要表达于移植物血细胞以及血管内皮表面,因此移植肾 AMR 的主要靶部位是移植肾内的各级血管分支尤其是微血管床,其次才是移植肾的实质组织部分。

抗体在移植排斥反应中有多种效应机制,其中主要通过激活补体、抗体依赖性细胞介导的细胞毒作用导致移植肾免疫损伤。

(3) 抗体介导的排斥反应的主要效应机制

1) 激活补体:即移植抗原与特异性抗体结合后,激活补体并启动补体的级联反应,参与移植肾损伤。补体的激活途径有三种即经典途径、旁路途径和甘露糖结合凝集素(mannose-binding lectin,MBL)途径。最终形成攻膜复合体导致靶细胞破坏。其导致移植肾组织损伤的主要机制有:补体的活性复合物攻击内皮细胞启动凝血;补体成分 C5b67、C5b78 通过信息传导引起内皮细胞活化;补体活化过程中产生多种具有炎症介质效应的活性片段参与炎症反应,其中过敏毒素 C3a、C4a、C5a 作为配体与的相应细胞包括肥大细胞、嗜酸性粒细胞和淋巴细胞表面上受体结合后激发后者脱颗粒,释放组胺等血管活性介质,明显增强血管通透性。这些效应导致血管扩张、通透性明显增加,血小板凝聚和血栓形成等共同引起移植肾血液循环障碍。

2) 抗体依赖细胞介导的细胞毒作用:抗体依赖细胞介导的细胞毒作用(antibody dependent cell mediated cytotoxicity,ADCC)即移植抗原与抗体结合后,抗体通过 Fc 段与携带有 IgG 受体的 NK 细胞、巨噬细胞、中性粒细胞、嗜酸性粒细胞等表面 FcγR Ⅲ结合,导致这些细胞活化,介导这些效应细胞杀伤靶细胞;

3) 巨噬细胞与迟发性超敏反应:机体通过抗原特异性的 Th1 分泌 IFN-γ 以及 TNF-α 激活迟发型超敏反应(delayed-type hypersensitivity,DTH),DTH 是以淋巴细胞和单核细胞-巨噬细胞浸润为特征的免疫反应,可不依赖于 T、B 淋巴细胞而诱发排斥反应。活化的巨噬细胞产生一氧化氮(NO)、氧自由基以及 TNF-α,高浓度的 NO 能直接杀伤靶细胞。

3. 病理改变 最为严重的急性/活动性 AMR 即移植肾超急性排斥反应(HAR),肉眼见移植肾明显肿胀、饱满,颜色呈紫色甚至暗褐色充血及出血状外观,肾被膜张力明显增高甚至肾破裂。肾脏病理解剖时可见移植肾脏剖面因出血性坏死和梗死而呈暗紫色或暗黑色出血坏死区域与灰白色梗死区域相间存在(图 34-7)。

多数的急性/活动性 AMR 的移植肾肉眼观没有明显特征,有时肉眼可见移植肾脏显著肿胀、质硬,表面呈灰红色,严重者表面和剖面可见局灶性出血坏死或点状出血。

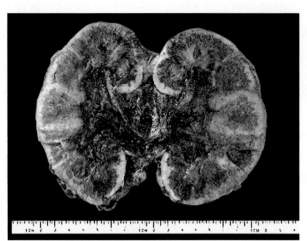

图 34-7　移植肾超急性排斥反应

图示肉眼观移植肾体积明显肿胀、饱满,表面呈暗褐色,切面观呈暗红色出血坏死区域与灰白色梗死区域相间。

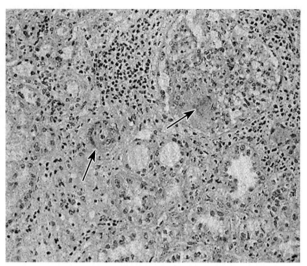

图 34-8　移植肾抗体介导性排斥反应

图示移植肾活检组织的肾小球内局部纤维素样坏死伴肾小球炎和入秋微动脉管壁血栓性微血管病(TMA)样改变,入球微动脉内膜水肿增厚及管腔狭窄,HE 染色×200。

　　光镜下,移植肾间质呈弥漫性水肿,病变严重者可见大片肾实质梗死和间质大片出血;肾小球弥漫肿大、肾小球毛细血管腔扩张和多量中性粒细胞淤积;肾小球内皮细胞肿胀、变性和脱落,进而肾小球毛细血管襻腔内可见微血栓栓塞呈类似急性血栓性微血管病(TMA)样的改变(图 34-8);出现动脉内膜炎甚至出现动脉管壁的纤维素样坏死(fibrinoid necrosis)(图 34-9)。C4d 免疫荧光染色或免疫组化染色呈活检组织内不同程度的阳性(图 34-10),在完全坏死的肾组织内因 C4d 溶解而难以显色。

　　(1) 微血管炎:微血管炎(MVI)是抗体对血管内皮细胞直接损伤的表现,微血管即毛细血管是急性 AMR 损伤的主要靶部位,MVI 病变包括肾小球炎和肾小管周毛细血管炎,且两者往往同时出现。

　　1) 肾小球炎:肾小球炎为肾小球的毛细血管襻腔内出现数量不等的炎性细胞淤积浸润,病变初期或病变严重时,淤积浸润的炎性细胞可见以中性粒细胞为主,而多数情况下主要为淋巴细胞、单核巨噬细胞的滞留和淤积(图 34-11),有时可见炎性细胞贴附于毛细血管内皮细胞。

　　2) 肾小管周毛细血管炎:肾小管周毛细血管炎(PTCs)表现为肾小管周毛细血管的管腔扩张及其管

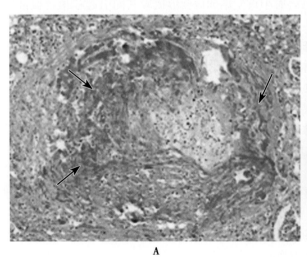

图 34-9　移植肾抗体介导性排斥反应

A:移植肾小动脉壁纤维素样坏死,HE 染色×200;B:小动脉管壁 C_{5b-9} 阳性沉积,免疫荧光染色×200。

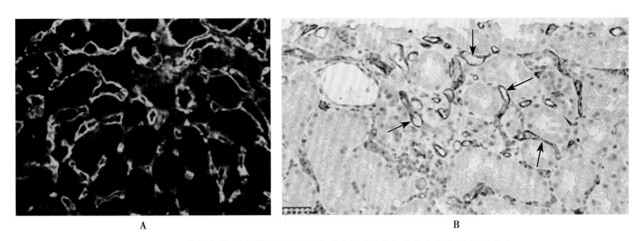

图 34-10 移植肾急排抗体介导性排斥反应的 C4d 免疫荧光和免疫组化染色

A:C4d 免疫荧光染色呈移植肾内弥漫性肾小管周围毛细血管壁阳性,C4d 免疫荧光染色×200;B:移植肾 C4d 免疫酶组织化学染色阳性(↑),C4d 免疫酶组织化学染色×200。

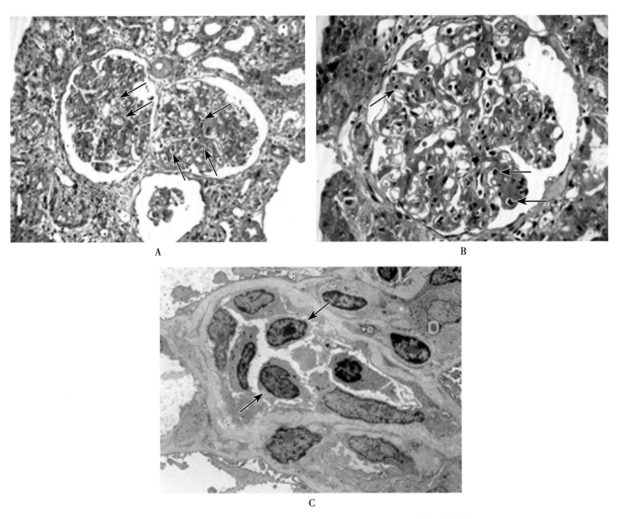

图 34-11 移植肾急性/活动性抗体介导性排斥反应的肾小球炎

A:移植肾活检组织的肾小球内多数毛细血管腔内有多个中性粒细胞浸润(↑),Masson 三色染色×200;B:肾小球毛细血管袢腔内中性粒细胞淤积浸润(↑),Masson 染色×200;C:电镜下可见肾小球毛细血管袢内多个淋巴细胞淤积(↑)×5 000。

腔内见有不等数量的炎性细胞淤积,与肾小球炎相似,同样在 AMR 病变的初期或病变严重时,滞留的炎细胞以中性粒细胞为主,但多数情况下也同样以淋巴细胞和单核-巨噬细胞的淤积(图 34-12)。但也要注意,PTCs 并非急性 AMR 所独有,在一些急性 TCMR 中亦可出现,因此需要结合肾小球炎和 C4d 免疫组化染色甚至外周血抗体检测予以综合分析。

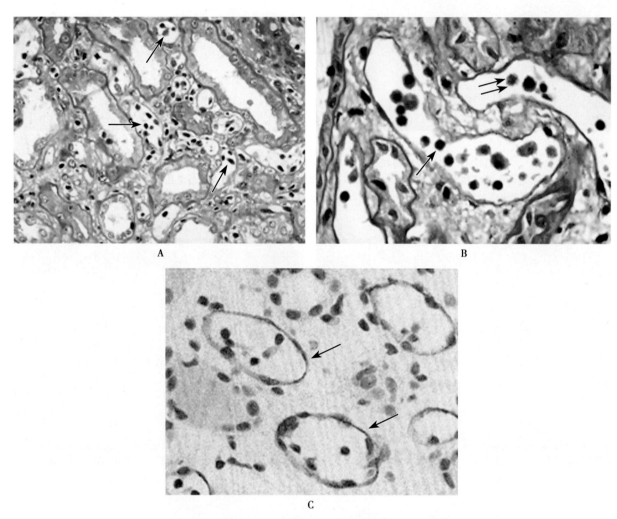

图 34-12　移植肾急性/活动性抗体介导性排斥反应的肾小管周围毛细血管炎

A:肾小管周毛细血管扩张及管腔内有多个炎性细胞淤积,PAS 染色×200;B:肾小管周毛细血管内淤积的淋巴细胞(↑)和中性粒细胞(↑↑),PAS 染色×1 000;C:管周毛细血管炎的同时其 C4d 阳性,C4d 免疫酶组织化学染色×200。

(2) 动脉内膜炎:虽然动脉内膜炎是严重的急性 TCMR 病变,但研究发现其同样可见于急性/活动性 AMR 和急性混合性排斥反应中,且与 AMR 的预后有明确的相关性,因此 2013 年 Banff 移植肾活检诊断标准中提议将动脉内膜炎(或称血管炎,vasculitis,v,计分可以是 v1 或 v2)纳入急性/活动性 AMR 的病理学诊断标准中。其表现为小动脉内膜上出现不等数量的淋巴细胞和/或巨噬细胞浸润,病变轻者仅见内皮细胞下个别的、少数的淋巴细胞浸润形成动脉内皮炎(endothelitis)(图 34-13A);重者见动脉血管内膜内多数的炎性细胞浸润,进而造成内膜水肿及内皮细胞空泡变即形成了动脉内膜炎(图 34-13B);更为严重者可见炎性细胞浸润不再局限于内膜,而是侵犯到动脉壁的各层,即内膜、中膜和外膜,即透壁性小动脉炎(transmural arteritis)(图 34-13C)或透壁性血管炎,甚至动脉管壁形成纤维素样坏死(fibrinoid necrosis)(图 34-13D)。

(3) 急性血栓性微血管病:急性 AMR 时,形态学上也可以出现类似于急性血栓性微血管病(TMA)的病理改变。光镜下,细小动脉内皮细胞肿胀,内膜可有不同程度的黏液变性和增厚,细动脉内可伴有血栓

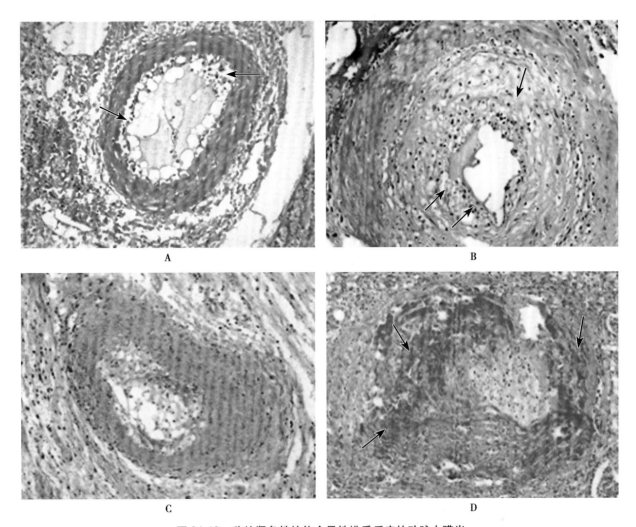

图 34-13　移植肾急性抗体介导性排斥反应的动脉内膜炎

A:动脉内皮上少数淋巴细胞浸润,局部内皮细胞轻度水肿呈动脉内皮炎,HE 染色×200;B:动脉移植肾内膜炎,动脉
内膜明显水肿及水肿内膜内可见淋巴细胞浸润(↑),HE 染色×400;C:移植肾透壁性动脉炎,动脉内膜、中膜和外膜
均可见淋巴细胞浸润,HE 染色×200;D:移植肾内动脉管壁全层呈纤维素样坏死(↑),HE 染色×400。

形成;肾小球毛细血管内皮细胞肿胀、增生伴不同程度炎性细胞浸润,有时可见系膜溶解,有时增生的内皮细胞甚至可以充满整个毛细血管腔,亦可有微血栓形成(图 34-14)。电镜下,典型的急性 TMA 可见肾小球内皮细胞肿胀,主要表现为肾小球基底膜内疏松层弥漫性水肿增厚致毛细血管内皮细胞下间隙增宽。由于移植后多种因素包括感染、免疫抑制剂毒性损伤、恶性高血压等均可以引起 TMA 样病变,因此,在考虑急性/活动性 AMR 所致 TMA 病变时,要排除其他病因。

(4) 急性肾小管损伤:急性肾小管损伤(acute tubular injury,ATI)的原因可有多种,包括缺血、缺氧、药物中毒等,须排除其他原因导致的急性肾小管损伤后,方可考虑为急性/活动性 AMR 所致。其可见弥漫性或多灶状肾小管扩张,肾小管上皮细胞刷状缘脱落、消失;有时可见明显的肾小管上皮细胞核消失及细胞崩解(图 34-15),甚至肾小管上皮细胞凝固性坏死。现认为急性肾小管损伤并非急性 AMR 的直接损伤所致,而是急性 AMR 血管损伤后的继发改变。

4. 诊断和鉴别诊断　AMR 一直是近十余年来 Banff 分类方案中讨论和更新最多的内容之一,其组织病理学的病变多样,但仅仅依据移植肾脏的病理形态学病变尚不足以诊断 AMR。最新的 2019 年移植肾 Banff 标准中已进一步明确其诊断是综合诊断,即包括:移植肾活检病理学改变、特异性抗体对血管内皮细胞损伤的证据和血清学 DSA 检测结果三个方面。若已满足了诊断条件的第 1 和第 2 条,即出现了移植肾急性组织病理学损伤的形态学改变和抗体与内皮细胞反应证据,应迅速检查血清中 DSA 以确定诊断。同时还需注意:①条件 2(目前或近期出现抗体与内皮细胞反应的证据)中,C4d 免疫组化染色阳性的判定

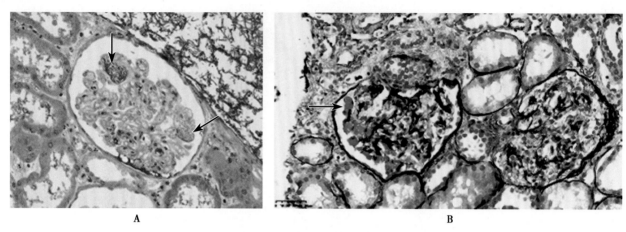

图 34-14　移植肾急性血栓性微血管病
A:肾小球部分毛细血管腔内微血栓栓塞,磷钨酸苏木素染色×400;B:PASM 六胺银染色×400。

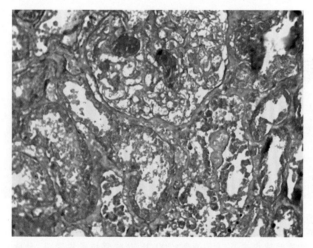

图 34-15　移植肾急性抗体介导性排斥反应所致多肾小管坏死
图示移植肾活检组织内见部分肾小管上皮细胞核消失及坏死崩解,Masson 染色×200。

时,需根据染色条件的不同、阳性判断标准不同。石蜡切片免疫组织化学染色 C4d>0 即为阳性(图 34-16),而冰冻切片免疫荧光染色 C4d 需要达到 2 分或 3 分方能认为是阳性。②条件 2,中度微血管炎可作为目前或近期出现抗体与内皮细胞反应的证据,微血管炎评分≥2 分;若出现有急性 T 细胞介导性排斥反应、临界性改变和感染时,在微血管炎的 2 分中,需要至少有 1 分是来自肾小球炎。③条件 2,如果能确定满足这一诊断条件,即穿刺组织中内皮细胞损伤基因转录表达的增加,也可以作为目前或近期出现抗体与内皮细胞反应的证据,但尚未明确建立哪些靶基因的转录表达增高可作为检测对象。在鉴别诊断中需要注意与术后近期的外科并发症、移植肾缺血损伤和急性活动性 TCMR 相鉴别。

5. 治疗和预后　目前公认的治疗 AMR 的有

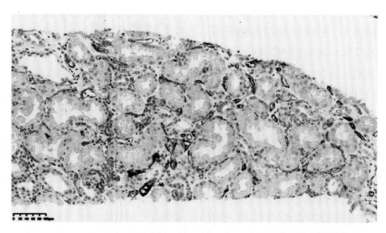

图 34-16　移植肾急性抗体介导性排斥反应的 C4d 弥漫性阳性
图示移植肾活检组织内 C4d 染色呈管周毛细血管内皮弥漫性阳性,C4d 免疫组织化学染色×100。

效方案包括:①静脉注射用免疫球蛋白(intra venous immunogloblin,IVIG);②抗淋巴细胞生物制剂:如多克隆抗体 ATG;③单克隆抗体如 CD20 单抗(利妥昔单抗)或蛋白酶体抑制剂硼替佐米(Bortezomib)等;④血浆置换(plasmapheresis,PP)或免疫吸附(immune adsorption,IA)。此外,新的治疗药物包括:①依库组单抗(Eculizumab,抗 C5 单抗),临床用于急性 AMR 及难治性 AMR 的治疗,但并不能消除慢性移植物的损伤,不能阻断慢性 AMR 发生。②托珠单抗(tocilizumab,抗 IL-6 受体单抗),用于高度致敏的严重 AMR 受者的治疗,可使移植肾功能改善、稳定,并且治疗后 1 年内的 DSA 水平显著下降,托珠单抗潜在的治疗获益包括抑制 B 细胞活化,减少浆细胞产生抗体以及诱导 Treg 的产生。③贝拉西普(Belatacept®,共刺激信号阻断剂),可使肾移植受者体内新生 DSA 显著下降。④C1 酯酶抑制剂(Berinert®),属于丝氨酸蛋白酶抑制剂家族,其作用包括调节补体系统、激肽释放系统、纤溶系统和凝血系统,除有抑制丝氨酸蛋白酶作用外并具有多种非蛋白酶抑制功能,如抗炎和抗凋亡作用,对正在发生 AMR 的移植受者,在减少 DSA 诱导的补体依赖性免疫损伤方面有益。

（二）慢性/活动性抗体介导的排斥反应

目前已经明确慢性/活动性抗体介导的排斥反应(chronic active antibody mediated rejection,caAMR)是导致移植肾慢性失功的主要原因。其发生并没有确切的时间限制,只要存在由多种因素所致的低免疫抑制状态,均有可能发生慢性/活动性 AMR,其可发生于移植后数月和/或数年后,也有报道在移植后两个月即出现了明显的慢性/活动性 AMR 的病理学表现。

1. 临床表现　与慢性/活动性 TCMR 类似,其临床表现缺乏特异性且多为隐匿发生。表现为受者肌酐和尿素氮缓慢升高,并逐渐出现蛋白尿、高血压等。其明确诊断必须通过移植肾活检的病理学诊断。

2. 发病机制　移植肾血管内皮细胞上携带的移植抗原持续刺激 B 细胞产生特异性抗体,这些抗体通过激活补体或 ADCC 作用对移植肾动脉血管和微血管等主要靶部位形成持续的免疫损伤,这些多种的抗体介导的免疫致病机制共同作用,不仅导致急性免疫损伤,而且急性炎症期间产生的 IL-1、TNF-β 等多种炎症介质促进平滑肌细胞增殖,细胞外基质合成与纤维化,导致移植肾肾小球系膜基质增生及基底膜增厚、移植肾动脉血管内膜增厚及管腔狭窄和肾间质广泛纤维化等慢性病变,逐渐导致移植肾肾小球病(TG)、肾小管周毛细血管基膜多层(PTCML)和慢性移植肾动脉血管病(CAV)等慢性病变直至移植肾失去功能。由此可见,慢性/活动性 AMR 是急性/活动性 AMR 未能及时诊断和有效逆转而持续进展所致的结果。

3. 病理改变　肉眼观移植肾通常呈现萎缩而体积缩小、表面苍白或色泽灰暗,剖面可见皮质髓质界限不清、有时可见局部出血。光镜下,慢性活动性 AMR 组织学病变多样,相对特异性的病理学表现包括:

（1）慢性移植肾肾小球病:慢性移植肾肾小球病(TG)表现为肾小球基底膜弥漫增厚伴双轨征出现,病变轻者有时仅在电镜下见肾小球基底膜的双轨征;病变进一步发展可在光镜下见肾小球基底膜节段性双轨征形成,病变重者见弥漫性肾小球基底膜增厚伴明显双轨征形成(图 34-17),肾小球系膜细胞及系膜基质和内皮细胞可呈轻重不等的增生,严重者可伴节段性肾小球硬化和分叶,光镜下病变类似于膜增生性肾小球肾炎,但肾小球分叶状往往不明显,也无嗜复红蛋白沉积;其明确诊断必须借助电镜观察。电镜下在系膜区内和基底膜内往往无明显的电子致密物沉积;但可见足突弥漫性融合。

（2）肾小管周毛细血管基膜多层:肾小管周毛细血管基膜多层(PTCML)即肾小管周围毛细血管基膜由正常的单层增生为多层,在光镜下的 PAS 染色和 PASM 六胺银染色中可见管周毛细血管基膜不同程度增厚,但明确诊断必须借助电镜诊断(图 34-18)。PTCML 的诊断标准:电镜下可见 1 支管周毛细血管基膜增生>7 层和另 2 支管周毛细血管基膜>5 层。这一病变深刻体现出移植肾微血管床是抗体介导的排斥反应免疫损伤的主要靶部位。

对慢性/活动性 AMR 的病理学诊断,依据最新的 2019 年 Banff 移植肾活检诊断标准,需要满足三个条件即:①移植肾出现慢性移植肾动脉血管病(CAV)、肾间质纤维化、肾小球硬化和肾小管萎缩等提示慢性抗体介导的排斥反应的慢性病变;②抗体与内皮细胞反应的证据;③血清学检查到 DSA(抗 HLA 抗原或其他移植抗原)。其中的条件 2 和条件 3 与诊断急性/活动性 AMR 完全一致,因此 AMR 是归因于急性/活动性抑或是慢性/活动性,主要依据移植肾形态学组织学损伤的类型,即是急性损伤还是慢性损伤。同样若

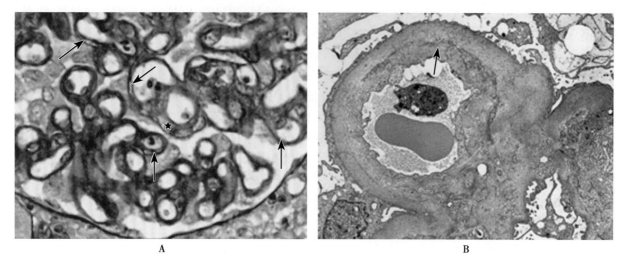

图 34-17　慢性移植肾肾小球病
A:弥漫性肾小球基底膜增厚及局灶性双轨征(↑),PASM 染色×1 000;B:肾小球毛细血管袢增厚,基底膜双层,透射电镜×6 000。

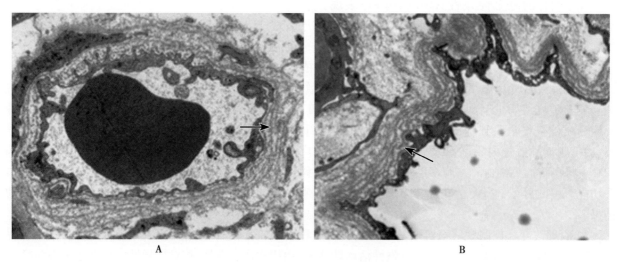

图 34-18　移植肾管周毛细血管基膜多层
A:肾小管周毛细血管基膜增厚及增生为多层达 4~5 层(↑),透射电镜×6 000;B:肾小管周毛细血管基膜增厚及增生多层达到 7~8 层(↑),透射电镜×6 000。

已满足条件 1 和条件 2 两条,即出现了移植肾慢性损伤的病理形态学改变和抗体与内皮细胞反应证据,应迅速检查血清中 DSA 以明确诊断。这里特别强调,在慢性/活动性 AMR 的病理诊断中,电镜发挥着决定性的作用,2013 年以来 Banff 移植肾活检诊断标准即建议对所有的移植肾活检标本均应进行电镜观察,尤其是肾移植术后>6 个月或者临床明确提示了抗体介导性免疫因素损伤的病例。

（3）慢性排斥反应的血管病变:即与慢性/活动性 T 细胞介导性排斥反应一样,也可以形成慢性移植肾动脉血管病(CAV),病变特征详见慢性/活动性 T 细胞介导性排斥反应中的慢性血管病变。

4. 诊断和鉴别诊断　慢性/活动性 AMR 的诊断已于前述。其鉴别诊断中主要是 TG 与移植肾复发性或新发性肾病相鉴别,其鉴别要点在于牢固把握 TG 和移植肾复发性或新发性肾病各自的形态学特点,即 TG 在免疫荧光染色和电镜观察往往没有明显的电子致密物沉积但具有显著的微血管炎特征,而各种类型的肾小球肾病中往往有不同类型和程度的免疫复合物或电子致密物沉积,同时再结合外周血的血清学抗体检测则更有利于鉴别诊断。

5. 治疗和预后　慢性/活动性 AMR 的治疗关键在于预防,即术前应用精确的配型检测方法对致敏者予以筛选、避免直接对高致敏者实施移植;在确定高致敏者后通过多种手段清除体内抗体后再考虑行移植;以及对急性抗体介导的排斥反应予以及时诊断和有效的治疗以预防其进展为慢性/活动性 AMR。经详细的活检病理学观察和血清学检测而明确诊断为慢性/活动性 AMR 后,其总体的治疗原则与急性 AMR治疗相同,对于严重的慢性/活动性 AMR 导致的移植肾慢性失功时,则必须考虑再次移植。

（三）C4d 阴性的抗体介导的排斥反应

近年的研究和临床实践发现,并非所有的 AMR 均伴有补体片段 C4d 的沉积,将 C4d 阳性作为 AMR诊断的必要条件之一是不全面的,而对诊断 AMR 更具特异性的依据为受者外周血抗体 DSA 的检测和抗体对移植肾血管内皮损伤的证据(包括电镜观察中内皮细胞损伤和分子检测中抗体与内皮细胞相互作用),因此 2013 年 Banff 移植肾活检诊断标准中明确提出 C4d 阴性 AMR(C4d negative antibody mediated rejection),其定义为移植肾活检组织内 C4d 呈阴性但具备包括肾小球炎、肾小管周毛细血管炎和血栓性微血管病在内的微血管炎的特征,以及供者可检测到 DSA。可见,即便补体片段 C4d 的染色呈阴性,但却具备"目前或近期抗体与血管内皮细胞反应"的证据,包括中度的微血管炎或内皮细胞损伤基因转录表达的增加,即可诊断 C4d 阴性的 AMR。

第四节 儿童移植肾非免疫性损伤的病理学

儿童肾移植术后的非免疫性损伤类型多样且发生时间贯穿于移植术后的近期及远期存活的各个阶段,主要包括以血管并发症和输尿管并发症为主的外科并发症、不同原因所致的移植肾功能延迟恢复、免疫抑制剂毒性损伤、移植肾肾病复发和感染等。

一、血管并发症

儿童肾移植术后血管并发症是术后早期导致儿童移植肾失功的重要原因,国内外报道的发生率基本相同,为 5% ~ 10%。由于儿童供肾的血管极为纤细,尤其是低体重(<5kg)供者的供肾常存在供受体血管内径不匹配的问题,因此血管并发症在儿童肾移植中较之成人肾移植更为常见。随着移植后受者儿童的发育和供肾的长大,动脉狭窄的问题将会逐渐缓解。

对于血管并发症的明确诊断,主要借助彩超和血管造影等影像学检查,其具有无创、实施方便和对血流异常的诊断更为准确的优势,而活检病理检查不作为发现或诊断的主要手段,在影像学检查的基础上,在血流异常的早期阶段和彩超诊断尚不明确的情况下,结合活检病理学观察往往可以对局部肾组织缺血的原因予以进一步明确,且能与严重的急性排斥反应等进行鉴别。

（一）肾动、静脉血栓栓塞

1. 临床表现 截至 2020 年初,根据我国儿童捐献供肾肾移植的临床研究,血管血栓栓塞导致移植肾丢失的发生率很高,占到 33.7%。移植肾动脉血栓栓塞是肾移植术后严重的并发症,儿童肾移植比成人更常见,主要是由于儿童供肾动脉纤细,肾脏摆放不佳或者髂窝位置,太小移植肾脏的位置容易发生变化导致肾动脉扭曲打折,动脉主干或分支血流不畅及血栓形成,常导致大片肾实质梗死,临床表现为移植肾区突然剧烈疼痛,局灶性梗死导致肾功能突然丧失。静脉血栓早期的彩超检查主要表现为动脉血流阻力指数增高和静脉血流减少,肾脏明显增大,晚期则肾脏血流消失。由于病理穿刺相对开放探查更加安全,很多中心发现血流减少灌注不良时,常常在抗凝治疗前进行移植肾穿刺活检诊断。

移植肾静脉血栓栓塞的临床表现为非特异性的,和急性排斥反应和急性输尿管梗阻有时难以鉴别。静脉栓塞时首先出现的临床症状是少尿和血尿伴肌酐急剧升高,同时有血小板的降低,移植肾肿胀痛甚至破裂。缓慢形成的肾静脉血栓则症状隐匿,可能只有血小板的降低,常常因为发现过晚,或者迟迟不能确诊导致移植肾切除。怀疑有静脉梗阻时彩超显示动脉阻力指数逐渐升高,静脉血流流速降低,血管造影可帮助确诊。

2. 危险因素 移植肾动脉血栓形成的原因可分为外科因素和内科因素两个方面。外科因素包括:动脉血管扭曲、动脉内膜损伤,移植肾脏摆放位置不佳或者移植术后位置移动导致动、静脉血流不畅,吻合操作不佳导致动脉吻合口狭窄等。内科因素包括:受者血液处于高凝状态,超急性或加速性排斥反应所致的内膜损伤等。外科是最常见的致病因素,同时也可继发于严重的急性抗体介导的排斥反应,如 ABO 血型不相容(ABOi)的肾移植。

儿童移植肾的静脉血栓栓塞常发生在术后的早期,其形成主要以外科因素为主,包括移植肾静脉吻合口狭窄、摆放时动脉或血肿压迫静脉、肾静脉过长迂曲或肾静脉过短导致移植肾压迫肾静脉,此外髂外静脉狭窄、下肢静脉或下腔静脉内形成的血栓也可以沿着静脉逐渐蔓延到肾静脉所致;内科原因则有高凝状态、血压偏低导致移植肾血液灌注不足或大剂量输入丙种球蛋白等。同时,供者体重<5kg,肾动脉血流流速<100cm/s 和儿童受者中易于导致血栓的遗传性疾病如高同型半胱氨酸血症、抗磷脂酶抗体综合征和血小板增高等也需要予以高度关注。

3. 病理学表现　因动脉血栓栓塞而切除的儿童移植肾,肉眼观与成人移植肾动脉栓塞类似,可见梗死病变范围与所栓塞的动脉血管供血范围吻合,梗死灶往往呈圆锥形,切面呈三角形或扇形,尖端朝向肾门,底部朝向肾被膜,梗死病变呈暗红色,病灶周边有出血带。镜下可见梗死灶内肾脏实质组织和细胞均呈凝固性坏死,即组织和细胞的固有结构形态尚保留,但细胞核均完全消失(图 34-19)。其免疫荧光染色和电镜检查无特异性表现。需要注意部分病例的动脉血栓栓塞及其梗死是由急性抗体介导的排斥反应所致,严重者在光镜下可见动脉内膜炎及血栓栓塞、肾小球内微血栓栓塞、局部组织凝固性坏死等,未坏死区域内 C4d 的免疫组化染色呈阳性。而穿刺活检组织内的表现取决于是否能依据影像学的指导穿刺到梗死灶部位。

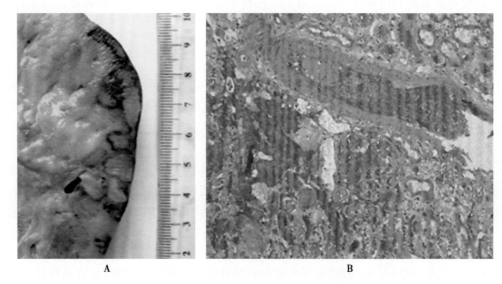

图 34-19　儿童移植肾肾动脉血栓栓塞致移植肾局灶性梗死
A:移植肾剖面可见肾皮质多个梗死灶,周边可见出血带;B:移植肾组织梗死灶内组织结构轮廓依然存在但细胞核均消失呈凝固性坏死,HE 染色×100。

儿童移植肾静脉血栓栓塞则在肉眼观上表现为移植肾明显肿胀且呈暗红色或暗黑色,剖面亦呈暗红色出血状外观;镜下可见肾组织内广泛淤血及弥漫性出血,肾小球毛细血管扩张淤血,并可见微血栓形成,严重者可致大片肾组织出血性坏死(图 34-20),小动脉无明显病变。

4. 诊断和鉴别诊断　移植肾动、静脉栓塞的诊断主要借助彩超或者血管造影等影像学检查,可明确显示栓塞或者狭窄的具体部位,但严重的急性排斥反应和多种原因所致的动、静脉不完全梗阻均可导致血流灌注减少,彩超检查中动脉分支的阻力指数增高,并伴有肌酐升高,可以考虑借助活检协助进行鉴别诊断。

5. 治疗和预防　熟练的手术技术操作、手术时反复确认动、静脉血管的摆放位置及术后的精细管理是预防血栓栓塞的关键。术后一般要进行抗凝剂预防,但是抗凝有发生移植肾周血肿和出血的风险,抗凝剂的剂量和使用时间需要严格管理。一旦发现有肾动脉主干血栓栓塞的可能,及早进行移植肾探查解除栓塞,在梗死发生半小时内探查或可挽救移植肾。一旦错过时机,则只能考虑在受者病情稳定的情况下切

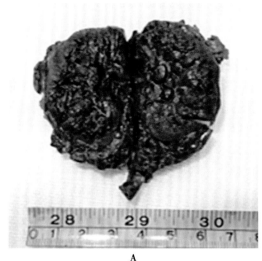 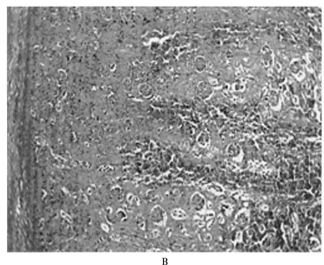

图 34-20　儿童移植肾静脉血栓栓塞切除

A：婴儿供肾双肾 en-bloc 移植术后第 9 天，右肾静脉血栓栓塞，移植肾明显肿胀及剖面呈出血状外观；B：移植肾间质内广泛淤血及肾实质出血性坏死，HE 染色×40。

除移植肾和再次移植。对于移植肾静脉血栓，首选介入引导下局部应用尿激酶溶栓，也可急诊行移植肾静脉取栓术，取栓的同时纠正导致血栓的外科因素，但有丢失移植肾的风险。

（二）动脉狭窄

儿童供肾的大小和受者体型往往不匹配，供者年龄远小于受者的情况非常多见，所以供肾的动脉管径相对受者髂血管管径来说非常纤细，流出道的相对狭窄在影像学上容易诊断为"假性的肾动脉狭窄"。但是供肾的血流灌注是充足的，因此不导致肾功能的下降，并随着供肾的逐渐增大，肾动脉管径可逐渐增宽。但有时由于修肾或者动脉吻合口缝合时导致的肾动脉内膜损伤及吻合口狭窄，可造成供肾的缺血性病变，利用彩超或者动脉造影可以进行鉴别诊断。狭窄时受者的肾小球滤过率下降，肾小管功能下降，严重者可出现肾功能不全，并出现肾性高血压。

1. 临床表现　动脉狭窄的临床表现与其狭窄程度密切相关。狭窄程度小于 50% 的受者可能仅有高血压的表现，狭窄程度大于 50% 且小于 70% 时会发生血肌酐的升高及右下腹间断性疼痛，狭窄程度大于 70% 者除上述症状外可伴有心力衰竭及肺水肿。肾功能恶化可伴有高血钾，ACEI 和 ARB 药物可导致临床症状的加重。在供受者体型差距较大的儿童肾移植中，即便供受者血管口径匹配也可出现动脉狭窄的症状。部分儿童肾移植受者彩超有肾动脉流速加快的表现，可能是供肾动脉相对受者的吻合血管管径差太大所致。

2. 危险因素　动脉狭窄和动脉栓塞有相同的危险因素，包括供者体重小于 5kg、吻合技术差异、肾动脉扭结、肾动脉撕裂、肾动脉的过度骨骼化等，严重的狭窄有导致栓塞的可能。婴幼儿供肾因其分支管径十分纤细，在结扎脂肪和淋巴时误伤分支血管的情况较常见，可导致分支血管的狭窄，术后肾功能恢复不佳。肾动脉主干狭窄，多见于缝合原因导致的吻合口狭窄。

3. 病理学表现　发生动脉狭窄的动脉口径不同，肾缺血的范围也不同。肾动脉主干的狭窄或阻塞，使全肾或肾组织局部处于缺血状态，严重者或肾动脉完全狭窄甚至闭塞者导致光镜下肾实质凝固性坏死；不完全的狭窄所致的持续性缺血导致肾小球呈缺血状外观，肾小球基底膜呈缺血性皱缩，球囊相对扩张，严重者或慢性化可呈以肾间质纤维化和肾小管萎缩为表现的缺血性硬化，而免疫荧光检查呈阴性。电镜检查可见病变肾小球基底膜屈曲皱缩、肾小管萎缩、肾间质纤维化。

4. 诊断和鉴别诊断　肾动脉狭窄一般经彩超发现后，进一步进行动脉造影即可确诊。不太显著的动脉狭窄也会导致肾功能的轻度减退，需要和急性排斥反应相鉴别，在上述影像学检查的基础上借助穿刺病理可明确诊断。

5. 治疗和预防　肾动脉狭窄首选介入治疗,严重的狭窄介入手术不能成功时需要手术治疗。

二、输尿管并发症

由于儿童供肾的输尿管不仅纤细而且娇嫩,非常容易在手术操作中损伤,因此输尿管并发症在儿童肾移植中的发生率高于成人。但是输尿管并发症的诊断主要依据彩超和 64 层 CT 等影像学检查,而不依靠活检病理。有时会发生输尿管轻度梗阻合并血肌酐升高的情况,彩超显示肾盂分离度不高,需要与其他并发症如排斥反应、感染和其他导致肌酐升高的原因相鉴别时可以考虑活检病理学明确。

需要特别指出的是,手术导致的输尿管吻合口狭窄常发生在术后 1 年内,术后多年再发生的输尿管梗阻常常有其他特殊原因。移植多年的肾积水可能是由于肿瘤、结石、非顺应性膀胱、结核感染等,因此必须借助穿刺活检观察结晶、炎症和结核性肉芽肿等以确立诊断。

三、移植肾功能延迟恢复

移植肾功能延迟恢复(DGF)为移植肾在肾移植术后立即发生的功能失代偿,在术后第 1 周需要血液透析辅助治疗。其主要的组织病理学表现为肾实质细胞尤其是肾小管上皮细胞水变性、肿胀甚至缺血性坏死。在成人肾移植中,移植肾在获取和保存过程中的缺血/再灌注损伤所致的急性肾小管损伤(ATI)及其所致的急性肾小管坏死(acute tubular necrosis,ATN)),是造成 DGF 的最主要原因。严重的、难以恢复的 ATN 不仅形成 DGF 也是导致移植肾原发性无功能(primary non-function,PNF)的主要原因。而在儿童移植肾中,导致 DGF 或 PNF 的原因则更为复杂多样,除单纯的缺血/再灌注损伤因素以外,儿童移植肾的肾前性因素(如血容量过低、低血压或心力衰竭造成移植肾血液灌流不足),肾后性因素(如肾动、静脉血栓、输尿管狭窄或梗阻等),肾性因素(如过长的热缺血或冷缺血时间、保存不良以及手术时间过长或血管吻合开放血流后再次阻断血流造成二次热缺血损伤等),以及严重的感染、免疫抑制剂的肾毒性损伤、供受者体型和生理不匹配、婴幼儿移植肾发育不足等多种因素均可能导致 DGF。

1. 临床表现　导致儿童移植肾 DGF 的影响因素多样。受缺血损伤因素以及血压偏低、肾动脉口径纤细、狭窄或者肾动脉痉挛等因素的影响,临床术中可表现为泌尿延迟,或者术后出现少尿甚至无尿。术后受者尿量仍无明显恢复时应及时行移植肾彩色超声多普勒检查,排除外科并发症因素;如移植肾的血流灌注良好以及明确排除外科并发症的前提下,可初步诊断为缺血/再灌注损伤因素所致 DGF 甚至 ATN,其所致的 DGF 即 ATN 的彩超特征为肾脏大小基本正常且动脉血流灌注丰富,阻力指数正常或仅略微升高。如果儿童移植肾因供受者动脉口径差异导致吻合狭窄,甚至发生动、静脉血栓栓塞者,多表现为术后即刻或数日内突然少尿及无尿、移植肾肿胀、疼痛,B 超检查移植肾无血流灌流等。

2. 危险因素

(1) 缺血/再灌注损伤所致的移植肾急性肾小管坏死:即儿童移植肾由于缺血/再灌注损伤(ischemia reperfusion injury,IRI)因素如冷缺血时间超过 24 小时等因素,造成肾小管上皮细胞的坏死即急性肾小管坏死(ATN),导致儿童移植肾在术后出现 DGF 甚至 PNF。同时也要注意儿童移植肾的血栓栓塞或严重的排斥反应等也是导致其 DGF 或 PNF 的重要因素。ATN 可以形成不同程度的组织病理学表现,包括肾小管上皮细胞的刷状缘消失、肾小管上皮细胞空泡变、上皮细胞核消失;或者部分肾小管管腔轻度扩张以及肾小管管腔内一定程度的原尿潴留而导致肾小管上皮层受压变平;严重 ATN 时,在肾小管的横断面可见上皮细胞核完全消失、上皮细胞崩解并全部脱落入肾小管管腔内,基膜完全裸露;肾组织间质内不同程度水肿,在不伴有急性排斥反应时,淋巴细胞浸润不明显,多数肾小球正常,少数情况下呈肾小球、肾小球毛细血管内微血栓或肾小球囊内蛋白渗出物。

(2) 移植外科因素:对于儿童供肾尤其是婴幼儿供肾的肾移植,由于供者年龄幼小甚至是婴儿供肾者,供肾动、静脉血管极为纤细,非常易于出现动脉狭窄、扭曲等并发症导致术后近期局部缺血,引起肾小管缺血损伤而出现 DGF;与此同时,血管和输尿管吻合需要精细操作甚至需要进行血管重建,无疑也将延长移植肾的冷缺血时间,也易于导致 GDF。

(3) 供受者生理不匹配因素:在亲属活体成人供肾移植给儿童中,尤其是移植受者为婴幼儿时,因受者髂内/外动脉管径纤细而与供者肾动脉管径不匹配,移植后容易因供血不足导致术后近期移植肾 DGF,甚至因持续的供血不足导致术后较早出现肾小球硬化、肾间质纤维化及肾小管萎缩等类似肾动脉狭窄所致的慢性纤维化改变;另一方面,受者体型幼小和血容量低,移植后在动脉吻合开放后较难保证移植肾得到充分的血液灌注,也容易发生移植肾因血液灌注不足导致的移植 DGF,因此需要在术中及术后通过使用高剂量多巴胺、甘露醇快速扩容、输血补液和输注红细胞成分等措施予以升压、扩充血容量和纠正贫血,以改善肾脏灌注以预防 DGF。

(4) 移植肾发育不全因素:在婴幼儿供肾的儿童肾移植中,由于婴幼儿肾脏发育尚不完善,肾小球滤过率(GFR)和肾小管重吸收能力均较低,一时难以满足年龄或体型略大的儿童受者甚至是成人受者的生理代谢需要,也是导致其术后 DGF 发生率较高的客观生理因素。

(5) 排斥反应因素:除了由于缺血/再灌注损伤(IRI)导致 ATN 造成移植肾 DGF 外,儿童移植肾中免疫因素即严重的排斥反应亦是导致术后出现 DGF 的重要因素之一,包括严重的抗体介导的排斥反应所致的超急性排斥反应以及加速性急性排斥反应,或者严重的 T 细胞介导的排斥反应亦然。

3. 致病机制　充足的血液供应是保持器官组织正常代谢,并维持其正常功能的前提。多种因素所致的缺血性损伤,导致代谢功能紊乱、实质细胞凋亡甚至坏死等;在此基础上,血管吻合恢复血供后,血液再灌注进入组织,导致组织中大量氧自由基、血液中的中性粒细胞、多种炎症因子、趋化因子等进入移植肾内又进一步加重缺血损伤,即移植肾缺血/再灌注损伤。IRI 是器官移植过程中不可避免的损伤,是导致移植肾 DGF 或 PNF 甚至慢性移植肾功能障碍的因素之一。

IRI 损伤的致病机制中能量代谢障碍是始发环节,随后氧自由基的生成以及钙超载则是后续损伤的主要机制,其次有再灌注血流恢复后的组织无复流现象、白细胞及多种炎症因子参与的炎性损伤和细胞凋亡等多种辅助机制的参与。

(1) 能量代谢障碍:生物体的 90% 以上的三磷酸腺苷(ATP)由线粒体的氧化磷酸化过程生成,缺血损伤时 ATP 严重耗竭,再灌注时合成 ATP 的前身物质如腺苷、肌苷以及次黄嘌呤等被冲洗出去,使得合成高能磷酸化合物的物质基础又严重不足,使得 ATP 合成障碍。

(2) 自由基生成增多:缺血时 ATP 显著减少,Ca^{2+} 进入细胞内,激活 Ca^{2+} 依赖性蛋白水解酶,使得嘌呤代谢产物次黄嘌呤(hypoxanthine)和黄嘌呤(xanthine)在缺血组织内大量堆积;再灌注进入缺血组织内的大量分子氧,可催化次黄嘌呤转变为黄嘌呤进而释放出大量的氧自由基,高浓度活性氧自由基(oxygen free radical)直接损害细胞造成氧化应激损伤(oxidative stress injury)。

(3) 细胞内钙超载:钙超载(calcium overload)为多种原因引起的细胞内钙含量异常增高导致的细胞结构和功能代谢异常。缺血时 ATP 生成明显减少,Ca^{2+} 功能障碍,导致细胞内 Na^+ 升高和细胞出现酸中毒,而再灌注时细胞内外的 pH 差激活 Na^+-H^+ 交换,细胞外 Ca^{2+} 大量内流,造成细胞内钙超载。

(4) 血液的无复流现象:无复流现象(no-reflow phenomenon)是指解除了缺血原因后也不能使缺血区域得到充分血流灌注的反常现象,是缺血损伤的延续和累加。其机制包括实质细胞因缺血损伤使得实质细胞肿胀而对局部组织微循环形成明显的压迫作用;血管内皮细胞也发生肿胀,形成管腔的狭窄与阻塞;毛细血管通透性增高,大量液体成分渗入到组织间质形成水肿而压迫微血管;血管的强烈痉挛诱发血栓形成以及血管栓塞。

(5) 中性粒细胞作用:中性粒细胞是 IRI 损伤中主要的损伤效应细胞。IRI 损伤时,血管内皮细胞以及血流中白细胞表达的黏附分子增加,促进中性粒细胞游出,进入损伤部位形成浸润以及损伤效应。

(6) 实质细胞凋亡:凋亡不仅是缺血/再灌注损伤的结果,又反过来导致实质细胞的丢失,促进 IRI 损伤的发展。IRI 损伤中钙超载以及活性氧是线粒体内膜通透转换孔(MPTP)开放的诱导剂,MPTP 开放后引起线粒体解耦联,离子稳态失衡,细胞死亡。

除直接的 IRI 损伤因素以外,外科并发症因素和供受者生理不匹配因素所致的肾脏血流灌流不足也均可以通过上述损伤机制导致儿童移植肾损伤。

4. 病理学表现　儿童移植肾 DGF 如果是由外科因素所致的动、静脉血栓栓塞,或者严重的 IRI 损伤导致临床上出现 DGF 甚至 PNF,病理学上常常表现为 ATN。随缺血损伤程度不同,ATN 的病理学表现由轻至重,轻者镜下仅表现为肾小管上皮细胞刷状缘消失;较为严重的肾小管上皮损伤时可见肾小管上皮细胞明显水肿变性致胞浆明显肿胀和细胞大小及高矮不一,部分细胞核消失;最为严重者为可见肾小管上皮细胞坏死,表现为肾小管上皮细胞核消失、上皮细胞胞体固缩呈嗜伊红染色增强,甚至细胞崩解而大量脱落于肾小管管腔内导致肾小管基膜裸露。不同程度的急性肾小管坏死表现(图34-21)。严重的抗体介导的排斥反应所致的移植肾 DGF 详见"本章第三节"。

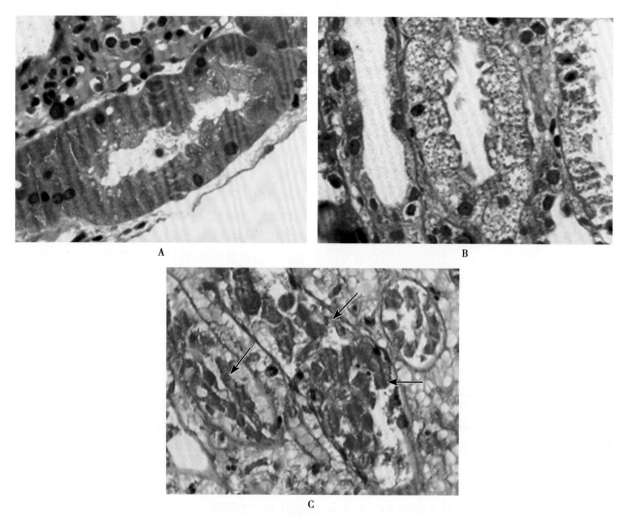

图34-21　移植肾缺血/再灌注损伤所致的不同程度的急性肾小管坏死表现

A:轻微的缺血损伤,表现为肾小管上皮刷状缘消失,细胞轻微水肿致高矮不一,HE 染色×400;B:较为严重的缺血损伤所致的肾小管上皮细胞明显肿胀及部分胞核消失,HE 染色×400;C:严重的缺血损伤所致多使肾小管上皮细胞坏死即崩解脱落(↑),肾小管基膜裸露,HE 染色×400。

5. 诊断和鉴别诊断　儿童移植肾 DGF 的诊断和鉴别诊断主要依赖密切的临床观察、影像学检查和必要时采取移植肾活检。对于外科因素所致栓塞梗死者可及时借助影像学检查予以诊断和鉴别诊断;对于缺血损伤因素或严重的抗体介导的排斥反应因素者,穿刺活检组织病理学诊断是主要的手段。术后应用 CNI 类免疫抑制剂所致轻度的急性毒性损伤也可借助活检诊断,并与上述外科并发症或排斥反应相鉴别,其可见少数肾小管上皮细胞胞浆内呈细小等大的空泡变性。

6. 治疗和预防　IRI 的防治原则和措施包括以下 5 个方面。

(1) 尽快恢复血流以缩短缺血时间。

(2) 注意再灌注时的低温、低流和低压。低温可降低细胞的代谢及减少代谢产物聚积;低流和低压的作用为减少再灌注过程中氧自由基的大量形成和流体对内皮细胞的剪切力损伤;因此加强低血压或低灌流受者的术中处理,采取中度扩容、输注白蛋白液 1.0g/kg 或术后适当使用血管活性药物提高血压。

（3）改善缺血组织的代谢：缺血缺氧的组织在有氧代谢下，糖酵解过程增强，因而补充糖酵解底物如磷酸己糖有保护缺血组织的作用；外源性 ATP 与缺血细胞表面的 ATP 受体结合，或促进细胞膜蛋白磷酸化，有利于稳定细胞膜功能，并可穿过细胞膜进入细胞直接供能；针对缺血时线粒体损伤所致的氧化磷酸化受阻，可以应用氢醌、细胞色素 C 等进行治疗，以加强 NAD-黄素蛋白-细胞色素链的功能，延长缺血组织的可逆性修复期限。

（4）清除氧自由基：氧自由基清除剂对缺血/再灌注损伤有防护作用。可借助外源性 SOD、黄嘌呤氧化酶抑制剂别嘌呤醇（allopurinol）、维生素 E、维生素 C、过氧化氢酶、二甲基亚砜（dimethyl sulfoxide, DMSO）等清除氧自由基。

（5）药物治疗：①抗淋巴细胞制剂或单克隆抗体的诱导治疗。移植术中应用 ATG 可以显著降低 DGF 的发生率及改善移植肾的早期功能，其机理为术中注射 ATG 能够针对缺血损伤引发的多种炎症因子和黏附分子介导的炎症损伤。②前列腺素 E1（PGE1）。PGE1 直接作用于血管平滑肌，抑制交感神经末梢释放去甲肾上腺素，舒张血管平滑肌以降低外周血流阻力，从而改善微循环。③钙通道阻滞剂：围手术期使用钙通道阻滞剂能够减轻 IRI 和减轻钙调磷酸酶抑制剂的肾毒性。④甘露醇：肾移植术中，开放吻合口恢复移植肾血流前注射 20% 甘露醇以中度扩容后能降低 ATN 的发生率。与此同时，提高手术技术和改进手术术式以避免动、静脉血栓或供受者动、静脉不匹配等外科因素。

四、免疫抑制剂毒性损伤

儿童肾移植受者具有特殊的生理发育和免疫功能发育的特点，肾移植术后多种免疫抑制剂的应用不仅可以引起生长发育障碍、高血压、糖尿病、高脂血症、骨质疏松、牙龈增生、多毛和腹泻等全身不良反应，同时，钙调磷酸酶抑制剂类免疫抑制剂即环孢素（CsA）或他克莫司（TAC）也可以引起移植肾的免疫抑制剂毒性损伤（immunosuppressant toxicity），其肾毒性损伤的机制和病理学表现与成人基本类似。针对这些免疫抑制剂的毒副作用，在综合制订免疫诱导和免疫抑制剂方案的时候，应整体考虑儿童肾移植受者的特殊情况，合理制订相应的药物组合和剂量，在最大程度预防排斥反应的同时避免免疫抑制药物的毒副作用。

1. 临床表现　CNI 类免疫抑制剂毒性损伤的临床表现多样，包括少尿、血肌酐升高、高血压、高钾血症、代谢性酸中毒、高尿酸血症等临床症状，其中高血压见于 40% 应用 CsA 的肾移植受者中。

2. 危险因素　肾移植是治疗终末期肾病最有效的方法，但术后儿童受者面临终身服用免疫抑制剂的问题。其药物毒性损伤的危险因素主要包括药物药代动力学的个体差异，儿童独特的生理代谢特点，儿童免疫系统活性高，需要更为强有力的免疫抑制方案三个主要方面。

（1）药代动力学的个体差异：CsA 和 FK506 是最常用 CNI 类免疫抑制剂，该两种药物在体内代谢存在治疗窗窄、个体之间药代动力学差异大等特点。两种药物主要是通过肝脏及小肠中 CYP450 酶，尤其是 CYP3A5 进行代谢和转化。而 CYP3A5 基因多态性是造成肾移植术后不同个体间 CsA 和 FK506 代谢差异的主要原因。研究显示 CYP3A5 * 3 是中国人群中突变频率最高的位点。而且，CYP3A5 * 3 等位基因携带者体内 CsA 和 FK506 血药浓度较 CYP3A5 * 1 等位基因携带者高，尤其是 CYP3A5 * 3/ * 3 突变纯合子携带者的 FK506 血药浓度显著高于 CYP3A5 * 1/ * 1 野生型纯合子。因此，器官移植前检测受者基因组 DNA 中细胞色素氧化酶 P450 CYP3A5 等位基因，包括 CYP3A5 * 1/ * 1、CYP3A5 * 1/ * 3、CYP3A5 * 3/ * 3 的基因分型，可为临床医生个体化的免疫抑制剂方案提供参考，指导临床制定更为科学、合理即个体化的治疗方案，提高肾移植受者的长期存活率。

（2）儿童特有的生理代谢特点：体型小和体重轻使得体表面积更小，回肠短使得药物吸收面积更小，肝酶活性强使得药物代谢更快等，年龄越小这些因素的影响越大，目前临床主要的免疫抑制剂药物包括环孢素（CsA）、他克莫司（TAC）、硫唑嘌呤（Aza）、吗替麦考酚酯（MMF）、糖皮质激素以及达利珠单抗、巴利昔单抗等，它们在儿童体内的生物利用度均较低或清除率高，这些因素共同导致儿童受者具有特殊的药代动力学特点。

（3）儿童免疫系统活跃：儿童免疫系统增生旺盛，其免疫力要强于成人，这一方面导致儿童肾移植受者需要更强的免疫抑制治疗的强度,不仅包括免疫抑制药物剂量(按体重或体表面积计算)高于成人,而且其血药浓度或药物曲线下面积(AUC)亦要高于成人标准,这些因素均易于导致儿童受者出现免疫抑制剂尤其是 CNI 类免疫抑制剂的毒性损伤。

3. 致病机制　CNI 类免疫抑制剂毒性损伤的致病机制仍有诸多不明确之处,其中初步的研究结论包括两种理论假说即肾小管毒性效应理论(tubular toxic effect theory)和缩血管效应理论(vasoconstrictive effect theory)。前者认为在 CNI 毒性损伤中肾小管是损伤的初始靶部位,进而导致肾脏固有结构的破坏,肾滤过面积减少,残余肾小球毛细血管丛的滤过压增加并形成一个恶性循环进一步加重肾小球硬化的进程。缩血管毒性效应理论认为,CNI 血管毒性效应的靶部位主要在毛细血管前动脉即肾小球入球微动脉,CNI 类免疫抑制剂药物导致前列腺素类等血管舒张剂产生减少、血栓素 A_2、血小板活化因子和白三烯等产生增加导致细微动脉血管反复的、持续的痉挛、血管阻力增高,肾组织内血供减少,肾小球滤过率下降,造成移植肾功能性肾毒性(functional nephrotoxicity),随着血管功能性变化向形态/器质性病变的转变以及肾单位逐渐丧失而造成移植肾慢性失功。

4. 病理学表现　儿童移植肾的免疫抑制剂毒性损伤在病理学上亦分为急性和慢性毒性损伤两种类型。急性毒性损伤在病理学上表现为

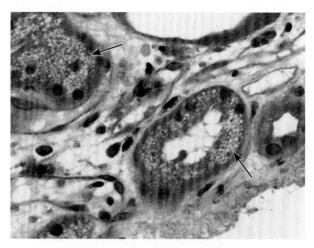

图 34-22　移植肾急性 CNI 类免疫抑制剂毒性损伤
图示肾小管上皮细胞胞浆内出现细小等大空泡变(↑),HE 染色×400。

肾小管上皮细胞胞浆内细小等大的空泡变(图 34-22)和巨线粒体等;有时可见类似血栓性微血管病(TMA)样改变;慢性毒性损伤的特征为肾小球入球微动脉管壁的结节样透明样变(图 34-23)、管腔狭窄甚至管腔阻塞,进而导致该细微动脉供血区域的肾组织间质呈条带状纤维化(图 34-24),严重者和持续的损伤导致肾小球缺血性硬化;免疫抑制剂毒性损伤的诊断必须结合病理和临床予以综合分析,在活检病理学观察的基础上,必须结合受者免疫抑制剂的剂量和血药物浓度予以综合诊断。

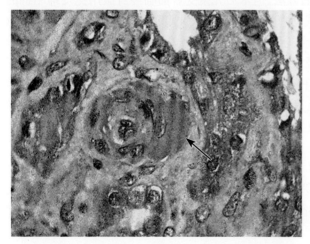

图 34-23　移植肾慢性 CNI 类免疫抑制剂毒性损伤
图示细微动脉分支管壁局部结节样透明样变(↑),HE 染色×400。

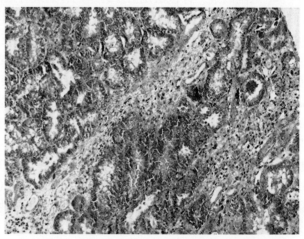

图 34-24　移植肾慢性 CNI 类免疫抑制剂毒性损伤
图示肾组织间质内条带状纤维化,HE 染色×200。

5. 诊断和鉴别诊断　急性 CNI 肾小管毒性损伤需要与造影剂肾毒性损伤、急性缺血性肾小管损伤及渗透性利尿所致肾损伤鉴别。形态学上,急性 CNI 肾毒性损伤的肾小管病变与造影剂肾毒性损伤难以鉴

别,必须密切结合临床药物或造影剂应用的情况予以区分。在病理学诊断的同时,可通过减少 CNI 用量,观察急性 CNI 肾毒性损伤所致的肾功能缓解情况,借此诊断性治疗来帮助鉴别诊断,而移植肾在减药后的再次活检以对比观察肾小管上皮细胞内的细小等大空泡变的变化情况更有利于鉴别诊断。急性 CNI 毒性损伤的细小动脉-肾小球病变需密切结合临床病史,以与其他原因如恶性高血压、妊娠子痫或急性抗体介导的排斥反应(aAMR)所致的 TMA 相鉴别。aAMR 所致 TMA 时,往往同时可见微血管炎(MVI)的特征包括肾小球炎和肾小管周毛细血管炎,以及借助 C4d 染色和 DSA 检测予以鉴别,若移植肾穿刺活检组织内未见有明显肾小球炎以及肾小管周围毛细血管炎,且 C4d 免疫组化染色呈阴性,则应考虑是急性 CNI 肾毒损伤所致的 TMA 可能性大。

慢性 CNI 肾毒损伤所致的细小动脉玻璃样变需与高血压、糖尿病等所致的小动脉管壁的玻璃样变相鉴别,高血压或糖尿病引起的小动脉管壁玻璃样变一般仅局限于小动脉壁的内膜层,较少波及中膜层或外膜,同时常常无小动脉中膜平滑肌细胞的空泡变性和坏死。慢性 CNI 毒性损伤导致的继发性局灶节段性肾小球硬化需要与特发性局灶节段性肾小球硬化(FSGS)相鉴别,临床上特发性 FSGS 常有明显的大量蛋白尿和低蛋白血症等典型肾病综合征表现。

6. 治疗和预防　其预防主要通过代谢酶即人细胞色素氧化酶 P450(CYP)3A5(CYP3A5)基因型检测和规律的血药物浓度监测两个方面。移植前检测受体基因组 DNA 中细胞色素氧化酶 P450 CYP3A5 等位基因,包括 CYP3A5 * 1/ * 1、CYP3A5 * 1/ * 3、CYP3A5 * 3/ * 3 基因分型,可为临床医生个体化用药提供参考,指导临床制定科学、合理、个体化的用药方案,提高肾移植受者的长期存活率。移植术后定期地、规律进行免疫抑制剂血药浓度监测,使药物浓度保持在合理范围内也具有重要的意义。

在治疗上,免疫抑制剂药物毒性损伤的治疗尚缺乏统一的规范,通常是在监测血药浓度的前提下,调整免疫抑制剂的剂量使血药物浓度处于理想范围,或者根据受者血药物浓度的高低停止或加用辅助用药(地尔硫草或五酯胶囊);还可以根据受者 CYP3A5 基因型进行药物调整,如 CYP3A5 * 1/ * 1 野生型纯合子的患者对 FK506 的代谢率高,可以调换成 CsA 或西罗莫司等。

五、儿童肾移植术后移植肾的复发性/新发性肾病

儿童肾移植是治疗儿童 ESRD 的最佳手段,但同时儿童肾移植的一个重要并发症即某些类型的肾病在移植后常常快速复发且迅速导致移植肾失功,需要特别警惕。北美儿童肾脏病临床与协作研究机构(North American Pediatric Renal Trials and Collaborative Studies,NAPRTCS)2014 年的年鉴数据显示,儿童肾移植术后因复发性疾病导致的移植肾失功的发生率为 7% ,与之相近的 Cochat 等 2009 年报道复发性肾病导致儿童移植肾失功的发生率为 5% ~15%。我国儿童肾移植近 10 年(2010—2020 年)来进入快速发展阶段,截至 2020 年初,初步积累了大例数的 704 例儿童肾移植的统计学分析数据,其中关于移植术后并发症的研究数据显示,我国儿童肾移植中复发性肾病所致移植肾丢失的发病率为 10.8%。这些易于复发且导致移植肾失功的儿童肾病主要包括局灶性节段性肾小球硬化、非典型性溶血性尿毒综合征和原发性草酸盐肾病,其次也易于复发但预后相对较好的肾病包括膜增生性肾小球肾炎、IgA 肾病、抗肾小球基底膜肾病和 Alport 综合征等。

(一)局灶性节段性肾小球硬化

局灶性节段性肾小球硬化(FSGS)仅是该病的病理学特征的描述,实则是一组不同致病因素所致的具有相似病理学表现的综合征。其活检的病理学特征上均表现为部分(局灶)肾小球和/或肾小球内局部毛细血管襻(节段)的硬化病变以及局部肾组织间质的纤维化,最终进展为肾功能丧失。儿童原发性 FSGS 在术后移植肾的复发率为 30% ~55% ,进而可导致 40% ~60% 的移植肾失功能,而二次移植后的复发率则高达近 80% 甚至 100% 。

1. 危险因素　儿童移植肾复发性 FSGS(recurrent FSGS)的危险因素包括儿童原发性 FSGS 且在儿童低龄阶段起病、原发性 FSSG 快速进展为 ESRD 者、原发性 FSGS 在年龄幼小时即发病、前次肾移植为复发性 FSGS 导致移植肾失功者、术后免疫抑制剂的使用等,在欧美国家还包括受者种族为白人等,同时受者儿童体内一些循环因子(血管通透因子)异常者也是高复发的重要危险因素。遗传背景虽然在儿童 FSGS 的发病中发挥重要致病作用,但家族性或遗传性 FSGS 中最常见的常染色体突变基因即位于染色体 lq25-31

座位内、编码足细胞膜上 podocin 的基因——*NPHS2* 基因突变所致,此类 FSGS 极少在移植后复发。

2. 临床表现 临床表现无特征性,30% 左右的儿童在肾移植术后数小时至数天后快速出现显著的非选择性的、大量蛋白尿,即以分子量较大的蛋白质如 IgG、C3 和 α_2-巨球蛋白为主的蛋白尿,可伴有镜下血尿甚至肉眼血尿,血清 IgG 可不同程度降低,补体水平正常,循环免疫复合物检测中可 20% 左右的受者呈阳性。儿童肾移植术后短期内快速出现大量蛋白尿者,需要警惕复发性 FSGS 因素,必须考虑尽快进行移植肾活检病理学诊断。

3. 病理学表现

(1) 光镜:肾小球病变范围和程度分布不一是本病最突出的特征性病变。局灶性(即累及部分肾小球)、节段性(即累及单个肾小球内的部分节段)。常常可见不同肾小球的病变程度轻重不一,以及这样病变肾小球的分布也不均一,且不同病变表现的肾小球常同时存在。FSGS 病变者足细胞病变显著,光镜下可见足细胞肿胀及增生、胞浆内含空泡和蛋白质小滴,节段硬化的肾小球内常可见单核巨细胞吞噬低密度脂蛋白形成的泡沫细胞,局部足细胞增生活跃者可致局部的节段毛细血管袢与相邻的肾小球囊壁粘连即球囊粘连,以及不同肾小球内系膜基质增生改变出现硬化表现类型及程度不一的硬化区域。随着小球内毛细血管袢的损伤破坏,部分血浆蛋白成分可漏出至紧邻小球的肾间质及间质局灶性的炎性细胞浸润、间质中可见局灶性或广泛的泡沫细胞沉积、间质纤维化和肾小管萎缩。间质小动脉分支的内皮下亦可见血浆成分等透明沉积物以及血管管壁增厚。

(2) 免疫荧光染色:免疫荧光染色仅见肾小球系膜硬化区域内和部分毛细血管袢上不规则的团块状、结节状或颗粒状的 IgM、C3 或 Clq 沉积,IgG 沉积少见。如果肾小球系膜区呈 IgG、IgA 的弥漫颗粒状阳性沉积,同时电镜观察可见肾小球系膜区内有电子致密物沉积,要注意排除 IgA 肾病因素所致的 FSGS 样改变。

(3) 电镜:电镜是诊断 FSGS 不可缺少的方法,往往可以早期发现 FSGS 相应病变即足细胞及其足突的病变。可见肾小球上皮侧足突广泛融合(图 34-25),其不仅见于光镜下有节段硬化的肾小球,也见于光镜下完全正常的肾小球,因此电镜可以在结合临床大量蛋白尿的前提下早期诊断 FSGS。而系膜区、系膜旁区及基底膜内仅见少许细颗粒状电子致密物沉积。

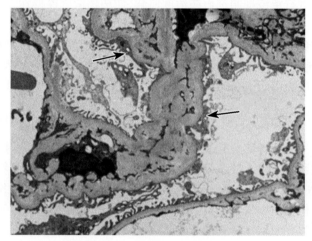

图 34-25 移植肾复发性 FSGS
图示移植肾活检组织电镜下足突弥漫性融合(↑),电镜×4 000。

4. 诊断和鉴别诊断 本病的基本诊断原则为临床与病理相结合,即结合临床术后快速出现的大量非选择性蛋白尿、光镜下肾小球局灶节段硬化改变以及活检电镜中足突广泛融合病变以建立诊断。在诊断方法上必须具备移植前的儿童原发性肾病明确的病理诊断,并与儿童移植肾的活检病理学诊断相比照。尤其是在儿童肾移植术后出现肾病综合征且对激素治疗反应差者,应立即考虑移植肾活检病理学诊断。儿童移植肾复发性 FSGS 的诊断标准为:①尿蛋白定量>40mg/(m²·h)(或连续 2 天尿蛋白/肌酐>2,且有进一步升高趋势),同时配合尿微量蛋白检测以明确尿蛋白的来源;②人血白蛋白<25g/L;③移植肾穿刺病理发现硬化性肾小球病变以及足突广泛融合病变。

儿童移植肾复发性 FSGS 的鉴别诊断主要包括移植肾微小病变(minimal change disease,MCD)和儿童肾移植术后多种原因所引发的新发性 FSGS(*de novo* FSGS)。其中 MCD 极少出现血尿且绝大多数对激素治疗是敏感的,活检光镜下肾小球病变及小球大小基本一致,而 FSGS 的病变明显不一,电镜下 MCD 仅表现为足突局部融合,而 FSGS 多表现为足突的弥漫性融合。移植肾新发性 FSGS 与复发性 FSGS 在临床表现上有不同,在发生时间上,复发性 FSGS 多见于移植术后短期内,而新发 FSGS 则多见于移植术后较长期存活者中,其主要致病因素见于移植术后 CNI 类免疫抑制剂毒性损伤、慢性排斥反应损伤、慢性感染、慢性持续性缺血损伤,以及这些多种原因所致的残存肾单位不足等。新发性 FSGS 的受者通常是随着损伤病变的进展逐渐出现缓慢加重的蛋白尿和肾功能不全,其尿蛋白量一般较低,人血白蛋白水平基本正常,较少有外周水肿和高血压表现。新发性 FSGS 与复发性 FSGS 虽然在病理学表现上也相似,均呈不同程度的肾小球硬化,但新发性 FSGS 在间质纤维化基础上导致的肾小球囊壁增厚及球周纤维化更显著,且由慢性排斥反应或感染损伤所致者,肾组织间质内常有较多的炎性细胞浸润。对这些新发性 FSGS 的确切病因的诊断,需要在活检病理学观察的基础上,密切结合临床各项检查予以最终明确。

5. 治疗和预防　对于有复发高风险的儿童,在预防上,术前采用以血浆置换或应用利妥昔单抗的预处理方案。对移植术后 FSGS 的治疗,虽然目前尚没有统一的标准治疗方案,但经过前期的系统研究,目前推荐采用联合治疗。其中包括血浆置换联合加强钙调磷酸酶抑制剂(维持较高浓度的他克莫司)和/或大剂量激素冲击治疗和/或生物制剂(利妥昔单抗)治疗。2018 年一项国际回顾性研究结果显示,经以上联合治疗后,儿童复发性 FSGS 的完全/部分缓解率可以达到 71%(完全缓解的定义为连续两次随访尿蛋白定量<0.5g/24h;部分缓解的定义为连续两次随访尿蛋白定量降至原高定量值的 1/2)。国内一项单中心的小例数(6 例病例)病例回顾性研究中,亦采用上述联合治疗并辅以 ACEI/ARB 类药物,可使 6 例病例中的 4 例尿蛋白转阴达到完全缓解,1 例部分缓解。可见,虽然移植后 FSGS 的复发率较高,但在目前新的联合治疗措施下,仍可以使得大部分病例得到缓解。

(二)非典型性溶血性尿毒症综合征

溶血性尿毒症综合征(HUS)是以溶血性贫血、血小板减少和急性肾功能减退为主要特征的疾病。在儿童患者中发生较多且是急性进展后导致儿童 ESRD 的重要疾病,也是儿童移植肾主要的复发性疾病之一。

HUS 根据病因和临床表现分为典型性 HUS 和非典型性 HUS(atypical HUS,aHUS),前者主要由特定致病菌即产生志贺毒素(Shiga toxin,Stx)的大肠埃希菌 E. coli O157:H7 污染了生的或半熟的肉类食物所致,即志贺毒素相关性 HUS(Shiga toxin associated HUS,Stx HUS)。此外,其他与 HUS 相关的细菌包括志贺痢疾杆菌、沙门菌、假单胞菌属等,相关的病毒包括柯萨奇病毒、ECHO 病毒、流感病毒、EB 病毒、黏液病毒、水痘病毒和传染性单核细胞增多症病毒等,以及极少数情况下立克次体和支原体感染也可导致 HUS。aHUS 与机体多种补体成分、补体的活化因子及补体调节因子的基因突变密切相关,往往是家族性或特发性的、补体替代途径中的调节因子缺乏导致补体功能异常所致。随着近年来补体调节相关基因缺陷的基因检测技术在 HUS 诊断中的广泛应用,已明确 aHUS 是专指补体调节异常而引起的 HUS,因此目前也称为原发性 HUS。基因学研究证实,50%~60% 的 aHUS 患者存在遗传性或获得性补体替代途径调节因子的异常。这些异常的调节因子包括 C3、C4、FH、FI、MCP、抗 FH 抗体以及 CFH、补体 I 因子(CFI)、MCP、补体 B 因子(CFB)等,其中 20% 者携带编码补体替代途径主要调节因子 *FH* 基因的突变,另有 10% 的患者存在抗 FH 的自身抗体。而继发性 HUS 则指继发于感染、抗肿瘤等多种药物、结缔组织病、器官移植、妊娠和代谢异常等所致的 HUS。

1. 危险因素　虽然经典型 HUS 即 Stx HUS 是儿童 ESRD 的重要病因,但儿童移植肾复发 Stx HUS 的情况极少,在儿童复发性 HUS 中不足 1%,因此志贺毒素(Stx)并非主要的危险因素;相反,原发病为自身机体的补体调节因子遗传性缺陷所致 aHUS 则是复发性 HUS 的主要危险因素,同时特别要强调和引起高度重视的是,要在肾移植术前通过基因检测明确导致儿童受者 aHUS 的基因突变类型,以及是单基因突变或是多位点的联合突变,以避免严重的联合突变所致的 aHUS 进行贸然、单纯的肾移植而导致术后快速复发,而可以考虑肝移植等治疗。

2. 发病机制　HUS 的发病机制主要包括三个方面:①血管内皮损伤致肾脏内微血管性溶血即血管内凝血。②Stx 等细胞毒素对肾脏微血管等内皮细胞的损伤,包括 Stx 等细菌毒素与肾血管内皮细胞糖脂受体和糖鞘脂受体结合以抑制内皮细胞蛋白合成导致内皮细胞坏死或凋亡,或细菌毒素促进释放炎症因子、激活巨噬细胞、中性粒细胞等细胞内的活性代谢产物,以介导内皮细胞损伤后激活补体和血小板活化因子而发病等。③凝血和纤溶功能异常,即 HUS 时血栓素 A2(TXA2)与血小板活化因子(PAF)等和前列环素(PGI2)之间的平衡紊乱,导致凝血功能增强和纤溶能力下降,促进内皮损伤后的血小板黏附和血栓形成。这些发病机制中,血管内皮损伤是 HUS 最核心的始动环节。

3. 临床表现　aHUS 本身易于发生在儿童尤其是婴幼儿。移植术后需要特别注意其复发风险。急性期的典型表现包括溶血性贫血、血小板减少和急性肾衰竭,部分病例尤其是细菌毒素引起者可有以胃肠道症状为主的前驱症状,包括呕吐、腹泻、腹痛伴中等度发热和严重血便等。溶血性贫血表现为短时间内血色素明显降低,末梢血象中可见大量异型红细胞及红细胞碎片,白细胞和网织红细胞增高;90%的患者血小板明显减少并出现以鼻出血、牙龈出血和皮肤淤点、便血等为表现的出血倾向;出现轻重不一的肾功损害,包括尿量减少、蛋白尿、血尿、氮质血症、高钾血症、高尿酸血症甚至因严重贫血、少尿、高血压和电解质紊乱而发生充血性心力衰竭,10%~40%的急性 HUS 进展为慢性肾衰竭。部分病例伴有神经系统症状。

4. 病理学表现　aHUS 病变累及肾小球毛细血管和入球微动脉等细微动脉,在病理学上表现为血栓性微血管病(TMA)特征。光镜下可见部分肾小球入球微动脉内膜水肿增厚甚至纤维素样坏死;肾小球充血及肾小球毛细血管襻腔内微血栓栓塞(图 34-26),部分肾小球整体梗死或部分小球襻梗死;肾小球毛细血管内皮下可见嗜酸性、PAS 染色呈阳性的透明样物质沉积致内膜增厚。免疫荧光染色中绝大多数微血栓内可见纤维蛋白阳性,细微动脉管壁上呈 IgM、C3、C1q 及备解素阳性沉积。电镜下,可见内皮细胞水肿,增宽的肾小球毛细血管内皮与基底膜之间出现颗粒状或纤维状电子致密物沉积,肾小球毛细血管腔内可见破裂的红细胞碎片和有大量血小板。急性病变进展到慢性期者,则表现为肾小球呈缺

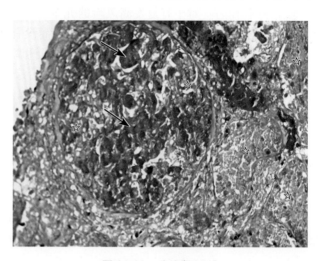

图 34-26　移植肾 HUS
图示移植肾肾小球毛细血管襻内微血栓栓塞(↑)及部分系膜缺血坏死(☆),Masson 染色×200。

血状外观,肾小球基底膜增厚及皱缩,鲍曼氏囊增厚甚至小球塌陷;细微动脉及小动脉内皮膜增生及管腔狭窄;间质纤维化和肾小管萎缩。

5. 诊断与鉴别诊断

(1) 诊断原则:传统的 HUS 的诊断主要依赖临床诊断即临床观察是否出现微血管性溶血性贫血、血小板减少及肾脏损害(血尿、蛋白尿和肾功能减退),但随着对 aHUS 即原发性 HUS 发病机制的明确,即 aHUS 是多种补体成分或其调节因子基因异常或产生抗调节因子的抗体造成的补体替代途径过度活化所致,因此,在诊断原则上,应将对儿童移植肾复发性 aHUS 的诊断视野扩展到肾移植前儿童原发病的明确诊断,必须结合各项检查尤其是基因检测明确原发性 HUS 的诊断。这不仅可以帮助临床准确诊断原发性 HUS 的诊断以及制订最合理的移植策略,而且也便于移植后复发性 HUS 的明确诊断。在儿童肾移植前,对疑为原发性 HUS 的诊断中,最直接和有效地诊断和排查手段应该是对 C3、C4、FH、FI、MCP、CFH、补体 I 因子(CFI)、MCP、补体 B 因子(CFB)等突变基因和抗 FH 抗体进行全面筛查,而且应对所有外显子而非仅针对某些熟知位点进行筛查,以深入明确患儿的基因背景。原发性 HUS 患儿中约 44%存在基因突变,且其中 41%为单基因突变,3%为多基因联合突变,具有 CFH、C3 或 CFB 突变的患者中约 8%~10%为联合突变,MCP 或 CFI 突变者中约 25%为联合突变,而 50% MCP 联合突变患儿起病 3 年内进展至 ESRD,而 MCP 单基因突变者仅 19%,MCP 单基因突变者肾移植结局优于基因联合突变者;FH、FI 和 C3 基因突变者 aHUS 的复发率分别高达 75%~90%、45%~80%和 40%~70%,且其中 60%~70%的受者因 aHUS 复发导致移植肾失功,且其中 70%者发生于移植术后一年内,存在 CFH 基因突变的患儿复发率超过 80%,而 C3 和 CFB 基因突变同样增加移植肾复发的风险,可见基因检测筛查不仅是明确诊断原发性 HUS 及其基因突变类型,而且也是评估移植后复发和预后所不可缺少的。

(2) 诊断方法:在具体的诊断方法和依据上,当然是包括如下几个主要方面:①严重溶血性贫血;②血小板显著减少;③急性肾衰竭(血尿、蛋白尿、红细胞、白细胞或蛋白管型等);④外周血涂片有异型红细胞及红细胞碎片;⑤凝血时间异常;⑥移植肾活检可见微血管病和微血栓栓塞及其所致的肾实质损害。

儿童移植肾复发性 aHUS 的鉴别诊断比较复杂,尤其对于术后短期内的快速复发者,需要鉴别的移植术后并发症包括:缺血/再灌注损伤所致的急性肾小管坏死以及严重的急性 T 细胞介导的排斥反应或抗体

介导的排斥反应,或者 CNI 类免疫抑制剂等所致的 TMA 样改变。这些鉴别诊断需要在详尽的病理学观察的同时密切结合临床,针对上述并发症的各项检查予以综合诊断和明确。譬如,在考虑与严重的急性抗体介导的排斥反应鉴别时,需要结合受者外周血 DSA 的检测和活检组织内急性抗体介导的排斥反应的特征性微血管炎表现,以及 C4d 免疫组化染色结果予以明确鉴别诊断。

6. 治疗和预防 对于儿童移植肾复发性 aHUS 的治疗方案包括血浆置换,对于体内存在抗 FH 抗体者,可联合免疫抑制治疗(包括激素冲击、环磷酰胺和利妥昔单抗)直至抗体水平降低后切换为泼尼松及吗替麦考酚酯维持治疗。其中血浆置换是治疗复发 aHUS 的一线方法,以清除补体成分和补充消耗的补体成分和清除抗 FH 自身抗体。无论是否涉及补体基因突变的病例,应用重组人抗补体 C5 单克隆抗体即依库珠单抗可阻断补体终末阶段的激活即 C5 裂解为 C5a 和 C5b,减轻补体介导的炎症和内皮损伤,已成功用于治疗 aHUS 移植术后复发和明确为基因突变患儿的术前预防性治疗。

在预防上,除前述需要明确患儿基因突变背景以外,由于 FH、FI、C3、FB 均由肝脏合成,具有 CFH 或 CFI 突变的患儿应考虑肝肾联合移植或肝移植,以避免单纯的肾移植后 aHUS 复发所致移植肾失功。而且由于部分 aHUS 病例具有家族遗传倾向,不适合亲属活体供肾移植。

（三）高草酸尿症

原发性高草酸尿症(PH)是一种少见的常染色体隐性遗传疾病,是由于乙醛酸盐或羟基丙酮酸还原酶(GPHPR)缺乏所致,因为草酸盐代谢的先天性缺陷致机体内过多的草酸盐沉积,因为草酸盐主要通过尿液排泄,过多的草酸盐导致泌尿系统尤其是肾脏的结石或肾脏间质的钙质沉积,即肝脏内草酸盐代谢酶缺陷,而导致肾脏受累。

目前已知有 3 种 PH,其中 PH Ⅰ 最多见,为肝细胞内过氧化丙氨酸-乙醛酸盐氨基转移酶(AGT)缺乏所致;PH Ⅱ 是由于乙醛酸还原酶,PH Ⅲ 则与编码线粒体酶 DHDPSL 基因缺陷有关。这些致病因素最终均形成尿草酸钙排泄增加、广泛肾小管内钙质沉着以及反复尿石形成和全身不溶性草酸盐的沉积。

1. 危险因素 PH 的危险因素主要是相应遗传背景即草酸盐代谢的基因缺陷所致,因此在儿童终末期肾衰竭(ESRF)中应警惕 PH,并借助基因检测予以明确诊断。

2. 临床表现 欧美人群中 PH Ⅰ 的发病年龄为 4~7 岁,日本为 13 岁左右,中国人群尤其是儿童 PH Ⅰ 的发病年龄尚未见报道。虽然 PH Ⅰ 有不同的临床表现,而 PH Ⅱ 的典型症状则大多出现在儿童期,同时与 PH Ⅰ 有多量的结石不同,PH Ⅱ 患者出现结石不多,肾钙质沉积症较轻而且较少快速发展为 ESRD,因此在其儿童发病阶段尤其需要注意排查。

在成人 PH Ⅰ 患者中,80% 有泌尿道症状,如腰痛、血尿、尿路感染及结石排出等,结石为双侧多发性,为草酸钙成分组成,故不透射线,超声检查显示有肾钙质沉积。而儿童患者尤其是婴幼儿患儿往往由于病程短,而没有大量的结石形成,可表现为泌尿系统感染、多尿、低比重尿等非特异性表现,导致儿科临床上易于漏诊,而在肾移植术后仍存在持续的草酸代谢障碍,其在肾移植术后的复发率极高甚至接近 100%,因此应在移植前明确诊断 PH 并不宜贸然地、简单地接受肾移植治疗。15%~50% 的 PH Ⅰ 患儿在 15 岁前即已进展为 ESRD。

3. 病理学表现 在光镜下,移植肾活检组织可见多数肾小管管腔内均有基本透明的、微嗜碱性的、有折光性的碎玻璃样结晶物堵塞,HE 染色切片中由于结晶基本透明易于忽视,在发现部分结晶以后再将切片置偏振光显微镜下观察可见肾小管腔内的结晶均为明亮的、白色强折光性的结晶而明确诊断(图 34-27)。草酸盐结晶与普通的尿酸盐结晶的区别为:草酸盐结晶呈规则的结晶状,而尿酸盐结晶呈针状;草酸盐结晶分布广泛,遍布于皮髓质内各级肾小管和间质,而尿酸盐结晶分布主要局限于间质尤其是髓质的间质;偏振光显微镜下草酸盐结晶呈折光阳性,而尿酸盐结晶则呈无折光。

4. 诊断和鉴别诊断 PH 的诊断包括:临床观察、详细了解有结石肾病及其家族史、肾脏超声等影像学检查、尿草酸及羟乙酸盐检测,肝脏活检新鲜组织标本的 AGT 活性分析、PH 相关基因检测和肾穿刺活检病理学观察。

5. 治疗和预防 PH 的治疗关键实则在于预防,一旦肾移植,术后复发风险极高,因此临床上需要特别注意,对于患儿 ESRD 尤其是具有显著的泌尿系统结石病史者,应进行 PH 相关基因检测筛查以明确诊断,避免

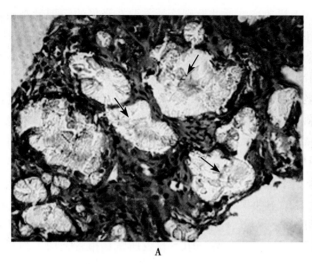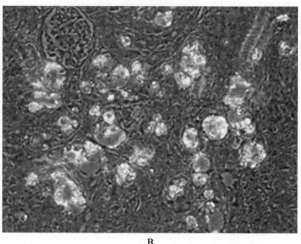

图 34-27　儿童肾移植术后复发性 PH Ⅰ,受者为 2 月龄婴儿接受 5 月龄婴儿供肾移植术后 24 天移植肾活检
A:移植肾活检组织肾小管内广泛的大块状结晶堵塞(↑),HE 染色×400;B:偏振光显微镜下结晶呈强折光性的草酸盐结晶,HE 染色×200。

单纯依据 ESRD 及慢性肾衰竭状态而贸然地、简单地实施肾移植,这是预防移植术后复发 PH 的关键。

移植受者复发 PH 的治疗上包括保护性治疗和外科治疗的再次移植。保护性治疗包括:大量液体摄入以稀释草酸盐成分及促进其排泄、口服钙以结合肠内的草酸、摄入枸橼酸盐与尿中草酸结合、利用乳酸菌降解草酸和补充维生素 B 作为 AGT 的辅助因子。近年来的经验认为肝-肾联合移植(liver and kidney transplantation,LKT)可取得较好疗效,虽然肝-肾联合移植将面临较之单纯肾移植(kidney alone transplanta-tion,KAT)更大的移植手术风险,但从长期存活和生活质量而言是能完全治愈 PH 的治疗方案。欧洲透析及移植学会分析了因 PH Ⅰ 导致的 ESRD 的成人受者移植后 3 年的移植肾存活率,其活体供肾移植术后的移植肾存活率仅 23%;尸体供肾移植术后的移植肾存活率 17%,其中 26% 的受者移植后 3 年死亡;肝肾联合移植对 PH Ⅰ 远期预后优于单纯肾移植或肝移植,肝肾联合移植术 5 年后约 80% 的受者存活,10 年后受者的存活率高达 70%。

儿童移植肾中其他复发性肾病包括膜增生性肾小球肾炎(membranoproliferative glomerulonephritis,MPGN))、IgA 肾病(IgA nephropathy,IgAN)、抗基底膜病(anti-glomerular basement membrane disease,抗GBM 肾病)和 Alport 综合征等,在此不再赘述。

六、儿童肾移植术后的移植肾感染

虽然多种感染因子均可以导致儿童移植肾感染,但在目前以 FK506 和吗替麦考酚酯为主的免疫抑制方案的时代,BK 病毒感染是儿童移植肾感染的主要致病因子。

1. 危险因素　BK 病毒属于乳多瘤空病毒科,多瘤病毒属的亚型,成年人群中 BKV 的感染率达 70% 以上,主要见于免疫功能明显低下的人群譬如艾滋病患者、实体器官移植受者或造血干细胞移植受者中,可引起 BK 病毒相关肾病(BK virus associated nephropathy,BKVAN)。移植肾是 BKV 感染的主要靶器官,主要的病理表现是小管-间质性肾炎及其慢性进展所致的移植肾脏广泛纤维化。

文献报道成人移植肾 BKV 感染的发病率从 1.5%~10.0% 不等,且与免疫抑制剂中的他克莫司联合霉酚酸类药物的应用有关,儿童移植肾的感染发病率有报道可达 5% 左右,由于其常与急性 T 细胞介导的排斥反应交替或重叠出现,往往给鉴别诊断带来困难。

儿童移植肾 BKV 感染的危险因素与成人基本类似,包括 BKV 阴性的儿童受者接受了 BKV 阳性供者的供肾移植(R-/D+)、长期慢性肾病致受者儿童机体营养不良及免疫力低下和术后他克莫司联合吗替麦考酚酯类免疫抑制药物长期应用等。

2. 临床表现　儿童移植肾 BKVAN 缺乏特异性的临床表现,往往表现为移植肾功能不同程度减退,一般不伴有蛋白尿,但往往出现晨尿比重降低,提示肾小管浓缩功能减退,少部分受者出现移植肾输尿管梗阻,因此如果不具备 BKVAN 的意识则容易漏诊和贻误早期诊断和治疗。因此建议儿童肾移植受者随访中定期复查血、尿 BKV-DNA 检测,必要时予以移植肾活检病理学诊断。

3. 病理学表现

(1) 光镜:BKVAN 的早期病变或经抗病毒治疗后部分逆转的病例中,病变可局限于髓质区或皮髓质交界部位,间质炎症浸润不明显和病毒包涵体往往不典型;而在典型的炎症期病变中,受感染的肾小管上皮细胞增大致胞体形态不规则,胞核亦明显增大,核内可见形态大小不规则的、染色偏嗜碱性等异质性改变,有时可见肿大的细胞核内出现浑浊的、类似毛玻璃样的病毒包涵体(图 34-28);肾组织间质内可见单个核炎性细胞或者混合性炎性细胞浸润,浸润细胞既可以以淋巴细胞和浆细胞等单个核细胞为主,也可以混合有嗜中性粒细胞,炎性细胞浸润肾小管可以形成肾小管炎,感染期的少数病例甚至可见肾小球壁层细胞受累(图 34-29);慢性期病变呈现间质不同程度甚至弥漫性纤维化(纤维化面积>50% 的肾实质)和肾小管萎缩。上述炎症浸润的程度以及纤维化的范围与预后密切相关。

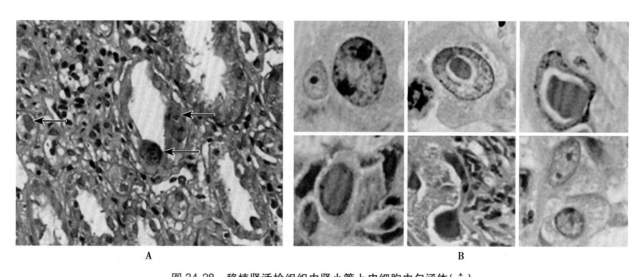

图 34-28　移植肾活检组织内肾小管上皮细胞内包涵体(↑)

A:肾小管上皮细胞核增大及偏嗜碱性染色,HE 染色×200;B:肾小管上皮细胞核内不同的病毒包涵体形态,HE 染色×1 000

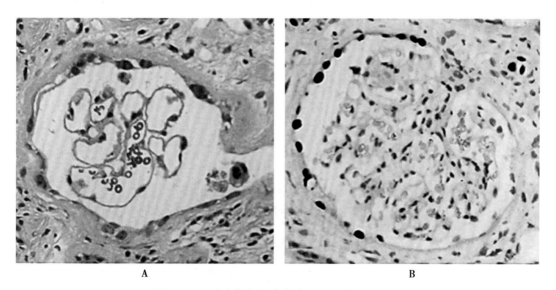

图 34-29　移植肾肾小球囊壁上皮细胞 BKV 感染

A:肾小球囊壁层上皮核大深染,可见病毒包涵体,HE 染色×400;B:肾小球囊壁层上皮细胞 SV40T 抗原免疫组化染色阳性,SV40-T 抗原免疫组化染色×400。

（2）免疫组织化学染色：在光镜观察的基础上，明确诊断必须对移植肾活检组织予以多瘤病毒的 SV40 大 T 抗原的免疫组化染色（图 34-30）或者原位杂交染色，并借此与急性排斥反应或其他原因所致的肾小管损伤后的小管上皮细胞再生修复所致的核型异质性改变相鉴别。以此判断病毒感染造成的细胞病理学损害范围，尤其是病变早期和治疗后包涵体不典型时，以及急性排斥反应等肾小管损伤后再生的肾小管上皮细胞也可表现为核增大，此时均需免疫组化染色予以进一步确认诊断和鉴别。BKV 感染时，免疫荧光染色可见 IgG、C3、C4d 沿肾小管基底膜颗粒样沉积，但不具有特定的临床意义。

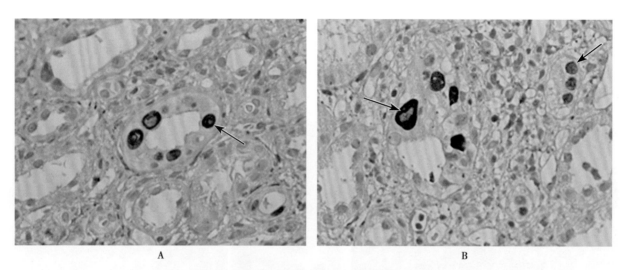

图 34-30　移植肾 BKV 的 SV40T 抗原免疫组化染色
图示肾小管上皮细胞核呈阳性（↑），SV40T 免疫组化染色×400。

（3）电镜：移植肾活检组织的电镜中可见肾小管上皮细胞核内有直径 40~50nm 的、整齐排列的排列呈品格状的、均一而密集的或分散存在的病毒颗粒（图 34-31），偶尔也可在细胞的胞浆中观察到，但由于活检组织取材非常有限以及电镜观察范围更为局限，使得电镜在 BKV 感染的明确诊断仅作为辅助观察。

（4）尿液 decoy 细胞检测：尿液 decoy 细胞检测具有无创、安全和简便的优势，可以作为肾移植受者

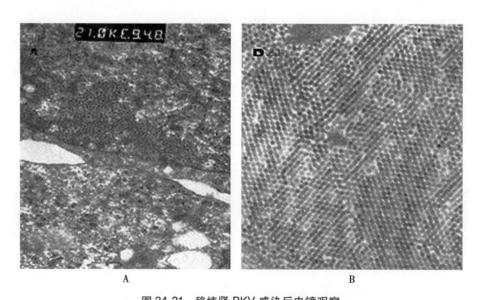

图 34-31　移植肾 BKV 感染后电镜观察
A：BKV 感染的肾小管上皮细胞细胞核内可见直径为 35~50nm 的病毒颗粒；B：典型的病毒颗粒呈排列整齐的晶格状，电镜×30 000。

BKV 感染的筛查方法。细胞学检测即收集移植受者尿液经离心并采集尿沉渣进行细胞学涂片及巴氏染色后相差显微镜观察。Decoy 细胞表现为细胞核明显增大,不规则的细胞外形与肿瘤细胞相似,增大的细胞核由呈嗜碱性染色的包涵体组成(图 34-32)。根据包涵体形态主要分 4 型:其中第一种是经典 decoy 细胞,细胞内含有增大的,均质无定形磨玻璃样细胞核;第二种 decoy 细胞含有大小不一的囊泡样细胞核,其内填充成簇的染色质和细胞核核仁;第三种 decoy 细胞细胞核染色质明显固缩,形似哑铃状;第四种 decoy 细胞细胞核中央可见圆形大颗粒状核内包涵体,周围环绕着边缘清晰的浅色光环,即鹰眼状病毒包涵体。若将其定量计数并与细胞学形态观察相结合(如坏死的炎症背景和管型)可以提高预测 BKVAN 的特异性和阳性的价值。

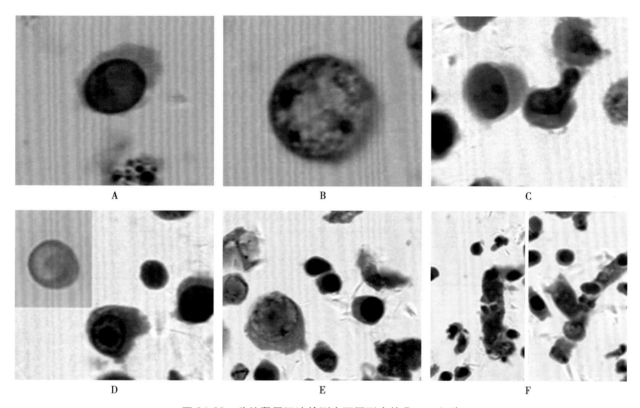

图 34-32 移植肾尿沉渣检测中不同形态的 Decoy 细胞

A:Decoy 细胞可表现为细胞核肿大、包涵体由嗜碱性均质物质组成,围绕着毛玻璃或凝胶样的染色质;B:核内包涵体呈小囊样改变;C:包涵体使细胞核成纺锤形;D:包涵体围绕一圈光晕使细胞核呈枭眼状;E:肾小管上皮细胞核形态显著畸形深染,核质比增大;F:Decoy 细胞管型,伴炎症坏死背景。

(5)BKVAN 的分级/分期:对于确诊为 BKVAN 的肾移植受者,其活检病理学诊断结果须依据炎症范围及纤维化的程度予以量化分级/分期,以指导临床治疗和判断预后,并可为治疗后续的重复肾穿活检做参考。目前的分级/分期主要依据 2009 年 Banff 移植病理学会议推荐的 Banff 分级提案(表 34-1),其分级依据为病毒导致肾小管上皮细胞的损害程度和肾间质纤维化的程度)。其次也可以参考马里兰大学分级和美国移植协会(AST)的分级。

4. 诊断和鉴别诊断 移植肾 BKV 感染及其 BKVAN 的诊断应遵循综合诊断的原则,即结合受者移植肾功能减退、血液及尿液 BKV-DNA 定量检测结果及其水平变化情况、活检组织病理学特征及其 SV40T 抗原的免疫组化染色结果等全面的信息予以明确诊断,不仅有利于 BKVAN 的明确诊断,也有利于与容易混淆的急性排斥反应相鉴别。特异性的、无创性诊断的方法包括尿液脱落的上皮细胞 Decoy 细胞检测、定量 PCR 方法检测血液和尿液中的 BKV-DNA 载量,尤其是血浆 BKV-DNA 持续阳性及负荷 >10^4copies/mL 被认为是启动治疗的阈值;进一步的移植肾组织病理学活检是确诊 BKVAN 的金标准。

表 34-1　2009 年 Banff 会议 BKVAN 工作组推荐的诊断分级/分期、马里兰大学分级和美国移植协会（AST）分级

2009 年 Banff 会议 BKN 诊断分级提案[1]	马里兰大学分级[3]	美国移植协会分级[3]
A 级	早期阶段,穿刺活检肾组织内有不等数量的肾小管上皮感染细胞,但没有或仅有个别的肾小管上皮细胞损伤坏死表现	穿刺活检肾组织内不等数量的、感染的肾小管上皮细胞伴有任何程度的肾小管上皮损伤表现,但没有或仅有极为轻微的肾间质炎症	活检肾组织中<25%的肾小管上皮细胞出现病毒感染和细胞病变,但没有间质炎症或间质炎症范围<10%
B 级	活动性 BKVAN 阶段,穿刺活检肾组织内可见病毒导致的肾小管上皮细胞坏死或溶解并从基膜上剥离脱落致基膜裸露(裸露基膜的长度约跨越两个上皮细胞的长度)[2]	穿刺活检肾组织内不等数量的感染的肾小管上皮细胞伴有任何程度的肾小管上皮损伤表现,同时具有 < 25%(B1 型)、21% ~ 50%(B2 型)或 >50%(B3 型)的活检肾组织内的间质炎症浸润表现	主要内容与马里兰大学分级相似,只是在相应 B1、B2 和 B3 分型中增加了细胞病变、肾间质纤维化和肾小管萎缩病变
C 级	晚期肾组织纤维化阶段,穿刺活检肾组织内有任意程度的肾小管上皮细胞病变并伴有>50% 肾皮质纤维化表现	穿刺活检肾组织内不等数量的感染的肾小管上皮细胞伴有任何程度的肾小管上皮损伤表现,同时>50%的肾间质纤维化/肾小管萎缩	与马里兰大学分级相同

说明:

[1] BK 病毒感染的 Banff 工作小组诊断分级提案是在 2009 年第 10 届 Banff 移植病理学会议上提出,这一提案希望通过 A、B 和 C 不同的分级以体现疾病进展的不同阶段,也可以避免与 Banff 诊断分级体系中的诊断不同程度的肾间质纤维化的分级标准相区别;关于该诊断分级提案的详细描述可以进一步访问 http://www.uncnephropathology.org/documents/BanffDraftforPolyomavirusNephropathyStaging.pdf。

[2] 一个比较疑惑的地方在于该诊断分级提案中没有将肾组织间质炎症的程度分级纳入进来。

[3] 马里兰大学分级和美国移植协会(AST)分级标准主要内容基本相同,除了 AST 分级中采用"无或仅有非常轻微的间质炎症"而马里兰大学分级中采用活检肾组织中的"肾间质炎症累及范围<10%"予以表述;马里兰大学分级中直接依据间质炎症和肾小管萎缩而将 B 级划分为 B1~B3 三个亚型,而同级的 AST 分级中则在相应亚级中增加了受感染出现细胞病变的细胞数量这一内容,然而这一内容也增加了应用这一诊断分级标准时的难度,虽然肾间质的纤维化和肾小管萎缩确实是基于肾小管细胞病毒感染后的细胞病变。

主要的鉴别诊断包括急性排斥反应和与其他病原体感染所致的急性间质性肾炎或急性肾小管损伤相鉴别。与移植肾急性排斥反应,尤其是两者合并出现的情况下非常难以鉴别。肾移植术后由于肌酐升高而首次肾活检确诊为 BKVAN 的病例很少合并急性排斥反应。在针对 BK 病毒感染的治疗过程中,因降低免疫抑制剂剂量后有合并发生急性排斥反应的风险,仅当同时发现动脉内膜炎、血管壁纤维素性坏死、肾小球炎或 C4d 沿肾小管周毛细血管阳性沉积以及血清 DSA 水平升高时,可以明确诊断急性排斥反应以与 BKVAN 鉴别。间质小管炎范围增加而 SV40-T 阳性细胞范围减小时则需要考虑合并急性排斥反应。

5. 治疗　由于缺乏特效的抗 BKV 药物,移植后合理制订免疫抑制剂治疗的方案和合理降低免疫抑制的强度是目前主要的治疗方法,具体包括减药、换药和停药。

（1）减药治疗:即减低钙调磷酸酶（calcineurin inhibitor,CNI）类免疫抑制剂剂量的治疗方法,减药后他克莫司谷浓度一般为<6ng/mL,环孢素谷浓度一般为<150ng/mL,西罗莫司为<6ng/mL,吗替麦考酚酯每日剂量为≤1 000mg。

（2）换药治疗:即将他克莫司转换为小剂量环孢素;或 CNI 类免疫抑制剂转换为非 CNI 类免疫抑制剂即低剂量西罗莫司;或从吗替麦考酚酯改为来氟米特或低剂量西罗莫司。进一步减少用量可能适用于更复杂疾病或某些个体。最近的研究提示更低水平的 CNI,即目标剂量的他克莫司谷浓度为 3ng/mL,环孢素谷浓度为 100ng/mL 比较适合,但同时要密切监测急性排斥反应的发生。

（3）停药治疗:即停止使用原来的三联免疫抑制剂用药方案中的一种药物,如停用 CNI 或霉酚酸类免疫抑制剂,同时要密切监测急性排斥反应的发生。

（4）抗病毒药物:在已经充分减小免疫抑制强度的情况下,若血浆 BKV 仍然持续升高,可以考虑辅助使用抗病毒药物。然而,目前没有随机对照研究证实辅助使用这些抗病毒药物比适时减少免疫抑制强度效果更佳的证据。

七、儿童肾移植术后的移植肾高灌注损伤

（一）儿童肾移植术后造成移植肾高灌注损伤的因素

造成儿童移植肾高灌注损伤的"核心因素"主要还是归因于供、受者间的"不匹配"因素，这一"不匹配"因素是导致儿童移植肾经受较高的血压灌注进而引起肾小球相应损伤的主要原因。这一"不匹配"因素中实则包涵多个供受者不匹配方面，其中主要是供受者年龄的差异导致的体型差异，生理代谢差异和动、静脉血管口径的差异等，最终体现为受者的生理血压对移植肾而言仍处于高血压灌注状态，进而造成移植肾的损伤，这尤其在极低体重的婴儿供肾肾移植中更易于出现，是导致其移植术后近期移植肾损伤的关键因素之一，需要予以特别关注和预防。

其主要发病机制在于供肾体积小、肾小球数量少，且多数肾小球尚未发育成熟及滤过功能尚不完善，使得移植术后能够容纳正常血流灌注的有效灌注及滤过面积有限，从而导致受者的灌流对这些肾小球而言处于高灌注状态，进而导致肾小球毛细血管的内皮损伤以及多种炎症因子的产生，形成类似高血压肾病的肾小球病变，甚至肾小球硬化。随着婴儿移植肾术后存活及发育长大，移植肾体积逐渐长大接近成人肾脏的大小和体积，功能逐渐完善，其高灌注损伤可逐渐缓解，在预防了其他的并发症的情况下，移植肾功能及其各项指标可完全正常，提示高灌注损伤随着移植肾的发育是可以逐渐缓解的。

（二）儿童肾移植术后移植肾高灌注损伤的初步病理学观察

对儿童移植肾高灌注损伤的机制中是否与成人高血压肾损伤相同抑或有其不同之处仍有许多尚未明了，而其所致的病理学改变则了解更少，这主要是由于儿童尤其是婴儿移植肾体积极小，使得穿刺活检存在一定技术难度和风险所致，使得目前系统的、较大例数的儿童移植肾活检仍极少，因此使对儿童移植肾的病理学特征认识也比较局限。

结合同济医院器官移植研究所对1例极低体重的婴儿移植肾在肾移植术后的计划性活检及其病理学观察，可以初步了解高灌注损伤的相应病理学特征和转归。该例为世界上最小供者年龄的双肾移植，供者是出生仅2天（孕33周早产儿，体重1.6kg）的新生儿，受者为13岁，体重32kg，术式为双肾整块（en-bloc）移植，术后第9天右肾静脉血栓导致被迫切除移植右肾，仅保留了移植左肾。为动态观察移植肾的病理学变化，在术后2个月、6个月和21个月分别行计划性活检病理学观察。其中术后21月时活检光镜可见部分肾小球内红细胞漏出至鲍曼氏囊内（图34-33），电镜观察可见部分毛细血管袢扩张、毛细血管基底膜部分节段内疏松层增宽、内皮细胞无明显增生肿胀和基底膜内未见电子致密物沉积等非特异性的改变；第一次及第二次活检即术后2个月及6个月时的移植肾活检中，光镜均可见少数肾小球呈硬化；此外，电镜均可见肾小球毛细血管系膜细胞和系膜基质轻至中度增生。同时结合免疫荧光染色排除了原发病紫癜性肾

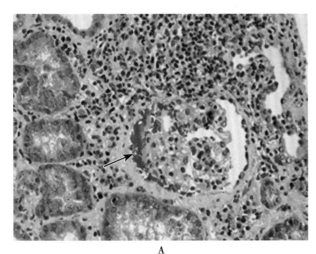
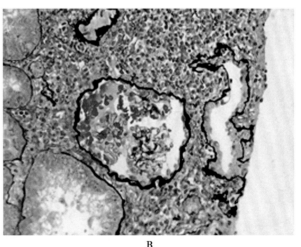

图 34-33　儿童移植肾肾小球囊腔内红细胞漏出（↑）
A：Masson 染色×200；B：PASM 染色×400。

炎复发、局灶性节段性肾小球硬化和抗体介导的排斥反应所致的移植肾肾小球病等因素,部分肾小球的硬化和系膜增生等是否是高灌注损伤的结局仍需要进一步研究。

八、儿童肾移植术后移植肾的发育改变

（一）儿童肾移植术后影响移植肾发育的因素

儿童肾移植术后移植肾的发育在很多方面与普通儿童的肾脏发育相似,同时还会受到移植相关因素包括排斥反应和免疫抑制药物等因素的影响。

1. 影响儿童肾脏发生和发育的因素　在普通儿童中,影响肾脏发育的因素众多,包括遗传因素、母体内生长因子和激素的分泌水平因素、母体营养状态因素如是否有铁元素、蛋白质和维生素 A 等摄入不足、母体妊娠期间不良的生活习惯因素,如吸烟、抗生素等药物应用因素和胎儿是否足月分娩或早产等。人体肾脏胚胎的发生为孕期第 9 周开始至第 36 周内基本完成,出生后 40 天内肾脏发生即完全停止,在孕期的后 12 周是肾脏进一步发育完善的高峰期。足月妊娠及分娩者,发育良好的胎儿肾脏的肾单位数量可以达到单侧肾脏平均 75 万个(25 万~200 万个/单侧肾脏)。对于上述多种因素导致的宫内发育迟缓(intrauterine growth retardation,IUGR)或早产导致的极低体重(low birth weight,LBW)的婴儿,其肾单位数目较少,出生体重每减少 1kg,单侧肾脏的肾单位约减少 25 万个。因此对于极低体重的婴儿尤其是早产儿的供肾,肾单位数量较少,将首先面临移植后的高灌注、高滤过等损伤因素,是形成术后围手术期 DGF 或者长期存活者中移植肾慢性失功的重要因素之一。

2. 移植相关的因素　儿童肾移植术后,排斥反应和免疫抑制药物毒性损伤也是影响儿童移植肾正常发育及其功能发挥的,与移植相关的特殊因素。

对于尚未发育成熟的移植肾脏,术后发生的急性排斥反应不仅导致移植肾间质炎症,而且也易于导致肾小球毛细血管袢的内皮细胞和/或足细胞的损伤,在前述的高灌注损伤等因素的基础上,进一步导致内皮细胞的暴露及损伤、足细胞崩解脱落,加重肾小球病变。同时免疫抑制剂药物毒性因素也导致肾小球入球微动脉痉挛、管壁硬化甚至狭窄,肾小球持续缺血而出现系膜细胞和基质增生及硬化。因此,在儿童供肾的肾移植中,尤其是对于低体重的婴儿供肾肾移植,在移植术后合理调整受者血压,改善受者的营养状况,预防、早期诊断和纠正排斥反应,合理应用免疫抑制剂方案,都将对保护移植肾的进一步发育和功能成熟起到促进作用,也是儿童肾移植中的需要面临和解决的独特问题。

（二）儿童肾移植术后移植肾发育的初步病理学观察

结合同济医院器官移植研究所 1 例极低体重的婴儿供肾的肾移植受者术后的移植肾影像学观察和计

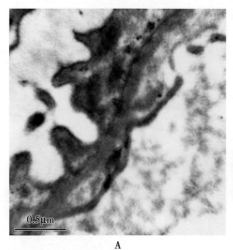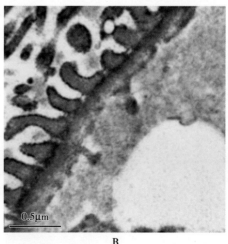

| A | B |

图 34-34　儿童移植肾术后 2 个月与 21 个月时活检电镜观察中足细胞足突的比较观察

由左侧术后 2 个月时发育尚不完善的足突结构到右侧术后 21 个月时非常规则的足突结构,电镜×6 000。

划性活检的电镜病理学观察,可见在术后 21 个月时,移植肾大小为长 9.6cm 和宽 5.5cm,已经接近正常成人肾脏大小;电镜观察可见,移植肾的肾小球毛细血管基底膜由术后 2 个月时的仅约 50nm 的菲薄状态,发育到术后 6 月活检的厚度达到约 330nm,已经接近成人肾脏的正常基底膜厚度,同时可见足细胞的形态由幼稚的细小凌乱,发育到接近正常成人足细胞的规则指状排列(图 34-34),提示婴儿供肾肾小球结构随着移植肾良好的存活可以逐渐发育完善。当然,目前仅是基于极个别的活检形态学观察研究,希望我国移植病理工作者能结合我国良好开展的儿童肾移植事业,更多地对儿童移植肾的病理学变化予以深入系统的观察研究。

(郭晖 刘磊 官阳 郑瑾 黄刚)

参考文献

[1] 陈刚.中国儿童肾移植的现状及对未来发展的思考.中华器官移植杂志,2020,40(1):1-2.

[2] 陈瑞,赵闻雨,高晓刚,等.儿童供肾儿童肾移植 147 例临床分析.中华器官移植杂志,2020,41(1):15-19.

[3] 朱兰,郭志良,刘斌,等.儿童肾移植 111 例报道.中华器官移植杂志,2020,41(1):3-8.

[4] 丰永花,王志刚,谢红昌,等.儿童肾移植 202 例回顾性分析.中华器官移植杂志,2020,41(1):20-23.

[5] 张桓熙,李军,黄铭川,等.儿童肾移植 244 例次临床分析.中华器官移植杂志,2020,41(1):9-14.

[6] 朱兰,陈刚.儿童供肾肾移植的现状及进展.实用医院临床杂志,2015,12(4):1-4.

[7] 朱有华,江文诗.合理利用儿童捐献器官,发展我国儿童器官移植.中华器官移植杂志,2018,39(2):67-70.

[8] 陈徐涛,刘龙山,傅茜,等.儿童移植肾穿刺病理特征分析.中华器官移植杂志,2017,38(4):206-210.

[9] 韩锋,丁晨光,田普训,等.儿童器官捐献供肾肾移植疗效的临床研究.器官移植,2016,7(2):115-119.

[10] 尚文俊,索敬钧,王志刚,等.儿童供肾双肾移植临床效果研究.器官移植,2016,7(2):115-119.

[11] 胡善彪,余少杰,彭龙开,等.40 例儿童肾移植回顾性分析.实用器官移植电子杂志 2018,6(6):435-439.

[12] 尚文俊,索敬钧,徐飞,等.儿童肾移植远期效果的临床分析.中华器官移植杂志,2018,39(2):71-75.

[13] 陈传宝,袁小鹏,周健,等.儿童心脏死亡器官捐献供者供肾移植 48 例报告.中华器官移植杂志,2014,35(9):519-522.

[14] 汪笑宇,赵闻雨,张雷,等.婴幼儿供肾儿童肾移植 50 例临床应用分析.实用器官移植电子杂志,2016,4(5):277-281.

[15] 中华医学会器官移植学分会,中国医师协会器官移植医师分会.中国儿童肾移植临床诊疗指南(2015 版).中华移植杂志(电子版),2016,10(1):12-23.

[16] 苗芸,于立新,邓文锋,等.儿童肾移植的临床研究.中华器官移植杂志,2010,31(1):28-31.

[17] 赵闻雨,张雷,朱有华,等.婴幼儿及学龄前期儿童供肾在儿童肾移植中的应用 48 例.中华器官移植杂志 2016,37(1):1-5.

[18] 朱兰,陈松,林正斌,等.儿童供肾移植的免疫抑制方案探讨.中华器官移植杂志,2015,36(8):465-468.

[19] 王长希,刘龙山,陈立中,等.23 例儿童肾移植临床分析.中华器官移植杂志,2004,25(5):305-307.

[20] 王梦琴,卢峡,徐晶,等.儿童单侧供肾成人肾移植的临床疗效.中华器官移植杂志,2018,39(7):397-401.

[21] 朱兰,付程,王心强,等.儿童供者单肾移植给成人受者的临床疗效观察.中华器官移植杂志,2017,38(11):671-675.

[22] 张恒熙,罗月莲,王长希.儿童肾移植受者生存质量标准及相关研究.中华器官移植杂志,2018,39(3):177-181.

[23] 杨顺良,谭建明,吴志贤,等.儿童心脏死亡器官捐赠供肾获取与移植.中华器官移植杂志,2014,35(10):594-598.

[24] 刘凌霄,余少杰,彭龙开,等.婴幼儿脑死亡供者器官捐献供肾成人双肾移植 23 例.中华器官移植杂志,2015,36(11):646-651.

[25] 杨柳,谢红良.非典型性溶血性尿毒综合征.肾脏病与透析肾移植杂志,2016,25(1):73.

[26] DUNN SP,HORSLEN S. Solid Organ Transplantation in Infants and Children. Springer International Publishing AG,Switzerland:Cham,2018.

[27] FINE RN,WEBBE R SA,OLTHOFF KM,et al. Pediatric Solid Organ Transplantation(2nd Edition),Blackwell Publishing Ltd,Oxford,UK,2007.

[28] HART A,SMITH JM,SKEANS MA,et al. OPTN/SRTR 2018 Annual Data Report:Kidney. Am J Transplant,2020,2(1):20-130.

[29] WANG CS,GANDER J,PATZER RE,et al. Mortality and Allograft Loss Trends Among US Pediatric Kidney Transplant Recipients With and Without Focal Segmental Glomerulosclerosis. Am J Kidney Dis,2018,71(3):392-398.

[30] NAESENS M,KAMBHAM N,CONCEPCION W,et al. The evolution of nonimmune histological injury and its clinical rele-

vance in adult-sized kidney grafts in pediatric recipients. Am J Transplant,2007,7(11):2504-2514.

[31] SMITH JM,MCDONALD RA,FINN LS,et al. Polyomavirus nephropathy in pediatric kidney transplant recipients. Am J Transplant,2004,4(12):2109-2117.

[32] NAESENS M,SALVATIERRA O,BENFIELD M,et al. Subclinical inflammation and chronic renal allograft injury in a randomized trial on steroid avoidance in pediatric kidney transplantation. Am J Transplant,2012,12(10):2730-2743.

[33] SEIFERT ME,YANIK MV,FEIG DI,et al. Subclinical inflammation phenotypes and long-term outcomes after pediatric kidney transplantation. Am J Transplant,2018,18(9):2189-2199.

[34] GARGAH T,ABIDI K,RAJHI H,et al. Vascular complications after pe-diatric kidney transplantation. Tunis Med,2011,89(5):458-461.

[35] DEL VALLE SANZ Y,LORENTE RAMOS RM,BERROCAL FRUTOS T,et al. Vascular complications in pediatric renal transplant:echographic diagnosis. An Esp Pediatr,1999,50(3):263-268.

[36] EL ATAT R,DEROUICHE A,GUELLOUZ S,et al. Surgical complications in pediatric and adolescent renal transplantation. Saudi J Kidney Dis Transpl,2010,21(2):251-257.

[37] SHELDON CA,CHURCHILL BM,KHOURY AE,et al. Complications of surgical significance in pedi-atric renal transplantation. J Pediatr Surg,1992,27(4):485-490.

[38] LIU L,ZHANG H,FU Q,et al. Current status of pediatric kidney transplantation in China:data analysis of Chinese Scientific Registry of Kidney Transplantation. Chin Med J,2014,127(3):506-510.

[39] VAN LIEBURG AF,DE JONG MC,HOITSMA AJ,et al. Renal transplant thrombosis in children. J Pediatr Surg,1995,30(4):615-619.

[40] SINGH A,STABLEIN D,TEJANI A. Risk factors for vas-cular thrombosis in pediatric renal transplantation:a special report of the North American Pediatric Renal Transplant Cooperative Study. Transplantation,1997,63(9):1263-1267.

[41] AFANETTI M,NIAUDET P,NIEL O,et al. Pediatric en bloc kidney transplan-tation into pediatric recipients:the French experience. Pediatr Transplant,2012,16(2):183-186.

[42] FANANAPAZIR G,TSE G,CORWIN MT,et al. Pediatric En Bloc Kidney Transplants:Clinical and Immediate Postoperative US Factors Associated with Vascular Thrombosis. Radiology,2016,279(3):935-942.

[43] SIN YH,KIM YJ,OH JS,et al. Graft rupture after high-dose intravenous immunoglobulin therapy in a renal transplant patient. Nephrology,2014,19(3):35-36.

[44] MERION RM,CALNE RY. Allograft renal vein thrombosis. Transplant Proc,1985,17(2):1746-1750.

[45] FATHI T,SAMHAN M,GAWISH A,et al. Renal allograft venous thrombosis is salvageable. Transplant Proc,2007,39(4):1120-1121.

[46] DIMITROULIS D,BOKOS J,ZAVOS G,et al. Vascular complications in renal transplantation:a single-center experience in 1367 renal transplantations and review of the literature. Transplant Proc,2009,41(5):1609-1614.

[47] JONES RM,MURIE JA,TING A,et al. Renal vascular thrombosis of cadaveric renal allografts in patients receiving cyclosporine,azathioprine and prednisone triple therapy. Clin Transplant,1988,2:122-126.

第三十五章 药理学

免疫抑制剂在肾移植患者中防止排斥反应的发生方面扮演着重要的角色,但是目前研究较多的是在成人患者中,在儿童肾移植患者中也有一定的进展。对免疫抑制剂在儿童肾移植患者中的药代动力学特征、药物基因组学特征、治疗药物监测等方面有一定的研究与理解,可以为免疫抑制剂在儿童肾移植患者中的合理应用与精准治疗提供支持与帮助。

第一节 儿童用药特点

一、儿童的药动学特点

(一)药物的吸收

新生儿食管下端贲门括约肌发育不成熟,控制能力差,常发生胃食管反流,一般在 9 个月时消失。婴儿胃幽门括约肌发育良好,因自主神经调节差,易引起幽门痉挛而出现呕吐。新生儿胃酸和胃蛋白酶活性均低,4~6 个月时约为成人的 1/2。婴儿肠道相对较长,有利于消化吸收,肠黏膜对葡萄糖的转运能力虽低于成人,但因奶中乳糖含量低,仍可正常分解、吸收。婴儿时期胆汁分泌较少,影响脂肪的消化和吸收。小儿胃容量小,胃酸分泌少,胃液 pH 较高(2~3 岁方接近成人水平),胃排空慢,肠蠕动不规则,胆汁分泌功能不完全,与成人相比,对酸不稳定的药物、弱碱性药物的吸收增加,而弱酸性药物吸收减少。

(二)药物的分布

婴幼儿脂肪含量较成人低,地西泮等脂溶性药物不能充分与之结合,血浆中游离药物浓度较成人高,容易发生过量中毒。婴幼儿体液及细胞外液容量大,如头孢拉定、阿莫西林等水溶性药物在细胞外液被稀释,血浆中游离药物浓度较成人低,而细胞内液浓度较高。而随着年龄的增长,脂溶性药物的分布容积逐渐增大,水溶性药物的分布容积逐渐减小。婴幼儿血浆白蛋白与药物的结合力低于成人,药物在血中的游离浓度增高,较多药物分布于组织之中,如达到与成人相当的血浓度,则进入组织的药物更多,极易引起中毒。儿童期血脑屏障不完善,多种药物均能通过,有可能引发不良反应。

(三)药物的代谢

多数免疫抑制剂的代谢是由细胞色素 P450(cytochrome P,CYP)酶介导的。研究发现,不同的细胞色素 P450 酶有其独特的年龄依赖性发育模式。CYP3A7 是胎儿表达的主要同工酶,出生后降低,在成人中几乎检测不到。CYP2D6 和 CYP2E1 的表达在出生时开始增加,而 CYP2C9、CYP2C19 和 CYP3A4 的表达则发生在出生后的最初几周内。CYP1A2 在 1~3 个月大时表达。这些细胞色素 P450 酶的活性随着年龄的增长而逐渐增加,但不是线性的。所有酶活性到 1~2 岁时与成年人相似。但在这之后,儿童肝脏的相对重量约为成人的两倍,药物的代谢率也高于成人。环孢素在儿童中比在成人中具有较短的半衰期,这些代谢差异被认为可能是由于在胆转运和代谢酶如细胞色素 P450 和葡萄糖醛酸转移酶的发展变化所造成,因此婴幼儿和儿童药物的代谢速率高于成人,若不注意,会导致剂量偏低。

(四)药物的排泄

儿童肾功能一般到 1~1.5 岁时达成人水平。新生儿肾小球滤过率在出生后一周为成人的 1/4,3~6 个月为成人 1/2,6~12 个月为成人的 3/4,故过量的水分和溶质不能有效地排出。新生儿及婴幼儿由于髓袢短、尿素形成量少以及抗利尿激素分泌不足,使浓缩功能受到很大影响,应激状态下保留水分的能力低于年长儿和成人。婴儿每由尿中排出 1mmol/L 溶质需要水分 1.4~2.4mL,而成人仅需 0.7mL,脱水时婴幼儿血浆渗透压最高不超过 700mmol/L,而成人可达 1 400mmol/L,故婴幼儿入量不足时易发生脱水甚至诱发急性肾功能不全。新生儿及婴幼儿稀释功能接近成人,可将尿稀释至 40mmol/L,但利尿速度慢,大量水负荷或输液过快时易出现水肿。新生儿及婴幼儿易发生酸中毒。

新生儿的肾小球滤过率及肾小管排泌功能均低于成人。而婴幼儿的肾小球滤过率、肾小管排泌能力和肾血流量迅速增加,在 6~12 个月时就接近成人水平,在随后的儿童期,肾功能超过成年人,若不注意,会导致剂量偏低。

二、新生儿的药动学

（一）药物的吸收

新生儿口服吸收不规则,胃肠道发育不完善,肠管相对较长,通透性高,胃排空时间长,肠壁薄,吸收面积大,药物易于从消化道吸收。药物吸收与 pH 有关,新生儿的胃液 pH 在刚出生时可达 6~8,之后逐渐降至 1~3,9~12 天后又逐渐回升至接近中性,呈无酸状态。早产儿产酸能力更低。对酸不稳定的青霉素类,如氨苄西林在胃内分解较少,能较好地吸收。弱酸性药物,如阿司匹林、磺胺类、苯巴比妥、萘啶酸、呋喃妥因等在胃内离解度增加,吸收减少。而弱碱性药物,如氨茶碱、奎尼丁等解离度降低,亲脂性增强,易透过细胞膜,则胃内吸收较好。因局部血流旺盛,一般健康新生儿皮下或肌注药物吸收良好。但患有低氧血症、末梢循环不良的幼儿,则将导致皮下或肌注吸收不良。因角质层薄,表面积大,皮下毛细血管丰富,皮肤黏膜吸收容易。

（二）药物的分布

新生儿细胞外液多,血浆蛋白少,血脑屏障差。新生儿体液总量大,早产儿和足月儿体液总量分别占体重的 87% 和 77%。早产儿细胞外液容积与体重比例为 50%。足月儿细胞外液容积与体重比例为 45%。出生后 1 个月婴儿细胞外液容积与体重比例为 40%,是成人(20%)的两倍。体液量大,水溶性药物的分布容积增大,其后果导致了血中药峰浓度的降低,药物最大效应减弱。同时还使药物代谢与排泄减慢,延长药物作用的维持时间。新生儿的细胞内液相对较少,药物在细胞内浓度比成人高,这种特点可使水溶性药物能较快地输送到靶细胞。

新生儿体脂含量低,体脂含量的高低变化影响脂溶性药物的分布。早产儿体脂含量仅为体重的 21%,足月儿为 12%。脂肪含量少,脂溶性药物不能充分与之结合,因而分布容积降低,使血浆游离药物浓度升高,这是新生儿易出现药物中毒的原因之一。脑组织富含脂质,新生儿和幼婴的脑占身体比例较成人大,而且血脑屏障发育未完善,使脂溶性药物易分布入脑,因而新生儿易出现神经系统不良反应。

药物在新生儿体内的蛋白结合率低,其原因有以下几个方面:①血浆蛋白水平较成人低;②蛋白与药物结合能力低;③存在着大量与白蛋白结合的竞争物;④血 pH 较低,影响药物与白蛋白结合;⑤病理因素,如慢性严重营养不良导致蛋白合成障碍等。给新生儿注射某些高血浆蛋白结合率的药物,容易使游离血药浓度升高而引起不良反应。

（三）药物的代谢

新生儿的肝脏中药物代谢酶系统发育尚未成熟,酶参与下的氧化、还原、水解、结合反应的能力较弱,因此,药物经肝代谢缓慢,血中半衰期要长得多。新生儿药物代谢方面的特殊性,提醒人们注意选择新生儿的用药品种和剂量,以防止药物的蓄积和中毒。

（四）药物的排泄

新生儿肾组织结构发育不完善,肾小球数量少,肾清除率低。胆、肺、肾是药物的主要排泄器官,新生儿的有效肾血流量仅为成人的 20% 左右,肾组织结构不成熟,肾脏功能差。每单位体表面积的肾小球滤过率仅为成人的 30%~40%,未成熟儿的肾功能半岁左右仍只有成人的 70%,1~2 岁左右方接近成人的水平。出生 2~3 周肾小管才有一定排泄结合型药物的能力,分泌和重吸收能力在 7 个月左右达成人水平,肾小管的最大排泄能力要到 1 岁半时才能达到成人水平。肾浓缩、稀释能力较成人低,主要以原型由肾小球滤过及肾小管分泌排泄的药物在新生儿期比年长儿和成人消除要慢。由于肾功能不足,新生儿和婴幼儿肾脏对酸、碱与水、盐代谢调节能力差,应用利尿剂时,易出现酸碱及水-电解质平衡失调。应用主要经肾以原型排泄的药物,均可因新生儿肾脏排泄功能低而致排泄缓慢,造成血中半衰期延长。

三、常见免疫抑制剂在儿童中的药动学特点

对免疫抑制剂在儿童肾移植患者中的药代动力学特征的探索有利于为后期药物的个体化治疗方案的制定奠定基础。

(一)他克莫司

他克莫司的吸收是发生在小肠中,并且是不稳定的,随着食物的存在而减少。在成人中,生物利用度的范围是 5%~93%,均值是 25%。在儿科人群中,C_{max} 发生在 1~2 小时,和成人类似。药品生产者报道的儿童生物利用度是 31%。但是,这个数据是从很少的儿童(年龄≤13 岁)获得的。另外,一些研究显示肠 CYP3A 的表达在儿童患者中较高,可能会导致口服生物利用度的不同。儿童患者药动学特征的个体间变异性由多种因素组成,比如肠 P-gp 和肠能动性的差异性。P-gp 是由 *MDR1* 或 *ABCB1* 基因编码的能量依赖的跨膜外排泵,可将高达 50% 的药物返回到胃肠系统。案例报道显示,痢疾通过减少 P-gp 的表达,尤其是在年龄小的患者中可以显著增加口服生物利用度。然而关于肠 P-gp 在儿童中表达的数据比较缺乏,从目前的动物数据可知,P-gp 的表达在出生后不久与成人可能是类似的。由于他克莫司吸收的内在不可靠性,导致儿童与成人吸收不同的几个可能的机制较难确立。如果真实的差异是存在的,可能尚未有足够的临床意义,并且治疗药物监测能够保证药物暴露量维持在治疗窗内。

他克莫司主要与 α_1-酸性糖蛋白结合,较少与白蛋白和其他结合蛋白进行结合。在血浆中大约 99% 的药物是结合状态的,由于红细胞内高水平的他克莫司结合蛋白浓度,导致分布至红细胞中的药物浓度很高,导致药物的血液血浆浓度比是 15:1 到 35:1,因此,通过测定他克莫司的全血浓度来开展治疗药物监测。一项研究比较了成人和儿童药动学特点的不同,儿童移植患者的表观分布容积为 2.5L,几乎是成人的 2 倍。低表观分布容积是基于全血的角度,若基于血浆,表观分布容积将显著增加。他克莫司从血液中的总清除率也是成人的 2 倍左右。儿童肾移植患者的药动学研究显示,CYP3A 酶活性、体重、血细胞比容是影响他克莫司清除率的主要因素。在儿童患者中,他克莫司与血浆蛋白结合的亲和力降低,增加了未结合药物的浓度,这可能是分布和消除增加的原因。

他克莫司主要通过胆汁排泄的途径消除,某些试验报道了儿童患者的血液清除率是 0.14L/(h·kg),成人患者是 0.06L/(h·kg)。肝 CYP3A 代谢情况是导致成人和儿童差异性的重要变量之一。CYP3A5 和 CYP3A4 是主要的氧化酶,负责消除他克莫司。在儿童患者中,肝血流量随着体积的增加而增加。一项研究显示了 CYP3A4 酶的体内活性,CYP3A 酶家族在大约一岁时完全成熟之后,在年龄小的人群中是最高的。另一项研究发现大于 1 岁儿童的 CYP3A4 表达是成人的 120%。这也许能解释小于 6 岁的儿童患者需要更大剂量的他克莫司来获得相同的暴露量水平。

(二)环孢素

研究显示,在儿童肾移植患者中,环孢素的表观清除率(CL/F)的平均值为 21.4L/h,中央室的表观分布容积(V_1/F)为 22.7L,距离移植的时间可影响 CL/F,体重可影响 V_1/F。

(三)吗替麦考酚酯

研究显示,在儿童肾移植患者中,吗替麦考酚酯的表观清除率(CL/F)的平均值为 15L/h,中央室的表观分布容积(V_1/F)为 33.2L,外周室表观分布容积(V_2/F)为 183L,体重影响中央室分布容积,免疫抑制剂的合并用药、体重和 *UGT2B7 802C>T* 基因影响 CL/F,在吗替麦考酚酯和环孢素合用的儿童患者中,CL/F 比吗替麦考酚酯和他克莫司合用的儿童患者高 33%,*UGT2B7 802C/C* 基因型的 CL/F 比 *UGT2B7 802C/T* 和 *802T/T* 基因型高。

第二节 药物基因组学

20 世纪初,英国学者 Arrod 提出,缺损基因的遗传可引起特异性酶缺失,从而导致"先天性代谢缺陷",

并指出个体对药物反应的差异是遗传差异所致。1956 年,美国科学家 Carson 发现少数红细胞遗传性缺乏葡萄糖-6-磷酸脱氢酶者,因红细胞内还原型谷胱甘肽缺乏,服用治疗剂量伯氨喹时即发生正常人仅在中毒剂量时才会发生的溶血反应。1960 年,美国科学家 Evans 从代谢物乙酰异烟肼对原型药异烟肼的比值分出了异烟肼乙酰化的代谢遗传分型。这些研究促进了遗传药理学(pharmacogenetics)的兴起,主要研究机体的基因多态性在药物反应个体差异中的作用。

近年来,分子生物学的发展为遗传药理学提供了有力的研究手段。例如,在参与药物代谢最常见的肝微粒体细胞色素 P450 中,人们克隆了编码异喹胍羟化酶的基因,并通过载体成功表达了 CYP2D6 酶,然后对其多态性进行了研究。其后又陆续阐明了许多药物代谢酶、转运体和受体的分子机制,使这些生物标志物的临床意义更加清楚。随着研究的深入,人们发现药物的药理作用并不由单个基因决定,而是由多个不同基因编码的蛋白在药物代谢、分布、起效等多方面相互作用产生的综合结果。

人类基因组学研究计划(human genome project)开始于 1990 年,到 2003 年人类基因组序列鉴定已完成,这为药物基因组学的发展奠定了坚实的基础,药物基因组学(pharmacogenomics)这一术语开始出现在一些科学著作中。药物基因组学研究内容主要包括因基因序列变异导致的药物代谢酶、转运体以及受体的基因多态性与合理用药的关系,以及利用基因组学信息发现药物新靶点和进行临床试验研究。

一、药物代谢酶基因多态性与合理用药

药物在体内的转化过程必须经酶的催化,这些催化药物的酶统称为药物代谢酶(drug metabolizing enzymes)。因基因序列变异导致的药物代谢酶基因多态性可对药物代谢速率产生影响,因而导致药代动力学及药理作用的个体差异。例如,通过此类酶代谢的药物原型有活性,且毒性大、治疗指数低(如巯嘌呤、硫鸟嘌呤、氟尿嘧啶等),则代谢减慢的患者体内原型药物存留时间会延长,导致治疗中产生毒性反应;相反,另一些药物需要代谢转化为活性代谢物起效,如可待因需要由 CYP2D6 酶代谢为吗啡而发挥作用,这时代谢减慢的患者可能因活性代谢物产生不足,导致止痛作用下降。

二、转运体基因多态性与合理用药

转运体(transporter)负责药物在体内的主动转运,即不依赖细胞膜两侧药物浓度差异,依靠机体提供的转运体,药物可以由膜浓度低的一侧向浓度高的一侧转运。转运体分布在许多屏障组织,如肠道、肝脏、血脑屏障、肾脏、胎盘、睾丸及淋巴等细胞的顶膜上,对体内血浆、组织液,甚至细胞内药物的分布发挥着重要的作用。由于转运体的分布和功能表现出了非常大的变异性,推测正是膜转运体具有的基因变异导致的基因多态性,部分解释了一些药物在药代动力学和临床疗效上的个体差异。如 OATP1B1 的编码基因(SLCOB1B1)突变可影响多种药物在体内的处置和排泄,药物普伐他汀经非肾清除率在编码为 SLCOB1B1 * 5 和 * 15 两个突变个体中较编码为 SLCOB1B1 * 1a 的野生型纯合子个体有明显下降,而在 * 1b 等位基因的个体中则可加快该药物的分布和代谢。

三、受体基因多态性与合理用药

受体(receptor)基因多态性包括了基因和蛋白质两个水平上的多态性,指人群中一定数量(一般>1%)的个体发生在受体结构基因或调节基因上的突变。发生在受体基因上的突变和受体蛋白上氨基酸的变异并不一定导致受体功能的改变。受体的基因多态性一旦具有功能意义,就极有可能对药物效应产生影响。例如,抗凝药华法林的疗效除了与代谢酶 CYP2C9 的基因多态性有关之外,其作用靶点维生素 K 环氧化物还原酶亚基 1(VKORC1)编码基因的多态性也在华法林个体需求剂量的差异中发挥着重要的作用,如 VKORC1 启动子区-1639G>A 突变可导致对华法林敏感性增加,必须降低剂量以防不良反应发生。

药代动力学研究表明,环孢素在儿童中比在成人中具有较短的半衰期。吗替麦考酚酯的剂量标准曲线下面积在儿童要高于成人。这些代谢差异被认为是由于在胆转运和代谢酶,如细胞色素 P450 和葡萄糖醛酸转移酶的发育变化所造成。

四、药物相互作用

由于在环孢素和他克莫司的吸收和代谢过程中,肠P糖蛋白(P-gp)外排泵和CYP3A4和CYP3A5蛋白酶发挥重要作用,影响这些外排泵和酶的药物能够与这两种药物产生显著的相互作用(表35-1)。另外,环孢素和他克莫司与其他药物的联用,也可能导致毒性增加,比如血管紧张素转化酶抑制剂的高钾血症,氨基糖苷类药物、两性霉素B、非甾体抗炎药的肾毒性,他汀类降脂药的肌病和横纹肌溶解等。

表 35-1　实体器官移植中常用免疫抑制剂的药物相互作用形式

药物相互作用的常见形式	相互作用的药物举例
抑制 CYP3A 酶和/或 P-gp 外排泵活性,增加免疫抑制剂的全血浓度,增加毒性	胺碘酮 唑类抗真菌药物(如氟康唑、泊沙康唑、伏立康唑) HIV 蛋白酶抑制剂(如阿扎那韦、奈非那韦、沙奎那韦) 大环内酯类抗生素(除阿奇霉素) 非二氢吡啶钙通道阻滞剂 奥比他韦-帕利瑞韦-利托那韦(联合或不联合达萨布韦)
诱导 CYP3A 酶和/或 P-gp 外排泵活性,减少免疫抑制剂的全血浓度,增加器官排斥的风险	抗癫痫药物,酶诱导剂(如卡马西平、苯妥英、奥卡西平、苯巴比妥、苯妥英、普利米酮) 恩扎鲁胺 萘夫西林 利福霉素(如利福布汀、利福平、利福喷汀)
联合使用环孢素或他克莫司与肾毒性药物,可引起加性或增效肾损伤	氨基糖苷类抗生素 两性霉素 B 秋水仙碱 非甾体抗炎药
联合使用环孢素或他克莫司与升血钾药物,可能导致严重的高血钾症	ACEI/ARB 类药物 阿米洛利 螺内酯 氨苯蝶啶 甲氧苄啶、磺胺甲基异噁唑
联合使用环孢素与他汀类药物,可增加他汀类药物的浓度,增加肌肉毒性的风险	阿托伐他汀、托伐他汀、匹伐他汀、罗素伐他汀、辛伐他汀

注:HIV,人免疫缺陷病毒;ACEI,血管紧张素转化酶抑制剂;ARB,血管紧张素受体阻滞剂。

吗替麦考酚酯通过葡萄糖醛酸化作用途径的代谢可能被药物诱导,糖皮质激素是 UDP-葡萄糖醛酸转移酶的诱导剂,与吗替麦考酚酯相关的药物相互作用见表35-2。

表 35-2　吗替麦考酚酯与常用药物之间的药物相互作用

药物	影响	相互作用的环节
抗酸药	MPA AUC↓	吸收
考来烯胺	MPA AUC↓ MPAG AUC↓	吸收
糖皮质激素	MPA trough↓ MPA AUC↓ MPAG↑	葡萄糖醛酸化作用
环孢素	MPA trough↓	肠肝循环

注:MPA,mycophenolic acid,霉酚酸;MPAG,mycophenolic acid glucuronide,霉酚酸葡糖苷酸结合物;AUC,area under the concentration-time curve,药时曲线;trough,谷浓度;C_{max},峰浓度。

五、药物基因组学在免疫抑制剂临床应用中的作用

通常来说,免疫抑制剂的药代动力学变异大,治疗窗窄,毒性反应大。因此临床上多用治疗药物监测来帮助调整剂量,如果可以利用药物基因组学优化给药方案,那么将可以有助于个体化用药。影响常用免疫抑制剂的关键药动学基因及突变类型和意义见表 35-3。

表 35-3　影响常用免疫抑制剂的药物基因组学归纳

药物	基因型	突变	意义
环孢素	CYP3A4 * 1B	rs2740574	增加环孢素的清除率
	CYP3A4 * 22	rs35599367	减慢环孢素的代谢
	CYP3A5 * 3	rs776746	降低环孢素的清除率
他克莫司	CYP3A5 * 3	rs776746	CYP3A5 不表达者所需他克莫司剂量降低
吗替麦考酚酯	UGT1A9	rs6714486 rs17868320	降低霉酚酸血药浓度
	UGT1A1 * 3	rs17868294	升高霉酚酸总体暴露量
	UGT2B7	rs7438135	升高霉酚酸总体暴露量

（一）环孢素

环孢素的使用是器官移植史上的一个重要里程碑,有关环孢素药物基因组学研究多涉及药物代谢酶和转运体,其代谢主要由 CYP3A4/5 介导。CYP3A4 被研究较多的是 * 1B 和 * 22 两种基因型, * 1B 由启动子上的-392A>G 定义,而 * 22 则是第 6 号内含子上的 rs35599367 决定。 * 1B 可以增强启动子活性,反映在临床上为可能少许增加环孢素的体内清除率,但是对药效基本没影响。相反, * 22 被发现可以减慢环孢素代谢,从而减少剂量。 * 18 是东亚人特有的变异,一些研究发现它可以升高环孢素的清除率。CYP3A4 * 1B 对环孢素的药代药效影响较小,临床意义不是很大。 * 22 和 * 18 发现还比较新,需要更大规模的前瞻性临床研究来确认。CYP3A5 * 3（即 6986A>G, rs776746）可引入 1 个隐蔽的剪切位点,导致 mRNA 被异常剪短并且最后没有 CYP3A5 酶表达。携带 * 3 纯合子的人完全没有 CYP3A5 酶活性（CYP3A5 不表达者）,而具有 * 1 纯合子或 * 1/ * 3 杂合子的人拥有 CYP3A5 活性（CYP3A5 表达者）。CYP3A5 * 3 变异在不同人种的分布频率差异很大:非裔美国人约为 35% ,亚洲人为 75% ,而高加索人中高达 90% 。大量数据都显示,同 * 1/ * 1 和 * 1/ * 3 相比,CYP3A5 * 3/ * 3 基因型降低了环孢素的清除率。

一项 Meta 分析总结了 1966—2010 年间的 14 项临床研究,涵盖了 1 821 名肾移植患者,发现 * 3/ * 3 型患者所需剂量要显著少于其他基因型患者。但是 * 3 对使用环孢素后的急性排斥率没有明显的影响。至于转运体,有关 P-gp 遗传变异对环孢素影响的研究比较多,特别是 2677G>T/A、3435C>T 和 1236C>T 这三个单核苷酸多态性（SNP）。但是从这些数据还不能获得比较一致的结论,因此 ABCB1 基因多态性的临床意义不像 CYP3A5 * 3 那么大。

（二）他克莫司

和环孢素不一样,CYP3A5 对于他克莫司代谢的贡献要远大于 CYP3A4,因此 CYP3A5 * 3 对他克莫司的影响更大。他克莫司是显示 CYP3A5 基因型对药物代谢和剂量影响的最佳范例。一项包括 23 个研究及 1 779 名肝肾移植患者的 Meta 分析显示,CYP3A5 不表达者所需他克莫司剂量显著低于 CYP3A5 表达者,但是 CYP3A5 * 3 基本不影响急性器官排斥率和移植后的一年期生存率。另一项研究在 446 名肾移植患者中筛查了 1 936 个 SNP,发现只有 CYP3A5 * 3 多态性和他克莫司的血药浓度/剂量显著相关。据估计,CYP3A5 * 3 可以解释大约 39% 的他克莫司剂量要求的个体差异。一项前瞻性研究发现,根据 CYP3A5 基因型调整剂量虽然不能影响移植肾功能延迟恢复、急性排斥、生存率等一些临床指标,但是可以显著减少达到目标浓度之前需要调整剂量的次数和所需时间。

由于他克莫司治疗指数（therapeutic index, TI）较窄,个体差异大。如果采用统一的治疗方案,必将增

加不良反应发生或治疗失败的风险。在一些临床试验中,首先使用他克莫司标准剂量,然后根据治疗药物监测调整。但治疗药物监测存在滞后性,患者可能在监测前血药浓度过低,或过高导致不良反应。

基于药物基因组学的他克莫司个体化给药,在器官移植患者中已经进入临床应用阶段。Thervet 等在 2010 年报道了基于 *CYP3A5 * 3* 基因多态性的他克莫司个体化给药的第一个随机对照试验。该试验将 280 个成年肾移植患者随机分为两组:试验组肾移植术后患者根据 CYP3A5 基因型调整他克莫司给药的初始剂量,对照组肾移植术后患者按照传统的给药剂量给药。结果表明,治疗后 3 天内试验组患者的血药浓度的达标率显著高于对照组(43.2% vs 29.1%,$P=0.03$)。而且试验组患者的血药浓度能够较快达标,治疗药物监测的频率比对照组也要低。有越来越多的证据显示,在器官移植儿童开始他克莫司免疫抑制治疗之前进行 CYP3A5 基因分型具有潜在益处。

(三)吗替麦考酚酯

吗替麦考酚酯是目前常用的抗核酸代谢类免疫抑制剂。吗替麦考酚酯的体内过程复杂,先由羧酸酯酶水解成活性代谢物霉酚酸,然后霉酚酸由 UGT1A8、UGT1A9 和 UGT2B7 等代谢成葡萄糖苷酸代谢物。另外,霉酚酸和其他代谢物还会经历肠肝循环,因此被多个药物转运体转运,例如 OATP1B3。目前,对吗替麦考酚酯影响较大的遗传变异主要在 *UGT1A8*、*UGT1A9*、*UGT2B7* 和 *SLCO1B3* 这 4 个基因上。一般来说,*UGT1A9* 基因的-275T>A 和-2152C>T 突变型会增强霉酚酸的 II 相结合反应从而降低其血药浓度,相反地,*UGT1A9 * 3*(98T>C)、*UGT1A8 * 2* 以及 *UGT2B7* 的-842G>A 和 802T>C 突变型会升高霉酚酸总体暴露量。例如,接受他克莫司联合吗替麦考酚酯治疗的 UGT1A1 * 3 杂合子患者中,其霉酚酸 $AUC_{0~12h}$ 要比野生型个体高 49%;而在吗替麦考酚酯和环孢素合用的患者中,相应差值为 54%。转运体 SLCO1B3 的多态性通过改变霉酚酸等的肠肝循环来影响其体内水平,目前主要发现 334T>G 和 699G>A 有影响,但数据较少,还无一致结论。

第三节 免疫抑制剂血药浓度监测

一、治疗药物监测的概念及意义

(一)治疗药物监测的概念

治疗药物监测(therapeutic drug monitoring,TDM)系指在临床进行药物治疗过程中,观察药物疗效的同时,定时采集患者的血液(有时采集尿液、唾液等液体),测定其中的药物浓度,探讨药物的体内过程,以便根据患者的具体情况,利用药物动力学原理和公式,使给药方案个体化。

(二)治疗药物监测的意义

大多数药物的血药浓度与药效学密切相关,临床上对同种疾病患者,给予同样剂量的药物,治疗效果可能差别很大,主要原因是患者之间的血药浓度差别很大,血药浓度之所以差别很大是由于影响血药浓度的因素较多。这些影响因素主要包括:剂量因素、生理因素、病理因素、遗传因素、环境因素以及时间因素。所以要选择最佳的给药剂量与给药方案,做到合理用药,不能简单地依据表观剂量来推算机体的效应。要保证用药安全、有效、合理,必须对患者血药浓度进行测定,根据个体患者的血药浓度监测结果,制订合理的给药方案。TDM 具体有以下几个方面的工作。

1. 设计合理的给药方案。
2. 考察联合用药时,药物之间的相互作用。
3. 了解不同厂家生产的药物制剂、不同批号或不同剂型制剂的生物利用度。
4. 了解患者是否按医嘱方案用药,判断患者用药的依从性。
5. 临床治疗出现难以解释的情况时,运用药动学知识,提供咨询服务。

二、治疗药物监测的临床指征

临床上并非所有的药物都需要进行治疗药物监测。当药物具有明确、快速而简便的效应指标时,就不必进行血药浓度测定。例如高血压药,血压值就是药效指标,服药患者根据血压值的变化就可以知道药物作用的强弱,调整服药剂量。需要进行治疗药物监测的情况如下。

1. 治疗指数小的药物,治疗血药浓度范围狭小,与中毒浓度又相当接近。对肝肾功能不全患者的用药更有必要。

2. 血药浓度个体差异大的药物。

3. 具有非线性动力学特征,尤其是非线性动力学过程发生在有效血药浓度范围内或小于最低有效血浓的药物。

4. 肝肾功能不全或衰竭的患者使用主要经肝代谢或肾排泄的药物时,以及胃功能不良的患者口服某些药物时。

5. 长期用药的患者用药依从性下降、或某些药物长期使用后产生耐受性(tolerance)、诱导或抑制肝药酶的活性而引起药效降低或升高,以及不明原因的药效变化。

6. 怀疑患者药物中毒,尤其当药物的中毒症状与剂量不足的症状类似,而临床又不能明确辨别的时候。

7. 合并用药产生相互作用而影响疗效时。

三、治疗药物监测的流程

TDM 的目的是通过测定血中药物浓度,并利用药代动力学的原理和公式使剂量方案个体化,使血药浓度保持在有效浓度范围之内,以提高治疗效应,避免或减少毒性效应。同时,也为药物过量中毒的诊断和处理提供实验室依据。TDM 的流程包括申请、取样、测定、数据处理和结果分析。

（一）申请

临床医生根据药物监测的指征,对药物治疗的异常表现,如药理效应增强或减弱、延迟或缩短难以解释、决断时,提出监测血药浓度的申请。

（二）取样

一般多采取血浆样品,除此之外,还包括唾液、尿液、脑脊液、泪液等。由于体内药物浓度一直处于动态变化之中,取样时间的确定对于 TDM 和毒理学研究都是关键因素。取样时间的选择与用药途径、药动力学性质、药物剂型以及血浓度监测的目的(确定治疗效应和毒性效应)有关。

1. 单剂量给药时,根据药物动力学特点,当药物的吸收和分布基本完成后取血。

2. 多剂量给药时,通常在血药浓度达到稳态后的下一次给药前取血。对于缓释制剂或半衰期很长的药物,可在两次给药之间任何时间点采血。

3. 怀疑用药剂量偏高时,应在稳态峰值浓度时采血;怀疑用药剂量偏低时,应在稳态谷浓度或偏谷浓度时采血。

（三）测定

多数情况下,样本需经预处理后进行测定。

（四）数据处理

包括模型拟合、药物动力学参数求算、给药方案的制订与修饰。同样数据,如能处理得当,则可获得更多的信息。血药浓度监测结果,不仅能考察是否在有效浓度范围之内,而且能通过拟合动力学模型,求出患者各自的动力学特征,制订合理的给药方案。

（五）结果分析

应根据患者的性别、年龄、体重、剂型、给药途径、疾病状况、病理生理及合并用药等情况综合分析与判断。

四、免疫抑制剂治疗药物监测的意义

以他克莫司为例来阐述免疫抑制剂的暴露量与治疗结局之间的关系。AUC 作为暴露量指标,与他克莫司的临床结局有关。鉴于谷浓度(C_0,每次给药前采集样本的浓度)比较容易获得,在大多数移植中心

被用于常规的 TDM。当在移植后的早期阶段需要检查整体暴露量随时间的变化情况,以及出现一些临床指征的时候(比如,研究疑似的他克莫司不良反应,或者指导免疫抑制下调),需要对他克莫司进行 AUC 的监测。此外,AUC/C_0 比值会受 CYP3A5 $*$ 3 基因型的影响,也会在肠蠕动降低或吸收降低的患者(比如肠梗阻、胃大部切除术、结肠切除术),有着强烈的药物相互作用的患者(比如抗 HIV、唑类抗真菌药物),其他因素导致的他克莫司代谢降低的患者中被彻底改变。由于 C_0 和 AUC 的联系较小,所以 AUC/C_0 比值的变异性很大,相同的 C_0 可能有不同的剂量间 AUC。另外,对于一日两次给药或者一日一次给药,他克莫司 $AUC_{0\sim24h}$ 与 C_{24h} 更相关(相比于 C_0 而言),对于一日两次给药,他克莫司 $AUC_{0\sim12h}$ 与 C_{12h} 更相关(相比于 C_0 而言)。所以 C_0 的采血时间是固定的,C_0 才可以成为总体暴露量的替代指标。

研究者们致力于探索他克莫司暴露量与急性排斥反应或者毒性之间的关系。在一个成人患者移植后的前 6 个月研究中,他克莫司每降低 1ng/mL,急性排斥反应的风险增加 7.2%($P=0.03$)。一个在低免疫风险的患者中的较小的研究显示,在移植后的第一年,C_0 应该维持在 >7ng/mL 的水平。然而,一个合并了 3 个随机对照试验的研究发现,在他克莫司 C_0 与活检证实急性排斥反应(biopsy proven acute rejection,BPAR)之间没有显著相关。另外,两个观察研究分别显示,他克莫司 $AUC_{0\sim12h}$ 和急性排斥反应显著相关,有急性排斥反应和没有急性排斥反应的患者 $AUC_{0\sim12h}$ 的均值分别为 157ng $\cdot$ h/mL 和 215ng $\cdot$ h/mL;避免活检急性排斥反应的有效性阈值,对于他克莫司的 $AUC_{0\sim12h}$ 是 150ng $\cdot$ h/mL,对于吗替麦考酚酯 $AUC_{0\sim12h}$ 是 45ng $\cdot$ h/mL。在儿童患者中的证据非常有限,一个纳入 58 个儿童患者的回顾性研究显示,在移植后的前 3 个月,当 C_0 维持在 $\geq$10ng/mL 的水平,慢性肾脏病的频率更低,移植物功能降低。

探究他克莫司暴露量与排斥反应和毒性风险的研究的局限性为,总是回顾性的,和/或纳入的患者数量有限,和/或涉及的合并用药和现在的有所不同。

五、免疫抑制剂治疗药物监测的新技术

他克莫司在全血中的分析测定采用免疫测定法或者液相质谱联用法(LC-MS/MS),这两种方法在全球的测定中心几乎占比相等。

在 2013 年的国际调研中,53% 的 TDM 实验室以 LC-MS/MS 作为测定他克莫司的常规路线。高选择性、高灵敏度和高通量多分析物分析的可能性是 LC-MS/MS 的重要优点。因此,该技术已经满足了快速、准确、精确的低浓度他克莫司测定的临床要求。LC-MS/MS 仪器的易用性和稳健性以及与自动化或半自动化样品制备的结合已逐渐得到改善,并进一步促进了在临床实验室的广泛应用。然而,开展常规 TDM 的 LC-MS/MS 分析需要规范的实验室管理和受过专门培训的工作人员。此外,对于 LC-MS/MS,需要相当大的前期资金投入。临床样品中他克莫司的 LC-MS/MS 定量分析的流程为样品制备、色谱分离、质谱选择以及检测、数据处理和验证,最终得出结果报告。

目前,仍在使用的免疫测定方法有,酶联免疫分析技术(enzyme-multiplied immunoassay technique,EMIT)、抗体偶联磁免疫分析(enzyme-multiplied immunoassay technique,ACMIA)、化学发光微粒免疫分析(chemiluminescent microparticle immunoassay,CMIA)、电化学发光免疫分析(electrochemiluminescence immunoassay,ECLIA)。另外,近年提出了定量微球系统(quantitative microsphere system,QMS)免疫测定法、乳胶凝集免疫比浊法(latex agglutination turbidimetric immunoassay,LTIA)等方法,仍需进一步验证。除了测定全血他克莫司浓度,近期研究者们还在探索新的监测策略,如干血斑法(dried blood spots,DBSs)和细胞内他克莫司浓度测定等。

六、免疫抑制剂治疗药物监测举例

患儿,男,4 岁,慢性肾衰竭,肾脏双边发育不全伴膀胱输尿管反流,于 2016 年 10 月行肾脏移植,初始免疫抑制治疗给予他克莫司胶囊(普乐可复)、吗替麦考酚酯及泼尼松方案。2016 年 9 月,将他克莫司胶囊(普乐可复)更换为他克莫司缓释胶囊(Advagraf),采用酶联免疫方法测定他克莫司全血浓度,根据他克莫司全血谷浓度监测结果调整剂量。

2016 年 10 月,给予他克莫司缓释胶囊,2.5mg/d。由于患儿血压升高(140/78mmHg),加用氨氯地平

0.5mg/（kg·d）。之后,他克莫司全血谷浓度从 3.7ng/mL 升高至 12.2ng/mL,$AUC_{0\sim24h}$ 从 211ng·h/mL 上升至 638ng·h/mL,血肌酐由 66μmol/L 上升至 95μmol/L,初步怀疑药物相互作用导致的肾毒性。将他克莫司缓释胶囊剂量下调至 2mg/d,他克莫司全血谷浓度降至 9.4ng/mL,$AUC_{0\sim24h}$ 降至 454h/（ng·mL）,血肌酐下降至 89μmol/L,合用氨氯地平使他克莫司清除率减少 61%,表观清除率（CL/F）从 11.8L/h 下降至 4.6L/h。

治疗过程中未发现有影响他克莫司清除率的临床因素（如感染、腹泻、移植排斥）或实验室检查异常（如谷草转氨酶、谷丙转氨酶、白蛋白、血细胞比容等）,未使用其他影响其代谢的药物（如依那普利）。

在肝脏和肠道,CYP3A4 和 CYP3A5 参与他克莫司的代谢,P 糖蛋白（P-glycoprotein,P-gp,又称 ABCB）影响其生物利用度。药物代谢酶基因检测结果显示该患儿的相关基因型为 CYP3A4 * 1B、CYP3A5 * 3/ * 3、ABCB1 C1236T（T/T）、ABCB1G2677T/A（G/T）、多药耐药基因 1（MDR1）C3435T（C/T）。

该病例证实了氨氯地平显著影响了他克莫司在患儿体内的代谢、暴露量和肾毒性。该患儿的基因型属于风险基因型,CYP3A5 表达弱,氨氯地平又是 CYP3A4 和 P-gp 的底物,因此 CYP3A4 和 P-gp 成为导致药物相互作用的主要途径,从而导致他克莫司浓度升高。通过治疗药物监测,结合药物代谢酶基因检测结果,及时调整剂量,降低药物相互作用导致的不良反应发生的风险。

（赵维 郝国祥）

参考文献

［1］ MERCHANT HA,LIU F,ORLU GUL M,et al. Age-mediated changes in the gastrointestinal tract. Int J Pharm,2016,512:382-395.

［2］ NICOLAS JM,BOUZOM F,HUGUES C,et al. Oral drug absorption in pediatrics:the intestinal wall,its developmental changes and current tools for predictions. Biopharm Drug Dispos,2017,38:209-230.

［3］ LU H,ROSENBAUM S. Developmental pharmacokinetics in pediatric populations. J Pediatr Pharmacol Ther,2014,19:262-276.

［4］ BATCHELOR HK,MARRIOTT JF. Paediatric pharmacokinetics:key considerations. Br J Clin Pharmacol,2015,79:395-404.

［5］ ANTIGNAC M,BARROU B,FARINOTTI R,et al. Population pharmacokinetics and bioavailability of tacrolimus in kidney transplant patients. Br J Clin Pharmacol,2007,64(6):750-757.

［6］ ZHAO W,MAISIN A,BAUDOUIN V,et al. Limited sampling strategy using Bayesian estimation for estimating individual exposure of the once-daily prolonged-release formulation of tacrolimus in kidney transplant children. Eur J Clin Pharmacol,2013,69(5):1181-1185.

［7］ ALVAREZ-ELÍAS AC,GARCÍA-ROCA P,VELÁSQUEZ-JONES L,et al. CYP3A5 genotype and time to reach tacrolimus therapeutic levels in renal transplant children. Transplant Proc,2016,48(2):631-634.

［8］ MAC GUAD R,ZAHARAN NL,CHIK Z,et al. Effects of CYP3A5 genetic polymorphism on the pharmacokinetics of tacrolimus in renal transplant recipients. Transplant Proc,2016,48(1):81-87.

［9］ THERVET E,LORIOT MA,BARBIER S,et al. Optimization of initial tacrolimus dose using pharmacogenetic testing. Clin Pharmacol Ther,2010,87(6):721-726.

［10］ FERRARESSO M,TIRELLI A,GHIO L,et al. Influence of the CYP3A5 genotype on tacrolimus pharmacokinetics and pharmacodynamics in young kidney transplant recipients. Pediatr Transplant,2007,11(3):296-300.

第三十六章　儿童慢性肾脏病的营养管理

儿童营养评估主要包括体格生长测量、体格检查、膳食调查、实验室检查和流行病学调查。慢性肾脏病（CKD）患儿的营养摄入量随 CKD 进展而下降。2009 年肾脏疾病患者生存治疗指南（KDOQI）对儿童 CKD 营养临床实践提出三个管理目标：第一，维持适宜的营养摄入；第二，避免毒素蓄积、代谢失调和营养不良；第三，降低成人时期并发症的发生率和死亡率。本章将对不同肾功能分期、不同肾脏替代模式、肾移植儿童围手术期的患儿营养管理展开系统介绍。

第一节　儿童营养评估的内容和方法

一、体格生长评估

（一）体重

2 岁以下儿童应裸体测量体重，大于 2 岁儿童可着单衫裤测体重。对于透析儿童，注意测量患儿透析后的干体重。

（二）身高（长）

2 岁以下儿童测量卧位身长，采用身长测量板，两人操作。婴儿仰卧于底板中线，眼耳连线垂直于底板，一人固定婴儿头部使其接触头板，另一人左手固定婴儿双侧髋、膝关节并压平膝关节，使双下肢紧贴底板，右手平移足板使双足紧贴足板时读取测量值。2 岁及以上儿童采用身高测量仪测立位身高，测量时脱鞋，要求儿童两眼正视前方，保持足跟部、臀部和肩部紧贴测量仪，读取滑动的水平板至儿童足底到头部顶端的垂直距离。

（三）头围

3 岁以下儿童测量头围，使用无弹性的软尺围绕右侧眉弓上缘中点经枕骨粗隆的最大径围测量。

（四）中上臂围

取肩胛骨的肩峰和肘关节的鹰嘴之间的中点，用无弹性的软尺测量该点手臂径围 3 次，计算均值为测定值。

（五）皮下脂肪

通过测量皮脂厚度反映皮下脂肪。常用的测量部位有腹壁皮下脂肪和背部皮下脂肪，要用皮下脂肪测量工具（皮褶卡钳）测量才能得出正确的皮下脂肪厚度数据。

（六）体重指数

是常用的衡量人体胖瘦程度的指标。计算公式：BMI＝体重（千克）除以身高（米）的平方。对于透析儿童，用干体重来计算 BMI 和监测体重走势。

（七）身高别体重

提供体重相对于目前身高的体重信息，间接反映身体的密度与充实度，同 BMI 一样，体重与身高的比值也可用于预测肥胖。

（八）生长速度

对某一单项体格生长指标定期连续测量，所获得的该项指标在一定时间内的增长值即为该儿童此项体格生长指标的速率。以生长曲线表示生长速度最简单、直观，对于评估儿童的生长发育很有价值，尤其是对一些有明显生长障碍的儿童,如大剂量激素治疗的儿童,测量生长速度比单纯测量身高和体重意义更大。

二、膳食调查

(一)调查饮食史

调查营养素摄入情况的方法有询问法、称重法和记账法。儿童膳食调查的内容包括判断是否存在影响正常饮食的障碍、判断是否存在影响营养吸收的障碍、评价食物和饮料的摄入量。

(二)膳食记录

通常记录24小时的饮食信息,也可记录3~7天的信息。对于慢性肾脏病儿童,建议每月询问患儿及其家属患儿有无食欲减退、体重减轻或是否有消化道症状。

(三)膳食评价方法

包括营养素摄入量与推荐摄入量(RNI)的比较、宏量营养素供能比例(表36-1)、营养素需求(表36-2、表36-3)和膳食能量分布(每日三餐)。

表36-1　1~18岁儿童宏量营养素供能参考比例

宏量营养素	1~3岁	4~18岁
碳水化合物	45%~65%	45%~65%
脂肪	30%~40%	25%~35%
蛋白质	5%~20%	10%~30%

表36-2　0~12个月儿童营养素需求

	0~6个月	7~12个月
碳水化合物	60g/d*	95g/d*
脂肪	31g/d*	30g/d*
蛋白质	1.5g/(kg·d)*	1.5g/(kg·d)*
钙	200mg/d*	260mg/d*
铁	0.27mg/d**	11mg/d#
锌	2mg/d*	3mg/d#

注:*代表足够摄入量(adequate intakes,AI),没有足够证据计算推荐摄入量(recommended dietary allowances,RDA);**代表足月儿出生后有足够的储存铁,直到出生后4~6月才需要补充铁;#代表RDA。

表36-3　1~18岁儿童能量及营养素需求

年龄	能量/ (kcal·d^{-1})	蛋白质/ (g·d^{-1})	总脂肪/ (g·d^{-1})	铁/ (mg·d^{-1})	钙/ (mg·d^{-1})	锌/ (mg·d^{-1})
1~3岁						
男孩	850~1 400	13	30~40	7	700	3
女孩	800~1 400	13	30~40	7	700	3
4~8岁						
男孩	1 400~1 900	19	25~35	10	1 000	5
女孩	1 300~1 800	19	25~35	10	1 000	5
9~13岁						
男孩	1 800~2 600	34	25~35	8	1 300	8
女孩	1 600~2 200	34	25~35	8	1 300	8
14~18岁						
男孩	2 400~3 200	52	25~35	11	1 300	11
女孩	2 000~2 300	46	25~35	15	1 300	9

三、实验室检查

实验室检查有助于诊断儿童因喂养不当引起的原发性营养不良,但对各种原因引起的需要量增加或营养素丢失的继发性营养不良的诊断并无指导意义。血清蛋白质水平测定是评价体内蛋白质状态常用的实验室方法,包括白蛋白、前白蛋白和视黄醇结合蛋白,应注意是摄入减少、增多,还是疾病影响致丢失。在诊断患儿原发病同时应对患儿相关的维生素、电解质和矿物质水平进行评价。

四、技术方法

(一)静息能量消耗

静息能量消耗(resting energy expenditure,REE)是指机体禁食 2 小时以上,在合适温度下平卧休息 30 分钟后的能量消耗,代表了每天热量需要量的主要部分,反映了每天热量消耗总量的 60%~70%。通过间接热量测定仪可以有效评价个体在体重增加或者维持状态下的热量需要量。

(二)双能 X 线吸收法

双能 X 线吸收法(dual-energy x-ray absorptiometry,DXA)是监测骨密度变化的方法,可测量骨矿物质含量(bone mineral content,BMC;单位为 g)和骨面积(bone area,BA;单位为 cm^2),用 BMC 除以 BA,可得到"面积"骨密度,单位为 g/cm^2,可提供骨骼、脂肪和肌肉组织三种定量指标,能够提供较体格测量更为详尽的营养学信息。

五、儿童营养评估方法

(一)参照人群

1. 国际标准　WHO 2006 年发布生长曲线标准。

2. 中国标准　在我国现采用 2005 年中国九大城市儿童生长数据为参考人群值。包括了身长-年龄、体重-年龄、体重指数(BMI)测量图。将测得的某一年龄时点所获得的某一项体格生长指标测量值与参考人群值比较,得到该儿童在同年龄同性别人群中所处位置。

(二)统计学表示方法

1. 均值离差法　对于呈正态分布的连续性变量,如身高(长)、体重、头围等,可用平均值±标准差(SD)表示,均值±2SD 为正常范围。如体重低于同年龄、同性别参考人群值的均值减 2SD~3SD 为中度体重低下,低于均值减 3SD 为重度体重低下;如身高(长)低于同年龄、同性别参考人群值的均值减 2SD~3SD 为中度生长迟缓,低于均值减 3SD 为重度生长迟缓。

2. 标准差离差法(SDS 或 Z 评分)　是在均值离差法(或标准差法)基础上计算 Z 评分[Z 值 = $(x-\bar{x})/s$,$\bar{x}$ 为平均值,s 为标准差,x 为实际测量值],表示儿童体格生长数值(变量值)标准差偏离均值的程度,即将每个测量值标准化,代表了年龄别身高和年龄别体重偏离各自均值的标准差倍数,可更精确反映变量与均值的距离,利于进行不同组别(年龄、性别、生长指标)之间的比较。Z 值可为正值或负值,±2 为正常范围。

3. 百分位数法　将某种变量值由小到大排列,从最小值到最大值分为 100 个等份代表百分位,当变量呈正态分布时,第 50 百分位(P_{50})相当于均值,P_3 接近于均值-2SD,P_{97} 接近于均值+2SD。

4. 生长曲线图　现使用的生长曲线是对一些健康儿童的观测数据进行平滑处理后的结果,与种族、营养、经济等有关。记录儿童的平卧长度、直立高度、体重和头围,与参考人群值比较,可得到该儿童在同年龄同性别人群中所处位置;定期测量身高和体重并绘制成不同性别的年龄别生长的生长曲线图,可充分评估可能存在的问题。

第二节　慢性肾脏病患儿的营养评估

CKD 患儿的食欲和营养摄入量随 CKD 进展而下降。CKD 患儿因营养摄入不足、代谢性酸中毒、尿毒症毒素等原因可出现营养不良。研究表明,年幼儿童能量摄入低于推荐摄入量(RNI)的80%时会影响生长,能量摄入不足可能与食欲下降、呕吐和透析患儿在透析过程中蛋白质丢失有关。先天性泌尿系统疾病导致的CKD可能合并多尿和水电解质(钠、碳酸氢盐)丢失,导致酸中毒和生长迟缓,而患儿体重减轻可增加终末期肾病(ESRD)的风险。营养管理目标与年龄相关,对于婴幼儿和学龄前期儿童,营养管理目标是保证身高体重增长和维持水电解质平衡;对于学龄期和青春期儿童,目标是维持钾、磷、液体平衡以及生长的需要。此外,近年来CKD儿童摄入过多营养出现肥胖的比例也在逐年上升,因此需注意不要在满足需求后增加能量的摄入。

一、慢性肾脏病营养评估内容

(一)生长和营养状态的评估

儿童处在生长发育阶段,评估营养和生长指标的频率根据儿童年龄和CKD分期来进行,总体来说是同年龄正常儿童的2倍。在评估CKD 2~5期和5D期患儿的营养状态和生长用以下指标(表36-4)。

表36-4　慢性肾脏病2~5D期患儿营养状况评估

评价项目	最小间隔(月)									
	0~1岁			1~3岁			>3岁			
	CKD 2~3	CKD 4~5	CKD 5D	CKD 2~3	CKD 4~5	CKD 5D	CKD 2	CKD 3	CKD 4~5	CKD 5D
日常饮食摄入	0.5~3	0.5~3	0.5~2	1~3	1~3	1~3	6~12	6	3~4	3~4
身高(长)所在百分位或SDS	0.5~1.5	0.5~1.5	0.5~1	1~3	1~2	1	3~6	3~6	1~3	1~3
生长速度所在百分位或SDS	0.5~2	0.5~2	0.5~1	1~6	1~3	1~2	6	6	6	6
年龄体重所在百分位或SDS	0.5~1.5	0.5~1.5	0.25~1	1~3	1~2	0.5~1	3~6	3~6	1~3	1~3
年龄身高BMI所在百分位或SDS	0.5~1.5	0.5~1.5	0.5~1	1~3	1~2	1	3~6	3~6	1~3	1~3
头围所在百分位或SDS	0.5~1.5	0.5~1.5	0.5~1	1~3	1~2	1~2	N/A	N/A	N/A	N/A
nPCR	N/A	N/A	N/A	N/A	N/A	N/A	N/A	N/A	N/A	1*

注:nPCR为标准化蛋白质分解代谢率;N/A为不适用;*为行血液透析的青少年。

1. 日常饮食摄入(记录3天或3个24小时)。
2. 身高(长)在同年龄同性别所在百分位数或标准差数值。
3. 身高(长)在同年龄同性别的生长速度所在百分位数或标准差数值。
4. 估计的标准体重在同年龄同性别体重所在百分位数或标准差数值。
5. BMI在同年龄同性别所在百分位或标准差数值。
6. 小于3岁患儿头围在同年龄同性别所在百分位或标准差数值。
7. CKD 5D期的青少年校正后的标准化蛋白质分解代谢率(nPCR)。

(二)标准化蛋白氮呈现率

标准化蛋白氮呈现率(normalized protein nitrogen appearance,nPNA)或标准化蛋白质分解代谢率(normalized protein catabolic rate,nPCR):可用来评估稳定状态的透析患者的膳食蛋白摄入量,根据透析间期的尿素氮(blood urea nitrogen,BUN)变化计算得出。nPCR计算公式为:

$$nPCR = 0.22 + \frac{[0.036 \times 透析间隔时间 BUN 升高值(mg/dL) \times 24]}{透析间隔时间(小时)}。$$

nPCR 可以区分透析前的低 BUN 是营养良好充分透析后的结果还是未充分透析出现营养不良的结果。美国肾脏病预后质量倡议(kidney disease outcomes quality initiative,KDOQI)临床实践指南建议 nPCR 最低目标为 1.2g/(kg·d)。

对于多尿症、有生长迟缓的表现、BMI 偏低、有影响生长和营养摄入的并发症,或近期急性病或摄入量突然减少的年幼儿童,需要多次评估。

(三)生长情况

CKD 儿童平均身高水平较正常儿童低,尽早识别 CKD 2~5 期和 5D 期儿童是否存在营养物质缺乏、代谢失调、生长迟缓和生长速度减慢十分重要,因部分儿童可通过及时治疗追赶生长。生长激素治疗指征是身高低于同年龄同性别第三百分位以下,在充分纠正其他影响生长的因素后仍没有生长追赶的患儿。

(四)营养咨询和管理

根据引起 CKD 的原发病、CKD 分期、年龄、发育情况、食物偏好、文化信仰和生理情况进行行个体化营养管理和干预。需注意对于婴幼儿和年幼儿童在合并可能会影响生长和营养摄入的疾病时,尤其是有营养摄入不足或营养不良的证据,或合并影响营养状态的急性疾病时,需行多次评估和及时改善计划。

(五)能量需求和治疗

CKD 2~5D 期患儿能量摄入需达到相应年龄 100% 的能量需求量(EER)(表 36-5),之后根据体重增长或降低的反应进行调整。当 CKD 2~5D 期达不到能量需求或相应年龄的体重或身高时考虑营养支持治疗。能量不足时可口服或肠内补充,必要时考虑肠外营养。口服、肠内和肠外碳水化合物和可溶性脂肪在推荐摄入量上保持平衡。CKD 2~5D 期合并肥胖儿童需调整饮食和生活习惯降低到标准体重。宏量营养素供能比例应适宜,非蛋白来源的能量不足可导致膳食蛋白质转化为热量而不用于生长,且可导致血浆尿素和钾水平的升高。

表 36-5 正常体重慢性肾脏病患儿估计能量需求量计算公式

年龄		估计能量需求量(EER)/(kcal·d^{-1})=总能量消耗+能量储备
0~3 个月		EER=[89×体重(kg)−100]+175
4~6 个月		EER=[89×体重(kg)−100]+56
7~12 个月		EER=[89×体重(kg)−100]+22
13~35 个月		EER=[89×体重(kg)−100]+20
3~8 岁	男孩	EER=88.5−61.9×年龄(岁)+PA×[26.7×体重(kg)+903×身高(m)]+20
	女孩	EER=135.3−30.8×年龄(岁)+PA×[10×体重(kg)+934×身高(m)]+20
9~18 岁	男孩	EER=88.5−61.9×年龄(岁)+PA×[26.7×体重(kg)+903×身高(m)]+25
	女孩	EER=135.3−30.8×年龄(岁)+PA×[10×体重(kg)+934×身高(m)]+25

注:PA 为 physical activity coefficient,生理活动系数。

(六)蛋白质的需求和治疗

摄入蛋白质的量需满足推荐摄入量(RNI),CKD 2~5D 期的蛋白摄入目标量是推荐摄入量(SDI)的最大量,最低摄入量不能低于最小安全量(表 36-6、表 36-7)。为达到理想体重,CKD 3 期维持蛋白需要量(dietary protein intake,DPI)为参考摄入量(DRI)的 100%~140%;CKD 4~5 期维持 DRI 的 100%~120%。CKD 5D 期保持 DPI 为 DRI 的 100%,再额外补充因透析丢失的。CKD 2~5D 期达不到需求时可考虑口服或肠内营养。

(七)维生素和微量元素的需求和治疗

CKD 2~5 期和 5D 期建议每年测一次 25 羟维生素 D 水平。若血清 25 羟维生素 D 低于 30ng/mL,建议补充维生素 D。补充维生素 D 后第 1 个月测血钙和磷,之后每 3 个月测一次。补充维生素 D 建议持续补充,之后每年测一次 25 羟维生素 D。

表 36-6　0~12 月龄慢性肾脏病 2~5D 期患儿能量和蛋白质需求

月龄	能量 SDI/[kcal·(kg·d)⁻¹]	蛋白质 SDI/[g·(kg·d)⁻¹]	蛋白质 SDI/(g·d⁻¹)
0	93~107	1.52~2.5	8~12
1	93~120	1.52~1.8	8~12
2	93~120	1.4~1.52	8~12
3	82~98	1.4~1.52	8~12
4	82~98	1.3~1.52	9~13
5	72~82	1.3~1.52	9~13
6~9	72~82	1.1~1.3	9~14
10~11	72~82	1.1~1.3	9~15
12	72~120	0.9~1.14	11~14

注:SDI 为推荐摄入量。

表 36-7　2~17 岁慢性肾脏病 2~5D 期患儿能量和蛋白质需求

年龄	能量 SDI/[kcal·(kg·d)⁻¹]		蛋白质 SDI/[g·(kg·d)⁻¹]	蛋白质 SDI/(g·d⁻¹)
	男孩	女孩		
2	81~95	79~92	0.9~1.05	11~15
3	80~82	76~77	0.9~1.05	13~15
4~6	67~93	64~90	0.85~0.95	16~22
7~8	60~77	56~75	0.9~0.95	19~28
9~10	55~69	49~63	0.9~0.95	26~40
11~12	48~63	43~57	0.9~0.95	34~42
13~14	44~63	39~50	0.8~0.9	34~50
15~17	40~55	36~46	0.8~0.9	男孩:52~65 女孩:45~49

注:SDI 为推荐摄入量。

（八）钙和磷

CKD 2~5 期和 5D 期总体口服或肠内钙摄入量和磷酸盐要达到相应年龄钙参考摄入量(DRI)的 100%~200%。CKD 3~5 期和 5D 期当 PTH 超标时,减少磷的摄入,低于相应年龄 DRI 的 100%。CKD 3~5 期和 5D 期当 PTH 和血清磷超标时,减少磷的摄入,低于相应年龄 DRI 的 80%。调整磷的摄入后 CKD 3~4 期每 3 个月复查血磷,CKD 5 期和 5D 期每月复查血磷(表 36-8)。

表 36-8　慢性肾脏病 2~5D 期患儿钙和磷每日推荐摄入量

年龄	钙 SDI/mg	磷 SDI/mg
0~4 个月	220	120
4~12 个月	330~540	275~420
1~3 岁	450~700	250~500
4~10 岁	700~1 000	440~800
11~17 岁	900~1 300	640~1 250

注:SDI 为推荐摄入量。

（九）水电解质的需求

不同类型的肾脏病对于钠、水和碳酸氢盐的需求量不同，肾脏和泌尿系统先天性畸形的患儿由于主要影响肾小管功能，通常表现为缺乏钠、碳酸氢盐和水，此类患儿需补充。根据 CKD 2~5D 分期来供给水和钠，多尿患儿避免过多补液，合并高血压需限盐，有高钾血症风险需限制钾的摄入。CKD 3~5D 期合并少尿注意限制液体摄入。CKD 5D 期行腹膜透析的婴儿需注意血钠情况。

二、儿童慢性肾脏病的胃肠外营养

CKD 患儿经口进食或肠内营养不能提供足够的营养启动胃肠外营养，胃肠外营养包括完全胃肠外营养和部分胃肠外营养（表 36-9）。合理的胃肠外营养可改善患儿营养代谢情况。液体需求量根据患儿个体情况（CKD 分期、体重、水电解质等）进行调整。肠外营养初期缓慢增加葡萄糖的供给量，当有服用影响葡萄糖代谢的药物时，如糖皮质激素、他克莫司等，葡萄糖的供给量应做相应的调整。肠外营养对氨基酸的需求以必需氨基酸为主。一般脂类供能占非蛋白能量的 25%~40%，监测血浆甘油三酯含量。需要定期补充维生素，监测血钾、钠、镁、磷等水平，防止出现过量或不足。

表 36-9　不同年龄组患儿肠外营养的推荐常规用量

年龄组	水/ (ml·kg^{-1})	能量/ (kcal·kg^{-1})	氨基酸/ (g·kg^{-1})	葡萄糖/ (g·kg^{-1})	脂类/g	钠/ (mmol·kg^{-1})	钾/ (mmol·kg^{-1})	钙/ (mmol·kg^{-1})	磷/ (mmol·kg^{-1})	镁/ (mmol·kg^{-1})
早产儿	140~160	110~120	1.5~4	18	<3~4	3~5	2~5			
新生儿	140~160	90~100	1.5~3	18	<3~4	2~3	1.5~3			
0~1 岁	120~150	90~100	1~2.5	16~18	<3~4	2~3	1~3	0~6 个月:0.8 7~12 个月:0.5		
1~2 岁	80~120	75~90	1~2	1~3	<2~3	1~3	1~3	0.2	0.2	0.1
3~6 岁	80~100	75~90	1~2	1~3	<2~3	1~3	1~3	0.2	0.2	0.1
7~12 岁	60~80	60~75	1~2	1~3	<2~3	1~3	1~3	0.2	0.2	0.1
13~18 岁	50~70	30~60	1~2	1~3	<2~3	1~3	1~3	0.2	0.2	0.1

三、儿童 CKD 的生长激素治疗

重组人生长激素（recombinant human growth hormone，rhGH）治疗是一种有效且可良好耐受的干预措施，可促进患儿生长。对于存在持续性生长障碍的儿童，在纠正营养摄入不足、代谢性酸中毒、水电解质异常、贫血和肾性骨营养不良等因素后仍存在生长迟缓时，可予 rhGH 治疗。在进行 rhGH 治疗前应进行基线评估，包括实验室检查（血清葡萄糖、肌酐、钙、磷和甲状旁腺激素等）、眼底检查、骨龄和 Tanner 分期。目前在欧洲和美国，rhGH 用于 CKD 儿童的推荐剂量是 0.045~0.05mg/(kg·d)，约为 4U/(m^2·d)。给药方式为每日皮下注射给药，每日一次。开始 rhGH 治疗后每 3~4 个月评估生长情况（身高、体重等）、营养状况、眼底检查、Tanner 分期、实验室检查（血清葡萄糖、肌酐、钙、磷和甲状旁腺激素等），每年评估一次骨龄。

第三节　肾脏替代治疗时患儿的营养需要

一、血液透析

血液透析（HD）患儿出现营养不良的因素有摄食减少、厌食、存在高分解状态、炎症、合并其他疾病、代谢性酸中毒、透析操作、膳食限制等，建议 nPCR 大于 1.4g/(kg·d)。

二、腹膜透析

腹膜透析(PD)患儿出现营养不良的可能因素有:透析不充分、蛋白质和氨基酸经透析液丢失、透析液留腹或胃排空减慢引起饱胀感而厌食,或从腹膜吸收透析液中葡萄糖导致厌食。PD 患儿需考虑在腹膜透析置换液中的能量摄入,包括腹膜透析液中葡糖糖的暴露量(浓度、时间、循环和留腹时间)和腹膜转运状态。存在营养不良时,可通过增加透析量、更改透析处方、增加膳食补充剂。部分患儿通过 PD 可增加摄入的能量,若有额外体重增加,在考虑饮食摄入三大营养物质平衡时需考虑这部分能量来源。另一方面,过多的蛋白质会导致高氮质血症,在排除其他引起高氮质血症的原因后,蛋白摄入可能需要根据最低参考摄入量来调整(表 36-10)。PD 患儿会丢失钠盐,也需根据血钠情况补充,同时也需注意水钠潴留合并高血压的情况,当饮食摄入不足以维持 PD 患儿生长需要时,需口服补充和/或肠内营养,且应当在生长速率低于正常时尽早开始。已有证据表明,对<2 岁的 PD 患儿行胃造口术予肠内营养效果优于鼻胃管喂养。

表 36-10　0~18 岁慢性肾脏病 3~5D 期蛋白质参考摄入量

年龄	DRI/ $[g \cdot (kg \cdot d)^{-1}]$	CKD 3 期 100%~140% DRI/ $[g \cdot (kg \cdot d)^{-1}]$	CKD 4~5 期 100%~120% DRI/ $[g \cdot (kg \cdot d)^{-1}]$	HD/ $[g \cdot (kg \cdot d)^{-1}]$	PD/ $[g \cdot (kg \cdot d)^{-1}]$
0~6 个月	1.50	1.50~2.10	1.50~1.80	1.60	1.8
7~12 个月	1.20	1.20~1.70	1.20~1.50	1.30	1.5
1~3 岁	1.05	1.05~1.50	1.05~1.20	1.15	1.3
4~13 岁	0.95	0.95~1.35	0.95~1.15	1.05	1.1
14~18 岁	0.85	0.85~1.20	0.85~1.05	0.95	1.0

注:DRI 为参考摄入量;CKD 为慢性肾脏病;HD 为血液透析;PD 为腹膜透析。

第四节　肾移植患儿围手术期的营养需要

肾移植患儿常合并营养不良或肥胖,可增加术后并发症,影响移植后预后。肾移植患儿围手术期管理十分重要且富有挑战,需考虑移植前营养状态、免疫抑制剂的不良反应、移植物的功能、感染的风险和肾移植时的一般情况。

一、肾移植术前营养管理

管理的重点在于提供足够的热量和蛋白质,维持内脏蛋白质储存量,以利伤口愈合,预防感染和维持水电解质平衡。对于肥胖儿童,要尽量降低 BMI。

二、肾移植术后营养管理

（一）术后早期营养管理

CKD 患儿通常在肾移植术后胃口会好转,若移植肾功能良好,鼓励患儿正常进食,有助于合成代谢和促进伤口愈合,以及维持营养元素和水电解质平衡。若患儿合并高血压建议低盐饮食;若患儿术后肾功能减退,营养管理和术前相似,建议摄入能量达相应年龄能量需求量的 100%。根据肾功能情况调节蛋白质的摄入量,维持水电解质平衡。需定期检测血脂水平,建议平时予菜籽油、橄榄油等对人体有益的脂肪。

（二）术后远期营养管理

肾移植患儿摄入的能量需注意宏量营养素的平衡,避免肥胖、脂质代谢紊乱和糖代谢紊乱,移植后体重增长和能量供应目标是达到生后年龄能量需求量的 100%,同时也注意根据 BMI 动态调整。

（蒋小云　陈丽植　金贝）

参考文献

［1］ VEROUX M，CORONA D，SINAGRA N，et al. Nutrition in kidney transplantation. Int J Artif Organs，2013，36（10）：677-686.

［2］ KDOQI. Clinical Practice Guideline for Nutrition in Children with CKD：2008 update. Executive summary. Am J Kidney Dis，2009，53（3 Suppl 2）：S11-104.

［3］ ANDERSON C A M，NGUYEN H A. Nutrition education in the care of patients with chronic kidney disease and end-stage renal disease. Semin Dial，2018，31（2）：115-121.

［4］ MCALISTER L，PUGH P，GREENBAUM L，et al. The dietary management of calcium and phosphate in children with CKD stages 2~5 and on dialysis—clinical practice recommendation from the Pediatric Renal Nutrition Taskforce. Pediatric Nephrology，2020，35（3）：501-518.

［5］ SHAW V，POLDERMAN N，RENKEN T J，et al. Energy and protein requirements for children with CKD stages 2~5 and on dialysis-clinical practice recommendations from the Pediatric Renal Nutrition Taskforce. Pediatric Nephrology，2020，35（3）：519-531.

［6］ 李辉，季成叶，宗心南，等. 中国0~18岁儿童、青少年身高、体重的标准化曲线. 中华儿科杂志，2009，47（7）：487-492.

第三十七章　生长发育、认知发展和青春期管理

　　儿童时期是生长发育、认知发展和青春期发育的关键时期。慢性肾脏病（CKD）和慢性肾衰竭患儿因其疾病的病理状态、药物干预等因素，均有不同程度的生长发育、认知发展和青春期发育落后。肾移植的发展显著提高了慢性肾脏病和慢性肾衰竭患儿的生存率，接受肾移植的患儿其生长发育、认知发展和青春期发育也会得到改善，但尚不能完全追赶至正常同龄儿童水平。因此，肾移植前后儿童的生长发育、认知发展和青春期发育的监测以及必要的及早干预是目前移植后管理的重点之一。本章节将介绍肾移植儿童生长发育、认知发展和青春期发育的现状及其主要的影响因素，为实现肾移植儿童生长发育、认知发展和青春期发育的最大化追赶提供思路。

第一节　肾移植儿童的生长发育

一、儿童生长发育的一般规律及常用评价指标

（一）儿童生长发育的一般规律

　　儿童生长发育，不论在总的速度上或各器官、系统的发育顺序上，都遵循的一定规律：生长发育是连续的、有阶段性的过程；各系统、器官生长发育不平衡；生长发育遵循由上到下、由近到远、由粗到细、由低级到高级、由简单到复杂的一般规律；生长发育存在个体差异。认识总的规律性对正确评价与指导儿童生长发育情况非常重要。

　　生长发育在整个儿童时期不断进行，但各年龄阶段生长发育有一定的特点，不同年龄阶段生长速度不同。例如，体重和身长在出生后第一年，尤其前三个月增加很快，出生后的第一个生长高峰在出生后第一年；第二年以后生长速度逐渐减慢，至青春期生长速度又加快，出现第二个生长高峰（图37-1）。

（二）儿童生长发育的常用评价指标

　　1. 体格生长常用指标　体格生长应选择易于测量、有较大人群代表性的指标来指示。一般常用的形态指标有体重、身高（长）、坐高（顶臀长）、头围、胸围、上臂围、皮下脂肪等。

　　2. 出生至青春前期的体格生长规律及测量

　　（1）体重（weight）：是评价儿童生长最为重要的指标之一。包括各器官、系统和体液的总量。体重可以受多种因素的影响，如营养、辅食添加、疾病等。因为体重受环境因素影响较大，常作为生长监测的指标。出生后生长曲线是宫内生长曲线的延续。它反映儿童的营养状况，尤其是近期的营养状况。我国 2005 年九市城区调查结果显示平均男婴出生体

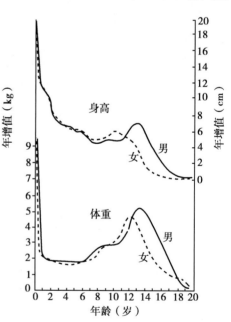

图 37-1　儿童身高、体重发育速度曲线
儿童生长发育虽按一定总规律发展，但在一定范围内受遗传、环境的影响，存在着相当大的个体差异，每个人生长的"轨道"不会完全相同。因此，儿童的生长发育水平有一定的范围，所谓的正常值不是绝对的，必须考虑个体的不同影响的因素，才能做出正确的判断。

重为 3.3kg±0.4kg,女婴为 3.2kg±0.4kg,与世界卫生组织的参考值一致。新生儿体重有生理性下降,多在出生后 3~4 日达最低点,以后逐渐回升,至出生后第 7~10 日又达到出生时的体重,但早产儿体重达到出生时体重的速度较慢。体重在出生后前 3 个月增长最快,一般为每月增长 600~1 000 克,3~6 个月每月平均增加约 600~800g。

1 岁以内是体重增加的最快速时期,就是所谓的"第一个生长高峰"。

在临床药量和输液量的计算时,可用以下的公式简单估算。

<6 个月龄婴儿体重:体重(kg)= 出生体重+月龄×0.7。

7~12 个月龄婴儿体重:体重(kg)= 6+月龄×0.25。

1 岁时为出生体重的 3 倍。

2 岁时为出生体重的 4 倍。

2 岁至青春前期体重:体重(kg)= 年龄(岁)×2+7(或 8)。

需要注意的是在进行生长评价时应以儿童实际体重的变化趋势为依据,不能用"公式"计算来评价。

(2) 身高(height):是指头、脊柱与下肢长度的总和。身高主要反映的是长期营养状况,短期内影响生长发育的因素(营养、疾病等)对身高影响不明显,而遗传、种族和环境对身高的影响较为明显。身高的增长同体重一样,也是在出生后第一年增长最快。

身高的简单估算:出生时为 50cm。

1 岁时为 75cm。

2 岁时为 85cm。

2~12 岁:身长(cm)= 年龄(岁)×6+77。

3 岁以下儿童应仰卧位测量,即身长(recumbent length),3 岁以上立位测量,即身高(height)。

(3) 坐高(顶臀长):是头顶到坐骨结节的长度。与身长测量一致,3 岁以下儿童仰卧位测量顶臀长。坐高增长代表头颅与脊柱的生长。

生长迟缓是指儿童在其生长发育的过程中没有按照正常生长速度生长,出现了生长速度放慢或顺序异常的现象。生长迟缓是接受肾移植的患儿普遍面临的问题。目前常用身高标准差(standard deviation score,SDS)或年龄别身高 Z 评分(height for age Z score,HAZ)来定义生长迟缓。身高标准差=(实际身高-同种族同年龄同性别平均身高)/(同种族同年龄同性别人群身高标准差)。年龄别身高 Z 评分=(实测身高-同年龄同性别的标准身高)/标准差(身高单位为 cm)。其中我国的身高标准参照 2005 年九省/市儿童体检资料或 WHO 2007 生长曲线。通常身高 SDS 或 HAZ<-2 或儿童身高(身长)小于同龄同性别健康儿童生长发育曲线第三百分位数以下定义为生长迟缓。生长速度是另一个反映儿童生长发育的指标,身高生长速度(height velocity,HV,以 cm/年为单位)=(两次连续体检中后一次身高值-前一次身高值)/体检间隔时间(除婴幼儿外,一般以 6 个月~1 年的生长数据评价),或者以每年 HAZ 增值($^\Delta$HAZ)表示生长速度,$^\Delta$HAZ>0.5 定义为追赶性生长。最终成人身高(final adult height,FAH)是评判肾移植患儿生长发育的最佳指标,定义为初潮后至少 2 年后,当身高生长速度<1cm/年,且 X 线确认骨骺闭合时的身高。

(4) 头围的增长:头围的增长与脑和颅骨的生长有关。胎儿期脑生长居全身各系统的领先地位,故出生时头相对大,平均 33~34cm;与体重、身长增长相似,第一年前 3 个月头围的增长(6cm)约等于后 9 个月头围的增长(6cm),即 1 岁时头围为 46cm;生后第二年头围增长减慢,约为 2cm;2 岁时头围约为 48cm;2~15 岁头围仅增加约 7cm,15 岁时头围为 54~58cm。

(5) 胸围:代表肺与胸廓的生长。出生时胸围 32cm,略小于头围 1~2cm。1 岁左右胸围约等于头围。1 岁至青春前期胸围应大于头围(约为头围+年龄-1)。头围与胸围的增长在生长曲线上形成头、胸围的交叉,此交叉时间与儿童营养、胸廓的生长有关,生长较差者头、胸围交叉时间延后。1985 年,我国 9 市城区体格生长的衡量数字显示男童头、胸围交叉时间为 15 个月龄,提示我国儿童胸廓生长较落后,除营养因素外,可能与不重视上肢与胸廓锻炼有关。

(6) 上臂围:代表上臂围肌肉、骨骼、皮下脂肪和皮肤的生长。1 岁以内上臂围增长迅速,1~5 岁增长缓慢,约 1~2cm。因此,有人认为在无条件测体重和身高的地方,可用上臂围测量筛查 5 岁以下小儿营养状况:>13.5cm 为营养良好;12.5~13.5cm,营养中等;<12.5cm 为营养不良。

3. 青春期的体格生长规律　青春期是儿童到成人的过渡期,受性激素等因素的影响,体格生长出现出生后第二个高峰(peak height velocity,PHV),有明显的性别差异。男孩的身高增长高峰约晚于女孩 2 年,且每年身高的增长值大于女孩,因此男孩比女孩高。一般来说男孩骨龄 15 岁,女孩骨龄 13 岁时,身高生长达最终身高的 95%。

不论男孩还是女孩,在青春期前的 1~2 年中生长速度略有减慢。女孩在乳房发育后(9~11 岁),男孩在睾丸增大后(11~13 岁)身高开始加速生长,1~2 年生长达 PHV,此时女孩年身高平均年增加 8~9cm,男孩 9~10cm。在第二生长高峰期,身高增加值约为最终身高的 15%。PHV 提前者,身高的停止增长也早。相反,PHV 延后者,青春期身高生长较慢,但最终身高达正常范围。

青春期体重的增长与身高平行,同时内脏器官增长。女性耻骨与髂骨下部生长与脂肪堆积,臀围加大。男性则有肩部增宽,下肢较长,肌肉增强的不同体形特点。

二、肾移植儿童的生长发育现状

生长迟缓是慢性肾脏病(CKD)患儿的常见问题,CKD 婴儿和肾小球滤过率<15mL/(min·1.73m^2)的 CKD 患儿生长迟缓的风险最高。中、重度生长迟缓的终末期肾病(ESRD)患儿通常发病率和死亡率更高。CKD 患儿生长迟缓是多因素共同导致的,针对这些因素进行综合管理改善了 CKD 患儿的生长落后,但最新的统计数据表明接受肾移植的患儿仍然存在不同程度的生长落后。北美儿童肾脏病临床与协作研究机构(North American Pediatric Renal Trials and Collaborative Studies,NAPRTCS)2014 年的年度报告指出,接受肾脏移植的北美地区患儿在移植时的平均年龄别身高 Z 分为-1.73,低于同龄同性别第 4 百分位,移植年龄<6 岁的患儿落后最明显(0~1 岁为-2.14,2~5 岁为-2.22)。欧洲儿科肾脏病学会/欧洲肾脏学会-欧洲透析和移植学会(The European Society for Pediatric Nephrology/European Renal Association and European Dialysis and Transplant Association,ESPN/ERA-EDTA)在 2020 年最新发布的注册研究数据显示,欧洲肾移植患儿在接受移植时的身高 SDS 中位数为-1.87,相当于同龄同性别儿童的第 3 百分位,有近一半的肾移植儿童存在生长迟缓。肾移植对生长迟缓的改善程度随移植年龄的不同体现出截然不同的效果。NAPRTCS 和 ESPN/ERA-EDTA 统计的数据均表明随着移植后随访时间的推移,整体的平均年龄别身高 Z 评分或身高 SDS 中位数是相对稳定的。进一步进行年龄分层分析后,均表明追赶性生长主要发生在移植年龄<6 岁的肾移植患儿中,6~12 岁的肾移植患儿仅在移植后前 2 年表现出非常有限的追赶性生长,而>12 岁的肾移植患儿身高 SDS 没有增加,甚至略有下降趋势。这一现象可能与青春期起始时间推迟以及青春期持续时间缩短,这一年龄段肾小球滤过率更低有关。就最终成人身高而言,NAPRTCS 2014 年的数据显示在能够观察到最终成人身高的肾移植患儿中,仍有 25% 的肾移植患儿最终成人身高 Z 分<-2.20,10% 的肾移植患儿最终成人身高 Z 分<-3.20。欧洲的一些单中心数据则显示将近 50% 的肾移植患儿其最终成人身高 SDS 仍<-1.88。生长迟缓对肾移植儿童的生活质量和信心都有不良影响,最大程度提高移植后的追赶性生长是肾移植患儿术后管理的重要内容。同时,还必须意识到,肾移植患儿最终成人身高可能更依赖于移植前的线性生长。因此,有必要联合肾内科医生以及其他相关专科医生,改善肾移植前患儿的生长发育以达到最优最终成人身高。

三、肾移植前儿童生长发育的影响因素

移植前的生长落后程度对肾移植患儿的最终成人身高有重要的影响,因此,我们有必要了解肾移植儿童移植前生长发育的影响因素及必要的干预措施。CKD 患儿生长迟缓的病因是多因素的,包括宫内生长受限、遗传因素、早产、营养不良、矿物质和骨代谢异常、代谢性酸中毒、贫血、电解质紊乱、甲状旁腺功能亢进、维生素 D 缺乏,以及生长激素/胰岛素样生长因子 1 轴和促性腺激素轴的异常改变。CKD 患儿靶器官中生长激素受体表达减少,体内炎症反应诱导细胞因子信号转导抑制因子(inflammation induced suppressor of cytokine signaling,SOCS)增多引起生长激素受体下游的酪氨酸激酶 2-信号转导子和转录激活 5(janus kinase2-signal transducer and activator of transcription 5,JAK2-STAT5)信号通路被干扰,从而导致 CKD 患儿

生长激素不敏感,胰岛素样生长因子1的合成减少。同时胰岛素样生长因子结合蛋白增多,进一步减低胰岛素样生长因子1水平。而慢性肾衰竭相关的抑制因子如血管紧张素Ⅱ及类固醇治疗,会引起下丘脑促性腺激素释放激素(hypothalamic gonadotropin releasing hormone,GnRH)释放减少,进一步可能导致循环中黄体水平下降、性腺功能减退,使得青春期延迟、持续时间缩短及青春期的生长突增减少。

针对引起 CKD 患儿生长迟缓的原因进行综合管理,纠正电解质、酸碱失衡及骨矿物质紊乱,补充维生素 D,纠正甲状旁腺功能亢进,加强营养管理和重组人生长激素的使用可以改善移植前的生长迟缓。婴儿期及幼儿期的营养供应尤为重要,这两个阶段是生长过程汇总对营养最敏感的阶段。CKD 婴儿应至少保证健康婴儿每日推荐热量摄入量的 80%,才能有效改善线性生长。而热量来源则与同龄健康儿童相同,总热量的 45%~65% 来源于碳水化合物,25%~35% 来源于膳食脂肪,剩余热量来源于蛋白质。CKD 3 期患儿的蛋白质摄入量应在同龄健康儿童每日推荐量的 100%~140%。CKD 4 期和 5 期患儿的蛋白质摄入量则应在同龄健康儿童每日推荐量的 100%~120%。为了保证充足的营养供应,必要时可以采取胃造口术或鼻胃管喂养的方式。

此外,生长激素可以改善 CKD 患儿和肾移植患儿的生长迟缓。目前的数据表明使用生长激素 2~5 年后,预期最终成人身高可增加 7.2cm。欧洲儿科肾病学会(ESPN)慢性肾脏病-矿物质骨骼疾病(CKD-BMD)工作组及透析和移植工作组 2019 年发布了关于 CKD 患儿使用生长激素(growth hormone,GH)的临床实践推荐。工作组推荐存在持续性生长障碍,即身高低于同龄同性别健康儿童第 3 百分位,且身高生长速度低于第 25 百分位的 CKD 3~5 期患儿、透析时间 >6 个月的患儿及肾移植患儿,如果其他影响生长发育的因素被充分控制(对于已经进行肾移植的患儿,在无类固醇免疫抑制剂方案不可选的情况下考虑 GH 治疗),且患儿仍有生长潜力,应作为 GH 治疗的候选者,和家属以及患儿充分讨论生长激素使用的利弊后,可以考虑进行 GH 治疗,其中满足条件的肾移植患儿建议移植 1 年后开始 GH 治疗。对于肾病型胱氨酸尿症,无论 CKD 分期,只要存在持续性生长障碍,均强烈推荐使用 GH 治疗。而对于以下情况,目前不推荐使用 GH 治疗:①骨骺闭合;②对活性物质或任何辅料存在过敏反应;③患儿本人或家属不同意使用;④严重的继发性甲状旁腺功能亢进症(甲状旁腺激素 >500pg/mL);⑤增殖性或严重非增殖性糖尿病视网膜病;⑥肾移植术后第一年内;⑦急性危重病;⑧活动性恶性肿瘤。强烈推荐定期测量 CKD 患儿的身高/身长,至少每 6 个月评估一次身高生长速度,通过父母身高计算遗传身高(Tanner 公式,见公式 1;或 Molinari 公式,见公式 2)并结合左手腕骨骺发育程度来评估生长潜力。在开始 GH 治疗前应评估患儿的血清肌酐(估计肾小球滤过率)、尿素、钙、磷、总碱性磷酸酶、碳酸氢盐、甲状旁腺激素、25-羟维生素 D、白蛋白、空腹血糖、糖化血红蛋白水平、血清甲状腺素(TSH 及游离 T_3 水平)、胰岛素样生长因子1的浓度,并完善眼底检查、左手腕 X 线摄影、评估 Tannery 青春期分期。推荐剂量为 $0.045~0.05\text{mg}/(\text{kg}\cdot\text{d})$,皮下注射,每晚一次,通常持续使用数年,直到达到最终成人身高或进行肾移植。

> 公式 1:女孩遗传身高 =(母亲身高+父亲身高-13)/2,单位为 cm
> 　　　　男孩遗传身高 =(母亲身高+父亲身高+13)/2,单位为 cm
> 公式 2:女孩遗传身高 =(母亲身高+父亲身高)/2-2.6,单位为 cm
> 　　　　男孩遗传身高 =(母亲身高+父亲身高)/2+10.2,单位为 cm

除外移植前生长迟缓程度,肾移植术后的追赶性生长程度还受到如下系列因素的影响:原发病因、移植年龄、移植物功能、供体来源、类固醇的使用以及生长激素的使用。

通常原发病为先天性肾脏及泌尿系统异常(congenital anomalies of kidney and urinary tract,CAKUT)的患儿比原发病为肾小球肾炎、溶血尿毒综合征、血管炎及其他引起肾衰竭的疾病的患儿移植后身高 SDS 低,而原发病为代谢性疾病的患儿移植后身高 SDS 较 CAKUT 患儿更低。移植年龄 <6 岁的患儿其移植前生长迟缓最严重,但其追赶性生长却最多。虽然部分注册数据和单中心研究数据提示,移植年龄为 6~12 岁的患儿没有追赶性生长,但临床试验数据和多中心数据更支持该年龄段存在有限的追赶性生长。而移植年龄超过 12 岁的患儿没有追赶生长,甚至略有下降。这可能与患儿的青春期生长发育开始时间推迟、持续时间缩短,且通常肾小球滤过率更低相关,从而导致青春期的生长突增减少。合并贫血、高血压以及肾小球滤过率 $<30\text{mL}/(\text{min}\cdot1.73\text{m}^2)$ 均提示移植物功能不良,与移植后的追赶性生长及最终成人身高

低相关。获得活体供肾的患儿比获得死亡供体的患儿移植后身高 SDS 更高,同时,5 年的追赶性生长也更高。预先采取的肾移植(指移植前未进行透析)或移植前透析时间不超过 1 年通常最终成人身高更高。

四、肾移植术后儿童生长发育的影响因素

(一)年龄

根据 2006 年 NAPRTCS 的报告,仅在 2~5 岁的婴幼儿和学龄前肾移植患儿移植术后 2 年内观察到有追赶性生长,尤其是在学龄前儿童中,所有移植前的生长发育延迟现象都在移植术后得到改善。而学龄儿童(6~12 岁)和青少年的身高在肾移植术后没有明显改善,但也没有严重的生长障碍。接受肾移植术的学龄前儿童生长减速期比正常学龄前儿童长,从而其青春期开始的时间和骨龄也会相对推迟,虽然较长的生长减速期意味着生长发育的时间会持续更久,然而最终身高却并不令人满意。因此,一直以来都认为追赶性生长局限于 5 岁以下儿童。也有研究发现,追赶性生长同样也出现在青春期前(6~10 岁)的儿童受者中,可能与青春期前的生理性生长,以及激素减量有关。而对于 10 岁以上的儿童受者,在移植术后未出现追赶性生长。

(二)移植肾功能

移植物功能是另一个影响术后儿童生长发育的重要因素。NAPRTCS 的报告显示,GFR 降低是儿童受者最终身高的独立预测因素。研究表明,GFR<40~50mL/(min·1.73m²),对移植术后长期的身高增长有负面影响。同时,肌酐每增加 1.0mg/dL(88.4μmol/L),儿童受者的最终身高降低 0.15cm。Nissel 等人发现,学龄前儿童的追赶性生长和患儿的最终身高与其 GFR 具有相关性。移植肾功能良好对于患儿身高的增长至关重要,较好的肾功能能够维持水电解质平衡、维持酸碱平衡、保持相对稳定的内环境,在此基础上充分改善患儿的生长条件,同时提供以优质蛋白为主的营养支持,对于生长发育至关重要。因此,术后维持良好的肾脏功能,减少排斥反应的发生率,可较好地促进患儿的生长发育。

(三)激素治疗

糖皮质激素一直是儿童肾移植免疫抑制方案中不可缺少的一部分,但同时也不可避免地对其生长发育产生不利影响。肾移植儿童长时间使用糖皮质激素,极易引起高血压、糖尿病、高脂血症和肥胖。一方面,糖皮质激素可影响下丘脑-垂体激素释放轴,导致 GH 受体下调、IGF-1 合成障碍;另一方面,长期应用激素抑制了软骨细胞生长,减少了骨质形成和软骨内骨化作用,使得骨骼发育迟缓。一项在儿童肝移植和肾移植受者体内的激素药理学研究表明,激素的血清浓度-时间曲线下的面积,与患儿的生长发育存在一定相关性。近年来,随着他克莫司和霉酚酸类免疫抑制药物的广泛应用,使移植早期糖皮质激素类药物的撤除成为可能。尽管一些研究认为,早期撤除激素会导致急性排斥反应发生率和移植物延迟恢复率增高,但更多的研究结果显示,在目前三联免疫抑制方案中,早期撤除激素可有效地促进儿童生长。KDIGO 的指南中指出,在移植术后 1 周内撤除激素,可在不改变移植物存活率的情况下将不良反应降至最低。Grenda 等对儿童移植术后早期撤除激素的 Meta 分析也指出,激素撤除在肾移植患者中是成功、有效的。另外,Delucchi 等的研究也发现,在青春期早期和青春期肾移植患儿中,移植术后 5 年内早期撤除激素,能明显改善患儿的生长发育。同时,除了能取得生长获益外,激素撤除还可改善患儿血脂和四肢、躯干的体脂分布。而一种来自氢化可的松的合成糖皮质激素——地夫可特,不仅有着优异的免疫抑制效果,同时也不影响生长发育,但是对于它的应用目前尚缺乏足够的数据。儿童肾移植术后是否采用低剂量的糖皮质激素以及是否应该早期撤除,目前尚有争议,还需要更多的数据和研究来证实。有学者对于儿童肾移植的免疫抑制治疗采用的是早期撤除激素方案,目前术后的急性排斥反应发生率、移植物存活率以及术后 5 年的生长发育都取得较好结果,但对于术后的长期效果还有待进一步观察研究。

(四)重组人生长激素

类固醇的不良反应之一是抑制生长,部分与干扰生长激素轴相关。肾移植术后使用无类固醇免疫抑制方案或尽早减停类固醇比使用或持续使用类固醇的患儿追赶性生长更多,青春期前肾移植患儿可能获益最大。肾移植儿童的 RCT 数据似乎支持无类固醇免疫抑制方案在移植后 3~5 年内是相对安全的,不会导致更高的急性排斥反应、移植失败或死亡,而远期影响则有待进一步的随访统计。对于不适用无类固醇

免疫抑制方案的肾移植患儿,如果肾移植一年后,仍然存在持续性生长障碍,则可以考虑使用生长激素治疗,将有助于提高最终成人身高。

除了糖皮质激素治疗,移植术后 rhGH 的应用也是改善患儿生长发育的一项重要措施。肾移植成功可逆转慢性肾衰竭环境,理论上应该可以使生长激素正常分泌和发挥作用。这种情况下发生的持续性生长障碍主要是由移植肾功能减弱和糖皮质激素治疗引起的。如果采用隔日糖皮质激素方案不能实现追赶性生长,且由于移植肾功能不稳定而无法停用糖皮质激素,则应开始 rhGH 治疗,尤其是移植肾功能欠佳 $[GFR<50mL/(min \cdot 1.73m^2)]$ 的儿童,这些儿童不太可能自发出现追赶性生长。通常应在移植 1 年后才开具 rhGH 治疗,因为肾移植术后至少应对自发性生长监测 12 个月。rhGH 的应用指征主要有:①因糖皮质激素治疗引起的 GH 分泌不足。②GH 分泌正常,但 IGF 受体活性降低。一项来源于 NAPRTCS 的术后长期研究表明,小于 10 岁的儿童受者中,不使用 rhGH 的儿童最终身高要优于使用 rhGH 组的儿童。目前,儿童肾移植受者使用 rhGH 尚无公认的指南,但 KDIGO 的指南推荐移植术后使用 rhGH 治疗,其推荐剂量是 $0.05mg/(kg \cdot d)$。

第二节　肾移植儿童的认知发展

一、儿童认知发展的一般特点及常用指标

认知是指对作用于人的感觉器官的外界事物进行信息加工的过程,包括感觉、知觉、记忆、思维、想象、语言。认知发育与神经发育是同步的,从宫内胎儿时期就开始,出生后 2 年发育最快,并一直持续到成年早期。评估认知发育最简单的方法就是评估就学情况,如是否参加适龄学习、学习成绩。更深入细致的研究则涉及各种专业的量表,目前的研究中常用的指标包括智商(IQ)测定、韦氏智力量表(wechsler abbreviated scales of intelligence,WASI)、执行功能行为评定量表(behavior rating inventory of executive function,BRIEF)、Delis-Kaplan 执行功能系统(delis-Kaplan executive function system,D-KEFs)等,建议由专业心理学家选择合适的评价量表并完成评估。

二、肾移植儿童的认知发展现状和危险因素

20 世纪 90 年代的数据显示,ESRD 患儿常存在认知障碍的问题,可能与慢性肾衰竭、营养不良、铝中毒、患严重慢性病对儿童的不良刺激等因素有关。但随着慢性病管理水平的提高,诸如加强营养管理、改善贫血、避用含铝化合物等系列干预后,近年来的数据显示 CKD 患儿的认知障碍较 90 年代有了较大的改善。总的来说,大多数轻中度 CKD 患儿没有表现出整体的认知障碍,而是表现为智商水平略低于平均智商。CKD 患儿存在一定的执行功能缺陷,尤其是注意力调节能力缺陷。当不存在结构性脑损伤时,患儿接受肾移植术后的认知水平通常都会得到改善,大部分的肾移植患儿能够正常参加学校教育。但对部分存在严重认知延迟的 CKD 患儿而言,肾移植对改善认知延迟的帮助极其有限。

通常,起病年龄越早、疾病持续时间越长、进入 ESRD 越早,CKD 患儿认知障碍的风险越高。高血压和/或癫痫发作也是目前较为公认的 CKD 患儿认知延迟的高危因素。血压指数增高、血压变异率增加均与 CKD 患儿认知延迟有关。据 NAPRTCS 报道,58% 的患儿移植后 5 年仍在使用降压药。严重的高血压可能伴发癫痫。智商低下和学习障碍最常见于早产儿童和在移植前患有多发性高血压危象和/或癫痫的儿童。据报道,约 31% 的 CKD 患儿在移植前或移植后经历过癫痫发作,18% 在移植后发生癫痫发作,5% 需要抗惊厥治疗的干预。除外继发于颅内病变的癫痫,通常肾移植术后发生的癫痫发作预后良好。因此,应更加重视移植前后血压的控制。其他可能的危险因素还包括合并脑损伤、听力障碍或视觉障碍、营养不良、肾小球滤过率低下、蛋白尿、贫血、透析持续时间长、家长的教育程度低下。有关 CKD 患儿或肾移植患儿的脑结构/功能影像学研究并不多,文献中在 ESRD 患儿或肾移植患儿中可能观察到的异常包括脑萎缩、可逆脑室扩张、脑白质完整性降低或区域性脑血流异常,但由于各研究的样本量、年龄、CKD 分期、原发病差异较大,这些脑结构/功能异常与 CKD 患儿或肾移植患儿认知改变的确切联系还有待进一步地研

究,这些联系可能会帮助揭示潜在的神经机制。

第三节　肾移植儿童的青春期管理

青春期是儿童的第二个生长高峰,这一时期的身高增长对肾功能的恶化程度以及糖皮质激素的暴露十分敏感,透析和肾移植对增加 CKD 患儿青春期的追赶性生长往往十分有限,甚至无效,因此,应该在青春期前采取有效的措施避免生长发育迟缓(参考第三十七章第一节"肾移植儿童生长发育的影响因素")。

虽然青春期生长会明显加速,但 CKD 男孩和女孩的青春期总体身高增长都会降至发育较晚正常儿童的大约 50%。这种身高增长降低的原因为晚期突增前身高增长速度被显著抑制、身高增长峰速度低于正常值以及男孩和女孩的青春生长期分别缩短了 1 年和 1.5 年。值得注意的是,青春期生长突增延迟所致青春期前生长期延长使得患者的突增前身高几乎能够达到正常。然而,随后青春期生长突增期缩短且生长速度较慢,这些儿童相对身高增长迟滞,导致 CKD 5 期患者的青春期后平均身高 Z 评分分别为男孩 -2.9 和女孩 -2.3。

随着 CKD 管理方式的进步,大部分在青春期前需要肾移植的患儿有正常或仅轻度延迟的青春期启动。有研究表明,接受肾移植的患儿与健康儿童之间,开始青春期的平均年龄和平均初潮年龄并无差异,且大部分 CKD 患者的青春期生殖激素血清水平都是正常的。尤其是在青春期开始前进行早期肾移植可预防青春期发育延迟和改善成年身高。

青春期是性成熟的关键时期。Tanner 分期、睾丸体积(男)和初潮(女)是评估儿童青春期发育的常用指标,骨龄可以作为评估青春期开始的粗略指标。目前,对肾移植儿童性成熟的关注远不如对青春期生长发育的关注。20 世纪 80 年代末的数据显示,CKD 患儿青春期的开始时间平均延迟 2~2.5 年,大约 2/3 的 CKD 5 期青少年会在正常年龄范围之后才进入青春期。因此,青春期生长突增也会延迟 2.5 年,延迟程度与 CKD 的病程和严重程度有关。肾移植对性成熟的改善比对青春期生长发育的改善要明显得多。大部分在青春期前接受透析或肾移植的患儿青春期开始时间正常或稍有延迟,女孩的初潮年龄与正常健康女孩没有显著差异,且大部分患儿的血清青春期相关激素水平在正常范围内,但骨成熟落后正常儿童1.4 年。尽可能在青春期前进行肾移植,对于性成熟格外重要。合并性腺功能不全、原发病为某些遗传性疾病(Wilms 肿瘤基因突变相关的综合征、Denys-Drash 综合征、Frasier 综合征、肾囊性病)、长期的透析治疗、长时间高剂量的糖皮质激素暴露以及移植物功能差的患儿更容易出现性成熟障碍。CKD 女性患儿可能在青春期经历月经失调,常见的表现为闭经和月经频繁,其次为慢性异常子宫出血。CKD 患儿出现月经失调的机制并没有定论,可能与下丘脑促性腺激素释放激素周期紊乱、促性腺激素的中枢抑制作用减弱、雌激素水平减低、高催乳素血症、甲状腺功能异常有关。目前,缺乏对 CKD 患儿月经失调管理的共识及专家指南,尽早行肾移植治疗可以帮助预防月经失调。

肾移植对儿童和青少年时期的 ESRD 效果良好,但移植后需要终身服用免疫抑制剂。对免疫抑制剂的不依从是移植物丢失的重要危险因素。儿童肾移植患者的不依从性与个人、家庭、医疗体系及社区等因素均有关系,而青春期儿童处在心理成熟、适应社会以及向成年过渡的特殊阶段,是肾移植术后不依从的特殊风险群体。据统计,青春期的不依从性超过 40%,导致 20% 的移植后排斥反应和 16% 的移植物丢失。从儿童护理向成人护理的过渡差也会增加移植物丢失的发生,目前已有推荐的过渡方法和建议,但研究显示仅少部分医疗机构将这些方法和建议纳入过渡实践中。因此,医疗及护理团队需要格外重视青春期移植患儿依从性的提高,具体参考第三十八章的相关内容。

(党西强　沈田)

参考文献

[1] STEPHEN PD,SIMON H. Solid organ transplantation in infants and children. Berlin:Springer,2018.

[2] BONTHUIS M,GROOTHOFF JW,ARICETA G,et al. Growth Patterns After Kidney Transplantation in European Children Over the Past 25 Years:An ESPN/ERA-EDTA Registry Study. Transplantation,2020,104(1):137-144.

［3］ DRUBE J,WAN M,BONTHUIS M,et al. Clinical practice recommendations for growth hormone treatment in children with chronic kidney disease. Nat Rev Nephrol,2019,15(9):577-589.

［4］ TSAMPALIEROS A,KNOLL GA,MOLNAR AO,et al. Corticosteroid use and growth after pediatric solid organ transplantation: a systematic review and meta-Analysis. Transplantation,2017,101(4):694-703.

［5］ North American Renal Trials and Collaborative Studies 2014 Annual Transplant Report. Rockville,MD:EMMES Corporation, 2014.

［6］ HARSHMAN LA,HOOPER SR. The brain in pediatric chronic kidney disease-the intersection of cognition,neuroimaging,and clinical biomarkers. Pediatr Nephrol,2020,35(12):2221-2229.

［7］ DREW DA,WEINER DE,SARNAK MJ. Cognitive Impairment in CKD:Pathophysiology,Management,and Prevention. Am J Kidney Dis,2019,74(6):782-790.

［8］ 刘喆,赵闻雨,朱有华,等.肾移植患儿生长发育障碍.肾脏病与透析肾移植杂志,2018,27(06):581-584.

第三十八章　心理社会适应和依从性

肾移植是终末期肾病患儿的首选治疗方法,随着肾移植技术的日趋成熟,慢性肾脏病的生存结局得到了改善。然而,对于肾移植患儿,手术的成功仅仅是开始,术后的日常生活管理、心理社会适应性是影响肾移植患儿长期生存质量的重要因素。除了疾病本身对心血管、内分泌和造血系统的影响,生长发育迟缓、难以参与正常的同伴关系活动使患儿的心理社会发展受到严重影响,不利于获得理想的长期预后。良好的心理状况和积极的应对措施是保证患儿围手术期安全和获得理想的长期预后的重要因素。因此,积极治疗躯体疾病的同时,心理健康同样应该是医疗专业人员关注的重点。

一、影响心理社会适应性的因素

影响患儿心理状况的因素较多,包括疾病本身、医疗系统、家庭、社会等。长期的患病状态使患儿对于疾病已经有自己的认知,病情反复或躯体不适以及生长发育迟缓等均可引起心理上的不适。

家庭环境是影响患儿心理状况的重要因素。儿童患病是一种较强的心理应激源,家属除了充当照顾者、监护人的角色,还需对患儿进行生理、心理护理。所以,家属的心理状况以及能否胜任监护、护理工作对患儿的治疗效果有重要的影响。部分家属由于文化水平及受教育程度的限制,对疾病的认知不足,再加上经济方面的压力,在患儿面前常有焦虑、抑郁等不良情绪的表达及流露,可影响患儿对疾病的态度及心理适应性。此外,医疗费用及医疗保险的多少与疾病的开支息息相关,对患儿家属的心理及治疗决策有举足轻重的影响。

对于处在青春期的患儿,学校环境中的同伴接纳对于身份认同的发展很重要。疾病本身或透析状态使患儿难以参与正常的同伴关系活动,从而影响患儿的社会心理发展。肾脏移植使慢性肾脏病患儿得到治愈或极大改善,患儿可重返学校,对患儿(尤其处于青春期)的身份认同的发展起到积极的作用。

二、常见的心理问题

研究显示,慢性肾脏病患儿的心理问题发病率达 30% 以上,其中抑郁情绪最为突出,此外还有烦躁、焦虑、恐惧等。

长期的就医经历和透析状态可能给患儿带来厌烦情绪,儿童肾移植术后长期服用免疫抑制剂药物等多重因素导致患儿情绪波动,而持久的心理问题可出现行为异常,例如情绪爆发和不合作行为。一旦出现心理问题,会影响康复进程,甚至加重病情。

三、如何提高心理社会适应性

(一)认知疗法

认知疗法是通过改变思维和行为方法来改变其不良认知行为,从而达到消除不良情绪和认知行为的短程心理疗法。针对疾病的诱因、病情进展、注意事项、并发症预防、治疗及护理相关知识对患儿及家属进行宣教,充分利用病房内的资源,例如板报、杂志、图片、视频;帮助其建立正确的疾病认知观,使患儿及家属对治疗与护理充满信心。

（二）家庭支持

患者及其家庭成员需要共同面对儿童肾移植手术给他们生活带来的改变,家庭支持功能决定着患儿的预后。由于儿童群体的特殊性,对疾病的自我管理能力差,容易出现角色缺如,在漫长的治疗过程中,严重影响病情的转归。照顾者成为其主要的支持系统,起到至关重要的作用。照顾者以积极的心态配合临床治疗,做好患儿的疾病及心理管理,使得患儿以乐观积极的心态应对生活,对于改善患儿的病情转归具有重要的意义。

（三）社会支持

绝大多数照顾者的支持系统来自家庭,而社会其他成员是肾移植患儿另外一个重要的支持来源,包括患者的亲属、朋友、同事、邻居等周边的人所给予的精神及物质上的帮助和支援。社会支持是肾移植患者应对疾病过程中最有潜力的资源之一,多数学者认为,良好的社会支持有利于健康,而劣性社会关系的存在则损害身心健康。在漫长的治疗过程中,要呼吁社会各界关心患儿及其照顾者,消除歧视,给肾移植患儿家属提供一个互相传递信息、交流疾病管理经验的平台,使之有一个互相鼓励、互相支持的团体,增强战胜疾病的信心。住院期间加强对患儿及照顾者的健康教育,并可对其进行护理技能培训,做好大病救助及医药费减免条件的宣传,落实医疗保险政策;关注家属的基本状况,协助其寻求社会支持。每个家庭状况不一,医护人员在为患儿提供治疗过程中,应注意到不同个体的区别,找出患儿及家属的主要症结,提供心理支持。

（四）心理疗法

心理疗法是利用心理学知识及方法帮助患者摆脱困境,舒缓患者情绪,减轻疾病因素对患者病情影响的一种治疗方法。首先,指导患儿正确表达情绪,学会自我接纳和自我探索。其次,通过病友分享学习应对和解决问题的办法,相互交流,共同成长。运用尊重、倾听和无条件积极关注等技术鼓励患儿积极表达,倾听并表达共情,使其感受到尊重和关爱。布置家庭作业,帮助充实生活,感知乐趣。利用专业知识给予疾病指导,增强治疗信心。对于严重影响患儿生活的心理问题,应当咨询专业的心理科医生以寻求帮助。

（五）运动康复

进行适度的运动训练可以有效减轻抑郁、焦虑等症状,患儿可以在病情稳定且身体状况允许的情况下,选择踏车或者步行,每周三次左右,每次在 10 ~ 20 分钟,可以根据不同患者的耐受程度逐步提高运动量。

（六）药物疗法

肾移植术后生长发育仍不及预期,如身高低于同龄人,在咨询专业医师后可应用生长激素来以增加身高,促进患儿的社会心理发展。另外,对于存在严重心理问题的患儿,应当咨询专业的心理科医生,必要时应用药物辅助控制精神症状。

（七）护理支持系统

护士与患者的接触时间多,本身可以为其提供支持,可对其心理社会适应发挥潜在的作用。护士为患者提供的常见心理支持是情感支持、信息支持。健康教育是护理工作的重要内容,也是提高肾移植患者生存质量的有效手段。使照顾者掌握疾病管理的相关知识,巩固临床疗效,以减轻照顾者的心理压力。

心理状态是影响整个治疗的关键,因此要加强照顾者心理支持,协助他们正确认识自身的心理问题,以正确地方式去解决各种心理的不良情绪。对其进行安慰、交流,使他们倾吐内心的疑惑和焦虑,给予详细的解释,满足合理需求,改善照顾者的情绪,使其正确认识患儿的病情,接受疾病的事实,调整好心理状态,努力创造良好的家庭氛围,克服恐惧、焦虑、消极等负性情绪,积极面对压力为更好地配合医疗护理提供帮助,让患儿能顺利完成治疗,提高患儿及家属的生存质量。

第二节 肾移植患儿依从性

依从性定义为"一个人(一家人)的行为(服药或进行生活方式改变)与医疗保健提供者的商定建议相符的程度。肾移植的儿童在体格发育及心理方面尚未成熟,依从性较成人差,表现为间或漏服药或者多服用药,不按时服用免疫抑制剂容易出现免疫抑制不足导致急、慢性排斥反应,使移植肾功能减退甚至丧失,多服药会加重药物的毒副作用,引起不良反应。在成年肾移植受者中,不依从率在2%至18%之间。在儿童肾移植受者中,不依从率的范围据报道在5%至50%之间,而在青少年中,既往有研究报告的不依从率高达64%。由于检测不足和报告不足,难以监控违规的确切发生率。儿童免疫抑制药物依从性差是肾同种异体移植晚期功能丢失的主要因素。有队列研究证实,每年约有1/3的移植物损失是由于不依从引起的。在向成人护理过渡的过程中,青少年的移植失败率显著增加。因此,在临床护理工作中,应重视对儿童肾移植受者及其家属的健康宣教,告知自我监护、终身服药、定期随访和及时就诊的重要性。

一、依从障碍的原因

改善依从行为重要的第一步是确定接受肾脏移植的儿童和青少年遇到的依从障碍的原因,世界卫生组织已将不依从性的因素归类为发生在个人、家庭、卫生保健系统或社区。肾移植成功的前提之一是患者要长期服用免疫抑制剂,需进行规律的临床随访。但患儿心理发育尚未成熟,在儿童早期,这主要是家庭的责任,但是在青春期,这逐渐成为患者的责任。患儿可能因为忘记服药、不良口感、副作用、被歧视感等不能按时服药,从而导致移植失败;家庭障碍包括药物用尽,家属健康素养差,不理解按时用药和定期监测的重要性。此外,照顾者必须有经济来源来支付用药、随访和其他康复费用,如果经济情况无法负担药物及其他费用,亦会导致依从障碍。医疗系统的依从障碍主要体现在治疗方案上医生与患者沟通不良,此外处方方案过于复杂和难以理解,也会导致依从障碍。

二、如何提高患儿依从性

医生与患者之间的信任是医务人员实施医疗行为过程中不可忽视的环节。患者如果预期医方提供的服务能符合安全、有效、经济的要求,且其权利也得到了有效保障,就会对医务人员产生基本信任心。将有助于提高门诊复诊率及药物依从性。肾移植患儿术后长期规律服用免疫抑制药物,并维持规律随访是移植成功的关键因素之一,因此提高免疫抑制剂的依从性至关重要。作为医疗人员,除了对患儿提供治疗方案,还应对不同患儿及家庭提供个体化服务,及时发现患儿及家属的依从障碍,对于经济困难家庭,确保落实医疗保险政策及大病救助,尽可能提供合法的政府及社会捐赠渠道来帮助病患家属,减轻家庭部分的经济压力,从而减少因家庭经济困难导致的依从障碍。由于医疗方案的复杂性,移植前后要对患儿及家属进行详细的疾病教育,对于出院患儿应提供用药指导,嘱咐患儿及家属遵从医嘱按时按量用药,不得漏服、随意减量或停药,对于存在随意增减药量可能性的患者,可在药盒上帮患者标注清楚药物用法及用量。同时告知家属各种药物的不良反应,如发生不良反应应及时告知医护人员进行处理。此外,有研究发现,治疗方案复杂是影响治疗依从性的原因之一,简化治疗方案有助于提高依从性,作为临床医务人员,在保证治疗效果的同时,要尽量将治疗方案简单化。

医护人员在患者出院后的随访极为重要,规律用药、运动指导及饮食管理能显著减少术后并发症,实施远程医疗访问、电子监控反馈和认知教育等干预措施已显示出改善依从性的益处。出院后可利用现代网络通信如电话、微信、QQ保持联络,开展随访教育,指导和监督自我监测表填写,通过自我监测表记录日常生活、安全用药、规律饮食和运动、心理和生理指标,护理人员在规律电话及网络随访阶段及时评估和答疑,承认患儿及家属的努力并提供持续的鼓励,提高护理的可及性和延续性。定期开展肾移植病友交流会,医护人员可以与患者面对面交流,并及时纠正患者术后自我管理不足;同时鼓励术后自我管理良好、并发症少的患者分享成功经验,给予其他患者积极的指引,从而增强患者的自信心和治疗依从性。

随着肾移植技术的日趋成熟,终末期肾病患儿的结局得到了一定的改善。肾移植为慢性肾脏病儿童及其家庭带来了希望,同时也带来了更多挑战,提高患儿的心理社会适应性和依从性将有助于提高移植成功率,保障患儿的生活质量。作为医务人员,应当遵循以人为本、以患者为中心的服务理念,发挥主动服务意识,将心理健康和躯体治疗相结合,提供个体化延续性的治疗方案,增强患者对疾病的认识、治疗的依从性和自我管理能力,改善患者的心理状态和生存质量,提高门诊患者满意度,实现经济效益和社会效益的双赢。

（张建江 刘俊梅）

参考文献

［1］ 舒芬华,吴翠,万萌,等.慢性肾脏病患儿照顾者疾病管理体验的质性研究.齐鲁护理杂志,2017,23(15):41-43.

［2］ 刘瑞红,刘珏,万晶晶.肾移植受者心理体验的研究进展.护理学杂志,2018,33(2):109-112.

［3］ 张萍丽,陆云晖.健康教育在慢性肾脏病患者中的应用效果.心理医生,2017,23(8):290-291.

［4］ 李阳洋.儿童肾移植的进展及移植术后的护理干预.医学信息,2015(26):384-384.

［5］ 韩澍,王慕,曾力,等.儿童肾移植效果及影响因素分析.中华小儿外科杂志,2010(4):248-251.

［6］ 任洪艳,罗素新,唐萍.肾移植患者术后心理社会需求模型的建立.保健医学研究与实践,2015,12(4):7-10.

［7］ 唐漫漫,熊琼,任小红.社会支持对肾移植患者生存质量影响的研究进展.中华现代护理杂志,2012(9):1103-1104.

［8］ 刘晓红,吕林华,杨薇,等.慢性肾脏病儿童家属的心理状态及影响因素.护理研究,2015,29(9):1074-1076.

［9］ 边晓璐,包延乔,杜俊,等.老年慢性肾脏病患者心理健康管理.解放军医院管理杂志,2018,25(11):1041-1044.

［10］ 提高受者依从性改善肾移植预后.中华器官移植杂志,2018,39(10):640-640.

［11］ 谭超,吴惠坤,王桂清,等.多种形式健康教育对提高肾移植患者生存质量的影响.中华现代护理杂志,2007(16):1480-1481.

第三十九章 伦 理 学

人体器官移植是一种涉及诸多医学伦理和法律道德的医疗技术。它作为目前世界上治疗终末期疾病有效和普遍采用的手段，在改善终末期疾病患者的生活质量和提高他们生命价值等方面做出了卓越的贡献。它不仅挽救了众多濒临死亡患者的生命，也拓展了医学治病救人的能力。然而，随着器官移植技术的普及和发展，它在推动医学进步和发展的同时，所带来的伦理问题也日益突出。伦理问题主要涉及活体供者、尸体供者、受者和医务人员四方面。这些问题在各个方面影响了该技术的应用和发展。本章节从器官移植的伦理原则、器官移植的伦理问题、器官移植的管理几方面探讨了阻碍器官移植存在和发展的伦理道德难题，并从完善伦理原则、健全相应的法律法规、规范医务人员的医学行为等方面进行了探讨，以提高器官移植医疗安全性和器官移植的伦理可行性。

一、器官移植的伦理原则

（一）不伤害原则

目前，医疗技术已证实活体移植器官的可行性，但对于活体供者来说，摘取器官的行为可能对器官供者的健康带来一定伤害。在器官移植中，面对人体活体器官移植这一技术难度和风险极高的手术，医生一定要持审慎态度，在摘取人体活体器官进行移植手术前，一定要综合考虑器官捐者和受者的全面健康状况，无论是对器官捐献者还是受者，在器官移植过程中，都要本着对生命的伤害减至最小，对生命的利益增至最大的初衷。坚持不伤害原则，是器官移植医生应具备的道德底线。

（二）行善原则（有利原则）

器官移植的目的是为治愈疾病，延长终末期患者的生命。器官移植的初衷体现了生命伦理学的行善原则。在实施器官移植的过程中，医生遇有人体活体器官移植行为时，首先应遵循行善原则，从器官供者的角度考虑其器官移植行为的利弊，在确保供者生命安全和身体健康的情况下，方可对其进行器官移植。无论是对器官移植的供体还是受体，器官移植的主治医生都应该本着行善原则，尽最大努力将器官移植供者和受者的风险降到最低，确保供者、受者器官移植整体效果"利大于弊"。

（三）公正原则

在器官移植界，人体器官是需求远大于供给。在面对多个急需器官移植的受体之间，如何分配稀缺的人体器官，是涉及捐献移植体系能否赢得人民群众信任的基石。公正原则在这一体系尤其重要。

（四）自主原则（自愿原则）

在器官移植中，供者器官被摘除可能会对供者的健康造成伤害。因此，根据伦理学自主原则，为维护供者的利益，供者有权了解全部关于器官移植的问题和流程。术前医生也应将供者器官被摘除后可能造成的生理变化及手术的利弊、风险充分告知供者，以保障供者充分实施自己的自主决定权。供体根据此信息认真考虑后，在完全自愿的基础上，再做出是否捐献器官的决定。

二、我国活体器官移植主要存在的伦理问题

（一）活体器官损献手术的风险

活体器官捐献手术对于供者而言无疑是一种健康伤害，其术后存在的各种风险是无须讳言的。创伤引起的疼痛，是手术过程中或术后常见的并发症，术后疼痛对供者造成的影响是多方面的。

1. 它可使供者咳嗽受限，分泌物难以排出，最终可能导致气道阻塞、低氧血症、肺炎等并发症。

2. 术后疼痛还会引起供者体内的应激性激素释放增加，导致供者术后血压升高。

3. 疼痛可使供者体内血小板黏附功能增强，纤溶功能降低，导致血栓形成。

4. 疼痛的应激反应还可使供者对病原体的抵抗力减弱，增加术后感染发生率和供者死亡率。

（二）活体器官无偿捐献

健康供者的器官移植给他人，会对捐献人带来身体和自身利益的损害。活体器官移植是以摘除一个健康人的器官为代价去成全另外一个器官衰竭人的健康。器官捐献者在器官移植过程中，不仅要承担身体完整性和身体健康遭到伤害的后果，并且捐献者还要承担术后不可预料的风险给将来生活所带来的不可预估的影响。

（三）受者受益

在活体器官移植医疗活动中，最终目的是解除受者的病痛，救治受者的生命，受者毫无疑问是器官移植的受益者。因为在这个医疗活动中，受者不仅可以治愈疾病，而且还延长了生命，提高了生活质量。活体器官移植不但关系到供者的健康利益，受者的健康利益更是医生关心的问题。但在现实生活中，受者受益并非能够完全实现，因为器官移植手术并非都能达到预期效果，疾病治疗因个体差异性，治疗结果也会有许多不可预测性。受者因为受疾病的长期消耗、器官移植前后使用了大量激素和免疫抑制剂，身体免疫力低下，因此受者极易发生术后并发症。

三、我国尸体器官移植主要存在的伦理问题

（一）传统伦理观念的制约

传统儒家认为，"生老病死""全肤厚葬"。身体受之父母，不敢损毁，孝之始也。这种思想把对死者身体的保全与"孝"联系到一齐，认为人死虽没心跳，但灵魂不会死，期待死而复生；把尸体器官捐献看成是不吉利的征兆，是破坏身体完整性的不孝行为。传统伦理观念是影响尸体器官捐献的重要因素之一。

（二）死亡判定标准中的伦理问题

我国《人体器官移植条例》规定，器官捐献者必须生命终结后，其器官才能被移植。目前，我国在临床上仍沿用心跳、呼吸停止作为死亡标准。当涉及不同死亡标准时，医生该如何把握和选择切取器官的时机，是尸体器官捐献尚需解决的重要伦理问题。

四、器官移植的管理对策

活体器官移植是通过手术实施的，对于活体器官捐献者而言，器官摘取手术对其身体健康造成伤害是肯定的。

1. 医生在对供者器官摘除前，应充分考虑器官捐赠者的健康损害后果，认真分析器官移植手术中给供者可能带来的各种风险和损害。在捐赠者身体健康状况良好，足以承受器官移植手术带来的种种不适的前提下，捐赠者方能成为供者。

2. 医疗机构对供者实施器官移植过程前，医生必须对捐赠者进行关于器官移植手术相关信息、包括器官移植对捐赠者身体近期和将来的损害做充分的说明和告知，必须保证供者在没有任何外来压力的情况下，完全出于自愿捐赠器官。

3. 由于未满 18 周岁的未成年人还处于生长发育阶段，生命相对脆弱。所以，在自愿的基础上还应保证器官移植的供者必须是没有智力障碍的 18 岁以上的成年人。

五、结语

随着传统观念的转变,越来越多的人愿意进行器官捐献,这样就使更多的医生有机会参与到器官移植的活动中。推动器官捐献,发展器官移植,其结果必然使更多的终末期疾病患者从中受益。要想器官移植技术长期健康发展,就必须解决伴随而来的伦理问题。

第二节　儿童肾移植中的伦理问题及对策

慢性肾脏病是危及儿童生命的重要疾病之一,受者年龄在 18 岁以下的肾移植通常称儿童肾移植。自20 世纪 50 年代,美国开展首例儿童肾移植以来,肾移植已成为儿童终末期肾病(ESRD)重要的替代性治疗手段,成功的儿童肾移植不仅能够缓解儿童终末期肾病症状,而且能纠正儿童骨骼发育迟缓、心理功能损害等症状。儿童肾移植治疗手段不仅使终末期肾病患儿摆脱了透析带来的痛苦,也给这些儿童带来了长期生存的希望。我国儿童肾移植工作开展的较欧美地区晚,且儿童肾移植数量也较欧美少,随着我国经济发展和医疗水平的不断提高及器官捐献与移植转型,我国儿童肾移植近几年已出现快速增长势头。尽管儿童肾移植是终末期肾病患儿最有效的治疗手段,但由于儿童肾移植的特殊性,儿童肾移植面临的伦理问题比成人更多,如儿童脑死亡判定标准、儿童供者器官捐献的流程等。还有儿童供者的知情同意问题,无论是在伦理上还是在法律上,儿童都无法提供。本节依据医学伦理学"无害、有利、公正、尊重"的原则,从儿童肾移植存在的问题、儿童逝世后器官捐献的伦理问题等方面进行了伦理探讨。

一、儿童肾移植存在的问题

(一)供者缺乏

对于儿童终末期肾病患者而言,肾移植是目前世界公认的最有效的治疗方案,但肾源短缺是阻碍肾移植发展的重要问题。供者缺乏的原因主要有以下几种:

1. 活体器官捐献　活体肾器官捐献已成为肾脏供者重要的补充来源,由于活体器官质量良好、患者移植手术近远期安全性好而逐渐得到人们关注。活体器官移植可缓解器官短缺的压力,在挽救患者生命上有积极作用。然而,活体器官切取用于他人移植,对供者的身体健康有一定的伤害,活体器官切取有违医学伦理"不伤害原则",不正当手段获取活体器官、活体器官商业化及活体器官供者生命安全等一系列伦理挑战是造成活体器官捐献一直充满伦理争议的主要原因。另外,活体器官捐献涉及的其他伦理问题也限定了活体器官捐献的发展。

2. 受传统思想的影响,公民捐献器官的意愿不高　儿童属无民事行为能力人,儿童死亡后,其器官是否捐献由父母或监护人决定。自古以来,在我国公民的思想中"身体发肤,受之父母"的思想根深蒂固,死后躯体要完整"入土为安"被很多父母所信奉,传统观念的束缚使部分公民不会轻易捐献儿童遗体和器官。

3. 公民对器官捐献的相关法律法规不了解　当前人体器官移植供者缺乏和公民对器官捐献的相关法律法规不了解也有很大关系。

(二)儿童肾移植供者分配

随着儿童肾移植技术的成熟,越来越多终末期肾病患儿通过肾移植获得重生的机会。但是供求严重失衡的问题一直是一个世界性的问题,这一问题不但制约器官移植的发展,而且还导致器官分配伦理问题的出现。

早期,我国儿童肾移植供肾来源主要靠司法途径。以司法途径获得的供肾多为成人供者,由于供受者的不匹配,使得低龄儿童获得供肾的机会非常少,加之我国供者器官分配体系的建设远远落后于欧美等地区的发达国家,儿童肾病患者在供肾分配中处于劣势,终末期儿童肾病患者接受肾移植的机会比起成人就少了很多。

2013 年,中国启动了人体器官分配计算机系统,参照欧美等地区的发达国家"儿童优先"的器官分配方案,我国在制定供者器官分配方案时,也把儿童患者享有优先权这一条制定到了标准中。随着公民器官捐献工作的深入开展,儿童死亡供者也随即产生,儿童供肾在移植界越来越受到重视。此类儿童供肾无论在解剖还是生理方面,对儿童受者都非常匹配,这类儿童供肾优先分配给儿童受者,可获得良好的肾移植效果。儿童供肾优先分配给儿童受者是我国公民器官捐献与移植工作的进步,虽然儿童死亡供者供肾捐献数量在逐年增长,但有限的儿童死亡供者供肾捐献,与大量需要肾移植的儿童肾病患者之间,供不应求的矛盾仍很显著。

二、儿童逝世后器官捐献的伦理问题

自中国全面停止利用死囚器官之后,公民逝世后器官捐献已成为扩大供器官来源的重要途径之一,但因器官需求远远大于供给,器官短缺仍是器官移植的头等问题。为扩大供器官来源,缓解器官短缺的问题,儿童逝世后器官捐献逐渐引起医学界的重视。近几年,国内外多家医疗机构开始尝试儿童死亡捐献供肾进行儿童肾移植,儿童死亡供者是儿童肾移植理想的供器官来源,由于供、受者年龄接近及生理代谢功能相似,儿童供、受者体内环境和血管条件较匹配,有利儿童肾移植术后的肾功能恢复,儿童供肾可随儿童受者生长发育同步生长,其益处优于成人供肾。儿童逝世后捐献不仅可以扩大供器官来源,且对儿童器官移植具有重要意义。

(一)儿童供者的自主权和知情同意问题

儿童逝世后器官捐献与移植是对儿童身体的处理与利用,更体现了道德与伦理上的价值。伦理学中的知情同意原则在人体器官移植中是必须遵循的,知情同意原则是器官捐献者自己决定权的伦理基础。人权是与生俱来的,它的内涵是人的尊严,对于器官捐献者而言,有充分支配自身行为的决定权,死者生前有权对身后尸体进行处置。

(二)儿童逝世后器官捐献供者

摘取儿童死亡器官移植,对儿童死亡供者身体完整性和整体性造成了破坏。对于无民事行为能力的儿童死亡捐献供者,医疗介入必须基于捐献者最佳利益。规则表明,只要为了捐献者最佳利益,经过法定程序,儿童死亡捐献可以由监护人代其做出捐献。捐献者最佳利益原则是生命伦理学的重要内容之一,对于无民事行为能力的儿童采取的代理同意须有权力部门的审批,审批的基准是以替代判断儿童死亡器官捐献的最佳利益来考虑的。

三、儿童肾移植伦理问题的解决对策探讨

(一)供者缺乏问题的解决对策

1. 加强媒体宣传力度,引导公民树立器官移植新观念 长期以来,公民受传统观念的影响,活体和尸体的器官捐献都存在一定的阻力。因此,媒体应积极向公民宣传有关器官移植方面的科学知识,从舆论导向和政府行为、社会公益及精神文明多个层次对公民进行破除封建迷信、树立唯物主义伦理观教育,引导公民逐步认识到器官捐献是挽救他人生命、有利于社会和医学进步的一项造福人类的伟大事业,器官捐献是具有道德价值且利人利己的行为,从而形成自愿、积极捐献器官的风气。

2. 积极开展亲属活体供肾移植 儿童肾移植活体供肾与尸体供肾相比,亲属活体供肾移植可缩短ESRD 患儿透析时间,ESRD 患儿受者短期和长期的存活率均优于尸体供肾。因此,ESRD 患儿如有亲属供肾的可能,可选择亲属活体供肾。亲属活体肾移植可以适当缓解儿童供者缺乏问题而且活体器官"热缺血时间"短,出现移植功能延迟的问题及终末期肾病患儿肾移植术后并发症都比尸体供肾少,亲属活体器官肾移植有利于医学上对 ESRD 患儿的救治,同时也符合医学伦理的有利原则。需要注意的是,未成年人因不具备完全的行为能力,肾移植不主张用未成年人的活体器官作为终末期肾病患儿供者。

3. 立法中要明确禁止器官商业化 为保证器官移植和生命科技的健康发展,严防不法分子把器官移植商业化和进行人体器官走私,刑法学界应高度关注贩卖器官的行为,立法中要明确禁止器官商业化,明确禁止任何人以任何形式从事人体器官买卖的商业活动。器官从捐献到移植,涉及器官供者、器官受者、医院、医生等多个环节,政府需从法律层面及管理制度上完善相关人员的法律职责,用法律来保障器官移

植运行的公平性和医学伦理规定的器官移植无害至上原则以及对患者的有利原则的落实。

（二）完善人体器官移植质量管理制度

儿童肾移植存在高风险和不确定性，它成功与否不是以手术结束作为衡量标准，它是一个系统工程，包括术前适应证的选择、后期术后并发症的处理、排异反应的治疗等等，任何一个环节出现问题都会对患者造成损害。在器官移植领域实施人体器官移植准入制度，明确实施人体器官移植医院应具备的医院级别、设备和技术标准及人体器官移植医师的资质等条件，确保器官移植这一生命的延续工程安全无恙。完善对申请人体器官移植工作的医疗机构和医师的资格考查程序，加强对器官移植医疗机构的准入监管，用法律法规制约以盈利为目的、器官移植硬件和软件不成熟的医疗机构和医生开展器官移植工作，对减少器官移植手术并发症至关重要。

1. 严格遵守器官移植中的伦理道德原则

（1）适应证的选择：什么样的儿童需要进行肾移植手术，医学上规定了严格的标准和适应证，如果对此标准掌握不严，不仅终末期肾病儿童肾移植后易发生手术并发症，还会对终末期肾病儿童肾移植后的长期生存率造成严重影响。医生在选择需要肾移植手术的儿童时，应坚持患者健康利益至上原则和唯一性原则。

（2）术前告知，知情同意，有利原则：儿童肾移植并发症问题上异于成人，因儿童肾移植手术方式较成人复杂，故手术风险较成人大。儿童髂窝较成人小，很难容纳成人供肾，并且儿童肾动脉狭窄，髂血管位置较成人表浅，髂血管直径较成人小，且壁薄，游离血管较难，分离时容易造成损伤，这些都增加了儿童肾移植手术难度和并发症发生率，造成肾移植失败。为维护移植肾受者权益，根据伦理道德原则，医疗机构和医生应遵守术前告之，知情同意，有利原则；术前向受者或监护人告知实施器官移植的必要性、儿童肾移植的风险及移植后可能出现的并发症；待受者或监护人签署知情同意书后方可进行器官移植。根据有利原则，在移植手术中，医生要把维护患者的生命健康权放在第一位，尽最大能力保证手术的成功。

2. 加强伦理委员会对儿童器官移植的审查力度　目前，人体器官移植中，肾移植虽占数量最多，但绝大多数肾移植受者为成年人，医生肾移植的临床经验均来自成人，儿童肾移植数量相对较少，且具有自身的生理特点。因此，儿童器官移植作为高技术且专业化的领域，加强伦理委员会对儿童器官移植的审查力度是非常必要的，医院伦理委员会一旦接到涉及摘取人体器官和进行器官移植的审查申请，应及时召开会议，对该器官移植从知情同意、绝对自愿、生命自主、无害至上、有利公平原则几个方面加以严格审查，认真判定该器官移植是否符合伦理学原则。最终对该器官移植的审查申请做出对患者最有益的处理。同时对其术前适应证的选择、后期术后并发症的处理、排异反应的治疗进行伦理跟踪，确保患者利益最大、风险最小。

（三）儿童肾移植供者分配问题的解决对策

1. 借鉴欧美国家经验，合理分配有限的卫生资源　在器官移植供者分配问题上，应最大限度保护儿童合法权益。早在 20 世纪初，欧美地区的一些国家已建立全国或区域性器官采集和分配网络，用于记录所有等待肾移植的终末期肾病儿童的信息。他们首先根据患儿登记的时间顺序考虑器官分配，其次按照医学标准对等待肾移植的儿童进行筛选。目前，我国器官采集和分配系统对儿童的优先权是高于大多数国家的。

2. 器官分配应遵从相关伦理学原则　在器官分配问题上，除按照先来后到的顺序和儿童肾移植的指征选择受者外，还应遵从相关伦理公平、公正、有利的原则，优先考虑病重儿童。若出现同等情况再考虑受者的生命质量、肾移植供者与受者的配型相容性、器官捐献者与器官受者所在地的远近等因素选择器官接受者。

四、结语

现阶段，儿童肾移植已公认为是治疗儿童终末期肾病的最佳途径之一。肾移植在给终末期肾病儿童带来诸多益处的同时，也出现了一系列的问题，这些问题不仅是科学技术领域的问题，也有许多道德伦理方面的问题。为使更多的慢性肾病患儿获得长期生存,在实施器官移植实践过程中,医生坚持生命伦理不伤害、行善、公平公正原则,是保障儿童肾移植这项先进医学技术健康发展的重要一环。

（赵菁 王继红）

参考文献

[1] BIRNBACHER D. Organ transplantation. Questions in the interface of ethics and anthropology. HERZ,2014,39(5):576-580.

[2] HIPPEN,BENJAMIN E. Death,Dying and Organ Transplantation:Reconstructing Medical Ethics at the End of Life. American journal of bioethics,2012,12:56-58.

[3] WOODCOCK T,WHEELER R. Law and medical ethics in organ transplantation surgery. Ann R Coll Surg Engl,2010,92(4):282-285.

[4] GHALY M. The ethics of organ transplantation:how comprehensive the ethical framework should be? Medicine Health Care and Philosophy,2015,15:175-179.

[5] 王华.关于我国器官移植的有关法律和伦理问题.中国医学伦理学,2000,4:20-21.

[6] DURAND C. M. ,SEGEV D. ,SUGARMAN J. Realizing HOPE:The Ethics of Organ Transplantation From HIV-Positive Donors. Annals of internal medicine,2016,165:138-139.

[7] 何悦,刘云龙,陈琳.人体器官移植法律问题研究.北京:法律出版社,2016:261.

[8] 严佳皇,袁蕙芸.我国活体器官捐献的伦理问题研究.中国医学伦理学,2017,30(5):589-593.

[9] 黄洁夫.创建符合中国国情的器官捐献与移植体系.中华外科杂志,2013,51(1):1-3.

[10] 郑拓,焦美杰.我国人体器官移植立法思考——以《人体器官移植条例》为视角.法制与社会,2012,4:9-10.

[11] 朱有华,曾力.我国儿童肾移植的现状与展望.武汉大学学报,2016,37(4):603-606.

[12] LIU L,ZHANG H,FU Q,et al. Current status of pediatric kidney transplantation in China:data analysis of Chinese Scientific Registry of Kidney Transplantation. Chin Med J(En91),2014,127(3):506-510.

[13] MARTIN DE,NAKAGAWA TA,SIEBELINK MJ,et al. Pediatric deceased donation-a report of the transplantation society meeting in Geneva. Transplantation,2015,99(7):1403-1409.

[14] WU Z,GAO X,CHEN F,et al. Chinese pediatric organ donation with scheduled cardiac arrest after brain death:a novel China classification beyond Maastricht. Transplant Proc,2015,47(10):75-79.

[15] 高媛,张世胜,吕毅,等.中国与德国器官移植现状比较.器官移植,2016,3(2):160-161.

[16] 周结学,刘东,吴家清,等.儿童心脏死亡器官捐献供者单肾成人肾移植的疗效.实用医学杂志,2017,33(1):14-17.

[17] MOUDGIL OUDGIL A,MARTZ K,STABLEIN DM,et al. Good outcome of kidney transplants in recipients of young donors:a NAPRTCS data analysis. Pediatr Transplant,2011,15(2):167-171.

[18] ZHENG S,SHEN Z. Current status of donation after cardiac death in children in China. Pediatr Transplant,2012,16(8):813-814.

[19] 王长希.抓住机遇发展我国儿童肾移植.中华儿科杂志,2015,53(9):644-646.

[20] FREEMAN MA,MYASKOVSKY L. An overview of disparities and interventions in pediatric kidney transplantation worldwide. Pediatric Nephrology,2015,30(7):1077-1086.

[21] AFANETTI M,NIAUDET P,NIEL O,et al. Pediatric en bloc kidney transplantation into pediatric recipients:the French experience. Pediatr Transplant,2012,16(2):183-186.

[22] 王东,朱继业.心脏死亡器官捐献的伦理学问题.中华消化外科杂志,2013,12(9):644-647.

[23] 蔡秋程,杨芳,张小进,等.儿童心脏死亡器官捐献供肝移植治疗儿童遗传代谢性肝病.中华移植杂志(电子版),2016,10(2):71-75.

[24] 中华医学会器官移植学分会.中国心脏死亡器官捐献工作指南.中华器官移植杂志,2011,32(12):756-758.

[25] SARNAIK AA. Neonatal and pediatric organ donation ethical perspectives and implications for policy. Front Pediatr,2015,3:100.

[26] WEISS MJ,HORNBY L,ROCHWERG B,et al. Canadian guidelines for controlled pediatric donation after circulatory determination of death-summary report. Pediatr Crit Care Med,2017,18(11):1035-1046.

[27] 王凤民.关于扩大人体器官移植供体来源问题研究.科技法制研究,2010,(2):19-23.

[28] 王明旭,曹永福.医学伦理学.北京:中国协和医科大学出版社,2015:69.

[29] 蒋倩,冯国忠.活体器官移植立法问题研究.医事管理,2011,(6):255-256.

［30］莫洪宪,杨文博.关于刑法修正案(八)组织、贩卖人体器官罪的解读.法制日报,2011,(3).

［31］陈敏,浦川.我国器官移植中存在的问题与对策浅析.医学教育探索,2010,(1):125-128.

［32］LIU L,ZHANG H,FU Q,et al. Current status of pediatric kidney transplantation in China:data analysis of Chinese Scientific Registry of Kidney Transplantation. Chin Med J(Engl) ,2014,127(3):506-510.

［33］缪佳.器官移植来源的伦理、法律和社会问题思考.上海:上海社会科学院,2012.

第四十章　生　育

　　儿童肾移植的目标是使慢性肾衰竭患儿能够彻底摆脱长期透析的痛苦与精神负担,最终使他们回到健康的生理状态与正常的社会生活。目前,随着儿童肾移植手术技术、免疫抑制治疗和术后管理的不断进步,儿童肾移植受者的长期预后已获得显著改善。随着这些儿童受者长大成人,他们同样需要求偶、结婚和生育,同样渴望自己能受孕、妊娠、生育一个健康的孩子。虽然儿童受者成年后的生育情况与成人受者类似,但由于儿童受者慢性肾衰竭发病时间早,移植后接受免疫抑制治疗的时间长,因此在生育方面具有不同于成人受者的特点。

第一节　男性儿童肾移植受者的生育问题

　　患有慢性肾衰竭的男性儿童和青少年都会面临与生育相关的问题,如青春期延迟、勃起功能障碍、性欲下降和生育能力下降,这些问题主要由下丘脑-垂体-性腺轴紊乱和精子发生障碍引起。性激素紊乱通常是可逆的,并可在肾移植术后恢复,而精子发生障碍往往是不可逆的,直接影响男性受者的生育能力。儿童慢性肾脏病的发病年龄、持续时间、移植年龄以及在移植时是否已经开始青春期发育等都是影响受者生育能力的潜在因素。目前,关于男性生育问题的研究主要集中在成人肾移植受者,而对于儿童肾移植受者的研究数据非常有限。

一、男性儿童肾移植受者的生育能力状况

(一)性激素水平

　　慢性肾衰竭患者的性激素紊乱主要表现为血清睾酮水平降低,而黄体生成素(LH)、尿促卵泡素(FSH)和催乳素(PRL)水平升高。研究表明,虽然部分男性儿童受者成年后的血清睾酮水平会低于正常人群而 LH 水平高于正常人群,但绝大多数受者的性激素水平仍在正常范围内。同时儿童受者都有正常的青春期发育和正常的性征,表明儿童时期接受肾移植一般不会干扰睾丸间质细胞产生睾酮或正常的青春期发育。

(二)睾丸体积

　　与正常人群相比,儿童时期接受肾移植的男性受者,其成年后的睾丸体积明显缩小。研究显示,儿童受者成年后的睾丸体积为 11.4mL(7.5~17.2mL),其中 67% 的受者睾丸体积小于 15mL,而正常人群为 33.9mL(28.5~39.5mL)。进一步分析发现,儿童受者的睾丸体积与血清 LH 和 FSH 水平呈负相关,而与睾酮水平、慢性肾脏病发病年龄、累积透析时间、移植年龄和移植肾功能无显著相关性。

(三)精子质量

　　评价男性生育能力最重要的指标是精子质量,而在男性儿童肾移植受者中,其成年后的精子质量并未获得显著改善。研究表明,仅 12.5%~22% 的受者精子质量正常,其余受者均存在着不同程度的弱精症、少精症和无精症,其中无精症的发生率高达 12.5%~28%。进一步研究发现,儿童慢性肾衰竭起病越早,持续时间越长,精子质量损害越严重。

　　在健康男性儿童中,精子产生的平均年龄是 14 岁。目前,对于慢性肾衰竭儿童性腺开始出现不可逆性改变的临界时间尚不清楚,推测应小于 13~14 岁。而与健康儿童相比,慢性肾衰竭儿童的生精小管中

生精细胞的数量显著减少,导致后期生精功能低下,因此生精细胞数量的降低可能是肾移植成功后精子质量损害的重要原因。此外,免疫抑制药物的长时间应用也可能是影响儿童受者精子质量的一个重要因素。而移植前环磷酰胺(CTX)的累积应用则与移植后无精症的发生密切相关。

（四）生育能力

虽然大多数男性儿童肾移植受者在成年后均存在不同程度的生育能力受损,但仍有部分受者可使伴侣成功受孕。

二、男性儿童肾移植受者的生育时机与条件

（一）生育时机的选择

与成人受者不同,儿童受者在接受肾移植和到达生育年龄间有着较长的时间间隔,这意味着其在步入生育期前不可避免地接受了长时间的免疫抑制治疗。目前研究已经表明,免疫抑制药物的长期应用是影响儿童受者生育能力的重要因素,因此,对于已经达到生育年龄的男性受者应密切监测精子质量,条件允许时应尽早完成受精。此外,在此前需做精液常规的检查,其伴侣妊娠后需加强产前检查,以确保优生优育。

（二）免疫抑制药物的调整

目前研究已证实,CTX 和西罗莫司对人类生殖细胞具有显著毒性,因此对有生育要求的男性受者,移植前后均应避免应用 CTX 和西罗莫司。而对于钙调磷酸酶抑制剂(CNI)对人类生育能力的影响,目前研究结果尚不一致。但动物实验表明,他克莫司(Tac)和环孢素(CsA)均可引起大鼠睾丸生精小管萎缩,导致精子活力降低,精子数量减少。而在治疗剂量时,CsA 对大鼠生殖细胞的毒性要大于 Tac,因此建议儿童受者在移植后采用 Tac 作为维持期免疫抑制药物。有动物实验表明,皮质类固醇可通过降低精子顶体酶活性来降低精子密度、精液量和精子活力,因此建议儿童受者移植后应尽量避免长期应用皮质类固醇类药物。

第二节　女性儿童肾移植受者的生育问题

研究表明,女性慢性肾衰竭儿童在接受移植后都有正常的青春期发育和月经初潮,成年后都具有正常的生育能力。而对美国、澳大利亚和新西兰的移植登记数据库分析显示,儿童时期接受移植的妇女其妊娠结局与成年后接受移植的妇女类似,在活产率、平均胎龄或平均出生体重方面没有差异,表明慢性肾衰竭的早期发病和移植后免疫抑制药物的长时间应用不会对女性儿童受者成年后的妊娠结局产生不利影响。目前,对于成年妇女肾移植术后的生育问题及生育时免疫抑制剂的调整已有较多研究数据和相应的指南可供参考,本章节不再赘述。

但需要注意的是,当儿童肾移植受者进入青春期后,随着性发育的成熟,性活跃度会增加,而这些受者往往缺乏良好的性教育,易发生无防护的高危性行为,进而导致性传播疾病和意外妊娠的发生。而受者的免疫抑制状态和免疫抑制剂的应用,会导致性传播疾病的治疗更为复杂和困难。而过早的意外妊娠则会影响女性受者的身心健康,造成胎儿的不良结局,甚至影响移植肾功能。因此,应加强儿童受者的青春期性教育,通过多种途径为他们提供安全性行为和避孕措施的指导和建议。

综上所述,儿童时期接受肾移植对于男性受者生育能力的影响要远大于女性受者。由于慢性肾衰竭的早期发病和移植后免疫抑制药物的长期应用,男性儿童受者在成年后会出现不同程度的精子质量受损,导致生育能力下降。因此临床上应注意移植后免疫抑制药物的合理应用,尽量减少其对男性受者生育能力的影响。而女性儿童受者成年后若情况允许,可以妊娠、生育。但与正常妇女妊娠、生育比较,肾移植受者术后生育更易面临多种风险,临床上仍然面临许多问题,可能会对移植肾以及自身健康带来一定的影响。因此,对女性儿童受者成年后妊娠、分娩应慎重,需要进行全面评估,以确保子女、移植肾以及受者自

身的安全,减少胎儿与新生儿异常以及移植肾失功的发生。此外,由于儿童 ESRD 的原发病主要是先天性肾脏和尿路畸形(CAKUT)和遗传性肾病,其中很多是单基因病所致,因此在生育前应进行遗传咨询,避免家系类似疾病发生。

（朱有华　曾力　张雷　赵闻雨）

参考文献

[1] INCI K,DUZOVA A,AKI FT,et al. Semen variables and hormone profiles after kidney transplantation during adolescence. Transplant Proc,2006,38(2):541-542.

[2] KOYUN M,BAYSAL YE,USTA MF,et al. Evaluation of reproductive functions in male adolescents following renal transplantation. Pediatr Transplant,2009,13(6):697-700.

[3] TAINIO J,JAHNUKAINEN K,NURMIO M,et al. Testicular function,semen quality,and fertility in young men after renal transplantation during childhood or adolescence. Transplantation,2014,98(9):987-993.

[4] WYLD ML,CLAYTON PA,KENNEDY SE,et al. Pregnancy outcomes for kidney transplant recipients with transplantation as a child. JAMA Pediatr,2015,169(2):e143626.

[5] TAINIO J,QVIST E,VEHMAS R,et al. Pubertal development is normal in adolescents after renal transplantation in childhood. Transplantation,2011,92(4):404-409.

[6] 许龙根. 女性肾移植受者的妊娠与生育问题. 中华移植杂志(电子版),2015,9(1):6-12.

第四十一章 儿童活体肾移植

儿童肾移植是治疗终末期肾病的最佳方式。与死亡捐献移植相比,儿童活体肾脏移植效果更好并可减少等待时间。因为历史、文化、死亡捐献开展情况的不同,儿童活体肾脏移植在全世界的情况差异很大,并有着特殊的伦理学和科学问题。

第一节 历史与现状

从历史上看,儿童肾移植的主要供体来源为活体供肾,其中80%为父母捐献。目前,世界各国儿童活体肾脏移植的开展情况差别很大。

美国儿童活体肾移植在2001年为61%,此后有下降趋势,2016年降低到34.2%。可能的原因包括有利于儿童的分配系统,父母糖尿病、高血压等疾病发生率增加,以及过去40年日益增多的单亲家庭。欧洲儿童活体移植比例约为40%,比例高的国家包括英国、荷兰以及丹麦等;比例较低的国家为比利时,活体比例为26%,主要原因是比利时死亡捐献率高,同时很多医生认为应该把活体供者留待第二次移植。发展中国家的儿童肾移植主要是活体供肾,具体取决于死亡捐献的开展情况。南亚地区几乎都是活体肾移植,超过90%的供者为患儿父母。埃及等国的情况与此类似。而死亡捐献开展相对较好的国家,比如南非、智利和泰国,儿童肾移植中活体移植比例分别为79%、61%和67%。我国死亡捐献发展迅速,加上新调整的分配政策,儿童肾移植中死亡捐献移植的比例逐年上升。

第二节 儿童活体肾移植的临床效果

与死亡捐献肾移植相比,儿童活体肾脏移植有着更好的存活率。美国器官获取及分配网络(the organ procurement and transplantation network,OPTN)以及肾移植受者登记系统(the scientific registry of transplant Recipients,SRTR)2018年的年报数据显示,儿童活体肾移植10年移植物存活率为70.3%,死亡捐献移植肾10年存活率为60.6%。

Opelz等发现,人类白细胞抗原(HLA)0-1位点错配的儿童肾移植受者比4-6位点错配者有更好的长期存活率。然而英国国家注册系统的数据分析显示,1 400位HLA配型不佳的儿童活体肾移植受者,5年存活率并不差于HLA配型好的脑死亡捐献受者。也就是说,当有一个配型不好的活体供者时,拒绝活体而去等待配型更好的死亡捐献移植也许并不明智。来自成人肾移植的资料显示,即使HLA全错配的活体肾移植,其存活也与HLA全配的死亡捐献移植相当。

活体移植中,效果最好的是抢先移植。最近的研究显示,去除种族、社会经济学及原发病等因素,抢先移植的优势仍然显著。透析超过1年,甚至6个月,都与更差的临床结局相关。确切机制并不清楚,有可能是抢先移植的患儿在移植前就得到肾内科医生的治疗,从而建议患儿接受抢先移植。而先透析的患儿更可能未能及时诊治,在疾病严重时才就诊,直接进入透析。

第三节 供者安全

供者安全性是所有活体移植的核心问题。从现有研究看,活体肾移植供者风险总体可控。美国

96 217 例活体肾脏供者的长期随访结果显示,供者长期死亡风险和终末期肾病(ESRD)发生率均显著低于普通人群。与供者匹配的健康人群相比,ESRD 发病率仅增加 0.76%。另一项超过 10 万肾移植供者的研究同样显示,供者死亡率、糖尿病和心血管疾病发生率以及生活质量和对照相当。然而,现有研究也存在诸多问题,比如随访时间多在 20 年以内。儿童供者多为年轻父母,预期寿命较长,他们的长期风险如何尚缺乏相关数据。

为保障供者安全,多个国家和组织均制定了供者评估和随访指南,2017 年 KDIGO 颁布了该组织首个活体肾移植供者的临床指南。本指南的写作延续了 KDIGO 其他指南的模式——基于循证医学证据提出推荐意见,并阐明推荐理由和提出未来研究方向。和已有其他活体肾移植指南相比,本指南对供者标准有所放宽,其主要原因是高质量供者评估的研究严重缺乏。理论上,随机对照试验是研究供者风险的最佳方式,但由于伦理问题而几乎不可能实现。目前的结果主要来自回顾性研究,由于样本量、随访时间以及对照人群的不同,往往难以得出适用于全球人群的高强度推荐意见。指南在多个具体标准评估时,除推荐接受或拒绝捐献的标准外,还常有移植中心根据特定供者人口统计学特征风险可以考虑接受捐献的推荐意见,这种略为放宽的标准加上长期随访的资料收集,有可能将来为不同地区的供者评估标准提供更为可靠的证据。此外,既往的指南在供肾评估时强调的是单一指标与捐献风险的相关性,不同指南对单一指标的阈值也不尽相同。本指南的重要创新是与慢性肾脏病预后联盟(CKD-PC)合作,将供者人口统计学特征(年龄、性别、种族等)和捐献前的健康指标(肾功能、血压、BMI、吸烟等)进行量化,评估特定供者如果不做捐献的 15 年以及终身 ESKD 风险。将此风险结合捐献本身风险,从而得出特定供者的总体风险。

从医学角度,活体供者并无获益,看似违反了医学的"不伤害原则"。然而,现代医学的各种诊疗手段几乎都存在风险,重要的是比较风险和可能的获益。因此,在是否进行活体捐献的问题上,不应该仅仅考虑供者,而是要比较"捐献或者不捐献"的风险和获益。看着患儿忍受疾病的折磨,对父母也是一种煎熬,而照顾患儿投入的时间和精力也会影响父母的工作和家庭收入。同样,父母因各种原因不能捐献,对他们也是一种伤害,而这种伤害的程度医务人员难以量化。因此,决定是否活体捐献需要基于多种考虑,包括供者风险、受者病情以及获得死亡捐献器官的可能性。

第四节　活体供肾和死亡捐献的顺序问题

目前,移植肾的半寿期为 12~15 年,意味着绝大部分儿童需要再次移植。尽可能延长首次移植的肾脏存活和保护血管通路极为重要。为此,抢先活体肾移植似乎是最佳方式。此外,按照传统的"首先使用最好供者"的观念,如果有多个潜在活体供者,首次及第二次移植都可以优先选择活体供肾。然而,当只有一位可能的活体供者时,选择先活体还是先等待死亡捐献成了一个难题。由于许多国家儿童优先的分配策略,儿童等待死亡捐献的时间远远少于成人。先选择等待死亡捐献可能在较短时间获得供肾,而活体供者可以在儿童年满 18 岁以后,需要第二次移植的时候进行。此外,二次移植的患者往往出现致敏,而活体肾移植对预处理更为有利。反对的意见认为后选择活体,有可能在需要第二次移植的时候,供者年龄增加出现健康问题而不能捐献。

至于顺序的选择是否会影响移植结局,Segev 等分析了美国 1987—2010 年 14 799 例儿童肾移植受者,发现第一次接受的不论是活体还是死亡捐献,第二次活体移植的存活率相似;对第一次和第二次供肾来源不同的患者(第一次活体,第二次死亡捐献或者相反),累计移植物存活率没有差别。因此,当只有一位健康的潜在活体供者时,选择活体还是死亡捐献需要就致敏风险、供者年龄以及死亡捐献等待时间等综合考虑。

第五节　儿童活体肾脏移植受者的心理健康

对 ESRD 患儿施行肾脏移植,不仅是为了使其身体恢复健康,也包括心理健康的康复。儿童受者的心理状态对整个家庭均有重要影响。总体而言,活体肾脏移植会让家庭纽带更为紧密,父母作为供者会有更好的自我认同和社会认同,患儿也对父母更为感激和仰慕。尽管很多父母把器官捐献看作是照顾子女的"天职",但儿童受者有可能背上情感包袱,甚至因为不能回报父母而产生负罪感和负债感。当这种负债感难以承受时,患儿可能出现各种问题,包括药物的依从性。已有研究发现,活体供肾移植是儿童受者依从性差的危险因素。

此外,儿童受者的心理变化是一个动态的过程。年幼的患儿在接受手术的时候,可能并不清楚其对供受者关系的意义。随着患儿的生长发育,尤其是进入青春期后,之前的器官捐献和移植手术可能会对其心理产生重大影响。目前,尚缺乏对患儿心理动态变化过程的长期研究。针对不同年龄、不同心理状态的儿童进行心理疏导,对供受者的心理和身体健康具有重要价值。同样,作为器官供者的父母,应避免因对患儿身体的过度关注而不恰当的改变患儿的生活方式,这些需要在术前术后由心理医生进行教育支持。

第六节　儿童活体供者

儿童活体供肾是目前伦理争议极大的问题。世界卫生组织在 1991 年颁布了《人体细胞、组织和器官移植指导原则》,内容包括器官捐献的自愿原则、非商业化原则、公平原则等,以此构成国际器官移植的基本准则。然而,界定儿童是否真正了解捐献的获益和风险,从而做出自愿捐献的决定非常困难。再加上保护未成年人的普遍准则,绝大部分国家禁止儿童活体捐献。我国法律明确规定小于 18 岁,不能作为活体供者。阿姆斯特丹专家共识也同样认为 18 岁以下儿童不能成为活体器官移植供者。但在部分国家,允许在极为严格限制的情况下,采用儿童供者。美国器官分配联合网(UNOS)数据显示,美国在 1987 年至 2000 年,有 60 例 18 岁以下的儿童活体肾移植供者。

允许儿童捐献的理由在于,在某些特定情况下,捐献可能会给供者带来获益。比如心理和情感,以及受者顺利手术后父母在经济和时间方面能够更好地照顾家庭,包括供者。美国活体器官捐献共识专家组认为,在满足以下四项要求的前提下,儿童可以作为活体供者:①捐献可使供受者共同获益;②供者手术风险极低;③别无选择,没有其他成人活体供者,病情也不允许等待死亡捐献器官;④供者完全自愿,没有胁迫。美国儿科学会(American Academy of Pediatrics,AAP)在以上 4 条的基础上,增加了"将儿童供者的情感和心理风险降至最低"。此外,在罕见情况下,儿童器官可用于"多米诺"移植。比如,因为囊性纤维化导致终末期肺病的儿童,做心肺联合移植的同时,患儿的心脏可以作为供体器官。

（林　涛）

参考文献

[1] SIGURJONSDOTTIR VK,GRIMM PC. Living or deceased donor kidney transplantation in children. Curr Opin Pediatr,2019,31(2):232-236.

[2] VAN CAUWENBERGHE K,RAES A,PAUWELS L. The choice between deceased-vs living-donor renal transplantation in children:Analysis of data from a Belgian tertiary center. Pediatr Transplant,2018,22(2):e13140.

[3] HART A,SMITH JM,SKEANS MA,et al. OPTN/SRTR Annual Data Report:Kidney. Am J Transplant,2020,20(1):20-130.

[4] MARLAIS M,HUDSON A,PANKHURST L,et al. Living donation has a greater impact on renal allograft survival than HLA matching in pediatric renal transplant recipients. Transplantation,2016,100:2717-2722.

[5] AMARAL S,SAYED BA,KUTNER N,et al. Preemptive kidney transplantation is associated with survival benefits among pediatric patients with end-stage renal disease. Kidney Int,2016,90:1100-1108.

[6] MUZAALE AD,MASSIE AB,WANG MC,et al. Risk of end-stage renal disease following live kidney donation. JAMA,2014,311:579-586.

[7] O'KEEFFE LM,RAMOND A,OLIVER-WILLIAMS C,et al. Mid-and long-term health risks in living kidney donors:a systematic review and meta-analysis. Ann Intern Med,2018,168:276-284.

[8] LENTINE KL,KASISKE BL,LEVEY AS,et al. KDIGO Clinical Practice Guideline on the Evaluation and Care of Living Kidney Donors. Transplantation,2017,101(8):1-109.

[9] ALLEN MB,ABT PL,REESE PP. What are the harms of refusing to allow living kidney donation? An expanded view of risks

and benefits. Am J Transplant,2014,14:531-537.

［10］VAN ARENDONK KJ,JAMES NT,ORANDI BJ,et al. Order of donor type in pediatric kidney transplant recipients requiring retransplantation. Transplantation,2013,15,96(5):487-493.

［11］THYS K,SCHWERING KL,SIEBELINK M. Psychosocial impact of pediatric living-donor kidney and liver transplantation on recipients,donors,and the family:a systematic review. Transpl Int,2015,28(3):270-280.

［12］ROSS LF,THISTLETHWAITE JR JR. Minors as living solid-organ donors. Pediatrics,2008,122(2):454-461.

［13］林涛. 2017 年 KDIGO 活体肾脏移植供者评估医疗的临床实践指南解读. 中国循证医学杂志,2017,17(9):1005-1010.

第四十二章　儿童肝肾联合移植

儿童肝肾联合移植(combined liver and kidney transplantation,CLKT)是指在同一手术过程中,将来自同一供者的肝脏和肾脏移植给同一儿童受者。自1983年因斯布鲁克大学完成首例成功的CLKT以来,CLKT已成为治疗患有严重肝肾疾病儿童的一种有效方法。然而儿童CLKT目前仍是一种非常罕见的手术,因其复杂性往往导致移植早期的高失败率和高死亡率。目前,CLKT仅占所有儿童肝移植的1%~2%,其中1/3的受者年龄在0~5岁,2/3的受者年龄在6~17岁。

第一节　肝肾联合移植的适应证

一、原发性高草酸尿症Ⅰ型和Ⅱ型

原发性高草酸尿Ⅰ型(primary hyperoxaluria type 1,PHⅠ)是一种罕见的常染色体隐性遗传病,由于编码丙氨酸乙醛酸氨基转移酶(alanine-glyoxylate aminotransferase,AGT)的 *AGXT* 基因突变导致肝脏生成草酸增加,进而引起草酸在多种组织中系统性沉积。在肾脏中,草酸与尿液中的钙形成晶体,进一步形成结石,发展成肾草酸钙沉着症,最终导致肾衰竭。当肾小球滤过率(GFR)降至40~50mL/(min·1.73m^2)以下时,草酸盐沉积加速。因此,OxaEurope专家组建议在慢性肾脏病(chronic kidney disease,CKD)3b期进行预防性CLKT,以避免发生全身性草酸中毒,不推荐单独肾移植或单独肝移植[除非患者满足GFR 30~59mL/(min·1.73m^2)]。Perera等人报道,若儿童移植前的GFR超过80mL/(min·1.73m^2),接受单独肝移植亦可获得成功。另一份报告包括了3例GFR中位数为40mL/(min·1.73m^2)[30~46mL/(min·1.73m^2)]的患者,他们也成功地接受了单独肝移植。而OxaEurope专家组建议应根据PHⅠ患者的肾功能情况,选择进行CLKT或肝肾序贯移植(sequential liver and kidney transplantation,SLKT):GFR在15~29mL/(min·1.73m^2)(CKD 4期)的患者可行SLKT;GFR<15mL/(min·1.73m^2)(CKD 5期)的患儿以及婴儿PHⅠ的患者应该接受CLKT。目前,靶向乙醇酸氧化酶和羟脯氨酸脱氢酶的RNA干扰(RNAi)治疗药物Lumasiran可能会改变PHⅠ的最终治疗策略,因其能够影响草酸代谢和循环,其可能会取代其他疗法,并影响未来实施CLKT/SLKT的适应证。Ⅱ型原发性高草酸尿症(PHⅡ)则与基因突变导致的乙醛酸还原酶/羟丙酮酸还原酶(GR/HPR)活性降低有关,但由于这种酶的表达并不局限于肝脏,因此其临床病程与PHⅠ相比一般较温和。但由于高草酸尿症复发和移植肾中草酸盐沉积而导致肾移植失败的PHⅡ病例(包括儿童和成人)多有报道,因此PHⅡ患者也可选择行CLKT。

二、常染色体隐性遗传性多囊肾病

常染色体隐性遗传性多囊肾病(autosomal recessive polycystic kidney disease,ARPKD)是儿童最常见的肾、肝囊性疾病,由 *PKHD1* 基因突变引起。肾衰竭与增大的肾脏中存在多个髓质和皮髓质囊肿有关。肝脏病理的常见改变包括门静脉纤维化和高压、胆管扩张、胆管炎和胆管板畸形。ARPKD可分为四个临床亚型:亚型1在婴儿期早期(围生期)即出现严重的肾脏疾病、充血性心力衰竭和肺发育不良;亚型2主要表现为新生儿期进行性肾衰竭和肝脏Caroli综合征;其余两种亚型在婴儿和青少年期表现为较轻微的肾脏疾病和更严重的肝脏并发症(主要表现为肝纤维化)。大多数患者(70%~90%)可能最终接受单独肾或肝移植,而接受 CLKT/SLKT 的 ARPKD 患者为 10%~30%。需注意的是,在接受单独肾移植的 ARPKD 患者中,肝脏疾病的存在显然会对预后产生不利影响,一是单独肾移植术后其本身肝脏罹患胆管炎的风险增加,尤其是在具有 Caroli 综合征(与肝纤维化患者相比高达 10 倍)的病例中,二是脓毒症相关死亡率增加。此外,有研究表明接受单独肝移植的 ARPKD 患者比因其他原因接受肝移植的患者移植后肾功能显著恶化的风险更大。因此,ARPKD 患者是否实施 CLKT/SLKT 应根据个人情况,基于多学科讨论和中心经验慎重决定。对于因 ARPKD 而有严重先天性肝纤维化证据的终末期肾病患者,以及与 ARPKD 相关的肝衰竭和严重肾损害的患者,应考虑行 CLKT。在两个器官衰竭的情况下(顺序发展或同时出现)治疗方案包括在年龄较小的儿童中进行 SLKT(先肾脏,然后肝脏),而 CLKT 或 SLKT(先肝脏,然后肾脏)主要在较年长的儿童中进行。

三、甲基丙二酸血症

甲基丙二酸血症(methylmalonic academia,MMA)是一种由甲基丙二酰辅酶 A 变位酶(MCM)完全或部分缺失或腺苷钴胺(cb1A、cb1B)合成缺陷引起的常染色体隐性遗传性疾病。MCM 是一种线粒体酶,参与支链氨基酸和胆固醇的分解代谢途径。酶缺陷导致有毒的甲基丙二酸在体液和组织中积聚,导致代谢性酸中毒、神经功能障碍、进食不良、心肌病、胰腺炎以及肾小管损伤和肾衰竭。保守治疗包括限制蛋白质饮食、氨基酸替代、左旋肉碱和应用甲硝唑以限制肠道菌群。到目前为止,移植的标准还没有很好地确立。同时需注意的是,器官移植并不是根治性的治疗手段,因为尽管移植物功能正常,但一些系统功能障碍(如神经或肌肉损伤)可能会持续存在。移植后,因为骨骼肌亦不断产生甲基丙二酸,所以维持丙酸前体含量较低的高卡路里饮食至关重要,并且需要定期进行代谢监测。

四、α₁-抗胰蛋白酶缺乏症

α_1-抗胰蛋白酶缺乏症(α_1-AT)是儿童中常见的需要行肝移植的由 SERPINA1 基因突变引起的常染色体隐性遗传病。大约 10% 的纯合子突变的婴儿和儿童发展为淤胆性肝病,其中一小部分进展为肝硬化和肝衰竭(终末期)。其中有少部分 α_1-AT 患者会合并发生膜增生性肾小球肾炎,其病理机制尚未完全明确,推测可能与受损肝细胞释放的蛋白作为免疫抗原沉积在肾小球有关。在某些情况下膜增生性肾小球肾炎可能进展为严重的肾衰竭。虽然有报道称在单独肝移植术后,观察到了患者肾功能改善,但 CLKT 对于罕见的 α_1-AT 合并 ESRD 患者仍是一种有效的治疗手段。因此,建议对所有已行单独肝移植的 α_1-AT 患者进行肾活检和肾功能评估。

五、1a 型糖原沉积病

1a 型糖原沉积病(glycogen storage disease type 1a,GSD1a)或称 von Gierke 病,是一种罕见的常染色体隐性遗传病,伴有葡萄糖-6-磷酸酶缺乏和相关的多器官糖原蓄积,可导致多种功能障碍,包括肝大和肝衰竭、肝细胞腺瘤和继发性肾小球硬化导致的肾衰竭。临床表现包括低血糖、生长迟缓、肝大、乳酸血症、高脂血症和高尿酸血症。长期并发症包括肾脏疾病(主要是局灶性节段性肾小球硬化)、骨质疏松症、肺动脉高压、痛风、身材矮小和肝细胞腺瘤,所有这些都可能发生恶变。在多发性腺瘤或代谢控制不良的患者中已经成功地实施了单独肝移植,少数患有 ESRD 的 GSD1a 患者则成功地接受了 CLKT。目前,有学者建议无论有无腺瘤,患有 ESRD 的 GSD1a 患者均应该考虑实施早期 CLKT。

六、非典型溶血尿毒综合征

非典型溶血尿毒综合征(atypical haemolytic uraemic syndrome,aHUS)是一种由于补体旁路异常导致的临床综合征,补体旁路调节基因(如补体 H 因子、补体 I 因子、CD46)或效应基因(如补体 B 因子、补体 C3)的突变都可参与其发病。CFH(编码补体 H 因子)、CFI(编码补体 I 因子)或 C3 基因突变的患者如果对血浆治疗无反应,和/或存在复发疾病,则很可能进展为 ESRD,肾移植结局较差,50% 的移植肾会出现疾病复发,而疾病复发的移植肾有 90% 会发生肾衰竭。有限的数据提示,CD46 基因突变患者或因 CFH 抗体而致病的患者的肾移植结局良好,前提是移植时不存在 CFH 的自身抗体。所有 aHUS 患者都应在移植前接受补体基因分型检查,以确定是否有潜在的基因突变。

在抗 C5 单克隆抗体(Eculizumab)出现之前,CLKT 是治疗高复发风险的遗传性 aHUS 患者的一种选择,并已发布了关于患者是否符合 CLKT 或单独肝移植的相关建议。成功的 CLKT 是可能治愈 aHUS 的,但移植围手术期的总死亡率约为 15%。目前,随着长期应用 Eculizumab 的经验不断增加,证明其可预防在单独肾移植术后 aHUS 复发,故 CLKT 在大多数相关病例中已不作为一线治疗方案。一个意大利研究小组最近报道,在少数对 Eculizumab 反应不佳的病例中,肾移植术后的序贯肝移植可能是一种有效的治疗手段。目前,还没有关于 CLKT 作为遗传性 aHUS 治疗的明确建议,对单独肾移植术后应用 Eculizumab 的病例进行更长时间的随访应该会带来更多的证据从而优化治疗方案。

七、肝移植后肾衰竭

患有严重肝病的儿童偶尔可能会出现非原发病引起的肾衰竭。肾功能障碍可能是由肾血管血栓形成、尿路畸形、肾小球肾炎或药物毒性(先前移植中使用的 CNI 类药物,因肝肿瘤而使用的抗肿瘤药物等)引起。因在这些患者中肾功能预后尚不明确,故行单独的肝移植或 CLKT 较难决定。虽然还没有针对儿童患者的一致建议,但在 2006 年的一次会议上讨论了成人患者的适应证。根据这些指南,晚期肾病[CKD4/5 期,GFR<30mL/(min·1.73m²)]或肾小球明显硬化(>35%)或肾活检有肾小管间质纤维化(>30%)的患者接受 CLKT 治疗效果较好。该方法可避免术后发生肾衰竭的并发症,并可避免肝移植术后透析和另行肾移植的需要,但是关于儿童的数据很少。此外,由于肝功能衰竭而发展为肝肾综合征(hepatorenal syndrome,HRS)的患者只需要肝移植往往就可表现出肾功能的恢复。在成人中,只有一小部分患有短期 HRS 的肝移植患者会发展为 ERSD。而另一方面,在移植前透析超过 6 周的成年患者则有较高肾衰竭的风险,应该考虑进行 CLKT。由于儿童肾脏的再生能力与成人没有太大差别,已发表的针对患有 HRS 或其他肾脏问题的成人患者建议应也可应用于儿童患者,然而治疗策略必须针对个体化制定。在肝功能衰竭和肝移植后的儿童中,改进的 Schwartz 公式可能会高估肾功能,因此基于半胱氨酸蛋白酶抑制剂 C 的 eGFR 计算更准确。肝移植后 5~10 年 GFR 下降至<90mL/(min·1.73m²)的发生率约为 30%,但长期随访后儿童 ESRD 发生率低于 10%。因此,可采取预防措施避免肾移植,如对儿童肝移植受者的肾功能进行密切的监测,并将 CNI 药物的用量降至合理的最低限度。

第二节　肝肾联合移植围手术期治疗

如果移植手术按顺序进行,通常是先移植肝脏,再移植肾脏。如果移植器官来自尸体供者,则供者和受者之间的体重差值不应超过 50%。在门静脉高压和脾功能亢进的儿童中,可能有必要切除过大的脾脏,以便为相对较大的供肝腾出空间。对于 ARPKD 患者,CKLT 不应伴自体肾切除术,因为手术时间的延长会增加手术并发症的总体风险。尽量行全肝移植,避免肝和肾冷缺血时间的延长,并降低与部分肝移植相关的术后并发症(如出血或胆漏)的风险。尽可能缩短冷缺血时间是保证移植后即刻移植物功能恢复的关键,因此两种移植物都应尽早进行再灌注。肝脏冷缺血时间不宜超过 8~10 小时,肾脏冷缺血时间不应超过 10~12 小时。

一、手术时机和手术方案选择

对于罹患前述肝肾联合移植适应证的患者,如已进展到慢性肾功能不全慢性肾衰竭期,即可行肝肾联合移植手术。目前,肝肾移植有两种手术方案:肝肾联合移植(CLKT)和肝肾序贯移植(SLKT)。在 CLKT 术式中,由于肝、肾来自同一供者,肝脏对肾脏可发挥免疫保护作用,可降低急性排斥反应的发生率并改善移植肾的长期预后。而在 SLKT 术式中,肝、肾一般来自两个不同供者,因此肝脏对肾脏无免疫保护作用。但在 PH I 患者中,肝移植术后可通过强化透析治疗降低患者体内的草酸负荷,从而提高肾移植术后移植肾的存活率,同时目前研究也表明,这两种手术方案在受者和移植物长期存活方面并无显著性差异。虽然有观点认为 SLKT 术式适用于长期接受透析治疗或患有系统性草酸沉着症的患者,而 CLKT 术式适用于透析时间短或无系统性草酸沉着症的患者,但目前指南建议应根据患者的一般情况、临床指征、疾病进展阶段和中心经验,选择合适的手术方案。

二、术前准备

整个 CLKT 手术过程中,应特别注意手术止血和控制凝血。对于肝源性凝血障碍的患者,如有必要,术前应使用新鲜冰冻血浆(FFP)、冷沉淀或血小板纠正。

三、肝肾联合移植手术

肝肾联合移植一般先行肝移植手术后行肾移植手术,手术操作过程与常规儿童肝、肾单独移植过程类似。首先移植肝脏,完成血管吻合后再灌注肝脏。肝脏恢复灌注后立即于髂窝植入移植肾,肾静脉、肾动脉分别与髂外静脉、髂外/髂内或髂总动脉吻合,完成吻合后恢复血液灌注,此时单次给予呋塞米以利尿。在移植物再灌注后进行胆道和输尿管膀胱吻合术。在无尿患者中,例如患有 ARPKD 的儿童在早期进行双侧自体肾切除术后,CLKT 在术中液体控制方面更为困难。这是在手术过程中使用连续性血液透析/血液透析滤过(CVVHD/CVVHDF)的适应证,并维持整个手术过程。推荐通过单上腔静脉(SVC)双腔或双腔通路,血液从下腔静脉(IVC)的导管循环进入 SVC 的导管。特别是在无肝期肝下下腔静脉阻断时,这有助于维持血压并避免液体超载。在每小时利尿不足的情况下,移植后应继续进行 CVVHDF,如果可能的话,不要抗凝。就出血风险而言,除非移植肝功能不全增加枸橼酸中毒的风险,使用枸橼酸抗凝比肝素抗凝更安全。

可以在手术期间输注氨甲环酸以控制纤溶,尤其是在有腹部手术史或进展期门静脉高压合并多发性腹内静脉曲张和脾功能亢进的患者。在这些病例中,肝切除是较困难的,可伴随明显的失血;另一方面,是不要过度纠正凝血,避免可能导致两个器官再灌注后的血管血栓并发症。因此术中 FFP、血小板、冷沉淀、纤维蛋白原制剂和其他促凝剂的使用应限制在最低限度。除常规实验室检查外,CLKT 期间最佳的术中凝血监测是通过重复的血栓弹力图测定,它可以真实地显示临床凝血状态,并指导适当的治疗。在某些情况下,应该输注儿茶酚胺(多巴胺和去甲肾上腺素),以保持足够的血压,而不会造成液体超载。在切口闭合前,应确保通过血管吻合口有足够的血流量。

四、术后处理

对于 PH I 患者行 CLKT 时,移植后应继续进行强化血液透析滤过,去除多余的草酸,并将其从体内的沉淀物中集中动员到血浆和尿液中。血液透析在移植肾功能延迟恢复的情况下是必需的,但也可以用于有严重的全身性草酸中毒和高草酸负荷的患者,其目的是保护移植肾免受钙质沉着症的早期复发。移植后血液透析滤过的最佳持续时间尚不确定,但应密切监测血浆草酸浓度并维持体外草酸清除,直到达到低于饱和水平($<30\mu mol/L$)且肾功能良好。

因为可能需要机械通气 1~2 天,术后早期护理推荐留在儿科重症监护病房。在术后早期,必须对患者和两个移植器官的状态进行密切监测。应该维持非常细致的液体平衡(包括水、电解质和容量),包括所有引流损失和每小时尿量,以促进移植肾的灌注,并保持移植肾的足够利尿。中心静脉压(CVP)应维持在 5~10cmH$_2$O,补充 100% 的腹腔引流量和每小时一次的尿量。血细胞比容在整个围手术期保持在 25%~30%,除非出现临床症状性出血或国际标准化比值(INR)超过 3~3.5,否则不应纠正凝血。血液制品(如红细胞悬液、新鲜冰冻血浆、血小板、白蛋白)的给药应保持在最低水平,并与受者的当前需要、测量的损失和实验室测试结果有关。

有数据表明,如果从同一供者获取的肝脏和肾脏在同一次外科手术中同时移植(CLKT),肝脏对肾脏具有保护作用,与单独的肾或肝移植相比,急性排斥率较低,移植肾存活率较高。对于这一临床免疫保护现象的潜在机制,目前多认为与肝脏改变受体免疫系统的能力有关。移植肝产生的可溶性 HLA-I 类抗原可中和循环同种异体抗体。肝移植可传递可溶性 HLA-G 抗原,对自然杀伤细胞(NK)和细胞毒 T 细胞起抑制作用。移植肝的 Kupffer 细胞能够清除循环中的抗 HLA 抗体。它们也可能与肝内皮细胞上的 HLA 糖蛋白结合。但欧洲儿科肾脏病学会(European Society for Paediatric Nephrology,ESPN)/欧洲肾脏学会-欧洲透析和移植学会(European Renal Association-European Dialysis and Transplant Association,ERA-EDTA)注册中心最近关于 ARPKD 儿童行 CLKT 与单独肾移植结果的报告并未显示出肝移植对移植肾存活的保护作用。

目前,对于 CKLT 和 SLKT 患者最佳维持免疫抑制方案的选择尚没有统一的建议,一般基于各个中心的经验。诱导治疗方案也有多种,已报道的有应用阻断类抗体(抗 IL-2Rab,巴利昔单抗或达利珠单抗)和耗竭类抗体(胸腺细胞免疫球蛋白/阿仑单抗)。

第三节 肝肾联合移植预后

关于 CLKT 的长期预后结果有不同的支持数据,这取决于研究中所选取的患者和适应证。此外,结果差异还与预后参数有关,如急性排斥反应发生率或患者和移植物存活率。总体而言,与单独的肝或肾移植相比,CKLT 的急性排斥反应发生率较低(来自 UNOS 和 CTS 数据库的报告),这支持了来自同一供者的移植肝对移植肾具有免疫保护作用的观点。然而 ESPN/ERA-EDTA 注册中心关于 ARPKD 患儿 CLKT 结果的数据显示,单独肾移植术后患者的 5 年存活率为 97.4%,而 CLKT 后的 5 年存活率为 87.0%。经年龄和性别调整的 CLKT 后死亡风险是单独肾移植术后的 6.7 倍,这与移植肝对移植肾具有保护作用的观点相反。总体而言,CLKT 与单独移植相比,术后早期高风险与患者(主要原因是患者为幼儿)相关,移植物的长期存活率并无明显差异。来自移植受者科学登记处(the scientific registry of transplant recipients,SRTR)的数据,包括 152 例原发性 CLKT(1987—2011 年),显示患者 1、2 和 10 年的存活率分别为 86.8%、82.1% 和 78.9%,移植肝存活率为 81.9%、76.5% 和 72.6%,移植肾存活率为 83.4%、76.5% 和 66.8%。相对的,单独肝移植分别为 86.7%、81.2% 和 77.4%,单独肾移植分别为 98.2%、95.4% 和 90%。在接受 CLKT 的患者中,PH I 作为基础疾病(最常见的适应证,占所有 CLKT 病例的 37%)与患者、移植肝和移植肾存活率降低有关。研究还表明,在近十年中 CLKT 后移植物预后显著改善,但这并不能转化为更高的患者存活率。这项研究还证实了中心经验对总体患者生存率的影响,在经验较少的中心接受 CLKT 的儿童预后较差(定义为接受 1~2 次 CLKT)。总体而言,接受 CLKT 治疗的 ARPKD 儿童的 1 年和 5 年移植肝和移植肾存活率为 100%,接受 CLKT 治疗的 ARPKD 的患儿 5 年存活率为 94%。

(朱有华 曾力 张雷 赵闻雨)

参考文献

[1] SUTHERLAND SM,ALEXANDER SR,SARWAL MM,et al. Combined liver-kidney transplantation in children:indications and outcome. Pediatr Transplant,2008,12(8):835-846.

[2] MEKAHLI D,VAN STRALEN KJ,BONTHUIS M,et al. Kidney Versus Combined Kidney and Liver Transplantation in Young People With Autosomal Recessive Polycystic Kidney Disease:Data From the European Society for Pediatric Nephrology/European Renal Association-European Dialysis and Transplant(ESPN/ERA-EDTA)Registry. Am J Kidney Dis,2016,68(5):782-788.

[3] COCHAT P,HULTON SA,ACQUAVIVA C,et al. Primary hyperoxaluria type 1:indications for screening and guidance for diagnosis and treatment. Nephrol Dial Transplant,2012,27:1729-1736.

[4] PERERA MT,SHARIF K,LLOYD C,et al. Pre-emptive liver transplantation for primary hyperoxaluria(PH-I)arrests long-term renal function deterioration. Nephrol Dial Transplant,2011,26:354-359.

[5] KHORSANDI SE,SAMYN M,HASSAN A,et al. An institutional experience of pre-emptive liver transplantation for pediatric primary hyperoxaluria type 1. Pediatr Transplant,2016,20:523-529.

[6] Wood K,Holmes R,Knight J. RNA interference in the treatment of renal stone disease:current status and future potentials. Int J Surg,2016,36:713-716.

[7] NADERI G,LATIF A,TABASSOMI F,et al. Failure of isolated kidney transplantation in a pediatric patient with primary hyper-

oxaluria type 2. Pediatr Transplant,2014,18:E69-E73.

[8] HOYER P. Clinical manifestations of autosomal recessive polycystic kidney disease. Curr Opin Pediatr,2015,27:186-192.

[9] SRINATH A,SHNEIDER BL. Congenital hepatic fibrosis and autosomal recessive polycystic kidney disease. J Pediatr Gastroenterol Nutr,2012,54:580-587.

[10] GUNAY-AYGUN M,FONT-MONTGOMERY E,LUKOSE L,et al. Characteristics of congenital hepatic fibrosis in a large cohort of patients with autosomal recessive poly-cystic kidney disease. Gastroenterology,2013,144:112-121.

[11] LUOTO TT,PAKARINEN MP,JAHNUKAINEN T,et al. Liver disease in autosomal recessive polycystic kidney disease:clinical characteristics and management in relation to renal failure. J Pediatr Gastroenterol Nutr,2014,59:190-196.

[12] CHAPAL M,DEBOUT A,DUFAY A,et al. Kidney and liver transplantation in patients with autosomal recessive polycystic kidney disease:a multicentric study. Nephrol Dial Transplant,2012,27:2083-2088.

[13] DAVIS ID,HO M,HUPERTZ V,et al. Survival of childhood polycystic kidney disease following renal transplantation:the impact of advanced hepatobiliary disease. Pediatr Transplant,2003,7:364-369.

[14] KHAN K,SCHWARZENBERG SJ,SHARP HL,et al. Morbidity from congenital hepatic fibrosis after renal trans-plantation for autosomal recessive polycystic kidney disease. Am J Transplant,2002,2:360-365.

[15] TELEGA G,CRONIN D,AVNER ED. New approaches to the autosomal recessive polycystic kidney disease patient with dual kidney-liver complications. Pediatr Transplant,2013,17:328-335.

[16] DAVIS ID,HO M,HUPERTZ V,et al. Survival of child-hood polycystic kidney disease following renal transplantation:The impact of advanced hepatobiliary disease. Pediatr Transplant,2003,7:364-369.

[17] BEAUNOYER M,SNEHAL M,LI L,et al. Optimizing outcomes for neonatal ARPKD. Pediatr Transplant 2007,11:267-271.

[18] KHAN K,SCHWARZENBERG SJ,SHARP HL,et al. Morbidity from congenital hepatic fibrosis after renal transplantation for autosomal recessive polycystic kidney disease. Am J Transplant,2002,2:360-365.

[19] SMITH JM,STABLEIN DM,MUNOZ R,et al. Contributions of the Transplant Registry:The 2006 Annual Report of the North American Pediatric Renal Trials and Collaborative Studies(NAPRTCS). Pediatr Transplant,2007,11:366-373.

[20] UENO T,BARRI YM,NETTO GJ,et al. Liver and kidney transplantation for polycystic liver and kidney-renal function and outcome. Transplantation,2006,82:501-507.

[21] FINE RN. Renal function following liver transplantation in children. Pediatr Transplant 2005,9:680-684.

[22] EVERSON GT,TAYLOR MRG,DOCTOR RB. Polycystic disease of the liver. Hepatology,2004,40:774-782.

[23] KASAHARA M,HORIKAWA R,TAGAWA M,et al. Current role of liver transplantation for methylmalonic academia:a review of the literature. Pediatr Transplant,2006,10:943-947.

[24] SLOAN JL,MANOLI I,V ENDITTI CP. Liver or combined liver-kidney transplantation for patients with isolated methylmalonic acidemia:who and when? J Pediatr,2015,166:1346-1350.

[25] LORENO M,BOCCAGNI P,RIGOTTI P,et al. Combined liver-kidney transplantation in a 15-year-old boy with alpha-1-antitrypsin deficiency. J Hepatol,2002,36:565-568.

[26] PANARO F,ANDORNO E,BASILE G,et al. Simultaneous liver-kidney transplantation for glycogen storage disease type Ia(von Gierke's disease). Transplant Proc,2004,36:1483-1484.

[27] MAREGA A,FREGONESE C,TULISSI P,et al. Preemptive liver-kidney transplantation in von Gierke disease:a case report. Transplant Proc,2011,43:1196-1197.

[28] JALANKO H,PELTONEN S,KOSKINEN A,et al. Successful liver-kidney transplanta-tion in two children with aHUS caused by a mutation in complement factor H. Am J Transplant,2008,8:216-221.

[29] SALAND JM,RUGGENENTI P,REMUZZI G,et al. Liver-kidney transplantation to cure atypical hemolytic ure-mic syndrome. J Am Soc Nephrol,2009,20:940-949.

[30] SALAND J. Liver-kidney transplantation to cure atypical HUSL:still an option post eculizumab? Pediatr Nephrol,2014,29:329-332.

[31] ZUBER J,LE QUINTREC M,KRID S,et al. Eculizumab for atypical hemolytic uremic syndrome recurrence in renal transplantation. Am J Transplant,2012,12:3337-3354.

[32] LOIRAT C,FAKHOURI F,ARICETA G,et al. HUS international. An international consensus approach to the management of atypical hemolytic uremic syndrome in chil-dren. Pediatr Nephrol,2016,31:15-39.

[33] DAVIS CL,FENG S,SUNG R,et al. Simultaneous liver-kidney transplantation:evaluation to decision making. Am J Trans-

plant,2007,7:1702-1709.

[34] FONG TE,KHEMICHIAN S,SHAH T,et al. Combined liver-kidney transplantation is preferable to liver trans-plant alone for cirrhotic patients with renal failure. Transplantation,2012,94:411-416.

[35] MATLOFF R,ARNON R. The kidney in pediatric liver disease. Curr Gastroenterol Rep,2015,17:1-935.

[36] BRINKERT F,KEMPER MJ,BRIEM-RICHTER A,et al. High prevalence of renal dysfunction in children after liver transplan-tation:non-invasive diagnosis using a cystatin C-based equation. Nephrol Dial Transplant,2011,26:1407-1412.

[37] HARAMBAT J,RANCHIN B,DUBOURG L,et al. Renal function in pediatric liver transplantation:a long-term follow-up study. Transplantation,2008,86:1028-1034.

[38] KITAJIMA K,OGAWA Y,MIKI K,et al. Long-term renal allograft survival after sequential liver-kidney transplan-tation from a single living donor. Liver Transpl,2017,23:315-323.

[39] RIECHART S,KOCH M,OH J,et al. Early bilateral nephrectomy in neonatal autosomal recessive polycystic kidney disease: improved prognosis of unnecessary effort? Urologe,2017,56:882-886.

[40] HARPS E,BRINKERT F,GANSCHOW R,et al. Immediate postoperative intensive care treatment of pediatric combined liver-kidney transplantation:outcome and prognostic factors. Transplantation,2011,91:1127-1231.

[41] KEMPER MJ. Concurrent or sequential liver and kidney trans-plantation in children with primary hyperoxaluria type 1. Pediatr Transplant,2015,9:693-696.

[42] OPELZ G,MARGREITER R,DÖHLER B. Prologation of long-term kidney graft survival by a simultaneous liver transplant:the liver does and the does too. Transplantation,2007,74:1390-1394.

[43] RANA A,ROBLES S,RUSSO M,et al. The combined organ effect:protection against rejection. Ann Surg,2008,248:871-879.

[44] KNECHTLE SJ,KWUN J. Unique aspects of rejection and tolerance in liver transplantation. Semin Liver Dis,2009,29: 91-101.

[45] CRÉPUT C,DURRBACH A,MENIER C,et al. Human leukocyte antigen-G(HLA-G) expression in biliary epithelial cells is associated with allograft acceptance in liver-kidney transplantation. J Hepatol,2003,39:587-594.

[46] GRENDA R,JARMUŻEK W,JANKOWSKA I,et al. Combined liver-kidney transplantation in children with autosomal reces-sive polycystic kidney disease(ARPKD)-national center experience. Pediatr Nephrol,2017,32:1672-1673.

[47] DE LA CERDA F,JIMENEZ WA,GJERTSON DW,et al. Renal graft outcome after combined liver and kidney transplantation in children:UCLA and UNOS experience. Pediatr Transplant,2017,14:459-464.

[48] DEL GAUDIO M,RAVAIOLI M,ERCOLANI G,et al. Induction therapy with alemtuzumab(Campath) in com-bined liver-kidney transplantation:University of Bologna experience. Transplant Proc,2013,45:1969-1970.

[49] PINNA AD. Induction therapy with alemtuzumab(Campath) in combined liver-kidney transplantation:University of Bologna experience. Transplant Proc,2013,45:1969-1970.

[50] SIBAL A,MALHOTRA S,GURU FR,et al. Experience of 100 solid organ transplants over a five-year period from the first suc-cessful pediatric multi-organ transplant program in India. Pediatr Transplant,2014,18:740-745.

[51] GANSCHOW R,HOPPE B. Review of combined liver and kidney transplantation in children. Pediatr Transplant,2015,19: 820-826.

[52] BRINKERT F,LEHNHARDT A,MONTOYA C,et al. Combined liver-kidney transplantation for children with autosomal reces-sive polycystic kidney disease(ARPKD):indication and outcome. Transpl Int,2013,26:640-650.

[53] SIMPSON N,CHO YW,CICCIARELLI JC,et al. Comparison of renal allograft outcomes in combined liver-kidney transplanta-tion versus subsequent kidney transplantation in liver transplant recipients:analysis of UNOS database. Transplantation,2016, 82:1298-1303.

[54] CALINESCU AM,WILDHABER BE,PONCET A,et al. Outcomes of combined liver-kidney transplantation in children:analy-sis of the scientific registry of transplant recipients. Am J Transplant,2014,14:2861-2868.

[55] CHAVA SP,SINGH B,PAL S,et al. Indications for combined liver and kidney transplantation in children. Pediatr Transplant, 2009,13:661-669.

[56] DHONDUP T,LORENZ EC,MILLINER DS,et al. Combined Liver-Kidney Transplantation for Primary Hyperoxaluria Type 2: A Case Report. Am J Transplant,2018,18(1):253-257.

[57] RAWAT D,KELLY DA,MILFORD D,et al. Phenotypic variation and long-term outcome in children with congenital hepatic fi-brosis. J Pediatr Gastroenterol,2013,57:161-166.

［58］FILLER G,MELK A,MARKS SD. Practice recommendations for the monitoring of renal function in pediatric non-renal organ transplant recipients. Pediatr Transplant,2016,20:352-363.

［59］BÜSCHER R,BÜSCHER AK,CETINER M,et al. Combined liver and kidney transplantation and kidney after liver transplantation in children:indication,postoperative outcome and long-term results. Pediatr Transplant,2015,19:858-865.

［60］KEY T,WATSON C,CLARWORTHY O'RCM,et al. The kinetics of donor HLA class I-specific anti-body absorption following split liver and kidney transplant. Nephrol Dial Transplant,2010,3:579-581.

［61］张抒扬,赵玉沛.罕见病诊疗指南(2019 版).北京:人民卫生出版社,2019.

第四十三章　儿童胰腺移植

第一节　儿童胰腺移植现状

一、儿童的胰腺疾病

因自身免疫系统问题导致的 1 型糖尿病是儿童主要的内分泌疾病,但儿童肥胖和相关代谢综合征导致的 2 型糖尿病的发病率也在逐渐增多。影响儿童胰腺的外分泌失功的最常见疾病是囊性纤维化(cystic fibrosis CF),还有各种原因导致的急、慢性胰腺炎。

二、儿童胰腺移植现状

胰腺移植是指将带有血管并有活力的胰腺全部或节段体尾部移植给另一个体,使受者获得其所缺乏的胰腺分泌功能。成功的胰腺移植能维持正常的糖代谢功能,并可以延缓或逆转糖尿病并发症。1966 年明尼苏达大学 Kelly 和 Lillhei 教授进行了全世界第一例成功的胰肾联合移植手术。与成年受者不同,儿童患者行胰肾联合移植手术非常少。由于儿童人群中 1 型糖尿病所致的长期并发症少见,所以儿童胰腺移植的适应证较为严格,危及生命的低血糖是儿童胰腺移植的最好适应证。2001—2015 年,美国每年的胰肾联合移植手术例数为 0~2 例。儿童单独胰腺移植比胰肾联合移植更为常见。2015 年来自移植受体科学注册(SRTR)数据库的 228 例胰腺移植中,儿童胰腺移植有 42 例,占全部例数的 18%。在 2017 年 4 月,在美国胰腺移植等待列表中有 84 例儿童患者。随着糖尿病药物治疗的进展,儿童单独胰腺移植数量从 2008 年的 65 例下降到 2015 年的 42 例。

更为常见的是儿童胰腺移植作为多器官簇移植的一部分,患者同时存在小肠疾病和肝脏疾病,需要行肝移植联合小肠移植,因技术原因同时行肝-胰腺-小肠移植。对于小儿供者保留胰腺有利于节省器官修整时间,不需要胆道重建,有利于保留血管周围组织,整块移植可减少血管吻合,降低手术难度。移植受体科学注册(SRTR)数据库登记中,有大约 600 例儿童多器官小肠移植中包括胰腺。在 8 例肝-胰腺-小肠移植中,排斥反应发生率、移植术后胰腺炎和肝-小肠移植没有差异。另一个遗传性的导致胰腺衰竭的疾病是囊性纤维化。儿童的囊性纤维化相关糖尿病是肝脏疾病的独立危险因素,4.8% 的患者为发展为肝硬化,这类患者是肝-胰腺联合移植的适应证。根据 UNOS 的数据,1987—2014 年,肝胰联合移植并不是常规操作,仅报道了 17 例囊性纤维化(CF)患者的肝胰联合移植。

由于儿童胰腺移植病例数较少,因此对儿童胰腺移植长期预后仅有零星报道。到目前为止,明尼苏达大学报道了儿童胰腺移植长期预后的个案。2001 年以来,有 6 名 18 岁以下的患者接受了全胰腺移植,其中 2 例同期胰肾联合移植(SPK)和 4 例单纯胰腺移植(PTA)。2 例 SPK 受体在移植后 5 年移植物仍有功能,其余 4 名单独胰腺移植患者中,有 1 名在随访的第 4 年其移植物存活,而其余 3 例患者在移植后不到 6 个月均失功。另一个报道进一步阐明了明尼苏达大学 2 名 SPK 接受者的情况,两名受者均由于严重的溶血性尿毒症综合征而接受了移植。作者进一步总结了 IPTR 报告的 8 例小儿 SPK 病例,其中只有 2 例因糖尿病合并糖尿病肾病而行 SPK。其他包括 3 例 HUS,2 例糖尿病不相关的肾功能不全和 1 例 Wolfram 综合征。

三、儿童胰腺移植适应证

儿童胰腺移植的适应证主要包括以下三个方面。

1. 糖尿病。
2. 囊性纤维化所致胰腺外分泌功能不足。
3. 多器官联合移植因技术原因需要胰腺移植。

第二节　儿童胰腺移植类型

儿童胰腺移植包括：单纯胰腺移植（pancreas transplantation alone，PTA）、同期胰肾联合移植（simultaneous pancreas and kidney transplantation，SPK）、肾移植术后胰腺移植（pancreas after kidney transplantation，PAK）、多器官联合移植：肝胰联合移植和肝-胰腺-小肠器官簇移植。

一、单纯胰腺移植

由于儿童 1 型糖尿病长期的并发症很少见，主要适用于 1 型糖尿病伴有无意识的低血糖、周围神经病变儿童患者。

二、胰肾联合移植

同期植入的胰腺和肾脏来自同一供者，同时治疗糖尿病及肾功能不全。儿童患者行胰肾联合移植手术非常少，从 2001—2015 年，每年的胰肾联合移植手术例数为 0~2 例。

三、肾移植术后胰腺移植

肾移植术后因糖尿病再次行胰腺移植。

四、肝-胰腺-小肠联合移植

儿童的囊性纤维化相关糖尿病导致的肝硬化是肝-胰腺联合移植的适应证，肝-胰腺-小肠联合移植常常因为技术原因需要移植胰腺作为多器官联合移植的一部分。这部分患者胰腺功能正常，因为肝脏和小肠疾病需要行肝脏-小肠联合移植，常见于因坏死性小肠结肠炎、胃肠道疾病和肠扭转导致的肠切除所致的短肠综合征。

第三节　儿童胰腺移植的手术方式

胰肾联合移植均采用静脉复合麻醉。根据移植物植入部位不同采用不同类型切口。移植肾及移植胰腺置于两侧髂窝可采用双侧髂窝"J"形切口，胰肾同侧取腹部正中或经腹直肌切口，将移植肾于腹腔内置于腹膜外，移植胰腺置于腹腔内。

移植肾植入过程与单独肾移植相同。移植肾动、静脉吻合于受者髂外动、静脉，亦可选择髂内动脉或髂总动脉，必要时可采用供者髂血管进行动脉搭桥重建。胰-肾同侧手术采用供体髂血管搭桥，即供体髂外动脉与胰腺动脉行端端吻合，供体髂内动脉与移植肾动脉端端吻合，供体髂总动脉与受者髂外动脉端侧吻合。移植肾输尿管与受者膀胱吻合同单独肾移植。

一、胰腺移植内分泌回流方式

目前胰腺内分泌回流主要存在两种术式：门静脉回流和体静脉回流。

门静脉回流时，胰头和十二指肠位置朝上，移植胰腺门静脉直接吻合于受者肠系膜上静脉，供者动脉 Y 形移植物通过肠系膜开孔以吻合于受者腹主动脉或髂动脉。外分泌引流只能行肠道引流术式，使用或不使用 Roux-en-Y 肠吻合均可。

体静脉回流胰腺移植时,移植胰腺可采用胰头位于盆腔或胰头位于上腹部的方式摆放。头部向上摆放是只能选择肠道引流。头部向下摆放既可以选择膀胱引流,也可以选择肠道引流。静脉回流部位可选择腔静脉或髂静脉。

二、胰腺移植外分泌引流方式

外分泌引流可分为膀胱引流术式(图 43-1)与肠道引流术式(图 43-2)。

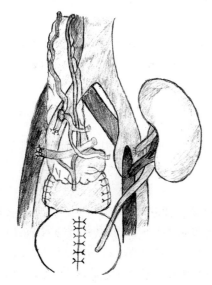

图 43-1 体静脉回流膀胱引流术式

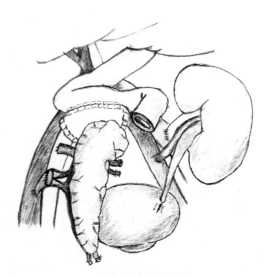

图 43-2 体静脉回流肠道引流术式

膀胱引流术式采用十二指肠膀胱吻合术。

肠道引流术式采用肠侧侧吻合,吻合部位可选择方便操作的邻近小肠,常采用距回盲部 45~60cm 空肠与供十二指肠行侧侧吻合。

第四节 儿童胰腺移植的围手术期管理

一、术前评估

儿童胰腺移植术前评估的复杂性远高于成人,且具有独特性。应更加全面、系统、仔细。尤其是糖尿病的类型、发病原因、相关并发症以及可能伴随的多系统、先天性、免疫缺陷或遗传性疾病。在评估过程中,通常需要多学科联合诊疗,尤其是小儿科。

（一）病史及体格检查

1. 重点病史采集 儿童糖尿病发病较为隐匿,病史采集要尽可能地明确发病时间、糖尿病类型、病程、临床表现及诊治情况;查询患者既往血糖记录、糖化血红蛋白水平,全面了解患者既往血糖控制及胰岛素使用情况(胰岛素类型及用量)。同时采集患者糖尿病并发症的诊疗情况,如视网膜病变,周围神经病变,脑血管、肾病、糖尿病足等。尽可能地收集病理结果、基因检测结果。如同时合并肾功能不全,询问肾功能不全病因、病程、是否进行病理活检,透析方式、通路、方案,以及是否能存在泌尿系畸形(神经源性膀胱、后尿道瓣膜病、反流性肾病等)。

2. 既往史 心脑血管疾病、消化系统疾病、既往器官移植史、是否接受过激素或其他免疫抑制剂的治疗、手术史、输血史、感染史、过敏史、疫苗接种史,出生及发育史。

3. 家族史 糖尿病、肾脏疾病、心血管疾病、消化道溃疡、遗传性疾病、家族性精神病史以及恶性肿瘤的家族史。

4. 全面体格检查　除生命体征、身高、体重、BMI、头围（<10 岁）及全面的体格查外,还应该特别对下列情况进行相应检查:视力、眼底检查,肢体痛、温觉,四肢末梢循环,注意有无糖尿病足。合并慢性肾衰竭患者应检查腹膜透析管、动脉-静脉内瘘或用于血液透析的静脉插管状况。

（二）实验室检查

1. 一般实验室检查　血、尿、便常规,肝、肾功能及电解质,凝血功能,血脂。

2. 胰腺功能实验室检查　血糖（空腹血糖、餐后 2 小时血糖）,糖耐量及胰岛素/C 肽释放试验,糖化血红蛋白测定,血、尿淀粉酶,脂肪酶,糖尿病自身抗体系列,必要时行基因检测除外基因突变或遗传性疾病。另还需结合肝脏、肠道等其他器官功能进一步除外先天性畸形,免疫缺陷或遗传性疾病。

3. 病原学检查　病毒性肝炎检测（HBV、HCV 等）,HIV 检测,梅毒检测,病毒全项,CMV-DNA、EB-DNA,留取血、尿、痰或引流液、腹膜透析液细菌和真菌培养。有结核病史或疑似结核病者完善抗酸染色、结核杆菌培养、结核 γ 干扰素释放试验。

4. 免疫学检查　血型（ABO 及 Rh）,HLA 组织配型（A、B、DR、DQ 位点）,群体反应性抗体检测,明确是否存在供者特异性抗体（DSA）,淋巴细胞毒试验。

5. 肿瘤筛查　儿童恶性肿瘤在起病初所表现出来的症状各不相同,且不特异,早期诊断较为困难。通过病史采集和体格检查评估肿瘤的可能性,需儿科专科协助评估。

（三）影像学检查

心电图,超声心动图,腹部、泌尿系彩色多普勒超声,髂血管超声,胸部正侧位 X 线片、必要时做头颅、胸、腹 CT 或 MRI;合并消化道疾病患者可选择行内镜或消化道造影检查。

（四）基因检测

对怀疑原发病为遗传性疾病者,行基因检测确诊;行药物代谢酶或转运体的基因型检测,用以指导术后免疫抑制剂用药剂量,如 *CYP3A5* 基因型。

（五）其他系统并发症评估

尤其是合并其他脏器功能受损的遗传性或先天性疾病,如:先天性心脏病、原发性高草酸盐血症、非典型溶血性尿毒症及泌尿道畸形等。

（六）术前心理准备

评估患者既往精神疾病、心理疾病、目前社会心理学状态、应对机制等,必要时行相关神经系统检查;对患者及家属进行胰腺移植科普教育,评估患者对胰腺移植的信任程度、风险承受能力及依从性。

二、术前管理

移植前尽可能的优化患儿的一般情况、营养和生长发育。移植前尽量全面接种疫苗,部分疫苗若未能及时在术前接种,可选择在术后接种。

（一）血糖控制

糖尿病饮食,监测空腹血糖、餐后 2 小时血糖,严格控制血糖,目标值为空腹血糖<7.1mmol/L,餐后 2 小时血糖<11.1mmol/L。

（二）合并肾功能不全行肾脏替代治疗患者

加强透析,严格控制水、盐摄入,逐步消除水钠潴留,不宜单次超滤量过多,逐渐改善一般情况和心功能状态,控制高血压。

三、术中及术后管理

1. 术中管理的重点是维持受者循环稳定,保证移植胰腺良好灌注,预防术中及术后并发症。儿童胰腺移植采用全身静脉复合麻醉。监测内容包括无创和有创动脉血压、中心静脉压、心电图、血气分析、乳酸及凝血功能等。

与成人相比,儿童移植胰腺开放前血压可适当降低（收缩压 100~130mmHg）,中心静脉压维持在 8~

$12cmH_2O$，尽量避免使用去甲肾上腺素，以免加重动脉痉挛或收缩。

2. 术后监测项目与成人相同，包括生命体征，血常规，肝、肾功能，电解质及酸碱平衡，凝血功能，血、尿、引流液淀粉酶，血糖及移植胰腺超声。与成人相比，维持儿童患者的水-电解质平衡需要谨慎：应坚持量出为入的原则，根据患儿的尿量、血压、心率、中心静脉压和电解质测量结果等，精准的控制静脉补液和电解质。血压维持在同年龄、同性别血压均数至均数加两个标准差之间。

3. 围手术期的药物治疗选择，因严格遵循儿童用药标准。

四、术后外科并发症的防治

儿童胰腺移植经验较少，并发症类型与成人胰腺移植大致相同。

（一）腹腔内出血

主要由腹腔感染和抗凝治疗不当或凝血功能障碍导致，胰腺炎及排斥反应也可导致出血。迅速补液、及时输血，立即调整或停用抗凝药物，监测凝血功能、血红蛋白及生命体征变化。血量大、出血速度快或经输血等保守治疗无效时，应及时选择介入治疗或急诊手术探查。

（二）血栓形成

胰腺血栓发生率高于成人。可能原因包括：血管较细、腹腔容积较小、移植物血管扭曲受压、高凝状态、胰腺炎及排斥反应。早期部分血栓形成可溶栓或抗凝治疗。完全栓塞应尽早手术探查。

（三）移植胰腺炎

主要与手术损伤、缺血-再灌注损伤、肠液或尿液反流、排斥反应、进食不当、感染等因素有关。抑制胰腺外分泌，可选用生长抑素或奥曲肽，并可联用蛋白酶抑制药，如抑肽酶、加贝酯；早期采用全胃肠外营养，逐渐过渡到正常饮食；胰液膀胱引流术式需留置导尿管；如保守治疗无效或怀疑出血坏死性胰腺炎时，应及早手术，必要时行移植胰腺切除。

（四）胰漏、肠漏

胰腺移植消化道严重并发症，与供胰修整时胰腺实质损伤、吻合口张力过大、移植胰腺炎、排斥反应、移植胰腺组织坏死、感染有关。治疗原则包括充分引流、控制感染、营养支持、抑制胰酶分泌。瘘道完整时可以放置黎氏管持续冲洗负压吸引，膀胱引流术式留置 Foley 导尿管。

（五）代谢性酸中毒及泌尿系统感染

膀胱引流术式最常见的并发症。无症状的轻度代谢性酸中毒可口服碳酸氢钠或乙酰唑胺，多数可纠正。对保守治疗难以纠正的严重代谢紊乱，需再次手术改为胰腺空肠引流术式。根据尿培养及药敏试验结果，结合临床疗效选用肾功能损害小的药物，同时需要注意避免细菌耐药及耐药菌的产生。

（六）腹腔感染

预防为主，选用广谱抗生素，必要时联合预防真菌治疗。积极处理引起感染的原发病灶。调整免疫抑制剂的使用，警惕供者来源性感染。

第五节　儿童胰腺移植免疫抑制剂的使用

儿童移植受者免疫抑制剂的使用与成人存在差异。需根据患儿病情制定个性化方案。

一、免疫抑制诱导方案的选择

目前主张对胰腺移植受者进行免疫诱导治疗，以 T 细胞清除剂为主。术前免疫低危或既往器官移植病史或长期服用免疫抑制剂受者，结合术前致敏或免疫状态以及人类白细胞抗原（human leukocyte antigen，HLA）错配率，可有选择性地使用巴利昔单抗。免疫高危受者，首选 T 细胞清除剂 ATG。

使用巴利昔单抗时，体重<35kg 或年龄<11 岁患儿使用常规剂量的一半，分别在手术当日和术后第4日各1剂。T 细胞清除剂使用剂量应根据儿童受者体重、致敏状态、原发病及病情决定。在手术开始前4小时静脉滴注，且在移植胰腺血流开放前输注完毕。输注过程应严格限制低速，监测患者生命体征，

尤其需要监测血氧饱和度,避免或及时发现过敏反应,必要时停止输注。

免疫诱导剂使用前需常规使用甲泼尼龙,根据儿童受者体重、致敏状态、原发病及病情调整剂量。

二、免疫抑制维持方案的选择

儿童胰腺移植的免疫抑制方案及药物剂量的选择应根据患者的年龄、体重、药代动力学、致敏状态、HLA 错配、并发症、移植胰腺功能状态、排斥反应的发生情况、全身情况以及经济状况等多种因素制定个体化方案。

目前,最常使用的是三联用药方案:包括钙神经蛋白抑制剂(CNI)、吗替麦考酚酯(MMF)和糖皮质激素。

常用免疫抑制剂与肾移植相同,包括他克莫司(FK506)、环孢素(CsA)、吗替麦考酚酯(MMF)、麦考酚钠肠溶片(EC-MPS)等。

为了避免皮质激素的各种不良反应,以及对儿童受者可能造成的生长发育的影响,可有计划地撤除皮质激素。但曾发生过急性排斥反应、胃肠道不能耐受 MPA、因严重感染等原因已停用 MPA 者,不宜撤除。

第六节　儿童胰腺移植术后随访

儿童胰腺移植术后随访计划大体与成人胰腺移植和儿童肾移植相同。术后 3 个月内每周随访 1 次,术后 4~6 个月内每 2 周随访 1 次,术后 7~12 个月内每月随访 1 次,每 6~12 个月进行 1 次全面检查,病情变化随时复查。

一、术后随访内容

(一)一般随访资料

移植后时间、病情变化、居住地点;体重、血压、尿量、体温等;药物的使用情况。

(二)生长发育及营养状况

评估患儿生长发育状况,如存在发育障碍,可联合小儿科继续评估,必要时可视情况使用生长激素。儿童受者特别需要评估维生素和微量营养素水平。胃肠道症状,包括腹泻、脂肪过多和体重减轻等,这些胃肠道症状可导致血糖变化。

(三)实验室检查

包括血、尿常规,肝、肾功能,血、尿淀粉酶,血脂肪酶,糖化血红蛋白,C 肽,免疫抑制剂血药浓度,以及移植胰腺超声。

(四)特殊检查

检测淋巴细胞亚群、免疫球蛋白系列、病毒(BK 病毒、CMV、EBV、JC 病毒、乙型肝炎病毒、丙型肝炎病毒等)、群体反应性抗体(panel reactive antibody,PRA)、DSA、糖代谢检测、骨代谢检测、心功能检测、眼底检查等。

(五)肿瘤筛查

胸部 CT 或 X 线胸片,便常规+潜血,腹部、泌尿系统、甲状腺超声,膀胱镜,并行肿瘤标志物检测;儿童受者需警惕 EB 病毒感染相关 PTLD 的发生。

二、胰腺功能的监测及评价

儿童胰腺移植术后胰腺功能受多种因素影响:儿童供者、受者年龄、糖尿病类型、致敏状态、手术及并发症、排斥反应、感染及药物不良反应等。评价内容主要包括:胰岛功能、排斥反应和移植后糖尿病。

(一)内分泌功能

胰腺术后胰岛功能的常规监测项目包括空腹血糖、餐后 2 小时血糖、空腹胰岛素及 C 肽、糖化血红蛋白。

移植术后早期血糖异常升高,需警惕血栓形成、排斥反应、胰腺炎可能。常规超声或超声造影、血淀粉酶及脂肪酶、尿淀粉酶有助于诊断。

稳定期患者血糖升高,移植术后血糖升高或控制不佳,需行口服糖耐量、胰岛素释放、C肽释放和糖化血红蛋白检测,结合术前糖尿病类型,必要时行胰岛素抗体检测,以明确血糖升高程度及胰腺内分泌功能状态。

（二）排斥反应

与成人相比,儿童胰腺移植受者更易发生排斥反应。单独胰腺移植较胰肾联合移植更易发生排斥反应。且排斥反应与供体类型有关。

胰腺移植排斥反应缺乏特异性表现,早期诊断困难,与移植胰腺炎亦难以鉴别。临床多表现为血、尿淀粉酶和/或脂肪酶升高,较高的血糖往往提示严重排斥反应或排斥反应时间较长。结合超声等影像学检查、免疫抑制剂血药浓度、受者致敏状态有助于诊断。明确诊断有赖于病理活检。在膀胱引流术式中,如尿淀粉酶下降至基线的50%以上,可作为诊断排斥反应的依据。

（三）移植后复发性糖尿病

儿童胰腺移植受者多为自身免疫型糖尿病,复发表现为术后无排斥反应状态下的C肽水平下降,谷氨酸脱羧酶抗体和蛋白质酪氨酸磷酸酶样蛋白抗体阳性或滴度升高也与复发相关。

确诊依赖于病理活检,组织学表现为:①自身免疫型复发糖尿病组织学上早期特征为单核细胞浸润和胰岛B细胞选择性丢失的胰岛炎;②主要造成胰岛素分泌细胞(B细胞)破坏,而其他类型的细胞(例如A细胞)基本正常;③腺泡组织和血管形态正常,无炎症细胞浸润;④免疫组化提示胰岛炎时胰岛细胞内HLA I类抗原表达增加,炎症细胞浸润以CD8$^+$细胞为主,其与急性排斥反应的鉴别为后者主要表现为外分泌部炎症细胞浸润和血管炎。

三、依从性

患儿通常需在家长监督下规律服药及定期随访,依从性较成人差。同时应重视儿童的精神心理健康及生活质量。

（付迎欣）

参考文献

[1] KANDASWAMY R,STOCK PG,GUSTAFSON SK,et al. OPTN/SRTR 2015 annual data report:pancreas. Am J Transplant,2017,17(1):117-173.

[2] KATO T,ROMERO R,VERZARO R,et al. Inclusion of entire pancreas in the composite 2、liver and intestinal graft in pediatric intestinal transplantation. Pediatr Transplant,1999,3(3):210-214.

[3] USATIN DJ,PERITO ER,POSSELT AM,et al. Under utilization of pancreas transplants in cystic fibrosis recipients in the United Network Organ Sharing(UNOS) data 1987-2014. Am J Transplant,2016,16:1620-1625.

[4] SUTHERLAND DE,GRUESSNER RW,DUNN DL,et al. Lessons learned from more than 1000 pancreas transplants at a single institution. Ann Surg,2001,233(4):463-501.

[5] BENDEL-STENZEL MR,KASHTAN CE,SUTHERLAND DE,et al. Simultaneous pancreas-kidney transplant in two children with hemolyticuremic syndrome. Pediatr Nephrol,1997,11(4):485-487.

[6] BONDOC AJ,ABU-EL-HAIJA M,NATHAN JD. Pediatric pancreas transplantation,including total pancreatectomy with islet autotransplantation. Semin Pediatr Surg,2017,26(4):250-256.

[7] KHAN K,JIE T,DESAI C,et al. Intestinal transplantation:in Abdominal organ transplantation:state of the art. First Edition. New Jersey:Wiley-Blackwell,2013.

[8] MARSH C L,PERKINS J D,SUTHERLAND D E,et al. Combined hepatic and pancreaticoduodenal procurement for transplantation. Surg Gynecol Obstet,1989,168(3):254-258.

[9] 付迎欣,王辉,冯钢,等.胰肾联合移植145例单中心回顾分析.中华器官移植杂志,2019,40(5):260-265.

[10] 中华医学会器官移植学分会.移植胰腺病理学临床操作规范(2019版).器官移植,2019,10(6):628-637.

[11] 中华医学会器官移植学分会,中国医师协会器官移植医师分会.中国胰腺移植诊疗指南(2016版).中华器官移植杂

志,2016,37(10):627-634.

[12] 中华医学会器官移植学分会.肾移植术后外科并发症处理技术操作规范(2019 版).器官移植,2019,10(6):653-660.

[13] TROPPMANN C. Complications after pancreas transplantation. Curr Opin Organ Transplant,2010,15(1):112-118.

[14] NATH DS,GRUESSNER A,KANDASWAMY R,et al. Late anastomotic leaks in pancreas transplant recipients-clinical characteristics and predisposing factors. Clin Transplant,2005,19(2):220-224.

[15] MITTAL S,GOUGH SC. Pancreas transplantation:a treatment option for people with diabetes. Diabet Med,2014,31(5):512-521.

[16] MARTINS LS. Autoimmune diabetes recurrence should be routinely monitored after pancreas transplantation. World J Transplant,2014,4(3):183-187.

[17] NADALIN S,GIROTTI P,KÖNIGSRAINER A. Risk factors for and management of graft pancreatitis. Curr Opin Organ Transplant,2013,18(1):89-96.

[18] STRATTA RJ,ROGERS J,ORLANDO G,et al. Depleting antibody induction in simultaneous pancreas-kidney transplantation:a prospective single-center comparison of alemtuzumab versus rabbit antithymocyte globulin. Expert Opin Biol Ther,2014,14(12):1723-1730.

[19] KANDASWAMY R,STOCK PG,SKEANS MA,et al. OPTN/SRTR 2011 annual data report:pancreas. Am J Transplant,2013,13(1):47-72.

[20] KANDASWAMY R,STOCK PG,GUSTAFSON SK,et al. OPTN/SRTR 2017 annual data report:pancreas. Am J Transplant,2019,19(2):124-183.

[21] WATSON CJ. The current challenges for pancreas transplantation for diabetes mellitus. Pharmacol Res,2015,98:45-51.

[22] PUGLIESE A,REIJONEN HK,NEPOM J,et al. Recurrence of autoimmunity in pancreas transplant patients:research update. Diabetes Manag(Lond),2011,1(2):229-238.

[23] 付迎欣,王振,赵杰.胰肾联合移植临床技术规范(2020 版).器官移植,2020,11(3):332-343.

第四十四章　再次肾移植

由于儿童接受初次肾移植时年龄较小而移植肾的长期存活有限,因此大多数儿童肾移植受者需在他们的一生中进行二次或多次肾移植,这种再次肾移植可视为常规再次肾移植。初次移植肾丢失的原因是影响再次肾移植长期效果的最重要因素。与初次肾移植相比,再次肾移植的难点和重点主要体现在患儿的人类白细胞抗原(HLA)致敏状态、预处理措施和供肾植入方式上,本章将围绕此系统展开讨论。

第一节　再次肾移植概况

在美国,无论儿童还是成人受者,再次肾移植的例数约占总例数的15%。同样,据一项国际合作数据报告的9 209例儿童肾移植中15.2%为再次肾移植。初次移植肾丢失的原因是影响再次肾移植长期效果的最重要因素。如果是由于患者的依从性较差或者原发病复发,则其获得再次肾移植的机会可能降低、再次肾移植的长期预后也不甚理想,甚至不如初次肾移植预后。此外,初次肾移植的供肾类型也参与影响再次肾移植的等待时间。死亡捐献供肾受者比亲属供肾受者在初次移植肾失功后更容易继发HLA致敏,再次肾移植的等待时间往往更长。

另一种儿童再次肾移植为初次肾移植早期失败后的限期再次肾移植,具有相对急迫的特点。主要原因是我国儿童肾移植尚处于起步阶段,在使用小儿供肾尤其是低龄婴儿供肾(包括新生儿供肾)术后,发生血栓或原发性移植物无功能或严重急性排斥反应导致移植肾失功等并发症难以完全避免。这些原因导致的初次移植肾丢失往往发生在术后2周之内,为避免患儿出现HLA致敏和减轻长期维持性血液透析造成的经济负担,常需尽快找到合适肾源以完成再次肾移植。这种情况多为计划外的挽救性再次肾移植,在供肾选择、手术方式等方面与慢性移植肾失功后的常规再次肾移植有所不同。

与初次肾移植相比,再次肾移植的难点和重点主要体现在患儿的HLA致敏状态、预处理措施和供肾植入方式上,下文主要围绕这三点进行讨论。

第二节　再次肾移植的适应证和禁忌证

一、适应证

基本与初次肾移植相同,即已经或即将恢复规律透析治疗的终末期肾病状态。确定移植肾丢失和重启透析的标准包括肾小球滤过率$<10\text{mL}/(\text{min}\cdot1.73\text{m}^2)$或者大量蛋白尿继发水肿、心力衰竭或者促红细胞生成素难以纠正的重度肾性贫血。

二、禁忌证

相对禁忌证包括急性重度感染、进展迅速的原发肾病早期复发(例如局灶节段性肾小球硬化、非典型溶血尿毒综合征、原发性高草酸尿症、新月体性IgA肾病等)、预存高水平供者特异性抗体(DSA)、依从性差、缺乏家庭/经济/社会支持。绝对禁忌证包括恶性肿瘤(例如分型较差的移植后淋巴增殖性疾病)等。其他禁忌证与初次肾移植类似,此处不再赘述。

第三节　再次肾移植的预处理策略

一、人类白细胞抗原配型

Gralla J 等报道,美国移植受者科学登记处记载的 1990 年至 2008 年间所有年龄小于 18 岁的 11 916 例儿童初次肾移植受者中,2 704 例(22.7%)在初次移植失败后重新登记,其中 1 847 人接受了再次肾移植,857 人仍在等候名单上。无论是否接受了再次肾移植,这些患儿的计算所得群体反应性抗体(cPRA)均比初次肾移植前的 cPRA 显著升高。成功获得再次肾移植受者的 cPRA 从初次移植前的 6% 上升到再次肾移植前的 45%,而持续等待再次移植患者的 cPRA 从初次移植前的 8% 上升到了 76%。这种致敏程度及再次移植的等待时间随初次肾移植时的 HLA-DR 位点错配数的增加而增加。与错配数为 0 或 1 相比,初次肾移植中的 HLA-DR 错配数为 2,使得再次肾移植的概率降低约 20%。并且,再次肾移植术后的 5 年移植肾存活率也与第一次和第二次肾移植时 HLA 的错配数密切相关。提示我们在儿童初次肾移植中应特别关注 HLA-DR 位点的匹配情况。

同样,对于已经存在致敏的再次肾移植等待者,原则上要求供者的 HLA 位点不仅要尽量避开受者预存抗体对应的位点,更希望供、受者间的 HLA 错配数越少越好,尤其是 DR 和 DQ 位点。近年来,国内外部分移植中心采用高分辨率反向序列特异性寡核苷酸(rSSO)配型结果计算供、受者间的 Eplet 错配数,取得了较以往单纯的血清学错配数更有指导意义的免疫风险评估,值得借鉴。对于不存在预存 DSA 的重复错配,不应视为配型禁忌证。Lucisano G 等分析了 179 例再次肾移植受者,其中 55 例二次供肾存在与初次供肾重复的 HLA 错配位点。多因素分析显示,只有伴有预存 DSA 的重复错配才是后期发生抗体介导的排斥反应(AMR)和移植肾丢失的独立危险因素。而在没有预存 DSA 的情况下,重复的 HLA 错配位点与新生 DSA 的产生、排斥反应的发生或移植物丢失无显著相关。换句话说,与初次移植重复的 HLA 错配位点只在伴随预存 DSA 的情况下才会增加再次肾移植患者的免疫风险。

在抢救性二次肾移植的情况下,为缩短儿童的透析等待时间,如果不能完全避开预存 DSA,可考虑接受平均荧光强度(MFI)<5 000 的 HLA-A、HLA-B、HLA-DR 预存 DSA 位点和 MFI<10 000 的 HLA-DQ 位点。这个水平的预存 DSA 通常不会导致阳性淋巴毒和超急性排斥反应,但应在移植前加做一次急诊血浆置换,以尽可能降低 DSA 的 MFI,并在术后密切监测 DSA 水平动态变化,一旦反弹要及时追加血浆置换。

二、供肾的选择

亲属活体供肾对于致敏受者具有独特的免疫优势,不仅 HLA 错配数较少、能有充裕的时间进行术前必要的血浆置换,而且术后极少发生移植肾功能恢复延迟,故不会掩盖早期急性排斥反应的典型临床表现而导致诊断延误。但从我国目前的儿童肾移植总体情况来看,一方面有捐献意愿的成人亲属较少,另一方面需要再次肾移植的儿童多为 12 岁以下的早期失功受者,成人供肾移植给体重<20kg 的儿童受者存在一定的血压和容量不匹配情况,即低灌注损伤。在死亡后捐献是唯一可行的供肾来源情况下,一定要提前检测和知晓供者的 HLA 位点,并且采用高分辨率试剂或基因测序方法配型,以详细分析错配相关的免疫风险。

此外,如果为挽救性再次肾移植,应格外注重规避早期再次失败的风险。避免使用特别小的儿童供肾、避免双肾整块移植、避免血管条件欠佳的儿童供肾、避免标准心脏停搏后儿童供肾。

三、预处理措施

对于大多数高致敏受者,利妥昔单抗联合血浆置换和静脉输注免疫球蛋白(IVIG)的脱敏方案实际上并不能快速高效且持久地清除高水平 HLA 抗体,尤其是 II 类抗体,因此应充分重视配型筛选对致敏肾移植的重要意义。我们既往对一组预存 DSA 阳性致敏受者(包括 1 例婴儿),在避免高 MFI 值的预存 DSA

基础上,采用术前一次急诊血浆置换和围手术期2周IVIG的处理方案,取得了满意疗效。值得注意的是,利妥昔单抗的使用时间应尽量安排在血浆置换之后,以减少药物被血浆置换的过程清除一部分。

四、免疫抑制方案

本中心对于再次肾移植患儿基本全部采用小剂量兔抗人胸腺免疫球蛋白诱导(rATG,每剂0.5mg/kg,术中开放前1剂,术后连用2~4天,根据致敏程度和淋巴细胞绝对值及血小板计数变化调整疗程)。激素用法:第0~1天,用甲强龙10mg/kg(最多500mg)i.v.;第2天,用5mg/kg i.v.;第3天,用2.5mg/kg(最少20mg i.v.);第4~5天用10mg i.v.。第6天口服泼尼松1.2mg/kg(最多50mg),之后隔天减10mg至0.2mg/kg并维持至术后1~6个月。口服免疫抑制方案和目标血药浓度基本与初次肾移植相同:他克莫司在第3天早晨开始0.15~0.2mg/(kg·d)分2次服用(同时参考再次肾移植前的维持剂量),口服四顿后查血药浓度,术后1个月内维持浓度在8~10ng/mL;环孢素(<3岁受者)在第3天早晨开始持续静脉泵入[2mg/(kg·d)],第4天清晨查血药浓度,目标范围在250ng/mL,待患儿胃肠道功能恢复后改为口服他克莫司;吗替麦考酚酯在第3天早晨开始600mg/(m²·d),分2次服用,根据外周血白细胞水平调整维持剂量,避免药物性低白细胞血症。

第四节　再次肾移植的手术技巧

一、失功移植肾的切除

再次移植前的移植肾切除术可能对一部分患者有利或不得不为之(例如静脉血栓引起的移植肾淤血后出血、供者来源的感染导致移植肾动脉破裂或肾内真菌感染、严重AMR导致移植肾破裂出血),但移植肾切除后是否会升高cPRA,尚存有争议。在前文提到的Lucisano G报道中,移植肾切除术与再次移植肾失功具有一定相关性。在我们的临床经验中,切除移植肾后完全停用口服免疫抑制剂超过2周以上时间,很可能会增加HLA抗体的产生。因此即使初次移植肾已经切除,也建议保留小剂量他克莫司或环孢素,并维持谷浓度在治疗窗下限。

二、移植肾的植入

对于挽救性二次肾移植,通常不推荐原位移植的植入方式。因为粘连往往较重、游离后创面容易渗血、手术难度加大、切口感染风险也会增加。应尽可能选择安全可靠的植入部位。例如体重<10kg的儿童,选择腹腔内或髂窝高位;体重>10kg的儿童,选择对侧髂窝。

第五节　围手术期治疗和管理

一、急性排斥反应的预防、诊断和治疗

再次肾移植术后早期(术后1个月内),不仅AMR发生率高于初次肾移植,细胞性排斥反应的发生率也较初次肾移植显著增加,因此应高度重视、积极应对。我们的经验是全部采用小剂量兔抗人胸腺免疫球蛋白诱导(rATG,术中1剂,术后根据致敏程度连用3~5天),有预存DSA的受者再加用IVIG 14天[第1周400mg/(kg·d),第二周200mg/(kg·d)]。口服免疫抑制方案和目标血药浓度基本与初次肾移植相同。术后监测肾功能、尿量、体重、移植肾彩超和DSA(每周1次)需要更频繁些。一旦出现怀疑急性排斥反应的指征,即应积极进行移植肾的穿刺活检,以获得病理诊断。在我们的儿童群体中,接受围手术期移植肾穿的十余例受者中最小患儿为3.5月龄(供肾4月龄),全部未出现血肿、血尿、感染等穿刺相关并

发症。

急性排斥反应的治疗和预后根据急性排斥反应类型、程度和分期有所不同。轻度细胞性急性排斥反应使用甲强龙[10mg/(kg·d)]冲击 3 天即可,较重者需增加疗程至 5 天或续贯 rATG 治疗 3 天。儿童受者急性 AMR 的治疗仍以血浆置换联合 IVIG 为基础手段,隔日 1 次,持续至 DSA 转阴或 MFI 值显著下降。文献报道联合利妥昔单抗和/或蛋白酶体抑制剂对儿童受者急性 AMR 可能增加疗效。

二、感染的预防和治疗

再次肾移植感染的防治重点包括死亡捐献供者来源的围手术期细菌、真菌感染和早期强效免疫抑制治疗后的各类病毒、细菌、真菌感染。感染部位多见于手术切口、尿路、留置导管处、皮肤(例如单纯疱疹、带状疱疹)、软组织(例如皮损后金黄色葡萄球菌感染导致的坏死性筋膜炎)、肺部(例如病毒性肺炎、卡氏肺孢子虫性肺炎、肺结核、侵袭性真菌感染)和血流(菌血症)。病原体诊断手段包括微生物培养和病原体基因二代测序。治疗包括针对性抗感染、对症支持和适当下调免疫抑制的强度,比如短期减少抗代谢类药物的剂量甚至完全停用,但应控制好时间,一般不应超过 10~14 天,否则急性排斥反应的风险会大大增加。

第六节　随访要点

一、供者特异性抗体的监测

再次肾移植痊愈出院后,仍建议儿童受者定期复查供者特异性抗体(DSA)。如果为非致敏且从未出现过急性排斥反应的受者,可在术后 6 个月时复查 1 次,之后每年 1 次。反之如果为致敏受者或出现过急性 AMR 受者,建议在术后 3 个月、6 个月和 12 个月时复查 DSA,之后每年 1 次,或根据需要增加频率。

二、机会性感染的预防和治疗

对儿童再次肾移植受者而言,急性排斥反应和感染并发症发生率均显著高于成人受者。在免疫平衡状态被打破的情况下,急性排斥反应和感染常如影随形、先后而至,需要时刻谨记、注意预防。儿童移植后的常见机会性感染(如 EB 病毒、巨细胞病毒、细小病毒、BK 病毒、耶氏肺孢子菌、结核分枝杆菌等)已在前面章节有所介绍。

(朱　兰)

参考文献

[1] GRAVES RC,FINE RN. Kidney retransplantation in children following rejection and recurrent disease. Pediatr Nephrol,2016,31(12):2235-2247.

[2] PHONPHOK K,HOMKRAILAS P,DUONG T,et al. Time to second kidney transplantation in young adults after failed pediatric kidney transplant. Pediatr Transplant,2020,24(7):e13800.

[3] GRALLA J,TONG S,WISEMAN AC. The impact of human leukocyte antigen mismatching on sensitization rates and subsequent retransplantation after first graft failure in pediatric renal transplant recipients. Transplantation,2013,95(10):1218-1224.

[4] BRYAN CF,CHADHA V,WARADY BA. Donor selection in pediatric kidney transplantation using DR and DQ eplet mismatching:A new histocompatibility paradigm. Pediatr Transplant,2016,20(7):926-930.

[5] LUCISANO G,THIRUVENGADAM S,HASSAN S,et al. Donor-specific antibodies detected by single antigen beads alone can help risk stratify patients undergoing retransplantation across a repeat HLA mismatch. Am J Transplant,2020,20(2):441-450.

[6] 朱兰,王志强,冯豪,等. 预致敏受者行死亡捐献供肾肾移植的处理策略及临床效果. 中华医学杂志,2019,99(12):895-900.

［7］朱兰,冯豪,张瑜,等.预致敏婴儿再次肾移植一例并文献复习.中华器官移植杂志,2019,40(8):473-477.

［8］蔡俊超,朱兰,陈刚,等.利妥昔单抗在临床移植使用中值得注意的几个问题.中华器官移植杂志,2020,41(2):67-69.

［9］ZHU L,FU C,LIN K,et al. Patterns of Early Rejection in Renal Retransplantation:A Single-Center Experience. J Immunol Res,2016,2016:2697860.

［10］KINCAIDE E,HITCHMAN K,HALL R,et al. Impact of active antibody-mediated rejection treatment on donor-specific antibodies in pediatric kidney transplant recipients. Pediatr Transplant,2019,23(8):e13590.

［11］KIZILBASH S,CLAES D,ASHOOR I,et al. Bortezomib in the treatment of antibody-mediated rejection in pediatric kidney transplant recipients:A multicenter Midwest Pediatric Nephrology Consortium study. Pediatr Transplant,2017,21(3).

第四十五章　组织配型技术

人类主要相容性复合体(major histocompatibility complex，MHC)，又称为人类白细胞抗原(human leuko-cyte antigens，HLA)基因复合体，是一组决定移植组织是否相容，与免疫应答密切相关、紧密连锁的基因群。HLA 具有显著的多态性，与同种异体移植中的排斥反应密切相关。HLA 不完全相容始终是一个潜在的危险因素，并且一旦条件成熟，排斥反应可以在器官移植手术后任何时期发生。

近几年来，随着大量器官移植临床随访资料的逐渐积累及分析，HLA 配型在活体亲属移植中的重要意义为大家所公认。但在非亲属移植，尸体移植中 HLA 配型的临床价值存在不少争议。有关 HLA 配型在器官移植中临床意义的争论已逐渐统一：HLA 配型在器官移植中是必要的，HLA 的相容性程度仍然是环孢素(CsA)时代影响移植物长期存活的主要因素之一。同时，其他因素的影响也是不容忽视的。在肾移植中，Ⅰ类抗原主要影响长期存活，尤以 HLA-B 抗原重要。Ⅱ类抗原对短期和长期存活均有影响，但以 1~3 年存活率的影响最明显。总体上分析，尸肾移植中 HLA-DR、HLA-DQ 抗原尤为重要。在骨髓移植中，HLA 分型的精细程度要求更高。除 HLA-A、HLA-B、HLA-DR、HLA-DQ 抗原外，HLA-C 抗原、HLA-DP 抗原的影响也是不容忽视的。

近年来的研究发现，HLA 匹配程度有助于肾脏移植长期效果。良好的 HLA 匹配，可以减低免疫抑制剂的使用，免疫抑制剂的副作用也随之降低，并且可以降低患者致敏的程度，对二次移植患者尤为重要。组织配型是评价供受者的组织相容程度。常见的最直接的方法是根据 HLA 六抗原位点的匹配数、氨基酸残基匹配、HLAMatchmaker 匹配，以及间接预测识别的 HLA 表位(predicted indirectly recognizable HLA epitopes，PIRCHE)匹配。

第一节　组织配型基本技术及配型方法

HLA 是调节人体免疫反应和异体移植排斥作用的一组基因，位于第六号染色体的短臂上。HLA 抗原可根据不同基因位点的产物和它们的功能加以分类，目前研究较充分的有 HLA-A、HLA-B、HLA-C、HLA-DR、HLA-DQ 和 HLA-DP 等。HLA 抗原可分为 Ⅰ、Ⅱ、Ⅲ 三大类：Ⅰ类抗原包括 HLA-A、HLA-B、HLA-C，与移植排斥反应有很强的关联，是经典的移植抗原；Ⅱ类抗原包括 HLA-DR、HLA-DQ、HLA-DP，这类基因和免疫反应关系密切，故称之为免疫反应基因；Ⅲ类抗原包括 C4A、C4B、C2、Bf 等补体成分和一些细胞因子，它们的生物学功能也涉及免疫反应。

一、组织配型基本技术

1964 年 Terasaki 发明了 HLA 微量淋巴细胞毒实验方法及相应的组织配型板，1970 年被美国国立卫生研究院(National Institute of Health，NIH)确定为国际通用标准技术，血清学方法成为免疫遗传学和组织相容性研究的基本方法与手段。80 年代末期，HLA 的研究进入了 DNA 分型研究阶段。1990 年世界卫生组织统一了 HLA 基因分型的命名以及与血清学分型的对应关系，并公布 HLA 核苷酸序列，为规范 HLA 分子生物学研究提供了科学的依据。目前已建立了标准化的 HLA 分型，方法学得到统一。HLA 分型方法包括血清学分型、细胞学分型和基因分型。血清学和细胞学分型技术主要侧重于分析 HLA 抗原的特异性，基因分型方法则侧重于分析基因本身的多态性。细胞学分型技术由于分型标准细胞来源困难，且方法繁琐，不适于常规检测使用,已被淘汰。下面我们主要对近年来常用的 HLA 分型技术及淋巴细胞毒交叉配型试验进行介绍。

（一）HLA 血清学分型——补体依赖微量淋巴细胞毒试验

淋巴细胞具有 HLA 抗原,在补体存在的情况下,HLA 细胞毒抗体,如 IgG 和 IgM,能够结合到带有相应抗原的活淋巴细胞膜上,并在膜上打孔致淋巴细胞死亡。死细胞可用数种方法观察,最简单的是染色法。染色液通过死细胞膜进入细胞内,使细胞着色。常用的染料为荧光液和曙红。在荧光显微镜下,荧光液与细胞膜结合,使活细胞呈绿色,而曙红可通过被破坏的细胞进入细胞与 DNA 结合,使死细胞呈红色;在相差显微镜下,活细胞因不被着色而明亮,死细胞由于曙红进入细胞而色暗无光。

T 和 B 淋巴细胞上都有 HLA-A、HLA-B、HLA-C 抗原,可直接用淋巴细胞检测这些抗原。但是某些 HLA-A、HLA-B、HLA-C 分型血清中同时存在 HLA-DR 抗体,所以,为了避免 HLA-DR 抗体可能造成的干扰,通常用 T 淋巴细胞作 HLA-A、HLA-B、HLA-C 分型。近几年,HLA 单克隆抗体的出现,可避免 HLA-DR 抗体的影响,可以用总淋巴细胞检测 HLA-A、HLA-B、HLA-C 分型。HLA-DR、HLA-DQ 抗原存在于 B 淋巴细胞上。所以,测定 HLA-DR、HLA-DQ 抗原时,需从总淋巴细胞中分离出 B 淋巴细胞进行测定。

尽管血清学技术对 HLA-Ⅰ类抗原分型结果有较高的准确性,提供了组织配型的基本手段,并有力推动了 HLA 研究的发展。但血清学方法也存在诸多的限制。随着分子生物学技术的发展,对 HLA 分子结构与核苷酸序列分析研究的深入,每年都有许多新的等位基因特异性被发现和确定。血清学方法已经无法获得能够分辨出所有特异性的标准抗血清,逐渐被 DNA 分型技术所取代。

（二）HLA 基因分型

HLA 基因分型是在编码基因产物的 DNA 水平上的分型,自 20 世纪 90 年代以来发展十分迅速,在临床器官移植的组织配型中得到实际应用。HLA 基因分型方法很多,各有其特点。目前检测方法大致可分为八大类:限制性片段长度多态性分析（restricted fragment length polymorphism,RFLP）、聚合酶链反应寡核苷酸探针杂交方法（PCR with sequence-specific oligonucleotide probe,PCR-SSO）、聚合酶链反应单链构象多态性分析（PCR with single strand conformation polymorphism,PCR-SSCP）、DNA 基因序列测定分型方法（sequence-based typing,SBT）、序列特异引物聚合酶链反应技术（PCR with sequence-specific primers,PCR-SSP）、应用寡核苷酸芯片技术进行分型、应用流式细胞仪分型、参照链介导的构象分析（reference strand conformational analysis,RSCA）分型系统。下面就目前器官移植临床工作常用的几种 HLA DNA 分型方法进行介绍。

1. PCR-SSP　根据 HLA 抗原的核苷酸序列,设计出一系列针对各亚型的顺序特异引物,通过 PCR 扩增各等位基因的型别特异性 DNA 片段。扩增产物借助常规的琼脂糖凝胶电泳,即可根据是否存在特异性扩增产物的电泳条带直接进行分型。本方法快速、准确,所需样本量少、要求低(全血、淋巴细胞和少许脾组织均可),是目前大多数医院所采用的 HLA 基因分型方法。

2. PCR-SSO　是目前较常用的 DNA 分型技术之一。主要技术包括提取模板 DNA,以位点间或组间特异性引物进行 PCR 扩增,再与数十个寡核苷酸特异性探针杂交,从而分辨出等位基因的特异性。PCR-SSO 具有灵敏度高、特异性强、所需样品量少、方便等优点。到目前为止,各国学者设计的探针可用于检测几乎所有目前所知 HLA 等位基因。但随着新等位基因的不断发现,就需要越来越多的探针和杂交次数。其缺点包括操作费时、影响因素多、技术要求高和不能进行单倍型分析等。PCR-SSO 法与 PCR-SSP 法相比具有高通量的优势,PCR-SSO 法以 Luminex 平台为基础,适用于批量检测,而 PCR-SSP 法更适用于单个检测。

3. SBT　HLA 序列测定法,根据已知人类白细胞抗原基因序列设计群组特异性和基因特异性引物,当引物序列与待测目标序列能完全匹配时,进行聚合酶链式（polymerase chain reaction,PCR）反应。在反应过程中,目标核酸片段将被复制与放大,说明在样本中存在与特异性引物完全相同的基因序列,反之则否。DNA 序列测定通过采集血液样本,提取 DNA,采用自动测序仪对 HLA 分子的核苷酸碱基序列测定,是目前 HLA 分型最直接、最精确、最可靠的方法。常用于对新发现的 HLA 特异性进行 DNA 序列分析。但所需设备昂贵,检测时间长。

（三）淋巴细胞毒试验

用于评估移植前受者的免疫风险和 HLA 抗体的检测方法在不断的发展。1969 年，Patel 和 Terasaki 首次发表了第一个评估 HLA 抗体存在的试验，称为补体依赖细胞毒性（complement dependent cytotoxicity，CDC）交叉配型试验。CDC 交叉配型试验非常有效地预测超急性排斥反应的发生风险。随着流式细胞术的应用，1983 年流式细胞交叉匹配（flow cytometry crossmatch，FCXM）技术的出现，提高了 HLA 抗体检测的灵敏度。在过去的近 20 年里，包括 Luminex 平台在内的固相检测技术（solid-phase assays：bead based）已经可以检测特定的 HLA 抗体类型。检测 HLA 抗体的基本技术特点，如表 45-1。

表 45-1　CDC 检测技术比较

技术	优势	局限	敏感度 a	特异度 b
CDC 交叉配型	对超急性排斥预测性高	视觉评估有主观性；不能检测非补体结合的或低浓度抗体	+	+++
FCXM	半定量；低水平抗体检测的敏感性增加；可以独立分析 T 或 B 细胞的影响；快捷	敏感性增加可能增加假阳性结果	++	++
固相分析	能检测候选者排斥的抗体	缺少标准及抗原变异性；受外部因素（IVIG、ATG）和内在因素（自身抗体、免疫复合物、高水平 IgM）干扰；不同实验室结果差异大	++++	+

注：+、++、+++、和++++表明敏感性和特异性水平的增加；IVIG，静脉注射免疫球蛋白；a，供体特异性抗体检测的敏感性；b，临床抗体介导的排斥反应的特异性。

1. 补体依赖细胞毒性交叉配型试验　CDC 采用供者外周血淋巴细胞作为抗原，与受者的血清共同孵育，如果受者血清含有针对供者活性淋巴细胞的特异性 HLA 循环抗体，则抗体上的可变区蛋白将结合到抗原上形成抗原抗体复合物。加入兔补体后，补体的 C1q 结合在抗体补体结合位点，激活一系列补体成分，导致淋巴细胞死亡。根据淋巴细胞死亡数量百分比判断交叉配型结果。CDC 结果的判断和临床意义，如表 45-2。

2. 流式细胞交叉匹配　北美大多数组织相容性实验室在移植前风险评估中使用流式细胞交叉匹配（FCXM）检测供者特异性 HLA 抗体。目前大多数实验室使用的标准三色 FCXM 检测可分为两部分：第一部分包括供体淋巴细胞分离和处理（如使用蛋白酶、DNA 酶），减少 Fc 受体的表达，清除死亡和垂死细胞。第二部分是交叉配型试验，受者血清与外周血淋巴细胞混合孵育后，使用荧光标记的抗体，如 anti-CD3-PerCP、anti-CD19-PE 以及 anti-IgG-FITC，对 T、B 淋巴细胞以及结合有受者血清的淋巴细胞进行标记，最后流式细胞仪测试和获取，分析结果。FCXM 比细胞毒性交叉配型法更敏感，可更好地检测低水平 HLA 抗体，从而改善移植前免疫风险评估。

表 45-2　CDC 结果的判断及临床意义

死细胞/%	临床意义
0~10	极轻度致敏
11~20	轻度致敏
21~40	中度致敏
41~80	高度致敏
81~100	超高度致敏

3. Luminex 固相检测技术　Luminex 固相检测技术是一种新的可以鉴定供体特异性 HLA 抗体的技术。在致敏患者器官移植中，使用 Luminex 技术可以更好地判定可接受或不可接受的抗原。Luminex 固相检测技术是将纯化的 HLA Ⅰ类或Ⅱ类抗原包被在微粒上，对受者血清中 HLA 特异性同种异体抗体进行检测。这一创新，使多达 100 个 HLA 抗原包被的微粒可以被单独识别。如果器官移植受者血清经 Luminex 固相检测技术证实无供体源性 HLA 抗体时，淋巴细胞交叉配型预测为阴性。基于荧光的固相分析技术是美国 HLA 实验室最常用的检测平台。事实上，在 2009 年，美国器官分配联合网（United Network for Organ Sharing，UNOS）规定，必须使用固相分析来识别潜在移植受者的 HLA 抗体。显然，Luminex 技术已经逐渐被世界接受为一个标准。

二、配型方法

（一）血型系统匹配

人类 ABO 血型系统的基因位于第 9 号染色体,是复等位基因,在染色体上处于同一个基因位点上。在这一系统中,红细胞有两种不同的凝集原,分别称为 A 和 B 凝集原。血清中含有两种凝集素,分别称为抗 A 和抗 B 凝集素。ABO 血型分型以红细胞所含的凝集原为依据,分为 A、B、AB 和 O 四种血型。这 4 种血型是由 2 种血型抗原和 2 种抗体决定的。O 型有抗 A 和抗 B 抗体,A 型有抗 B 抗体,B 型有抗 A 抗体,AB 型没有血型抗体(表 45-3)。血型不合立即引发血细胞聚集和早期移植肾血管内血栓形成。因此,肾移植存在相容性选择原则,即 O 型受体接受 O 型供体的肾脏,A、B 型受体可以接受 O 型和同血型的肾脏,AB 型受体可以接受任何血型供体的肾脏。

表 45-3　ABO 血型与血型抗原抗体的关系

血型	血型抗原		抗体	
	A	B	抗 A	抗 B
A	+	−	−	+
B	−	+	+	−
AB	+	+	−	−
O	−	−	+	+

在各类血型系统中,以 A、B 抗原的抗原性最强,D 抗原次之。当受者接受了所缺少的 A、B 抗原后,几乎每个人都产生特异性的同种抗体。而大约占 2/3 的 D 抗原阴性的人,接受了 D 抗原阳性血液后可产生抗 D 抗体,因此每一个受者除 A 和 B 抗原定型外,最好也做 D 抗原定型,然后选择合适的供者。

常规的 ABO 定型包括正定型,即用抗 A、抗 B 抗体作红细胞定型;以及反定型,即用 A 及 B 试剂细胞作血清定型。Rh 定型主要鉴定 D 抗原,定型时包括抗原的阴、阳性对照以及试剂对照试验。在进行Rh(D)定型时,可能遇到弱 D 型患者。弱 D 型患者与 Rh(D)阴性患者一样,同样也有可能产生抗 D 抗体。因此,如果患者还未产生抗 D 抗体,在条件许可的情况下,主张选择 Rh(D)阳性的供者。而患者已经产生抗 D 抗体时,则须选择 Rh(D)阴性的供者。

（二）组织相容性抗原系统匹配

1. HLA 六抗原配型　确定移植供、受者 HLA 相匹配的标准是组织、器官移植的基础。1987 年 10 月美国器官分配联合网(UNOS)制定强制性 HLA 六抗原相配肾脏分享政策,要求 ABO 血型相容和 HLA-A、HLA-B、HLA-DR 六个抗原相配的肾脏,在全国范围内共享。早期的临床应用显示能够达到六抗原相配的肾移植仅占 2%～5%。1990 年,UNOS 对六抗原配型标准稍做调整,把表型为纯合子的供、受者包括在内,使达到六抗原相配的肾移植增加到 5%～8%。1995 年 3 月,UNOS 进一步对原标准进行修改,将六抗原相配标准延伸为 HLA-A、B、DR 六抗原无错配,即目前国际上通用的 HLA 六抗原无错配标准(zero HLA-A, HLA-B,HLA-DR antigen mismatch,0 Ag MM)。使达到 0 Ag MM 的尸肾移植受者明显增加。

尽管按 0 Ag MM 标准选择供受者的肾移植获得了较为理想的 1 年、5 年、10 年和 20 年肾存活率,但鉴于 HLA 系统的高度多态性,要寻找到 HLA 相匹配的供受者,就必须增加受者的样本量或者供者的样本量。由于供者的样本量是随机的,HLA 相配概率的大小在很大程度上取决于受者样本量的大小。就单个移植中心而言,等待肾移植的样本量是有限的。国外大的移植中心达到 0 Ag MM 的肾移植一般在 8% 以下。我国肾移植的情况更不容乐观。由于供、受者的样本池均很小,各移植中心尚未通过计算机联网分配肾脏,达到 0 Ag MM 标准的肾移植比例更低。因此,0 Ag MM 标准的临床实用性,尤其是在我国的临床应用,受到很大的限制。

2. HLA 氨基酸残基配型　鉴于 HLA 六抗原配型标准的临床实际应用受到诸多客观条件的限制,寻找更为实用、临床可行的配型策略成为移植免疫学者、组织配型专家和临床医师共同关注的重要课题。早在 90 年代初期,许多学者的临床回顾性分析发现:同样是供受者的 HLA 错配,有些错配明显影响存活率,而有些错配并无明显影响作用甚至有益。因此提出所谓"有益错配""中性错配""有害错配"之分的假设。1994 年,Takemoto 对 UNOS 近 4 万例尸肾移植的随访分析显示:按照 HLA 抗原血清学交叉反应组分类,尽管存在 HLA 错配,但这种错配属于血清学同一交叉反应组内、被认为是可允许的错配。其移植效果与存活率明显好于不同交叉反应组之间的 HLA 错配。并且,按照 HLA 氨基酸残基是否相配进行分析,其相配率由 0 Ag MM 标准的 15% 提高到 51%,1~4 年存活率仅降低 2%~4%,并无显著性差异。

鉴于此,1996 年 3 月,Terasaki 领导的世界著名的加利福尼亚大学洛杉矶分校(university of california los angeles,UCLA)组织配型中心提出了新的配型策略——HLA-氨基酸残基配型(amino acid residue matching,Res M),又称交叉反应组配型(HLA-cross reactive groups matching,CREG),并于第 11 届国际临床组织相容性会议上一致通过,正式向 UNOS 申请。如能获得批准,将是继 0 Ag MM 后第二个最佳配型标准,必将对组织配型和器官移植产生重大影响。随后,根据对 Res M 标准的研究和大宗临床肾移植患者回顾性随访分析结果,相继提出了几种模式的 Res M 标准。根据 1996 年第十一届国际组织相容性会议 Terasaki 的总结和 1997 年 Takemoto、Terasaki 的进一步完善,结合中国汉族人群 5.6 万份样本在美国 UCLA 组织配型中心的 HLA 分型结果计算机分析,目前比较认同的 HLA-Ⅰ 类、Ⅱ 类氨基酸残基配型标准,如表 45-4、表 45-5。

表 45-4　HLA-Ⅰ类抗原氨基酸残基配型标准

Res M 分组	抗原特异性
A1(R114)	A1,A3,A11,A29,A36
A2(K127)	A2,A23,A24,A68,A69
A10/A19(Q114)	A25,A26,A34,A66,A19(A31,A32,A33,A74),A43
B5/B8(F67)	B5(B51),B35,B53,B78,B8,B57
B7(A71-D74)	B7,B22(B54,B55,B56),B27,B42,B46,B67
B8(T69-S77)	B8,B14(B64,B65),B16(B39),B78
B12(T41)	B12(B44,B45),B13,B21(B49,B50),B40(B60,B61),B41,B47
B17/B63(S70)	B17(B57,58),B63,B59
Bw4(R83)	A9(A23,A24),A25,A32,B5(B51,B52),B12,B13,B17(B57,B58),B21(B49),B27,B37,B38,B47,B53,B59,B63,B77
Bw6(N80)	A11,B7,B8,B18,B14(B64,B65),B15(B62,B75,B76,B78),B16(B39),B22(B54,B55,B56),B35,B40(B60,B61),B48,B4005),B41,B42,B45,B46,B50,B67,B70,B71,B72

表 45-5　HLA-Ⅱ类抗原氨基酸残基配型标准

Res M 分组	抗原特异性
DQ1	DR1(DR10),DR2(DR15,DR16),DR6(DR13,DR14)
DQ2	DR3(DR17,DR18),DR7
DQ3	DR4,DR5(DR11,DR12),DR9,DR14
DQ4	DR8,DR18
DRB3	DR3(DR17,DR18),DR5(DR11,DR12)DR6(DR13,DR14)
DRB4	DR4,DR7,DR9
DRB5	DR1(DR10),DR2(DR15,DR16)

3. Eplet 配型　抗原表位可以被定义为结合特异性抗体所需的最小结构决定因素。抗体的抗原结合位点是由轻链和重链的可变(V)区域的配对形成的。与抗原结合的抗体上的氨基酸的结构被称为抗体决定簇(paratope),对应的抗原结构被称为抗原表位(epitope)。抗原表位并不是蛋白质的固有属性,而是由它们与对应抗体相互作用的能力来确定。构成抗原表位的氨基酸残基可能在肽链中是连续的或者更常见的是由于肽链折叠的结果。抗体/抗原相互作用的 X 射线晶体学研究表明,抗原表位大约由 10~22 个氨基酸残基组成。因此,多数蛋白质包含多种氨基酸的结构,它们可能代表不同的、能够结合多种特异性抗体的抗原表位。

Duquesnoy 研究小组对抗原抗体复合物结晶结构发现,抗原抗体结合特异性主要是由 2~5 个氨基酸组成的集群决定(称为功能性表位),功能性表位位于一个大的结构表位(约 15~20 种氨基酸组成的)之中,所有这些氨基酸都参与抗原抗体结合。功能性抗原表位必须在分子表面至少包含 1 个多态性残基,以具有免疫原性。通过分析常见的 HLA 等位基因序列和三维蛋白质模型,Duquesnoy 等确定了所有表面暴露的多态残基和与之相关的氨基酸簇的列表,这些序列可以定义一个潜在的功能抗原决定位。最初发现的序列只包括线性氨基酸序列,称为三元组,后来又补充了由于蛋白质折叠而产生的不连续序列。Duquesnoy 研究小组随后又整合了相同的等位基因分组共享的重叠集群,并推导出了所有潜在的功能表位的列表,并把这些功能表位命名为 Eplet。并且基于此,Duquesnoy 创立了 HLAMatchmaker 软件(www. epitopes. net),通过分析供体所含有的非患者自身抗原表位个数的多少预测移植术后 DSA 产生的概率。研究报导,Eplets 错配数越高,肾移植术后 DSA 产生概率越大,移植物存活率越低,这一理论已被多篇临床研究所证实,且 Eplets 匹配独立预测 DSA 发生概率的准确性明显优于 HLA 六位点错配数与 HLA 位点氨基酸残基错配数分析。

4. PIRCHE 配型　DSA 的产生除了与抗原抗体结合的抗原表位相关外,还涉及到 B 细胞的 II 类 MHC 分子提呈供体 HLA 抗原给 CD4$^+$T 细胞和辅助性 T 细胞(helper T cell,Th 细胞),以此激活 CD4$^+$T 与 Th 细胞,并通过招募一系列效应细胞,最终协助产生抗体分泌型 B 细胞。基于此原理,PIRCHE 公司创立了 PIRCHE(predicted indirectly recognizable HLA epitopes)算法(www. pirche. com),预测患者 HLA-DRB1 分子提呈供体 HLA 相关肽链的能力。PIRCHE 分数越高,代表 HLA-DRB1 分子提呈供体 HLA 抗原能力越强。

德国柏林肾内科与肿瘤研究中心对在其中心于 1995—2015 年 20 年间 2 787 名肾移植患者进行回顾性分析,明确 HLAMatchmaker 软件与 PIRCHE 软件在预测 DSA 产生中的能力。研究人员利用 HLAMatch-maker 软件将供受体抗原表位的错配数进行分析并利用 PIRCHE 软件的 PIRCHE 分数与新生 DSA 发生率进行研究,结果显示:随着抗原表位错配数的增加,患者新生 DSA 发生率也随之增加。随着 PIRCHE 分数的增加,患者新生 DSA 发生率也随之增加。研究还发现,抗原表位错配数或 PIRCHE 分数的增加与肾移植患者的移植肾存活率存在着明显的负相关关系;HLA-A、HLA-B、HLA-DR、HLA-DQ 位点中,PIRCHE 分数低的患者产生 DSA 的概率明显低于 PIRCHE 分数高的患者。进一步研究发现在 HLA 抗原错配不可避免时,通过 PIRCHE 软件进行分析,选择 PIRCHE 分数低的供体可以大大降低患者术后产生 DSA 的概率,且在 HLA-DR、HLA-DQ 位点错配时,意义更为重大。

第二节　群体反应性抗体和供体特异性抗体

一、群体反应性抗体

HLA 配型工作在我国的大中型肾移植中心已经列为常规检测项目,HLA 抗体的检测也于 1998 年开始在大型器官移植中心开展,尤其是二次以上的器官移植患者、反复输血患者和有过妊娠史的女性患者。群体反应性抗体(panel reactive antibody,PRA)检测能帮助临床医生系统地了解准备器官移植的受者体内抗体水平并及时有效地选择器官和决定移植时机,并且可有效降低术后超急性排斥和急性排斥反应的发生率,提高移植肾的存活率。

PRA是患者血清中产生的针对HLA的一系列抗体,PRA检测方法很多,如补体依赖性细胞毒法(complement dependent cytotoxicity,CDC)、酶联免疫法(enzyme linked immunosorbent assay,ELISA)、流式细胞仪检测法(FLOW-PRA)、LABScreen法等。目前国内使用最多的ELISA法和LABScreen法。

（一）群体反应抗体检测方法介绍

1. 酶联免疫法　将纯化的HLA-Ⅰ和Ⅱ类抗原包被在酶免板上,利用酶联免疫的原理,检测患者血清中同种异体特异性HLA抗体。通过反应液颜色及包被HLA抗原的位置判断PRA水平和抗体的特异性。

2. 流式细胞仪检测法　流式细胞仪PRA检测是将纯化的HLA-Ⅰ和Ⅱ类抗原分别包被在数十个微颗粒上,纯化的HLA抗原包括所有常见的HLA抗原及稀有HLA抗原。这些颗粒珠与待检血清孵育一段时间后与带有荧光标记的抗人IgG抗体结合,通过流式细胞仪可检测出血清标本中HLA抗体的特异性及强度(PRA%)。

3. LABScreen法　LABScreen法的原理是利用包被有纯化的HLA抗原的微珠对患者血清HLA抗体进行检测。一次检测中可能会用到多达100个微珠。检测血清首先要和LABScreen微珠进行孵育。测试血清中的HLA抗体是否与抗原结合。之后被加入的标有藻红蛋白的羊抗人IgG结合物标记。高通量流式细胞仪(Luminex)检测每个被藻红蛋白标记的微珠的荧光强度,实时采集数据。检测血清的反应强度通过与设定好的血清的反应强度的比较来体现PRA强度和HLA特异性。

（二）结果判定与临床意义

PRA是检测一组特定HLA反应抗体。临床HLA配型(检测HLA抗原)和PRA百分比(检测HLA抗体)是影响肾移植存活率的主要因素。根据抗体水平(PRA)的高低,可分为未致敏(0~10%)、轻度致敏(11%~50%)、中度致敏(51%~80%)和高度致敏(>80%)。致敏抗体与肾移植超急性排斥反应、移植物功能延迟、急性排斥反应和移植物存活降低有关。

二、供者特异性抗体

肾移植术后新生供体特异性HLA抗体(donor-specific antibodies,DSA)是肾功能晚期失功的独立危险预测因素。DSA通过激活补体系统,招募免疫效应细胞等途径对移植物进行攻击,最终导致抗体介导的排斥反应(antibody mediated rejection,AMR)发生。研究报道,肾移植术后HLA抗体阳性患者的移植效果明显低于抗体阴性患者。DSA平均荧光强度值(mean fluorescence intensity,MFI)、多态性位点分类、是否有C1q或C3d结合、DSA的IgG亚群分类、受体是否存在预存或新生DSA以及HLA抗体与抗原的亲和力等诸多因素都会影响到移植物失功、疾病的进展和排斥反应发生风险的预测。

（一）供者特异性抗体检测方法介绍

DSA是指受者接受器官或组织移植后体内产生的针对供者组织抗原的特异性抗体,主要包括HLA抗体和非HLA抗体(如抗内皮细胞抗体、抗波形蛋白抗体、抗MICA抗体和抗MICB抗体等)。目前临床关注的重点主要集中在DSA,文献报道中有关DSA大多数都是专指HLA抗体。

目前国内外DSA检测原理为单一抗原微珠法(single antigen beads,SAB),即将纯化的单一的HLA抗原包被在不同微珠上,纯化的HLA抗原包括所有常见的HLA抗原及稀有HLA抗原。这些微珠与待检血清孵育后与带有荧光标记的抗人IgG抗体结合,通过Luminex可检测出血清标本中同种异体HLA抗体的特异性及MFI值,通过与供者HLA高分辨分型结果的对比,确定是否存在DSA。

（二）结果判定与临床意义

MFI值为微珠反应的中值荧光强度,代表了微珠的反应强度;MFI值小于500:-;MFI值500~5 000:+;MFI值5 000~10 000:++;MFI值大于10 000:+++。MMF大于3 000的患者发生AMR的概率是MFI小于500患者的100倍以上,DSA MFI值越高,发生排斥反应的风险越大,移植物生存越差。另外,还可以在移植前通过检测已存在的DSA,避免移植后AMR的发生。在器官移植术后通过有规律的定时监测DSA,可以及早地检测到抗体的产生并为临床干预提供更多的建议。

三、非人类白细胞抗原抗体

非 HLA 抗体主要包括次要组织相容性抗原抗体,如 MHC-Ⅰ类分子链相关蛋白 A(MHC class Ⅰ chain-related molecules,AMICA)抗体、谷胱甘肽 S-转移酶 θ-1(glutathione S-transferase θ-1,GSTT-1)抗体和抗自身组织抗原抗体,如血管紧张素Ⅱ-1 型受体(angiotensin Ⅱ type 1 receptor,AT1R)抗体、蛋白激酶 C ζ(protein kinase C ζ,PRKCZ)抗体等。研究发现,在 AMR 过程中存在直接针对非 HLA 抗原的抗体。常见的诱发 AMR 的非 HLA 抗体包括 MICA、GSTT1、AT1R 及 PRKCZ 抗体等。MICA 是在应激状态下由内皮细胞、上皮细胞等表达的一种应激标志物,作为 NK 细胞、NKT 细胞、γσT 细胞、CD8$^+$T 细胞表面的 NK 细胞活化受体(natural-killer group 2,member D,NKG2D)的配体,能够激活细胞毒反应,可增加移植物失功的风险。

GSTT1 是催化还原型谷胱甘肽与多种亲电和疏水化合物结合的蛋白质超家族的成员,定位于细胞质,主要在肝脏和肾脏中表达。研究发现,41.7% 的 GSTT1 抗体阳性的肾移植患者发生急性排斥反应,GSTT1 抗体阳性是肾移植患者急性排斥事件的危险因素。

AT1R 是表达于内皮细胞、足细胞表面的 G-蛋白耦联受体,可与血管紧张素Ⅱ结合并调节水-盐平衡及血压。AT1R 抗体超过 40U/mL(4 倍阈值)会发生 AMR。移植前预存 AT1R 抗体也是移植后发生排斥反应的风险因素之一。

PRKCZ 是 PKC 家族的成员,参与细胞增殖、分化和分泌等过程。术前预存的高浓度 PRKCZ 抗体会导致术后发生急性 AMR。术后 PRKCZ 抗体的 MFI 值超过 4 倍阈值的肾移植受者通常会发生 AMR。

(郑瑾　丁晨光)

参考文献

[1] 朱有华,曾力.肾移植.北京:人民卫生出版社,2017.

[2] 谭建明,周永昌,唐孝达.组织配型技术与临床应用.北京:人民卫生出版社,2002.

[3] 龚非力.医学免疫学.北京:科学出版社,2014.

[4] 中华医学会器官移植学分会,肾移植组织配型及免疫监测技术操作规范(2019 版),2019,10(5):513-520.

[5] 郑瑾,薛武军.HLA 表位在肾脏移植组织配型中的应用.临床外科杂志,2018,26(12):980-983.

[6] 郑瑾,薛武军.肾移植排斥反应免疫风险评估与监测.器官移植,2021,12(6):643-650.

[7] 郑瑾,匡培丹,张颖等.人类白细胞抗原抗体频率及 PIRCHE 评分与 DSA 产生及 AMR 发生的关系.中华医学杂志,2019,99(12):901-906.

[8] SÜSAL C,OPELZ G. Current role of human leukocyte antigen in kidney transplantation. Curr Opin Organ Transplant,2013,18(4):438-444.

[9] FOSTER BJ,DAHHOU M,ZHANG X,et al. Relative importance of HLA mismatch and donor age to graft survival in young transplant recipients. Transplantation,2013,96(5):469-475.

[10] LACHMANN N,NIEMANN M,REINKE P,et al. Donor Recipient Matching Based on Predicted Indirectly Recognizable HLA Epitopes Indipendently Predicts the Incidence of De Novo Donor-Specific HLA Antibodies Following Renal Transplantation. Am J Transplant,2017,17(12):3076-3086.

[11] AUBERT O,LOUPY A,HIDALGO L,et al. Antibody-Mediated Rejection Due to Preexisting versus De Novo Donor-Specific Antibodies in Kidney Allograft Recipients. JASN. ,2017,28(6):1912-1921.

[12] LOUPY A,LEFAUCHEUR C,VERNEREY D,et al. Complement-binding anti-HLA antibodies and kidney-allograft survival. NEJM,2013,369(13):1215-1226.

[13] PATEL R,TERASAKI PI:Significance of the positive crossmatch test in kidney transplantation. N Engl J Med. ,1969,280:735-739.

[14] GARAVOY M,RHEINSCHMIDT M,BIGOS M,et al. Flow cytometry analysis:A high technology crossmatch technique facilitating transplantation. Transplant Proc. ,1983,15:1939-144.

［15］GEBEL HM，BRAY RA：HLA antibody detection with solid phase assays：Great expectations or expectations too great？ Am J Transplant，2014，14：1964-1975.

［16］AMICO P，HÖNGER G，MAYR M，et al. Clinical relevance of pretransplant donor-specific HLA antibodies detected by single-antigen flow-beads. Transplantation，2009，87：1681-1688.

［17］LEFAUCHEUR C，LOUPY A，HILL GS，et al. Preexisting donor-specific HLA antibodies predict outcome in kidney transplantation. J Am Soc Nephrol，2010，21：1398-1406.

［18］CARO-OLEAS JL，GONZÁLEZ-ESCRIBANO MF，GENTIL-GOVANTES MA，et al. Clinical relevance of anti-HLA donor-specific antibodies detected by Luminex assay in the development of rejection after renal transplantation. Transplantation，2012，94：338-344.

［19］CLAAS FHJ，HEIDT S. Epitope-Based HLA Matching：A Useful Strategy With Many Shortcomings to Overcome. Transplantation，2017，101（8）：1744-1745.

［20］TERASAKI PI，PARK MS，TAKEMOTO S，et al. Overview and epitope matching. Clin Transpl，1989：499-516.

［21］TAKEMOTO S，TERASAKI PI. HLA epitopes and graft survival. Clin Transpl，1991：363-383.

［22］DUQUESNOY RJ. HLA Matchmaker：a molecularly based algorithm for histocompatibility determination. I. Description of the algorithm，2002，63（5）：339-352.

［23］DUQUESNOY RJ. The antibody response to an HLA mismatch：a model for nonself-self discrimination in relation to HLA epitope immunogenicity. Int J Immunogenet，2012，39（1）：1-9.

［24］DUQUESNOY RJ. Are We Ready for Epitope-Based HLA Matching in Clinical Organ Transplantation？ Transplantation，2017，101（8）：1755-1765.

［25］SENEV A，COEMANS M，LERUT E，et al. Eplet Mismatch Load and De Novo Occurrence of Donor-Specific Anti-HLA Antibodies，Rejection，and Graft Failure after Kidney Transplantation：An Observational Cohort Study. Journal of the American Society of Nephrology：JASN，2020，31（9）：2193-2204.

［26］PHILOGENE MC，AMIN A，ZHOU S，et al. Eplet mismatch analysis and allograft outcome across racially diverse groups in a pediatric transplant cohort：a single-center analysis. Pediatric nephrology，2020，35（1）：83-94.

［27］KONVALINKA A，TINCKAM K：Utility of HLA antibody testing in kidney transplantation. J Am Soc Nephrol，2015，26：1489-1502.

［28］WIEBE. C，KOSMOLIAPTSIS V，POCHINCO D，et al. HLA-DR/DQ molecular mismatch：A prognostic biomarker for primary alloimmunity. Am J Transplant，2019，19（6）：1708-1719.

［29］COMOLI P，CIONI M，TAGLIAMACCO A，et al. Acquisition of C3d-Binding Activity by De Novo Donor-Specific HLA Antibodies Correlates With Graft Loss in Nonsensitized Pediatric Kidney Recipients. Am J Transplant，2016，16（7）：2106-2116.

［30］MALHEIRO J，TAFULO S，DIAS L，et al. Determining donor-specific antibody C1q-binding ability improves the prediction of antibody-mediated rejection in human leucocyte antigen-incompatible kidney transplantation. Transpl Int，2017，30（4）：347-359.

［31］WIEBE C，KOSMOLIAPTSIS V，POCHINCO D，et al. Class Ⅱ Eplet Mismatch Modulates Tacrolimus Trough Levels Required to Prevent Donor-Specific Antibody Development. JASN，2017，28（11）：3353-3362.

［32］PARAJULI S，REVILLE PK，ELLIS TM，et al. Utility of protocol kidney biopsies for de novo donor-specific antibodies. Am J Transplant，2017，17（12）：3210-3218.

［33］ALVAREZ-MARQUEZ A，AGUILERA I，GENTIL MA，et al. Donor-specific antibodies against HLA，MICA，and GSTT1 in patients with allograft rejection and C4d deposition in renal biopsies. Transplantation，2009，87（1）：94-99.

［34］BUTLER CL，HICKEY MJ，JIANG N，et al. Discovery of non-HLA antibodies associated with cardiac allograft rejection and development and validation of a non-HLA antigen multiplex panel：From bench to bedside. American journal of transplantation：official journal of the American Society of Transplantation and the American Society of Transplant Surgeons，2020，20（10）：2768-2780.

［35］RAMPERSAD C，SHAW J，GIBSON IW，et al. Early Antibody-Mediated Kidney Transplant Rejection Associated With Anti-Vimentin Antibodies：A Case Report. American journal of kidney diseases：the official journal of the National Kidney Foundation，2020，75（1）：138-143.

［36］CHOWDHRY M,MAKROO RN,SINGH M,et al. Role of Anti-MICA Antibodies in Graft Survival of Renal Transplant Recipients of India. Journal of immunology research,2018,2018 3434050.

［37］AKGUL SU,OGUZ FS,CALISKAN Y,et al. The effect of glutathion S-transferase polymoprhisms and anti-GSTT1 antibodies on allograft functions in recipients of renal transplant. Transplantation proceedings,2012,44(6):1679-1684.

［38］LEFAUCHEUR C,VIGLIETTI D,BOUATOU Y,et al. Non-HLA agonistic anti-angiotensin Ⅱ type 1 receptor antibodies induce a distinctive phenotype of antibody-mediated rejection in kidney transplant recipients. Kidney international,2019,96(1):189-201.

［39］DRAGUN D,MULLER DN,BRASEN JH,et al. Angiotensin Ⅱ type 1-receptor activating antibodies in renal-allograft rejection. The New England journal of medicine,2005,352(6):558-569.

［40］SUTHERLAND SM,LI L,SIGDEL TK,et al. Protein microarrays identify antibodies to protein kinase Czeta that are associated with a greater risk of allograft loss in pediatric renal transplant recipients. Kidney international,2009,76(12):1277-1283.

第四十六章　儿童临床试验

儿童临床试验是儿科评价药物安全性和有效性、产生循证医学证据的金标准。目前临床儿童用药存在不良反应发生率高，效果也难以保证等问题。受限于治疗不确定性、病例数有限等原因，至今为止肾移植患儿相关的临床试验开展较少，缺乏试验证据解决临床问题。目前有应用外推法、真实世界研究、人工智能等多种方法辅助临床试验的开展，最大程度减少风险，丰富和完善人群用药信息，提升合理用药水平。

第一节　儿童临床试验的重要性

儿科药物的使用是目前社会广泛关注的问题。促进儿童合理用药，对于防治儿童疾病、提升儿童健康水平具有重要意义。由于儿童处于生长发育过程中，不同年龄儿童对药物的处置能力不同，药物的疗效和安全性也与成人有所不同。然而在临床实践中我们会经常发现药品说明书中儿童适应证、使用剂量、有效性和安全性数据严重缺失。即使是常用于儿童的药物，也很少在儿童中试验过。据统计，儿童使用的药物中，70%没有儿童有效性和安全性数据。超说明书用药被视为患者安全问题，与药物不良反应风险增加有关。儿童用药不良反应发生率是成人的 2 倍，新生儿更高达成人的 4 倍。此外，药物治疗效果也难以保证。究其原因是儿科药物临床试验难以开展，儿童数据难以获得，伦理问题和实践困难使儿童药物临床试验面临很大的挑战，导致其在新药报批、科学研究中的缺席。临床试验是评价药物安全性和有效性以及产生循证医学证据的黄金标准。然而，截至 2019 年，中国开展的临床试验在 Clinical Trial. gov 和 Chinese Clinical Trial Registry 上注册共 34 574 项，涉及儿童的仅占 9.74%。美国儿童临床试验在 Clinical Trial. gov 注册 24 488 项，而拥有 3 亿儿童的中国仅有 2 526 项。我国儿科药物试验明显存在很大的滞后性，想要"破局"势必面临巨大的挑战。

由于没有在儿童患者中获得的疗效和安全性数据，儿童患者所用剂量多是根据成年人的剂量按体重或者体表面积以简单的线性比例来调整。这既没有考虑儿童，特别是婴幼儿未成熟器官（如肝脏、肾脏）对药物代谢动力学的影响，也没有考虑儿童组织器官尚未发育完全而可能存在着对药物敏感性的差异。决定儿童药物效应的因素不仅多元而且复杂，儿童用药的安全性资料常常需要通过临床试验方能获得。

第二节　儿童临床试验的特殊性

儿科患者开展药物临床试验存在特有的伦理问题。虽然，现阶段在伦理上已从不接受儿童作为药物试验受试者转变为在儿童患者中使用未经儿童临床试验的药物是不符合伦理的，但是在健康新生儿或儿童中进行药物研究仍认为不符合道德原则，只能在有必要进行临床试验的患病儿童中开展药物临床试验。此外，安慰剂的使用也存在伦理风险。

儿科药物临床试验方法学的实践也极具挑战性，主要包括首次人体试验剂量的确定、血液样本的收集困难、微量样本药物分析以及数据分析技术的高要求等。在儿童，尤其是新生儿，由于采样次数和血样量的限制，传统的依赖密集采样的药代动力学方法显然不适合儿科人群。在一些极端条件下的儿童，如极低出生体重的早产儿，由于采血量的限制（<3%的循环血容量），采集足够的血样更加困难。因此，对这些小

婴儿进行药物 PK 研究的采血频率、样本量和采样时间不能完全保证。按照传统的采样方案,不可能从儿童身上采集血液样本。

在儿科药物试验中,确定儿童的首次剂量是最困难的步骤之一。正确选择首次剂量可以大大减少或避免药物不良反应的发生。由于儿童的特殊性,第一次试验的剂量不允许采用成人 I 期临床试验中"剂量爬坡"的方法来确定。

此外,儿童个体之间生长发育存在显著差异,难以通过大规模确证性临床试验获得患儿的研究数据,支持其用于每个特定年龄阶段的安全性和有效性。因此,采用新技术和建立新方法,减少不必要的儿科人群药物临床试验,有利于儿科人群的痛苦最小化。

在儿童肾移植患者中开展临床试验主要有以下三个方面的困难与挑战。

第一,对于儿童肾移植患者的临床治疗和临床护理具有很大挑战。在过去 20 年,由于免疫抑制方案和管理的进步,儿童肾移植在患者和移植物的临床结局方面已经有很大的进步。尽管有这些进步,对这个特殊人群的护理依旧是有挑战性的,主要因为:有限的儿童移植数据和临床试验,和对应的成人相比,儿童和青少年生理特征的错综复杂性,对于所有器官移植人群的长期生存的有限性。对于所有移植类型,移植物的长期生存情况一直是个挑战,主要受排斥反应、感染并发症、药物的不良反应、主要疾病的复发、恶性肿瘤和并发症的影响。在儿童实体器官移植中,因为在小于 1 岁儿童中开展移植手术存在技术困难,患者的年龄和体重对移植的成功与否也有影响,以及基于儿童免疫系统的成熟程度调整免疫抑制方案的能力也有限。免疫抑制和预防感染的实践受临床经验、服务人群和外部因素的影响,在各中心之间有所不同,对于治疗和剂量存在争议。

第二,他克莫司等免疫抑制剂的治疗窗较窄,在治疗方案和剂量调整过程中,体内暴露量若过高,则易导致感染、腹泻等不良反应,体内暴露量若过低,则易发生排斥反应,不利于儿童肾移植患者和移植物的临床结局。由成人肾移植和儿童肾移植的前期数据可知,他克莫司等免疫抑制剂药代动力学特征的个体间变异和个体内变异都比较大,在治疗方案实施的过程中存在很大的不确定性,因此在开展儿童肾移植患者的相关试验时应该需要更多的密切关注。

第三,儿童肾移植的有限病例也对临床试验的展开有一定的阻碍。由于儿童不具有签署知情同意书的权力,父母及法定监护人对知情同意书的签署方面也可能对临床试验的开展有一定影响。

第三节　儿童临床试验的方法

面对儿童临床试验的困境,现在较为先进的做法是将建模与仿真应用于儿童临床试验,在药物临床使用前进行前瞻性研究,预测不同年龄儿童的最佳剂量方案。最大程度利用已有数据,尽可能减少儿科人群药物临床试验受试者数量,通过数据外推来完善和丰富儿科人群用药信息,指导临床用药,保证患儿用药安全有效。尤其是在根据最优设计理论确定临床试验最佳样本量、采用建模所得先验信息确定最适采样时间点、利用贝叶斯原理处理稀疏数据等方面,已有成功案例。

2017 年和 2020 年,国家药品监督管理部门分别发布了《成人用药数据外推至儿科人群的技术指导原则》和《真实世界证据支持儿童药物研发与审评的技术指导原则》,这是儿童药物开发的巨大机遇。真实世界数据结合科学的数据外推技术与理念,可以提供新药报批和应用的药物剂量、有效性和安全性数据。另外 2019 年发表的《新药研发中群体药代动力学/药效学研究的一般考虑》强调了群体药代动力学/药效学研究以及基于此之上的量效关系研究已成为新药研发与监管的工具和重要组成部分。因此结合真实世界数据,通过数据外推和群体药代动力学/药效学的研究,利用成熟的试验方法和关键技术进行优化设计,将有助于提升儿童临床试验的科学性和可行性,推动儿科药物的研发进程和合理使用。

儿童临床试验仿真模型的建立与应用,可以整合机会采血法、儿童微量样本药物分析技术、发育定量药理模型技术,进行药代动力学、有效性和安全性的真实世界数据外推,剂量预估等,形成了可推广可落地的儿科药物临床试验的优化设计体系,相关研究成果已促进个体化治疗方案的形成,写入指南以及儿童说明书用药政策声明。通过优化儿科药物临床试验设计,将儿科药物试验落地,并进一步与临床治疗、药物报批紧密连接,实现有效的成果转化。

数据外推是充分利用已有数据(如成人数据、真实世界证据),通过科学的研究方法,将已知人群的研究信息和结论,扩展到未知人群(目标人群)从而减少在未知人群中开展不必要的研究。目前外推的方法已广泛应用于药物开发领域,如体外实验或动物实验数据外推至人体试验,以确定人体首次剂量及预测有效剂量;健康志愿者药代动力学数据外推至患者人群;相同机制药物或类似机制药物之间药效学数据外推等。

一、成人用药数据外推至儿科人群

对于在儿童中开展的药物临床试验,首次人体试验剂量是面临的主要难题之一。在药物开发试验中,首次人体试验剂量的正确选择,可以极大地减少或避免毒副反应的发生。由于儿童的特殊性,首次人体试验剂量不允许像成人一样通过Ⅰ期临床试验中的"剂量爬坡"试验来确定。血药浓度是连接成人和儿童药物治疗的基础,儿童的药代动力学研究大都是在成人的药代动力学研究完成之后,应该充分地利用成人的相关信息和有用的临床前数据。由于目前他克莫司等免疫抑制剂在成人肾移植患者中的药代动力学研究和有效性安全性研究已经有一定进展,所以可以利用成人肾移植患者的相关数据,利用数据外推的思想和方法,为儿童肾移植患者中免疫抑制剂的应用和临床试验的设计与开展提供一定的数据支撑。

成人用药数据外推至儿科人群包括建立外推假设、设计外推计划、实施外推分析,制定降低不确定性及风险策略等主要要素。外推假设、外推计划和外推分析是一个序贯且循环往复的过程,这个过程贯穿儿科人群药物开发的整个生命周期,包括上市前和上市后阶段。

二、真实世界证据支持儿童药物临床试验

随机对照试验(randomized controlled trial,RCT)是评价药物安全性和有效性的金标准。但随机对照试验有其局限性:一是RCT的研究结论外推于临床实际应用时面临挑战,如严苛的入排标准使得试验人群不能充分代表目标人群,所采用的标准干预与临床实践不完全一致,有限的样本量和较短的随访时间导致对罕见不良事件探测不足等;二是对于某些疾病领域,传统RCT难以实施,如某些缺乏有效治疗措施的罕见病和危及生命的重大疾病;三是传统RCT或需高昂的时间成本。

过去,传统临床试验和相关的试验证据被用于新药的研发和评审,真实世界研究则用于新药上市以后的有效性和安全性研究。2016年12月7日,美国国会通过了《21世纪治愈法案》。该法案的颁布对美国乃至世界的生物医药和健康医学领域的发展将产生深远的影响。

《21世纪治愈法案》明确规定了真实世界证据在药物评审中的两个用途:其一,用来支持已获批的药物进行扩大其适应证的批准;其二,用来支持或满足已获批的临床试验的相关需求。这条规定意味着美国FDA首次明确认可真实世界证据在药物评审中的作用。当然,真实世界证据并非要去取代传统的临床试验证据在药物评审中的地位,而是提供一种新的补充证据。因此,在药物研发和监管领域如何利用真实世界证据(real world evidence,RWE)评价药物的有效性和安全性,已成为全球相关监管机构、制药工业界和学术界共同关注且具有挑战性的问题。我国系统性开展使用真实世界证据支持药物监管决策的工作尚处于起步阶段,国家药品监督管理局于2020年1月发布了《真实世界证据支持药物研发与审评的指导原则(试行)》。

三、机器学习与人工智能在儿科临床试验中的应用

机器学习是一门关注计算机如何从数据中学习的科学学科。机器学习可以处理大量、复杂和不同的

数据,被认为是生物医学研究、个体化治疗、计算机辅助诊断的未来。通过美国食品药品监督管理局最近宣布的监管途径,通过整合人工智能和基于机器学习的计算技术,可实现临床开发过程的现代化。

机器学习专门研究计算机怎样模拟或实现人类的学习行为,以获取新的知识或技能,重新组织已有的知识结构使之不断改善自身的性能。机器学习的核心是使用算法解析数据,从中学习,然后对新数据做出决定或预测。换句话说,机器学习是计算机利用已获取的数据得出某一模型,然后利用此模型进行预测的一种方法。机器学习是人工智能的核心,是使计算机具有智能的根本途径。近年来,机器学习在医学领域得到了广泛的应用,如预测早产儿存活率和新生儿高胆红素血症等。机器学习在临床药代动力学中的应用,并为个体化治疗提供证据支持和保障这方面也在探索开发中。因此,机器学习可以为儿童肾移植患者中的精准治疗助一臂之力。

第四节 总结与展望

儿科人群以新生儿、婴儿、儿童和青少年的持续生长发育为基础,具有独特的药代动力学和药效学特征。由于缺乏循证数据,儿科患者合理用药受到限制,各年龄段的儿科患者都有大量的超说明书用药。为了改善目前的状况,迫切需要进行儿科药物试验,但这些试验面临着许多现实和伦理上的挑战。儿童药物临床试验相对成人研究存在很强的滞后性,改善这一现状面临很多挑战。因此,需要创新的方法和优化的试验设计来加速儿科药物的开发。

药理学、定量系统药理学、机器学习和人工智能将使儿科临床药物试验现代化。通过整合机会采血法、儿童微量样本药物分析技术、发育定量药理模型形成的儿科药物临床试验的优化设计体系,切实解决了临床试验实践开展中的伦理、采血、样本测定和数据分析等难题,可推广,可落地。定量药理学尤其是群体药代动力学和药效动力学的成熟与发展提供了儿童药物研究的科学基础和技术保证,为指导儿童合理用药提供了实验依据。利用儿童药代动力学、有效性和安全性的数据外推和剂量预估技术,最大程度减少儿科人群药物临床试验的风险,丰富和完善儿科人群用药信息,提升儿童合理用药水平。

数据外推和药代动力学研究,加速了新药研发进程,提升了儿童合理用药水平,为儿童药物临床试验优化了设计的思路和可行性,也更加坚定了在儿童群体中开展临床研究可以改变临床治疗方案,改善临床治疗结局和推动儿科药物发展的信心。数据外推、药代动力学将助力儿童临床试验落地,推动儿科药物的发展。

(赵维 郝国祥)

参考文献

[1] GORE R,CHUGH P K,TRIPATHI C D,et al. Pediatric Off-Label and Unlicensed Drug Use and Its Implications. Current Clinical Pharmacology,2017,12(1):18.

[2] HAO GX,YUAN XX,GUO W,et al. Paediatric drugs trials in China. BMJ Paediatr Open. 2020,4(1):e000618.

[3] CONROY S,CHOONARA I,IMPICCIATORE P,et al. Survey of unlicensed and off label drug use in paediatric wards in European countries. European Network for Drug Investigation in Children. BMJ,2000,320:79-82.

[4] DAVIS JM,CONNOR EM,WOOD AJ. The need for rigorous evidence on medication use in preterm infants:is it time for a neonatal rule? JAMA,2012,308:1435-1436.

[5] 国家药品监督管理局. 成人用药数据外推至儿科人群的技术指导原则. 2017.

[6] 国家药品监督管理局. 真实世界证据支持儿童药物研发与审评的技术指导原则. 2020.

[7] 马广立,许羚,陈锐,等. 新药研发中群体药代动力学/药效学研究的一般考虑. 中国临床药理学于治疗学. 2019,24(11):1201-1220.

[8] SCHRIER L,HADJIPANAYIS A,STIRIS T,et al. Off-label use of medicines in neonates,infants,children,and adolescents:a joint policy statement by the European Academy of Paediatrics and the European society for Developmental Perinatal and Ped-

iatric Pharmacology. European Journal of Pediatrics,2020,179(5):839-847.

［9］SHERMAN RE,ANDERSON SA,DAL PAN GJ,et al. Real-World Evidence-What Is It and What Can It Tell Us? N Engl J Med,2016,375:2293-2297.

［10］DEO RC. Machine Learning in Medicine. Circulation,2015,132:1920-1930.

［11］RAJKOMAR A,DEAN J,KOHANE I. Machine Learning in Medicine. N Engl J Med,2019,380:1347-1358.

［12］HANDELMAN GS,KOK HK,CHANDRA RV,et al. eDoctor:machine learning and the future of medicine. J Intern Med,2018,284:603-619.

［13］SHAH P,KENDALL F,KHOZIN S,et al. Artificial intelligence and machine learning in clinical development:a translational perspective. NPJ Digit Med,2019,2:69.

第四十七章 前沿进展技术

我国约有 1.3 亿慢性肾脏病患者,慢性肾衰竭患者逾百万。其中,儿童慢性肾脏病患者近 30 万。慢性肾脏病具有发病隐匿的特点,往往在发病后期才被确诊,已对机体造成了不可逆转的损伤,当疾病进展到终末期时肾脏功能将全部丧失,必须接受肾脏替代治疗。目前肾脏替代治疗包括透析和肾移植,其中肾移植是解决儿童肾衰竭的首选治疗方法。而器官移植均存在供体来源有限和免疫排斥等问题,特别是免疫排斥问题,在儿童肾移植中更为显著。干细胞研究的兴起为各种难治性疾病的治愈带来了新的希望,标志着医学将步入"再生医学"的新时代。以干细胞为核心的再生医学,有望在维持或改善组织和器官的功能,甚至解决器官和组织来源不足等方面带来新的希望。

第一节 干细胞与肾脏损伤修复

干细胞(stem cell)是原始未特化的细胞,具有再生各种组织器官的潜能。干细胞几乎存在于机体所有组织里,能经有丝分裂与特定分化来形成多种特化的细胞,也可以通过自我更新来产生更多干细胞。一般干细胞根据其分化潜能可以分为全能干细胞(totipotent stem cells)、多能干细胞(pluripotent stem cells)、多潜能干细胞(multipotent stem cells)以及单能干细胞(unipotent stem cells)。目前,基于干细胞技术的创新疗法已被作为肾脏损伤修复的一种颇具前景的治疗策略。在这里,我们将介绍间充质干细胞、胚胎干细胞、诱导多能干细胞和肾脏干/祖细胞等在肾脏损伤修复中的应用。

一、间充质干细胞与肾脏损伤修复

间充质干细胞(mesenchymal stem cells,MSC)是最常见的成体干细胞之一,最初是从骨髓中分离得到的一类非造血类的干细胞,它参与构成骨髓造血微环境,对造血干细胞的维持、增殖与分化具有明显的支持作用。其可黏附于塑料培养板上生长,具有类似于成纤维细胞的形态,能自我更新,体外可分化为成骨细胞、脂肪细胞、软骨细胞等,表达 CD73、CD90、CD105 等,不表达 CD11b、CD14、CD19、CD34、CD45 等;同时 MSC 免疫原性低,低表达 HLA-Ⅰ类分子,不表达 HLA-Ⅱ类分子以及 CD40、CD80、CD86 等共刺激因子,同种异基因移植时由于缺乏 T 细胞活化的共刺激信号,故不引起排斥反应,使其成为同种异基因移植的理想干细胞。目前临床使用的 MSC 来源于不同组织,包括骨髓、脂肪、脐带、胎盘等,主要是利用其对塑料培养皿和其他塑料容器的黏附特性从各种组织中分离出来,它们均表达相似的标志物,并具有类似的基本生物学特性。

(一)骨髓间充质干细胞在肾脏损伤修复中的应用

传统认为骨髓包含两个主要的干细胞群体:造血干细胞(hematopoietic stem cells,HSC)和间充质干细胞,骨髓间充质干细胞(bone marrow derived mesenchymal stem cell,BM-MSC)在骨髓总细胞中的占比不足 0.01%,但其是造血干细胞微环境的主要构成者,参与调控 HSC 维持与分化。研究表明 BM-MSC 可以显著改善顺铂诱导的急性肾损伤(acute kidney injury,AKI)模型的肾脏功能和结构,如减少尿素氮(blood urea nitrogen,BUN)以及抵抗肾小管损伤等。BM-MSC 可以定植到受损的肾脏,主要位于肾小管周围区域;尽管在肾组织中发现的 MSC 数量很少,但却能有效减少了细胞凋亡并增加了肾小管细胞的增殖;同时可减少白细胞浸润,恢复微血管完整性和肾组织氧合水平。以缺血性肾损伤为例,BM-MSC 可以通过减少氧化应激损伤、直接抑制细胞凋亡和预防炎症细胞浸润等作用来减轻肾脏损伤。在修复阶段,BM-MSC 通过分泌多种营养因子(trophic factors)促进肾小管上皮细胞分化和增殖,促进肾脏修复。在急性肾损伤至慢性肾脏病的进展模型中,BM-MSC 可以改善肾功能和肾脏重塑(如减少了 α-SMA 和金属蛋白酶-2(MMP-2)的积累);而转化生长因子-β(transforming growth factor β,TGF-β)和基质金属蛋白酶组织抑制剂-1(tissue inhibitor of metalloproteinase,TIMP-1)等纤维化相关分子在肾脏中表达也明显降低的,表明 MSC 具有抗纤维化作用。BM-MSC 也有助于肾小球再生,在抗 Thy1.1 抗体诱导的肾炎模型中鉴定出少量的供体骨髓来源的肾小球系膜和内皮细胞;在 Alport 综合征(遗传性肾炎)模型中,BM-MSC 也可以分化为足细胞和肾小球系膜细胞,提示 BM-MSC 在肾脏基底膜损伤修复具有一定作用。目前,在临床研究中也初步证实了 MSC 治疗的安全性和有效性,有望为肾脏损伤治疗带来新的手段。

（二）脂肪间充质干细胞在肾脏损伤修复中的应用

如前所述,成年 BM-MSC 的数量非常少,通常占总单核细胞的 0.000 01% ~ 0.01%;因此,部分研究者致力于寻找 MSC 的新来源,如脐带、胎盘、脂肪等。以脂肪间充质干细胞(adipose-derived mesenchymal stem cells,AD-MSC)为例,AD-MSC 在脂肪组织中含量较高,并且由于脂肪抽吸术在临床上被广泛使用,因此很容易获取;重要的是 AD-MSC 与 BM-MSC 具有类似的生物学特性及功能。研究表明在急性肾损伤模型中,AD-MSC 通过分泌特定的细胞因子改善了肾小管细胞坏死和肾衰竭。此外,AD-MSC 在可以通过抗氧化活性限制了肾纤维化的发展,缓解了顺铂引起的谷胱甘肽、超氧化物歧化酶和肌酐清除率的降低;AD-MSC 还成功逆转了顺铂诱导的肾毒性作用。

（三）尿源性干细胞在肾脏损伤修复中的应用

尿源性干细胞(urine-derived stem cells,USC)是从尿液分离的细胞亚群且具有干细胞特性,即自我更新及多向分化能力。这些细胞表达与 MSC 类似的表面标志物,其主要表达 CD24、CD29、CD44、CD73、CD90、CD105、CD117、CD133、CD146、SSEA-4(stage-specific embryonic antigen-4)和 STRO-1,不表达 CD14、CD31、CD34 和 CD45。USC 被认为起源于肾小球的壁细胞,具有组织再生作用的潜力。研究表明在慢性肾脏病模型中 USC 可通过减少肾脏内的炎症反应和纤维蛋白基质沉积等显著改善肾脏功能;在急性肾缺血模型中,USC 也被证实能改善肾功能。USC 的获取方法相对简单、安全、低成本且无创,同时作为泌尿系统来源的 USC 被证实在分化潜能方面具有自己的优势,例如 USC 能更好分化为足细胞、尿路上皮细胞等,提示其在肾脏损伤修复中有一定的优势。

二、肾脏干/祖细胞与肾脏损伤修复

在多数组织器官中都能分离得到相应的干/祖细胞,这些干/祖细胞具有自我更新和分化潜能,可以分化为组织特定的终末分化细胞。同样,研究表明肾脏也存在对应的干/祖细胞,一般认为肾脏的干/祖细胞存在于成年肾脏中的特定位置,例如肾乳头、肾小管上皮细胞、鲍氏囊和近端小管的 S3 段。鉴定和分离的肾脏的干/祖细胞主要依赖于干细胞表面标志物的表达或干细胞的基本特性(如自我更新及分化潜能等)。目前研究证实肾脏干/祖细胞的主要细胞标志物是 CD133 和 CD24,这些肾脏干/祖细胞显现出较高的克隆形成能力,具备自我更新和向肾小管和足细胞以及不同谱系细胞分化的能力,表明其在肾脏损伤中可能发挥修复作用。肾脏干/祖细胞表达了胚胎转录因子 OCT4(octamer-binding transcription factor 4)和肾发育基因 PAX2(paired box gene 2)、SIX2(SIX homeobox 2)、SALL1(spalt like transcription factor 1)和 WT1(Wilms' tumor suppressor gene 1)等,而低表达或不表达完全分化的肾细胞的标志物;其中转录因子 SIX2 对于这些干/祖细胞群体的维持至关重要,而转录因子 PAX2 是分化所必需的。

研究表明肾脏干/祖细胞可以分化为肾小球、肾小管上皮细胞、内皮细胞以及足细胞等,静脉注射的肾脏干/祖细胞可以优先迁移至肾小管损伤部位并有助于肾脏修复;利用阿霉素诱导的局灶性和节段性肾小球硬化症模型证实静脉输注的肾脏 CD133$^+$ CD24$^+$细胞可以分化为足细胞和近端小管细胞,能够改善肾脏功能并促进受损肾脏组织的修复。也有研究利用 Nestin 标志物分离肾脏的干/祖细胞,发现其具有类似 MSC 的特性,且 Nestin$^+$肾脏干/祖细胞能有效改善急性肾损伤。尽管肾脏干/祖细胞在肾脏损伤修复中具有优势,但由于肾脏干细胞仅占成年肾脏中细胞约 0.1%,如何分离足够的肾脏干/祖细胞成为亟待解决的难题。因此,内源性肾脏干/祖细胞理想的体外扩增方法或精确实现多能干细胞等肾外干细胞分化为肾脏干/祖细胞,将来有望为肾脏的损伤修复提供足够的肾脏干/祖细胞来源。

三、内皮祖细胞与肾脏损伤修复

内皮祖细胞(endothelial progenitor cells,EPC)是指在维持血管完整性和修复内皮损伤中起主要作用的一类干细胞。最常用于 EPC 鉴定的标志物包括 CD34、VEGFR-2(vascular endothelial growth factor receptor 2)和 CD133;通常利用 CD34$^+$VEGFR2$^+$、CD133$^+$VEGFR2$^+$ 或者 CD34$^+$CD133$^+$VEGFR2$^+$ 标定 EPC。关于 EPC 的来源,目前仍存在争议,有研究认为 EPC 来源于骨髓,例如在内皮损伤模型中,在受损的肾脏中发现了表达 EPC 标志物的骨髓来源的细胞,且这些细胞有助于内皮损伤的愈合;但骨髓可能不是唯一的来源,目前已从脂肪、心肌组织等不同组织中分离出了具有内皮细胞样特性的干/祖细胞。

EPC 已被证实在肾脏损伤修复中扮演重要角色,研究表明 EPC 的动员有助于缺血再灌注后肾脏的内皮修复,单次肾脏内自体 EPC 输注可改善肾脏微血管,保护肾脏。另外,慢性肾脏病(chronic kidney disease,CKD)患者的 EPC 数量较低,CKD 中 EPC 数量减少可能是由于骨髓的 EPC 动员能力降低以及需求增加等所导致的;体外研究表明,慢性肾衰竭血清会引起 EPC 功能障碍,也损害单个核细胞(mononuclear cells,MNCs)向 EPC 的分化。EPC 数量还与肾功能不全的程度呈负相关,如 CKD 相关的冠状动脉疾病患者的肾小球滤过率与 CD34$^+$VEGFR2$^+$ 细胞数量呈负相关。不仅 CKD 影响着 EPC 的数量和功能,EPC 也可能影响 CKD 的进展,在 5/6 肾切除致慢性肾衰竭模型中,过继回输的 EPC 可归巢至受损的肾脏,减轻了炎症反应和蛋白尿,进而保护了肾脏的结构和功能。此外,也有研究表明 EPC 可以影响 AKI 的恢复过程,并减少 AKI 后发展为 CKD。

四、多能干细胞与肾脏损伤修复

(一)胚胎干细胞与肾脏损伤修复

胚胎干细胞(embryonic stem cells,ESC)最初来源于胚胎胚泡的内细胞团,这些细胞具有分化为内胚层、中胚层和外胚层所有谱系细胞的能力,在细胞治疗和组织再生中具有广阔的应用前景。大量研究表明注入原始肾脏的小鼠胚胎干细胞(mESC)可以整合到肾隔室(kidney compartments),提示可能具有修复肾脏的能力。此外,ESC 暴露于视黄酸、激活素 A 等肾发育所必需的因子,可被诱导分化为肾脏谱系细胞。在 5/6 肾切除模型中,负载 ESC 的明胶微凝胶可减缓慢性肾脏病的进程并降低肾小球损伤。同样,将 mESC 植入顺铂诱导的肾衰竭小鼠中可显著降低死亡率,避免疾病的恶化。此外,ESC 还可以诱导分化为肾元祖细胞(nephron progenitor cells,NPCs)或者间充质干细胞等进行肾脏的损伤修复。然而,由于 ESC 存在伦理相关问题,且具有较高的成瘤性风险,严重制约其应用。

(二)诱导多能干细胞与肾脏损伤修复

诱导多能干细胞(Induced pluripotent stem cells,iPSC)具有 ESC 的大部分特性,被认为是 ESC 的有效替代细胞。2006 年科学家通过将四种转录因子(OCT4,SOX2,KLF4 和 c-MYC)导入小鼠成纤维细胞中而获得了 iPSC;迄今为止,人类 iPSC 已被证实可以从多种来源的细胞诱导产生,包括皮肤成纤维细胞、角质形成细胞、脐带血和外周血细胞,甚至是完全分化的淋巴细胞等。实际上,iPSC 可以保留起源细胞的遗传背景和特殊的表观遗传记忆,在细胞治疗、肾脏再生和其他生物医学应用中具有优势。研究表明 iPSC 细胞移植后可以通过抗氧化应激、抗炎和抗凋亡的作用改善 AKI 后的肾功能并显著降低了与 AKI 相关的死亡率。值得注意的是,有研究表明高剂量的 iPSC 堆积可能导致肾功能障碍,如注射 5×10^7 iPSC 会导致的肾脏小动脉栓塞,从而导致血液灌注量减少,因此,使用 iPSC 治疗 AKI 时应注意细胞剂量并监测肾血液灌注。而在 5/6 肾切除的 CKD 模型中,iPSC 或 MSC 均能改善肾脏的功能和结构,但是 iPSC 治疗组超 60% 的大鼠出现了肿瘤病变,提示 iPSC 治疗存在致瘤性的风险。当然,目前也有一些替代方法,如将 iPSC 分化为肾元祖细胞或者 MSC 等进行肾脏的损伤修复,或者利用 iPSC 衍生生物活性分子治疗肾脏损伤。

五、干细胞衍生的生物产品与肾脏损伤修复

以 MSC 为主要代表的干细胞分泌的生物活性分子在干细胞治疗中扮演重要的角色,这些细胞分泌的

生物活性分子包括可溶性蛋白、游离核酸、脂质和细胞外囊泡(extracellular vesicles,EVs)等。干细胞衍生的生物产品代替干细胞在临床应用中具有多种优势,例如解决包括致瘤性、栓子形成等一系列安全性问题,而且更易于生产和存储。干细胞衍生的生物产品也被证实在肾脏损伤修复中可行性,MSC 衍生的条件培养基(MSC-conditioned medium,MSC-CM)在 AKI 模型中对肾脏保护作用与亲代细胞作用相似。同样,在阿霉素诱发的肾病模型中,MSC-CM 减少了足细胞损失和肾小球内皮细胞损伤,发挥了与 MSC 相似的治疗效果。在单侧输尿管梗阻(unilateral ureteral obstruction,UUO)模型中,MSC-CM 可减轻肾脏炎症和纤维化,并限制纤维化信号的激活。此外,在 5/6 肾切除术的慢性肾衰竭模型中,MSC-CM 通过诱导内源性细胞修复来恢复微血管密度并减少纤维化程度。在 1 型和 2 型糖尿病的实验模型中,MSC-CM 治疗还促进了受损肾脏组织的再生,一定程度上抑制了炎症细胞浸润并减少了间质纤维化和肾小球细胞的改变。

除可溶性因子外,外泌体(exosomes,直径为 30~100nm)和微泡(microvesicle,直径为 100~1 000nm)等细胞外囊泡也是重要的作用方式之一。在 AKI 和 CKD 模型中,证实利用 MSC 衍生的细胞外囊泡进行治疗是安全的,并且具有肾脏保护作用。在甘油诱导的 AKI 的模型中,MSC 衍生的细胞外囊泡通过将 MSC 特异的 mRNA 和 miRNA 转移至肾小管细胞,调节增殖与分化、细胞存活和免疫调控等从而起到保护肾脏的作用。同样,在顺铂诱导的 AKI 模型中,MSC 衍生的细胞外囊泡减少了肾小管细胞凋亡和氧化应激。在不同的 CKD 模型中,各种来源的 MSC 衍生的外泌体也发挥了改善肾功能和促进肾结构恢复的作用。MSC 的肾脏保护作用可以由其分泌因子和含有 mRNA,miRNA 或蛋白质的细胞外囊泡介导,它们协同发挥在肾脏保护和促进再生作用。目前,也有相应的临床研究正在开展,证实了 MSC 衍生的细胞外囊泡治疗 CKD 是安全的,可改善Ⅲ~Ⅳ级 CKD 患者的炎症反应并改善肾脏功能。尽管 MSC 衍生的细胞外囊泡发挥了很重要的作用,但对于大规模生产和质量控制的标准仍有待明确。

第二节　干细胞与肾脏移植

近年来的研究发现,以 MSC 为代表的干细胞的免疫调节功能在组织损伤修复与疾病治疗中扮演了更为重要的角色。在 MSC 的免疫调节方面,MSC 能抑制 T 细胞增殖、活化及分泌炎性因子(如 IL-2、TNF-α、IFN-γ 等),降低 Th1/Th2 比例,引起 Th17 数量下降,同时 MSC 能诱导、增加调节性 T 细胞(regulatory T cell,Treg),包括经典的 $CD4^+CD25^+Foxp3^+$ Treg,以及非经典的 Treg,如 $CD8^+CD28^-$ 调节性 T 细胞、$IL-10^+$ Ⅰ型调节性 T 细胞(type 1 regulatory cells,Tr1)等;MSC 可以调控 B 细胞的增殖、活化以及其抗体分泌,影响 B 细胞的趋化功能。近年的研究发现 MSC 可以增加调节性 B 细胞(regulatory B cell,Breg)的比例,如 $CD5^+B$ 细胞、$CD19^+CD24^{hi}CD38^{hi}$ B 细胞等分泌 IL-10 的 Breg;MSC 抑制 NK 细胞增殖、细胞毒作用和细胞因子的分泌;MSC 能抑制 M1 型巨噬细胞的功能、促进 M1 型巨噬细胞(促炎型)向 M2 型巨噬细胞(抗炎型)转化;MSC 还影响 APC 细胞(antigen-presenting cells)的抗原递呈功能,通过下调抗原提呈细胞表面的 MHC 分子以及共刺激分子(CD40、CD86、CD80)和抑制 DC 细胞成熟来抑制 T 细胞的活化。鉴于 MSC 广泛的免疫调节作用,决定了其在治疗肾移植等器官移植中的广阔应用前景。

一、干细胞抑制肾移植排斥

由于 MSC 可以发挥抵抗缺血再灌注损伤和抑制移植后排斥的作用,决定其中肾移植中的应用前景。临床前研究表明,MSC 治疗对肾功能和移植物存活有积极作用;基于实体器官移植动物模型的安全性和有效性临床前研究成果现已开展 MSC 治疗肾移植排斥的临床研究。研究表明,自体 BM-MSC 与维持性免疫抑制剂的联合治疗可减轻 MSC 输注后 24 周的急性排斥反应和间质纤维化/肾小管萎缩;且自体 BM-MSC 与维持免疫抑制剂联合治疗可在移植后 1 年内使移植物功能更加稳定。同种异基因的 MSC 治疗肾移植的研究中,MSC 输注未出现相关的毒副作用,且 MSC 治疗后他克莫司剂量显著减少并伴有稳定的肾功能,提示 MSC 在肾移植中具有潜在优势,可以减少维持长期移植物存活和功能稳定所需的常规免疫抑制药物的剂量。一项大型随机对照研究中,MSC 治疗能有效减低急性排斥的发生率、减少感染,且肾功能优于对照组。一项多中心随机对照研究发现 MSC 作为诱导疗法(induction therapy)可以预防急性肾排斥的发生并显著降低肾功能延迟恢复(delayed graft function,DGF)的发生率,表明同种异体MSC作为诱导疗法的安全性和可行性。以上临床研究初步证实了MSC治疗肾移植排斥是安全、有效的,有望成为肾移植排斥的主要治疗手段之一。

二、干细胞诱导移植耐受

由于MSC具有广泛调控固有免疫细胞和适应性免疫细胞的能力,决定其在诱导移植耐受中的可行性。在小鼠体内,MSC通过产生未成熟的DC和调节性T细胞诱导了同种异体肾移植的特异性耐受,且MSC诱导耐受的主要依赖于其表达的吲哚胺2,3-二加氧酶(indoleamine 2,3-dioxygenase,IDO)。过表达IDO的MSC能更好诱导兔子肾移植术后的免疫耐受,而且这些耐受形成与循环中CD4$^+$CD25$^+$Foxp3$^+$T细胞群体的急剧增加有关。MSC也可以影响B细胞,如MSC输注可以阻止异体肾移植大鼠体内供体特异性抗体的形成,而接受MSC输注的肾脏同种异体移植受者的幼稚B细胞(naïve B cells)和CD24^{hi}CD38^{hi}B过渡期细胞亚群增加,而这些亚群的改变与自发性耐受(spontaneous operational tolerance)的表型特征是类似的。临床研究也发现MSC可以诱导肾移植术后耐受,在肾移植患者治疗中,MSC可以增加CD4$^+$CD25$^+$Foxp3$^+$CD127$^-$调节性T细胞的百分比,并减少记忆T细胞和CD8$^+$T细胞的细胞毒性,促进移植耐受。近年也有观点指出肾移植前给予MSC输注可使输注的MSC迁移至次级淋巴器官,从而介导促耐受性环境(pro-tolerogenic environment)的形成,有利于移植物存活时间的延长。目前认为MSC诱导移植耐受可能通过细胞间接触的调控以及分泌具有免疫调节作用的可溶性因子,包括IDO、一氧化氮、TGF-β、前列腺素E$_2$(Prostaglandin E$_2$,PGE$_2$)、血红素加氧酶1(Heme oxygenase-1,HO-1)、半乳凝素等。

第三节　干细胞与肾脏组织再生

目前有大量的终末期肾病(End stage renal disease,ESRD)患者正在接受透析治疗,同种异体移植仍然是ESRD患者治疗的唯一选择,然而,肾脏供体非常紧缺,不足以满足患者的需求,因此肾脏再生也逐渐被重视。肾实质的损害或破坏需要重建具有所有细胞类型的三维功能性肾脏结构。肾脏是由多种不同类型细胞组成的复杂器官,包括肾小球、足细胞、内皮细胞、肾小球系膜细胞、间质细胞和肾小管上皮细胞等;这些不同类型的细胞彼此相互作用,形成精确细胞微环境,构成具有功能的组织。尽管器官再生技术已经取得了突破性的进展,但由于肾脏系统的解剖学复杂性使得肾脏再生仍然是充满挑战。

生物工程学相关技术的发展为再生特定组织器官奠定了基础,如在支架材料上接种细胞的组织重建,为临床应用提供了一种便捷的途径。目前自体细胞已经成功用于重建相对简单的组织结构,例如血管、膀胱、上呼吸道和尿道等,且在受试者中显示出良好的效果。通过自体细胞的获取、培养,然后接种在可生物降解的支架上,产生相容性良好的功能性移植物,且由自体细胞与合成或天然支架组合而成,可以避免移植后免疫排斥。目前在肾脏再生方面,也取得了一定的进展。

一、支架和肾脏再生

肾脏等的实体器官的解剖结构复杂(包括内部脉管系统),对再生类似的人工支架提出了挑战。通过化学和机械方法脱细胞获得天然器官的生物来源支架是颇具前景的一种方法,为再生特定器官提供可能。脱细胞方法主要是通过血管网络灌注化合物清除细胞,留下细胞外基质(extracellular matrix,ECM)骨架,为种子细胞提供机械和生物分子支持,如体内ECM在结缔组织形成中提供了基础支撑。ECM支架再生器官主要是基于ECM提供了对于细胞分化、生长、生存和功能发挥的必需信号,更重要的是ECM能够驱动干/祖细胞分化为器官特定类型的细胞,从而使干细胞在特定器官再生中具有潜在的用途。

实验研究表明,ECM支架是特定器官再生的理想方法,脱细胞过程中保留了ECM框架,包括基本的结构蛋白和多糖、基质结合的生长因子和细胞因子。例如,利用脱细胞的方法可以制备猪的肾脏ECM支架,支架保留了基本的ECM结构和完整的血管树,并允许细胞生长。植入体内后,支架易于再灌注,可以维持血压且没有发生血液外渗。利用上皮和内皮细胞接种到大鼠的肾脏脱细胞支架上,并将再生的生物工程肾脏原位移植后,移植的生物工程肾脏接受来自受体的循环灌注,并产生尿样的超滤液。相关研究也在人肾脏进行尝试,利用严重损伤、解剖异常或过长时间缺血而丢弃的肾脏,通过化合物灌注成功获得人肾脏 ECM 支架。这些人肾脏 ECM 支架是完全脱细胞的并保持其天然结构和分子组成,同时 HLA 抗原分子明显不存在。当将这些支架植入鸡胚绒毛尿囊膜时能够诱导血管形成,重要的是人肾脏支架中的先天性血管网络保留了生理水平的顺应性。结果表明丢弃肾脏可能可以作为人类肾脏再生的支架来源,从而适度缓解肾脏短缺现状。

从动物器官中产生的 ECM 支架也是再生器官的一种潜在方式,理想的方法是人类细胞的接种在动物支架上再生器官,这种方法也被称为"半异种移植(semi-xenotransplantation)"。常规异种移植使用来自动物的整个器官,而半异种移植则是利用人的细胞在动物支架上重新分化,形成再生器官,这些半异种移植物保留其先天 3D 结构、脉管系统和分子结构,同时还具有较好的细胞相容性。鉴于合适的解剖尺寸和结构,理想的半异种移植物的 ECM 支架很可能是来自脱细胞的猪器官,这些 ECM 支架利用人自体细胞进行填充,可以避免免疫排斥。随着半异种移植方法的发展,也将为再生医学提供充足器官来源奠定基础。

二、囊胚互补与肾脏再生

囊胚互补(blastocyst complementation)是一种胚泡补充的生物学技术,利用显微注射将干细胞注射到器官发生障碍的小鼠胚泡期胚胎中来补充遗传缺陷的器官或组织;利用这项技术首次将完整的小鼠胚胎干细胞(mESC)显微注射到胚泡期胚胎中弥补 Rag 基因缺陷(Rag2-/-)小鼠中的 T 淋巴细胞和 B 淋巴细胞。最近,利用物种间胚泡注射 iPSC 细胞成功使胰腺获得了再生,研究者将大鼠 iPSC 注射至 Pdx1 基因缺陷的小鼠胚泡,发现大鼠 iPSC 可以成功地嵌合到小鼠的发育,并产生大鼠-小鼠种间嵌合体,重要的是大鼠 iPSC 可在 Pdx1 基因缺陷小鼠宿主内产生整个大鼠胰腺上皮且具有功能。随后,利用裸鼠胚胎干细胞补充到胸腺缺乏的裸鼠胚泡,可在裸鼠宿主中获得了功能性的胸腺。最近,该策略已应用于肾脏的重建,将小鼠 iPSC 细胞注射到 Sall 基因缺陷的小鼠的胚泡中,所得新生小鼠的肾脏几乎完全来源于注射的 iPSC。理论上讲,可以利用种间胚泡注射技术来生产器官特异性嵌合体,从而获得人类的肾脏;如将人的 iPSC 植入 Sall 基因缺陷的猪胚胎的胚泡中,在发育中的胚胎里为人类细胞建立了器官形成的微环境,使其能够生长为肾脏。然而,仍然有许多问题亟待解决,如当将大鼠 iPSC 注射入 Sall 基因缺陷的小鼠的胚泡中,无法在小鼠中产生大鼠肾脏,提示不同种属之间肾脏间质和输尿管芽相互作用的关键分子可能不发生交叉反应,物种间囊胚互补技术仍有待完善。

三、胚胎后肾移植

胚胎后肾是成年哺乳动物的原生肾脏,提示其可以作为人工肾脏再生的来源之一。研究者将大鼠、小鼠和猪的胚胎后肾组织植入大鼠或小鼠的肠道网膜中,成功证实了跨物种移植的可行性并评价了功能性肾单位的分化程度。在同种异体移植的情况下(大鼠后肾至大鼠大网膜),移植物可在原位生长为类似肾脏形态的组织,其直径大约是天然肾脏的三分之一;这些移植物中含有分化良好的肾脏结构,重要的是这种移植技术无须免疫抑制即可进行。在异种移植中,移植至大鼠大网膜中的猪后肾可以生长并分化成肾组织,具有肾小球、近端小管和集合管等结构;但是,异种移植需要免疫抑制剂,若没有抑制剂,移植物在移植后不久就消失了;与正常大鼠肾脏相比,移植的猪后肾的体积稍大,再生组织可以产生尿液。也有研究表明移植的后肾也具有代谢功能,已被证实可以产生酶、促红细胞生成素和肾素,并且还观察到其影响宿主动物的血压。这项技术的成功有望为肾脏疾病提供一种新的治疗策略,可以通过免疫抑制来建立异种移植的功能性肾单位。

四、肾脏类器官

肾脏类器官被认为是研究肾脏正常发育和肾脏疾病发生发展的重要工具之一,也是肾脏再生的方法之一。肾脏是由中胚层发育而来的,主要经历前肾、中肾和后肾的发育过程,最后由输尿管芽(ureteric bud, UB)与后肾间质(metanephric mesenchyme, MM)相互作用,产生肾单位和各种管状结构,逐步发育为成熟的肾脏。来自 MM 的肾元祖细胞(nephron progenitor cells,NPCs)主要分化为肾小球足细胞、肾小囊和肾小管;输尿管芽细胞主要分化为集合管和输尿管。2014 年研究者证实可以利用 ESC 或 iPSC 分化为 NPCs,并在体外诱导为具有三维结构的肾小球和肾小管等;随后研究发现若将 iPSC 细胞较长时间激活 Wnt 信号将发展为后肾祖细胞谱系,而较短时间激活 Wnt 信号则刺激了输尿管芽谱系的发育。据此,通过优化方案,建立了从人 iPSC 诱导形成包含肾小球、肾小管、集合管、血管内皮细胞和间质细胞的肾脏类器官,而且发现诱导的近端小管具有吸收能力,并且对抗癌药顺铂的肾毒性敏感,提示这些肾脏类器官可用于毒性药物筛选。近年,也有研究者通过体内移植 NPCs 实现肾脏再生,利用去除内源性的 NPCs 的小鼠,通过移植外源性 NPCs 实现肾单位再生,并成功实现了大鼠和小鼠间的跨物种肾脏再生。尽管人类多能干细胞衍生的肾脏类器官重塑了肾脏发育过程和组织结构,但存在缺乏血管脉络系统等缺陷,妨碍了其的转化应用;近期,有学者建立了一个分化体系,可以将人 iPSC 成功分化为肾脏类器官,并通过动态调节 Wnt 信号等,使获得的肾脏类器官具有肾单位状的分段结构,并且形成了丰富的血管网络。上述肾脏类器官的建立为研究人类肾脏发育、模拟疾病发病机理以及进行药物筛选提供了新途径。

(项鹏　陈小湧)

参考文献

[1] BARBAS,AS Kidney transplantation,bioengineering,and regeneration:Kidney transplantation in the regenerative medicine era. London,UK:Academic Press,2017.

[2] ROGERS J,KATARI R,GIFFORD S,et al. Kidney transplantation,bioengineering and regeneration:an originally immunology-based discipline destined to transition towards ad hoc organ manufacturing and repair. Expert Rev Clin Immunol,2016,12(2): 169-182.

[3] ROTA C,MORIGI M,IMBERTI B. Stem Cell Therapies in Kidney Diseases:Progress and Challenges. Int J Mol Sci,2019,20 (11):2790.

[4] LIU D,CHENG F,PAN S,et al. Stem cells:a potential treatment option for kidney diseases. Stem Cell Res Ther,2020,11(1): 249.

[5] DAVIES JA,MURRAY P,WILM B. Regenerative medicine therapies:lessons from the kidney. Curr Opin Physiol,2020,14: 41-47.

第四十八章　美国儿童肾脏捐献与分配原则浅析

第一节　器官共享联合网络

美国器官分配联合网(united network for organ sharing,UNOS)是美国联邦政府卫生部门批准及指定的唯一一个独立的非营利性机构,可以制定美国的器官捐献分配规则,并且被授权可以授予美国每一个器官移植中心的资质和每一个器官获取组织(organ procurement organization,OPO)的资质认证。它每五年与美国联邦政府卫生部签订一次合同,合同中规定 UNOS 在美国联邦政府的监管下管理美国唯一的器官供应与移植网络——美国器官获取及分配网络(the organ procurement and transplantation network,OPTN),从而提高了器官移植的分配效率,为移植患者带来了更多希望。UNOS 根据数据采集和政策制定需求将全国划分为 11 个区域,共管理着 58 个 OPO。随着移植领域的成熟,UNOS 的责任也在增加和改变,但不变的是通过团结和支持移植界的努力工作来挽救生命和改善生存质量。

一、美国器官分配联合网的功能与职责

(一)UNOS 的组织架构

UNOS 是于 1984 年 3 月成立的一个独立的非营利组织,用以协调器官的分配,收集器官捐献者、移植候选者和移植受者的临床数据。在 1986 年,UNOS 与美国联邦政府签合同来管理和运营美国唯一的 OPTN。UNOS 的组织架构包括董事会、委员会以及各个成员机构等部分。

1. UNOS 董事会　由 41 位选举出的成员组成,其中移植专家人数不超过 50%,每季度召开 1 次会议。

2. UNOS 委员会　包括各专门器官、伦理、患者、获取组织等在内的 16 个人员类别以上的委员会,共 350 名成员,涵盖临床移植、配型检测、社会伦理、法律、信息技术等各方面的专家,以及捐献者家属和社区代表等。委员会负责制定各种规章制度,确保 OPTN 的正常运行,监督董事会,并向其提出合理化建议。11 个区均有代表。

3. UNOS 成员机构　UNOS 的成员机构汇集了 7 个不同领域的组织和人群,包括移植医院成员、器官获取组织 OPO 成员、组织相容性实验室成员、医学/科学专家组织成员、社会公共组织会员、商业合作组织成员及个人独立成员。

(二)UNOS 的职责

UNOS 管理着国家移植患者等待名单,每天都在进行供体与受体的匹配,以求实现更加有效地利用当前有限的供体。UNOS 的目标是通过促进最大限度地器官供应、安全有效的护理以及公平的器官分配和同等获得器官移植的机会,进而促进器官衰竭患者长期、健康、有质量的生活。UNOS 作为一个连接纽带,使得移植界的专家、学者与患者以及志愿者相互联系,并不断提高组织内部的技术体系。同时,UNOS 还要做好财务资源管理并向不同领域的 UNOS 成员传递器官移植正确的价值观。UNOS 旨在成为世界范围内器官捐献与移植相关服务的领导者,同时希望能增加移植手术量,为移植患者提供公正获取供体的途径,以及促进活体供体的捐献,改善移植患者的术后生存率等等。

(三)UNOS 制定新规步骤

在 UNOS 需要对某个器官捐献制定新的规则时,分为以下 10 个步骤来完成。①构想提出:当人们有了新的想法和主意,就可以提议制定新的规章制度。②分析讨论:委员会的委员们针对问题进行分析并决

定是否要修改或制定新的政策。③计划批准：经问题研究和分析后，委员们决定该计划是否批准。④收集资料：如该计划批准之后，委员会将收集所需要的资料来修定新的政策。⑤公众意见收集：新的政策提出后，会留出公示期以便让公众提出意见。⑥公众意见批准：公示期结束，若无其他意见该计划即算通过公众的审核。⑦提交董事会：将公众意见和政策等资料收集全面后提交议案至董事会。⑧董事会批准：董事会作出决议，经全体董事过半数通过。⑨新制度实施：经董事会批准之后，就可以进行新政策的实施。⑩实施后的分析与评估：在新的政策实施之后，委员会再对实施后的结果进行分析和评估。每一次新制度的建立都需要由各专家分会的会员们共同来参与及讨论，然后通过该移植条例的规定，从而更好地配合实际的临床工作。

（四）UNOS 的运行

UNOS 有一个器官分配中心，每年 365 天每天 24 小时不间断工作。UNOS 的电子网络系统亦称为联合网络（UNet）。联合网络（UNet）包含：Waitlists SM（等待捐献者名单），DonorNet（捐献者的登记网络），捐献分配和器官流向这四个方面，并基于这四个方面来做出最后决定。UNOS 不仅负责器官的分配和器官的运输，并且可以随时处理各种问题和矛盾。每年约有 30% 的器官由 UNOS 直接进行分配，这些器官均为美国各个 OPO 由于各种原因自己无法进行分配，从而交给 UNOS 进行最后匹配而完成的。UNOS 能稳步的运行主要依赖以下部门。

1. UNOS 的资料分析和研究部　主要是负责为 OPO 和器官移植中心定制相应的规则和基准报告，同时为它们分析制药合同以及与会员决策相关的支持合同。提供在线服务数据分析支持。

2. UNOS 的教育培训部　OPTN 为会员和非会员提供数据训练，同时是能为社会提供热点话题的网络研讨会。

3. UNOS 的临床数据库和登记处　负责死亡捐献者的登记研究和协会登记以及移植结果的登记/记录资料的研究和监测（监督）。

4. UNOS 技术服务部　提供网站开发建设和运营管理移植资料的交换，同时提供咨询以便帮助和发展其他国家的网络系统，并且能帮助其他国家发展移植网络系统。

（五）UNOS 的功能

通过 OPTN 来支持器官捐献和移植，管理国家器官移植等待名单，并帮助及协调器官的共享、分配和移植，筹备会议以建立公平的政策和会员制度标准，管理并监督会员遵守规则，进行电脑系统服务的开发用于收集、统计和报告器官移植的数据，提高并增加更多、更好的可以用于移植的器官。同时给予移植患者和家属医学知识普及教育，筹备和筹款去支持和鼓励器官捐献与移植。

二、UNOS 的器官分配标准

美国对器官捐献的分配有严格的管理体系。希望进入等待名单的患者首先需要找到自己的主管医生，由主管医生负责联系到移植小组。移植小组会对患者的健康状况、心理状态、药物使用情况等多方面因素进行评估，以确定其是否符合移植候选人的标准。如果该患者适合，移植小组将联系 UNOS 把该患者加入全美等待移植名单中。并将患者的健康状况、血型、年龄、组织配型等相关信息输入数据库。

分配标准主要考虑以下 7 个因素。①医学急需性：紧急情况下，这个肾脏移植能够马上救活受体。②组织配型：当受体 HLA100% 与供体的肾脏匹配。这样的情况是优先考虑，不会考虑远近的距离，因为肾移植术后没有免疫排斥反应。③血型：O 型血型的捐献者可以给 A 型或者 B 型血的受体。A2 的供体可以给 A1 的受体。④等待时间：美国目前肾脏移植的等待时间平均是 4~5 年的时间。具体时间由当地 OPO 的运营状况来决定。⑤器官大小：尽量争取大小比较合理及匹配的捐献器官和受体。⑥免疫状态：如果肾脏移植的潜在受体也是胰腺移植的潜在受体，就会优先考虑采取胰腺及肾脏联合移植给同一个受体。⑦地理距离：器官捐献后，会先考虑器官捐献者所在地区的当地移植中心的潜在受体，然后是本州和本区域，最后才是跨州和全国分配。

当有捐献者捐献器官时，当地的器官获取组织会收集有关捐献者的相关信息并输入 UNOS 系统中。根据 UNOS 董事会制定的标准，系统会根据系统中的信息自动生成潜在接受者顺序列表，选择标准包括捐献者和接受者的身体兼容性、受者健康状况和等待时间等。这一措施保证了器官分配能够公平、公正、合理,避免了人为因素导致的不公与不测。

三、UNOS 在移植与器官捐献的作用

UNOS 的宗旨是给器官捐献与移植政策指出方向。在医学基础理论上,去寻找最佳的选择以利用可以移植的器官。建立以器官受体作为优先考虑因素前提下的医学评分标准。尽可能利用捐献的器官,避免器官浪费。但是这样不仅要考虑当地的器官接受者及等待名单,而且还要注意各地的紧急情况下器官受体的需求。

UNOS/OPTN 对患者和器官受体的安全非常重视。对于器官捐献者,如果发现有疾病传播到器官移植受者时,比如传染性疾病、癌症、死亡和原生器官衰竭等,都规定了各个移植医院和中心要上报到 OPTN。所有可能影响患者安全的任何情况或活动,都需要主动上报给 OPTN。

该组织通过最大限度的器官供应、安全有效的护理、公平的器官分配以及同等获得器官移植的机会,进而促进器官衰竭患者长期、健康、有质量的生活。UNOS 作为一个链接的纽带,连接着移植专家、学者与患者以及志愿者,并不断提高组织内部的技术体系。同时,UNOS 还做好财务资源管理并向不同领域的UNOS 成员传递器官移植正确的价值观。UNOS 旨在成为世界范围内器官捐献与移植相关服务领域的领导者,分析讨论政策的发展,增加移植手术数量,为移植患者提供公正获取供体的途径,促进活体供体捐献,改善移植患者的术后生存率。

第二节　美国公民逝世后器官捐献与分配

一、公民逝世后器官捐献

目前全美国有 1.55 亿左右的人在器官捐献登记系统上进行登记表明愿意在去世后捐献自己的器官。但是实际上大概只有千分之三的人在去世后成功地捐献了器官。一般情况下,人们登记自愿捐献都是在多年前完成的。所以,自愿登记捐献器官并不保证一定会成功,然而这仅仅是第一步。当人们生病或者出现意外事故受伤后出现了脑死亡时,才有可能捐献器官,将器官进行移植去挽救另一个人的生命。

(一)脑死亡器官捐献

患者由于原发性和继发性脑损伤引起的脑干在内的全脑功能丧失即为脑死亡(dead after brain death,DBD)。1984 年美国联邦政府出台了相关的法律——《国家器官移植法案》(National Organ Transplants Act,NOTA),规定地方医院有义务将潜在的器官捐献者汇报给当地的 OPO 即死亡上报制度。死亡上报制度规定当 OPO 收到患者信息后,应立即安排器官捐献协调员到达医院,协调员根据患者的情况判断患者能否做器官捐献。

如果确定患者可以捐献器官,协调员会在器官捐献网站(department of motor vehicle,DMV)查找这个患者是否曾经登记注册过自愿捐献器官的信息。如果患者曾经在网络上登记过信息,该登记信息将成为法律上的重要依据,并且成为患者自愿无偿捐献器官的正式法律文件。如果在网站上没有进行过登记,也没有其他法律文件证明患者愿意捐献器官的情况下,协调员将会与患者的直系亲属进行面对面的交流和沟通,共同探讨直系亲属是否有意愿去无偿捐献患者的器官用来挽救另一个人的生命。如果直系亲属愿意捐献亲人的器官,他们必须在无偿器官捐献同意书上签字,同时需要在同意书上签下另一个见证人的姓名(见证人可以是任何人,但必须是 18 岁以上的法定有行为能力的成年人)。患者的直系亲属按照次序依次为:配偶、成年子女(18 岁以上)、父母和兄弟姐妹。同时在同意书上也会有协调员的签名。同意书中会说明捐献什么器官,并且会标明器官如果不能进行移植,是否同意用来做科学研究,是否可以接受营利组织使用或者捐给非营利组织机构。

美国的器官捐献是无偿的,没有任何形式的金钱补偿。某些州会有器官捐献基金会,如果患者家属有困难不能支付尸体的火化费用,可以通过器官捐献基金会获得大约 700 美金的丧葬费用补贴,丧葬费用由基金会直接支付给殡仪馆,而不会把丧葬费直接交给捐献家属。

（二）心脏死亡器官捐献

即公民在心脏死亡后进行的捐献,也称无心跳器官捐献。患者患有毁灭性和不可逆的脑损伤接近死亡,但却还没有达到医学上脑死亡的标准,在这种情况下,如果患者家属决定放弃治疗,当患者的心跳停止,出现了心脏循环死亡时,这样的捐献称为心脏死亡器官捐献(donation after circulatory death,DCD)。

（三）活体器官捐献

在美国还有一种比较常见的器官捐献,称为活体器官捐献。即捐献的器官来自有正常行为能力的健康人。美国每一年大概有 7 000 例的活体器官捐献。活体捐献也是无偿捐献。因为美国的法律规定不允许买卖器官。

二、器官分配

（一）美国器官捐献移植的等待名单

美国目前有大概 12 万患者在等待各种器官移植。平均每天约有 17 位患者在等待中去世。2018 年,有 6 200 名患者因等不到可移植的器官而去世,所以在现在器官短缺仍然是器官移植领域的重大问题。当患者被医生诊断需要进行器官移植手术时,患者可以选择当地有器官移植资质的移植中心进行检查,检查完毕确认患者具备器官移植的条件后,移植中心会帮助患者在 UNOS 的器官移植等待名单上进行注册登记。UNOS 会对移植中心收取登记费用 1 000 美元,该笔费用将作为 UNOS 运作的经费之一(UNOS 为非营利组织)。当然,患者也允许在多个移植中心进行注册登记来提高等待器官移植的成功率。比如著名的美国苹果公司的创始人史蒂夫·乔布斯(Steve Jobs)就曾经在两个州之间的不同的移植中心进行了注册登记,以此来增加他获得器官移植的机会。器官的匹配取决于很多因素,比如血型、身高、体重以及各项医学因素等。美国 58 个 OPO 都使用 UNOS 的器官分配系统来自动完成分配。由于心脏和肺脏的冷缺血时间较短,所以会根据器官捐献医院所在区域的优先原则来就近选择。

（二）肾脏的分配原则

肾脏的匹配和分配原则主要依靠下面的几个条件来做决定。

1. 计算出的群体反应性抗体　计算出的群体反应性抗体(calculated panel reactive antibody,cPRA)是指候选者存在一个或多个不可接受抗原时预期其能够获得匹配器官的可能性大小,以百分率来表示。当移植医院在登记受者信息时根据政策向 OPTN 报告其存在不可接受的抗原时,cPRA 就将会被自动计算出。当存在针对 PRA 的不可接受抗原时,潜在受者不可接受这个器官。cPRA 较低意味着其匹配到合适器官的可能性较大,反之则机会减小;而当 cPRA 高于一定程度(通常是 80%),其会获得额外加分。

2. 特殊情况　医疗的紧急情况。候选人的移植医师可能会根据医疗紧急情况,根据医学判断将候选人从移植等待名单中抽出来以优先获得同一 OPO 服务区域内死亡捐献者的器官。如果在同一 OPO 服务区域中有多个肾脏移植中心,则候选人的医师必须与其他肾脏移植中心达成协议,才能把该候选人放在优先的等待名单,并且必须在候选人的肾脏医疗文件中保留该协议的医疗记录文件。

需要注意的是,上述特殊情况也要基于供受者之间的 HLA 匹配。如果供受者 HLA 无法匹配,并且预先选定的接受者由于各种原因无法移植,则必须根据 UNOS 的政策重新分配肾脏。重新分配时,OPO 有权直接使用供体和接受者配型实验室的 HLA 数据。

3. 肾脏分配点数　候选的器官等待患者会根据年龄、cPRA 以及供体 HLA 和受体 HLA 的匹配程度来决定。

4. 等待时间　年龄在 18 岁或以上的候选人的等待时间规定为:如果肾脏候选人在其注册肾脏之日年满 18 岁或者 18 岁以上,那么该候选人的等待时间将基于以下最早的时间,即测量或计算得出的肌酐清除率或肾小球滤过率(GFR)≤20ml/min 的候选人的注册日期。在候选患者注册登记之后的日期,即候选人的测得或计算出的肌酐清除率或 GFR≤20ml/min。诊断为终末期肾病的患者开始在医院、独立非医院或家中定期进行透析的日期。

小于 18 岁注册的候选人的等待时间:如果在器官移植等待名单上登记时,肾脏候选人的年龄小于 18 岁,则该候选人的等待时间取决于以下选项中时间较早者,即候选人在器官移植等待名单上注册的日期;候选人诊断为终末期肾病开始在医院、独立非医院或家中定期进行透析的日期。

移植肾无功能的肾移植受者:如果肾移植受者再次在肾脏等待名单中进行登记,则等待开始时间将仅基于最近一次肾脏移植后的日期来计算,除非候选人符合政策规定的恢复等待时间的其他资格。

（三）肾脏分配分级和排名

候选人的分类:年满18岁的肾脏等待名单上的候选人都会获得预估移植后生存评分。候选人的移植后生存评分的得分代表了他在预期移植后生存时间更长的美国肾脏候选人中所处的位置(有百分之多少候选人预期生存时间要长于该获选人)。预估移植后生存期基于以下条件。

1. 候选人的透析时间。

2. 候选人目前是否患有糖尿病。

3. 候选人是否进行过实体器官移植。

4. 候选人的年龄。

如果肾移植受者返回肾脏等待名单,则按照肾脏移植后最近一次的透析时间的记录为准,即候选人的透析时间。这在政策中已定义了等待时间。

当候选人在候补名单上登记时,将计算每个候选人的预估移植后生存分数。OPTN 将更新"预估移植后生存率"评分,具体如下。

1. 每天更新一次所有等待器官移植候选人的预估移植后生存评分。

2. 每当移植医院报告某位候选人的预估移植后生存评分发生变化时,都会立即更新该候选人的预估移植后生存分数。

3. "预估移植后生存期"计算。使用以下所有指标作为二进制指标:糖尿病,先行实体器官移植和透析年限＝0。如果二进制指示符为确实,则在计算中将其替换为1.0,否则,将其替换为0。分数日历年用于候选人的年龄和透析年限。

4. OPTN 的预估移植后生存对照表用于将候选人的原始预估移植后生存分数转换为预估移植后生存分数。所有预估移植后生存分数均四舍五入至整数。

5. 肾脏移植委员会每年审查以确定最高20%的预估肾移植术后存活阈值的参考人群,并由 OPTN 在每个日历年的6月1日或之前更新该参考人群。

（四）死亡后捐献者分级

死亡后捐献者的肾脏根据供者概况指数(kidney donor profile index,KDPI)进行分级。KDPI 分数直接来自肾脏捐献者风险指数(kidney donor risk index,KDRI)的分数。KDRI 是对成年的器官捐献供者供肾在移植后发生的肾脏衰竭危险的一种评估方法,比如供者的 KDRI 为1.2,则该肾衰竭的危险是中位特定供者的1.2倍。而该中位数由上一年"DonorNet"上的所有供者数据计算得来。KDPI 是将 KDRI 对供肾发生衰竭的相对危险估计转换成连续的数量化的百分比,即将每个肾脏的 KDRI 映射到从1%(最佳)到100%(最差)的对应 KDPI 百分比。下面提供了用于计算 KDRI 的10个供体指标:年龄、种族、肌酐(mg/dL)、高血压/糖尿病病史、死亡原因、身高(cm)、体重(kg)、供体类型(脑死亡供体 DBD 或者是心脏死亡供体 DCD)和丙肝病毒状况(丙型肝炎病毒阳性供体)等。

KDRI 按照下列操作步骤进行计算:将每个适用的 KDRI 参数得分求和,将 antilog(base e)函数应用于此总和得出该捐献者的 KDRI 分数,然后用该分数除以最近的供体参考人群的 KDRI 中位值。使用 OPTN 的 KDRI 到 KDPI 对照表中确定 KDPI。

供肾者概况指数(KDPI)分数四舍五入到整数位。基于"寿命配对"(longevity matching)这一概念,KDPI 主要作用在执行分配前向 OPTN 报告肾脏质量特征。肾脏移植委员会每年审核用于确定 KDRI 到 KDPI 映射的参考人群,更新对照表。

在每个分级中排名:在每个分级中,候选人按以下顺序排序——总分(从高到低),候选人注册的日期和时间(从最早到最近),按血型分配肾脏。在某些情况下,器官移植受血型的限制。肾脏将根据以下血型匹配要求分配给候选者:

O 型供者的肾脏:肾脏将会分配给 O 型的受者;对于为 0-ABDR 错配类别的候选人供肾,可以将 O 型的肾脏移植给 O 型以外其他血型的受者。A 型供者的肾脏:可以分配给 A 型或 AB 型的受者。B 型供者的肾脏:可以分配给 B 型的受者;对于为 0-ABDR 错配类别的候选人提供的肾脏,可以将 B 型供肾移植给 B 型以外的受者。AB 型供者的肾脏:可以分配给 AB 型的受者。血型为非 A1 型 A 型捐献者的肾脏:可以移植到符合以下所有条件的 B 型候选者中,即移植中心已从每个 B 型供者获得有关他们愿意接受 A 型(非 A1 型)供肾的书面同意。移植中心针对其可接受的血型抗体滴度阈值制定了书面政策,以将非 A1 的 A 型肾脏移植给 B 型受者。移植中心必须每 90 天(±20 天)更新确认受者的资格。

(五)之前曾进行过活体器官捐献的等候者

如果满足以下所有条件,则将肾脏受者归类为"之前曾进行过活体器官捐献的等候者"。该候选人在美国或其领土内捐献了以下至少一项用于移植的器官:肾脏、肝段、肺段、胰腺局部以及小肠段。

候选人的医生会向 OPTN 报告以下所有信息:捐献器官或捐献局部器官的受者或预期受者的姓名,器官捐献的受者或预定受者的移植医院,还有获取捐献器官的日期。

(六)高致敏的候选人

在 cPRA 得分为 99% 或 100% 的候选人能够根据政策在分配序列中得到该分配级别 1 至 10 的加分。移植中心的 HLA 实验室主任和候选人的移植医师或外科医生必须对候选人所列出的不可接受的抗原进行审查并签署书面批准。移植医院必须将此批准记录并保存在候选人的病历中。

(七)肾脏等待名单上肝移植受者的优先顺序

如果一个肾脏的候选者接受了肝脏移植,但不是来自同一个已故捐献者的肝脏和肾脏,该候选人将被列为"先前接受了肝移植的受体"。如果符合以下两个标准,则该候选人将成为等待肾脏优先候选者:①候选人在最近一次肝移植一周年内登记在肾脏等待名单上;②在候选人肝移植日期至少 60 天后,但不超过 365 天,以下标准至少满足其一:该候选者的肌酐清除率(CrCl)或肾小球滤过率(GFR)的测量值或计算值≤20ml/min、候选人正在透析。当移植中心报告候选人符合此级别标准时,候选人将在评估合格或开始治疗之日起 30 天内保持这一级别。如果移植计划报告了额外的合格评估或治疗,则候选人将从最新评估或治疗的日期起 30 天内保持该级别。如果移植中心报告候选人连续 90 天符合标准,那么在从肾脏等待列表中被移除之前,该候选人将一直保持此优先级别。如果候选人根据政策转移肾脏等待时间:个人等待时间转移,且已连续 90 天达到标准,则候选人转移后也可以保持该级别。如果肝移植受者使用该优先级别接收到肾脏并在最近一次肾脏移植后返回肾脏等待名单,则候选人必须重新评估是否符合该优先分级标准,除非候选人符合政策规定的恢复原有肾脏等待时间的情况,比如移植肾无功能。如果该候选人符合恢复原有肾脏等待时间的资格,则该候选人也具有原有级别的资格。当出现移植肾无功能的时候,如果肾脏候选人从同一死亡捐献者处接受了肝脏和肾脏,则只有在候选人符合政策规定的恢复原有肾脏等待时间的条件下,候选人才有资格进行此分级评估。

(八)死亡捐献者肾脏分配的 KDPI 分数

1. KDPI≤20%　根据以下政策分配给候选人:任何血型的肾脏捐献,可以分配给 0-ABDR 错配或 cPRA 等于 100%、血型相同或相容的 OPO 服务区域内的候选者。

2. 20%<KDPI<35%　根据以下政策分配给候选人:任何血型的肾脏捐献,可以分配给 0-ABDR 错配或 cPRA 等于 100%、血型相同或相容的 OPO 服务区域内的候选者。死亡捐献供体的单肾和双肾分配是由 OPTN 制定的肾脏分配原则来进行。

任何血型的肾脏捐献,优先分配给 0-ABDR 错配或 cPRA 等于 100%、血型相同或相容的 OPO 服务区域内的候选者。任何血型的肾脏捐献,可以分配给已指定愿意接受来自同一捐献者的双肾移植、血型相同或相容的 OPO 服务区域内的候选人。

3. KDPI>85% 的捐献者的肾脏分配　除 0-ABDR 错配外,根据以下原则将 KDPI>85% 的肾脏分配给成年候选人:单个肾脏的分类为 1~35;任何血型的肾脏捐献,优先分配给 0-ABDR 错配或 cPRA 等于 100%、血型相同或相容的 OPO 服务区域内的候选者;来自单个死亡捐献者的双肾的分类分别为 31、34 和 37;任何血型的肾脏捐献,可以分配给已指定愿意接受来自同一捐献者的双肾移植、血型相同或相容的 OPO 服务区域内的候选人。

第三节　儿童的肾脏分配政策

一、双肾的分配政策

1. 如果OPO从体重超过或等于18kg的单个死亡捐献者处获取KDPI得分≥35%的两个肾脏,则将根据政策将这些肾脏提供给其所服务区域内的候选人。

85%≥KDPI≥35%的已故捐献者的肾脏分配或匹配,和KDPI≥85%的已故捐献者的肾脏分配:所有来自体重≤5kg的供肾移植均进行整体(双肾)移植;绝大部分来自体重低于12kg供体的供肾移植均进行整体(双肾)移植;对于体重在13~16kg的供体,约有一半进行了整体(双肾)移植,另一半进行了单肾移植;对于体重大于25kg的供体,整体(双肾)移植的情况非常罕见。

目前美国是以体重为18kg作为单肾和双肾移植的分界线。

2. 死亡肾脏捐献者的必需信息　供体所在的OPO必须为所有死亡捐献者肾脏提供以下所有附加信息。

(1) 此次住院的入院日期。

(2) 捐献者姓名。

(3) 捐献者身份证ID。

(4) 种族。

(5) 相关的既往史、个人史。

(6) 外伤及手术史。

(7) 当前平均血压、有无低血压、平均尿量、有无尿少等情况。

(8) 当前药物使用情况和输血史。

(9) 解剖学描述,包括血管数量、输尿管以及每个血管的大致长度。

(10) 在器官获取前,需提供供体的人类白细胞抗原(HLA)信息包括:A、B、Bw4、Bw6、C、DR、DR51、DR52、DR53、DQA1、DQB1和DPB1抗原。

(11) 有无脓毒症。

(12) 血管、输尿管情况或肾脏损伤或异常情况。

(13) 确保进行持续的血液和尿液培养。

(14) 最新的尿液分析结果。

(15) 最新的尿素氮(BUN)和肌酐。

(16) 血压和尿量的最新信息。

(17) 器官获取前所用的药物。

(18) 肾脏获取手术类型和程序,冲洗溶液种类和方法以及保存液种类。

(19) 热缺血时间和器官外观特征。

(20) 捐献者的体重。

二、整体肾(双肾)接受标准

为了使肾脏候选人能够从一个已故的供者那里接受双肾,移植医院必须确认指定的该候选人有愿意接受这些肾脏的OPTN合同。

三、整体肾(双肾)的分配

如果OPO从一个小于18kg的死亡供体获取了两个肾脏,必须根据双肾移植的政策整体提供两个肾脏进行分配。如果死亡捐献者的KDPI≤20%,在将两个肾脏分配给同一个候选人后,两个肾脏需分别移植。

如果移植医生根据医学判断确定双肾移植应该改为单肾移植时,则接受移植中心必须执行以下操作其中之一:

1. 将其中一个肾脏移植到最初指定的接受者中,并记录未行双肾一起移植的原因。而接受移植程序将决定这两个肾脏中的哪一个分配给最初指定的接受者,并根据"释放器官"政策分配另一个肾脏。

2. 如果指定的接受者不适合移植,则根据"释放器官"政策分配两个肾脏。

四、总结

上面讨论这么多的步骤、程序和规则,基本上都是在陈述 UNOS/OPTN 制定的肾脏分配制度的理论基础。具体操作流程已经完全由电脑操作控制和完成任务。每当在一个 OPO 管辖下的医院有一个捐献器官者的时候,当地 OPO 的肾脏分配协调工作人员就会在网上确认好捐献者的所有资料,然后在 UNOS/OPTN 的器官捐献网站上(DonorNet)把捐献者资料输入,DonorNet 在网上就会显示出一份有可能匹配上的潜在受者的大名单。在潜在的受体大名单中,OPO 的协调员会对本地区的每一个肾移植中心的外科医生进行联系,以确认每一个当地移植中心的外科医生做出的决定。如果当地的移植中心的外科医生没有意愿接受这个肾脏捐献,OPO 的协调员会按照潜在受体的大名单,把这个器官捐献者的资料发给本地区域(邻近的州)或者全国各地的肾移植中心,外州的移植中心的移植医生有一个小时的时间限制,他们必须要在一个小时内决定是不是接受这个器官捐献。外科医生可以通过 DonorNet 网上直接回答他们的决定。如果在这些潜在受体的大名单中,患者(受体)的外科移植医生也有意愿去接受这个肾脏捐献(就是认为这个捐献的肾功能不错,可以用来移植给他/她的患者)时,当地的 OPO 的协调员会通过电话联系外科移植医生来确定他们是否接受这个肾脏。下一步协调员就会打电话给潜在受体所在的医院,让医院工作人员去确认潜在的受体的身体情况,进行检查并且和潜在的受体介绍一下捐献器官的一些基本情况。如果潜在受体愿意接受,那么医院的工作人员将会把供体的血液样本和潜在受体的血液进行交差配型。一般来说,每一个供体都会要求最少要有四个低于 20% cPRA 的潜在受体做血型试验来匹配。OPO 一般都会从 DonorNet 的大名单上挑选出前十名的潜在受体。同时 OPO 会在此期间,安排好供体所在医院的手术时间,在手术室获取器官(肾脏)。在肾脏取出之后(如果有需要做活检就会在手术中进行),安排好转运的交通工具以便尽快把供体的肾脏送到受体所在的医院进行移植手术。儿童的肾脏分配原则和成年人基本一样。唯一不同的是当供体的体重少于 18kg 的时候,OPO 可以让受体的移植医生做选择,他们可以考虑是否需要同时移植整体双肾给一个受体或者是把左肾和右肾分开后移植给一个受体,或者说只是需要移植单个(一个)肾脏给两个受体。

(梁乃宁)

参考文献

[1] GLAZIER AK, DANOVITCH GM, DELMONICO FL. Organ transplantation for nonresidents of the United States: a policy for transparency. Am J Transplant, 2014, 14(8):1740-1743.

[2] SCANDLING JD, NORMAN DJ. United network for organ sharing (UNOS) organ allocation policy and kidney utilization. Am J Kidney Dis, 2010, 56(1):7-9.

[3] KANDULA P, ANDERSON TA, VAGEFI PA. Allocation of resources for organ transplantation. Anesthesiol Clin. 2013, 31(4): 667-674.

第四十九章 欧洲儿童肾脏捐献与分配原则浅析

自 1954 年全球成功实施首例肾移植至今,随着血管吻合技术、器官和细胞分离保存技术、免疫抑制剂及移植免疫学基础研究的发展,器官移植技术取得了长足进步。作为治疗终末期器官衰竭的最有效手段,器官移植已在全球 100 多个国家得到临床实践。纵观全球器官捐献与移植当前的发展趋势,在世界卫生组织倡导的"自给自足"原则的带动下,全球器官捐献与移植数量逐年稳步增长。

据全球器官捐献与移植观察站(global observatory on donation and transplantation,GODT)数据显示,在 2020 年之前,全球器官移植数量(包括肾脏、肝脏、心脏、肺脏、胰腺、小肠)每年约增长 6%,但 2020 年受新冠肺炎疫情的影响,全球开展器官移植数量下降至 129 681 例,较 2019 年下降了约 17.6%,实施器官捐献 36 125 例,较 2019 年下降 13.3%。欧盟 28 个国家 2020 年实施了 9 447 例器官捐献,占全球器官捐献总例数的 26.2%,其中包括脑死亡/经神经学标准确定死亡后捐献(donation after brain/the neurological determination of death,DBD/DNDD)7 833 例,经循环标准确定死亡后捐献(donation after the circulatory determination of death,DCD)1 614 例。(本章节分析的欧盟国家数据包括 2020 年脱离欧盟的英国,共 28 个欧盟国家。)

一、欧洲器官捐献与移植概况

欧洲大部分国家的移植体系结构相对一致,均建立了完善的国家政策,在制定明确的分配与共享原则的基础上推动促进器官共享的国际合作项目。2009 年至 2015 年间,欧盟委员会实施了《欧盟器官捐献和移植行动计划(2009—2015)》(以下简称"行动计划"),以促进器官捐献和移植发展。

自新型冠状病毒肺炎疫情爆发以来,欧盟国家的器官捐献和移植数量显著下降。2020 年,欧盟国家开展了 28 212 例实体器官移植,较 2019 年下降了 17.7%。随着疫情的常态化管控,2021 年器官移植数量上升至 30 539 例,同比上升了 8.2%。其中 85% 是肾脏和肝脏移植,心肺移植占 13%,而胰腺(1.9%)、小肠和多器官移植仅占小部分,2010—2019 年在欧盟进行器官移植的数量如图 49-1。

欧盟委员会 2017 年的行动计划研究报告中显示,死亡器官捐献是肾脏、肝脏、心脏、肺脏、胰腺和小肠移植的器官主要来源。欧洲国家之间 DCD 器官捐献开展情况存在很大的差异。由于立法和伦理等问题,许多国家不允许实施 DCD 器官捐献。2021 年,32 个有开展器官移植的欧洲国家中仅有 14 个国家积极开展 DCD 器官捐献,DCD 约占死亡器官捐献总例数的 19%。欧洲国家死亡器官捐献和活体器官捐献率差别很大,活体器官捐献的工作流程也各不相同。在 2013 年的一项线上问卷调研中发现,欧洲各区域(东部、地中海沿岸和西北部)之间的活体器官捐献情况存在较大差异。

欧洲有超过 15 万人在等待器官移植。平均每年有 41 000 名患者接受移植,48 000 名患者新加入移植等待名单,相当于几乎每小时就有 6 名患者新加入移植等待名单。2020 年,欧洲平均每天有 21 名患者在等待器官移植中死亡。

二、欧洲器官移植管理架构

1. 欧洲器官移植委员会的成立　欧盟委员会是位于法国斯特拉斯堡的一个国际组织,旨在促进所有

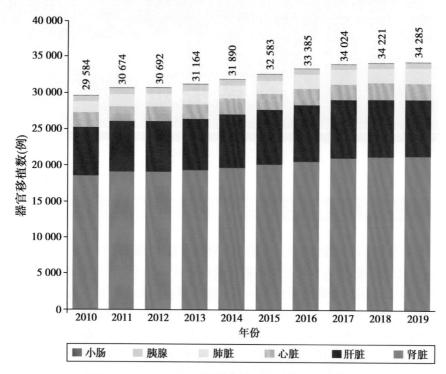

图 49-1　2010—2019 年在欧盟进行的器官移植数量

注:纳入分析的 28 个欧盟国家包括:英国,奥地利,比利时,保加利亚,塞浦路斯,克罗地亚,捷克,丹麦,爱沙尼亚,芬兰,法国,德国,希腊,匈牙利,爱尔兰,意大利,拉脱维亚,立陶宛,卢森堡,马耳他,荷兰,波兰,葡萄牙,罗马尼亚,斯洛伐克,斯洛文尼亚,西班牙,瑞典。欧盟器官捐献和移植行动计划在 2009—2015 年期间开始实施。尤其是在欧盟器官捐献和移植行动计划的最后几年(2012—2015 年)中观察到的年度移植率显著上升,在 2016—2019 年趋于平稳。2020 年受新型冠状病毒肺炎疫情影响,欧盟各国器官移植数量普遍下降。数据来源:世界卫生组织与西班牙器官移植合作组织(WHO-ONT)编制的全球器官捐献与移植观察站(GODT)数据。

欧洲国家在人权、民主、法治、文化和公众卫生领域的合作。第三届欧洲器官移植的伦理、组织和立法的卫生部长会议于 1987 年在巴黎举行,会议上成立了欧盟委员会器官移植协作组织专家委员会(Council of Europe Committee of Experts on the Organizational Aspects of Co-operation in Organ Transplantation,SP-CTO)。该委员会由不同领域的移植专家组成:免疫学家、外科医生、捐献协调员及器官分配和获取组织的代表。2007 年,负责器官、组织和细胞捐献事宜的秘书处迁至欧盟委员会下属的欧洲药品和保健质量管理局(European Directorate for the Quality of Medicines & HealthCare,EDQM),新任命欧洲器官移植委员会(The European Committee on Organ Transplantation,CD-P-TO)作为指导委员会。这种向 EDQM 的转变,促进了 CD-P-TO 同欧盟各国更紧密的协同与合作,除实现其目标外也避免了重复工作。

欧洲器官移植委员会是负责 EDQM 器官移植活动的指导委员会。它积极推动器官捐献的非商业化,打击器官贩运以及制定器官、组织和细胞移植领域的伦理、质量和安全标准。其职责包括收集国际数据和监测欧洲的临床实践,通过培训和协作网络在各组织和专家之间传递专业知识,以及制定报告、组织调研和提供建议。

欧洲器官移植委员会目前由来自 35 个欧盟委员会成员国和观察员国以及多个国际组织的代表组成,包括欧盟委员会、世界卫生组织、欧盟委员会生物伦理委员会、欧洲器官移植学会、国际移植学会、欧洲组织和细胞库协会、欧洲眼库协会、欧洲人类生殖与胚胎学会和世界骨髓捐献者协会。他们的活动由科学秘书处协调。

2. 欧洲器官移植委员会的使命

(1) 监督与器官、组织和细胞移植有关的问题,包括质量和安全标准及其实施。

(2) 监测成员国的实践并评估与器官、组织和细胞的获取、储存和移植相关的风险。

（3）协助成员国改善器官移植服务,同时促进自愿无偿捐献原则。

（4）提供有关伦理、质量和安全标准及其实施的指南。

（5）检查器官移植的组织结构,以解决器官短缺的问题。

（6）在整个欧洲的器官获取组织和专家之间建立联系,并确保专业知识的传播。

（7）致力于提高公众对移植器官、组织和细胞捐献的认识。

三、欧洲器官捐献同意制度

欧盟成员国中不同国家关于公民逝世后同意捐献器官有不同的制度。在"选择加入"制度(也称为"明确同意"或"知情同意"制度)下,要求必须明确获得家属同意捐献器官的授权;"选择退出"制度支持"推定同意"原则(沉默等同于同意),除非在临终前有明确提出不同意器官捐献;还有混合制度。一些国家已经建立了器官捐献志愿者登记处,公民可以在其中登记其器官捐献意愿。在实践中也存在操作差异,因为捐献者家属在决策中仍然扮演着重要的角色。"选择退出"制度通常被认为是导致更高器官捐献率的一个重要因素。公众对国家通过实行"选择退出"制度来增加器官捐献的做法引起过广泛的争论。在这种情况下,最近的一项研究比较了在经济合作与发展组织(organisation for economic cooperation and development,OECD)注册的 35 个国家的"选择加入"和"选择退出"制度,发现死亡器官捐献率没有显著差异;尽管如此,"选择退出"制度的国家活体供者有所减少。该研究建议必须解决器官捐献的其他障碍,即在"选择退出"制度的情况下,应更加重视教育,让普通民众了解移植的好处,是实现器官捐献增长的首选方式。

四、欧洲器官共享网络

1. 欧洲器官分配中心　欧洲国与国之间的器官分配与共享网络主要有三个目的:第一,减少捐献者国家移植等待名单上没有合适的移植受者而导致捐献器官的损失;第二,提高特定患者群体获得匹配器官的可能性;第三,由于供者和受者池的扩大,能优化供受者匹配。该计划还表明,跨国器官共享在优化器官使用方面发挥着重要作用。

Eurotransplant 是一个非营利性的国际组织,旨在推动死亡捐献的器官分配和跨国共享。它是由奥地利、比利时、克罗地亚、德国、匈牙利、卢森堡、荷兰和斯洛文尼亚等国组成,服务的总人口约为 1.37 亿人。该组织每年实施超过 7 000 个器官分配,大约有 14 000 名患者在等待器官移植。2019 年,跨国器官共享约占器官移植总数的 21.5%。

Scandiatransplant 是丹麦、芬兰、冰岛、挪威和瑞典和爱沙尼亚等国的器官分配与共享组织。它由在这些国家实施器官移植的医院管理,覆盖人口约 2 890 万。每年大约有 2 000 名患者通过 Scandiatransplant 分配器官获得移植。

SAT(southern alliance on transplantation,SAT)是欧洲南部国家的跨国联盟,旨在加强器官、组织和细胞捐献领域的合作。它包括:法国、意大利、葡萄牙、西班牙、瑞士和捷克等国,覆盖人口近 2.02 亿。SAT 占欧盟所有器官捐献数量的一半以上,占欧盟所有器官移植的近一半。

2. 分配中心使命　以 Eurotransplant 为例,Eurotransplant 于 1967 年由 Jon J. van Rood 教授成立,旨在为捐献的器官充分获得移植的机会。作为一个国际性的非营利组织,它是捐献医院和移植中心之间的桥梁,为其所有成员国内需要器官移植的患者提供服务。

50 多年来,Eurotransplant 不断推进服务区域内器官捐献工作——肾脏、肝脏、心脏、肺脏、胰腺、小肠的分配和跨国器官分配与共享。器官分配过程中的合作伙伴包括供者医院、器官获取组织、移植中心、组织配型实验室和国家主管部门。这些都是为了一个共同的目标而合作:确保现有的捐献器官和移植等待患者之间尽可能地匹配,从而使越来越多的器官衰竭患者在未来获得生存的希望或更好的生活质量。

3. 分配中心主要职责　以 Eurotransplant 为例,分配中心主要负责如下。

（1）分配服务

1）提供 24/7 器官分配服务。

2）通过欧洲移植参考实验室向分配办公室和移植中心提供 24/7 的免疫学检查支持。

3）在线录入等待名单数据。

4）在线录入供者数据。

5）通过维护随访登记表来评估移植后的预后结果。

（2）制定分配程序

1）肾脏、肝脏、心脏、肺脏、胰腺、小肠的器官分配、组织分型、伦理学和登记中心。

2）与不同的国家科学移植组织和国家主管部门合作制定修改建议,由管理委员会批准,转交给国家移植主管部门检查和批准,由分配中心办公室实施。

（3）对外合作交流

1）参与欧洲器官移植有关的项目。

2）参与国家和国际监管项目。

3）通过组织年度会议促进合作。

4）通过更新咨询向利益相关者提供有关器官分配的建议和当前发展的信息。

5）与国际器官共享组织合作。

（4）学术信息共享

1）撰写年度报告。

2）与国家当局紧密合作。

3）发布标准的供者、器官和质量信息收集表格。

4）举行学术讲座。

五、总结

器官移植被誉为 20 世纪伟大的医学奇迹之一,更是人类生命最为特殊的延续。随着医疗保障程度的不断提高和移植技术的进步,对器官移植的医疗需求不断增加,器官供需矛盾日益突出。欧盟委员会于 2008 年 12 月公布有关人体器官捐献和移植的法案以及相关的行动计划,要求各成员国积极行动,密切合作,建立器官捐献和移植的质量和安全的共同标准,增加捐献器官的数量,提高器官移植系统的效率,实现器官捐献和移植的规范化。

欧洲各国器官捐献率差别很大,各国对于征求死亡后捐献器官的意见有不同的制度。在"选择加入"制度中,必须明确表示同意,而在"选择退出"制度中,沉默等同于同意。

每个国家都应该在当地的移植中心之间建立一个全国性的器官分配与共享网络,从而保证供者和受者之间的最佳匹配,以及快速获取捐献器官并转移到移植中心。欧洲现有的国际器官分配中心,能够扩大供者池,并提供一种透明、公平和可辩护的分配原则,以尽快匹配最合适的供者和受者,从而促进器官移植发展。

第二节 欧洲器官捐献与分配

世界卫生组织在 2010 年发布了新一版的《世界卫生组织人类细胞、组织及器官移植的指导原则》,为以治疗为目的的人体细胞、组织及器官的获取和移植,提供了一个有序的、符合伦理标准的,并且可接受的框架。其中就阐述了器官分配原则——器官、细胞和组织的分配必须符合医学需要和伦理道德,并遵循公平、公正和公开的原则。

各国制定器官分配原则时,需参考世界卫生组织的指导原则,但同时从本国的实际国情出发,尊重本国文化、符合本国的社会经济效益。器官分配原则一般由国家相关部门或指定的专业机构组织制定。因此各国的器官分配一般遵循着某些共同原则,但不尽相同。

器官分配是一个复杂的过程。器官分配应符合免疫学和形态学匹配原则。由于大多数移植等待者已出现危及生命的器官衰竭或原发性移植物衰竭,所以器官的分配应遵循公正和公平的原则。分配原则也考虑到与受者有关的因素,如受者需要接受移植的紧急程度及接受移植的概率。器官分配政策通常权衡了公平性、公正性、效率、可操作性、移植效果以及与器官获取保存技术限制等多个因素。

不同国家有着不同的分配体系。这种多样性是文化差异和历史背景的产物。临床决策权、地方优先、器官的区域分配、器官共享和循证医学,这些因素在器官分配政策中所占的权重,都是造成器官分配政策差异的原因。"临床决策权"在一些国家发挥核心作用:等待名单由医院各自管理;临床决策的依据仅限于一般原则(ABO 血型匹配,通用伦理声明)。也有一些国家已经制定了非常严谨的政策来推动分配原则实施和等待名单登记。

国际(WHO)和欧洲卫生保健机构[包括欧洲理事会(COE)和欧盟委员会]已经发布了一系列关于器官捐献和移植问题的建议和决议,包括针对等待名单的登记和器官分配。

一、欧洲器官分配中心的一般流程

以 Eurotransplant 为例,欧洲器官分配与共享的一般流程。

1. 等待名单　分配中心成员国的所有移植中心都可以登入中央计算机数据库。移植中心将其器官移植等待者的一般医疗信息录入该数据库,潜在供者资料也被录入。这些资料包含了等待者和捐献者的特征。当信息被录入中央数据库时,患者就被列入了国际等待名单。这时,等待时间开始计算。肾病患者的等待时间从第一次透析的日期开始。

2. 匹配　一旦分配中心区域内有了捐献者,区域的组织分型实验室就会确定捐献者的血型和组织特征。所有关于捐献者和器官的相关信息都会被录入到分配中心数据库中。

分配中心为每个可用的捐献器官生成一个对应的匹配名单。匹配名单是由一个复杂的计算机算法生成的,该算法考虑到了所有的医学和伦理学标准。

这个分配系统是:①客观,即无论哪个值班人员触发器官分配,匹配名单都是一样的。②可重复性,即同样的问题会产生同样的答案。③透明,即分配过程中的每一个步骤都可以被追溯。④有效,即基于有效的医学和伦理标准,并得到移植界的一致支持。

器官匹配基于两个一般性原则:①预期结果;②紧急度(由专家以客观和民主的方式确定)。

此外,还要考虑以下因素:①国家器官共享平衡——对于欧洲地区的器官移植来说,要追求国家间器官共享的合理平衡;②等待时间。

3. 提供捐献者器官　捐献器官是根据患者在匹配名单上的排名提供给他们的。分配中心的值班人员会通知患者所在移植中心的移植协调员和医生。他们也会通知移植中心匹配名单上的第二名等待者。捐献者的信息将被提供给两个移植中心。主治医生决定是否接受该器官。一旦器官被接受,医生就会立即与患者联系。分配中心在捐献医院和移植中心之间建立起联系。与捐献医院的移植协调员协商后确认器官获取手术时间。同时,将器官从供者医院(跨国)运送到移植医院。如果在分配中心区域内没有合适的患者,该区域的分配中心会联系其他区域的分配中心。

二、肾脏器官分配

1. 肾脏器官分配基本原则　全球等待肾脏移植的患者数量已经远远超过了死亡捐献的肾脏数量。因此,需要一个系统来决定如何分配这种稀缺的资源,以平衡最佳使用(效用)和平等获得(公平)。指导分配的伦理原则是公平和效用。公平要求所有人都能公平和平等地获得,而效用则促进分配以实现利益最大化。等待时间通常代表了公平原则,那些等待时间最长的人被优先考虑,而为了满足效用原则,儿童受者和人类白细胞抗原(HLA)匹配度更高的人被优先考虑,以达到最佳效果。

大多数分配原则的主体都采用积分优先制度。在这个系统中,根据因素的重要性对其进行评分。除了积分优先制度之外,一部分供肾被优先分配给被认为最适合的等待名单患者亚组。例如,将预测具有最佳移植物存活率的肾脏优先分配给预测具有最佳受者存活率的受者,以最大限度地提高效用。

2. 欧洲各分配中心肾脏分配原则

(1) Eurotransplant:Eurotransplant 早期基于 HLA 的肾脏分配系统导致等待名单上的高度敏感、等待时间长、罕见的 HLA 表型和 HLA-homozygous 患者比例很高，以及国家之间的大量器官共享不平衡。1996年，引入了新的 Eurotransplant 肾脏分配系统（ETKAS）来解决这些问题。这是一个基于 HLA 错配、错配概率、等待时间、供者和移植中心之间的距离、国家器官共享平衡、医疗紧急情况和儿童年龄的分配系统。

Eurotransplant 肾脏分配系统至今仍在使用，根据 HLA 错配的数量授予 0~6 分，一个独特的功能是对 HLA-A、HLA-B 和 HLA-DR 位点给予相同的权重。错配概率是根据 Eurotransplant 供者库中 HLA 抗原的频率来衡量找到 0 或 1 个 HLA 错配供者的可能性。直到 2000 年 4 月，原本等待时间从加入等待名单之日起计算，更改为从第一次透析之日起计算。儿童患者以前被定义为年龄<16 岁，但自 2010 年以来，那些年龄>16 岁且经手部 X 线片证实具有生长潜力的人也被定义为儿童患者状态。儿童患者根据登记年龄可获得额外的积分，对零 HLA 错配供者给予双倍积分，自 2010 年起，对于年龄<16 岁的供者可给予优先考虑。自 2013 年以来，曾经的肾脏捐献者在登记到等待名单时获得 500 分的一次性额外积分。

Eurotransplant 肾脏分配系统的一个显著特点是在分配积分中包含医疗紧急情况。Eurotransplant 肾脏分配系统成功为长期等待的、高致敏的、罕见 HLA 表型的，以及儿童患者带来了较多的移植机会，缓解了国际器官共享的不平衡。Eurotransplant 是第一个为特定患者群体制定特殊分配计划的组织。1996 年，针对高致敏的患者（PRA>85%）引入了可接受的错配计划。在该计划中，确定患者不具有针对 HLA 抗原的抗体，并优先考虑任何具有可接受抗原的供体。在 1999 年启动的 Eurotransplan 老年计划中，年龄>65 岁的未致敏受者是无论 HLA 匹配情况如何，优先考虑年龄大于 65 岁的供者。根据医疗紧急情况和等待时间进行分配，并优先在本地区域进行分配，尽量减少冷缺血时间。这些计划成功地增加了移植数量并缩短了这些患者的等待时间（图 49-2）。

（2）Scandiatransplant：Scandiatransplant 最初仅基于在 HLA 匹配的基础上进行肾脏器官分配，但目前的分配原则包括高致敏和儿童优先。与大多数分配原则不同，它不使用积分制度。

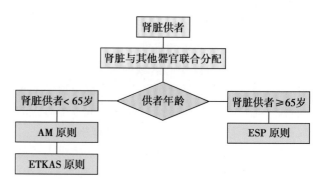

图 49-2　Eurotransplant 肾脏器官分配流程图
注：AM，可接受的错配计划（acceptable Mismatch，AM）；ESP，Eurotransplant 老年计划（Eurotransplant senior program，ESP）；ETKAS，Eurotransplant 肾脏分配系统（Eurotransplant kidney allocation system，ETKAS）。

Scandiatransplant 定义的可接受的错配：等待名单上的患者 HLA 错配为零或者儿童患者（登记时<16 岁）与年龄<40 岁的供者最多可有 2 个 HLA-a 或-b 错配，必须至少强制性分配一个供肾。优先考虑高致敏的患者（PRA≥80%），其次是可接受的错配和致敏的患者（PRA 10%~80%）。仅允许血型相同的器官匹配，并且不允许超过 30 岁的供者和受者的年龄差异。对于不符合强制性分配原则的其他肾脏，分配是按照当地移植中心的政策执行。

Scandiatransplant 可接受错配计划于 2009 年推出。PRA≥80% 且最短等待时间为 1 年（儿科患者不需要）的患者可能会被纳入该计划。在该计划的前 3 年内，高致敏的患者数量显著增加，这些患者的平均等待时间从 42 个月减少到 37 个月。

（3）西班牙：西班牙在器官捐献方面享有世界领先地位。尽管西班牙的"选择退出"制度在法律上允许推定器官捐献同意，但实际上医护人员始终会征求家属的捐献同意。西班牙模式的成功在很大程度上归功于训练有素的捐献协调员网络。自 1989 年推出该计划以来，每百万人口器官捐献率（donation per million population，PMP）已从 14 增加到 2019 年的 48，几乎是一个普通的欧洲国家一年的捐献量。值得注意的是，本地居民和非本地居民的捐献率是相等的。

西班牙的器官捐献分配原则因地区而异，但包括等待时间、HLA 匹配、ABO 血型、年龄、身高、体重和原发性肾脏病诊断。如果在当地移植等待名单上找不到接受者，则会向区域和全国范围内提供肾脏。还有一个针对高敏感的患者（PRA>80%）的国家分配原则和一个完全基于年龄匹配的"年老对年老"分配原则。

（4）法国:法国国家肾脏分配系统于 1996 年首次引入。肾脏分配有 3 个优先级别:地方、区域和国家。直到 2004 年,国家优先考虑所有零 HLA 错配的接受者,此后仅限于 PRA>5% 的接受者。高敏感的患者(PRA>80%)在全国范围内优先用于最多 1 个 HLA 错配的肾脏,自 2004 年起,也优先用于"可接受的错配"的肾脏。在全国层面,儿童供者器官优先分配给儿童受者(儿童定义从 2004 年的<16 岁更改为现在的<18 岁);在区域层面针对年龄<30 岁的供者优先分配给儿童受者。肾脏顾问专家小组可以制定国家优先原则,例如无法进行透析的患者。如果获取的器官没有触发任何国家或地区优先原则,则通过 2006 年引入的积分制度在当地进行分配。这包括受者年龄、等待时间、HLA 错配和供者-受者年龄差异。

三、儿童优势

由于透析的有害影响和移植对儿童生长发育的独特益处,儿童在大多数分配政策中被优先考虑。高质量的供肾通常与儿童优势相结合,以提高移植物的寿命,并推迟未来再次移植的需要(效用)。"Share-35"是 2005 年在美国实施的一项举措,旨在将年轻的死亡供者(<35 岁)优先分配给儿童受者(<18 岁)。虽然这使年轻供者的移植数量增加了一倍,但大多数人有 5~6 个 HLA-A、HLA-B、HLA-DR 错配。此外,来自活体捐献的儿童肾移植比例从 55% 下降到 35%。

儿童受者通常需要再次移植。通过采用不同的策略,最大限度地减少 HLA 配型差的肾脏对 HLA 的敏感性。在美国新的肾脏分配系统(Kidney Allocation System, KAS)中,如果供者 KDPI<35%,儿童患者得到 1 分,而供肾 HLA 错配为零,则得到 3~4 分。在英国,无错配和完全匹配(无 DR 错配)的供肾优先用于儿童患者。澳大利亚墨尔本皇家儿童医院没有在少数儿童受者中推广 HLA 匹配,而是将 HLA 与每个患者的高表位错配相关的供者排除在外。这种方法显著降低了 2 个表位错配,同时儿童优势仍然存在并能及时获得移植。

四、总结

由于捐献器官的持续短缺,在死亡肾脏捐献的分配原则中实现效用和公平之间的平衡是一个挑战。根据当地情况,制定符合需求的分配原则,同时,还应考虑人口因素,并以专家意见和更广泛的公众价值观和信仰为基础。

第三节　欧洲儿童器官捐献

相较于成人器官移植,儿童器官移植面临更多的问题,最重要的是器官和组织的严重短缺。长时间的等待器官移植不仅会降低他们的生活质量,还会影响移植的成功。由于器官短缺,等待名单上的一些儿童未能等到器官移植就已经死亡。为了能够进行儿童器官移植,需要大小匹配的器官和组织,因此需要儿童作为器官供者。而将儿童作为器官供者又会出现一系列新的问题。

本节将从多学科的角度讨论儿童器官捐献,并将重点关注 0~15 岁的儿童。在给出一些事实和数据之后,提出了四个领域的讨论,即医疗程序、家属沟通、伦理法律和公众意识。本节最后得出结论,有必要以多学科的方式来看待儿童器官捐献这一课题。

一、事实与数据

1. 等待名单　Eurotransplant 平均约有 200 名 16 岁以下的儿童在 Eurotransplant 的器官移植等待名单上。大多数儿童正在等待肾脏移植,其次是肝脏、心脏和肺移植。

等待名单上的大多数儿童都不到 8 岁。这意味着这些儿童中的大多数只能接受儿童供者的器官。有的儿童患者也在等待组织捐献。与器官捐献相比,组织、心脏瓣膜或角膜的移植等待名单中的儿童对于组织捐献相对没有那么紧迫。

2. 活体捐献　根据儿童的身高和体重,有时儿童患者可以接受来自成人供者的器官。此外,在特定情况下,肝脏移植等待名单上的儿童可以接受活体供者(通常是其父母)的部分肝脏。而且,肾脏移植的活体捐献对受者有利,因而活体肾脏捐献越来越普遍。但对于等待名单上的大多数儿童来说,并没有可能选择活体捐献,而对于等待心脏或肺移植的儿童而言,则更不可能接受活体捐献器官。

3. 死亡捐献　年龄小于16岁的儿童供者的捐献器官数量历年来存在波动。大多数情况下为多器官捐献。年龄分布为0~5岁占25%,5~10岁占25%,10~16岁占50%。儿童供者约占Eurotransplant中供者总数的3.5%。儿童供者的数量从未达到等待名单上的患儿数量。这意味着由于大小匹配的器官短缺,儿童患者会在等待器官移植的过程中死去。

4. 儿童器官移植　在Eurotransplant成员国中,儿童器官移植虽然特殊,但却并不少见。大多数儿童接受肝脏或心脏移植。与成人器官移植相比,2019年儿童肝脏移植占器官移植总数的8%,心脏移植占11%。非肺脏和肾脏移植分别占1%和3%。

细看年龄分布,大多数接受器官移植的儿童年龄小于8岁。这意味着在该年龄组的儿童,尤其是等待接受心脏和肺移植的儿童,需要来自死亡儿童供者的大小匹配的器官。

5. 儿童器官分配　Eurotransplant组织国家针对儿童主要采取一些特殊的器官分配方式。在器官移植等待名单上的儿童可以获得更高分数。分数主要取决于年龄和器官。16岁以下等待心脏移植的儿童获得加分;肾脏移植也同样如此;而肝脏移植得分取决于进入器官移植等待名单的时间及患儿年龄。如果在90天内未进行移植,儿童患者将根据年龄获得升级。对于<12岁供者的肺脏,分配优先级如下:首先会分配给年龄<12岁的受者,然后是12~17岁的受者,再次是>18岁的受者。如果供者年龄在12~17岁,则肺脏首先分配给12~17岁的受者,然后是<12岁的受体,再次是>18岁的受者。

如果有儿童供者来自Eurotransplant地区之外,则采用竞争性抢救分配原则,因为通常会有多个器官分配中心接收到同一器官源信息。这种情况下,越合适的儿童受者越有可能获得捐献。

二、医疗程序

死亡儿童有时可以作为器官或组织供者。儿童捐献的过程从识别潜在供者开始。在这一识别过程中,不仅死亡诊断起着重要作用,而且供者所处状况也至关重要。

重症监护室的患者是最合适的器官供者。如果某名儿童是潜在的器官供者,需要根据脑死亡诊断确认其是否脑死亡。DCD的儿童有时可以成为组织供者。

研究发现,在荷兰,儿科重症监护室死亡的儿童中有11%适合作为器官供者,但仅有一部分进入了相应捐献流程。年龄较大的儿童比年龄较小的儿童更容易成为供者。低捐献率可能是由各种原因造成的,例如缺乏对儿童捐献可能性的了解,或者医生可能不忍心询问年龄特别小的儿童是否进行捐献。除此之外,一般情况下,低捐献率也可能是儿科医生认为请求遗体捐献会给失去亲人的父母雪上加霜造成的。

在程序方面,成人和儿童捐献之间存在很大的差异。例如,在荷兰,当死亡成人是合适的供者时,医疗专业人员有义务查阅捐献志愿登记数据库。查阅结果必须告知死者家属。而对于儿童,12岁以上的儿童才会登记进入荷兰捐献志愿登记。

这意味着儿科医疗专业人员需要采取一些更专业的能力与患者父母沟通交流。医疗专业人员的态度、当地文化和程序通常被视为决定父母是否同意捐献的相关因素。调查发现,专业人员对一般捐献流程的知识和了解程度往往不足。制定关于儿童捐献的具体流程将会有所帮助。流程应包括儿童死亡后捐献的具体需求。这在儿科是一个相对较新的课题,也对潜在供者的识别和医生对捐献的态度提出了新的问题。

三、家属沟通

在心理和沟通层面上,很少有实证文献。一些文献提到了成年患者的亲属与儿童患者的亲属之间的捐献意愿存在差异。与此同时,进一步假设幼儿的父母更有可能同意捐献。因此,明智的做法是了解儿童自身对器官捐献的意见,以便做出适当的决定。根据我们的经验,与父母讨论是否进行捐献如同传递坏消息,沟通方式至关重要(例如时机、信息量、措辞和非语言因素)。

四、伦理法律

一般而言,在荷兰和其他一些欧洲国家,法律允许未成年人从 12 岁开始就医疗保健问题作出决定。这也涉及关于器官捐献的自主决策。

根据《联合国儿童权利公约》,儿童也可以自行决定登记进入荷兰捐献志愿登记中。该公约规定,各国必须确保儿童能够获得信息,特别是旨在促进其社会、精神和道德以及身心健康的信息。向儿童提供的有关器官和组织捐献的信息要符合《联合国儿童权利公约》。获取适当的信息将有助于儿童的自主决策,并符合儿童有权获得公共卫生问题信息的标准。此外,父母可以进行家庭讨论,支持他们的孩子做出决策。

当孩子太小,不能在非病危或濒死情况下讨论这个话题时,父母需要为孩子做出决定。在这种情况下,父母双方在这一问题上达成共识至关重要。

五、公众意识

在公开场合讨论器官捐献相关的公共信息,包括为儿童提供捐献相关信息,有助于进行家庭讨论。荷兰的早期研究表明,12 岁以上的儿童愿意、并且在认知和情感上有能力参加这类话题的讨论。此外,父母认为孩子到了一定年龄就可以自己做决定,家庭讨论和学校教育对做出正确的决定很重要。一般而言,人们可以说,这种家庭讨论和自主决策似乎是典型的荷兰做法,但涉及儿童对器官捐献意见的想法,可以外推到其他国家。

由于儿童表示他们能够讨论这个话题,并得知大多数父母支持学校开设器官捐献相关课程的想法,因此已经有学校开设了关于器官和组织捐献的课程。据称,学校对器官捐献的教育将引发儿童对器官捐献的兴趣,从而有助于推动家庭讨论。在政府的支持下,开展对儿童进行器官/组织移植教育的数字化课程,并以中立的方式向儿童介绍器官/组织捐献,课后孩子们会在家里更频繁地讨论这个话题。因此,学校对器官捐献的教育可以看作是公共信息的一部分。

六、总结:儿童捐献需要多学科融合

在孩子意外死亡后,是否考虑立即捐献孩子的器官,这可能是为人父母过程中最大且最难处理的问题。为了了解所有相关因素以改善器官和组织捐献流程,需要采用多学科的融合。

从个人层面而言,当父母必须在其孩子死后决定是否进行器官捐献时,如果他们之前在非病危/濒死情况下曾经私下讨论或与他们的孩子共同讨论过这个问题,这将有助于作出决定。对于医疗专业人员来说,知道这个问题已经在家里讨论过有助于开展工作;这为有能力和富有同情心的专业人员与失去亲人的父母讨论这个敏感话题提供了一个契机,并有助于作出合理的决定。一个合理的决定对家庭应对失去孩子这个问题来说很重要。

从组织机构层面而言,医疗专业人员具有充分的器官捐献知识和技能是支持父母在这种困难情况下作出正确决定的先决条件。器官捐献应被视为临终关怀的一部分,其中也包括特殊的善后护理。

从社会层面而言,父母能够作出自身认为合理的决定——无论是同意还是拒绝捐献,这对去世的儿童及其家庭的社会网络也很重要。社会将把器官捐献视为一个与临终关怀和立法相关的主题。这将有助于家庭、学校和社会上关于器官捐献的讨论。此外,学校教育和公共信息也将有助于提高对儿童捐献的认识。

(Marion Siebelink　江文诗　何湘湘)

参考文献

[1] 石炳毅,袁清.国内外肾移植领域近期研究热点.中华医学杂志,2017,97(2):81-84.

[2] 陈实.器官移植新进展.临床外科杂志,2004,12(1):41-42.

[3] TRANSPLANTATION ECOEOO. International figures on donation and transplantation 2014. Newsletter Transplant,2015. 2015, 20.

[4] VANHOLDER R,ANNEMANS L,BROWN E,et al. Reducing the costs of chronic kidney disease while delivering quality health care:a call to action. Nature Reviews Nephrology,2017,13(7):393-409.

[5] BOUWMAN R,WIEGERS T,VAN SCHOTEN S,et al. Study on the uptake and impact of the EU Action Plan on Organ Donation and Transplantation(2009-2015) in the EU Member States. European Commission. 2017.

[6] HAASE B,BOS M,BOFFA C,et al. Ethical, legal, and societal issues and recommendations for controlled and uncontrolled DCD. Transpl Int,2016,29(7):771-779.

[7] LOMERO M,GARDINER D,COLL E,et al. Donation after circulatory death today:an updated overview of the European landscape. Transplant International,2019,33(1):76-88.

[8] LENNERLING A,LOVÉN C,DOR FJ,et al. Living organ donation practices in Europe-results from an online survey. Transplant international:official journal of the European Society for Organ Transplantation,2013,26(2):145-153.

[9] ARSHAD A,ANDERSON B,SHARIF A. Comparison of organ donation and transplantation rates between opt-out and opt-in systems. Kidney Int,2019,95(6):1453-1460.

[10] ORGANIZATION WH. WHO guiding principles on human cell, tissue and organ transplantation. Transplantation,2010,90(3):229-233.

[11] DOXIADIS I,FIJTER JD,MALLAT M,et al. Matching for HLA in cadaveric renal transplantation revisited:major impact of the full HLA-DR compatibility allowing simpler and equitable allocation of organs. Human Immunology,2003,64(10):S33-S33.

[12] HOWARD DH. Hope versus efficiency in organ allocation. Transplantation,2001,72(6):1169.

[13] JACQUELINET C,HOUSSIN D. Principles and practice of cadaver organ allocation in France,Springer Netherlands. 1998.

[14] GUTMANN T,LAND W. The ethics of organ allocation:The state of debate. Transplantation Reviews,1997,11(4):191.

[15] DOXIADIS I,SMITS J,PERSIJN GG,et al. It takes six to boogie:Allocating cadaver kidneys in eurotransplant. Transplantation,2004,77(4):615-617.

[16] PAPE L,AHLENSTIEL T,KANZELMEYER NK. Consequences of the change in Eurotransplant allocation system on kidney allocation in children. Clinical transplantation,2013,27(5):650-651.

[17] PERSIJN GG,SMITS JM,SMITH M,et al. Five-year experience with the new Eurotransplant Kidney Allocation System 1996 to 2001. Transplant Proc,2002,34(8):3072-3074.

[18] PERSIJN GG,SMITS J,MEESTER JD,et al. Three-year experience with the new Eurotransplant Kidney Allocation System. Transplant Proc,2001,33(1-2):821-823.

[19] CLAAS FH,MEESTER JD,WITVLIET M,et al. Acceptable HLA mismatches for highly immunized patients. Rev Immunogenet,1999,1(3):351-358.

[20] CLAAS F,RAHMEL A,DOXIADIS I. Enhanced Kidney Allocation to Highly Sensitized Patients by the Acceptable Mismatch Program. Transplantation,2009,88(4):447-452.

[21] SIEBELINK MJ,VERHAGEN AE,ROODBOL PF,et al. Education on organ donation and transplantation in primary school; teachers' support and the first results of a teaching module. PloS one,2017,12(5):e0178128.

[22] SMITS JM,PERSIJN GG,HOUWELINGEN HV,et al. Evaluation of the Eurotransplant Senior Program. The Results of the First Year. American Journal of Transplantation,2015,2(7):664-670.

[23] FREI U,NOELDEKE J,MACHOLD-FA BRIZIIV,et al. Prospective age-matching in elderly kidney transplant recipients--a 5-year analysis of the Eurotransplant Senior Program. American Journal of Transplantation,2010,8(1):50-57.

[24] FRITSCHE L,HRSTRUP J,BUDDE K,et al. Old-for-old kidney allocation allows successful expansion of the donor and recipient pool. American Journal of Transplantation,2003,3(11):1434-1439.

[25] CLAAS F,WITVLIET M,DUQUESNOY RJ,et al. The acceptable mismatch program as a fast tool for highly sensitized patients

awaiting a cadaveric kidney transplantation:short waiting time and excellent graft outcome. Transplantation,2004,78.

[26] MEESTER JD,DOXIADIS I,PERSIJN GG,et al. Renal transplantation of highly sensitised patients via prioritised renal allocation programs. Shorter waiting time and above-average graft survival. Nephron,2002,92(1):111-119.

[27] MADSEN M,ASMUNDSSON P,BENTDAL ØH,et al. Application of human leukocyte antigen matching in the allocation of kidneys from cadaveric organ donors in the Nordic countries. Transplantation,2004,77(4):621.

[28] GÓMEZ M,IRAZÁBAL M,MANYALICH M. INTERNATIONAL REGISTRY IN ORGAN DONATION AND TRANSPLANTATION(IRODAT)—— 2019 WORLDWIDE DATA. Transplantation,2020,104(S3):S272-S272.

[29] MATESANZ R,DOMÍNGUEZ-GIL B,COLL E,et al. Spanish experience as a leading country:what kind of measures were taken? Transplant international:official journal of the European Society for Organ Transplantation,2011,24(4):333-343.

[30] MIRANDA B,VILARDELL J,GRINYÓ J. Optimizing Cadaveric Organ Procurement:the Catalan and Spanish Experience. American Journal of Transplantation,2003,3(10):1189-1196.

[31] RUDGE C,MATESANZ R,DELMONICO FL,et al. International practices of organ donation. Br J Anaesth,2012,1.

[32] HOURMANT M,JACQUELINET C,ANTOINE C,et al. The new French rules for the attribution of renal transplants. NÃ© phrologie & ThÃ©rapeutique. 2005,1(1):7-13.

[33] JACQUELINET C,AUDRY B,GOLBREICH C,et al. Changing kidney allocation policy in France:the value of simulation. Amia Annual Symposium Proceedings,2010,2006:374-378.

[34] NISSEL R,BRÁZDA I,FENEBERG R,et al. Effect of renal transplantation in childhood on longitudinal growth and adult height. Kidney International,2004,66(2):792-800.

[35] AGARWAL S,OAK N,SIDDIQUE J,et al. Changes in pediatric renal transplantation after implementation of the revised deceased donor kidney allocation policy. American Journal of Transplantation Official Journal of the American Society of Transplantation & the American Society of Transplant Surgeons,2010,9(5):1237-1242.

[36] ISRANI AK,SALKOWSKI N,GUSTAFSON S,et al. New National Allocation Policy for Deceased Donor Kidneys in the United States and Possible Effect on Patient Outcomes. Journal of the American Society of Nephrology,2014,25(8):1842-1848.

[37] KAUSMAN JY,WALKER AM,CANTWELL LS,et al. Application of an epitope-based allocation system in pediatric kidney transplantation. Pediatr Transplant,2016,20(7):931-938.

[38] SIEBELINK MJ,ALBERS MJ,ROODBOL PF,et al. Children as donors:a national study to assess procurement of organs and tissues in pediatric intensive care units. Transplant International,2012,25(12):1268-1274.

[39] TSAI E,SHEMIE SD,COX PN,et al. Organ donation in children:role of the pediatric intensive care unit. Pediatric Critical Care Medicine,2000,1(2):156-160.

[40] Van de Wiel HB. An online explorative study towards parents'opinions about organ donation:from individual decisions to family discussions. Arch Argent Pediatr. 2014,112(3):224-230.

[41] RODRIGUE JR,CORNELL DL,HOWARD RJ. Pediatric organ donation:what factors most influence parents'donation decisions? Pediatr Crit Care Med,2008,9(2):180-185.

[42] MARTIN DE,NAKAGAWA TA,SIEBELINK MJ,et al. Pediatric deceased donation—A report of the Transplantation Society meeting in Geneva. Transplantation,2015,99(7):1403-1409.

[43] VILEITO A,SIEBELINK M,VERHAGEN A. Literature overview highlights lack of paediatric donation protocols but identifies common themes that could guide their development. Acta Paediatrica,2018,107(5):744-752.

[44] MORRIS JA,WILCOX TR,FRIST WH. Pediatric organ donation:the paradox of organ shortage despite the remarkable willingness of families to donate. Pediatrics,1992,89(3):411-415.

[45] VANE DW,SARTORELLI KH,REESE J. Emotional considerations and attending involvement ameliorates organ donation in brain dead pediatric trauma victims. Journal of Trauma and Acute Care Surgery,2001,51(2):329-331.

[46] TEN BERGE J,DE GAST-BAKKER D-AH,PLÖTZ FB. Circumstances surrounding dying in the paediatric intensive care unit. BMC pediatrics,2006,6(1):1-6.

[47] RODRIGUE JR,CORNELL D,HOWARD R. Organ donation decision:comparison of donor and nondonor families. American journal of Transplantation,2006,6(1):190-198.

[48] SIEBELINK MJ,GEERTS EA,ALBERS MJ,et al. Children's opinions about organ donation:a first step to assent? The Euro-

pean Journal of Public Health,2012,22(4):529-533.

[49] WALKER JA,MCGRATH PJ,MACDONALD NE,et al. Parental attitudes toward pediatric organ donation:a survey. CMAJ: Canadian Medical Association Journal,1990,142(12):1383.

[50] CANTAROVICH F,FAGUNDES E,BIOLCALTI D,et al. School education,a basis for positive attitudes toward organ donation. Paper presented at:Transplantation proceedings,2000,32(1):55-56.

[51] WALDROP DP,TAMBURLIN JA,THOMPSON SJ,et al. Life and death decisions:using school-based health education to facilitate family discussion about organ and tissue donation. Death studies,2004,28(7):643-657.

第五十章　欧洲儿童肾移植概况

第 1 例儿童肾移植于 1952 年 12 月在法国巴黎进行,受体是一名 16 岁的青少年,在手术后 22 天死于无法控制的急性排斥反应。此后,自 20 世纪 80 年代以来,肾移植的策略和预后有了明显改善,目前死亡删失后的移植肾的预期中位存活时间为 18~20 年。然而,在全球范围内,我们仍然面临严峻挑战,如依从性差、迟发抗体介导排斥反应、原发疾病复发、药物不良反应和肿瘤风险等。

欧洲采取一系列措施以改善儿童肾移植现状,包括:注册登记数据(CERTAIN 注册登记、ESPN/ERA-EDTA 注册登记、北欧儿童肾移植注册登记、英国肾脏注册登记、CTS 注册登记等);创建器官移植协作网;多中心临床试验(表 50-1);制定新的治疗规范;专科治疗中心认证;个体化免疫抑制方案;制定致敏受体的治疗规范;优化相关法律条文、患者信息以及专科教育。

表 50-1　CERTAIN 注册登记(进行中)项目示例

肝肾移植儿童受者及晚期慢性肾脏病患儿预防人乳头瘤病毒感染:前瞻性、观察性多中心疫苗监测研究(HPVaxResponse 研究)
欧洲儿童肾移植受者抗体介导的排斥反应:发病率、危险因素和预后
儿童肝肾联合移植的长期预后:CERTAIN 注册登记数据分析
儿童肾移植受者中高尿酸血症的发生率和影响因素——CERTAIN 研究的回顾性分析
极小供体的儿童肾移植预后:回顾性匹配队列研究
儿童肾移植术后甲状旁腺功能亢进症:风险因素、管理策略和与纵向生长的关系
欧洲儿童肾移植术后肾病综合征复发:风险因素、治疗及预后
肾移植术后高血压和心血管并发症-诱因、治疗和后遗症
儿童肾移植中血清(错配)法与现代分子检测法对评估 HLA 免疫原性的比较
前瞻性纵向多中心研究——评估欧洲儿童获得移植及移植预后的可控障碍

一、流行病学

终末期肾病(ESRD)在儿童较为罕见:平均患病率为 57/100 万,发病率为 8/100 万人口;目前欧洲各个国家的儿童肾脏替代治疗(renal replacement therapy,RRT)的现状见表 50-2。在过去的 20 年里,RRT 的发生率和患病率均在增加。先天性肾脏和泌尿道畸形(CAKUT)是所有年龄段儿童 ESRD 的最常见原因,尤其在小年龄儿童中。肾脏原发病中,有些具有地区特异性,如芬兰型先天性肾病综合征,或许多欧洲国家的隐性遗传性疾病,这些国家的移民来自近亲婚配率高的地区。

在过去的 20 年里,由于更多的抢先肾移植,更多的低龄儿童肾移植,以及更多新兴国家的加入,18 岁以下肾移植受者较前增多(表 50-2)。

表 50-2　2017 年 12 月 31 日欧洲儿童肾脏替代治疗现状

| 国家 | 肾脏替代治疗（0～14 岁） | | 年龄分组 | | |
| | | | 婴幼儿（0～4 岁） | 儿童（5～9 岁） | 青少年（10～14 岁） |
	例数	百万人口发病率/%	百万人口发病率/%	百万人口发病率/%	百万人口发病率/%
阿尔巴尼亚	15	29.2	42.6	12.2	32.3
奥地利	51	40.4	30.5	38.6	52.0
白俄罗斯	38	23.8	8.6	32.6	32.5
波黑	10	18.4	11.5	17.0	26.0
保加利亚	10	10.0	9.1	5.7	15.4
塞浦路斯	8	57.2	42.8	82.4	45.0
捷克	44	26.5	9.0	15.3	58.6
丹麦	38	39.5	10.0	39.9	65.5
爱沙尼亚	2	9.3	0.0	13.1	14.7
芬兰	78	87.4	81.3	74.3	106.7
法国	489	40.2	19.6	38.9	60.5
德国（部分地区*）	266	23.9	7.9	25.4	39.1
希腊	45	29.0	2.1	29.4	52.5
冰岛	4	59.6	46.8	42.2	90.9
爱尔兰	80	79.3	30.6	64.0	145.6
意大利	91	11.2	10.9	10.0	12.6
拉脱维亚	6	19.7	9.3	9.9	41.5
挪威	49	52.2	29.8	40.2	86.1
罗马尼亚	52	17.0	5.1	14.7	30.4
俄罗斯	430	20.0	10.4	20.8	30.7
塞尔维亚	28	27.8	15.3	12.1	54.2
斯洛伐克	14	16.6	14.0	17.1	18.8
斯洛文尼亚	12	38.8	9.6	72.2	31.8
西班牙	329	47.1	16.4	42.6	78.4
土耳其	346	18.5	10.5	14.5	30.1
乌克兰	105	16.1	6.2	10.1	33.1

注：*2017 年，德国 18 个移植中心的 117 名 21 岁以下患者接受了移植。意大利死亡供者移植患者不包括在内。这些数字低估了真实的移植率。

二、移植中心

1998 年至 2017 年期间，欧洲地区国家的儿童肾移植的可及性从 55% 增加到 93%。欧洲的大多数儿童肾移植中心都属于与成人肾脏移植中心长期合作的大学附属儿科医院。儿科中心的数量因国家而异，例如，波兰有 1 个（每 3 800 万人口 1 个），法国有 12 个（6 700 万人口，即每 560 万人口 1 个），英国有 13 个（6 500 万人口，即每 500 万人口 1 个）。

在欧洲，肾脏移植的可及性存在差异：低收入国家的 5 年肾脏移植概率为 48.8%，中等收入国家为

76.3%，高收入国家为92.3%，与宏观经济因素密切相关。

三、移植策略

活体供肾肾移植（活体供体主要是亲属，即父母，有时是祖父母）的比例在不同国家有所不同，例如，法国为17.5%，丹麦为50%，挪威为82%。

至于死亡供体（DD），当供者年龄小于30~40岁时，大多数欧洲国家优先考虑年龄小于16~18岁的受体。器官分配评分系统的使用取决于国家，但大多数国家都使用一个适当的算法。所有欧洲国家都尽量优先考虑抢先肾移植，在法国为24%、英国为31%、欧洲平均为23%。

为了控制抗体介导的排斥反应的风险，HLA-DR配型正在逐步增加。与其他患者相比，在A、B和DR位点错配均≤1个的患者，其移植物存活率显著增加。

低龄儿童（即年龄小于2~3岁或体重小于15kg）的肾移植是具有挑战性的，通常仅限制于在部分多学科专家中心进行。随着这类受者的数量增加，该年龄组占儿科中心肾移植人群的比例达到10%~25%。

约有5%的受者会进行联合移植，主要是因为原发性高草酸尿症，但随着RNA干扰药物的引入，这种情况将会减少。

四、手术问题

在大多数情况下，手术术式与成人基本相同。然而，对于小年龄儿童，可以采用腹腔内植入的方式。各个中心的麻醉管理各不相同，有必要标准化流程，也需要认识到最新证据不支持中心静脉压监测和多巴胺输注。冷缺血时间取决于供体类型：活体供体（LD）约为2小时，死亡供体（DD）为17小时。

欧洲移植队列研究探讨血管吻合时间和移植物存活之间的关系：创建血管吻合的时间与移植预后不良有关，特别在死亡供肾肾移植的受体中，但对患者存活率没有影响。术后并发症（如血管血栓形成）在小孩子中更为常见，发生率为20%~25%，有时需要再干预。

五、免疫抑制

通过减少早期急性排斥反应和移植物丢失、减少慢性移植物失功，以及减少长期并发症的风险，免疫抑制方案在过去的30年里已经极大地改善了全球肾移植的预后。部分儿童群体存在特殊的风险，例如婴儿、青少年、移民人士、残障人士等，需要特定且适宜管理。

大多数受者联合应用他克莫司、吗替麦考酚酯和限制使用的糖皮质激素（即激素撤除或激素减量方案）。当然，备选药物还包括环孢素、硫唑嘌呤、m-TOR抑制剂等。大多数中心使用巴利昔单抗进行诱导治疗，有时使用抗人胸腺细胞免疫球蛋白。

六、排斥反应

在所有情况下，急性排斥反应都需要经活检证实，但并非所有国家都进行程序性活检；此外，程序性活检的时间自移植后3~12个月不等，有时还需重复活检。急性细胞性排斥反应的一线治疗是甲泼尼龙冲击治疗。

七、结局

当前常用的肾脏替代疗法（RRT）因国家而异，大约有80%的病例行肾移植，10%行腹膜透析，10%行血液透析治疗。

在过去的20年里，患者及移植物的存活率均显著改善。回顾性数据显示，5年、10年和15年的患者生存率分别为94%~96%、92%和91%~94%。5年、10年和15年的总的移植肾存活率分别为82%~88%、72%和59%~76%，尽管欧洲各国的移植可及性存在巨大差异，但各国之间差异并不明显。此外，社会地位低下与儿童肾移植预后不良相关。

近些年来，随访10年以上时，LD和DD之间的差异已经非常有限。在死亡供肾肾移植，年轻供体发生移植物失功的风险和高龄 LD(50~75 岁)相当;另一方面,低龄(0~5 岁)供者的移植失败风险最高。

与其他年龄组相比,低龄儿童无论在肾小球滤过率(GFR)还是移植物存活率方面都更为出色。这可能与肾移植前更好的全面管理(如营养),改良的手术技术,以及抗凝和免疫抑制方案的优化有关。低龄儿童在 ESRD 早期就选择肾移植也有助于改善精神运动落后和生长迟缓。由于依从性差,青少年组的预后更差

上述结果与其他注册数据(北美地区、澳大利亚和新西兰)相当,但在所有年龄组中,移植前细胞毒性抗体是否存在非常重要,当>5% 时预后更差(图 51-9)。

八、血压

儿童移植受体中高血压的发病率很高,移植后 3 年 68% 的病例使用降压药物。然而,高血压经常被低估,因此导致治疗不足。部分群体发生高血压的风险更高:移植时年龄大于 5 岁,男性、高体重指数、环孢素谷浓度高,CAKUT 以外的原发性肾脏疾病。因此,推荐更频繁地监测血压(主要针对年轻受者),并推荐早期、合理使用降压药物,控制体重以及限制性应用环孢素等。

九、生长

1990—2012 年,3 492 例欧洲肾移植患儿(小于 18 岁)被纳入一项登记研究:移植后的平均校正身高为−1.77SDS;55% 的患儿身高 SDS 在正常范围内,而 28% 的病例有中度、17% 有严重的生长迟缓。女孩比男孩相对矮小,但在移植后 5 年,女孩和男孩均观察到追赶性生长。6 岁以下的儿童在移植时最矮,但身高增长最显著,而 12 岁以后进行肾移植的儿童则无追赶性生长。

十、转诊

大多数中心的转诊流程是一致的。例如,在德国,73% 的移植中心其转诊的年龄为 18 岁,而转诊的中位年龄是 18.3 岁;转诊前 12 个月的血清肌酐有显著上升。然而,有倡议为青少年肾脏病患者提供一个从儿科转诊至成人中心的欧洲结构化转诊模式,以改善预后。

十一、预后

与其他许多地区类似,处于社会弱势的年轻人口比例高于正常人群。

十二、结论

在欧洲和世界各地,儿童肾移植可以通过将最佳管理方案广泛标准化而获得优秀的长期预后,应重点关注的长期问题包括依从性差、恶性肿瘤、生长发育、慢性移植物失功和生活质量。

(Pierre Cochat Thibault Bercier)

(钟旭辉　苏白鸽　翻译)

参考文献

[1] HARAMBAT J,RANCHIN B,BERTHOLET-THOMAS A,et al. Long-term critical issues in pediatric renal transplant recipients:a single-center experience. Transplant Int,2013,26:154-161.

[2] PERUZZI L,AMORE A,COPPO R. Challenges in pediatric renal transplantation. World J Transplant,2014,4:222-228.

[3] PRUTHI R,O'BRIEN C,CASULA A,et al. UK renal registry 15th annual report:chapter 4 Demography of the UK paediatric renal replacement therapy population in 2011. Nephron Clin Pract,2013,123:81-92.

[4] JAHNUKAINEN T,BJERRE A,LARSSON M,et al. The second report of the Nordic Pediatric Renal Transplantation Registry 1997-2012:more infant recipients and improved graft survivals. Pediatr Transplant,2016,20:364-372.

[5] PRIKHODINA L,EHRICH J,SHROFF R,et al. The European Society for Paediatric Nephrology study of pediatric renal care in Europe:comparative analysis 1998-2017. Pediatr Nephrol,2020,35:103-111.

[6] BONTHUIS M,CUPERUS L,CHESNAYE NC,et al. Results in the ESPN/ERA-EDTA Registry suggest disparities in access to

kidney transplantation but little variation in graft survival of children across Europe. Kidney Int,2020,98:464-475.

[7] DRIOLLET B,BAYER F,CHATELET V,et al. Social deprivation is associated with poor kidney transplantation outcome in children. Kidney Int,2019,96:769-776.

[8] GANDER R,ASENSIO M,ROYO GF,et al. Kidney transplantation in children weighing 15kg or less is challenging but associated with good outcome. J Pediatr Urol,2017,13:279:e1-279. e7.

[9] GARRELFS SF,FRISHBERG Y,HULTON SA,et al. Lumasiran,an RNAi Therapeutic for Primary Hyperoxaluria Type 1. N Engl J Med,2021,384(13):1216-1226.

[10] DUCLAUX-LORAS R,BACCHETTA J,BERTHILLIER J,et al. Pediatric combined liver-kidney transplantation:a single-center experience of 18 cases. Pediatr Nephrol,2016,31:1517-1529.

[11] MARSAC L,MICHELET D,SOLA C,et al. A survey of the anesthetic management of pediatric kidney transplantation in France. Pediatr Transplant,2019,23:e13509.

[12] HEYLEN L,PIRENNE J,SAMUEL U,et al. The impact of anastomosis time during kidney transplantation on graft loss:a Eurotransplant cohort study. Am J Transplant,2017,17:724-732.

[13] KREUZER M,PRÜFE J,BETHE D,et al. The TRANSNephro-study examining a new transition model for post-kidney transplant adolescents and an analysis of the present health care:study protocol for a randomize controlled trial. Trials,2014,15:505.

[14] CHESNAYE NC,VAN STRALEN K,BONTHUIS M,et al. The association of donor and recipient age with graft survival in paediatric renal transplant recipients in a European Society for Paediatric Nephrology/European Renal Association-European Dialysis and Transplantation Association Registry study. Nephrol Dial Transplant,2017,32:1949-1956.

[15] LOISEAU Y,BACCHETTA J,KLICH A,et al. Renal transplantation in children under 3 years of age:experience from a single-center study. Pediatr Transplant,2018,22:e13116.

[16] BOEHM M,BONTHUIS M,AUFRICHT C,et al. Kidney Transplantation in Small Children:Association Between Body Weight and Outcome-A Report From the ESPN/ERA-EDTA Registry. Transplantation,2022,106(3):607-614.

[17] SUGIANTO RI,SCHMIDT BMW,MEMARAN N,et al. Sex and age as determinants for high blood pressure in pediatric renal transplant recipients:a longitudinal analysis of the CERTAIN Registry. Pediatr Nephrol,2020,35:415-426.

[18] BONTHUIS M,GROOTHOFF JW,ARICETA G,et al. Growth patterns after kidney transplantation in European children over the past 25 years:an ESPN/ERA-EDTA registry study. Transplantation,2020,104:137-144.

[19] KREUZER M,PRÜFE J,OLDHAFER M,et al. Transitional care and adherence of adolescents and young adults after kidney transplantation in Germany and Austria. Medicine,2015,94:e2196.

第五十一章 美国儿童肾移植的发展现状

第一节 简 介

自从 1954 年 12 月 Joseph Murray 和他的同事成功完成了第一例肾移植手术以来,有关于移植免疫相关的研究热点一直围绕着控制免疫排斥途径及延长移植器官的生存能力展开。随着我们对人类白细胞抗原(human leukocyte antigen,HLA)系统的认识、供体/受体成功匹配的相关因素以及更有效的免疫抑制药物方案的开发等方面的不断进展,肾移植领域已经取得了长足的进步,儿童肾移植更是如此。根据北美儿童肾脏病临床与协作研究机构(North American Pediatric Renal Trials and Collaborative Studies,NAPRTCS)及美国肾脏登记数据系统(United Stated Renal Data System,USRDS)的数据显示,在过去的 30 年里,儿童肾移植亲体供者和尸肾的 3 年移植物存活率有了显著改善(表 51-1)。在美国乃至世界范围内,移植都是治疗儿童终末期肾病的首选肾替代治疗方。尽管我们对移植免疫学的理解在不断进步,手术技术也在不断改进,药物治疗也已得到加强,但在过去的十年中,由于种种原因,青少年肾移植的长期存活率并没有明显的改善,但如果肾移植的结果要达到甚至是超过 Murray 博士最初的设想,就必须解决这些问题。

表 51-1 儿童肾移植不同供肾类型移植物生存率/%

队列分组	亲体供肾			尸肾		
	1 年	3 年	5 年	1 年	3 年	5 年
1987—1991	90. 3	82. 4	76. 3	76. 4	65. 3	56. 9
1992—1996	92. 1	87. 0	81. 5	87. 0	77. 9	70. 9
1997—2001	95. 4	91. 4	86. 4	93. 1	84. 5	78. 3
2002—2006	96. 3	92. 1	86. 8	94. 3	84. 1	79. 3
2007—2011	96. 9	94. 4	86. 6	95. 4	88. 9	84. 3
2012—2016	99. 4	98. 2	—	97. 8	92. 8	—

第二节 美国肾移植患儿的特点

终末期肾病(ESKD)在儿童中较少见。然而,2008 年全球新诊断的肾替代治疗(透析或移植)患儿的中位发病率约为年龄相关人口的 9/100 万,其中美国发病率相对较高,为 15.5/100 万。与普通儿童人群相比,美国儿童 ESKD 死亡风险增加(表 51-2),与透析相比,肾移植可将预期寿命提高 2~3 倍。2018 年,美国共有 897 名儿童(<21 岁)接受了肾移植治疗,其中大多数(59.8%)肾源为尸体供体。在过去十年内,与亲体移植相比,来自尸体供肾的儿童肾移植比例已逐步从 55% 上升至 66%。年幼儿童(<10 年)在肾移植等待名单中的比例也有所增加(43.3%),其中以男孩为主(61.3%)。先天性肾脏和尿路畸形(congenital anomalies of the kidney and urinary tract,CAKUT)是小儿 ESKD 最常见的病因(31.1%);局灶节段性肾小球硬化是最常见的获得性肾病(11.7%)。

表 51-2　ESRD 患儿剩余生存期

年龄	透析		移植		正常人群	
	男性	女性	男性	女性	男性	女性
0~14	23.3	20.9	60.3	59.3	70.6	75.4
15~19	21.4	18.7	47.6	49.1	59.6	64.3
20~24	18.5	15.8	43.7	45.2	54.9	59.4

第三节　美国器官移植分配系统

1984 年,根据美国《国家器官移植法案》建立的美国器官获取及分配网络(The Organ Procurement and Transplantation Network,OPTN),以确保器官移植分配的公平性。OPTN 由非营利性器官共享联合网络(united network for organ sharing,UNOS)运营,该网络维护受者的中心登记、管理全国的等待移植名单和匹配系统,提供申请和批复临床移植计划,并进一步监控移植开展情况和对监管政策的执行情况。UNOS 受联邦政府监管,以确保在美国的器官捐献中使用最高道德标准。美国的器官移植计划也由分布在 11 个地域的 58 个当地器官获取组织(organ procurement organizations,OPO)提供服务。这些组织负责在器官捐献过程中供者识别及器官分配等多个步骤。加强 OPO 的 HLA 实验室主任和移植临床医生之间的合作通常也对肾移植的开展具有很大的好处。

首先通过"Share-35"政策立法加强儿童器官优先分配原则,该政策成立于 2005 年,旨在增加儿童受者(<18 岁)接受已故年轻器官捐献者(<35 岁)肾脏的移植机会。2014 年 12 月推出的一项新的肾脏分配系统(KAS)修订了部分儿童器官分配优先政策,对于一些 18 岁以下的患儿仍具有优先权。造成这一变化的原因是弃肾率过高,及某些血型和高致敏水平患者的待肾时间过长。2014 年还引入了供者肾脏概况指数(kidney donor profile index,KDPI),该指数将多种供体因素组合成一个数字,提示肾移植术后移植物失功的潜在风险。KDPI 的计算考虑了 10 个因素,包括供者年龄、人体测量数据、种族、高血压/糖尿病史、死亡原因、血清肌酐、丙型肝炎状态以及心脏死亡器官捐献等。KDPI 为 20% 的供体,意味着这一供体将比上一年 80% 的供体维持更长的功能。目前,除优先考虑具有高(>98%)群体反应性抗体(calculated panel reactive antigen,cPRA)的患者(成人或儿童)外,儿童肾移植受者接受所有 KDPI<35% 的包括本地的和全国范围的器官捐献。即使在等待名单上的候选人已年满 18 岁(假设他们在 18 岁之前被列入待肾名单),直至他们接受肾移植。2016—2018 年间 95% 的儿童受者接受 KDPI<35% 的供体。

第四节　儿童供受者的配型

目前,儿童肾移植的供体分配系统包括供体和受体人类白细胞抗原(HLA)分型、受体抗 HLA 抗体筛选和交叉配型。为了确保供体和受体之间的相容性,在移植前必须要进行补体依赖淋巴细胞毒性试验(complement-dependent cytotoxic crossmatch,CDC-XM)或流式细胞术交叉配型试验(flow cytometry crossmatch,FCXM)。通过使用含有不可接受的受者抗原的 UNOS 计算机程序,虚拟交叉配型(virtual crossmatch,VXM)可用于预测体外研究结果。在 NAPRTCS 数据库儿科所有尸肾移植中,只有 5.5% 移植 HLA 位点均可匹配(6/6),53.8% 移植至少有一个 A、B 和 DR 位点匹配(3/6),10.3% 移植没有任何 DR 匹配。最近的一项研究发现,首次肾移植中 2 个 HLA-DR 不匹配与儿童致敏程度更高、再移植等待时间更长以及移植物结局较差有关,因此这是一个重要的细节。

最近对于 HLA 分子及其相关表位的认识,即由氨基酸组成的蛋白质片段可以触发免疫反应,使我们能够更好地了解某些 HLA Ⅱ 类位点(HLA-DR、HLA-DQ 和 HLA-DP)不匹配的后果。表位是独特的多态性位点,作为抗体结合的目标区域,供体和受体之间某些特定表位的匹配较其他表位匹配更为重要。在成人中进行的初步研究已提供证据表明,减少Ⅱ类表位的错配可有效改善移植物存活率。美国的儿科移植计划也开始将 HLA Ⅱ类表位错配作为器官分配过程的一部分,以试图减少供体特异性抗体的产生并延长移植物存活时间。

第五节 儿童肾移植免疫抑制剂治疗的历史和现状

移植物长期存活的治疗基石是对受体进行有效的免疫抑制,理想的治疗是提供预期的预后,并伴有"可容忍"的并发症(如感染或恶性肿瘤)风险。从 OPTN/SRTR 数据库的数据可以看出,随着时间的推移,治疗药物已经发生了变化,这在很大程度上是由于安全性和有效性方面的变化。诱导治疗是大多数(98.7%)儿童治疗方案的一部分,在过去十年中,多克隆抗胸腺细胞球蛋白比针对 IL-2 受体的单克隆抗体(如巴利昔单抗)使用频率更高。对于免疫抑制剂治疗,泼尼松、他克莫司联合吗替麦考酚酯的三联治疗方案最为常见。在移植时有不到 40% 的移植受者使用了去激素治疗的方案。在儿科肾移植中减少糖皮质激素药物的使用,可能会减少高血压并改善心血管的预后,但其代价是排斥发生率会略有增加。最近的数据还显示,可通过定期使用药代动力学模型来实现吗替麦考酚酯的个体化给药,这也是我们中心所使用的一种方法。

第六节 儿童肾移植的预后

美国儿童肾移植移植物存活率逐渐提高。USRDS 的最新数据显示,器官捐献供肾的第 1、3、5 和 10 年移植肾存活率分别为 97.8%、91.7%、82.6% 和 60.6%。亲体肾移植术后对应的移植物存活率在 1 年时为 99.2%,3 年时为 94.7%,5 年时为 91.2%,10 年时为 70.3%。此外,根据 USRDS 的数据显示,青少年受者预后最差。免疫抑制治疗的不依从是移植失败的重要危险因素和干预的关键目标。

总而言之,50.7% 的移植失败是由排斥反应所引起的,其中慢性排斥反应占 35.8%,急性排斥反应占 13.0%。儿童临床数据表明,程序化的移植物肾穿刺可提供亚临床排斥反应的组织学证据。如果能成功纠正可调控因素,将可以改善移植物结局。根据 eGFR 估算的移植肾功能在过去十年中得到了显著改善。在最近的 OPTN/SRTR 数据库报告中,儿童亲体供肾中,移植后 12 个月 eGFR ≥ 90mL/(min·1.73m^2) 比例为 31.3%(2008 年为 19.7%),尸肾受者中的比例为 28.5%(2008 年为 22.3%)。最后,抢先肾移植是指移植前未行透析治疗。大约 20% 的 ESKD 的美国儿童接受这种肾移植方式,常常是因为其父母进行了肾脏捐献。与肾移植前接受透析的儿童相比,这些儿童在移植物存活率和整体病情方面似乎有一些益处。然而,在实施抢先肾移植中存在种族差异,来自于家庭收入较高的儿童(>75 000 美元)或母亲大学毕业的儿童(更有可能是白人儿童)所占比例更高。

(Judith Sebestyen VanSickle Bradley A. Warady)

(徐虹 沈茜 翻译)

参考文献

[1] Renal homotransplantation in identical twins. 1955. J Am Soc Nephrol,2001,12(1):201-204.

[2] HORSLEN S,BARR ML,CHRISTENSEN LL,et al. Pediatric transplantation in the United States,1996-2005. Am J Transplant,2007,7(5 Pt 2):1339-1358.

[3] KASPAR CD,BHOLAH R,BUNCHMAN TE. A Review of Pediatric Chronic Kidney Disease. Blood Purif,2016,41(1-3):211-217.

[4] SARAN R,ROBINSON B,ABBOTT KC,et al. US Renal Data System 2018 Annual Data Report:epidemiology of kidney disease in the United States. Am J Kidney Dis,2019,73(3):S1-S772.

[5] HART A,SMITH JM,SKEANS MA,et al. OPTN/SRTR 2018 Annual Data Report:Kidney. Am J Transplant,2020,20 Suppl s1:20-130.

[6] AMARAL S,PATZER R. DISPARITIES,race/ethnicity and access to pediatric kidney transplantation[published correction ap-

pears in Curr Opin Nephrol Hypertens. 2013 Jul,22(4):502]. Curr Opin Nephrol Hypertens,2013,22(3):336-343.

[7] CHAUDHURI A,GALLO A,GRIMM P. Pediatric deceased donor renal transplantation:An approach to decision making I. Pediatric kidney allocation in the USA:The old and the new. Pediatr Transplant,2015,19(7):776-784.

[8] AMARAL S,SAYED BA,KUTNER N,et al. Preemptive kidney transplantation is associated with survival benefits among pediatric patients with end-stage renal disease. Kidney Int,2016,90(5):1100-1108.

[9] RAO PS,SCHAUBEL DE,GUIDINGER MK,et al. A comprehensive risk quantification score for deceased donor kidneys:the kidney donor risk index. Transplantation,2009,88(2):231-236.

[10] ALTHAF MM,EL KOSSI M,JIN JK,et al. Human leukocyte antigen typing and crossmatch:A comprehensive review. World J Transplant,2017,7(6):339-348.

[11] GRALLA J,TONG S,WISEMAN AC. The impact of human leukocyte antigen mismatching on sensitization rates and subsequent retransplantation after first graft failure in pediatric renal transplant recipients. Transplantation, 2013, 95 (10): 1218-1224.

[12] TAMBUR AR. HLA-Epitope Matching or Eplet Risk Stratification:The Devil Is in the Details. Front Immunol,2018 Aug 31;9: 2010.

[13] WIEBE C,NEVINS TE,ROBINER WN,et al. The Synergistic Effect of Class Ⅱ HLA Epitope-Mismatch and Nonadherence on Acute Rejection and Graft Survival. Am J Transplant,2015,15(8):2197-2202.

[14] BRYAN CF,CHADHA V,WARADY BA. Donor selection in pediatric kidney transplantation using DR and DQ eplet mismatching:A new histocompatibility paradigm. Pediatr Transplant,2016,20(7):926-930.

[15] WEAVER DJ JR,SELEWSKI D,JANJUA H,et al. Improved cardiovascular risk factors in pediatric renal transplant recipients on steroid avoidance immunosuppression:A study of the Midwest Pediatric Nephrology Consortium. Pediatr Transplant,2016, 20(1):59-67.

[16] FILLER G. Abbreviated mycophenolic acid AUC from C0,C1,C2,and C4 is preferable in children after renal transplantation on mycophenolate mofetil and tacrolimus therapy. Transpl Int,2004,17(3):120-125.

[17] CHISHOLM-BURNS MA,SPIVEY CA,REHFELD R,et al. Immunosuppressant therapy adherence and graft failure among pediatric renal transplant recipients. Am J Transplant,2009,9(11):2497-2504.

[18] ODUM JD,KATS A,VANSICKLE JS,et al. Characterizing the frequency of modifiable histological changes observed on surveillance biopsies in pediatric kidney allograft recipients. Pediatr Nephrol,2020,35(11):2173-2182.

[19] AMARAL S,SAYED BA,KUTNER N,et al. Preemptive kidney transplantation is associated with survival benefits among pediatric patients with end-stage renal disease. Kidney Int,2016,90(5):1100-1108.

[20] ATKINSON,MA,ROEM,JL,GAJJAR A,et al. Mode of initial renal replacement therapy and transplant outcomes in the chronic kidney disease in children(CKiD) study. Pediatr Nephrol 35,2020,1015-1021.

第五十二章　我国肾脏分配与
共享政策解读

　　器官移植是 20 世纪生命医学科学的重大进展。该项技术从西方发达国家传入中国,经过了从临床实验到临床应用的发展过程,逐渐成熟并成为治疗终末期器官功能衰竭的有效医疗手段,拯救了众多器官衰竭患者的生命,也促进了我国生命医学科学的发展。器官移植需要一个可供移植的器官,因此涉及医学、法律、伦理、社会、文化等领域的深层次问题,与各个国家的传统文化和社会经济发展阶段密切相关。

　　器官的极度稀缺是全球目前面临的困境。尽管世界各国为克服这一问题做出了诸多努力,但可移植器官仍然不足,即使是器官捐献率最高的国家也达不到世界卫生组织所订立的各个成员国自给自足(self-sufficiency)的目标。根据世界卫生组织全球器官捐献与移植统计中心(Global Observatory on Donation and Transplantation)的报告,尽管移植医院移植率保持稳定,但等待移植的人数仍逐年增加。每年全球器官移植总数不足总体需求的 10%。器官移植等待者显著多于可供移植的器官,使得捐献器官的最佳利用成了优先目标,器官的科学与公平分配因此成为至关重要的问题。

第一节　人体器官分配与共享的国际通行原则

　　世界卫生组织发布的《人体细胞、组织和器官移植指导原则》(下文简称"《指导原则》")明确了器官分配的国际通行原则:"器官、细胞和组织的分配应在临床标准和伦理准则的指导下进行,而不是出于钱财或其他考虑。由适当人员组成的委员会规定分配原则,该原则应该公平、对外有正当理由并且透明。"《指导原则》要求器官分配和共享的规则是公开、透明和公平的,同时要保证伦理、符合医学标准和可操作性。因此器官分配政策需要综合考虑公平、公正、有效性、实用性、移植预后质量以及与器官获取和保存相关的技术限制等,并依据器官移植技术的研究成果和应用成效定期更新。

第二节　我国人体器官分配政策的发展历程

　　2007 年国务院颁布了《人体器官移植条例》(下文简称"《条例》"),规定我国"申请人体器官移植手术患者的排序,应当符合医疗需要,遵循公平、公正和公开的原则。"《条例》确定了我国器官分配应当"公平、公正、公开"和符合"医疗需要",与世界卫生组织的《指导原则》的要求一致。《条例》还确定了器官分配的具体办法由国务院卫生主管部门负责制订。

　　2010 年 12 月,原卫生部印发了《中国人体器官分配与共享基本原则和肝脏与肾脏移植核心政策》。2011 年 4 月,中国人体器官分配与共享计算机系统(China Organ Transplant Response System,COTRS)上线试点运行。

　　2018 年 8 月,国家卫生健康委印发了《中国人体器官分配与共享基本原则和核心政策》。修订了已颁布的肝脏和肾脏分配政策,增补了心脏和肺脏分配政策。依据新的器官分配政策升级的中国人体器官分配与共享计算机系统(2.0)上线运行,心脏、肺脏正式纳入国家器官分配系统进行分配。

第三节　我国人体器官分配政策的基本医学原则

　　我国器官分配政策依据国务院颁布的《条例》规定的原则和标准建立,符合世界卫生组织要求的国际准则。包括:①区域优先原则,病情危重优先原则(肝、心、肺);②HLA配型优先原则(肾,心);③儿童匹配优先原则;④血型相同优先原则;⑤器官捐献者直系亲属优先原则;⑥稀有机会优先原则(肾、心);⑦等待顺序优先原则等。器官分配由中国人体器官分配与共享计算机系统根据国家颁布的器官分配政策自动执行。

第四节　我国肾脏分配的核心政策

影响器官分配的主要因素有地理位置、供受体年龄,血型匹配、等待时长、医疗紧急度等。我国为了鼓励公民逝世后器官捐献,对于在同一地理分配层级内符合公民逝世后器官捐献者的直系亲属、配偶、三代以内旁系血亲或登记成为中国人体器官捐献志愿者3年以上的,在排序时将获得优先权,同时活体器官捐献者在需要进行器官移植手术治疗的,在排序时亦获得优先。肾脏器官有其器官特异性的分配政策。

一、地理优先

根据我国器官分配核心政策,为了减少肾脏器官的缺血时间,提高患者预后生存质量,肾脏器官按照器官捐献者与等待者的相对地理位置进行器官匹配。分为器官获取组织(Organ Procurement Organizations,OPO)所在移植医院、组建联合OPO的移植医院、省(区、市)和全国四个层级的移植等待者名单逐级扩大分配区域,直到匹配到合适的等待者。

二、血型匹配

肾脏移植等待者与器官捐献者ABO血型应当相同或相容。

三、等待者评分

肾脏移植等待者评分系统用于同一分配层级内肾脏移植等待者的排序。该评分系统由等待时间得分、器官捐献者亲属优先权、等待者致敏度、人类白细胞抗原(human leukocyte antigen,HLA)配型匹配度、儿童等待者优先权组成。

1. 等待时间得分　出于社会公平原则和道德考量,将等待时间作为分配稀少资源的主要标准。等待时间通常使用等待名单上的时间来计算,肾脏移植等待时间得分较高的肾脏移植等待者优先。

2. 器官捐献者及其亲属优先权　为鼓励器官捐献,对于公民逝世后器官捐献者的直系亲属、配偶、三代以内旁系血亲,活体器官捐献者,登记成为器官捐献志愿者3年以上,在排序时将获得合理的优先权。

3. 高致敏等待者优先　给予群体反应性抗体(panel reactive antibodies,PRA)≥80%的高致敏肾脏移植等待者一定的优先权,使此类患者有更大的概率接受移植。

4. 供受体HLA配型　根据我国器官分配政策,给予抗原无错配或HLA配型匹配度较高的肾脏移植等待者一定的优先权,提高肾脏移植术后生存率。HLA配型已被证明对移植预后有显著影响。尽管HLA配型的重要性随着新的免疫抑制治疗有待讨论,但对移植预后多变量分析仍然表明HLA配型对预后有着显著影响。

5. 儿童等待者优先　为了避免肾脏疾病和透析治疗对少年儿童正常的生长发育带来的严重不良影响,同时依据供体-受体年龄匹配的分配标准,我国器官分配政策给予儿童适当的优先权,儿童捐献者的肾脏优先分配给儿童肾移植等待者。

第五节　未来展望

通过十余年的探索,我国已初步形成了符合伦理标准和医学需要的器官分配政策。由于器官分配的质量决定了器官和受者的生物匹配度,器官分配与共享的效率决定着器官的质量和器官利用效率,直接影响着移植受者的术后生存率和生活质量。我国政府应组织专业人员持续开展器官分配科学政策的研究,定期对器官分配与共享核心政策进行修订,进一步加强器官分配过程的质量控制,使器官移植这项挽救患者生命的尖端医疗技术惠及更多的患者。

（王海波 史赢 周稚烨）

参考文献

［1］王海波.中国人体捐献器官 致力科学与公平分配.经济参考报,2020,A05.

［2］王海波,史赢,周稚烨,等.我国死亡器官捐献与分配工作建设的现状.中华器官移植杂志,2020,42(5):195-196.

55检